IMAGINOLOGIA MUSCULOESQUELÉTICA

ESTUDO DE CASOS

IMAGINOLOGIA MUSCULOESQUELÉTICA

ESTUDO DE CASOS

Felix S. Chew, M.D., ED.M., M.B.A.
Professor of Radiology
Vice-Chair for Academic Innovation
Section Head of Musculoskeletal Radiology
University of Washington, Seattle, Washington

Hyojeong Mulcahy, M.D.
Assistant Professor of Radiology
University of Washington, Seattle, Washington

Alice S. Ha, M.S., M.D.
Assistant Professor of Radiology
University of Washington, Seattle, Washington

Manole

3ª EDIÇÃO

Título original em inglês: *Musculoskeletal Imaging: A Teaching File, 3rd edition*

Este livro contempla as regras do Acordo Ortográfico da Língua Portuguesa.

Editor-gestor: Walter Luiz Coutinho
Editora de traduções: Denise Yumi Chinem
Produção editorial: Priscila Pereira Mota Hidaka, Karen Daikuzono e Cláudia Lahr Tetzlaff
Assistência editorial: Gabriela Rocha Ribeiro

Tradução: Douglas Arthur Omena Futuro
Graduado em Medicina pela Universidade Gama Filho

Consultoria técnica: André Yui Aihara
Médico Colaborador do Departamento de Diagnóstico por Imagem da Escola Paulista de Medicina da Universidade Federal de São Paulo (EPM-Unifesp)
Doutor e mestre em Ciências pela EPM-Unifesp
Graduado em Medicina pela EPM-Unifesp
Membro Titular da Sociedade Paulista de Radiologia (SPR), do Colégio Brasileiro de Radiologia (CBR) e da Radiological Society of North America (RSNA)
Membro do Grupo de Musculoesquelético do Programa de Acreditação em Diagnóstico por Imagem (PADI) e do Grupo de Laudo Radiológico do CBR
Revisor da revista *Radiologia Brasileira*

Revisão de tradução e revisão de prova: Depto. editorial da Editora Manole
Adaptação de projeto gráfico, diagramação e capa: Aline Shinzato da Silva
Coordenação de arte: Ricardo Yoshiaki Nitta Rodrigues

Dados Internacionais de Catalogação na Publicação (CIP)
(Câmara Brasileira do Livro, SP, Brasil)

Chew, Felix S.
Imaginologia musculoesquelética : estudo de casos / Felix S. Chew, Hyojeong Mulcahy, Alice S. Ha ; [tradução Douglas Arthur Omena Futuro]. -- 3. ed. -- Barueri, SP : Manole, 2016.

Título original: Musculoskeletal imaging : a teaching file.
Bibliografia.
ISBN 978-85-204-4017-9

1. Sistema musculoesquelético - Doenças - Diagnóstico 2. Sistema musculoesquelético - Imagens I. Mulcahy, Hyojeong. II. Ha, Alice S.. III. Título.

15-10734 CDD-616.0757 NLM-WE 141

Índices para catálogo sistemático:
1. Imaginologia : Sistema musculoesquelético : Medicina 616.0757

Edição brasileira – 2016

Direitos em língua portuguesa adquiridos pela:
Editora Manole Ltda.
Av. Ceci, 672 – Tamboré
06460-120 – Barueri – SP – Brasil
Fone: (11) 4196-6000 Fax: (11) 4196-6021
www.manole.com.br
info@manole.com.br

Impresso no Brasil
Printed in Brazil

Dedicamos esta obra às nossas famílias.

Colaboradores da primeira edição

Felix S. Chew, M.D.
Seattle, Washington

Donald J. Flemming, M.D.
Hershey, Pennsylvania

Susan G. Leffler, M.D.
Richmond, Virginia

Catherine Maldjian, M.D.
West Caldwell, New Jersey

Michael E. Mulligan, M.D.
Baltimore, Maryland

Colaboradores da segunda edição

Felix S. Chew, M.D.
Seattle, Washington

Anand P. Lalaji, M.D.
Toccoa, Georgia

Catherine C. Roberts, M.D.
Scottsdale, Arizona

Sumário

Capítulo 5: Fêmur e coxa 269

Capítulo 6: Joelho 337

Capítulo 7: Perna 415

Apresentação do editor

Este livro integra originalmente uma série de estudo de casos que constitui um verdadeiro marco na formação em radiologia. Já há algum tempo se fazia necessária uma série abrangente de livros que utilizasse o formato de estudos de casos e que fornecesse o tipo de consulta pessoal com especialistas encontrados somente no ambiente de um hospital universitário. A Lippincott Williams & Wilkins está orgulhosa por ter criado esta série, cujo objetivo é fornecer a residentes, membros de sociedades de radiologia e médicos radiologistas uma fonte útil que atenda tal necessidade.

Casos reais foram selecionados de grandes arquivos de ensino dos principais centros médicos norte-americanos. As discussões apresentadas simulam aquelas realizadas diariamente entre residentes e membros das faculdades em todos os departamentos de radiologia.

O formato desta série foi criado de modo que cada caso possa ser estudado como se fosse desconhecido, se desejado. Um formato padrão é utilizado para apresentar cada caso. Uma breve história, seguida por várias imagens, é fornecida junto de achados relevantes, diagnóstico diferencial, diagnóstico, discussão do caso, legendas das figuras e referências, as quais concluem cada caso. Dessa forma, os autores guiam o leitor pela interpretação do caso, com forte ênfase no pensamento crítico.

Esperamos que esta série se torne uma ferramenta valiosa e confiável para radiologistas em qualquer estágio da prática, e que ela também beneficie todos os médicos cujos pacientes são submetidos a estudos por imagens.

O Editor

Apresentação

A terceira vez é fascinante!

A terceira edição de *Imaginologia musculoesquelética: Estudo de casos* é uma obra nova e aprimorada, atualizada e reconhecida e, sem dúvida, exatamente o que você precisa para aperfeiçoar suas habilidades e apoiar sua competência na avaliação de imagens musculoesqueléticas. Os Drs. Chew, Mulcahy e Ha mantiveram os mesmos padrões de alta qualidade na seleção e apresentação de seus materiais nesta terceira edição, de acordo com as edições anteriores – um grande feito.

Avanços nas imagens musculoesqueléticas ocorreram rapidamente, exigindo que imagens antigas em filmes análogos fossem removidas e substituídas por imagens digitais de casos recém-adquiridos e que casos mais atuais com imagens de TC multidetector e RM fossem acrescentadas. Tudo com o objetivo de alcançar um excelente resultado.

O formato altamente conciso destaca as principais características clínicas e de imagens de cada caso. Como nas edições anteriores, cada caso é apresentado separadamente em uma ou duas páginas, acompanhado das respectivas imagens. Cada um dos oito capítulos contém 50 ou mais casos dedicados a uma única região anatômica do esqueleto. Os casos selecionados cobrem todo o espectro patológico identificado: artrite, trauma, infecção, tumor, doenças metabólicas e congênitas. Achados de imagens pertinentes são discutidos, um diagnóstico diferencial realista é apresentado, e cada caso é concluído com uma breve revisão da fisiopatologia pertinente e da etiologia do caso.

Você precisa de um livro de referência para pesquisas rápidas de imagens musculoesqueléticas? Está se preparando para exames e qualificações? Gostaria de ter um modo fácil de relembrar ou reavaliar periodicamente suas habilidades? Então, este é o livro certo para você.

Você escolhe a melhor maneira de usar este livro. Você pode simplesmente lê-lo do começo ao fim e, como resultado, ficar infinitamente mais informado sobre a radiologia musculoesquelética; pode autoavaliar-se revendo as imagens e tentando dar as respostas antes de ler o texto para determinar se observou os achados importantes e fez o diagnóstico correto; pode estudar todo o conteúdo do livro, como se estivesse se preparando para um exame de banca; ou pode ainda procurar por casos conforme os encontra em sua prática, a fim de embasar seus diagnósticos ou assegurar-se de que incluiu os diagnósticos alternativos mais prováveis. A escolha é sua.

Tenha-o sempre em mãos! Leia, marque, digira-o! Aproveite! Independentemente de suas necessidades específicas na análise de imagens musculoesqueléticas, os frutos do trabalho dos Drs. Chew, Mulcahy e Ha certamente se mostrarão estimulantes e informativos.

Lee F. Rogers, M.D.
Tucson, Arizona
5 de outubro de 2011

Prefácio

Este livro de estudo de casos se destina a reproduzir a experiência de aprendizado que temos ao sentar na frente de um negatoscópio ao lado de um radiologista especialista e um professor. Ao contrário dos livros-texto abrangentes organizados de acordo com a fisiopatologia, este livro é organizado por regiões anatômicas. Ele fornece uma ampla variedade de casos, cada um deles dedicado a ensinar as nuances do raciocínio do diagnóstico baseado em imagens. Os casos englobam todas as modalidades de imagens, incluindo radiografias, TC, RM, imagens nucleares, ultrassonografias, bem como todas as categorias de doenças, incluindo traumas, tumores, doenças articulares, doenças endócrinas e metabólicas dos ossos, infecções, condições congênitas e do desenvolvimento e manifestações musculoesqueléticas de doenças sistêmicas. Os casos são apresentados como desconhecidos e em um formato padrão. Cada um começa com uma breve história clínica e uma ou mais imagens radiológicas. Uma descrição dos achados relevantes, o diagnóstico e os comentários relacionados ao caso se seguem, com ênfase no raciocínio baseado em imagens. As discussões refletem aquelas que tipicamente ocorrem entre o especialista radiologista e o médico clínico ou entre um membro da faculdade e um residente em radiologia. Um índice remissivo e um sumário completo, que lista todos os casos do livro, tornam o material acessível tanto para uso como referência ou como um atlas.

A seleção dos casos não pretende equivaler à prática diária, nem fornecer uma exaustiva revisão dos tópicos. Em vez disso, os casos destacam pontos de ensino específicos, levantam questões clinicamente relevantes, satisfazem a curiosidade intelectual e refletem os interesses particulares dos autores. Com a inclusão de casos semelhantes, esperamos dar ao leitor uma apreciação da gama de variedades radiológicas em doenças específicas. Apesar de os estudos de casos serem organizados por região anatômica, em alguns casos de doenças sistêmicas ou poliostóticas, as imagens de outras regiões são incluídas por conveniência. Muitos diagnósticos são apresentados em mais de um caso. Algumas discussões vão além da análise das características das imagens e do diagnóstico diferencial para incluir a fisiopatologia subjacente às imagens, bem como considerações clínicas e de tratamento.

Felix S. Chew, M.D.
Hyojeong Mulcahy, M.D.
Alice S. Ha, M.D.

Agradecimentos

A preparação da primeira edição de *Imaginologia musculoesquelética: Estudo de casos* começou no Massachusetts General Hospital (MGH), quando Susan G. Leffler, M.D., e eu éramos membros da Division of Bone and Joint Radiology. Com a ajuda de Catherine Maldjian, M.D., que estava na época na Temple University e depois na New York University Medical Center, o livro foi concluído enquanto eu era o chefe da equipe de radiologia musculoesquelética em Wake Forest. As contribuições para a primeira edição também foram feitas por Michael E. Mulligan, M.D., e Donald J. Flemming, M.D. A maior parte dos materiais de casos para a primeira edição foi concedida pelo MGH e a maioria do material restante foi fornecida pelo acervo pessoal de ensino dos autores. Agradeço a generosa ajuda de meus antigos colegas do MGH, Drs. Daniel I. Rosenthal, Susan V. Kattapuram e William E. Palmer, por me fornecerem casos interessantes ou me guiarem até eles. A preparação da segunda e da terceira edições foi concluída na University of Washington. Meu coautor para a segunda edição foi Catherine C. Roberts, M.D., da Mayo Clinic em Scottsdale, Arizona, com contribuições de Anand P. Lalaji, M.D. Meus antigos colegas na Wake Forest University, Drs. Carol A. Boles, Leon Lenchik e Lee F. Rogers, apresentaram-me muitos casos interessantes. Algum material adicional foi desenvolvido na University of Washington com a ajuda de Michael L. Richardson, M.D. Também quero agradecer aos vários residentes e colegas cujos comentários ajudaram a moldar o produto final.

Felix S. Chew, M.D.

Siglas

AP	anteroposterior
ARTICULAÇÃO CMC	articulação carpometacarpal
ARTICULAÇÃO IF	articulação interfalângica
ARTICULAÇÃO IFD	articulação interfalângica distal
ARTICULAÇÃO IFP	articulação interfalângica proximal
ARTICULAÇÃO MCF	articulação metacarpofalângica
ARTICULAÇÃO MTF	articulação metatarsofalângica
ARTICULAÇÃO SI	articulação sacroilíaca
ARTICULAÇÃO TMT	articulação tarsometatarsal
C1, C2 etc.	primeira vértebra cervical (atlas), segunda vértebra cervical (axis) etc.
CFCT	complexo da fibrocartilagem triangular
CPPD	di-hidrato pirofosfato de cálcio
DDQ	displasia do desenvolvimento do quadril
DECF	deslizamento da epífise da cabeça femoral
DISH	hiperostose esquelética idiopática difusa
DP	densidade de prótons
FAN	anticorpo antinuclear fluorescente
FR	fator reumatoide
HFM	histiocitoma fibroso maligno
HIV	vírus da imunodeficiência humana
HLA	antígeno leucocitário humano
L1, L2 etc.	primeira vértebra lombar, segunda vértebra lombar etc.
LCA	ligamento cruzado anterior
LCL	ligamento colateral lateral
LCM	ligamento colateral medial
LCP	ligamento cruzado posterior
LES	lúpus eritematoso sistêmico
PA	posteroanterior
RAFI	redução aberta e fixação interna
RM	ressonância magnética
S1, S2 etc.	primeira vértebra sacral, segunda vértebra sacral etc.
STIR	*short tau inversion recovery*
SVNP	sinovite vilonodular pigmentada
T1, T2 etc.	primeira vértebra torácica, segunda vértebra torácica etc.
TC	tomografia computadorizada
TC-99m	tecnécio 99m

Créditos das figuras

Figuras 1.24 e 3.26 de Chew FS. Radiologic manifestations in the musculoskeletal system of miscellaneous endocrine disorders. Radiol Clin North Am 1991;29(1):135-147.

Figuras 2.26A e 2.26B de Chew FS, Schulze ES, Mattia AR. Osteomyelitis. AJR Am J Roentgenol 1994;162:942.

Figuras 2.51A, 2.51B e 2.51C de Chew FS, Huang-Hellinger F. Brown tumor. AJR Am J Roentgenol 1993;160:752.

Figuras 3.11A e 3.11B de Chew FS, Pena CS, Keel SB. Cervical spine osteoblastoma. AJR Am J Roentgenol 1998; 171:1244.

Figuras 5.41A, 5.41B e 5.41D de Ramsdell MG, Chew FS, Keel SB. Myxoid liposarcoma of the thigh. AJR Am J Roentgenol 1998;170:1242.

Figuras 6.49A e 6.49C de Chew FS, Ramsdell MG, Keel SB. Metallosis after total knee replacement. AJR Am J Roentgenol 1998;170:1556.

Figuras 7.19A, 7.19B, 7.19C e 7.19D de Chew FS, al-Sinan AA. Periosteal osteosarcoma of the tibia. AJR Am J Roentgenol 1977;169:1034.

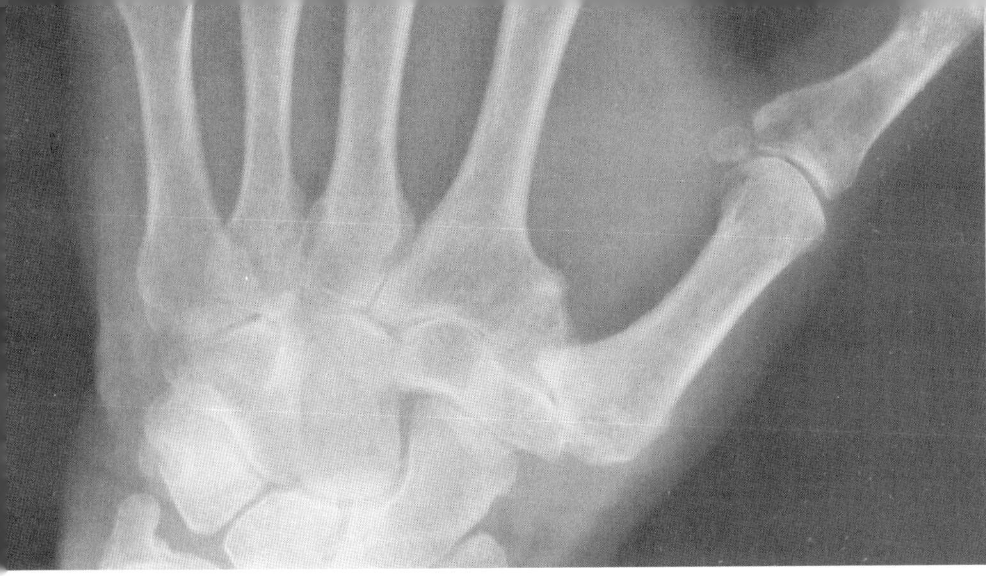

capítulo

1

Mão e punho

Caso 1.1

HISTÓRIA CLÍNICA Homem de 37 anos com edema de quirodáctilos.

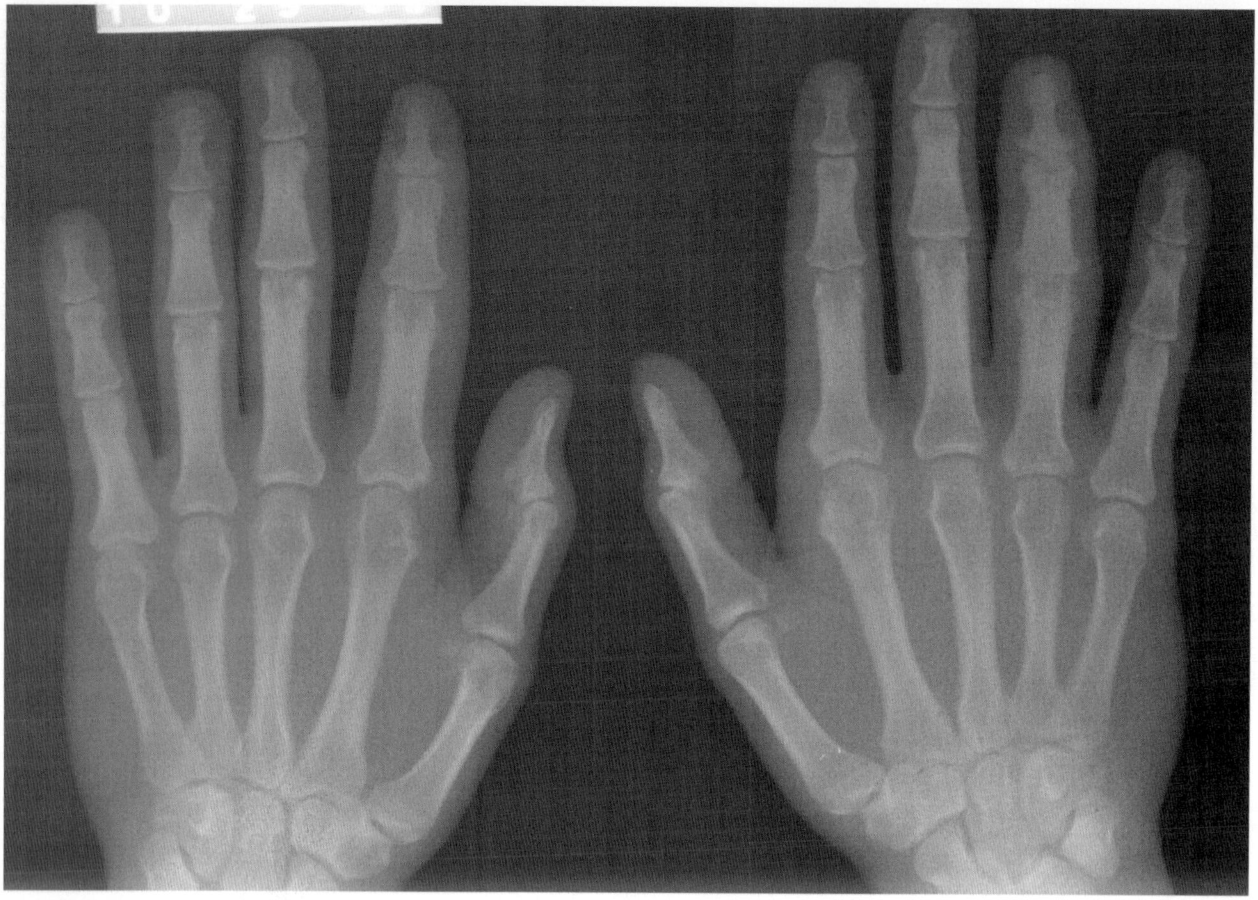

FIGURA 1.1

ACHADOS Radiografias posteroanteriores (PA) de ambas as mãos. No lado esquerdo, um edema de tecidos moles do tipo dedo em salsicha envolve todo o dedo indicador. Os outros dedos estão normais. Observa-se uma única erosão na articulação metacarpofalângica (MCF) do dedo indicador na face radial da falange proximal e uma periostite de aparência macia adjacente às articulações interfalângica proximal (IFP) e interfalângica distal (IFD). No geral, a mineralização óssea está preservada, sem anormalidade no alinhamento ou estreitamento dos espaços cartilaginosos. No lado direito, o dedo anelar demonstra um edema de tecidos moles do tipo dedo em salsicha. Observam-se erosões nas articulações IFP e IFD e periostite.

DIAGNÓSTICO DIFERENCIAL Artrite psoriática, osteoartrite erosiva, artrite reumatoide, gota.

DIAGNÓSTICO Artrite psoriática.

DISCUSSÃO O edema de tecidos moles do tipo dedo em salsicha é característico da inflamação difusa, levantando a possibilidade de celulite e osteomielite subjacente, bem como uma das espondiloartropatias soronegativas, como a artrite psoriática. Este padrão de edema, refletindo o envolvimento de tendões e ligamentos, bem como de cápsulas articulares, é diferente do edema fusiforme de tecidos moles característico do derrame articular ou de inflamação da articulação sinovial. A presença de erosões, bem como da periostite com aparência macia, é patognomônica de um processo inflamatório. Neste caso, a periostite é mais evidente quando o córtex e os formatos dos ossos anormais são comparados com aqueles dos dedos adjacentes normais. A distribuição do envolvimento – um dedo único inteiro com dedos adjacentes normais – é característica da artrite psoriática. As alterações iniciais da artrite psoriática podem preceder ou acompanhar as manifestações dermatológicas da psoríase, em alguns casos durante vários anos. Apesar de muitos pacientes apresentarem alterações artríticas relativamente indolentes, alguns deles podem apresentar artrite bastante agressiva, deformante e incapacitante, para a qual o tratamento precoce e agressivo é indicado.[1]

Caso 1.2

HISTÓRIA CLÍNICA Homem de 55 anos com eritema.

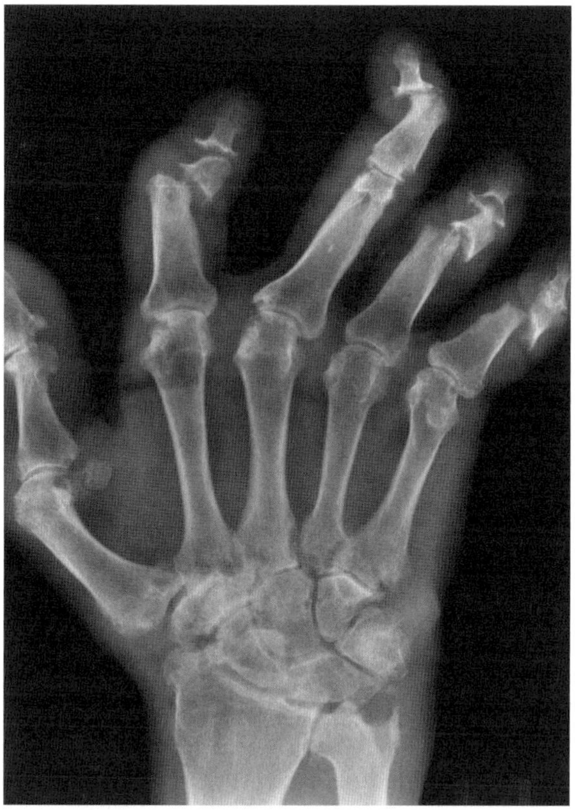

FIGURA 1.2

ACHADOS Radiografia PA da mão direita. A artrite poliarticular se distribui por toda a mão e o punho. As articulações IFD e IFP de todos os dedos da mão estão severamente envolvidas, com erosões das extremidades articulares dos ossos resultando em perda completa da cartilagem e do osso subarticular. Várias articulações apresentam deformidade em lápis na xícara. Observa-se um envolvimento pancompartimental do punho, com erosões e osso novo periosteal maduro. O osso periosteal é mais bem observado no processo estiloide da ulna. A mão contralateral tem aparência similar.

DIAGNÓSTICO DIFERENCIAL Artrite psoriática, osteoartrite erosiva, artrite reumatoide, gota.

DIAGNÓSTICO Artrite psoriática, aparência de artrite mutilante.

DISCUSSÃO A psoríase é uma doença cutânea comum e de predisposição genética caracterizada por lesões secas, róseas, descamativas e não pruriginosas. A artrite psoriática é uma artropatia inflamatória associada à psoríase e se caracteriza pela ausência do fator reumatoide.[2] Aproximadamente 5% dos pacientes com psoríase apresentam também uma artrite associada. A artrite psoriática tem cinco padrões de apresentação clínica: (1) oligoartrite assimétrica observada em mais de 50% dos casos; (2) poliartrite com envolvimento predominante da IFD, cuja apresentação clássica é observada em 5 a 19% dos casos; (3) poliartrite soronegativa simétrica simulando artrite reumatoide, vista em até 25% dos casos; (4) sacroileíte e espondilite similar à espondilite anquilosante, vista em 20 a 40% dos casos; e (5) artrite mutilante com reabsorção das falanges, observada em 5% dos casos. Pacientes individuais podem progredir de um padrão clínico para outro. As características radiológicas predominantes neste caso – erosões e periostite – são aquelas da artrite inflamatória.[3] As características da doença articular degenerativa – osteófitos, esclerose subcondral e perda assimétrica dos espaços articulares – estão visivelmente ausentes. A preservação da mineralização óssea normal mitiga a artrite reumatoide, na qual uma osteoporose profunda é uma característica invariável da doença grave e crônica. O maior envolvimento da articulação interfalângica (IF), em comparação com o envolvimento das articulações MCF e carpal, favorece a artrite psoriática, e não artrite reumatoide. As erosões completas das extremidades articulares das falanges e o envolvimento das articulações IFD são características do padrão de artrite mutilante da artrite psoriática periférica.

Caso 1.3

HISTÓRIA CLÍNICA Mulher de 55 anos com mãos rígidas.

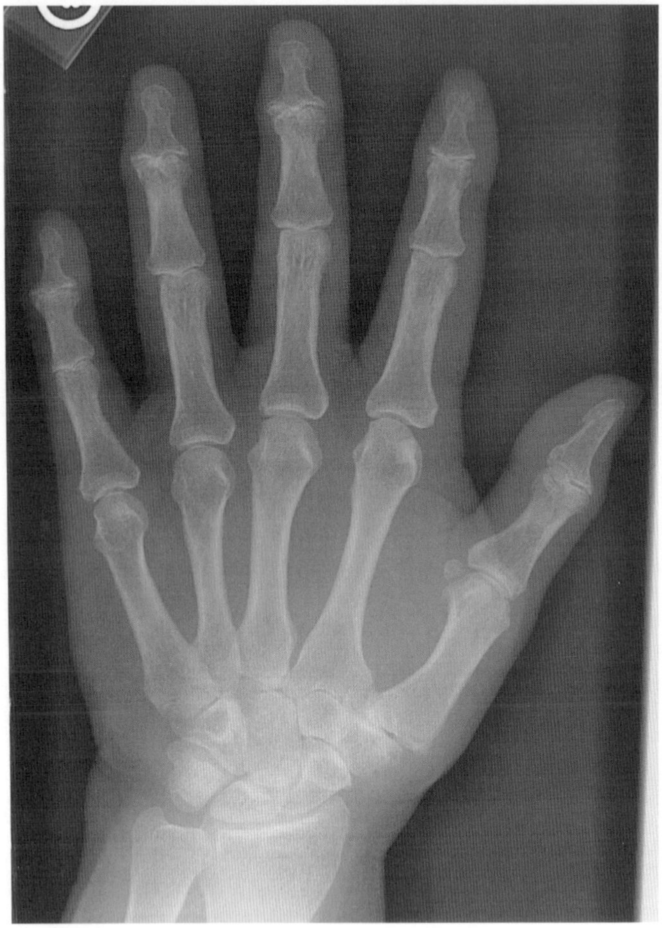

FIGURA 1.3A

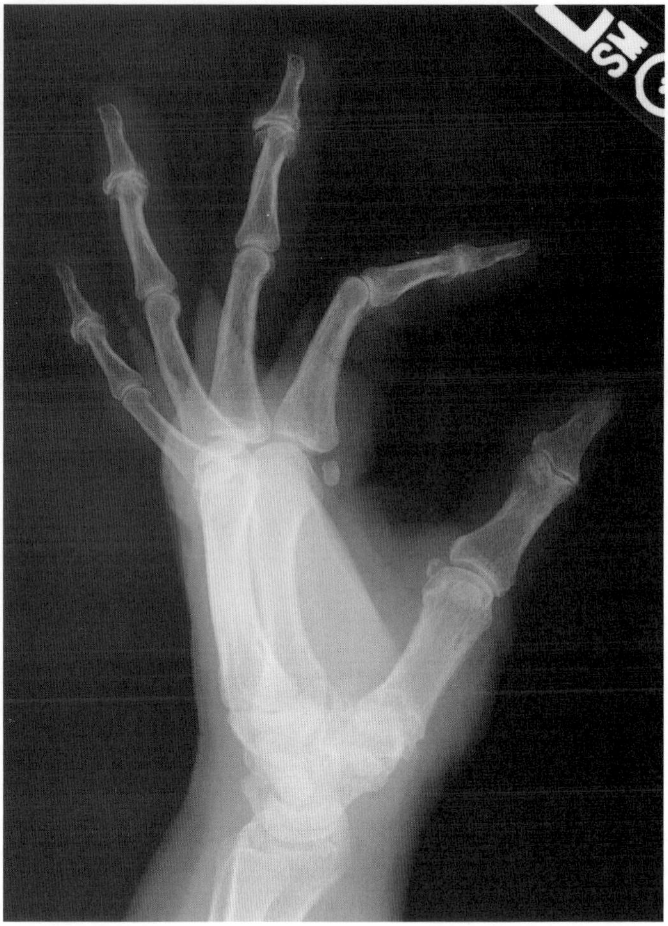

FIGURA 1.3B

ACHADOS Radiografias PA (A) e lateral (B) da mão esquerda. As alterações artríticas envolvem as articulações IFP e IFD dos dedos das mãos e a IF, MCF e articulação basal do polegar. Estas alterações são caracterizadas por hipertrofia óssea, com grandes osteófitos e esclerose subcondral. Os espaços cartilaginosos estão estreitados assimetricamente. A mineralização da mão é normal. O edema de tecidos moles não é proeminente e não se observam erosões.

DIAGNÓSTICO DIFERENCIAL Osteoartrite, artropatia por pirofosfato.

DIAGNÓSTICO Osteoartrite primária.

DISCUSSÃO A presença de alterações degenerativas hipertróficas na articulação basal do polegar (primeira articulação carpometacarpal e articulação escafoide-trapézio-trapezoide) é geralmente observada apenas na osteoartrite primária. O envolvimento das articulações IFP e IFD também é característico. Edema de tecidos moles, osteoporose justarticular, erosões e anquilose devem ser inexistentes, a menos que alterações inflamatórias também estejam presentes. A osteoartrite é a forma mais comum de artrite poliarticular. Sua prevalência aumenta com a idade, de modo que é quase ubíqua em pacientes com mais de 65 anos. Além da mão, a osteoartrite é comum também em quadris, joelhos, primeira articulação metatarsofalângica e articulações sinoviais das partes cervical e lombar da coluna vertebral. As primeiras anormalidades morfológicas na osteoartrite surgem na forma de fibrilação da superfície da cartilagem articular, refletindo a ruptura da estrutura molecular da cartilagem. Erosão mecânica progressiva da cartilagem, afilamento da cartilagem e formação de fissuras que, por fim, expõem o osso subcondral. Uma resposta adaptativa de formação de osteófitos e esclerose subcondral, combinada com estreitamento assimétrico dos espaços cartilaginosos, resulta na aparência radiológica característica.[4] Na artropatia por pirofosfato, o envolvimento da articulação MCF e das articulações radiocarpais é mais típico.

Caso 1.4

HISTÓRIA CLÍNICA Mulher de 58 anos com artrite.

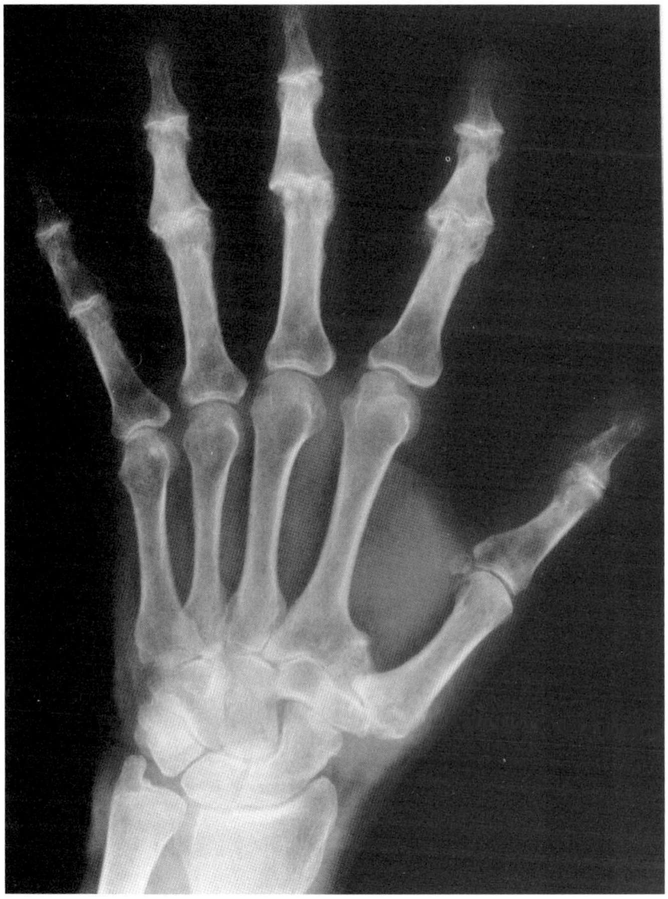

FIGURA 1.4A

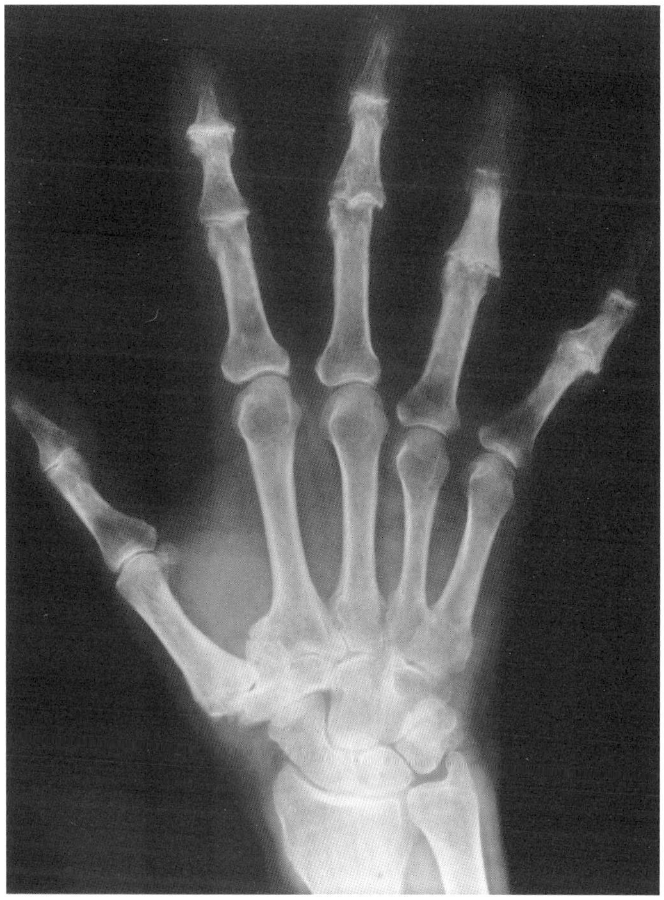

FIGURA 1.4B

ACHADOS (A, B) Radiografias PA de ambas as mãos. Observa-se uma doença poliarticular com estreitamento assimétrico do espaço articular, osteófitos e esclerose subcondral. Os lugares predominantes de envolvimento são as articulações IF e articulações basais do polegar, com preservação das articulações MCF e radiocarpais. Uma aparência de gaivota está presente nas articulações IFP dos dedos médio, anelar e mínimo. A mineralização óssea é normal.

DIAGNÓSTICO DIFERENCIAL Osteoartrite, osteoartrite erosiva, artrite psoriática, artropatia por pirofosfato.

DIAGNÓSTICO Osteoartrite erosiva.

DISCUSSÃO A presença de osteófitos e esclerose subcondral indica uma forma degenerativa de artrite. A distribuição particular do envolvimento é característica da osteoartrite (articulações IF, articulação basal do polegar). Apesar de a degeneração articular sempre apresentar um componente de inflamação sinovial devido à presença de detritos articulares e produtos da degradação da cartilagem, quando a inflamação apresenta alterações erosivas que dominam a apresentação clínica, a condição pode ser chamada de osteoartrite erosiva.[5] As radiografias demonstram as características degenerativas e a distribuição da osteoartrite primária, mas a sinovite aguda causa erosões inflamatórias, estreitamento uniforme do espaço articular e, algumas vezes, anquilose. Uma característica aparência de "asa de gaivota" pode ser vista na radiografia PA das articulações IF dos dedos, correspondente a erosões centrais e hipertrofia óssea.[6] A paciente típica é uma mulher na pós-menopausa (a proporção mulheres/homens é de aproximadamente 12:1). A inflamação geralmente cede dentro de meses a alguns anos, deixando as alterações degenerativas residuais. Apesar de a artrite psoriática poder apresentar uma distribuição similar, a presença de esclerose subcondral e osteófitos elimina a artrite psoriática como uma consideração diagnóstica.

Caso 1.5

HISTÓRIA CLÍNICA Mulher de 33 anos, com dor, vermelhidão e edema contínuos. Radiografias na apresentação, após 2 meses e após 9 meses.

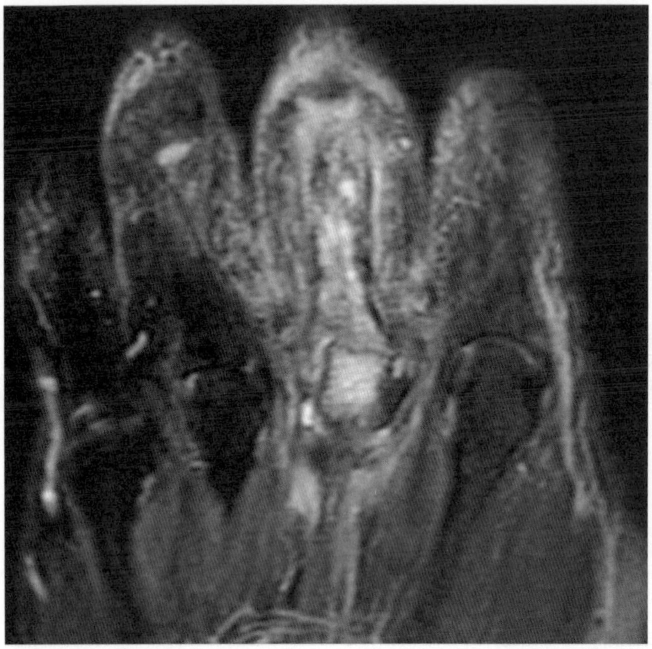

FIGURA 1.5A

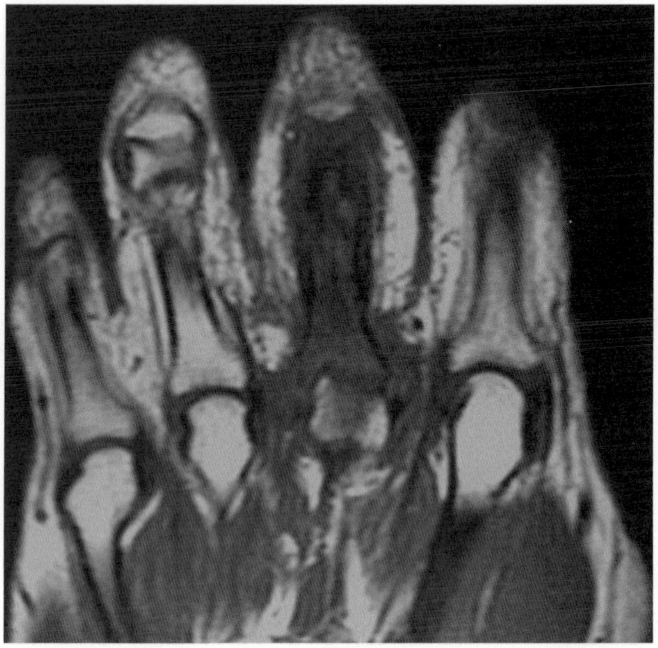

FIGURA 1.5B

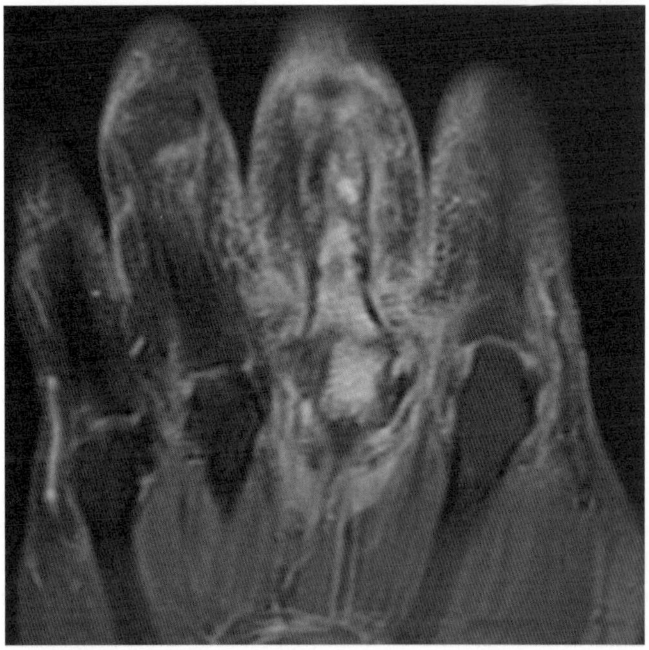

FIGURA 1.5C

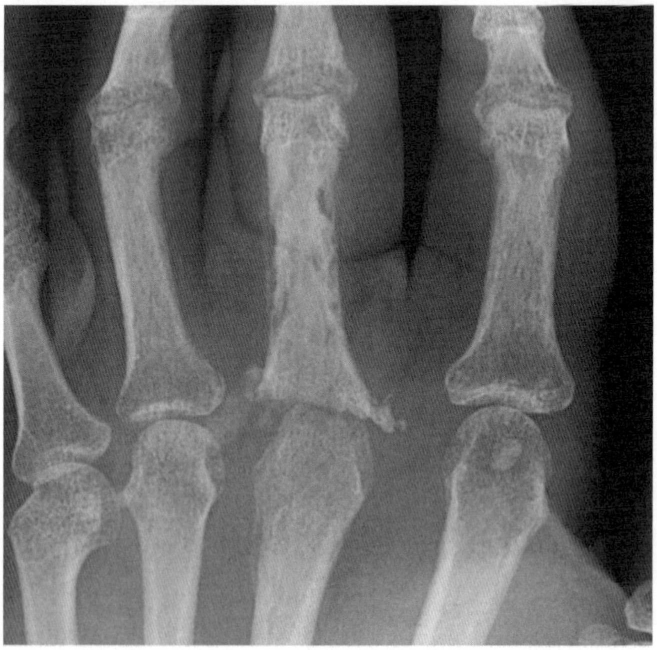

FIGURA 1.5D

ACHADOS

A. Imagem de RM coronal ponderada em T2 com supressão de gordura demonstra sinal líquido dentro da falange proximal do dedo médio e da cabeça do terceiro metacarpal e edema de tecidos moles adjacentes.

B. Imagem de RM coronal ponderada em T1 demonstra baixo sinal de medula óssea correspondente ao sinal líquido demonstrado nas imagens ponderadas em T2, com irregularidade dos contornos ósseos da falange proximal do dedo médio.

C. Imagem de RM coronal ponderada em T1 com supressão de gordura após injeção intravenosa de gadolínio demonstra o contraste dos ossos envolvidos e tecidos moles adjacentes.

D. Radiografia AP demonstra alterações destrutivas e reativas na falange proximal do dedo médio e terceira cabeça metacarpal. Uma fina camada de osso periosteal ao redor da falange proximal representa o invólucro; o osso relativamente denso no interior representa sequestro. Os ossos adjacentes demonstram osteoporose aguda.

DIAGNÓSTICO DIFERENCIAL Osteomielite, consolidação de fratura.

DIAGNÓSTICO Osteomielite.

DISCUSSÃO A infecção após fraturas expostas é uma complicação conhecida e temida. A probabilidade da ocorrência de infecção depende principalmente do grau de dano tecidual sofrido durante o trauma, do tamanho da ferida aberta, da severidade da contaminação e da efetividade do tratamento.[7] Na RM, geralmente se espera observar baixo sinal dentro da medula óssea afetada nas imagens ponderadas em T1, sinal claro nas imagens ponderadas em T2 ou STIR[8] e contraste após a injeção de gadolínio.[9] Características como invólucro, sequestro, abscesso e seio de drenagem podem estar presentes. A precisão diagnóstica aumenta consideravelmente nas situações clínicas apropriadas e diminui na presença de condições como a consolidação de fraturas.[10] Neste caso, a apresentação clínica sugere infecção, e as radiografias são confirmatórias.

Caso 1.6

HISTÓRIA CLÍNICA Homem de 50 anos, imunocomprometido, cujo polegar apresentava deformidade, edema e sensibilidade. Radiografias na apresentação, após 2 meses e após 9 meses.

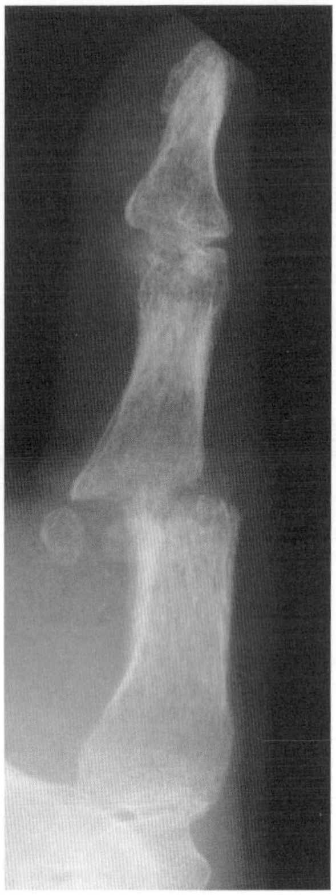

FIGURA 1.6A

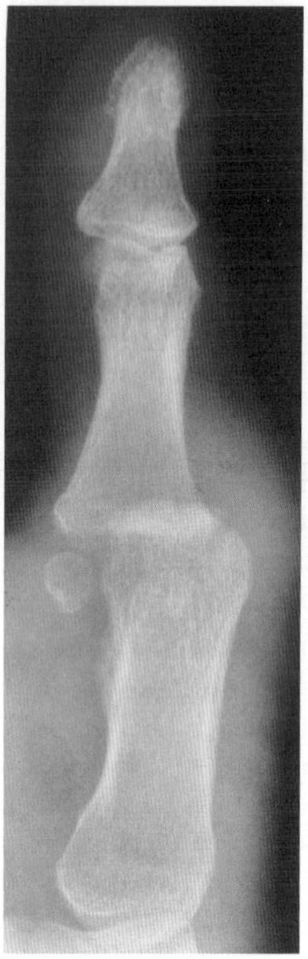

FIGURA 1.6B

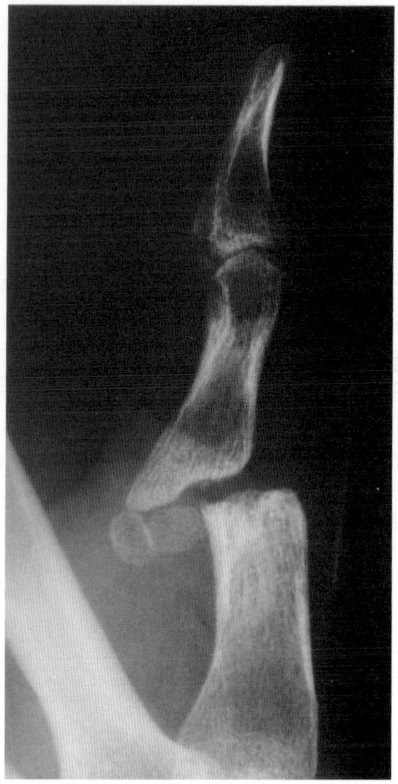

FIGURA 1.6C

ACHADOS

A. Radiografia lateral demonstra edema de tecidos moles e erosão das superfícies articulares da primeira articulação MCF. As superfícies das erosões apresentam margens indistintas. Presença de subluxação volar.

B. Radiografia oblíqua realizada 2 meses após a apresentação demonstra aumento do osso reativo nas erosões articulares e periostite metadiafisária.

C. Radiografia lateral realizada 9 meses após a apresentação inicial, após tratamento, demonstra margens lisas, amputadas e bem corticadas com resolução da periostite.

DIAGNÓSTICO DIFERENCIAL Osteomielite, artrite séptica, artrite tuberculosa, artrite psoriática.

DIAGNÓSTICO Artrite tuberculosa.

DISCUSSÃO As imagens neste caso documentam uma artrite lentamente destrutiva de uma única articulação que curou sem anquilose. A artrite tuberculosa pode ser causada por extensão direta de uma osteomielite tuberculosa com contaminação inicial da sinóvia, geralmente a partir de um foco de infecção pulmonar preexistente. A proliferação de tecido de granulação a partir da sinóvia se estende para a articulação, destruindo a cartilagem articular e o osso subcondral. Quase não se observa formação de osso reativo. Apesar de a anquilose fibrosa poder ser uma consequência da artrite tuberculosa, a anquilose óssea comumente não ocorre. O processo pode ser protraído e evoluir somente com sintomas leves que ocorrem durante um período de meses. A artrite tuberculosa é uma forma incomum de tuberculose extrapulmonar, que aparece em não mais de 1% dos pacientes com tuberculose. Tanto o *Mycobacterium tuberculosis* como micobactérias atípicas podem ser os agentes infecciosos. A artrite tuberculosa geralmente é vista em associação com a infecção pelo vírus da imunodeficiência humana (HIV), e os pacientes com artrite tuberculosa que não estão infectados pelo HIV geralmente são adultos entre 30 e 60 anos. Fatores predisponentes para o envolvimento articular incluem trauma articular, doença sistêmica, como o diabetes melito, abuso de drogas intravenosas, injeção intra-articular de corticosteroides e infecção pelo HIV. O HIV elimina especificamente os macrófagos teciduais e os linfócitos CD4 que promovem imunidade contra tuberculose; portanto, não é surpreendente que a tuberculose, uma das infecções oportunistas mais virulentas, apareça de modo bastante precoce em pessoas soropositivas e esteja se tornando cada vez mais comum.[11] Uma grande proporção de pacientes infectados pela tuberculose também será soropositiva para HIV, e os pacientes com tuberculose apresentam maior probabilidade de apresentar envolvimento extrapulmonar se forem soropositivos para HIV.[12]

Caso 1.7

HISTÓRIA CLÍNICA Mulher de 63 anos com tosse crônica.

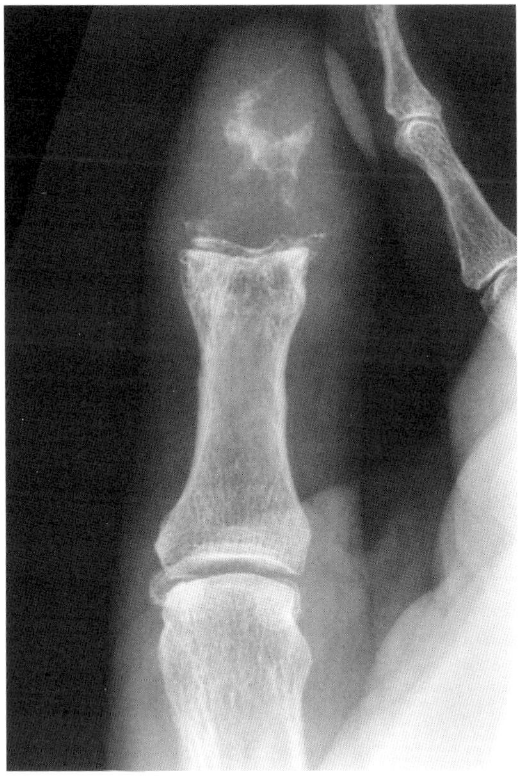

FIGURA 1.7

ACHADOS O detalhe do polegar revela destruição lítica e permeativa mista da falange distal com edema associado dos tecidos moles. O espaço articular está preservado.

DIAGNÓSTICO DIFERENCIAL Infecção, trauma, carcinoma de células escamosas, metástase, melanoma.

DIAGNÓSTICO Metástase lítica (carcinoma de pulmão).

DISCUSSÃO A aparência radiológica é a de uma lesão óssea agressiva e destruidora. As considerações dos diagnósticos diferenciais devem incluir infecção, mas é esperado que a infecção se espalhe para o espaço articular e envolva o osso adjacente. Metástases para mãos e pés, particularmente para os dedos, são raras. A localização na falange distal de um dedo ou em uma localização subungueal é rara[13] e está associada com um prognóstico ruim. Metástases falângicas comumente apresentam sintomas inflamatórios que podem simular uma infecção aguda.[14] Elas também podem se apresentar na forma de onicólise (descolamento da placa ungueal de suas fixações distal e lateral).[15] Os sítios primários responsáveis mais comuns são pulmões, rins e mamas, e, em 44% dos pacientes com metástases subungueais, este foi o sintoma inicial.[16] As lesões malignas primárias mais comuns das falanges distais são carcinoma epidermoide e melanoma maligno. Erosões corticais externas se caracterizam radiologicamente por lesões primárias no leito ungueal, enquanto lesões metastáticas tendem a demonstrar extensa destruição permeada.[17]

Caso 1.8

HISTÓRIA CLÍNICA Mulher de 28 anos com massa lentamente progressiva na ponta do dedo indicador; a massa é dolorosa quando tocada.

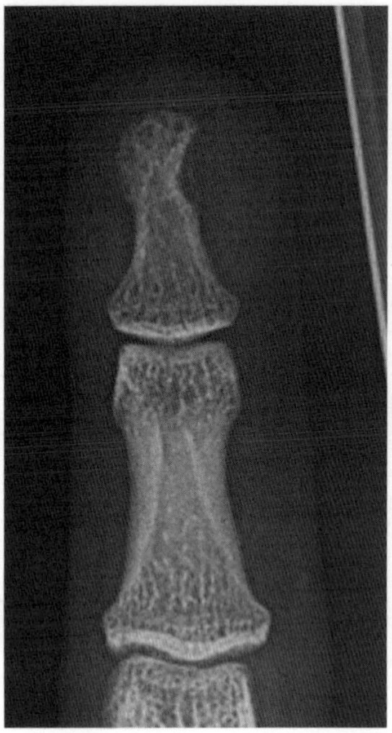

FIGURA 1.8A

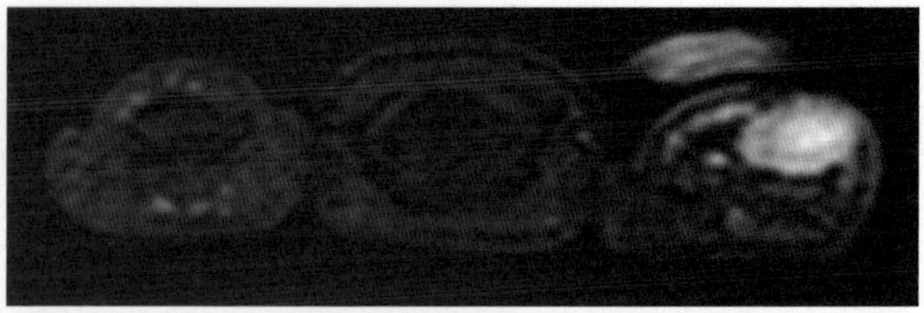

FIGURA 1.8B

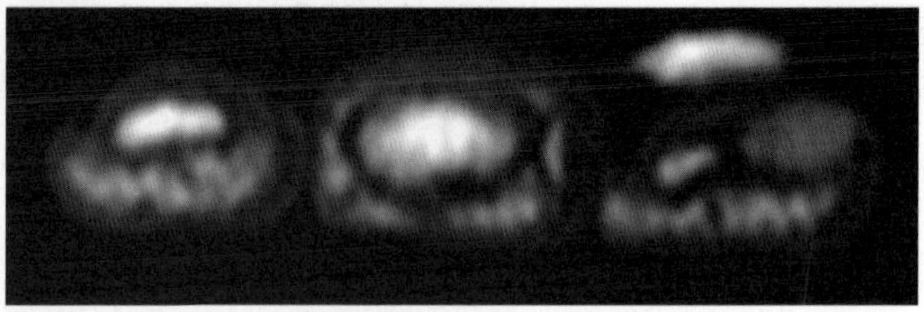

FIGURA 1.8C

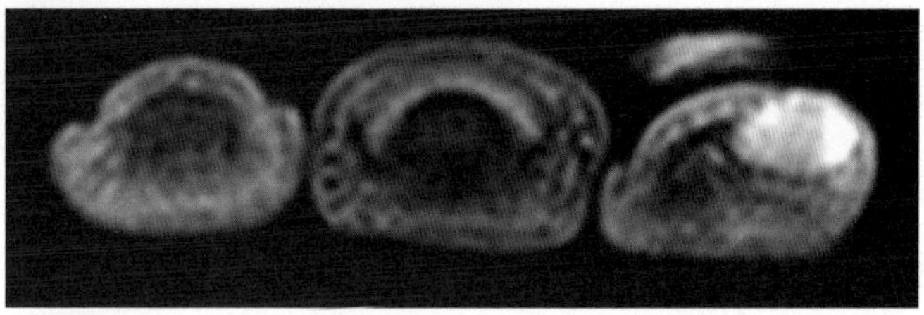

FIGURA 1.8D

ACHADOS

A. A radiografia PA do dedo indicador demonstra plenitude de tecidos moles correspondentes a uma massa, com uma erosão lisa do tufo falangeano subjacente.

B. Imagem axial de RM STIR mostra uma lesão de tecidos moles comprimindo e erodindo a falange distal. A lesão apresenta alto sinal.

C. Imagem axial de RM ponderada em T1 demonstra sinal intermediário dentro da lesão.

D. Imagem de RM axial ponderada em T1 com supressão de gordura, após a injeção intravenosa de gadolínio, demonstra intenso contraste por toda a lesão.

DIAGNÓSTICO DIFERENCIAL Tumor glômico, cisto de inclusão epidermoide, granuloma de corpo estranho, condroma periosteal, sarcoma.

DIAGNÓSTICO Tumor glômico.

DISCUSSÃO A localização da lesão nos tecidos moles subungueais em vez de dentro do osso é a chave para o diagnóstico. Apesar de o diagnóstico diferencial incluir granuloma de corpo estranho, cisto de inclusão epidermoide, encondroma e sarcoidose, a apresentação clínica sugere o diagnóstico correto. Os tumores glômicos são hamartomas que se originam do glomo neuromioarterial, um complexo anastomótico vascular especializado normal circundado por elementos nervosos.[18] Localizado em diversos órgãos e na derme, e superficial aos tecidos subcutâneos nas extremidades, particularmente na ponta dos dedos, o glomo neuromioarterial atua na regulação da temperatura corporal. Os tumores glômicos tipicamente são pequenas lesões de tecidos moles altamente vascularizadas. Nos dedos da mão, a maioria se localiza na região subungueal, com o restante localizado na polpa.[19] Radiologicamente, eles produzem erosões rasas no osso adjacente. A demonstração direta pelas imagens de RM foi descrita, e várias lesões podem ocorrer.[20] Os tumores glômicos intraósseos são raros. A excisão cirúrgica completa é curativa.

Caso 1.9

HISTÓRIA CLÍNICA Trabalhador da construção civil de 43 anos com quirodáctilos apresentando edema crônico.

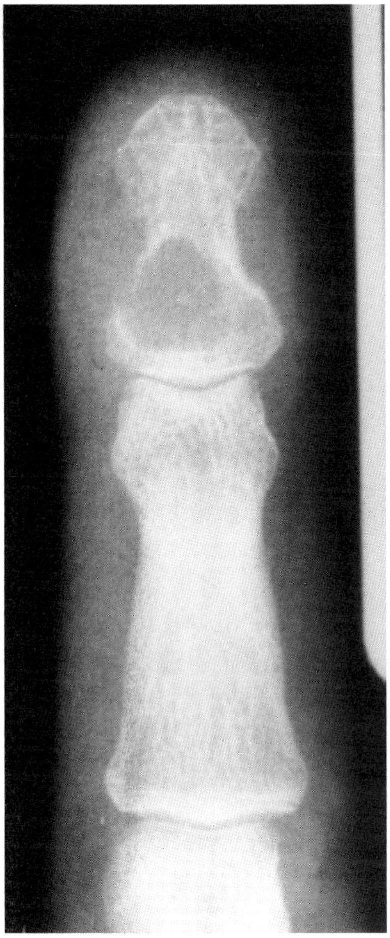

FIGURA 1.9A

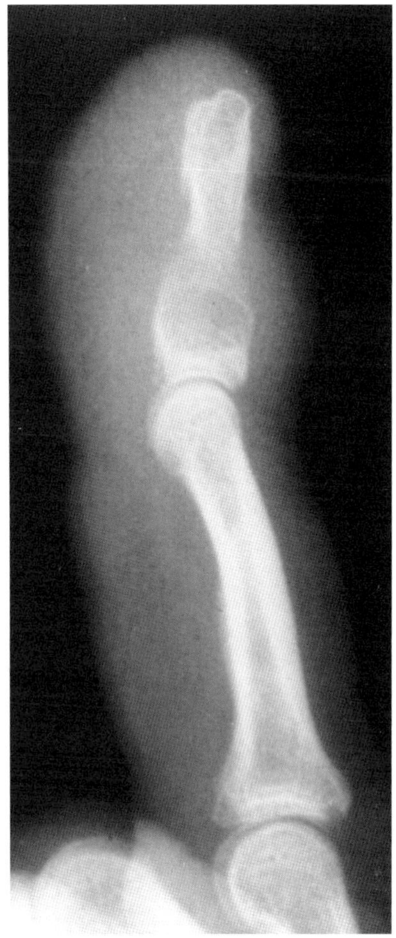

FIGURA 1.9B

ACHADOS

A. A radiografia PA do quirodáctilo demonstra uma lesão radioluzente arredondada na falange distal com uma margem esclerótica bem definida. A lesão tem localização levemente excêntrica.

B. A radiografia lateral demonstra uma massa subungueal de tecidos moles elevando o leito ungueal e causando a erosão da superfície dorsal do córtex da falange distal.

DIAGNÓSTICO DIFERENCIAL Tumor glômico, cisto de inclusão epidermoide, granuloma de corpo estranho, encondroma, sarcoidose.

DIAGNÓSTICO Cisto de inclusão epidermoide.

DISCUSSÃO Cistos ósseos revestidos com epiderme são incomuns, encontrados somente no crânio e nas falanges distais. Os cistos de inclusão epidermoide são lesões pós-traumáticas que resultam de trauma penetrante nos quais elementos dermoides são implantados no osso.[21,22] O crescimento desses elementos resulta em um cisto que se dilata lentamente e é preenchido por flocos de queratina descamados, material sebáceo e tecido reativo de corpo estranho com detritos. Quase todas as lesões que envolvem as falanges são encontradas na mão. Na maioria dos casos, existe uma história definida de trauma no dedo afetado. A lesão típica é uma ferida por esmagamento bastante grave sobre a ponta do dedo. Homens são mais afetados do que mulheres em uma proporção de 2:1. O episódio de trauma pode ter ocorrido décadas antes da apresentação, geralmente quando o paciente era criança ou adolescente. Os cistos de inclusão epidermoide se apresentam clinicamente com edema, em geral associados com vermelhidão e sensibilidade local. Ocasionalmente podem ser assintomáticos. A aparência radiológica clássica é uma lesão arredondada, de bordas definidas, radioluzente com uma borda esclerótica, causando a destruição e expansão da falange. Algumas vezes, um corpo estranho retido, implantado no momento do trauma, será visível.[23] O tratamento é feito por excisão ou curetagem cirúrgica; a amputação geralmente não é necessária.

Caso 1.10

HISTÓRIA CLÍNICA Mulher de 50 anos com deformidades bilaterais nas mãos.

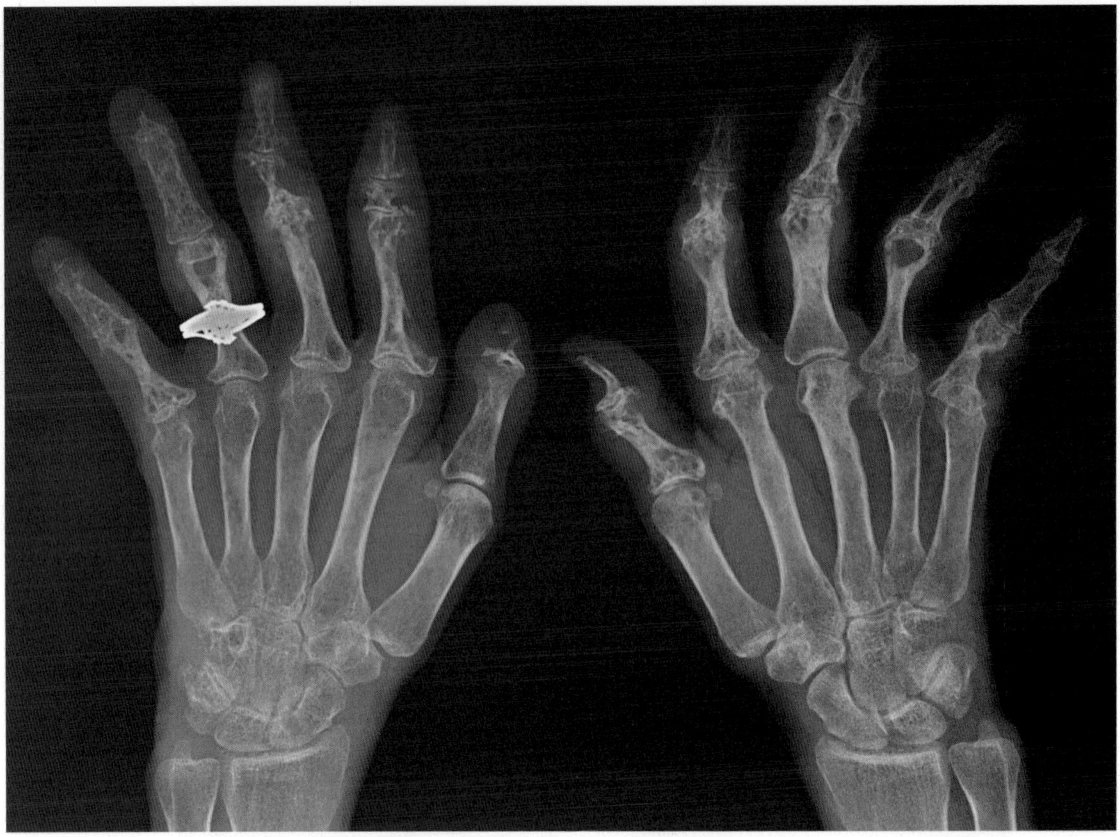

FIGURA 1.10

ACHADOS A radiografia PA das mãos demonstra alterações destrutivas envolvendo as falanges de todos os dedos, com aparência em renda. O osso remodelou-se, e regiões menos envolvidas estão osteopênicas (metacarpais, carpais e antebraço distal). Os tecidos moles não estão edemaciados.

DIAGNÓSTICO DIFERENCIAL Sarcoidose, hemangiomatose, encondromatose, gota tofácea.

DIAGNÓSTICO Sarcoidose.

DISCUSSÃO A sarcoidose pode envolver as articulações em aproximadamente 10% dos casos, mas ela geralmente causa artralgias poliarticulares migratórias transitórias sem achados radiológicos. Uma artrite granulomatosa crônica se desenvolve somente em alguns pacientes, levando a uma inflamação granulomatosa não caseosa crônica da sinóvia. Os granulomas dentro do osso ou adjacentes a ele podem resultar em erosões corticais em saca-bocado ou lesões líticas centrais com características não agressivas dentro da cavidade medular. O processo parece não provocar osso reativo, e as porções restantes do córtex e das trabéculas se tornam reforçadas e espessadas. As falanges média e distal dos quirodáctilos são regiões típicas de envolvimento. A aparência característica causada pela presença de lesões granulomatosas múltiplas foi descrita como semelhante a uma renda, treliça ou colmeia. A aparência radiológica mais comum no osso é o envolvimento do tipo renda ou em colmeia das mãos ou dos pés. As lesões do tipo cisto no osso consistem, na verdade, em osso que foi substituído por granulomas sarcoides sólidos, isto é, não são cistos reais. O envolvimento dos tecidos moles pela sarcoidose pode ocorrer em um terço dos pacientes. Mãos, ossos, músculos, tendões, tecido subcutâneo, pele ou sinóvia podem estar envolvidos.[24,25] A história natural das lesões ósseas pela sarcoidose é variável, indo de raros casos de recuperação até a progressão gradual e amputação. O tratamento com corticosteroides sistêmicos pode resultar na melhoria ou estabilização das lesões ósseas, mas o osso geralmente não retorna ao normal.

As aparências radiológicas consistem em lesões semelhantes a cisto, um padrão com aspecto de renda ou destruição óssea extensa. O edema assimétrico dos tecidos moles pode ser observado. A dilatação das pontas dos dedos pode resultar na aparição de "pseudobaqueteamento" e reflete o envolvimento falângico.[26]

Caso 1.11

HISTÓRIA CLÍNICA Mulher de 29 anos que sofreu um acidente há 2 anos.

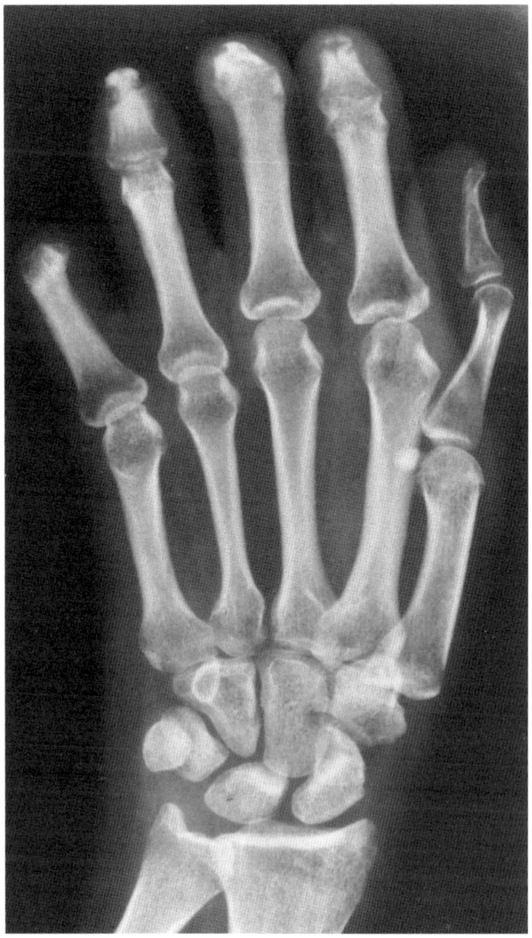

FIGURA 1.11

ACHADOS A radiografia PA da mão demonstra uma perda das porções distais dos quirodáctilos. As margens das perdas ósseas estão corticadas e bem consolidadas, com certa calcificação distrófica nas pontas dos dedos indicador, médio e anelar. O polegar está preservado. Não se observa osteoporose nem alterações articulares.

DIAGNÓSTICO DIFERENCIAL Lesão térmica (queimadura, geladura), neuroartropatia diabética, lepra, esclerodermia, doença de Lesch-Nyhan.

DIAGNÓSTICO Queimaduras.

DISCUSSÃO A perda das porções distais de vários quirodáctilos contíguos, incluindo as falanges distais e articulações IFD, geralmente é secundária aos traumas. A preservação do polegar e da morfologia normal das porções mais proximais da mão e do punho torna as doenças sistêmicas ou vasculares improváveis. A presença de osso denso distalmente não seria esperada após uma amputação mecânica traumática, mas é comum após queimaduras graves. As queimaduras causam necrose coagulativa dos tecidos. A profundidade da lesão está relacionada à severidade e duração do calor aplicado. Inicialmente, pode-se observar perda e edema de tecidos moles. Osteoporose e periostite podem ocorrer nas semanas seguintes. Excrescências ósseas periarticulares são comuns após queimaduras extensas e podem ser vistas 2 a 3 meses após a lesão. A patogênese exata destas ossificações é desconhecida e parece não estar correlacionada com a gravidade da queimadura.

Caso 1.12

HISTÓRIA CLÍNICA Mulher de 45 anos com sintomas gastrintestinais progressivos.

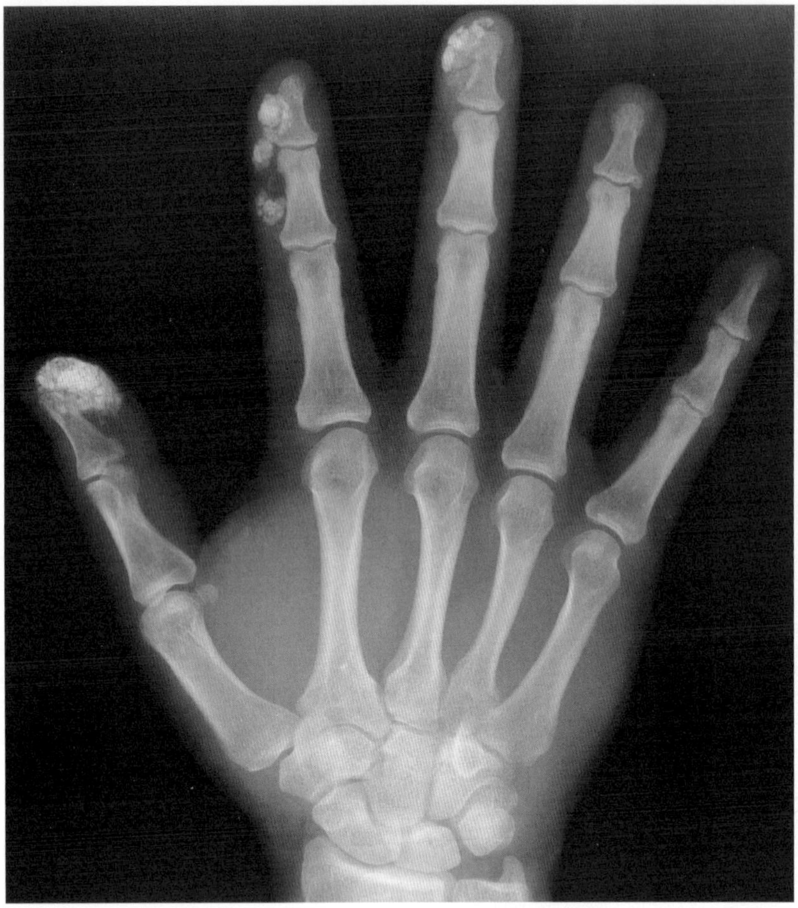

FIGURA 1.12A

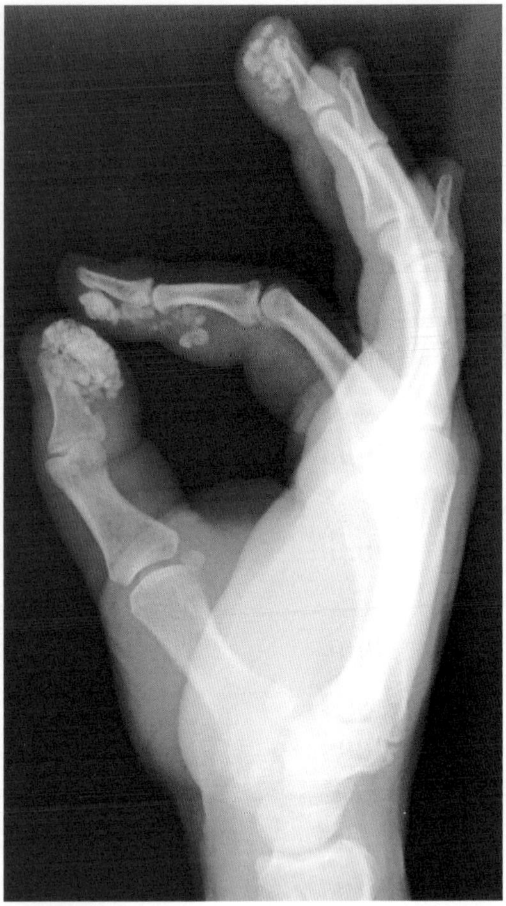

FIGURA 1.12B

ACHADOS Radiografias PA (A) e lateral (B) da mão direita demonstram densos depósitos amórficos de cálcio hidroxiapatita nas porções distais de vários dedos da mão.

DIAGNÓSTICO DIFERENCIAL Esclerodermia, distúrbio misto do tecido conjuntivo.

DIAGNÓSTICO Esclerodermia.

DISCUSSÃO A esclerodermia (esclerose sistêmica progressiva) é uma doença do tecido conjuntivo, multissistêmica, fibrosante e autoimune de curso clínico variável. Caracteristicamente, a pele se torna fibrótica, espessada e tensa. O envolvimento gastrintestinal e renal é proeminente, mas manifestações radiológicas no sistema musculoesquelético estão presentes na maioria dos pacientes. Essas anormalidades geralmente são observadas nas mãos e consistem em atrofia e calcificação dos tecidos moles, reabsorção dos tufos falangeanos e erosões nas articulações IFD. A destruição e as erosões ósseas são comuns nos tufos falangeanos. A atrofia de tecidos moles resulta em pontas dos dedos em formato de cone. Calcificações subcutâneas tipicamente se apresentam em vários dedos e em outros pontos das extremidades. Os depósitos de cálcio são distróficos e consistem em depósitos cálcicos de hidroxiapatita em áreas de dano tecidual local. A calcificação também pode ocorrer em tendões e bainhas tendinosas, nas cápsulas articulares e mesmo dentro da cavidade articular. Fibrose sinovial sem inflamação pode causar contraturas em flexão.

Caso 1.13

HISTÓRIA CLÍNICA Mulher de 42 anos com dor bilateral nas mãos.

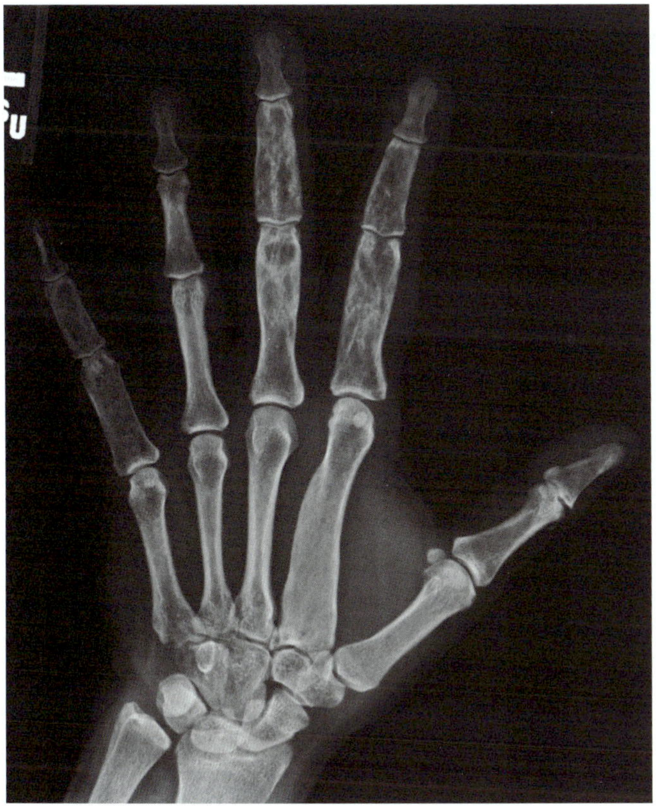

FIGURA 1.13A

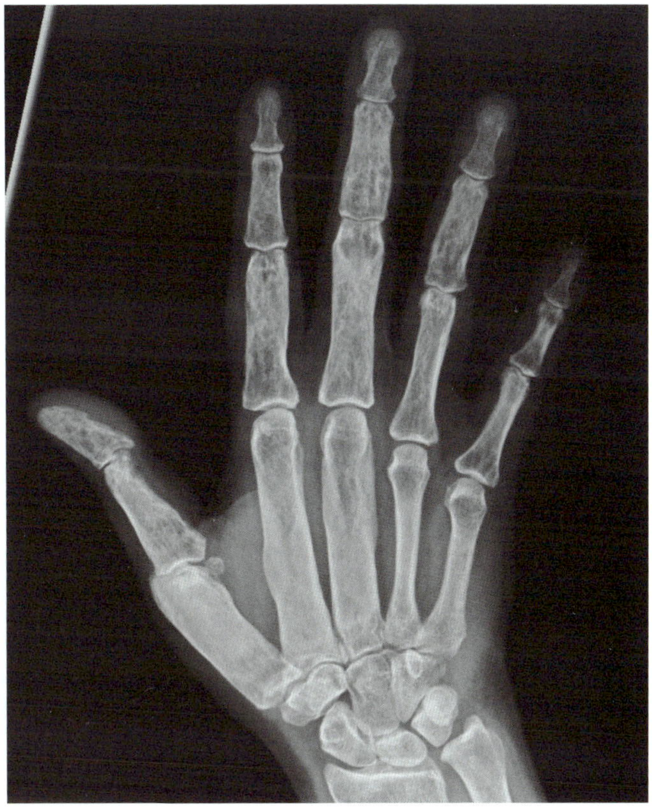

FIGURA 1.13B

ACHADOS (A, B) Radiografias PA das mãos demonstram que alguns metacarpais e falanges estão levemente expandidos, com córtex fino e osteopênico, sem padrão de osso trabecular claramente definido dentro. Os metacarpais envolvidos são subtubulados, resultando em um formato cilíndrico. Uma radiolucência em vidro fosco pode ser observada. A distribuição da anormalidade é bilateral e poliostótica, mas não é simétrica. Alguns ossos parecem normais.

DIAGNÓSTICO DIFERENCIAL Displasia fibrosa, anemia falciforme, encondromatose, doença de Gaucher.

DIAGNÓSTICO Displasia fibrosa poliostótica.

DISCUSSÃO A leve expansão dos ossos longos e o afilamento dos córtices sugerem um processo expansivo na medula óssea, mas a distribuição assimétrica do envolvimento indica que é um processo localizado, não sistêmico. A displasia fibrosa é uma condição não hereditária na qual osteoblastos falham em sofrer diferenciação morfológica e maturação normais, resultando em lesões que contêm tecido fibro-ósseo em vez de osso. As lesões podem ser solitárias ou múltiplas, e um ou mais ossos podem estar envolvidos. Aproximadamente 70 a 80% dos casos são monostóticos, 20 a 30% dos casos são poliostóticos e 2 a 3% estão associados à disfunção endócrina. A anormalidade endócrina típica é o desenvolvimento sexual feminino precoce e a pigmentação cutânea (síndrome de McCune-Albright). A displasia fibrosa enfraquece a integridade estrutural do osso envolvido, predispondo-o à fratura ou deformidade progressiva. A degeneração maligna na displasia fibrosa é extremamente rara, mas há registros na literatura.[27]

Caso 1.14

HISTÓRIA CLÍNICA Mulher de 37 anos com história de compressão do dedo mínimo.

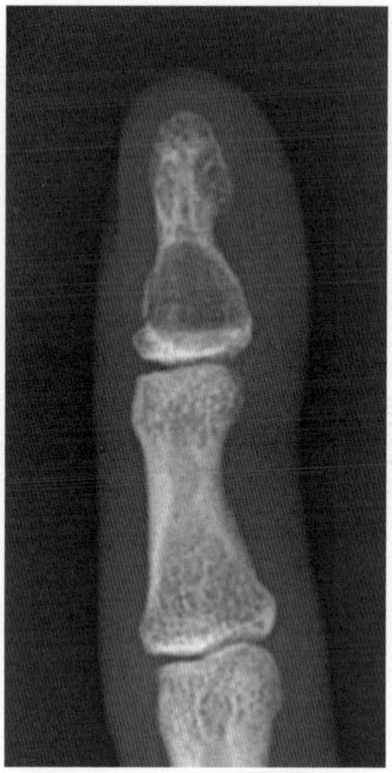

FIGURA 1.14A

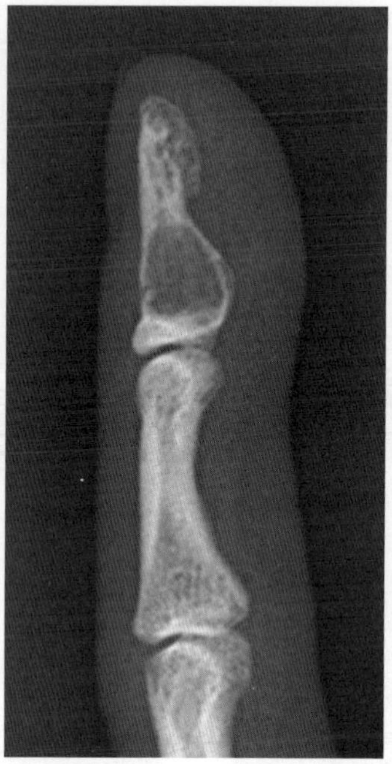

FIGURA 1.14B

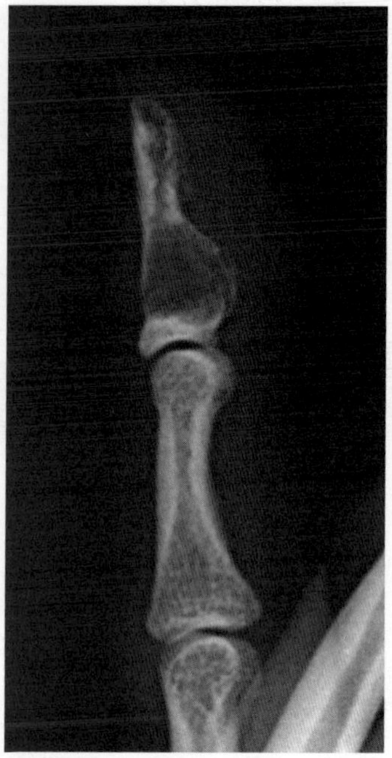

FIGURA 1.14C

ACHADOS (A–C) As radiografias PA, oblíqua e lateral do dedo mínimo demonstram uma lesão radioluzente levemente expansível ocupando a metade proximal da falange distal, mas não se estendendo para a superfície articular. A porção expandida do córtex está afilada, mas intacta. Não se observa mineralização interna definida. Observa-se uma fratura transversa através da lesão. A articulação não está envolvida.

DIAGNÓSTICO DIFERENCIAL Nenhum.

DIAGNÓSTICO Encondroma com fratura.

DISCUSSÃO A lesão apresenta características benignas, com uma margem endosteal esclerótica bem definida e um córtex afilado e levemente expandido, porém intacto. A ausência de mineralização da matriz cartilaginosa não exclui um encondroma.

Os encondromas solitários são neoplasias benignas, localizados dentro da cavidade medular e compostos de cartilagem hialina madura. Eles provavelmente se originam de restos cartilaginosos vindos da placa de crescimento. A incidência entre homens e mulheres é igual, e a maioria dos pacientes tem entre 10 e 50 anos. Tipicamente, as lesões são assintomáticas e descobertas por acaso, mas muitos pacientes apresentam fraturas patológicas. As localizações mais comuns para os encondromas solitários são as mãos (aproximadamente 50% dos casos), fêmur proximal e distal e úmero proximal. Nas mãos, as porções média e distal dos metacarpais e as porções proximais das falanges tipicamente estão envolvidas. Radiograficamente, essas lesões são radioluzentes a partir da substituição do osso por cartilagem não mineralizada, mas os padrões típicos de mineralização da matriz cartilaginosa podem estar presentes: calcificações densas pontuadas ou floculentas, ou densidades em formato de anel ou arco pela ossificação encondral da cartilagem lobular. A dilatação endosteal lenta causa expansão e afilamento do córtex, mas a penetração cortical não é observada. A consolidação das fraturas patológicas tende a ser lenta porque o córtex afilado sobre um encondroma não terá suprimento sanguíneo endosteal normal. O risco de desenvolvimento do condrossarcoma em um encondroma solitário da mão é extremamente baixo.[28]

Caso 1.15

HISTÓRIA CLÍNICA Homem de 55 anos com episódios recorrentes de dor na mão.

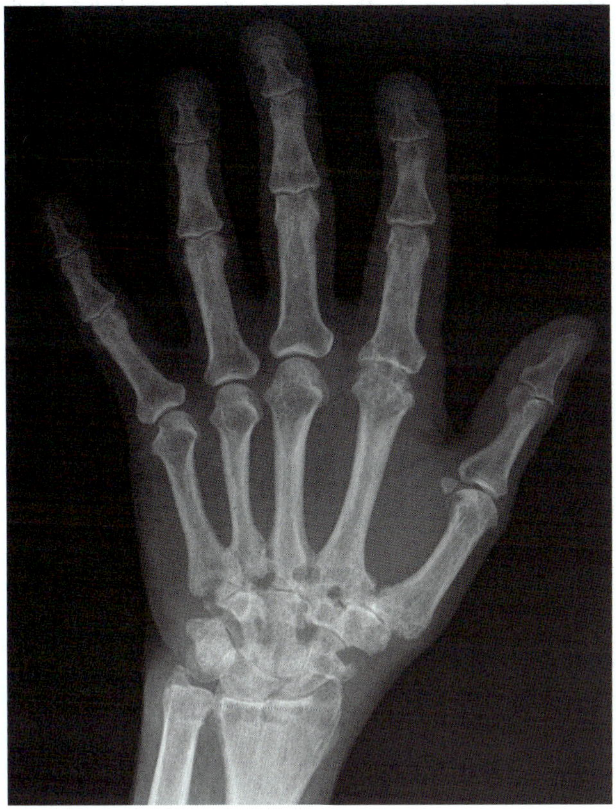

FIGURA 1.15

ACHADOS A radiografia PA da mão esquerda demonstra várias erosões em saca-bocado no carpo e região MCF do indicador. As erosões apresentam margens escleróticas e uma borda saliente sobre o escafoide. A mineralização óssea é normal, não se observando deformidades que resultem em alterações no alinhamento. O estreitamento assimétrico do espaço articular é visto em várias articulações IF, na segunda articulação MCF e nas articulações radiocarpal e do carpo.

DIAGNÓSTICO DIFERENCIAL Gota, xantomatose, psoríase, retículo-histiocitose multicêntrica, artropatia por pirofosfato.

DIAGNÓSTICO Gota tofácea.

DISCUSSÃO A gota é definida pela presença de hiperuricemia (concentração de ácido úrico sérico superior a 7 mg/dL). A hiperuricemia pode ser idiopática ou secundária a condições conhecidas, incluindo a ingestão excessiva (de proteínas), produção excessiva intrínseca ou secreção renal reduzida. Observa-se uma incidência familiar, mas ela parece ser controlada por vários genes. Mutações específicas com defeitos bioquímicos no metabolismo das purinas que levam à hiperuricemia foram encontradas em alguns casos. A gota está associada com obesidade, diabetes, hiperlipidemia, hipertensão, aterosclerose, consumo de álcool, doenças agudas e gestação. Observa-se uma associação negativa com a artrite reumatoide. A prevalência das formas sintomáticas de gota, artrite gotosa e gota tofácea diminuiu drasticamente com o aumento do uso de medicamentos que controlam a hiperuricemia. A artrite gotosa é similar a outras doenças articulares relacionadas aos cristais, enquanto a gota tofácea tem aparência radiológica de uma doença metabólica de deposição. A gota tofácea é a doença metabólica de deposição mais comum. Depósitos de cristais de urato monossódico são chamados de tufos, e eles geralmente são encontrados nos tecidos moles periarticulares. O desenvolvimento dos tufos requer décadas de hiperuricemia mantida e está relacionado com o grau e a duração da hiperuricemia. O controle da hiperuricemia com medicamentos diminuiu a incidência dos tufos nas pessoas com gota de mais de 50% na década de 1950 para aproximadamente 3% atualmente. Depósitos próximos às articulações e tendões causam uma aparência de abaulamento-depressão. Estas áreas de edema localizadas podem causar o desenvolvimento lento de erosões por pressão sobre o osso adjacente. Essas erosões apresentarão margens escleróticas bem definidas. Uma concha de osso novo pode tentar envolver todo o depósito, deixando uma borda saliente. Os espaços articulares podem estar preservados até os estágios tardios da doença. A gota tofácea pode ocorrer em combinação com episódios de artrite gotosa.

Caso 1.16

HISTÓRIA CLÍNICA Homem de 21 anos com dor na mão, que já persiste por um ano, após um acidente de *snowboard*.

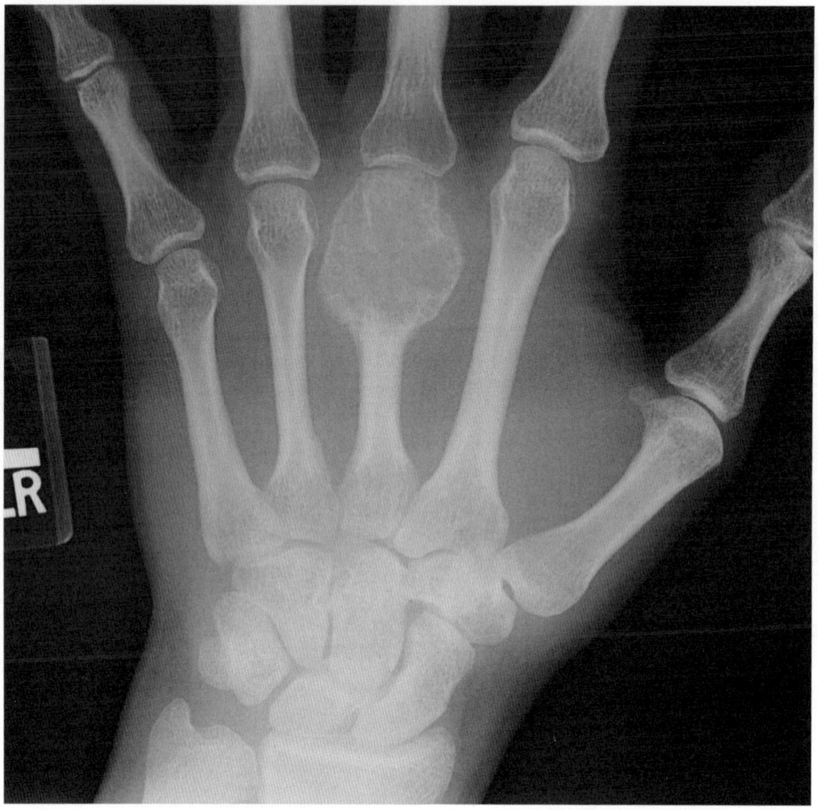

FIGURA 1.16A

ACHADOS A radiografia PA da mão demonstra uma lesão expansível do terço distal no metacarpal do indicador, estendendo-se para a epífise. A lesão é simetricamente expansível, mas parece contida por uma fina concha expandida de osso. O osso periosteal na interface entre a lesão e o córtex normal não amadureceu, sugerindo um processo que está se dilatando ativamente. Não se observa mineralização apreciável da matriz.

DIAGNÓSTICO DIFERENCIAL Tumor de células gigantes, granuloma reparativo de células gigantes, cisto ósseo aneurismático, encondroma.

DIAGNÓSTICO Granuloma reparativo de células gigantes.

DISCUSSÃO O granuloma reparativo de células gigantes é uma lesão óssea não neoplásica considerada um processo reativo (a um estímulo desconhecido). É encontrado mais comumente nas mandíbulas, mãos e também nos pés; o tumor ósseo de células gigantes é extremamente incomum nesses locais (menos de 1% nas séries da Mayo Clinic com 671 tumores de células gigantes[29]). Exceto pela localização, o granuloma reparativo de células gigantes é quase indistinguível do tumor ósseo de células gigantes com base nas imagens.[30] Entretanto, o tumor de células gigantes e o granuloma reparativo de células gigantes podem ser diferenciados com base no exame histológico. Os tumores de células gigantes podem ter um curso clínico localmente agressivo, enquanto os granulomas reparativos de células gigantes não.

Caso 1.17

HISTÓRIA CLÍNICA Mulher de 70 anos com dor de rápida progressão, edema e "protuberâncias vermelhas" na pele de ambas as mãos.

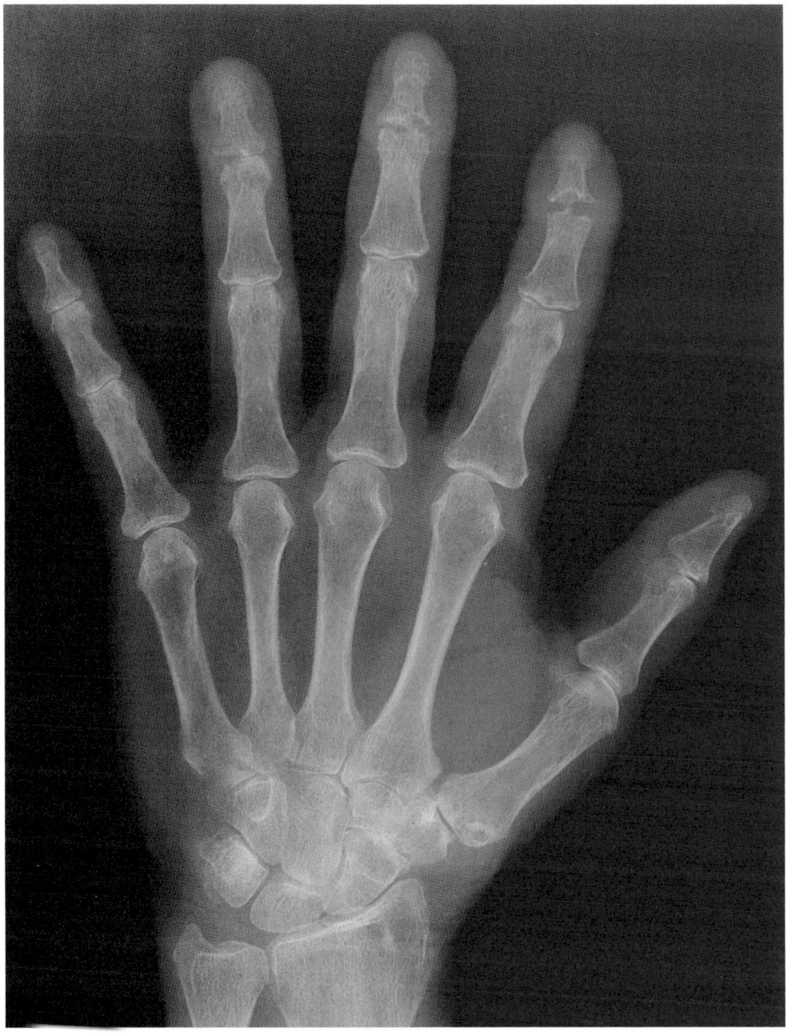

FIGURA 1.17A

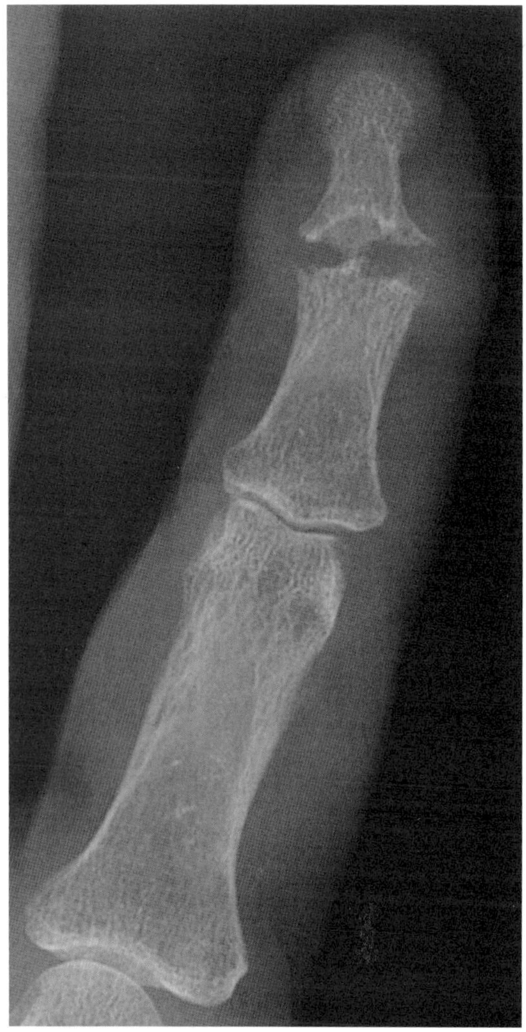

FIGURA 1.17B

ACHADOS

A. Radiografia PA da mão. Os tecidos moles estão difusamente espessados. Observam-se erosões com bordas salientes em várias articulações, mais bem observadas nas articulações IFD.

B. Vista detalhada do dedo indicador.

DIAGNÓSTICO DIFERENCIAL Retículo-histiocitose multicêntrica, osteoartrite erosiva, gota, psoríase.

DIAGNÓSTICO Retículo-histiocitose multicêntrica.

DISCUSSÃO Doenças metabólicas de deposição envolvendo as articulações, nas quais o corpo acumula uma substância que não pode excretar ou metabolizar, são relativamente incomuns. Se forem focais, os depósitos semelhantes a massa se localizam no sistema musculoesquelético, e o resultado é uma doença clinicamente indolente com distribuição aleatória de depósitos que ocupam espaço e se dilatam lentamente. Erosões crônicas com bordas salientes são uma característica clássica da doença metabólica de deposição. Neste caso, o espessamento difuso dos tecidos moles e a ausência de uma morfologia com abaulamentos-depressões não são indícios de gota tofácea, a única forma comum de doença metabólica de deposição que envolve ossos e articulações. Na rara condição de retículo-histiocitose multicêntrica, macrófagos que contêm lipídeos se depositam de modo aleatório nos tecidos moles ao redor de articulações e tendões. Nódulos cutâneos são comuns. Assim como a gota e outras doenças metabólicas de deposição, uma densidade óssea normal e espaços articulares normais estão associados com acúmulos intraósseos e justarticulares. Erosões ósseas com margens escleróticas e bordas salientes são típicas, mas algumas vezes se observa uma artrite erosiva destrutiva.[31] A origem do lipídeo anormal é desconhecida. A retículo-histiocitose multicêntrica pode estar associada com o desenvolvimento de malignidades e foi descrita como uma síndrome paraneoplásica.[32]

Caso 1.18

HISTÓRIA CLÍNICA Mulher de 43 anos com dificuldades para utilizar as mãos.

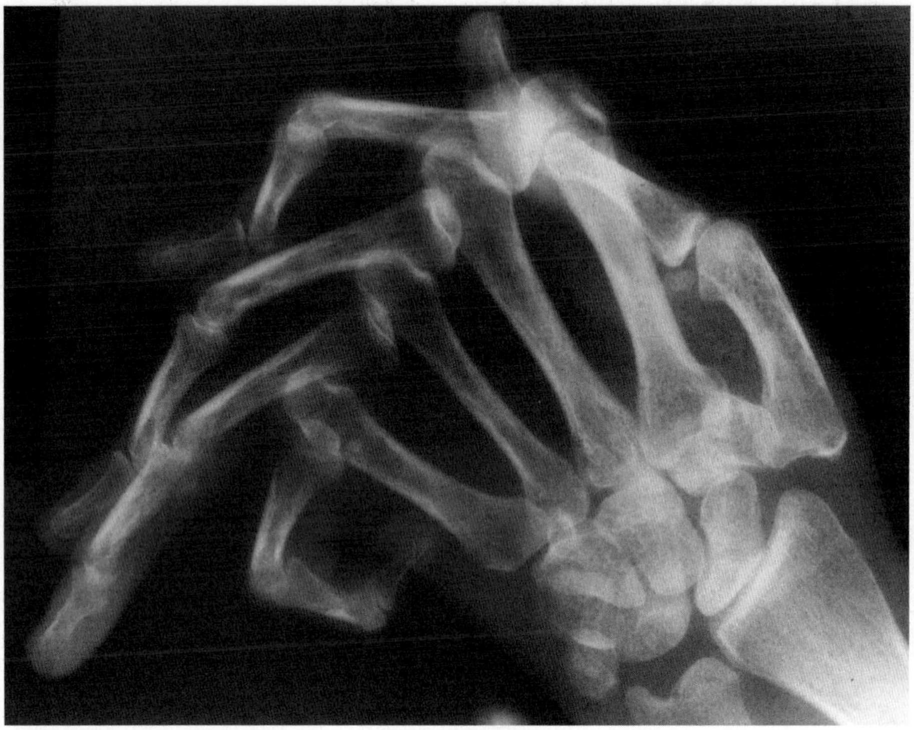

FIGURA 1.18

ACHADOS A radiografia PA da mão esquerda demonstra graves subluxações nas articulações MCF, com desvio ulnar acentuado dos dedos. A articulação carpometacarpal do polegar está luxada, com retração proximal do primeiro metacarpal. Todo o carpo está translocado na direção da ulna. Deformidades em botoeira envolvem o indicador e dedo médio, e deformidades em flexão envolvem o dedo mínimo. Erosões do osso não são observadas, e não há alterações hipertróficas do osso. A densidade óssea é quase normal, apesar de talvez levemente osteopênica.

DIAGNÓSTICO DIFERENCIAL Lúpus eritematoso sistêmico (LES), esclerodermia, espondiloartropatia, artrite reumatoide.

DIAGNÓSTICO Lúpus eritematoso sistêmico.

DISCUSSÃO O LES é uma doença sistêmica crônica cuja patogênese está relacionada à deposição de complexos imunes. Ela é mais comum em mulheres, em uma proporção de 8:1, e há um componente de suscetibilidade genética. O teste do anticorpo antinuclear fluorescente (FAN – *fluorescent antinuclear antibody*) quase sempre é positivo no início da doença clínica. Manifestações no sistema musculoesquelético são comuns e podem preceder outras manifestações sistêmicas em meses ou anos. A poliartrite simétrica não erosiva com distribuição similar à da artrite reumatoide está presente em 75 a 90% dos pacientes com LES. Os achados iniciais nas radiografias são edema fusiforme de tecidos moles e osteoporose justarticular, mas não se deve observar estreitamento do espaço articular ou erosões. Uma artropatia deformante não erosiva também é comum nos pacientes com LES. As mãos tipicamente estão envolvidas nas articulações MCF e IF. O envolvimento do polegar, punho e pé é mais comum do que o envolvimento do ombro e do joelho. Dez por cento dos pacientes podem desenvolver subluxação atlantoaxial. Essas deformidades inicialmente são redutíveis, e as radiografias podem parecer normais. Deformidades fixas e alterações degenerativas secundárias podem se desenvolver com o tempo. A osteonecrose pode envolver a cabeça femoral, côndilo femoral, cabeça umeral e outros locais, e comumente tem uma distribuição simétrica. Miosite, enfraquecimento de tendão e ruptura espontânea, além de calcificação de tecidos moles, são outras manifestações musculoesqueléticas.

Caso 1.19

HISTÓRIA CLÍNICA Mulher de 45 anos com dor e rigidez nas mãos.

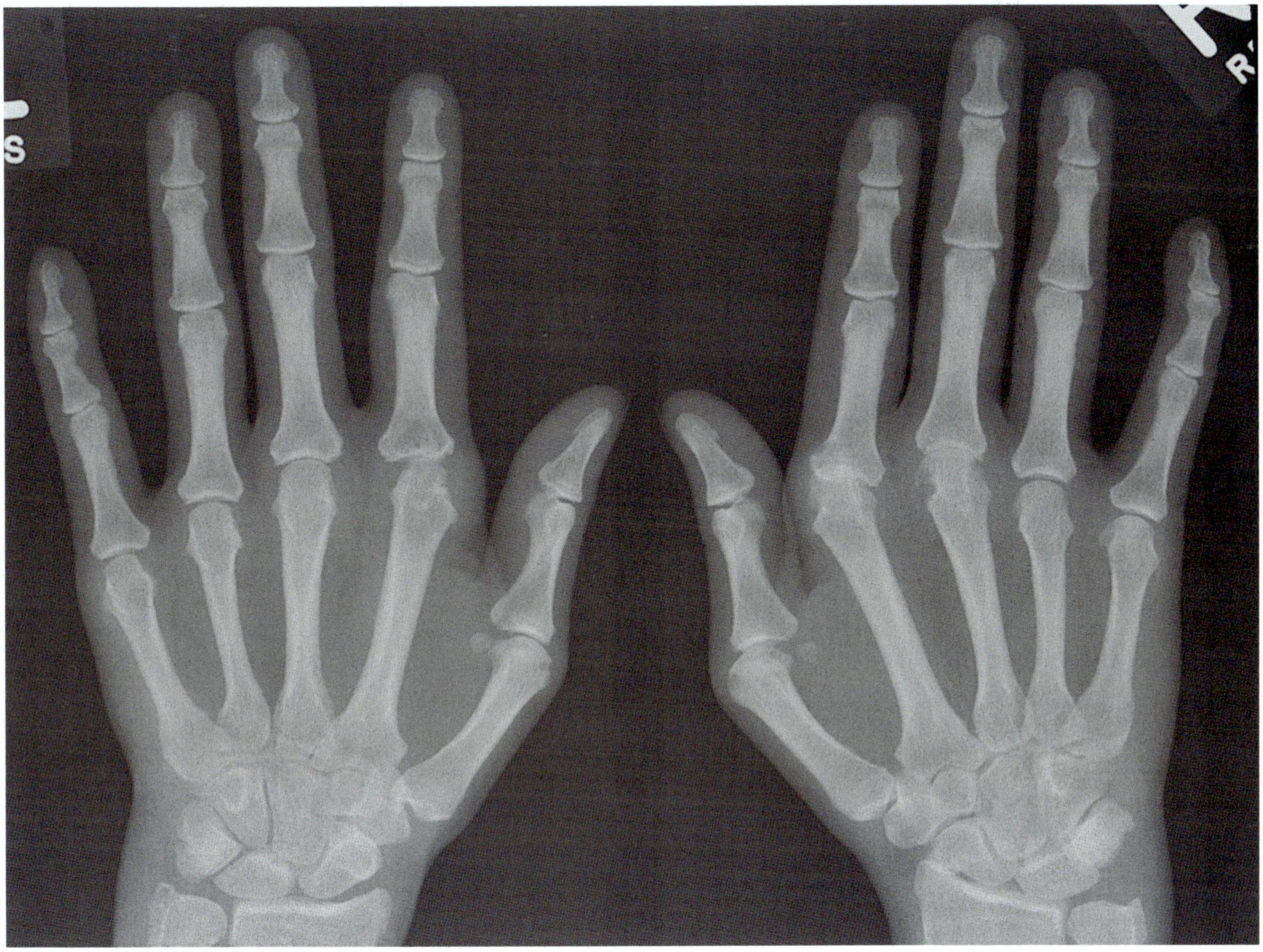

FIGURA 1.19

ACHADOS A radiografia PA de ambas as mãos demonstra leve subluxação ulnar da segunda e terceira articulações MCF na mão direita e segunda articulação MCF na mão esquerda. Erosões marginais envolvendo as cabeças metacarpais estão presentes nesses locais. Alterações degenerativas secundárias estão presentes na segunda articulação MCF esquerda. As outras articulações parecem estar relativamente preservadas. A mineralização óssea parece normal.

DIAGNÓSTICO DIFERENCIAL Artrite reumatoide, espondilite anquilosante, artrite psoriática, osteoartrite.

DIAGNÓSTICO Artrite reumatoide.

DISCUSSÃO A distribuição da doença é a de artrite reumatoide nas articulações MCF. As erosões marginais são características, e as deformidades no alinhamento são sugestivas. Apesar de as manifestações radiográficas da artrite reumatoide geralmente serem bilaterais e simétricas, achados bilaterais e assimétricos podem estar presentes no início do curso da doença, e a progressão pode ser modificada pelo tratamento.

Alterações degenerativas secundárias, como a esclerose subcondral, podem ocorrer se o processo inflamatório entrar em remissão durante vários anos. A artrite reumatoide e a osteoartrite primária são condições comuns; pacientes com ambos os distúrbios podem apresentar achados radiológicos confusos. Nesse caso, a distribuição da doença não é a da osteoartrite. Os achados radiológicos tardios comuns da artrite reumatoide incluem osteoporose crônica generalizada, progressão das erosões marginais para erosões graves envolvendo o osso subcondral, formação de cisto sinovial, subluxações e anormalidades do alinhamento e osteoartrite secundária. Erosões compressivas e remodelamento do osso podem resultar do colapso do osso osteoporótico secundário à tensão muscular; isso é particularmente comum nas articulações MCF. O desalinhamento na doença avançada resulta da perda do equilíbrio na tensão muscular e do envolvimento ligamentar pelo processo inflamatório.

Caso 1.20

HISTÓRIA CLÍNICA Mulher de 35 anos com rigidez matinal nas mãos.

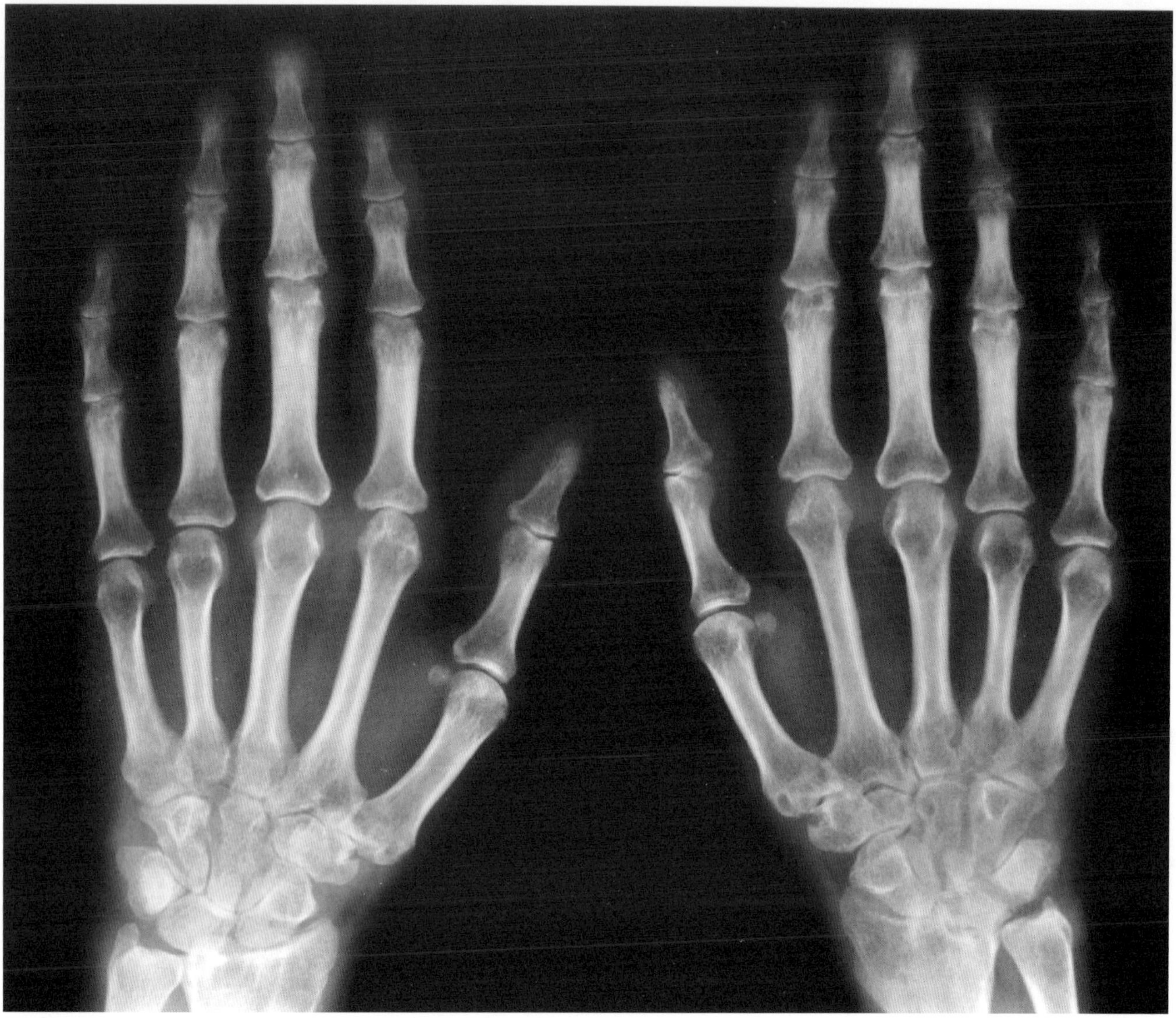

FIGURA 1.20

ACHADOS Radiografia PA de ambas as mãos demonstra osteopenia justarticular. Os espaços cartilaginosos das articulações carpais, MCF e IFP estão difusamente estreitados, e erosões estão presentes particularmente nas articulações MCF. Não se observam alterações ósseas hipertróficas, como osteófitos ou esclerose subcondral.

DIAGNÓSTICO DIFERENCIAL Artrite reumatoide, espondilite anquilosante, artrite psoriática, osteoartrite.

DIAGNÓSTICO Artrite reumatoide.

DISCUSSÃO A alteração patológica subjacente na artrite reumatoide é uma inflamação sinovial crônica com hiperemia, edema e derrame. Apesar de o envolvimento clínico simétrico ser a regra, o envolvimento clínico pode não se correlacionar com os locais de envolvimento radiológico. As primeiras alterações radiográficas são demonstradas neste caso. Os primeiros sítios de erosões tipicamente surgem nas articulações MCF e também são mais bem observados nas incidências oblíquas supinadas de "pegador de bola". Conforme a condição progride, as características radiológicas tendem a se tornar mais pronunciadas e diferenciadas de outras formas de artrite poliarticular. A artrite reumatoide tem prevalência de 1% na população geral; mulheres são mais afetadas do que homens em uma proporção de 3:1. O curso clínico é progressivo em 70% dos casos, com deterioração clínica rápida ou lenta. Em 20% dos casos, a doença é intermitente, com remissões e exacerbações. Em 10% dos casos, as remissões podem durar vários anos.

Caso 1.21

HISTÓRIA CLÍNICA Mulher de 63 anos com poliartrite.

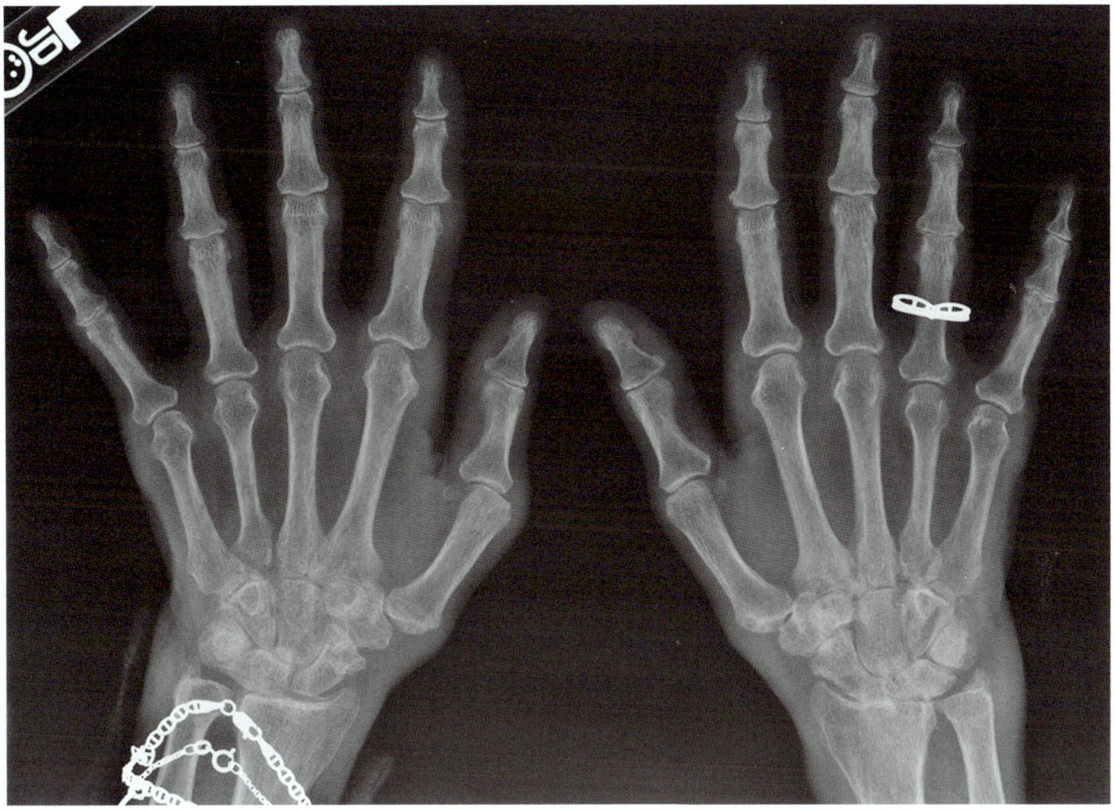

FIGURA 1.21

ACHADOS A radiografia PA de ambas as mãos demonstra um edema fusiforme em quase todas as articulações IFP das duas mãos. O edema de tecidos moles está presente sobre as faces ulnares de ambos os punhos. Presença de osteopenia justarticular. Presença de estreitamento articular difuso nas articulações intercarpais e radiocarpais em ambos os lados, além de erosões e cistos subcondrais nas articulações CMC, intercarpais e radiocarpais direitas.

DIAGNÓSTICO DIFERENCIAL Artrite reumatoide, espondilite anquilosante, artrite psoriática, osteoartrite.

DIAGNÓSTICO Artrite reumatoide.

DISCUSSÃO O diagnóstico de uma poliartrite inflamatória aguda e simétrica pode ser feito a partir destas radiografias. A presença de distribuição bilateralmente simétrica de osteoporose justarticular nas mãos e nos punhos é indicativa de hiperemia, sugerindo um processo inflamatório sistêmico agudo. O edema fusiforme periarticular dos tecidos moles, presente ao redor dos punhos e de algumas articulações IFP, corresponde a hipertrofia sinovial e/ou derrame articular, e o estreitamento difuso do espaço articular é típico de articulações nas quais a cartilagem foi dissolvida pelas enzimas liberadas no espaço articular. A ausência de osso reativo é característica de um processo inflamatório, e não degenerativo. A presença de erosões ósseas marginais poderia fechar definitivamente o diagnóstico de artrite reumatoide, mas, no início do curso clínico, as erosões podem não ser evidentes. Neste caso, o diagnóstico é claro sem estas características adicionais. O envolvimento clínico bilateralmente simétrico é usual, mas a severidade do envolvimento radiológico pode não necessariamente ser simétrica, especialmente quando as radiografias são obtidas no início do curso clínico. Na mão, a artrite reumatoide classicamente envolve as articulações MCF e IFP. No punho, ela geralmente envolve todos os compartimentos do carpo.

A artrite reumatoide é uma doença autoimune sistêmica que se manifesta no sistema musculoesquelético na forma de poliartrite inflamatória das pequenas articulações sinoviais. A idade típica de apresentação é entre 25 e 55 anos. Em 70% dos casos, o início é insidioso e ocorre de semanas a meses; em 20% dos casos, o início ocorre entre dias a semanas; e em 10% dos casos o início é agudo e ocorre entre horas a dias. O início agudo assemelha-se ao início da artrite séptica. O diagnóstico clínico se baseia em critérios que incluem rigidez matinal, edema simétrico das articulações IFP, MCF ou do punho, nódulos reumatoides, fator reumatoide sérico e achados radiológicos específicos.

Caso 1.22

HISTÓRIA CLÍNICA Mulher de 25 anos com poliartrite de longa duração.

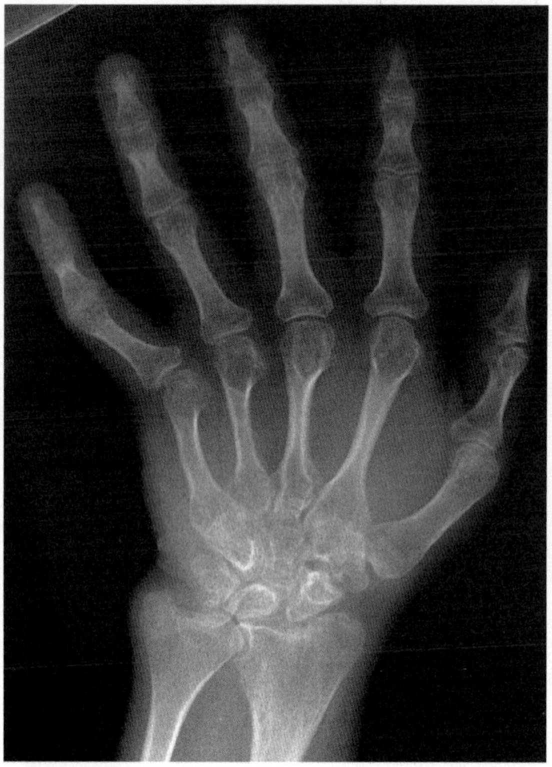

FIGURA 1.22A

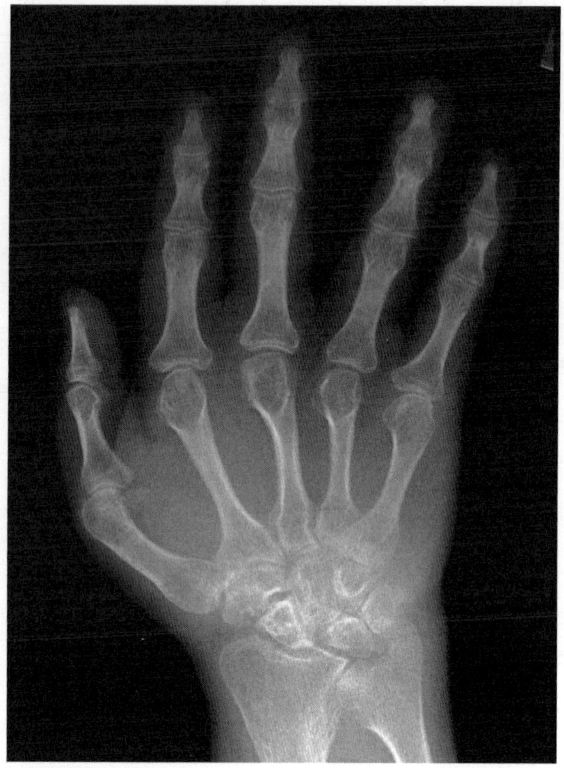

FIGURA 1.22B

ACHADOS (A, B) Radiografias PA de ambas as mãos demonstram proliferação epifisária difusa. Os ossos do carpo são pequenos e escleróticos. Os demais ossos são osteopênicos. Os espaços articulares geralmente parecem preservados, sem que se observem erosões.

DIAGNÓSTICO DIFERENCIAL Artrite idiopática juvenil.

DIAGNÓSTICO Artrite idiopática juvenil.

DISCUSSÃO Os achados neste caso são os estigmas da doença poliarticular sistêmica adquirida na infância. A proliferação epifisária difusa e simétrica de todos os ossos longos é indicativa de uma doença sistêmica da infância com hiperemia. O envolvimento difuso elimina processos mais localizados, como infecção, câncer e hemofilia. A ausência de expansão de medula óssea torna improvável o diagnóstico de anemia, e a ausência de esclerose e infartos nos ossos longos tende a eliminar anemia falciforme. A artrite idiopática juvenil é uma designação que inclui a doença de Still e a artrite reumatoide soropositiva do adulto com início juvenil, bem como as espondiloartropatias soronegativas. Os achados radiológicos na artrite idiopática juvenil refletem o efeito de uma artrite inflamatória crônica em um esqueleto em crescimento, e geralmente não são específicos para uma entidade clínica particular. Os achados radiográficos incluem edema de tecidos moles, osteoporose, periostite, erosões, anquilose e distúrbios do crescimento. Quanto mais precoce, mais graves os achados. É provável que nem todos os achados estejam presentes simultaneamente, mas combinações desses achados levam ao diagnóstico. Pode haver remissão da doença na fase adulta, mas atrofia muscular permanente, deformidades de crescimento, perda de função decorrente de anquilose e osteoartrite secundária são sequelas comuns.

Aproximadamente 70% dos casos de artrite idiopática juvenil são doença de Still. Há três apresentações clínicas. A doença sistêmica clássica é normalmente vista antes dos 5 anos e está associada com manifestações sistêmicas graves, mas com doenças articulares leves ou ausentes. A doença poliarticular pode ocorrer com a doença sistêmica ou ser decorrente desta. Os locais de envolvimento são simétricos e podem incluir as articulações MCF e IF da mão, punho, cotovelo, quadril, joelho, tornozelo, pé e parte cervical da coluna. O prognóstico é geralmente ruim. A doença pauciarticular ou monoarticular é a forma mais comum da doença de Still. Ela apresenta uma predominância feminina e está associada à iridociclite. O início monoarticular em um dos joelhos é a apresentação mais comum, mas tornozelo, cotovelo e punho são locais frequentes. Contraturas articulares, atrofia muscular, anquilose óssea, deformidades do crescimento, crescimento epifisário excessivo e fechamento prematuro da placa de crescimento podem acompanhar a doença articular. Na mão, achados comuns incluem edema de tecidos moles, osteoporose, anquilose óssea, periostite, distúrbios do crescimento, fraturas epifisárias por compressão e subluxação articular.

Caso 1.23

HISTÓRIA CLÍNICA Homem de 62 anos com anormalidades nos testes de função da tireoide.

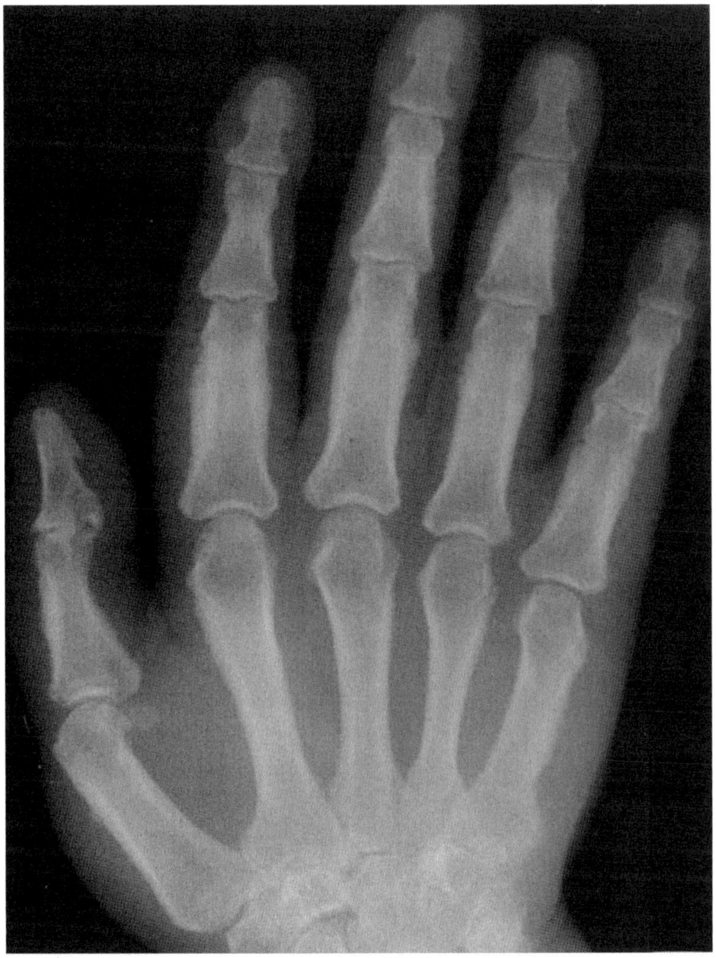

FIGURA 1.23A

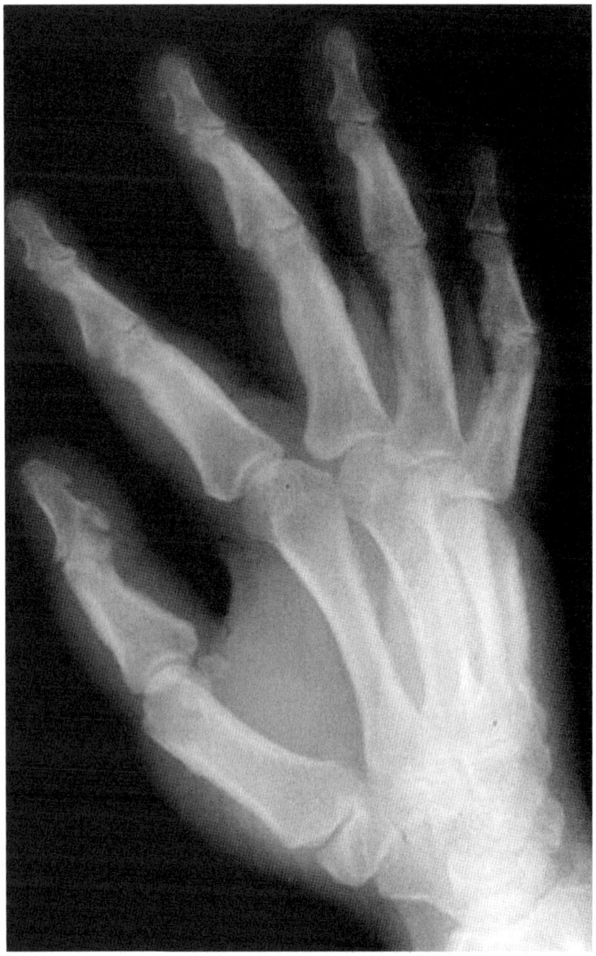

FIGURA 1.23B

ACHADOS Radiografias PA (A) e oblíqua (B) da mão demonstram reação periosteal proeminente ao longo das diáfises das falanges proximais, face radial das diáfises do primeiro e segundo metacarpais e face ulnar da diáfise do quinto metacarpal. Presença de edema difuso dos tecidos moles.

DIAGNÓSTICO DIFERENCIAL Osteoartropatia pulmonar hipertrófica, paquidermoperiostose familiar, acropaquia tireóidea, sarcoide, estase venosa.

DIAGNÓSTICO Acropaquia tireóidea.

DISCUSSÃO A acropaquia tireóidea é uma rara manifestação musculoesquelética da doença autoimune da tireoide. A aparência característica é de uma reação periosteal ao longo das regiões diafisárias dos metacarpais, metatarsais e falanges das mãos e dos pés. A reação periosteal classicamente é observada na face radial do primeiro ao terceiro dedo e face ulnar do quarto e quinto dedo. Edema difuso dos tecidos moles e baqueteamento dos dedos também podem estar presentes. As articulações não são envolvidas no distúrbio e tipicamente são indolores. Se somente um dedo for envolvido, a aparência pode simular uma malignidade.[33] A acropaquia tireóidea é vista em cerca de 1% dos pacientes com doença de Graves. Na doença de Grave, a acropaquia ocorre geralmente, mas nem sempre, com dermatopatia e oftalmopatia. A presença de acropaquia e dermatopatia é um marcador para oftalmopatia grave.[34]

Caso 1.24

HISTÓRIA CLÍNICA Homem de 50 anos com aumento da circunferência da cabeça.

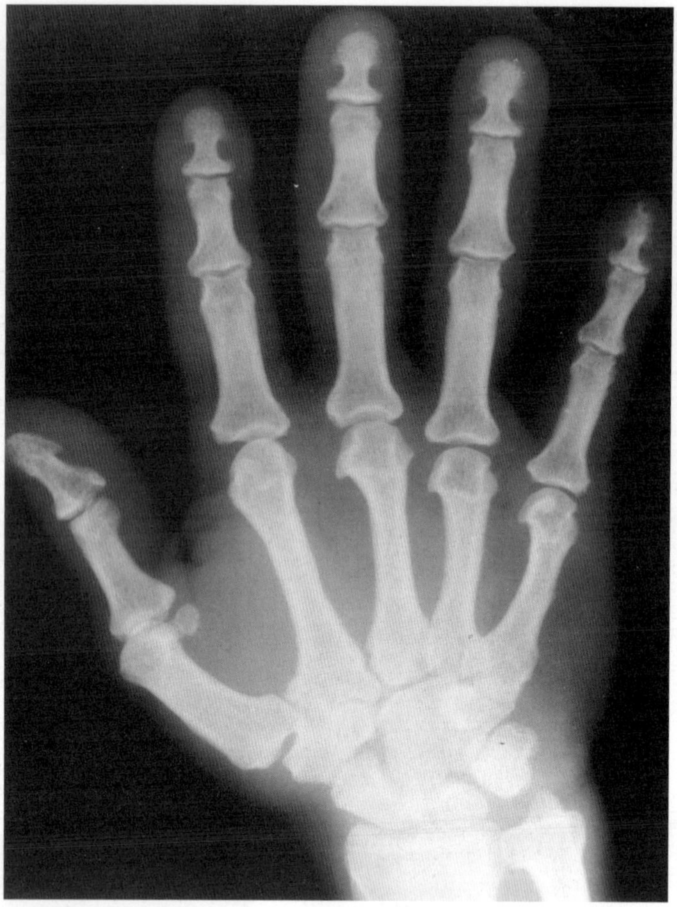

FIGURA 1.24

ACHADOS Radiografia PA da mão direita demonstra espessamento difuso dos tecidos moles. Os tufos das falanges e as diáfises dos ossos longos, particularmente as falanges proximais, estão alargados. O alinhamento, a mineralização e os espaços cartilaginosos estão normais, mas ganchos proeminentes estão presentes nas articulações MCF.

DIAGNÓSTICO DIFERENCIAL Osteoartrite, acromegalia, hiperostose esquelética idiopática difusa, hipervitaminose A, fluorose.

DIAGNÓSTICO Acromegalia.

DISCUSSÃO A acromegalia clássica é causada pelo excesso de hormônio de crescimento em adultos. A causa subjacente na grande maioria dos casos é um adenoma pituitário que produz hormônio de crescimento de modo autônomo; entretanto, tumores secretores de hormônio de crescimento extrapituitários também podem causar acromegalia. As características clínicas da acromegalia são distintas e incluem fáscies acromegálica, dilatação das mãos e dos pés, prognatismo e pele oleosa. Condições comumente associadas incluem síndrome do túnel do carpo, osteoartrite, hipertensão, fenômeno de Raynaud e diabetes melito. Muitos pacientes apresentam sinais e sintomas de uma massa pituitária ou hipotalâmica em vez de excesso de hormônio de crescimento. O diagnóstico definitivo é feito pelas mensurações diretas dos níveis de hormônios. O hormônio do crescimento ativa sítios de remodelagem óssea e pode aumentar a formação de osso em descompasso com sua reabsorção. Como consequência, a massa óssea pode se elevar, com córtex espessado e aumento do volume de osso trabecular. Formação de osso periosteal nas inserções de tendões e ligamentos e hipertrofia periarticular nas inserções das cápsulas articulares contribuem para o aumento na massa esquelética. O hormônio do crescimento aumenta a atividade condrocítica e leva à hipertrofia da cartilagem articular hialina. Essa cartilagem espessada não tem as características biomecânicas normais da cartilagem articular e é vulnerável a fissuras, ulceração, desnudação e, finalmente, alterações degenerativas.

Caso 1.25

HISTÓRIA CLÍNICA Homem de 22 anos com insuficiência renal crônica.

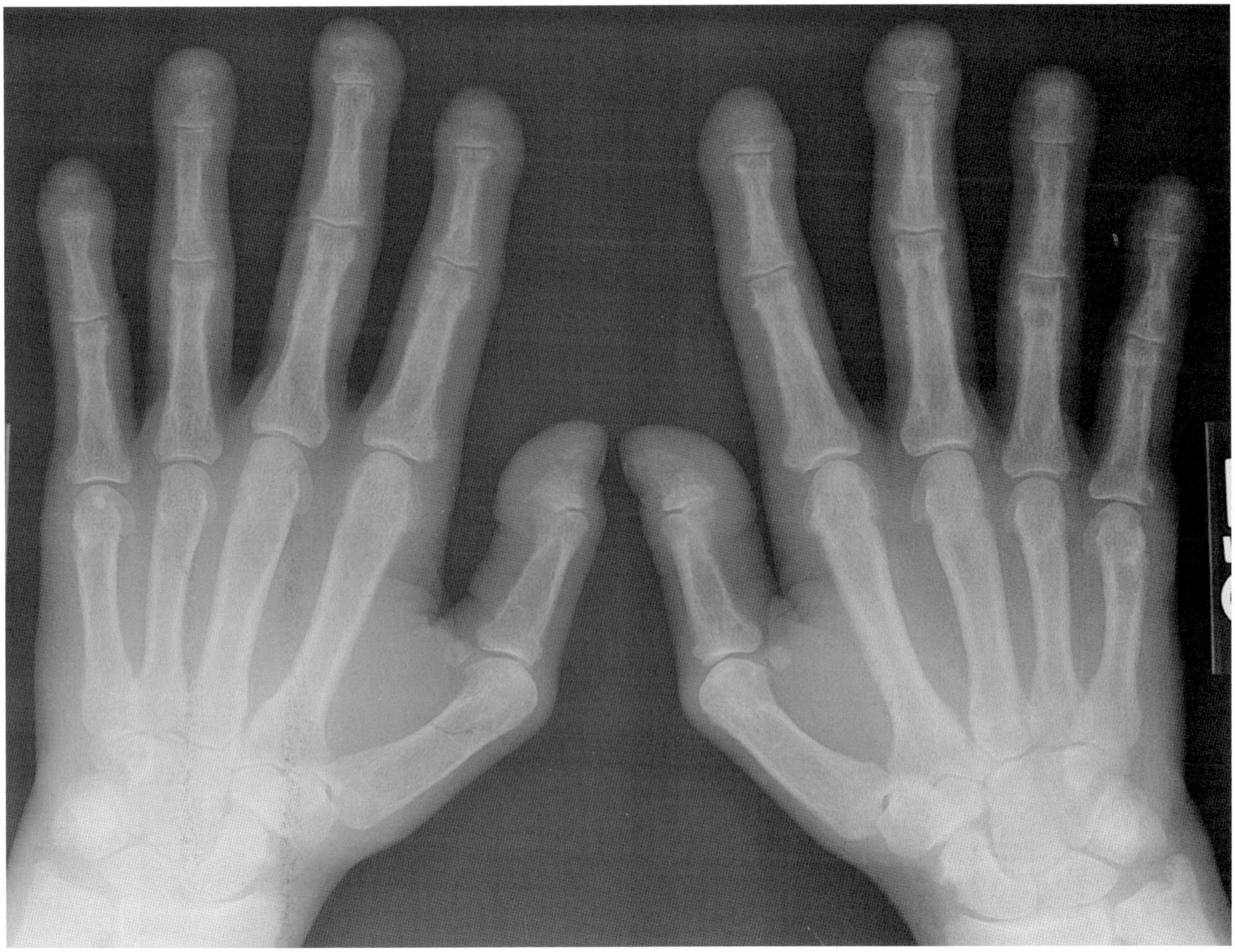

FIGURA 1.25

ACHADOS Radiografias PA de ambas as mãos demonstram reabsorção óssea subperiosteal avançada ao longo das faces radial e ulnar de todas as falanges. As alterações reabsortivas avançadas envolvem todas as falanges distais, com encurtamento dos ossos e baqueteamento dos tecidos moles. Não se observam anormalidades no alinhamento. Os espaços articulares estão preservados. Presença de osteopenia difusa. Não se observam calcificações de tecidos moles.

DIAGNÓSTICO DIFERENCIAL Hiperparatireoidismo, osteoporose, artrite reumatoide.

DIAGNÓSTICO Hiperparatireoidismo secundário à insuficiência renal.

DISCUSSÃO O hiperparatireoidismo estimula a reabsorção dos osteoclastos do osso. O excesso de paratormônio pode ser resultado do hiperparatireoidismo primário ou secundário. O hiperparatireoidismo secundário é uma resposta à hipocalcemia mantida que tipicamente é causada pela insuficiência renal crônica, como neste caso, ou deficiência na absorção gastrintestinal. As alterações radiológicas, incluindo reabsorção óssea, tumores marrons, esclerose óssea e condrocalcinose, são mais bem observadas nas mãos. A reabsorção óssea ocorre em todas as superfícies, incluindo locais subperiosteais, intracorticais (ao longo dos sistemas harvesianos), endosteais, trabeculares, subcondrais e subligamentares. A reabsorção do osso subperiosteal é quase sempre diagnóstica do hiperparatireoidismo. É mais bem observada e mais frequente ao longo da face radial das falanges das mãos, especialmente as falanges médias do indicador e dedo médio. A reabsorção do osso subperiosteal também pode ser evidente nos tufos falangeanos. A calcificação vascular e dos tecidos moles é comum no hiperparatireoidismo secundário.

Caso 1.26

HISTÓRIA CLÍNICA Mulher de 38 anos com fraqueza.

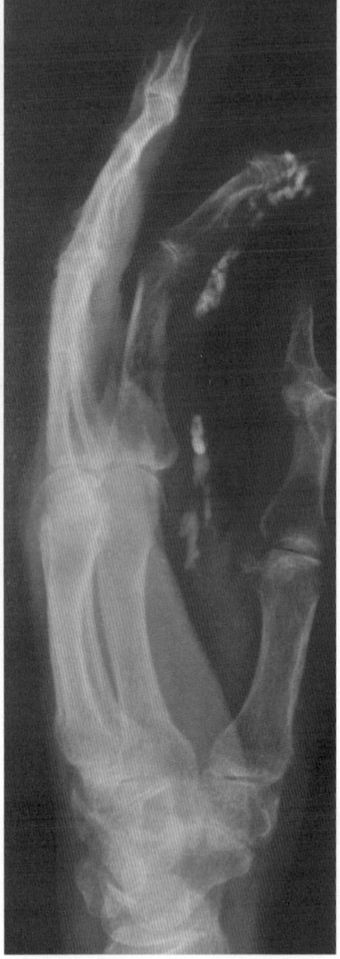

FIGURA 1.26A

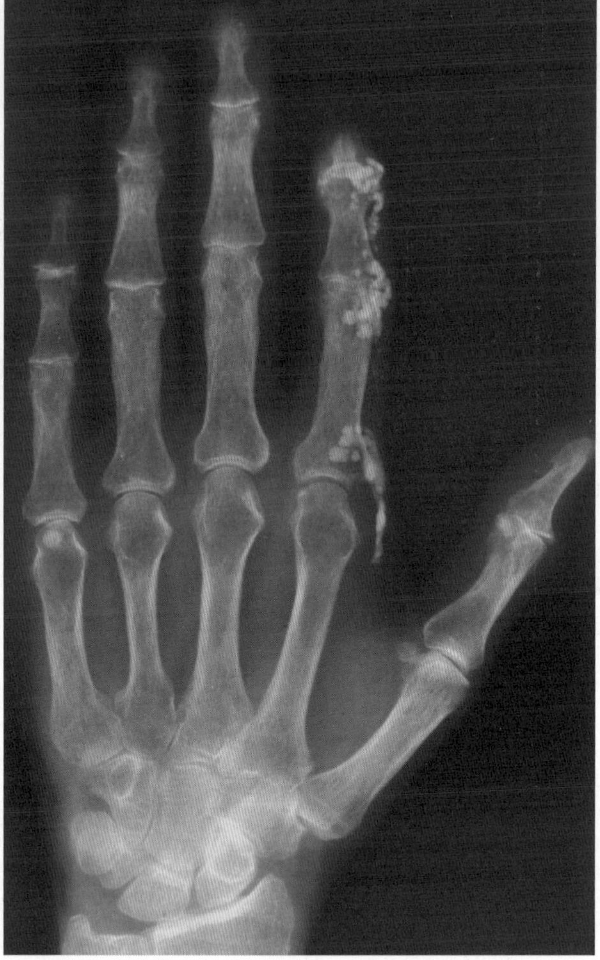

FIGURA 1.26B

ACHADOS (A, B) Radiografias lateral e PA da mão direita demonstram grave deformidade em flexão do dedo indicador, com conglomerado de calcificações de tecidos moles e erosões na articulação MCF. Os ossos estão osteoporóticos.

DIAGNÓSTICO DIFERENCIAL Polimiosite, dermatomiosite, esclerodermia, tendinite calcária.

DIAGNÓSTICO Polimiosite.

DISCUSSÃO A polimiosite é um distúrbio de causa desconhecida caracterizada por inflamação e degeneração do músculo.[35] Na forma clínica mais comum de polimiosite, uma fraqueza gradualmente progressiva na região proximal dos membros e um efeito tardio sobre os músculos da laringe e faringe podem ser acompanhados por manifestações articulares em 20 a 50% dos pacientes. Essas manifestações articulares incluem artralgias e artrite,[36,37] e a aparência clínica e radiológica pode ser confundida com LES e artrite reumatoide. Neste caso em particular, a presença de calcificações dos tecidos moles afasta a possibilidade de LES e artrite reumatoide como possibilidades diagnósticas e sugere esclerodermia ou doenças relacionadas aos tecidos conjuntivos, incluindo dermatomiosite ou polimiosite. A doença por deposição de cristais de hidroxiapatita (tendinite calcária) é eliminada pela localização e distribuição específicas das calcificações – elas não estão localizadas nos tendões. A calcificação na esclerodermia e polimiosite podem não ser distinguíveis, mas a deformidade em flexão, erosão MCF e osteoporose seriam incomuns na esclerodermia. Além disso, as alterações reabsortivas nos tecidos moles e o tensionamento da pele característicos da esclerodermia não são observados.

Caso 1.27

HISTÓRIA CLÍNICA Menino de 5 anos que, quando bebê, fora muito doente.

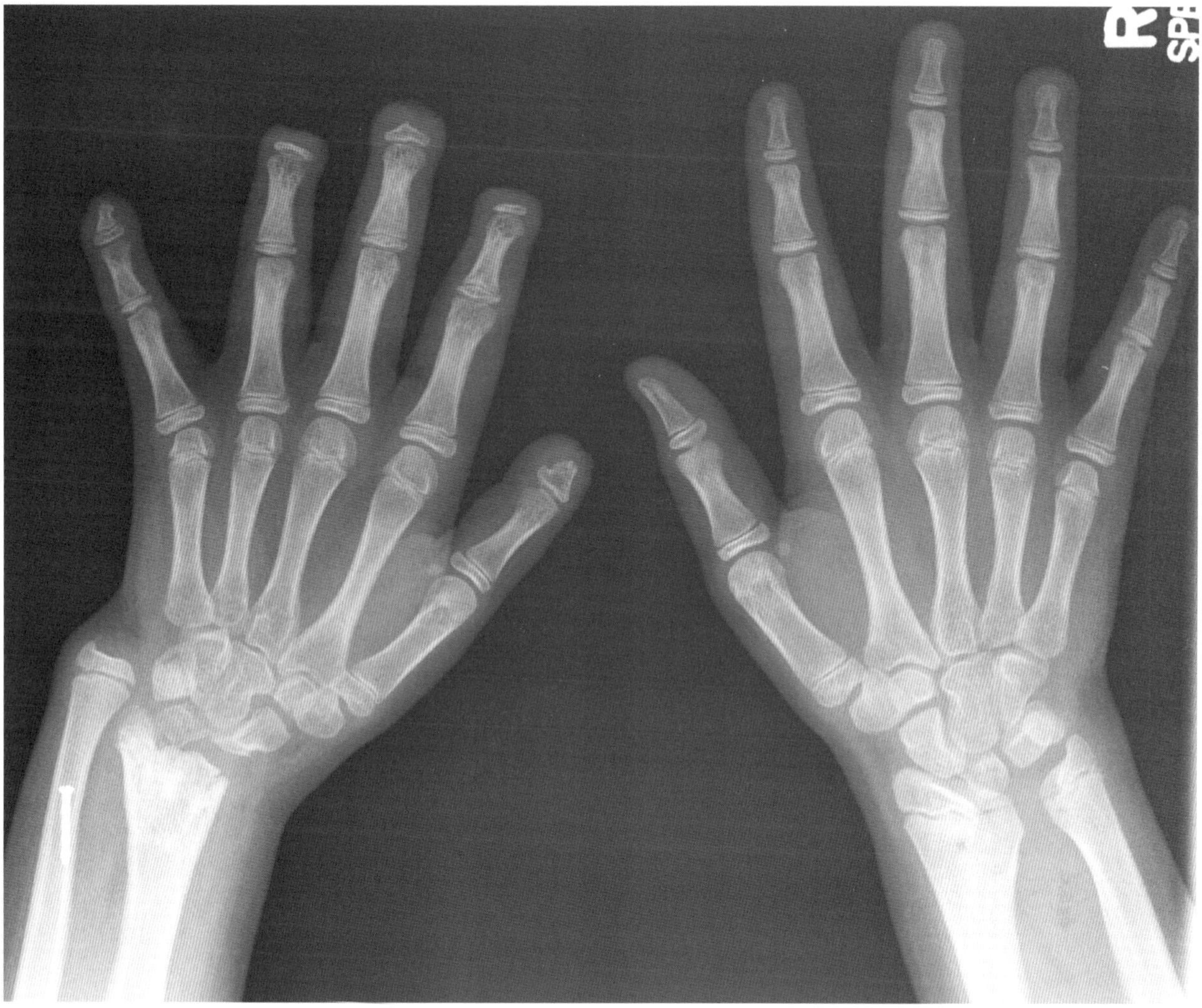

FIGURA 1.27

ACHADOS Radiografia PA de ambas as mãos demonstra ausência assimétrica das porções distais dos dedos e do polegar. Os ossos distais são lisos. Ambos os punhos apresentam epífises em formato de cone e consequentes deformidades das articulações radioulnares distais. O rádio é curto em relação à ulna no lado esquerdo, e a ulna distal direita possui uma fise presa na face radial, levando a uma deformidade inclinada.

DIAGNÓSTICO DIFERENCIAL Trauma, queimaduras, geladura, doença embólica, infecção, síndrome de Lesch-Nyhan, indiferença congênita à dor, abuso infantil, doença de Munchausen.

DIAGNÓSTICO Doença embólica (causada por meningococcemia neonatal).

DISCUSSÃO A perda dos dedos geralmente resulta de trauma mecânico ou térmico, o qual pode ser acidental ou intencional. Entretanto, neste caso, a presença de epífises em cone não pode ser relacionada a trauma. Uma epífise em cone pode ser resultado do fechamento prematuro da porção central da fise, cujas porções periféricas continuam a crescer após tal fechamento. Como resultado, a metáfise cresce ao redor da porção presa da epífise e esta se desenvolve em formato de cone. A situação também pode ser chamada de metáfise em cúpula. Este dano ao crescimento longitudinal também leva ao encurtamento relativo do osso afetado. Como o dano ao crescimento é central, não se observa deformidade angular. A perda das pontas dos dedos e as epífises em formato de cone podem resultar de infartos vasculares causados pela doença embólica.[38,39] O fechamento prematuro da porção periférica de uma placa de crescimento levará ao prendimento e ao crescimento longitudinal assimétrico. A coagulopatia intravascular disseminada é uma complicação da meningococcemia neonatal. Estas sequelas de longo prazo da meningococcemia não refletem os locais da infecção real.

Caso 1.28

HISTÓRIA CLÍNICA Homem de 42 anos com massa de crescimento lento no polegar.

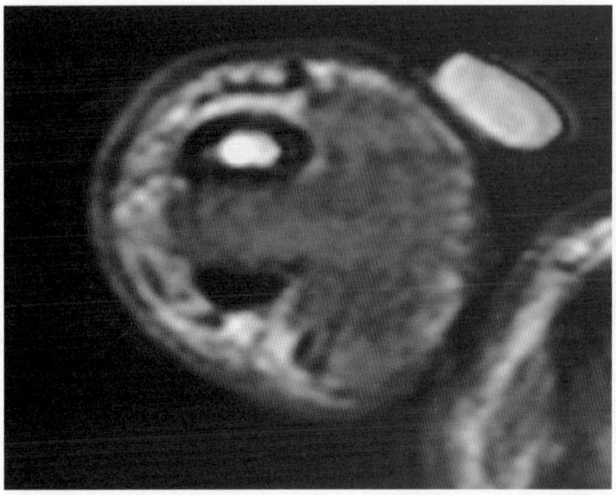

FIGURA 1.28A

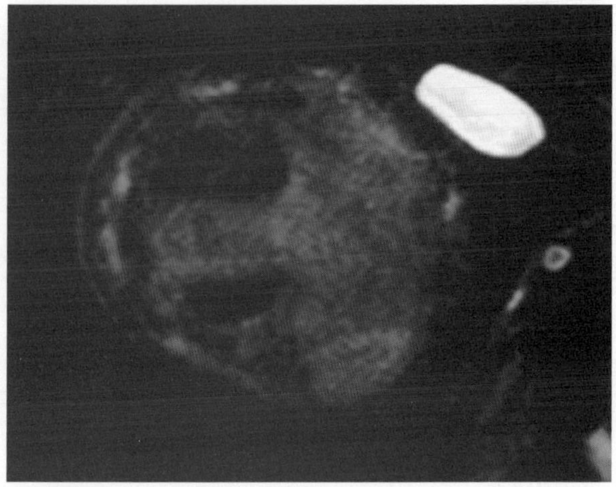

FIGURA 1.28B

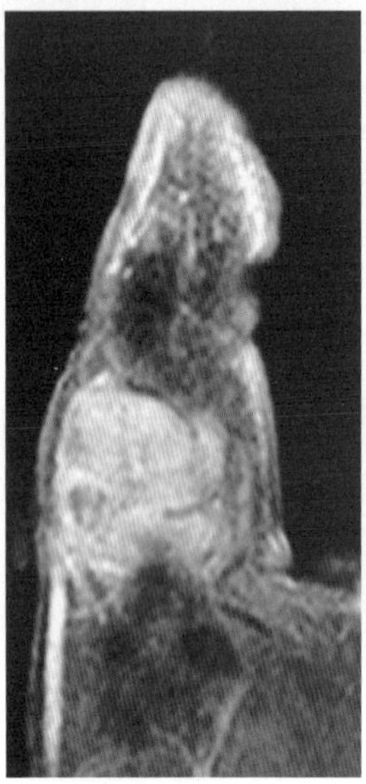

FIGURA 1.28C

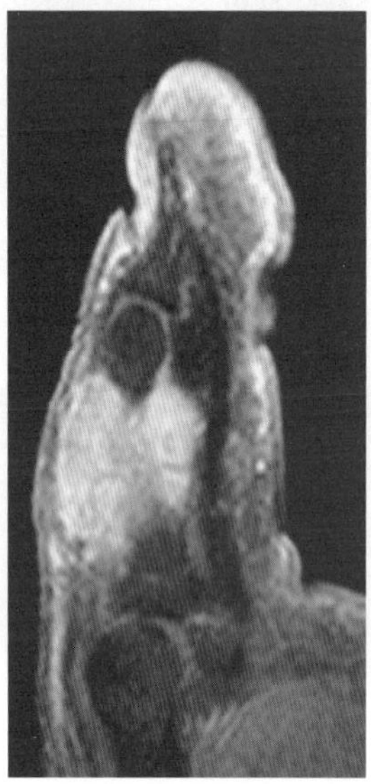

FIGURA 1.28D

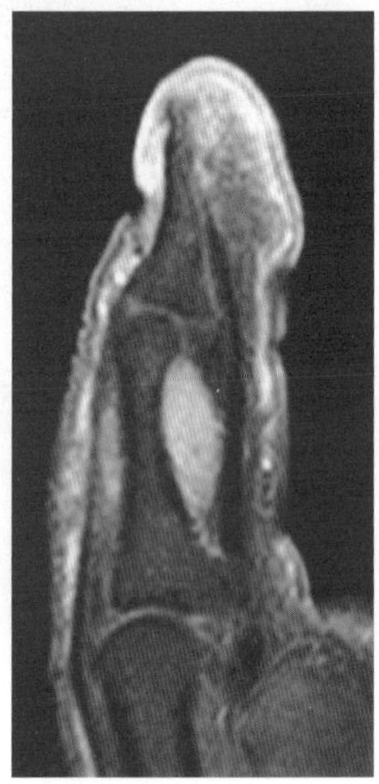

FIGURA 1.28E

ACHADOS

A. RM axial ponderada em T1 do polegar demonstra uma massa de sinal intermediário interposta entre a diáfise da falange proximal e os tendões flexores, a qual se estende para os tecidos moles mediais como um cogumelo.

B. RM axial STIR demonstra sinal intermediário dentro da massa. Não se observa edema no osso adjacente ou líquido dentro da bainha do tendão.

C-E. Imagem de RM sagital ponderada em T1 com supressão de gordura após a injeção intravenosa de gadolínio (medial para lateral) demonstra contraste por toda a lesão.

DIAGNÓSTICO DIFERENCIAL Tumor de células gigantes da bainha do tendão, sarcoma de tecidos moles, tumor de bainha nervosa.

DIAGNÓSTICO Tumor de células gigantes da bainha do tendão.

DISCUSSÃO O tumor de células gigantes da bainha de tendão localizado é o tumor sólido mais comum nas mãos.[40] Trata-se de um distúrbio proliferativo sinovial benigno, histologicamente indistinguível da SVNP que tipicamente se apresenta como uma massa de crescimento lento no adulto. Na RM, é facilmente distinguível dos cistos ganglionares pela ausência de líquido. As características da RM são inespecíficas para um tumor sólido, com sinal intermediário nas imagens ponderadas em T1, sinal intermediário nas imagens ponderadas em T2 e contraste que vai de moderado a intenso após a infusão de gadolínio.[41] A maioria dessas lesões envolve a face volar da mão e está intimamente associada com o tendão. Erosões por pressão sobre o osso adjacente são encontradas de modo ocasional.

Caso 1.29

HISTÓRIA CLÍNICA Escalador de 31 anos com dor no dedo anelar.

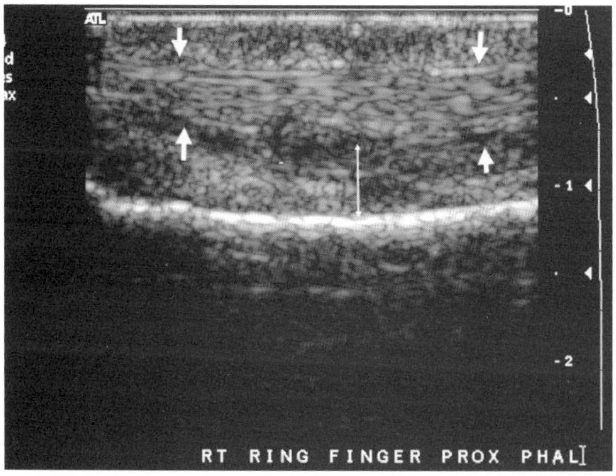

FIGURA 1.29A

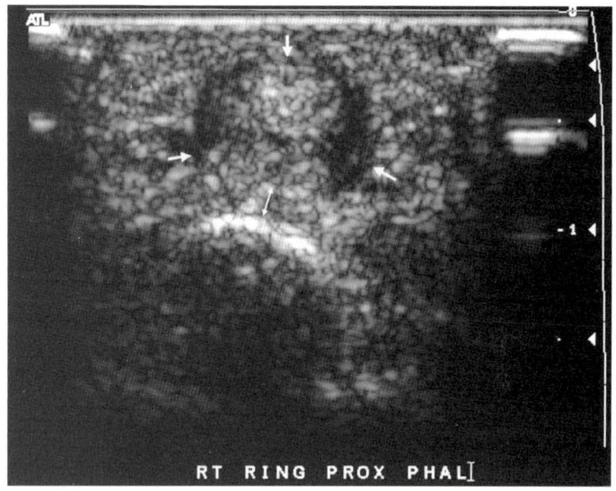

FIGURA 1.29B

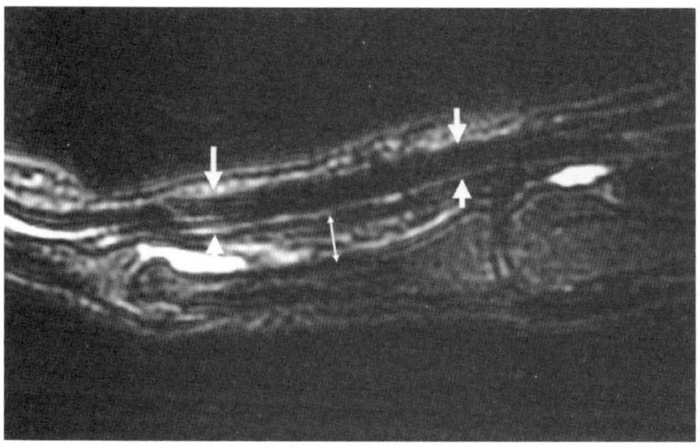

FIGURA 1.29C

ACHADOS As ultrassonografias volares longitudinal (A) e transversa (B) do dedo anelar na falange proximal demonstram tendões flexores intactos, mas levemente espessados (*setas*). Ao longo da falange proximal, entretanto, os tendões flexores estão desviados da superfície do osso em aproximadamente 5 mm (*seta dupla*), consistente com o posicionamento em corda de arco dos tendões flexores. Esta aparência é indicativa de ruptura da polia A2. (C) A imagem de RM sagital STIR do dedo anelar direito demonstra que os tendões flexores (*setas*) estão separados da falange proximal subjacente (*seta dupla*).

DIAGNÓSTICO DIFERENCIAL Nenhum.

DIAGNÓSTICO Ruptura da polia A2.

DISCUSSÃO O sistema de polia dos dedos é um túnel ligamentar que estabiliza os tendões flexores em aposição íntima com a superfície volar dos dedos durante a flexão [w]. Este sistema é formado por vários ligamentos, incluindo cinco polias anulares (A1-A5) e três polias cruciformes (C1-C3). As polias anulares A2 e A4 se localizam ao longo das diáfises das falanges proximal e média, respectivamente, e são as mais longas e funcionalmente importantes das polias anulares. A ruptura da polia pode resultar em um desvio radial ou posicionamento em corda de arco volar dos tendões flexores, com dor e perda da força.[42] Durante a escalada esportiva, o sistema de polias é exposto a altas cargas relacionadas à preensão. As rupturas das polias relacionadas às escaladas são mais comumente observadas nos dedos anelar e médio. A ultrassonografia pode ser utilizada para identificar as polias anulares normais como bandas anisotrópicas muito finas (espessura de 0,3 a 0,5 mm) cobrindo os tendões flexores. Nos planos transversos, a porção superficial das polias possui uma aparência hiperecoica e fibrilar relacionada à incidência perpendicular do feixe de US, enquanto suas porções laterais são hipoecoicas como resultado da anisotropia. As imagens dinâmicas durante a flexão e extensão dos dedos podem ajudar a distinguir as polias fixas dos tendões que deslizam sob elas. O diagnóstico sonográfico de uma ruptura de polia se baseia na demonstração da subluxação dos tendões flexores que, em vez de cursar ao longo da concavidade das falanges, se localizam em uma distância variável do osso. A determinação de qual polia está rompida pode ser feita pela localização do ponto de abaulamento volar máximo: na ruptura da polia A2, o desvio volar máximo ocorre sobre a falange proximal, enquanto nas rupturas da polia A4 o abaulamento é observado sobre a falange média.[43] O diagnóstico precoce das rupturas da polia é fundamental para prevenir contra contraturas fixas da articulação IFP. Entretanto, o exame clínico é limitado em razão de dor, edema de tecidos moles e restrição da amplitude de movimentos, ocasionando a dificuldade do diagnóstico de ruptura da polia.

Caso 1.30

HISTÓRIA CLÍNICA Homem de 56 anos com dor e instabilidade crônica no punho.

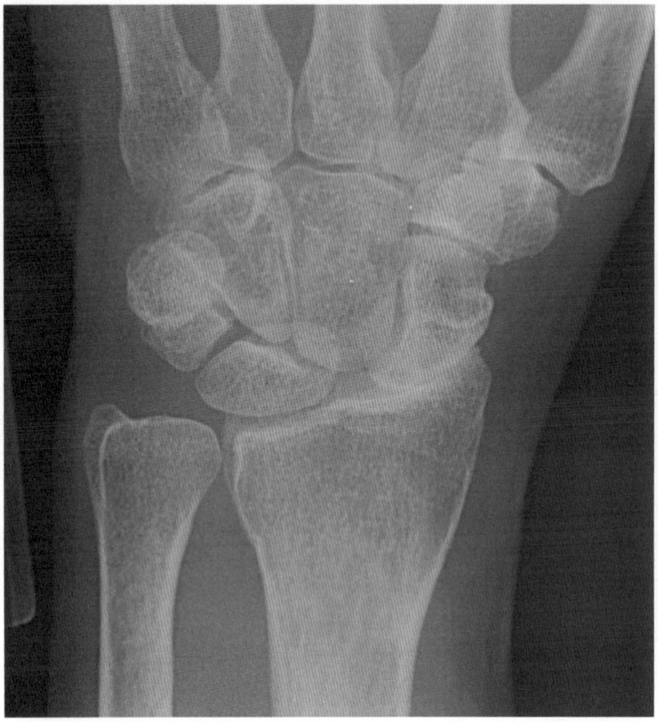

FIGURA 1.30A

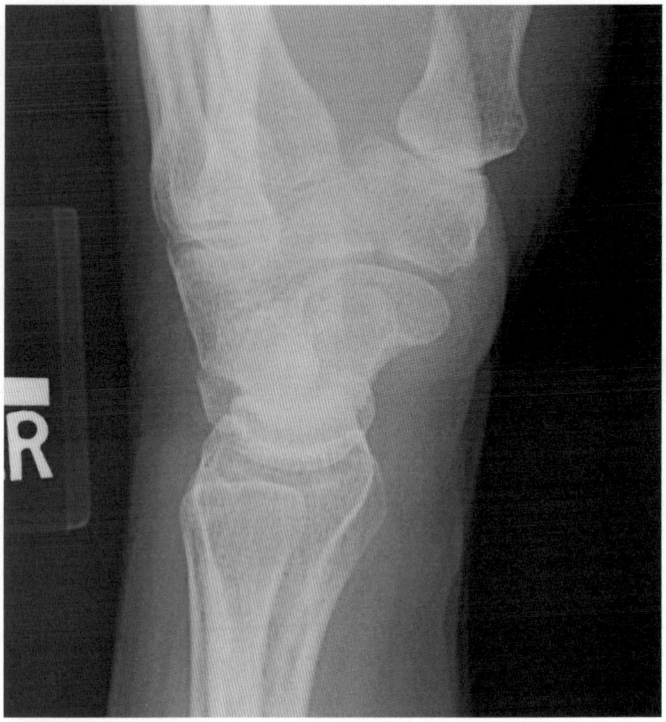

FIGURA 1.30B

ACHADOS

A. A radiografia PA do punho esquerdo demonstra que a articulação escafossemilunar está alargada e que o capitato migrou proximalmente para o espaço criado. O estreitamento do espaço articular e a esclerose subcondral se desenvolveram na articulação entre o escafoide e o rádio, e o semilunar está levemente rodado.

B. A radiografia lateral demonstra leve inclinação dorsal da superfície articular do semilunar. Não se visualiza condrocalcinose. Não se observam erosões. A mineralização óssea é normal.

DIAGNÓSTICO DIFERENCIAL Artropatia por pirofosfato, artrite reumatoide, osteoartrite, trauma.

DIAGNÓSTICO Artropatia por pirofosfato, com colapso avançado escafossemilunar (punho SLAC).

DISCUSSÃO A doença de deposição de cristais de di-hidrato pirofosfato de cálcio (CPPD) é uma artrite poliarticular com deposição de cristais de CPPD nos tecidos articulares. Os cristais de CPPD são gerados localmente nos tecidos articulares, onde depósitos assintomáticos podem se acumular na cartilagem, nas cápsulas articulares, nos discos intervertebrais, tendões e ligamentos. Na cartilagem, estes depósitos podem ser radiologicamente evidentes como condrocalcinose. A artropatia por pirofosfato é o resultado degenerativo do dano articular estrutural, causado pela deposição crônica de cristais CPPD e destruição irreversível da cartilagem articular. As alterações degenerativas podem ser idênticas àquelas da osteoartrite, mas a distribuição do envolvimento é diferente. No punho, a articulação radiocarpal caracteristicamente está envolvida, enquanto na osteoartrite as articulações escafoide-trapezoide-trapézio-primeiro metacarpal caracteristicamente estão envolvidas. Nos casos graves, o processo causa dissociação escafossemilunar em associação com alterações radiocarpais degenerativas. O escafoide e o semilunar se separam, e o capitato migra proximalmente para o espaço criado. Essa síndrome é chamada de punho SLAC (sigla em inglês para colapso avançado escafossemilunar). Ela geralmente inclui envolvimento degenerativo pancompartimental. Ombro (glenoumeral), joelho (especialmente patelofemoral), cotovelo, tornozelo e pé (talonavicular) são outros lugares comuns de envolvimento. A condrocalcinose não precisa estar presente e estará ausente quando não se observar cartilagem. A artropatia por pirofosfato está, em geral, mas não necessariamente, combinada com episódios agudos de sinovite induzida por cristais. Alterações degenerativas bastante graves podem levar a uma aparência que se assemelha com a osteoartropatia neuropática.

Caso 1.31

HISTÓRIA CLÍNICA Homem de 52 anos com pele cor de bronze e doença hepática.

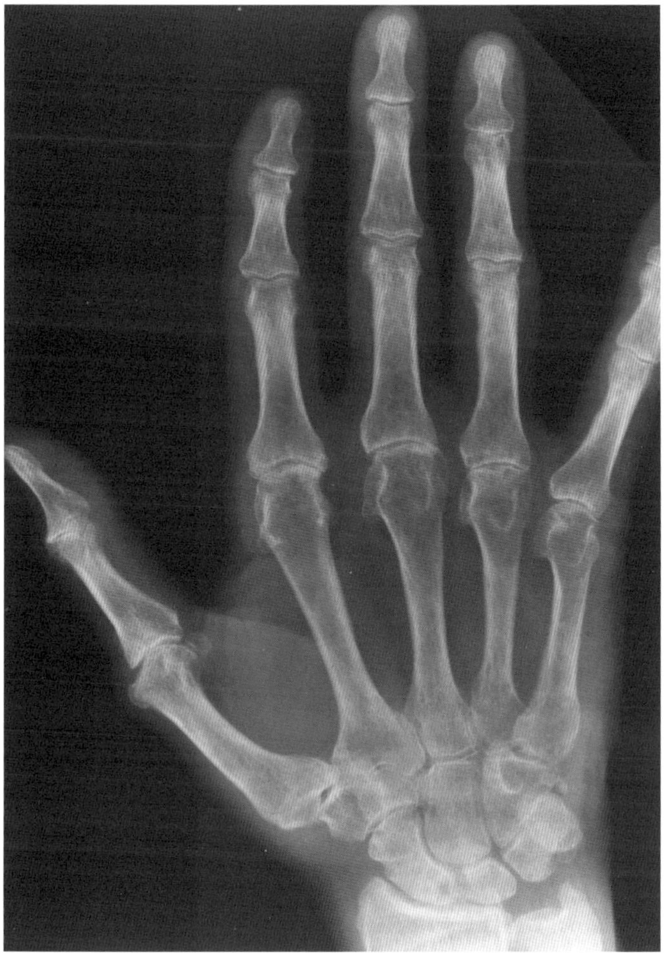

FIGURA 1.31A

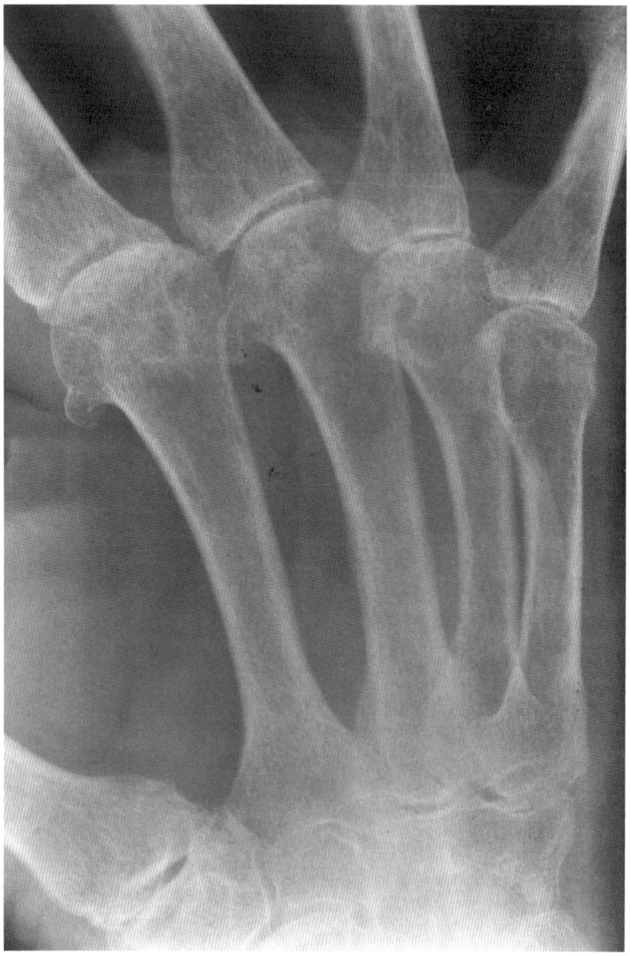

FIGURA 1.31B

ACHADOS (A, B) As radiografias PA e oblíqua dos metacarpais demonstram o achatamento de todas as cabeças metacarpais, com esclerose subcondral e diminuição do espaço articular. Osteófitos do tipo bico estão presentes nas faces mediais do segundo ao quinto metacarpal. As articulações IF estão preservadas, mas observam-se alterações nas articulações basais do polegar e nas articulações radiocarpais. A mineralização óssea está levemente diminuída. A mão oposta possui aparência similar.

DIAGNÓSTICO DIFERENCIAL Hemocromatose, artropatia por pirofosfato, osteoartrite, gota.

DIAGNÓSTICO Hemocromatose.

DISCUSSÃO As alterações articulares predominantes são aquelas de um processo degenerativo, mas a distribuição não é a da osteoartrite primária. A artropatia por pirofosfato, a forma crônica definitiva da doença por deposição de CPPD, pode ter uma aparência idêntica, mas as características clínicas sugerem hemocromatose como a causa subjacente. Como um ponto de diagnóstico diferencial, a osteoporose geralmente é uma característica da hemocromatose, mas tipicamente não está presente na artropatia por pirofosfato. A hemocromatose resulta da deposição de ferro em vários tecidos, causada pela absorção elevada de ferro da dieta pelo trato gastrintestinal (primária) ou aporte excessivo de ferro por transfusões sanguíneas, alcoolismo ou ingestão (secundária). Cerca de 50% dos pacientes com hemocromatose podem desenvolver artropatia, que é causada pelo acúmulo de ferro e/ou cristais de CPPD nas articulações. A artrite pode ser a única manifestação da hemocromatose hereditária.[44] A tríade clínica clássica é pele cor de bronze, cirrose e diabetes. Os testes laboratoriais demonstrarão um aumento do ferro sérico e da capacidade da ligação ao ferro. A flebotomia não ajuda a aliviar os sintomas da artropatia avançada.

Caso 1.32

HISTÓRIA CLÍNICA Homem de 70 anos com dor aguda e edema sobre as faces dorsal e ulnar do punho.

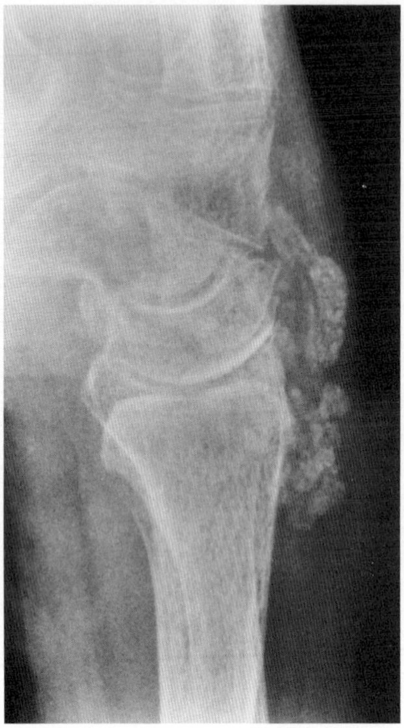

FIGURA 1.32A

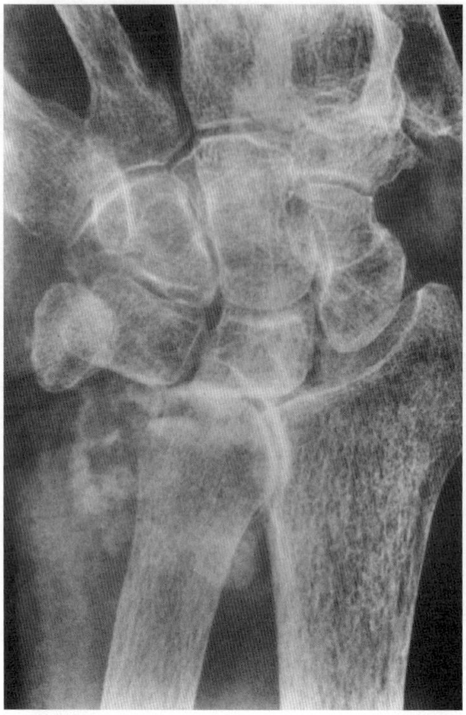

FIGURA 1.32B

ACHADOS

A. A radiografia lateral do punho demonstra uma calcificação amorfa ao longo dos tendões extensores com edema de tecidos moles.

B. A radiografia PA demonstra uma distensão da cápsula articular radioulnar distal que está parcialmente visível por causa das calcificações. Presença de osteoporose e osteoartrite incidentais.

DIAGNÓSTICO DIFERENCIAL Doença por deposição de hidroxiapatita, condromatose sinovial, doença por deposição de di-hidrato pirofosfato de cálcio, esclerodermia, calcinose tumoral.

DIAGNÓSTICO Doença por deposição de hidroxiapatita (tendinopatia calcária e periartrite calcária).

DISCUSSÃO A calcificação amorfa nos tecidos moles é característica de cálcio na forma de cristais de hidroxiapatita. Cada coleção de cálcio é mais ou menos uniforme em densidade da borda para o centro, sem características estruturais evidentes, e com formato levemente irregular. As calcificações se distribuem ao longo da localização esperada dos tendões extensores do punho e da mão. A cápsula da articulação radioulnar distal está envolvida de modo similar, onde os cristais podem ser visíveis na forma de leite de cálcio. A deposição de cristais de hidroxiapatita pode estar relacionada com pequenos traumas crônicos e com a deposição no tecido necrótico localizado e pode estar associada com uma reação inflamatória dolorosa de início agudo. Geralmente observada em pacientes com mais de 40 anos, ela afeta homens e mulheres da mesma maneira. É observada com mais frequência ao redor do ombro. A principal consideração diagnóstica diferencial é a condromatose sinovial. Se a calcificação representa fragmentos ósseos ou ossificação heterotópica, deve-se esperar uma estrutura cortical e trabecular. A calcificação na cartilagem pode apresentar morfologia pontilhada, floculenta ou de anéis e arcos se estiver ocorrendo ossificação encondral, mas, nesta localização, a cartilagem deve ser heterotópica. A calcificação distrófica na cartilagem pode apresentar uma aparência lamelar. A deposição de cristais CPPD ocorre na cartilagem articular, que é improvável nos tendões. Quando os cristais de CPPD estão livres dentro da cápsula articular, eles geralmente não são visíveis nas radiografias.

Caso 1.33

HISTÓRIA CLÍNICA Mulher de 69 anos com lesão na mão, possivelmente causada por uma queda.

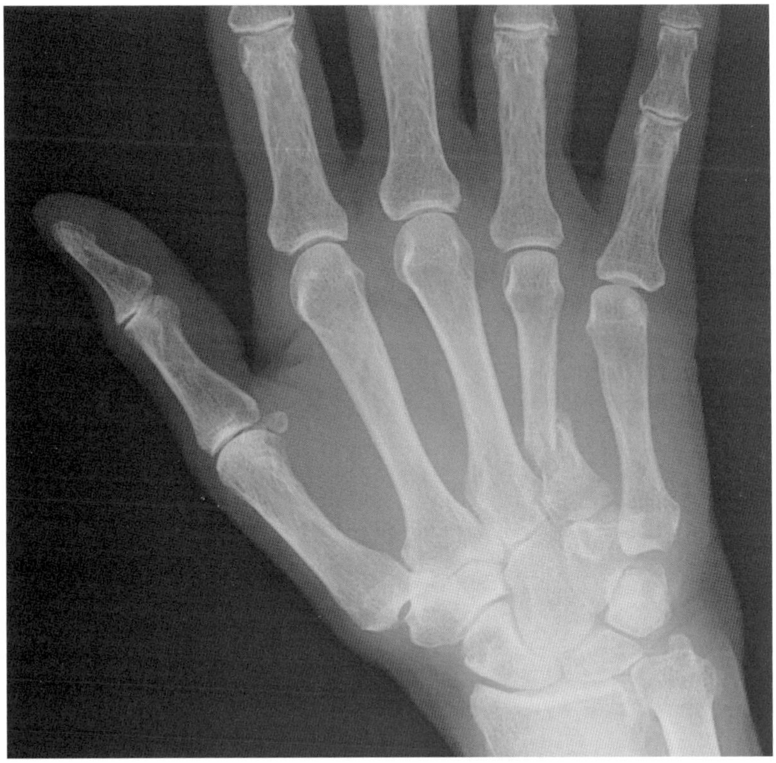

FIGURA 1.33A

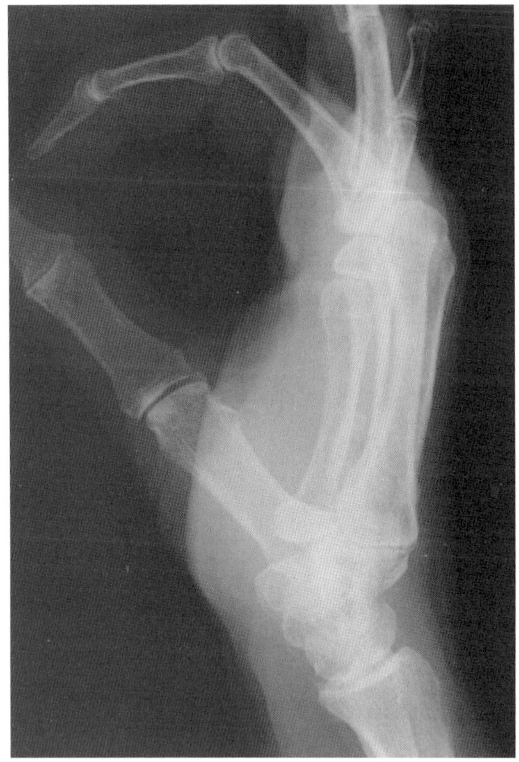

FIGURA 1.33B

ACHADOS Radiografias em PA (A) e lateral (B) dos metacarpais demonstram a presença de fratura no terço proximal da diáfise do quarto metacarpal com encurtamento e angulação radial do ápice. Nota-se subluxação da quarta articulação CMC. Também se observa uma luxação completa da quinta articulação CMC com o quinto metacarpal desviado no sentido volar para a eminência hipotenar e proximalmente.

DIAGNÓSTICO DIFERENCIAL Nenhum.

DIAGNÓSTICO Fratura do quarto metacarpal; luxação volar da quinta articulação CMC.

DISCUSSÃO O quarto metacarpal é tipicamente protegido pelo terceiro e quinto metacarpais, que o ladeiam. Neste caso, a luxação da base do quinto metacarpal deixou o quarto metacarpal vulnerável à fratura. A luxação volar na quinta articulação CMC é uma lesão rara, e é mais frequente observar uma luxação dorsal do quinto metacarpal. Nos poucos casos publicados na literatura, os autores registraram pacientes que evoluíram melhor com uma abordagem de redução aberta e fixação interna.[45] Ao exame físico, o diagnóstico das luxações volares pode ser desafiador porque a eminência hipotenar sobrejacente pode ocultar a deformidade. Com a estrita atenção ao formato em M das articulações CMC, esta lesão não deixará de ser observada nas radiografias.[46] A confirmação por TC pode ser solicitada nos casos duvidosos.

Caso 1.34

HISTÓRIA CLÍNICA Homem de 28 anos com trauma no punho.

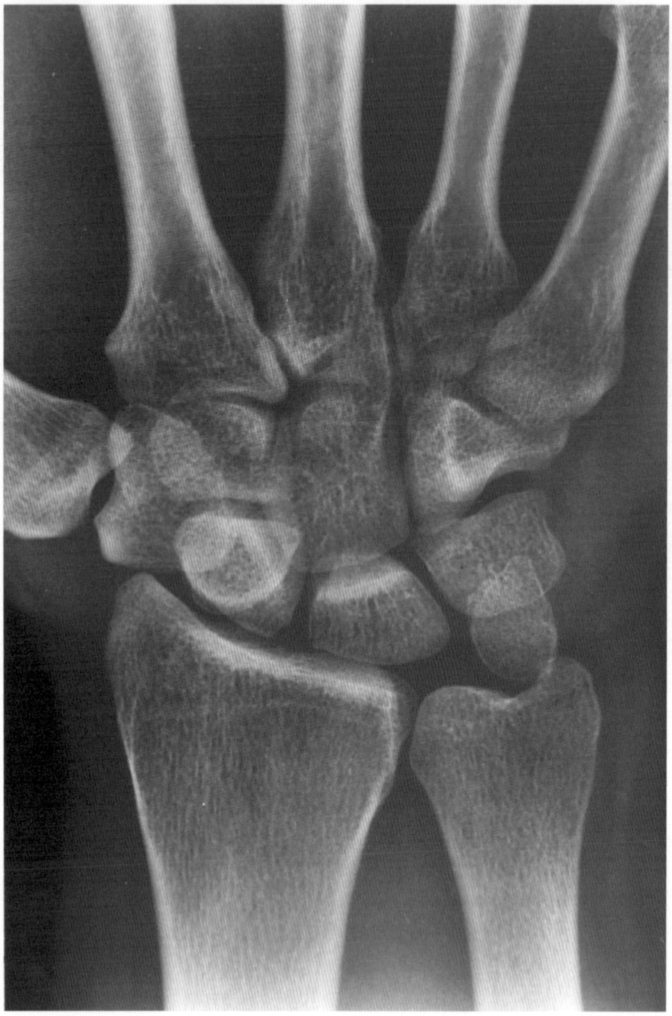

FIGURA 1.34A

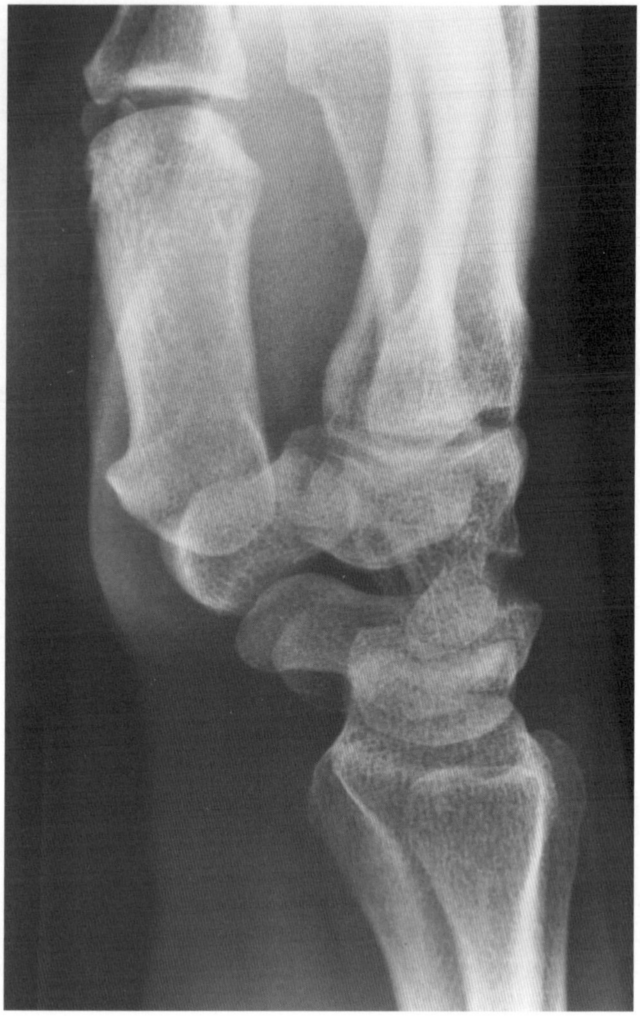

FIGURA 1.34B

ACHADOS

A. Radiografia PA do punho demonstra o encurtamento do escafoide com o sinal do anel cortical sobre seu polo distal. O intervalo entre o escafoide e o semilunar está anormalmente amplo (compare com as outras articulações do carpo).

B. Radiografia lateral do punho demonstra um ângulo escafossemilunar anormal de aproximadamente 90°.

DIAGNÓSTICO DIFERENCIAL Nenhum.

DIAGNÓSTICO Subluxação rotacional do escafoide (dissociação escafossemilunar).

DISCUSSÃO O escafoide une as fileiras proximal e distal do carpo, e seu eixo longo normalmente está orientado em aproximadamente 45° em relação ao plano do carpo na imagem lateral, permitindo que o polegar fique em posição oposta aos demais dedos. Quando o ligamento que suspende o escafoide em relação ao carpo é rompido, a tensão muscular dos flexores e extensores do polegar que cruzam o carpo conduz o osso proximalmente, rodando o escafoide sobre seu eixo mais curto. Nas radiografias em PA, o escafoide aparecerá como um pequeno osso arredondado. Nas radiografias laterais, o ângulo entre o eixo longo do escafoide e o eixo longo do punho estará aumentado para aproximadamente 90°. A lesão pode ser sofrida quando a mão é estendida para interromper uma queda para trás. Com o impacto, a mão e o punho sofrerão hiperextensão, desvio ulnar e supinação intercarpal (movimento rotacional entre as fileiras carpais proximal e distal), sobrecarregando o ligamento do carpo a partir de sua face radial e causando sua ruptura.

Caso 1.35

HISTÓRIA CLÍNICA Homem de 27 anos que caiu de um andaime.

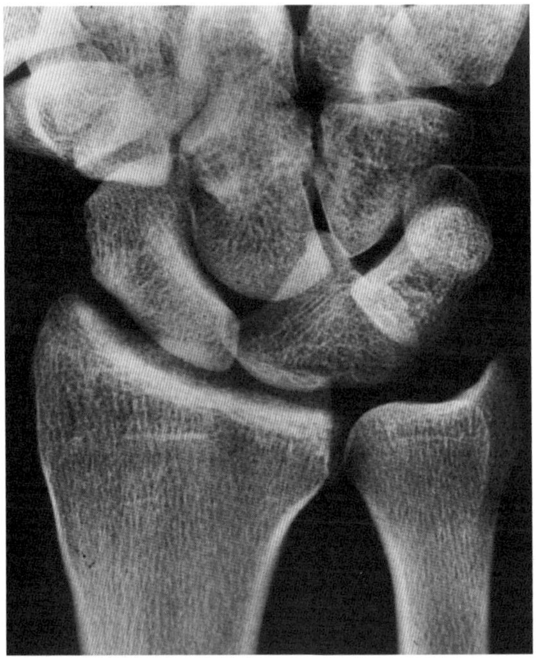

FIGURA 1.35A

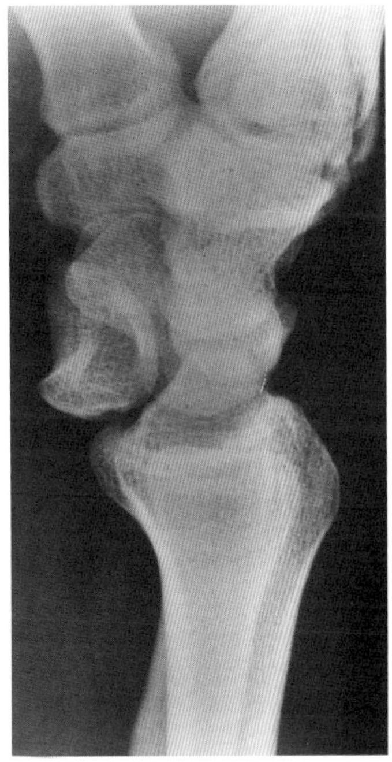

FIGURA 1.35B

ACHADOS

A. Radiografia PA demonstra o semilunar como uma estrutura triangular superposta.

B. Radiografia lateral do punho demonstra uma luxação volar do semilunar com desvio rotacional em 90°. O capitato ocupa a posição normal do semilunar.

DIAGNÓSTICO DIFERENCIAL Nenhum.

DIAGNÓSTICO Luxação do semilunar.

DISCUSSÃO Na radiografia PA, deve-se reconhecer que a superposição radiológica do semilunar sobre os outros ossos do carpo indica que ele não está no mesmo plano espacial, e o formato triangular, em vez de trapezoidal, indica que o semilunar saiu de sua orientação normal. A incidência lateral confirma esses achados. A luxação volar do semilunar é a mais grave do grupo de lesões perissemilunares, um padrão consistente de lesões que ocorrem ao redor do semilunar quando a mão é estendida para interromper uma queda para trás. Com o impacto, a mão e o punho sofrem hiperextensão, desvio ulnar e supinação intercarpal. O ligamento do carpo é tensionado pela face radial, podendo ocorrer uma sequência de lesões. No estágio 1 (dissociação escafossemilunar ou subluxação rotacional), observa-se a ruptura das fixações ligamentares proximais do escafoide; alternativamente, o escafoide pode se fraturar. No estágio 2 (luxação perissemilunar), o capitato luxa dorsalmente em relação ao semilunar, levando com ele a mão e o escafoide. No estágio 3 (dissociação mediocarpal ou luxação do piramidal), os ligamentos do piramidal falham por ruptura ou avulsão das inserções, separando o piramidal do semilunar. Apesar de o semilunar permanecer em seu lugar, o resto do carpo é luxado dorsalmente, posicionando-se na superfície dorsal do semilunar. Este é subluxado e inclinado no sentido volar, mas não luxa completamente. No estágio 4 (luxação do semilunar), o ligamento radiocarpal dorsal rompe, permitindo que o carpo luxado dorsalmente expulse o semilunar do rádio no sentido volar. O capitato passa para a posição do semilunar, repousando na superfície articular do rádio. O semilunar luxado também roda volarmente em 90°, ainda mantido pelo rádio e seus ligamentos volares. Os sinais radiológicos das lesões perissemilunares reduzidas podem ser sutis, particularmente na ausência de fraturas.

Caso 1.36

HISTÓRIA CLÍNICA Mulher de 57 anos que caiu sobre a mão espalmada.

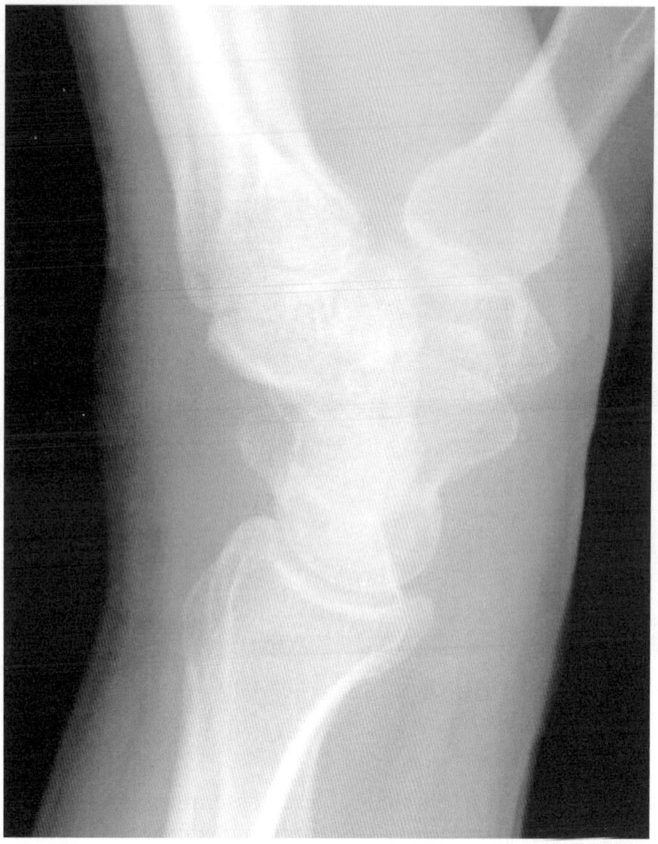

FIGURA 1.36A

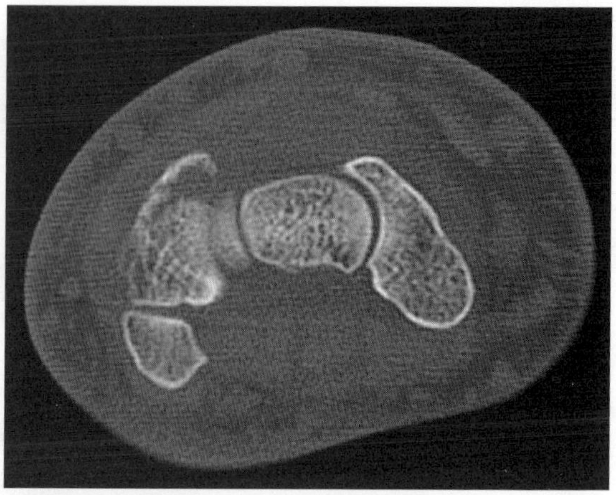

FIGURA 1.36B

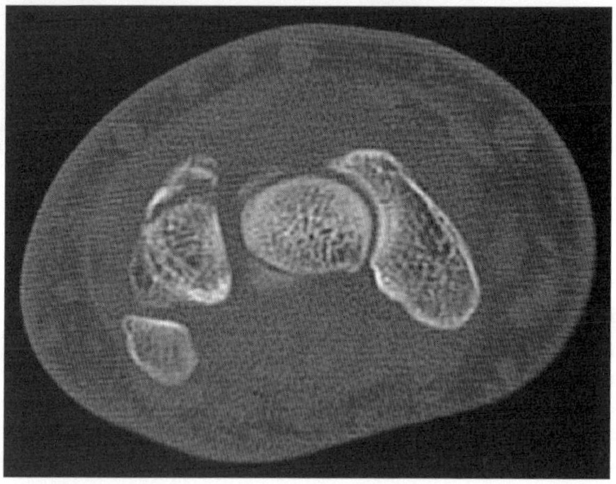

FIGURA 1.36C

ACHADOS

A. Radiografia lateral do punho demonstra edema de tecidos moles com um fragmento ósseo sutil na face dorsal da fileira proximal do carpo.

B, C. Imagens axiais contíguas de tomografia computadorizada (TC) demonstram uma fratura minimamente desviada da região dorsal do osso piramidal.

DIAGNÓSTICO DIFERENCIAL Nenhum.

DIAGNÓSTICO Fratura do piramidal.

DISCUSSÃO As fraturas do osso piramidal tipicamente ocorrem por um impacto direto ou por uma dorsiflexão forçada, geralmente após uma queda sobre a mão espalmada. O mecanismo é uma força compressiva causada pelo hamato ou pelo processo estiloide da ulna. A aparência mais comum é a de um fragmento de fratura saindo da face dorsal do osso, o que pode ser tratado com imobilização. As fraturas desviadas do corpo do piramidal são reparadas cirurgicamente. A incidência lateral do punho é a melhor para visualizar estas fraturas. Pacientes com uma sensibilidade pontual sobre o osso piramidal, mas sem anormalidades nas radiografias padrão, podem necessitar de imagens de TC ou RM para delinear a fratura. As fraturas fora da face volar do osso piramidal apresentam uma alta associação com lesões ligamentares perissemilunares.[47]

Caso 1.37

HISTÓRIA CLÍNICA Mulher madura com nódulo de tecidos moles na face radial do punho.

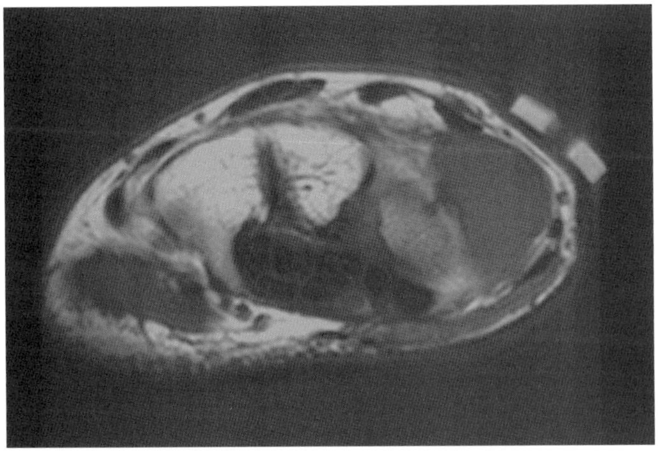

FIGURA 1.37A

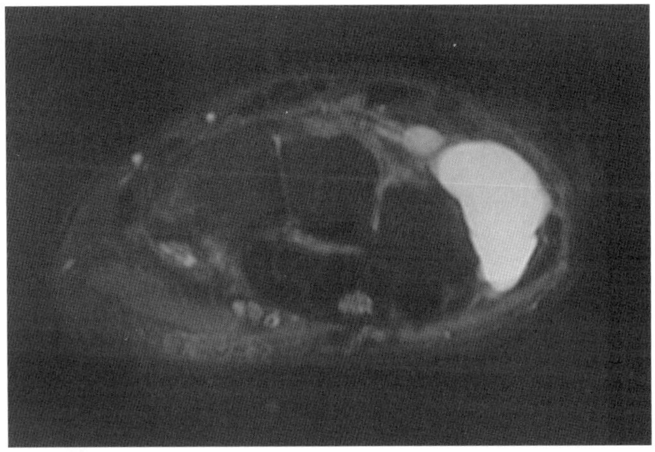

FIGURA 1.37B

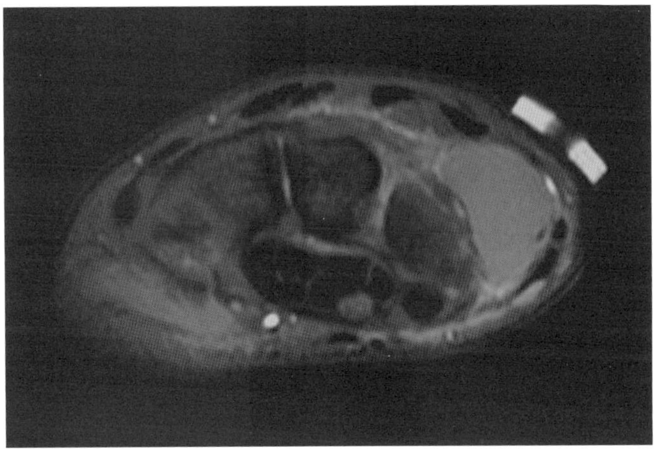

FIGURA 1.37C

ACHADOS (A) Imagens de RM axial ponderada em T1, (B) ponderada em T2 com supressão de gordura e (C) ponderada em T1 com supressão de gordura e pós-injeção de gadolínio demonstram uma massa multilobulada com baixo sinal em T1 e alto sinal em T2 na face dorsal da mão no nível do túnel do carpo. A massa não demonstra contraste significante nas sequências pós-contraste. A massa se interpôs no túnel do carpo adjacente ao nervo mediano.

DIAGNÓSTICO DIFERENCIAL Cisto ganglionar, schwannoma, abscesso, tumor de células gigantes da bainha do tendão, cisto sinovial.

DIAGNÓSTICO Cisto ganglionar.

DISCUSSÃO Um cisto ganglionar se desenvolve ao longo de uma bainha de tendão. Provavelmente ele se forma em decorrência da herniação do revestimento sinovial em uma articulação, na bainha de tendão ou mesmo na cobertura de um nervo. A conexão com o sítio original de formação pode se perder conforme o cisto migra para o tecido subcutâneo. Um cisto ganglionar também costuma conter líquido simples (sinal alto em T2, baixo em T1). Também pode conter líquido hemorrágico e, portanto, pode apresentar características de sinal heterogêneas. Os cistos ganglionares podem estar associados com o desarranjo interno (complexo da fibrocartilagem triangular e rupturas ligamentares).[48] É importante diferenciar os cistos ganglionares de uma massa sólida. A administração de gadolínio ajuda nesta diferenciação. Os cistos ganglionares não apresentarão contraste central, enquanto as massas centrais, sim. A maioria dos cistos ganglionares demonstra um realce do tipo anelar. Como o gadolínio se difunde nos espaços extracelulares, se houver uma longa demora entre a injeção e a realização da imagem, o cisto pode parecer ter uma parede espessa e contrastada ou pode, até mesmo, contrastar de modo homogêneo. Na ultrassonografia, os cistos ganglionares aparecem como estruturas anecoicas com contraste acústico posterior. A conexão com uma cápsula articular ou bainha de tendão algumas vezes é demonstrável. Gânglios crônicos podem apresentar ecos internos de detritos. O exame Doppler colorido deve demonstrar a ausência de fluxo.

Caso 1.38

HISTÓRIA CLÍNICA Homem de 34 anos que desenvolveu dor óssea multifocal no período de 1 ano.

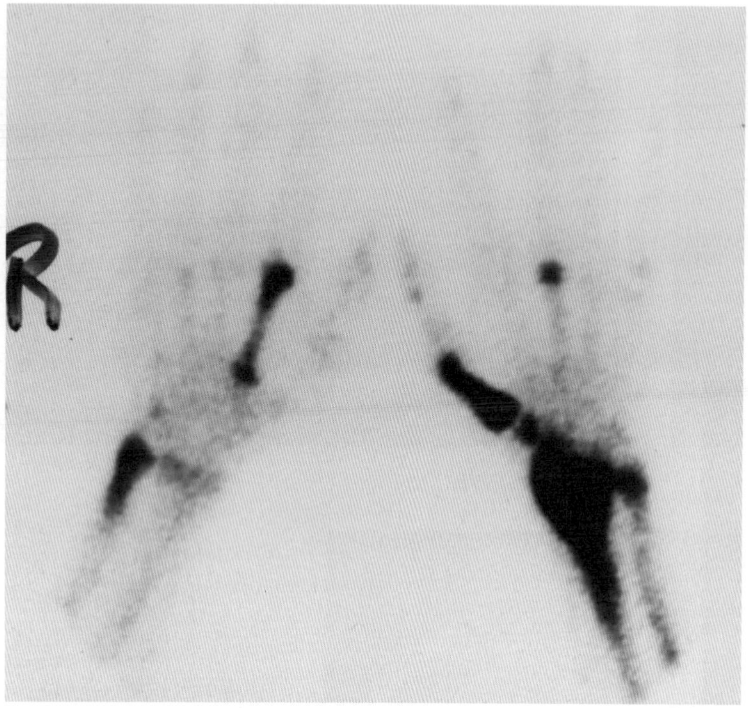

FIGURA 1.38A

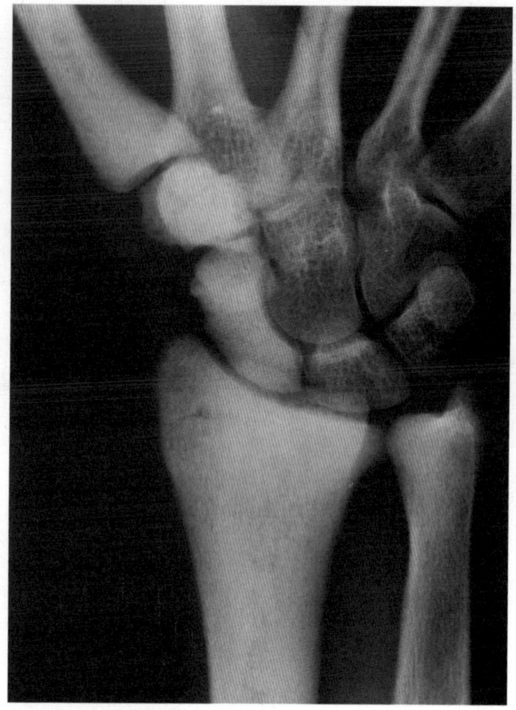

FIGURA 1.38B

ACHADOS

A. Imagens tardias das mãos obtidas por cintilografia óssea em câmera Gamma. O acúmulo de radionuclídeos é observado na ulna distal e no segundo metacarpal direitos, e no rádio, na ulna, no trapézio e na primeira e terceira cabeças metacarpais esquerdas.

B. Radiografia PA do punho esquerdo demonstra densa esclerose do rádio distal e ulna, escafoide, trapezoide, trapézio e primeiro metacarpal. A diferenciação entre o córtex e o espaço medular não é observada e se visualiza um padrão de muito pouco osso trabecular remanescente. Entretanto, os ossos não estão dilatados, e o formato é normal. O restante dos ossos visíveis tem uma aparência normal.

DIAGNÓSTICO DIFERENCIAL Osteomielite esclerosante crônica, linfoma osteoblástico, osteomielite, doença de Paget, displasias ósseas esclerosantes.

DIAGNÓSTICO Osteomielite esclerosante crônica.

DISCUSSÃO A cintilografia óssea anormal e a esclerose correspondente levam aos diagnósticos diferenciais de neoplasia osteoblástica, osteomielite, doença de Paget e displasias ósseas esclerosantes. A doença de Paget pode ser eliminada pela ausência de dilatação óssea e espessamento cortical, e as displasias ósseas esclerosantes podem ser eliminadas pela morfologia óssea normal e história clínica. Pela idade do paciente, linfoma e osteomielite foram as considerações primárias, e *Staphylococcus aureus* foi cultivado após a coleta de uma biópsia do rádio. A osteomielite hematogênica é causada mais frequentemente em adultos pelo *S. aureus*. A destruição cortical e periostite com formação do invólucro dominam a aparência radiológica inicial. Nos estágios subagudo e crônico da osteomielite, a formação de osso reativo pode resultar em esclerose densa,[49] com sintomas clínicos de baixo grau. Focos de bactérias persistem dentro das cavidades ósseas que são preenchidas com tecido de granulação, e osso denso reativo circunda o sítio. O córtex pode estar espessado como resultado da deposição de longa data de osso medular e periosteal reativo. Seios de tratos serpiginosos podem se estender para a pele. A osteomielite crônica pode existir vários anos após a osteomielite aguda, mesmo nos casos em que a infecção aguda foi tratada apropriadamente. Antibióticos sistêmicos serão ineficazes contra organismos sequestrados no osso necrótico. Culturas sanguíneas quase sempre são negativas, bem como as culturas das lesões.

Caso 1.39

HISTÓRIA CLÍNICA Mulher de 31 anos que caiu sobre a mão espalmada.

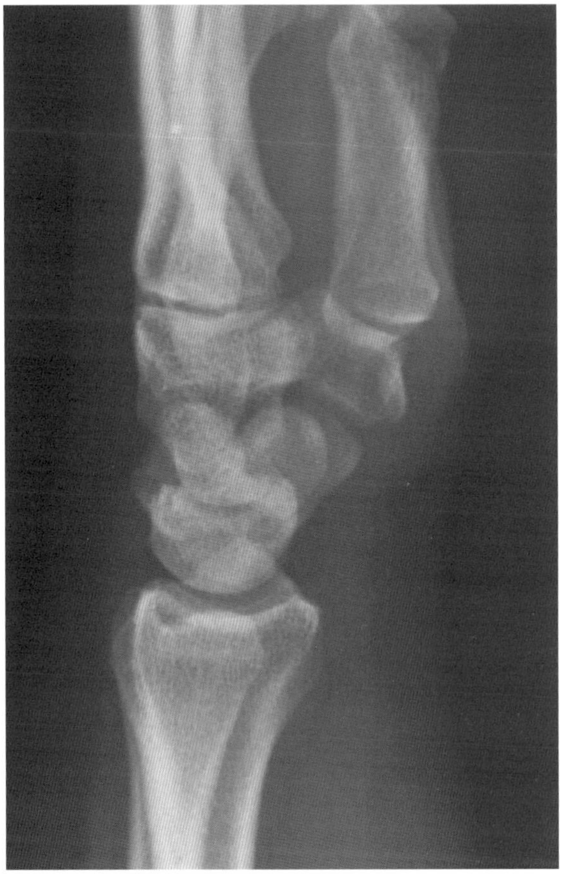

FIGURA 1.39A

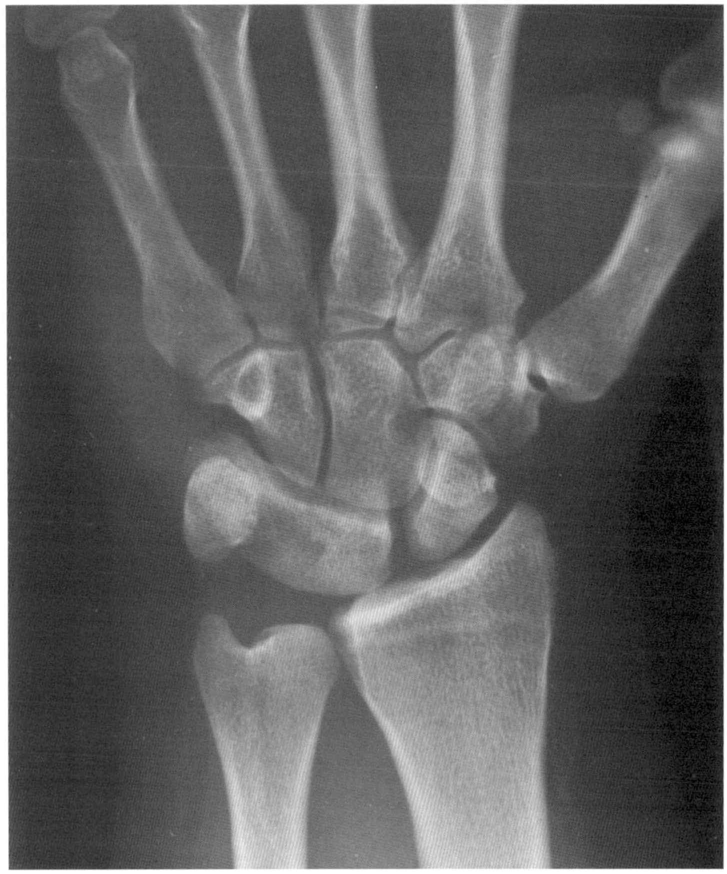

FIGURA 1.39B

ACHADOS

A. Radiografia lateral do punho demonstra uma aparência anormal do semilunar, com leve angulação volar. O ângulo escafossemilunar está, na verdade, diminuído. Fraturas não são evidentes.

B. Radiografia PA do punho demonstra uma segmentação incompleta entre o semilunar e o piramidal. Não se observa fratura.

DIAGNÓSTICO DIFERENCIAL Nenhum.

DIAGNÓSTICO Coalizão carpal.

DISCUSSÃO As coalizões carpais são anomalias relativamente comuns nas quais dois ou mais ossos do carpo falham em segmentar durante o desenvolvimento, resultando em uma fusão congênita. A anomalia resulta da cavitação incompleta de um precursor embriológico comum do carpo entre a quinta e oitava semana de vida intrauterina.[50] A fusão pode ser óssea, cartilaginosa ou fibrosa. As coalizões carpais geralmente são anomalias isoladas que envolvem ossos da mesma fileira. A coalizão mais comum ocorre entre o semilunar e o piramidal. A prevalência desta anomalia é de aproximadamente 1%, sendo bilateral em 60% dos casos. As coalizões carpais geralmente são achados acidentais, mas a coalizão carpal e a artrite degenerativa associada das articulações incompletas envolvidas se mostraram como causa de dor oculta no punho.[51] Múltiplas coalizões carpais ou coalizões entre os ossos das fileiras proximal e distal frequentemente estão associadas com outras anomalias, incluindo coalizões tarsais, artrogripose, síndrome de Ellis-van Creveld, síndrome de Holt-Oram, síndrome de Turner e sinfalangismo. Essas coalizões podem ser familiares.

Caso 1.40

HISTÓRIA CLÍNICA Homem de 52 anos com dor crônica no punho.

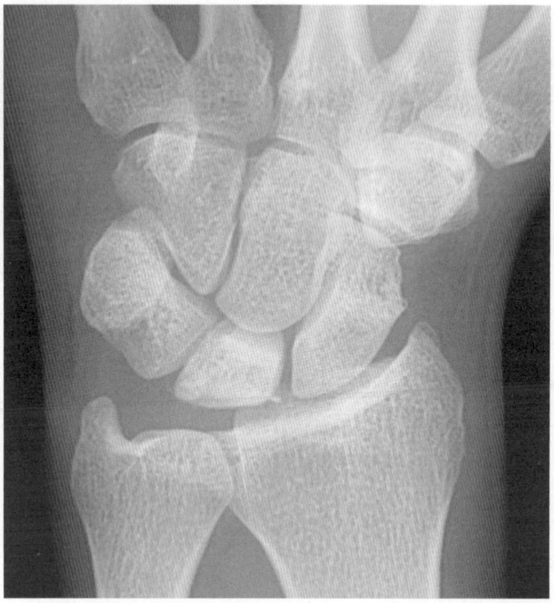

FIGURA 1.40A

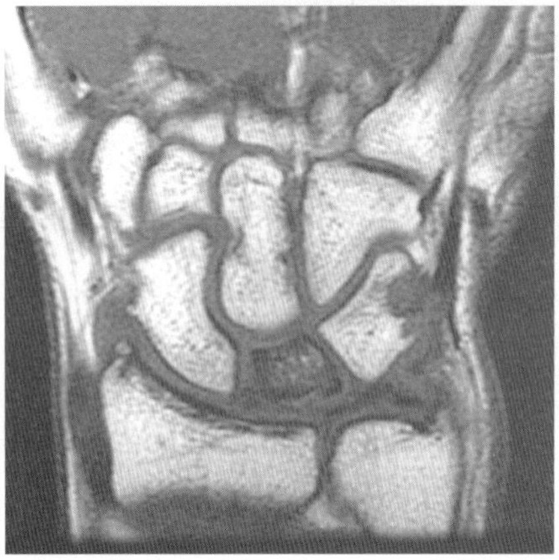

FIGURA 1.40B

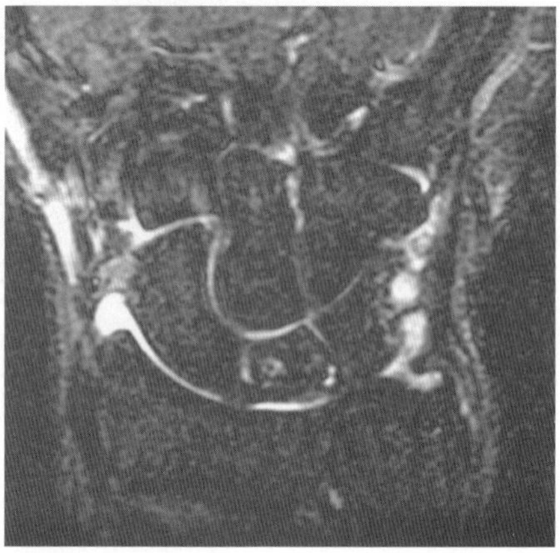

FIGURA 1.40C

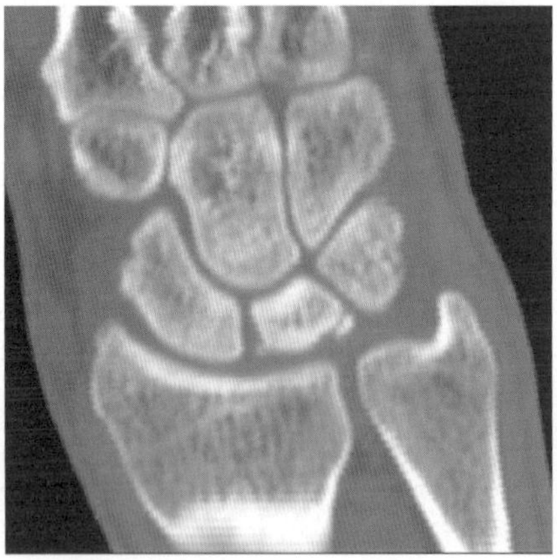

FIGURA 1.40D

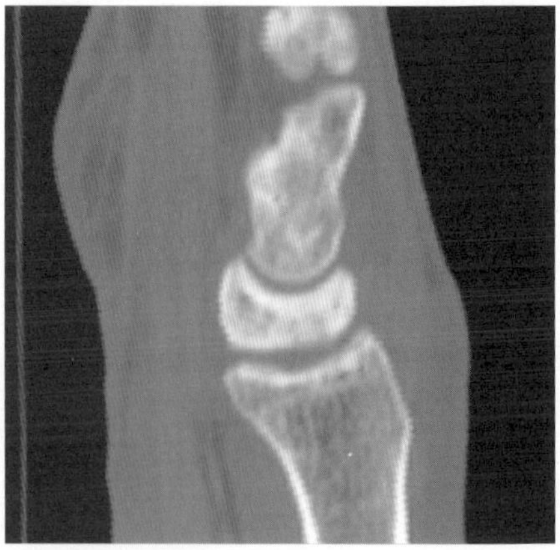

FIGURA 1.40E

ACHADOS

A. Radiografia PA do punho demonstra que o semilunar está denso, com diminutos fragmentos visíveis na articulação proximal com o escafoide e, talvez, com o piramidal.

B. Imagem coronal de RM ponderada em T1 demonstra, principalmente, baixo sinal no semilunar.

C. Imagem coronal de RM ponderada em T2 demonstra derrame no compartimento radiocarpal e área focal de alto sinal dentro do semilunar.

D. Reformatação de TC coronal demonstra esclerose do semilunar com fragmentação adjacente à articulação do piramidal.

E. Reformatação de TC sagital demonstra esclerose e achatamento da superfície proximal do semilunar.

DIAGNÓSTICO DIFERENCIAL Osteonecrose, fratura.

DIAGNÓSTICO Osteonecrose do semilunar (doença de Kienböck, malácia do semilunar).

DISCUSSÃO No punho normal, a sobrecarga na mão é transmitida para o antebraço por meio da articulação radiocarpal, com aproximadamente um terço da força passando por cada um dos ossos articulados da fileira proximal do carpo (escafoide, semilunar e piramidal). Quando a ulna é anormalmente curta em relação ao rádio – a também chamada variância ulnar negativa –, a sobrecarga que passaria pelo piramidal passa pelo semilunar. Isso pode resultar na osteonecrose do semilunar secundária ao estresse.[52,53] Um processo similar pode ocorrer como resultado de trauma, e talvez seja este o caso. É raro que a doença de Kienböck ocorra bilateralmente.[54] Na TC, esclerose, deformação e fragmentação são típicas. Na RM, o semilunar tende a se apresentar escuro em todas as sequências, possivelmente como resultado da esclerose. Como a história natural da doença de Kienböck é a de deformação progressiva e fragmentação, um alto sinal T2 provavelmente reflete uma alteração cística degenerativa e não revascularização e remodelagem.

Caso 1.41

HISTÓRIA CLÍNICA Trabalhador da construção civil de 45 anos com dor crônica na face ulnar do punho.

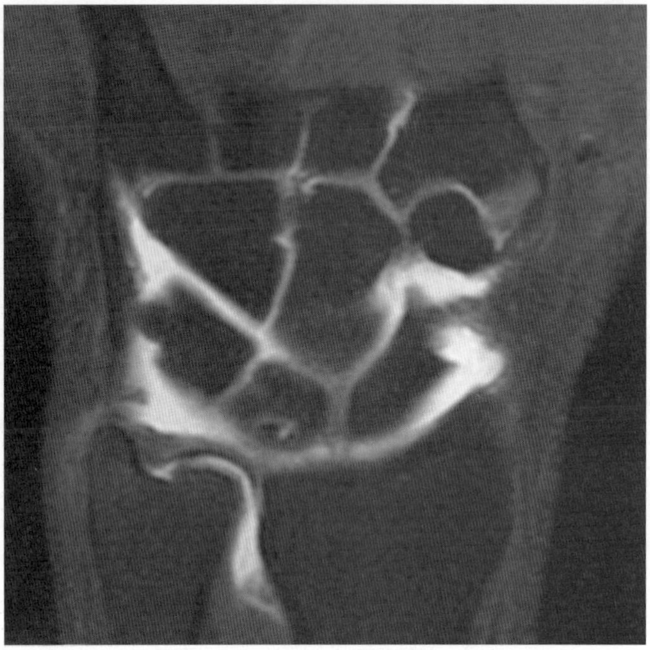

FIGURA 1.41A

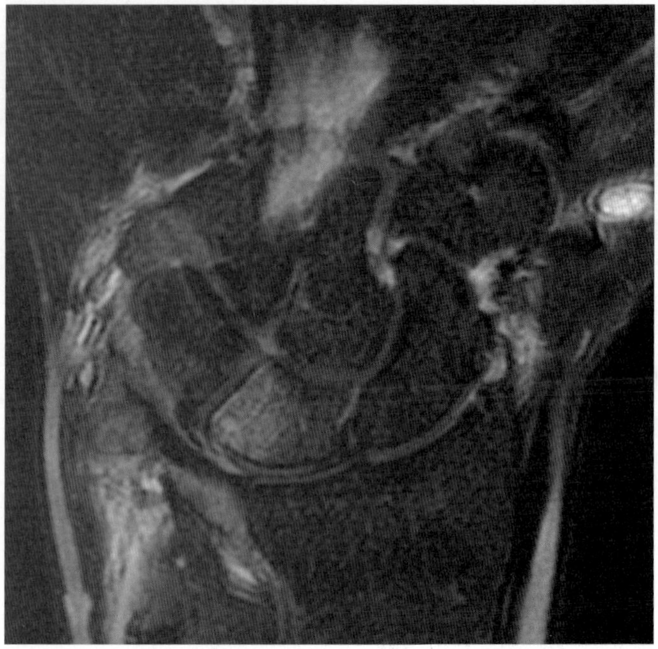

FIGURA 1.41B

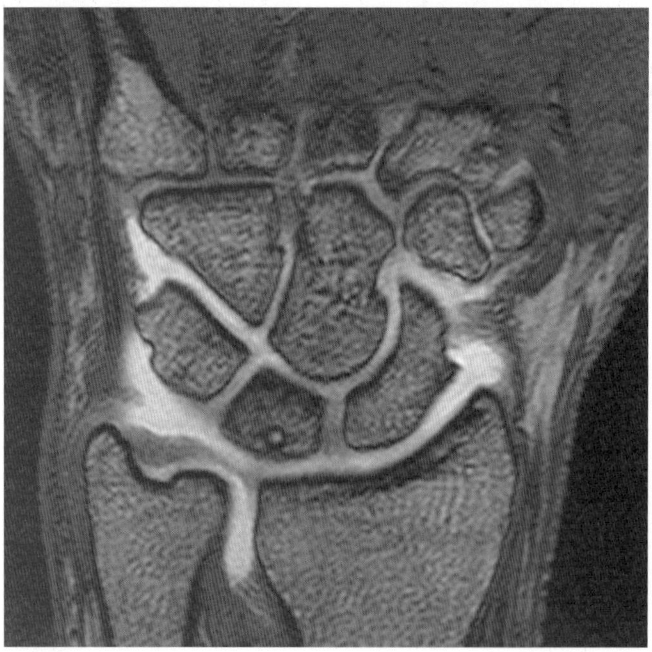

FIGURA 1.41C

ACHADOS

RM seguindo injeção no punho em três compartimentos.

A. RM coronal ponderada em T1 com supressão de gordura demonstra abaulamento distal do complexo da fibrocartilagem triangular (CFCT) sobre a cabeça ulnar e alterações ósseas subcondrais na face proximal do semilunar. O ligamento lunopiramidal estava intacto (não mostrado).

B. RM coronal ponderada em T2 com supressão de gordura demonstra edema de medula óssea no semilunar.

C. RM coronal GRE demonstra esclerose e formação de cisto no semilunar.

DIAGNÓSTICO DIFERENCIAL Síndrome da impacção ulnar, doença de Kienböck, contusão ou fratura do semilunar.

DIAGNÓSTICO Síndrome da impacção ulnar.

DISCUSSÃO A síndrome da impacção ulnar (também chamada de síndrome do impacto ulnar) pode ocorrer como resultado do impacto crônico entre a cabeça ulnar e o semilunar, com o CFCT aprisionado entre essas estruturas. Os pacientes podem se queixar de dor crônica na face ulnar do punho, edema e limitação de movimento. A protrusão da cabeça ulnar além da superfície radial adjacente é um fator predisponente comum e pode ser resultado da variação anatômica (variância ulnar positiva) ou do encurtamento do rádio secundário a causas como trauma. Preensão firme, pronação e desvio ulnar do punho tendem a aumentar dinamicamente a variância ulnar e podem estar associados com a piora dos sintomas. Correlatos radiológicos da síndrome da impacção ulnar incluem variância ulnar positiva ou encurtamento relativo do rádio, alterações articulares e subcondrais da cabeça ulnar e semilunar proximal e perfurações do CFCT.[55] Em relação ao diagnóstico diferencial, a doença de Kienböck tipicamente estaria associada com uma variância ulnar negativa (rádio passando além da cabeça ulnar), o que causa uma sobrecarga elevada sobre o semilunar, não presente neste caso; fratura ou contusão óssea não seriam considerações sem história de trauma prévio.

Caso 1.42

HISTÓRIA CLÍNICA Adolescente de 16 anos com dor e edema no punho.

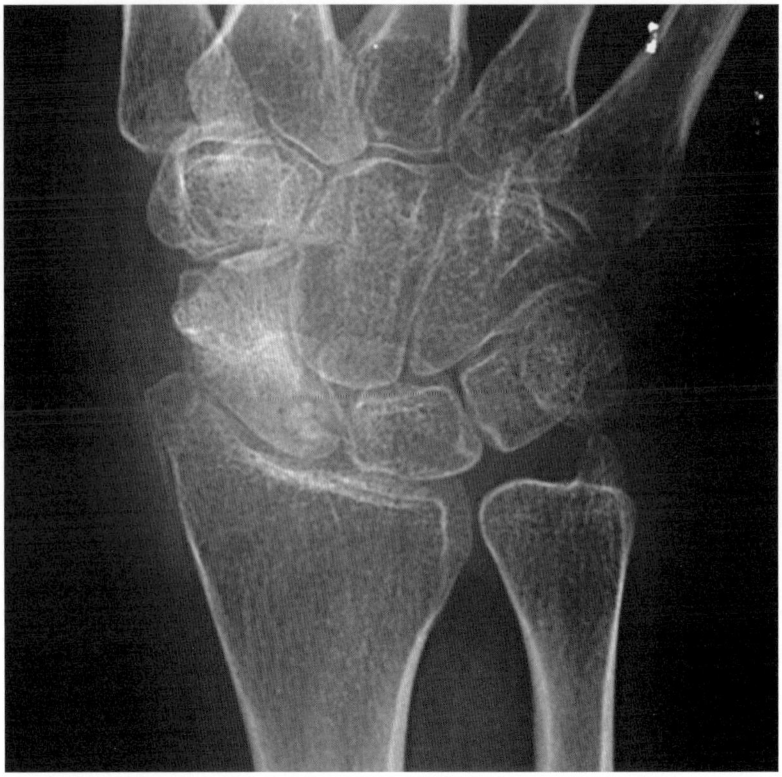

FIGURA 1.42A

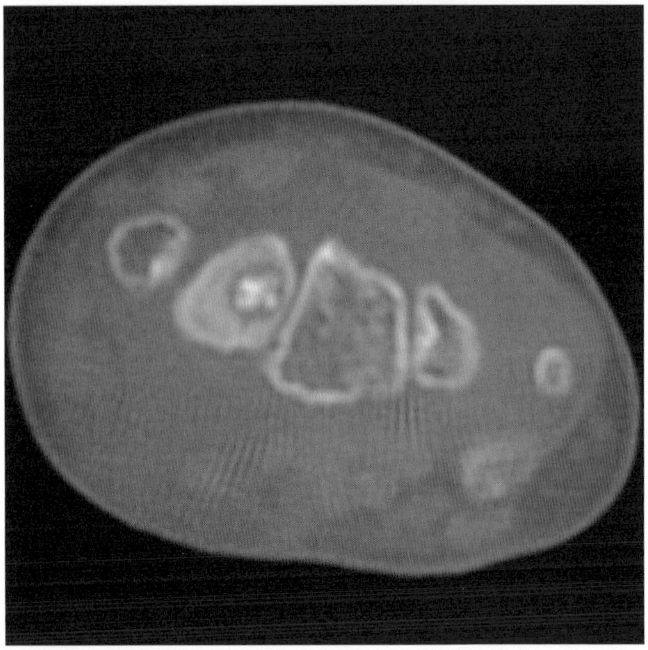

FIGURA 1.42B

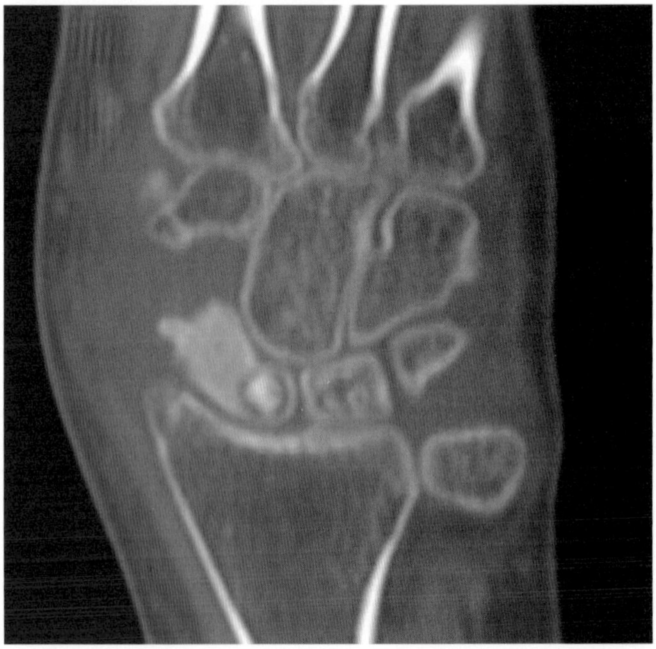

FIGURA 1.42C

ACHADOS

A. Radiografia PA do punho demonstra edema difuso de tecidos moles e osteopenia. Entretanto, o escafoide aparece relativamente denso. Observa-se uma região radioluzente no polo proximal do escafoide com esclerose central.

B, C. Reformatação axial (B) e coronal (C) de TC demonstram uma lesão arredondada ocupando o polo proximal do escafoide. A lesão possui uma margem esclerótica fina e um centro denso e irregularmente calcificado. As porções adjacentes do escafoide são escleróticas, mas os ossos adjacentes são osteopênicos.

DIAGNÓSTICO DIFERENCIAL Osteonecrose, encondroma, osteomielite, osteoma osteoide, linfoma, granuloma eosinofílico.

DIAGNÓSTICO Osteoma osteoide.

DISCUSSÃO O diagnóstico diferencial gira em torno do achado no polo proximal do escafoide, que pode ser visto como uma lesão lítica com um sequestro ou uma lesão radioluzente com um centro mineralizado. Osteonecrose, osteomielite, linfoma, e granuloma eosinofílico são possibilidades razoáveis para a formação de sequestro,[56] e as últimas três lesões podem estar associadas com edema de tecidos moles e osteopenia circundante. A imagem de TC esclarece o achado radiológico como uma lesão com centro mineralizado. A esclerose do escafoide, o edema de tecidos moles e a osteopenia circundante se encaixam bem com a reação inflamatória que tipicamente acompanha osteomas osteoides em localizações subarticulares, mas não com encondroma. O osteoma osteoide é uma neoplasia benigna do osso que aparece nas radiografias e imagens de TC como uma lesão radioluzente pequena (1 cm ou menos) com um centro densamente mineralizado. Geralmente se observa extenso osso reativo ao redor da lesão, particularmente quando localizado no córtex. Quando localizado no osso subarticular, os pacientes podem se apresentar com sinovite; a apresentação clássica ocorre no adolescente ou adulto jovem do sexo masculino com piora gradual da dor, mais intensa à noite, que é aliviada consideravelmente com aspirina. O carpo é uma localização incomum para o osteoma osteoide.[57]

Caso 1.43

HISTÓRIA CLÍNICA Criança de 1 ano com doença generalizada.

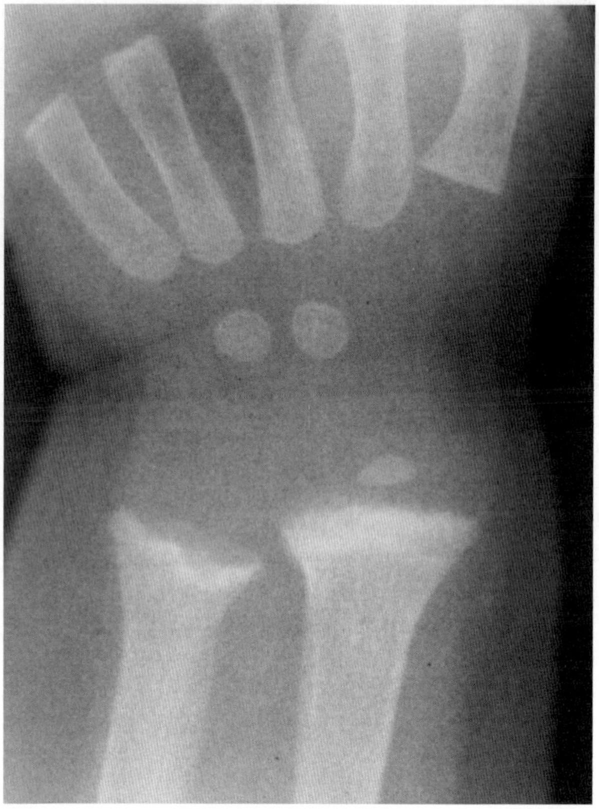

FIGURA 1.43

ACHADOS Radiografia PA do punho. As placas de crescimento do rádio e da ulna distais estão espessas e alargadas. Uma esclerose densa está presente nas metáfises distais. As metáfises possuem uma aparência esgarçada.

DIAGNÓSTICO DIFERENCIAL Raquitismo em processo de cura, hipofosfatasia, doença renal, condrodisplasia metafisária.

DIAGNÓSTICO Raquitismo em processo de cura.

DISCUSSÃO O raquitismo é a manifestação na infância de uma doença sistêmica na qual a calcificação do osteoide é deficiente. A via comum final é a ausência de cálcio ou fósforo disponível (ou ambos) para a mineralização do osteoide, mas várias anormalidades diferentes na disponibilidade, síntese ou ativação biológica da vitamina D e seus metabólitos hormonalmente ativos podem ser responsáveis. Como há um crescimento continuado da cartilagem na ausência de mineralização e ossificação, as placas de crescimento se tornam alargadas. Este achado radiográfico decisivo será mais aparente nas regiões de crescimento mais ativas. A cartilagem não calcificada pode se tornar bastante volumosa e evidente ao exame clínico. Locais frequentes de anormalidades radiológicas incluem as junções costocondrais das costelas, fêmur distal, ambas as extremidades da tíbia, úmero proximal, rádio e ulna distais. Uma mineralização irregular e desorganizada da zona de calcificação provisória cria uma aparência esgarçada. O estresse mecânico sobre a placa de crescimento espessada pode levar ao alargamento, abaulamento e a uma deformidade em arqueamento. A textura óssea (padrão trabecular) pode parecer manchada ou áspera, e se observa o surgimento retardado dos centros de ossificação. O osso raquítico é menos resistente às cargas de arqueamento e cisalhamento, e fraturas por insuficiência e deformidades em arqueamento são comuns. Após o início do tratamento bem-sucedido do raquitismo, o osteoide não calcificado calcifica, de modo que a zona de calcificação provisória aparece como uma ampla faixa que estreita a placa de crescimento até que ela chegue a sua espessura normal. A ossificação do osteoide subperiosteal não mineralizado é aparente como osso novo periosteal.

Caso 1.44

HISTÓRIA CLÍNICA Menino de 9 anos com história de trauma.

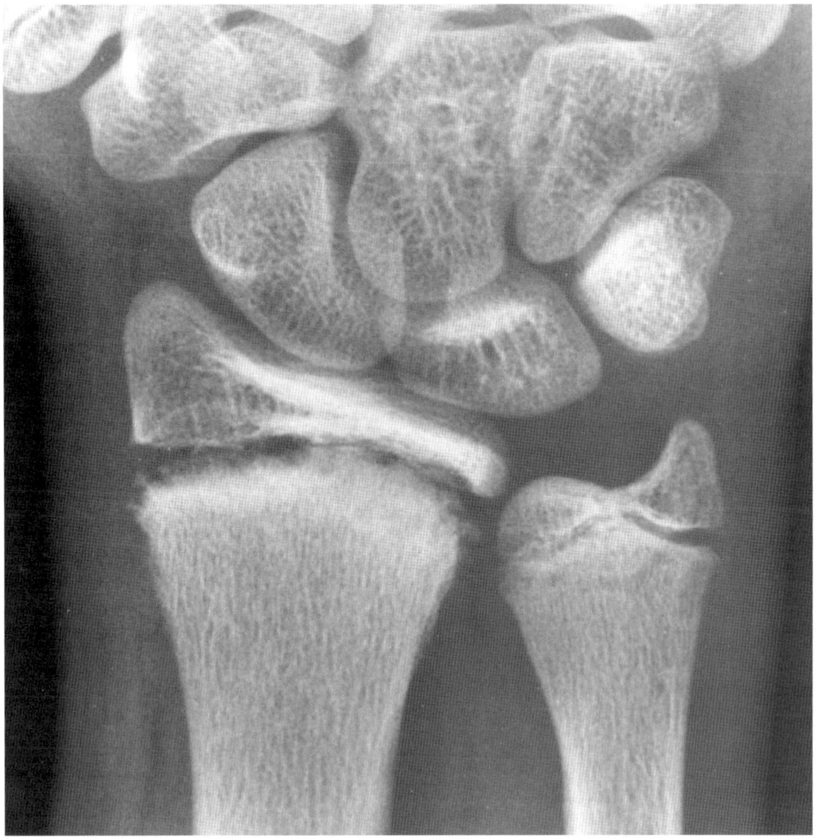

FIGURA 1.44

ACHADOS Radiografia PA do punho. Observa-se alargamento e irregularidade da zona de calcificação provisória da placa de crescimento do rádio, mas as placas de crescimento da ulna distal e primeiro metacarpal estão normais.

DIAGNÓSTICO DIFERENCIAL Trauma, raquitismo.

DIAGNÓSTICO Fratura da placa de crescimento (Salter, tipo I), em consolidação.

DISCUSSÃO A anormalidade da placa de crescimento do rádio distal se assemelha superficialmente à do raquitismo – ela está alargada e se observa uma esclerose irregular na face metafisária –, mas a presença de placa de crescimento normal em outros locais (ulna distal, primeiro metacarpal proximal) elimina a doença sistêmica ou metabólica como uma consideração diagnóstica. A placa de crescimento está presa à metáfise internamente pela interdigitação do osso com a zona de cartilagem calcificada e externamente pelo periósteo. A placa de crescimento é relativamente fraca quando sobrecarregada com torção ou cisalhamento, mas é resistente à tensão e à compressão. Quando a epífise é separada da metáfise, o plano de separação através da placa de crescimento se localiza na zona de transformação da cartilagem entre as camadas calcificada e não calcificada da cartilagem, deixando as camadas de células embrionárias com a epífise e a cartilagem calcificada com a metáfise. O desvio não ocorre a menos que o periósteo também se rompa. A produção da cartilagem de crescimento pelas camadas embrionárias pode não ser interrompida pela fratura se o suprimento de sangue para a epífise separada permanecer intacto. Entretanto, a cartilagem recém-formada não se ossificará até que a proliferação vascular oriunda da face metafisária seja restabelecida. Assim, após uma fratura, a placa de crescimento se torna mais larga até que a zona normal de transformação da cartilagem seja restabelecida; assim que a ossificação da placa alargada começa, sua espessura volta ao normal.

Caso 1.45

HISTÓRIA CLÍNICA Menina de 2 anos com letargia.

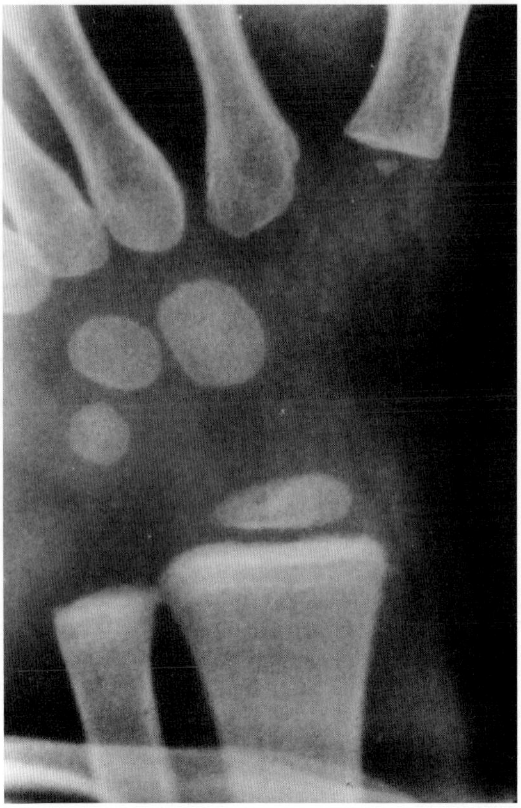

FIGURA 1.45

ACHADOS Radiografia PA do punho. Observam-se densas linhas metafisárias transversas no rádio distal e na ulna. A placa de crescimento possui espessura normal, não se observando reação óssea periosteal.

DIAGNÓSTICO DIFERENCIAL Envenenamento por metais pesados, linhas fisiológicas.

DIAGNÓSTICO Envenenamento por chumbo.

DISCUSSÃO O envenenamento crônico por chumbo (plumbismo) na infância resulta em densas linhas transversas através da metáfise de crescimento, as também chamadas *linhas* ou *faixas de chumbo*. O chumbo interfere com a reabsorção da esponjosa primária durante o crescimento. O novo osso é depositado no topo da esponjosa primária, mas, como a reabsorção normal da esponjosa primária não ocorre durante o período da exposição, uma densa linha se torna evidente nas radiografias, mesmo se o chumbo estiver presente em pequenas quantidades. As linhas de chumbo são uma manifestação tardia do envenenamento crônico por esse metal e são mais bem observadas no joelho ou rádio distal, onde o crescimento é mais rápido. As linhas de chumbo não aparecem até que o chumbo sérico chegue a uma concentração de 70 a 80 g/dL. As linhas de chumbo não são afetadas pelo tratamento do envenenamento: elas desaparecem espontaneamente após 4 anos.[58,59] A toxicidade pelo chumbo foi registrada após a retenção de fragmentos de chumbo secundária a um ferimento por projétil de arma de fogo. A exposição crônica durante o crescimento a outros metais pesados, incluindo o fósforo e o bismuto, pode resultar em linhas transversas semelhantes às observadas com o envenenamento crônico por chumbo.

Caso 1.46

HISTÓRIA CLÍNICA Mulher de 51 anos com dor ao longo da face radial do punho.

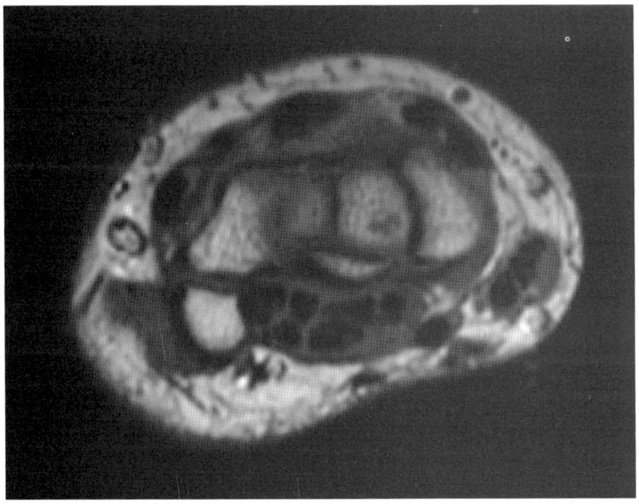

FIGURA 1.46A

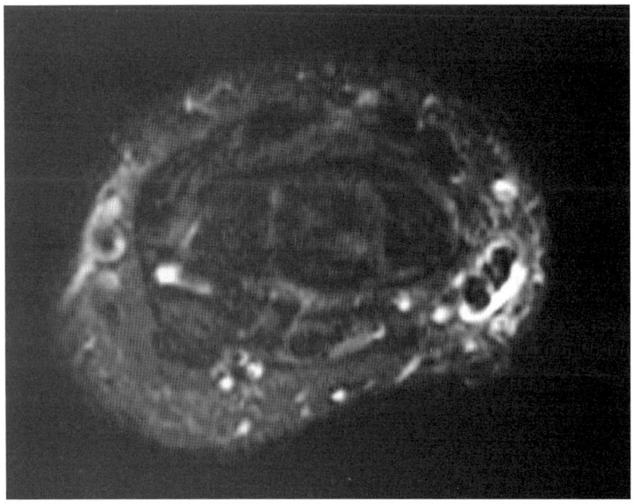

FIGURA 1.46B

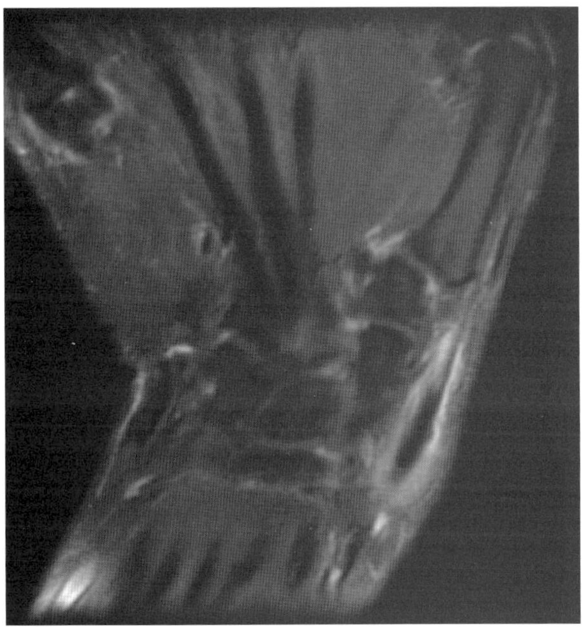

FIGURA 1.46C

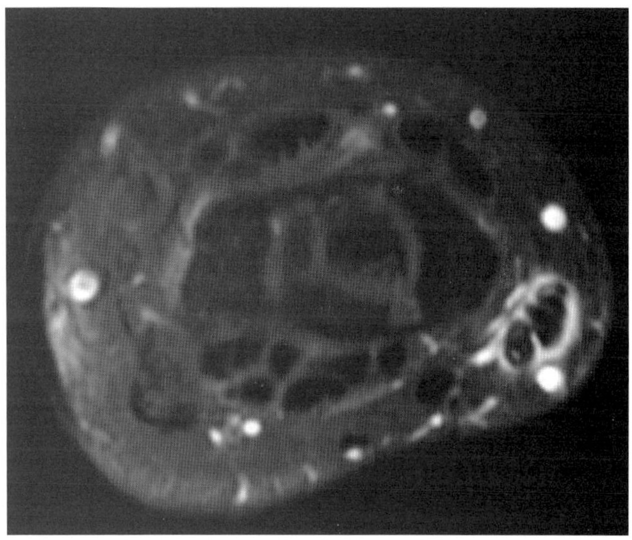

FIGURA 1.46D

ACHADOS Imagens de RM axial ponderada em T1 (A), axial ponderada em T2 com supressão de gordura (B), coronal pós--gadolínio (C) e axial ponderada em T1 com supressão de gordura (D) do punho demonstram espessamento e irregularidade do abdutor longo do polegar (ALP) e extensor longo do polegar (ELP). Um alto sinal nas imagens ponderadas em T2 está presente ao redor e dentro desses tendões.

DIAGNÓSTICO DIFERENCIAL Nenhum.

DIAGNÓSTICO Tenossinovite de De Quervain.

DISCUSSÃO A tenossinovite de De Quervain descreve uma entidade clínica que envolve um espessamento anormal das bainhas tendinosas do ALP e ELP. Esses tendões percorrem o primeiro compartimento dorsal do punho. Esta síndrome é mais comum em mulheres entre 35 e 55 anos, apesar de ser encontrada em mães recentes devido ao uso excessivo da região.[60] As pacientes se queixam de dor de início gradual sobre a estiloide radial quando abduzem ou estendem o polegar. Clinicamente, esta condição pode ser difícil de diferenciar da osteoartrite na base do polegar. Se não forem tratados, os pacientes podem desenvolver fibrose dentro da bainha do tendão com subsequente limitação funcional.

Caso 1.47

HISTÓRIA CLÍNICA Homem de 38 anos com dor persistente na eminência tenar algumas semanas após acidente com *jet ski* em uma doca de madeira. As radiografias (não mostradas) feitas no momento do acidente eram normais.

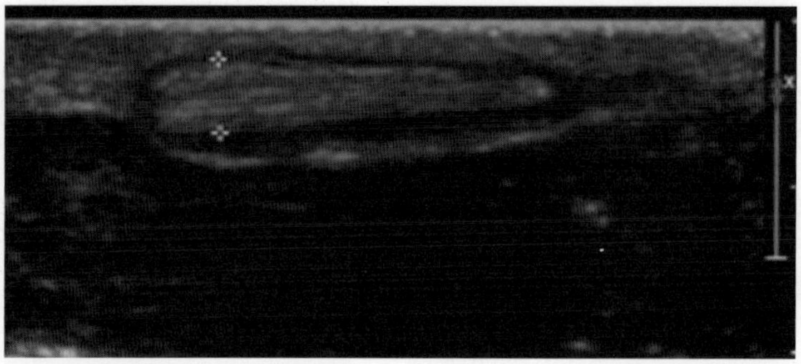

FIGURA 1.47A

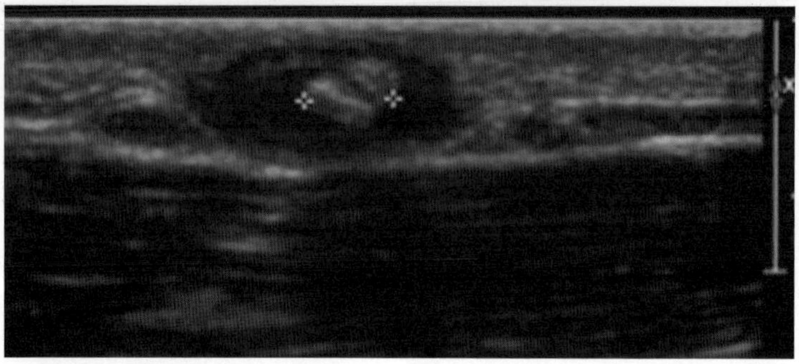

FIGURA 1.47B

ACHADOS Ultrassonografia demonstra um objeto linear hiperecoico nos tecidos subcutâneos adjacentes ao primeiro metacarpal nas imagens longitudinal (A) e transversa (B). O objeto é circundado por uma borda hiperecoica. Esta lesão correspondia ao local da dor do paciente.

DIAGNÓSTICO DIFERENCIAL Nenhum.

DIAGNÓSTICO Corpo estranho (farpa de madeira).

DISCUSSÃO A sonografia é uma valiosa ferramenta na detecção de pequenos corpos estranhos nos tecidos moles superficiais, particularmente quando são radioluzentes. Farpas de madeira aparecem como lesões lineares hiperecoicas. Os corpos estranhos podem estar associados com formação de granuloma ao redor do corpo estranho ou abscesso. A ultrassonografia possui várias vantagens em relação às modalidades estáticas de imaginologia, como a RM ou TC.[61,62] Primeiro, com a interação com o paciente apontando para o local exato da dor, pequenos corpos estranhos apresentam maior probabilidade de serem encontrados por meio de uma busca direta. Segundo, se um corpo estranho está próximo de um feixe neurovascular, sua integridade e localização podem ser mapeadas para os cirurgiões. Terceiro, os tendões adjacentes podem ser estudados dinamicamente para determinar seus envolvimentos.

Caso 1.48

HISTÓRIA CLÍNICA Homem de 56 anos com articulações edemaciadas e dolorosas, além de tosse crônica.

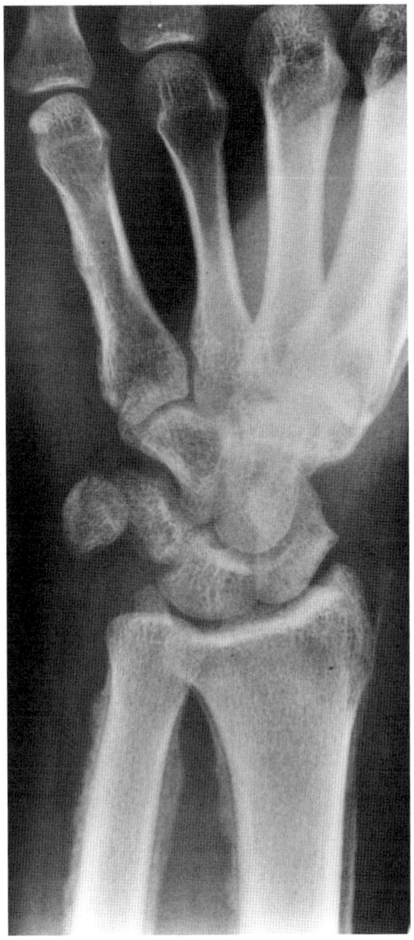

FIGURA 1.48

ACHADOS Radiografia oblíqua do punho demonstra uma reação periosteal ondulada ao longo da metadiáfise do rádio e da ulna distais. O lado contralateral (não mostrado) apresenta achados similares.

DIAGNÓSTICO DIFERENCIAL Osteoartropatia hipertrófica, melorreostose, hipervitaminose A.

DIAGNÓSTICO Osteoartropatia hipertrófica, secundária.

DISCUSSÃO A osteoartropatia hipertrófica é uma síndrome caracterizada por baqueteamento digital e periostite dos ossos tubulares.[63] Existem formas primárias e secundárias da condição e pode haver manifestações incompletas. Formas secundárias podem ser localizadas e estarem associadas com hemiplegia, aneurisma, arterite infecciosa e duto arterioso patente, ou podem ser generalizadas e associadas com uma ampla variedade de condições, incluindo várias doenças crônicas e neoplásicas pulmonares, cardíacas, hepáticas, intestinais e mediastinais, além de uma diversificada gama de outras condições malignas. A osteoartropatia hipertrófica pode ocorrer como uma das várias síndromes paraneoplásicas nas quais as manifestações clínicas podem preceder, acompanhar ou coincidir com o diagnóstico da malignidade.[64,65] A apresentação clínica como doença articular e o achado radiológico isolado de osso reativo periosteal são típicos para a osteoartropatia hipertrófica. O envolvimento da diáfise e da metáfise (mas não da epífise) é característico, e a localização na perna e no antebraço é mais comum do que no fêmur, úmero, mãos ou pés.[66] Em um paciente mais velho, a condição comumente é secundária a um carcinoma broncogênico, apesar de também poder ocorrer em outras doenças malignas, benignas ou crônicas supurativas do pulmão; doença cardíaca cianótica; cirrose hepática ou biliar ou doença inflamatória intestinal. O mecanismo da reação é desconhecido. No adolescente ou adulto jovem, a condição pode ser paquidermoperiostose (osteoartropatia hipertrófica primária), uma condição de etiologia desconhecida que também pode incluir o espessamento da pele da face e das mãos, com dedos em baqueta de tambor. A forma primária da osteoartropatia hipertrófica representa aproximadamente 3 a 5% dos casos. A distinção entre osteoartropatia primária e secundária pode ser difícil sob o ponto de vista radiológico, mas os achados na forma primária podem ser mais floridos, podem envolver as epífises e podem ser localizados nas costelas, na pelve e no crânio.

Caso 1.49

HISTÓRIA CLÍNICA Mulher de 32 anos com dor crônica no punho.

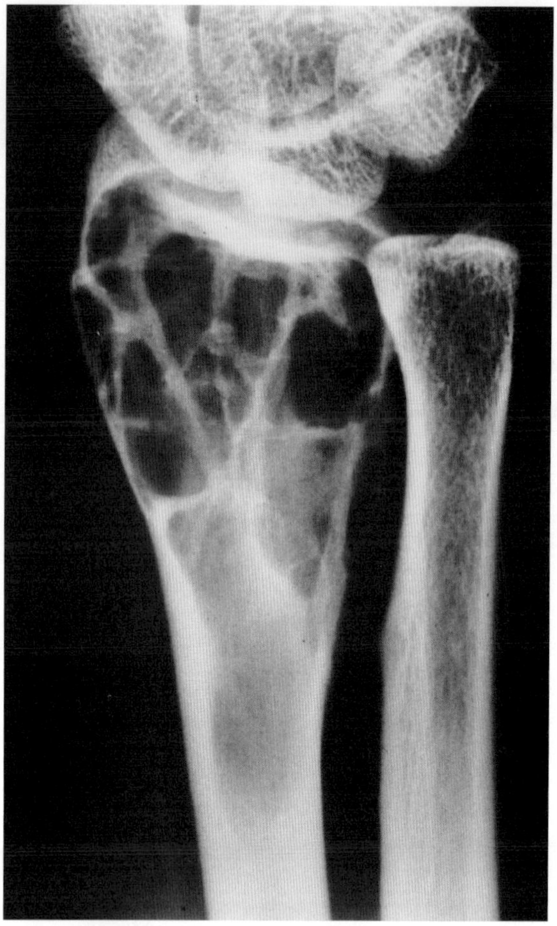

FIGURA 1.49

ACHADOS Radiografia PA do punho. Observa-se uma lesão com destruição óssea geográfica no rádio distal. A lesão se estende da diáfise distal para as superfícies articulares, tanto radiocarpal como radioulnar distal. O córtex está afinado e levemente expandido. Cristas ou pilares ósseos proeminentes vistos atravessando a lesão. Não se observa mineralização aparente da matriz. A transição entre a lesão e o osso normal é aguda, mas com uma borda esclerótica definida distalmente. O córtex aparece fino, mas intacto e levemente expandido na face ulnar.

DIAGNÓSTICO DIFERENCIAL Fibroma desmoplásico, pseudotumor hemofílico, cisto ósseo aneurismático, geodo, tumor de células gigantes.

DIAGNÓSTICO Fibroma desmoplásico.

DISCUSSÃO A presença de cristas ou pilares ósseos reforçados sugere que a lesão é indolente e que o osso se remodelou para acomodar a destruição geográfica. Grandes lesões de baixa agressividade localizadas na metáfise, mas se estendendo para a superfície articular, em adultos são poucas e incluem cisto subcondral, pseudotumor hemofílico, osteonecrose, e esta lesão, fibroma desmoplásico. O tumor de células gigantes, apesar de ocorrer neste local, tenderia a apresentar características mais agressivas e geralmente não uma margem esclerótica ou trabéculas reforçadas. O fibroma desmoplásico é uma rara lesão fibrosa intraóssea que é histologicamente idêntica à fibromatose de tecidos moles (tumor desmoide extra-abdominal dos tecidos moles). Ele é visto principalmente em adolescentes e adultos jovens. A localização típica é central na metáfise de um osso longo, e as características radiológicas geralmente são benignas.[67] São lesões líticas geográficas com uma zona de transição estreita, mas geralmente sem borda esclerótica. Não se observa mineralização da matriz. Erosão endosteal e modesta expansão cortical estão presentes, mas geralmente não se observa ruptura cortical. As margens endosteais tipicamente possuem cristas espessas de osso que podem sugerir o diagnóstico. Os fibromas desmoplásicos podem ser infiltrativos e por vezes localmente agressivos, mas não possuem potencial metastático. A recorrência local é comum após a curetagem intralesional, de modo que a excisão em bloco é o tratamento de escolha.[68]

Caso 1.50

HISTÓRIA CLÍNICA Menino de 12 anos com dor no braço.

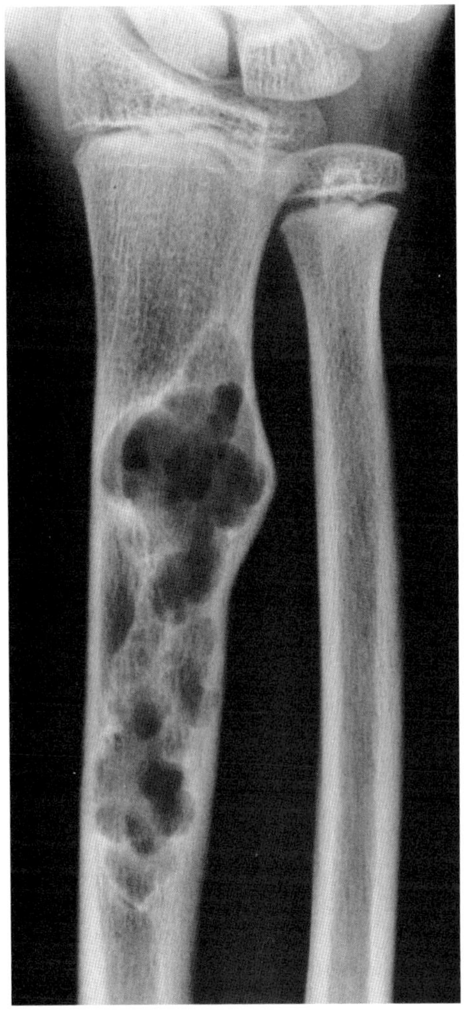

FIGURA 1.50

ACHADOS Radiografia PA do antebraço. Observa-se uma longa lesão na diáfise radial distal. A lesão apresenta uma aparência bolhosa, com uma margem esclerótica, concha cortical levemente expandida e ausência de mineralização da matriz.

DIAGNÓSTICO DIFERENCIAL Fibroma não ossificante, displasia fibrosa, cisto ósseo aneurismático.

DIAGNÓSTICO Fibroma não ossificante.

DISCUSSÃO A lesão possui características não agressivas com margem esclerótica bem definida, leve expansão cortical sem espessamento e ausência de penetração cortical ou reação periosteal. O formato longo e a aparência bolhosa são característicos do fibroma não ossificante (fibroxantoma). Os fibromas não ossificantes são lesões não neoplásicas consideradas resultantes da ossificação defeituosa da placa de crescimento. Uma relação causal com estresse ou trauma foi sugerida, mas não comprovada. Estas lesões são autolimitadas, sem potencial de crescimento ou disseminação e regridem espontaneamente pelo preenchimento de osso a partir da periferia. As lesões são histologicamente idênticas aos defeitos corticais fibrosos (defeitos fibrosos metafisários). Os fibromas não ossificantes são menos comuns do que os defeitos corticais fibrosos e ocorrem em crianças mais velhas ou adolescentes. Localizados de modo excêntrico dentro da cavidade medular, mas ainda dentro de um córtex expandido, os fibromas não ossificantes são radioluzentes com uma margem esclerótica. Algumas lesões possuem uma aparência trabeculada, irregular, multilocular ou bolhosa. Elas variam em tamanho de 1 a 7 cm, e as maiores podem fraturar ou causar dor.

Caso 1.51

HISTÓRIA CLÍNICA Bebê de 2 semanas de vida nascido de mãe sem acompanhamento pré-natal adequado e vista novamente 3 meses depois.

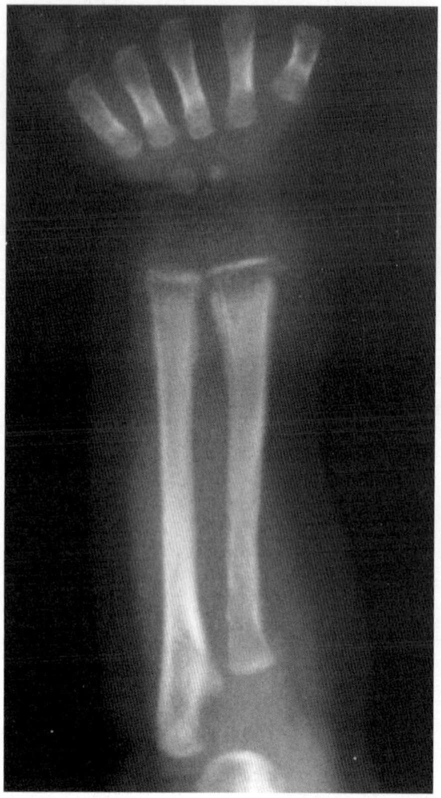

FIGURA 1.51A

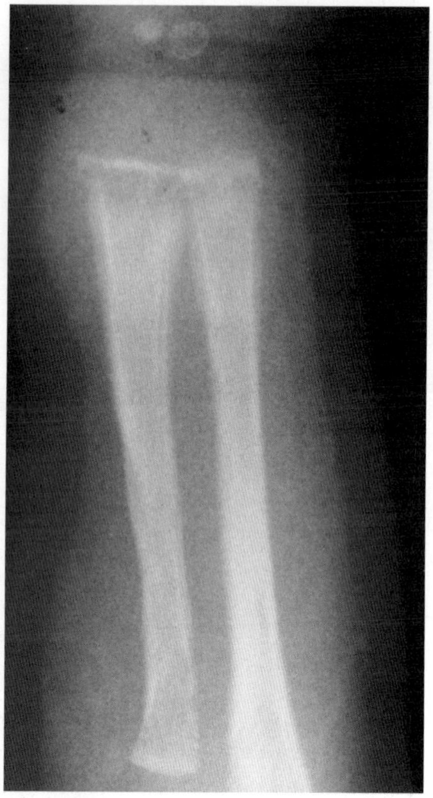

FIGURA 1.51B

ACHADOS

A. Radiografia PA do antebraço demonstra leve periostite das regiões metadiafisárias.

B. Radiografia PA do antebraço feita 3 meses depois demonstra um aumento acentuado no grau de periostite, bem como irregularidade e alargamento da metáfise, um aumento no edema de tecidos moles e uma possível radiolucência focal na ulna proximal.

DIAGNÓSTICO DIFERENCIAL Infecções congênitas por toxoplasmose, sífilis, rubéola, citomegalovírus ou herpes simples; hipervitaminose A.

DIAGNÓSTICO Sífilis congênita.

DISCUSSÃO A sífilis é uma infecção crônica causada pela bactéria espiroqueta *Treponema pallidum*. A sífilis congênita é uma migração transplacentária adquirida do organismo, geralmente em mulheres infectadas durante a gestação. A infecção pesada do feto pode causar aborto ou morte logo após o nascimento. Nos que sobrevivem, a invasão do esqueleto em desenvolvimento, particularmente dos locais de ossificação endocondral ativa, resulta nos estigmas da sífilis congênita. No neonato e no lactente muito jovem, as anormalidades ósseas incluem osteocondrite, osteomielite diafisária e periostite. A osteocondrose sifilítica tipicamente é observada como um envolvimento simétrico dos sítios de ossificação endocondral, incluindo as placas de crescimento de ossos longos, regiões costocondrais e, algumas vezes, os ossos planos e coluna. Radiolucência e irregularidade óssea podem ser observadas. Na osteomielite diafisária, regiões focais de osteólise e periostite exuberante envolvem as diáfises dos ossos longos. A periostite pode ser uma manifestação de infecção subperiosteal ou pode ser um processo reativo associado com osteomielite ou osteocondrite em processo de resolução. Essas lesões curam prontamente com terapia antibiótica apropriada. Apesar de existirem métodos sorológicos confiáveis para a detecção da sífilis, vários fatores epidemiológicos contribuíram para seu ressurgimento como significativa causa potencial de infecção congênita.[69]

Caso 1.52

HISTÓRIA CLÍNICA Mulher de 40 anos com dor crônica bilateral nos punhos.

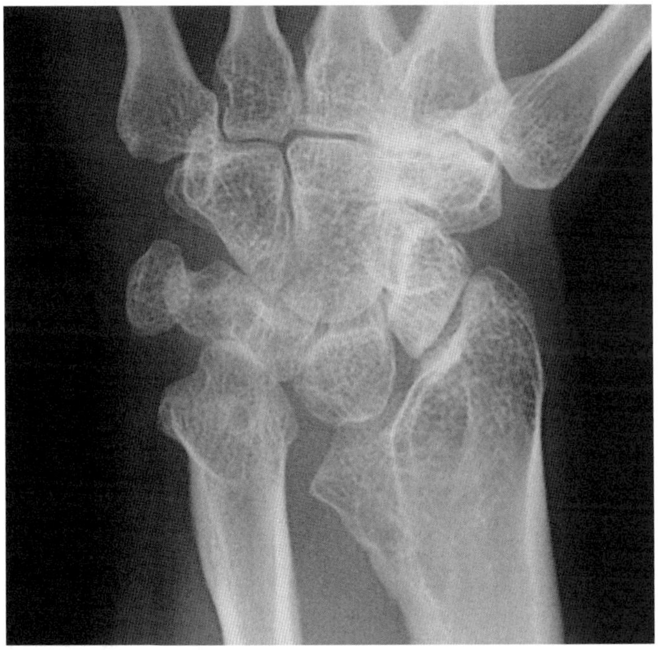

FIGURA 1.52A

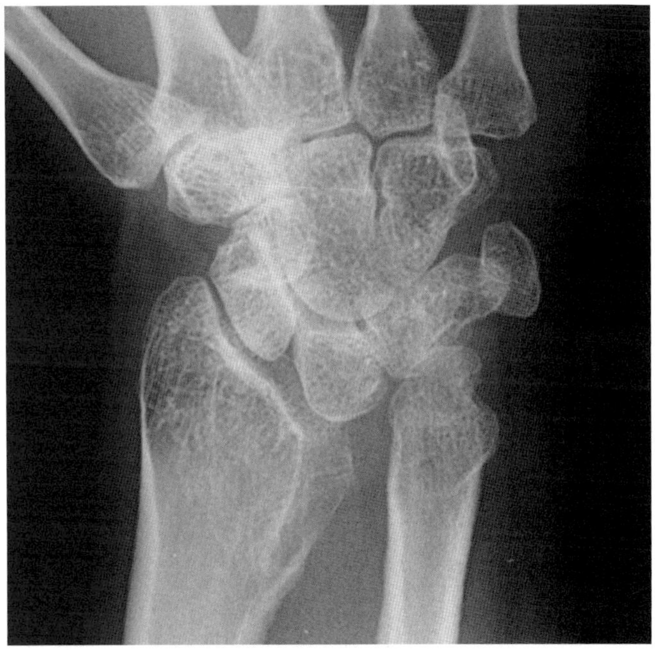

FIGURA 1.52B

ACHADOS (A, B) Radiografias PA de ambos os punhos.

DIAGNÓSTICO DIFERENCIAL Nenhum.

DIAGNÓSTICO Deformidade bilateral de Madelung.

DISCUSSÃO A deformidade de Madelung é a subluxação ulnar e volar do carpo em relação ao rádio, com subcrescimento do rádio em relação à ulna. Resulta de um distúrbio do crescimento na porção ulnar volar da fise distal do rádio e possui origem genética. A superfície articular distal do rádio desenvolve uma inclinação volar e ulnar, e, como consequência, observa-se uma translação volar do carpo. Como a ulna não é afetada, ela se torna proeminente e contribui para a apresentação clínica de dor, diminuição da amplitude de movimento e deformidade. Apesar de a deformidade de Madelung poder ocorrer em associação com displasias como as exostoses hereditárias múltiplas, doença de Ollier e displasia epifisária múltipla, sua associação mais importante ocorre com a discondrosteose de Leri-Weill, um tipo de nanismo mesomélico. A deformidade de Madelung também pode ocorrer isoladamente de modo autossômico dominante com uma penetrância de 50% e expressão variável.[70] Ela é vista mais comumente em meninas e se apresenta durante o estirão de crescimento (entre 10 e 14 anos). A também chamada deformidade de Madelung secundária pode acompanhar trauma, infecção, infarto ou outra lesão da fise de crescimento do rádio distal. Nas radiografias e TC, a deformidade angular do rádio distal, a subluxação do carpo e a proeminência da ulna devem ser reconhecíveis. Na RM, pode ser observado um ligamento dorsal espessado pinçando o semilunar e o complexo da fibrocartilagem triangular para a face ulnar dorsal da metáfise do rádio (ligamento de Vickers).[71] O local do ligamento de Vickers pode ser evidente nas radiografias como uma radiolucência em formato de chama ao longo da face ulnar da metáfise distal do rádio.

Caso 1.53

HISTÓRIA CLÍNICA Homem de 35 anos com uma sensação de apreensão na face dorsal do punho, 7 meses após uma RAFI para tratamento de fratura no rádio distal.

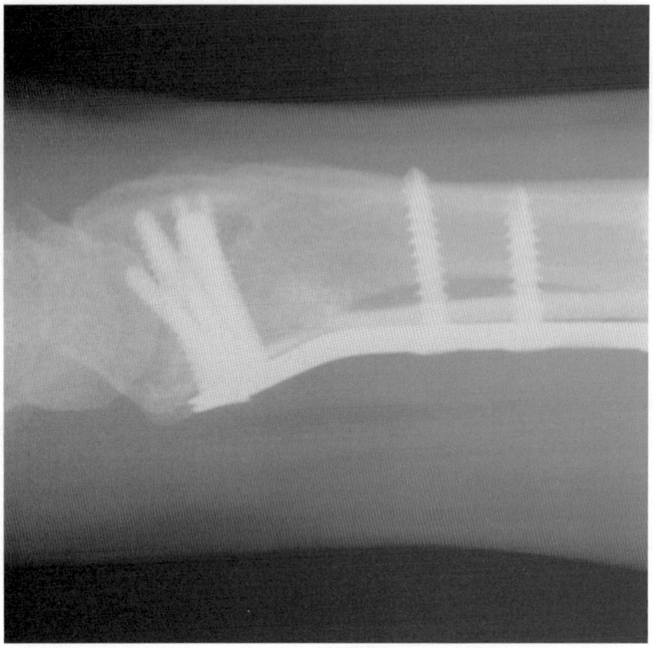

FIGURA 1.53A

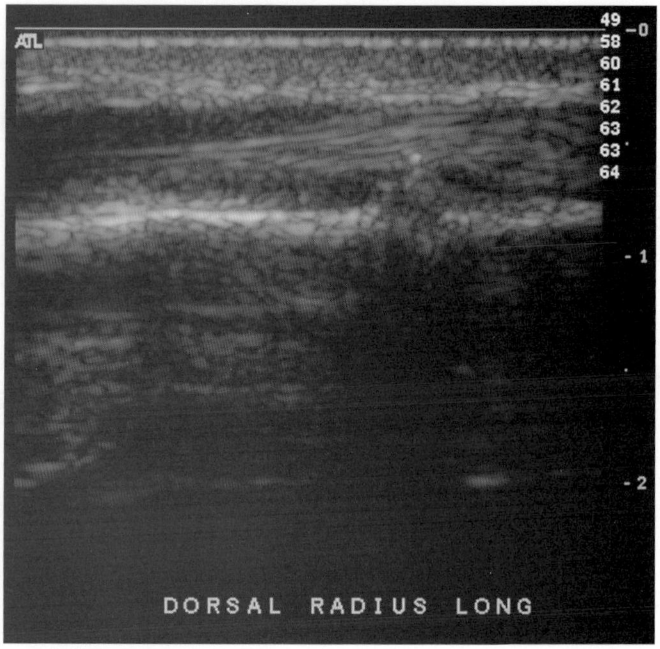

FIGURA 1.53B

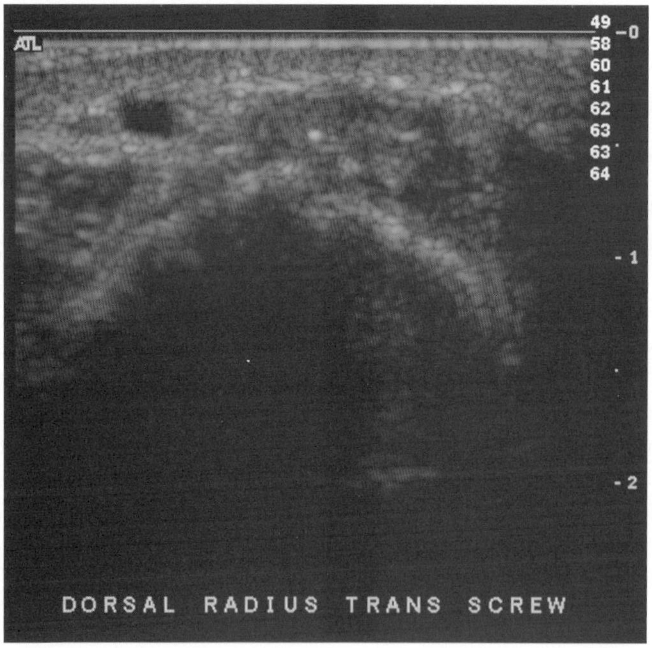

FIGURA 1.53C

ACHADOS

A. Radiografia lateral do punho. Observa-se uma fratura consolidada do rádio distal com uma placa volar e vários parafusos. Um parafuso protrai através do córtex dorsal.

B. Ultrassonografia longitudinal do punho dorsal demonstra a ponta do parafuso como um foco ecogênico brilhante com sombreamento. O tendão extensor sobrejacente está diretamente aposto à ponta do parafuso. As imagens em tempo real demonstraram movimento normal do tendão dentro de sua bainha, mas o impacto causado pela ponta do parafuso reproduziu os sintomas.

C. Ultrassonografia transversal demonstra a ponta do parafuso comprimindo a superfície profunda do tendão extensor comum dos dedos.

DIAGNÓSTICO DIFERENCIAL Irritação do tendão, tenossinovite, aderências tenossinoviais.

DIAGNÓSTICO Irritação do tendão extensor.

DISCUSSÃO A protrusão de um parafuso pela superfície de um osso não é vista de modo infrequente nas radiografias, mas ocasionalmente causa problemas. Neste caso, a ponta protrusa do parafuso infelizmente fica diretamente abaixo do tendão extensor comum dos dedos, de modo que o paciente tem a sensação de apreensão conforme a ponta do parafuso pinça o tendão quando ele se movimenta. Complicações envolvendo material de síntese proeminente no rádio distal foram publicadas por outros autores e incluem irritação do tendão e ruptura tardia do tendão.[72,73] Em um estudo sobre proeminência do parafuso após o tratamento de fraturas instáveis do rádio distal com uso de placas bloqueadas palmares, 26% dos parafusos ficaram protrusos do córtex dorsal em pelo menos 0,5 mm e 24% destes causaram tenossinovite sintomática.[74] A capacidade de demonstrar estruturas anatômicas e reproduzir dinamicamente os sintomas do paciente, mesmo na presença de metal, torna a ultrassonografia um excelente método para a solução de problemas no punho pós-operatório. Em outros sítios anatômicos, as complicações registradas das pontas protrusas de parafusos incluem formação de pseudoaneurisma e lesão nervosa.

Caso 1.54

HISTÓRIA CLÍNICA Mulher de 25 anos envolvida em um acidente automobilístico.

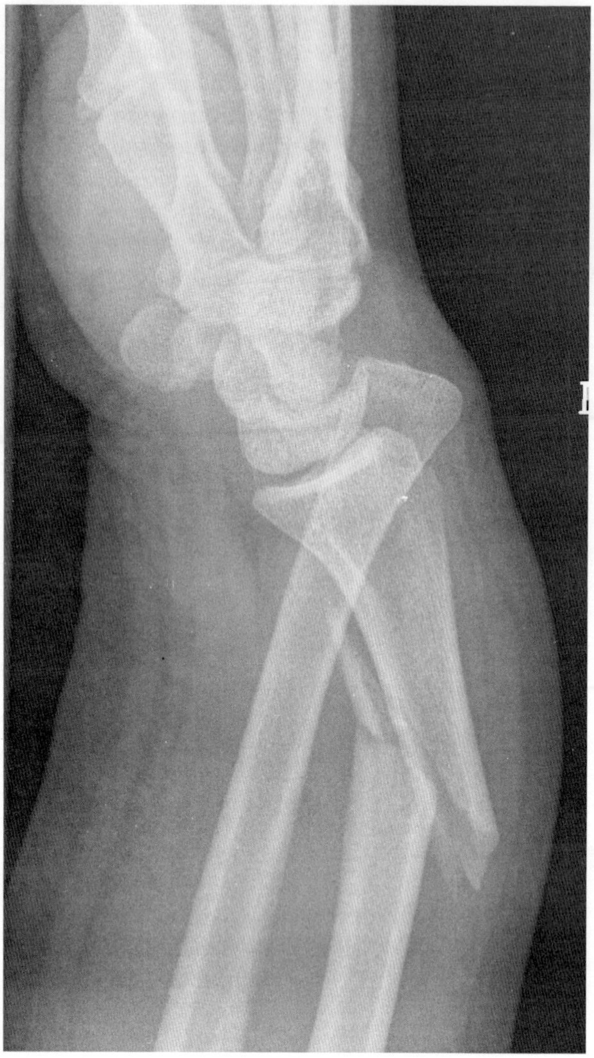

FIGURA 1.54A

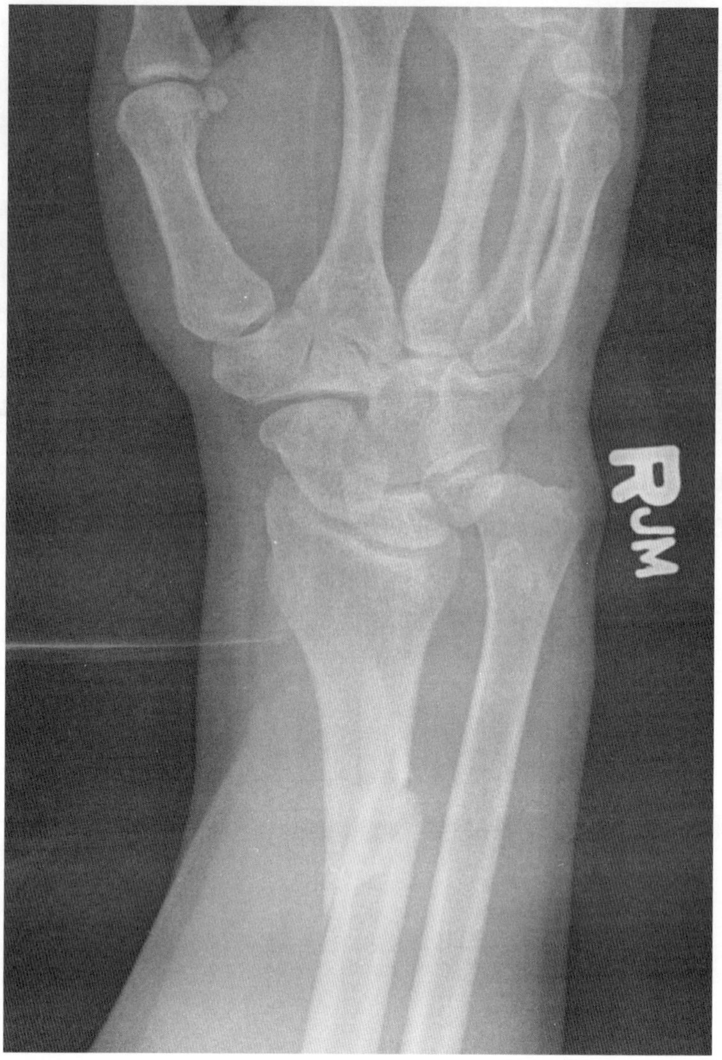

FIGURA 1.54B

ACHADOS (A, B) Radiografias lateral e PA do punho. Observa-se uma fratura cominutiva da diáfise distal do rádio na junção dos terços médio e distal, com angulação volar do fragmento distal e luxação dorsal da articulação radioulnar distal.

DIAGNÓSTICO DIFERENCIAL Nenhum.

DIAGNÓSTICO Fratura-luxação de Galeazzi.

DISCUSSÃO Uma fratura da diáfise distal com luxação da articulação radioulnar distal é chamada de fratura-luxação de Galeazzi. Ela é responsável por aproximadamente 7% das fraturas do antebraço em adultos.[75] Fraturas isoladas da diáfise radial em adultos quase sempre estão associadas com a ruptura da articulação radioulnar distal. Acredita-se que a lesão ocorra durante uma queda sobre a mão espalmada combinada com extrema pronação do antebraço. Neste caso, a luxação da articulação radioulnar distal está macroscopicamente desviada. Nos casos menos graves, a articulação radioulnar distal pode estar somente subluxada ou dinamicamente instável. A TC com o punho pronado pode ser necessária para documentar a anormalidade; em supinação, a articulação radioulnar distal instável tende a reduzir. O tratamento tipicamente requer a redução aberta e fixação interna da fratura da diáfise radial e com frequência o reparo aberto direto da articulação radioulnar distal.[76] Em crianças, a lesão de Galeazzi equivalente pode ocorrer como uma fratura da diáfise distal do rádio com separação epifisária desviada da ulna distal (Salter tipo I); entretanto, ao contrário da lesão no adulto, os estabilizadores ligamentares distais na articulação radioulnar distal permanecerão intactos.[77]

REFERÊNCIAS BIBLIOGRÁFICAS

1. Pipitone N, Kingsley GH, Manzo A, Scott DL, Pitzalis C. Current concepts and new developments in the treatment of psoriatic arthritis. Rheumatology (Oxford). 2003;42(10):1138–1148.
2. Gladman DD. Current concepts in psoriatic arthritis. Curr Opin Rheumatol. 2002;14(4):361–366.
3. Bennett DL, Ohashi K, El-Khoury GY. Spondyloarthropathies: ankylosing spondylitis and psoriatic arthritis. Radiol Clin North Am. 2004;42(1):121–134.
4. Gupta KB, Duryea J, Weissman BN. Radiographic evaluation of osteoarthritis. Radiol Clin North Am. 2004;42(1):11–41.
5. Belhorn LR, Hess EV. Erosive osteoarthritis. Semin Arthritis Rheum. 1993;22:298–306.
6. Greenspan A. Erosive osteoarthritis. Semin Musculoskelet Radiol. 2003;7(2):155–159.
7. Zalavras CG, Marcus RE, Levin LS, Patzakis MJ. Management of open fractures and subsequent complications. Instr Course Lect. 2008;57:51–63.
8. Erdman WA, Tamburro F, Jayson HT, Weatherall PT, Ferry KB, Peshock RM. Osteomyelitis: characteristics and pitfalls of diagnosis with MR imaging. Radiology. 1991;180(2):533–539.
9. Hopkins KL, Li KC, Bergman G. Gadolinium-DTPA-enhanced magnetic resonance imaging of musculoskeletal infectious processes. Skeletal Radiol. 1995;24(5):325–330.
10. Pineda C, Vargas A, Rodríguez AV. Imaging of osteomyelitis: current concepts. Infect Dis Clin North Am. 2006;20(4):789–825.
11. Biviji AA, Paiement GD, Steinbach LS. Musculoskeletal manifestations of human immunodefi ciency virus infection. J Am Acad Orthop Surg. 2002;10(5):312–320.
12. Alpert PL, Munsiff SS, Gourevitch MN, Greenberg B, Klein RS. A prospective study of tuberculosis and human immunodefi ciency virus infection: clinical manifestations and factors associated with survival. Clin Infect Dis. 1997;24:661–668.
13. Vine JE, Cohen PR. Renal cell carcinoma metastatic to the thumb: a case report and review of subungual metastases from all primary sites. Clin Exp Dermatol. 1996;21:377–380.
14. Baran R, Tosti A. Metastatic carcinoma to the terminal phalanx of the big toe: report of two cases and review of the literature. J Am Acad Dermatol. 1994;31:259–263.
15. Lambert D, Escallier F, Collet E, et al. Distal phalangeal metastasis of a chondrosarcoma presenting initially as bilateral onycholysis. Clin Exp Dermatol. 1992;17:463–465.
16. Cohen PR. Metastatic tumors to the nail unit: subungual metastases. Dermatol Surg. 2001;27(3):280–293.
17. Pantoja E, Cross VF, Vitale P, Wendth AJ. Neoplastic involvement of terminal digits masquerading clinically as benign disease. Rev Interam Radiol. 1976;1:9–13.
18. Heys SD, Brittenden J, Atkinson P, Eremin O. Glomus tumour: an analysis of 43 patients and review of the literature. Br J Surg. 1992;79:345–347.
19. Dumont J. Glomus tumour of the fi ngers. Can J Surg. 1975;18:542–544.
20. Bhaskaranand K, Naradgi BC. Glomus tumour of the hand. J Hand Surg Br. 2062;27:229–231.
21. Byers P, Mantle J, Salm R. Epidermal cysts of phalanges. J Bone Joint Surg Br. 1966;48:577–581.
22. Davids JR, Graner KA, Mubarak SJ. Post-fracture lipid inclusion cyst. A case report. J Bone Joint Surg Am. 1993;75:1528–1532.
23. Samlaska CP, Hansen MF. Intraosseous epidermoid cysts. J Am Acad Dermatol. 1992;27:454–455.
24. Rivera-Sanfeliz G, Resnick D, Haghighi P. Sarcoidosis of hands. Skeletal Radiol. 1996;25:786–788.
25. Gonzalez del Pino J, Diez Ulloa A, Lovic A, Relea MF. Sarcoidosis of the hand and wrist: a report of two cases. J Hand Surg Am. 1997;22:942–945.
26. Lieberman J, Krauthammer M. Pseudoclubbing in a patient with sarcoidosis of the phalangeal bones. Arch Intern Med. 1983;143:1017–1019.
27. Yabut SM Jr, Kenan S, Sissons HA, Lewis MM. Malignant transformation of fibrous dysplasia. A case report and review of the literature. Clin Orthop. 1988;(228):281–289.
28. Peiper M, Zornig C. Chondrosarcoma of the thumb arising from a solitary enchondroma. Arch Orthop Trauma Surg. 1997;166:246–248.
29. Unni KK, Inwards CY. Dahlin's Bone Tumors: General Aspects and Data on 10,165 Cases. 6th ed. Philadelphia, PA: Lippincott Williams & Wilkins; 2010:226.
30. Murphey MD, Nomikos GC, Flemming DJ, Gannon FH, Temple HT, Kransdorf MJ. Imaging of giant cell tumor and giant cell reparative granuloma of bone: radiologic-pathologic correlation. Radiographics. 2001;21(5):1283–1309.
31. Nakajima Y, Sato K, Morita H, et al. Severe progressive erosive arthritis in multicentric reticulohistiocytosis: possible involvement of cytokines in synovial proliferation. J Rheumatol. 1992;19:1643–1646.
32. Snow JL, Muller SA. Malignancy-associated multicentric reticulohistiocytosis: a clinical, histological and immunophenotypic study. Br J Dermatol. 1995;133:71–76.
33. Chapman ME, Beggs I, Wu PS. Case report: thyroid acropachy in a single digit. Clin Radiol. 1993;47(1):58–59.
34. Fatourechi V, Bartley GB, Eghbali-Fatourechi GZ, Powell CC, Ahmed DD, Garrity JA. Graves' dermopathy and acropachy are markers of severe Graves' ophthalmopathy. Thyroid. 2003;13(12):1141–1144.
35. Resnick D. Dermatomyositis and polymyositis. In: Resnick D, Niwayama G, eds. Diagnosis of Bone and Joint Disorders. 3rd ed. Philadelphia, PA: WB Saunders; 1995:1218–1231.
36. Bunch TW, O'Duffy JD, McLeod RA. Deforming arthritis of the hands in polymyositis. Arthritis Rheum. 1976;19:243–248.
37. Schumacher HR, Schimmer B, Gordon GV, Bookspan MA, Brogadir S, Dowart BB. Articular manifestations of polymyositis and dermatomyositis. Am J Med. 1979;67:287–292.
38. Hyszczak R, Bartold KP, Eggleston D. Gangrene associated with meningococcemia. AJR Am J Roentgenol. 1988;151:203–204.
39. Lowenthal MN. Peripheral gangrene in infancy and childhood. Br Med J. 1967;2:700–701.
40. Kransdorf MJ, Murphey MD. Imaging of Soft Tissue Tumors. 2nd ed. Philadelphia, PA: Lippincott Williams & Wilkins; 2006:381–388.
41. Kitagawa Y, Ito H, Amano Y, Sawaizumi T, Takeuchi T. MR imaging for preoperative diagnosis and assessment of local tumor extent on localized giant cell tumor of tendon sheath. Skeletal Radiol. 2003;32:633–638.
42. Klauser A, Frauscher F, Bodner G, et al. Finger pulley injuries in extreme rock climbers: depiction with dynamic US. Radiology. 2002;222(3):755–761.
43. Martinoli C, Bianchi S, Cotten A. Imaging of rock climbing injuries. Semin Musculoskelet Radiol. 2005;9(4):334–345.
44. Askari AD, Muir WA, Rosner IA, Moskowitz RW, McLaren GD, Braun WE. Arthritis of hemochromatosis. Clinical spectrum, relation to histocompatibility antigens, and effectiveness of early phlebotomy. Am J Med. 1983;75:957–965.
45. Prokopis PM, Weiland AJ. Volar dislocation of the fourth and fi fth carpometacarpal joints: a case report and review of the literature. HSSJ. 2008;4(2):138–142.
46. Fisher MR, Rogers LF, Hendrix RW. Systematic approach to identifying fourth and fifth carpometacarpal joint dislocations. AJR Am J Roentgenol. 1983;140:319–324.
47. Smith DK, Murray PM. Avulsion fractures of the volar aspect of triquetral bone of the wrist: a subtle sign of carpal ligament injury. AJR Am J Roentgenol. 1996;166(3):609–614.
48. el-Noueam KI, Schweitzer ME, Blasbalg R, et al. Is a subset of wrist ganglia the sequela of internal derangements of the wrist joint? MR imaging fi ndings. Radiology. 1999;212(2):537–540.
49. Collert S, Isacson J. Chronic sclerosing osteomyelitis (Garre). Clin Orthop. 1982;164:136–140.

50. Delaney TJ, Eswar S. Carpal coalitions. J Hand Surg Am. 1992;17:28–31.
51. Marburger R, Burgess RC. Symptomatic lunate-triquetral coalition. J South Orthop Assoc. 1995;4:307–310.
52. Gelberman RH, Salamon PB, Jurist JM, Posch JL. Ulnar variance in Kienbock's disease. J Bone Joint Surg Am. 1975;57:674–676.
53. Gerwin M. The history of Kienbock's disease. Hand Clin. 1993;9:385–390.
54. Morgan RF, McCue FC III. Bilateral Kienbock's disease. J Hand Surg Am. 1983;8:928–932.
55. Cerezal L, del Piñal F, Abascal F, García-Valtuille R, Pereda T, Canga A. Imaging fi ndings in ulnar-sided wrist impaction syndromes. Radiographics. 2002;22(1):105–121.
56. Jennin F, Bousson V, Parlier C, Jomaah N, Khanine V, Laredo JD. Bony sequestrum: a radiologic review. Skeletal Radiol. 2011;40:963–975.
57. Unni KK, Inwards CY. Dahlin's Bone Tumors: General Aspects and Data on 10,165 Cases. 6th ed. Philadelphia, PA: Lippincott Williams & Wilkins; 2010:103.
58. Sachs HK. The evolution of the radiologic lead line. Radiology. 1981;139:81–85.
59. Blickman JG, Wilkinson RH, Graef JW. The radiologic "lead band" revisited. AJR Am J Roentgenol. 1986;146:245–247.
60. Anderson SE, Steinbach LS, De Monaco D, Bonel HM, Hurtienne Y, Voegelin E. "Baby wrist": MRI of an overuse syndrome in mothers. AJR Am J Roentgenol. 2004;182(3):719–724.
61. Peterson JJ, Bancroft LW, Kransdorf MJ. Wooden foreign bodies: imaging appearance. AJR Am J Roentgenol. 2002;178:557–562.
62. Jacobson JA. Fundamentals of Musculoskeletal Ultrasound. Philadelphia, PA: Saunders/Elsevier; 2007.
63. Martinez-Lavin M, Matucci-Cerinic M, Jajic I, Pineda C. Hypertrophic osteoarthropathy: consensus on its defi nition, classifi cation, assessment and diagnostic criteria. J Rheumatol. 1993;20:1386–1387.
64. Kurzrock R, Cohen PR. Cutaneous paraneoplastic syndromes in solid tumors. Am J Med. 1995;99:662–671.
65. Nashitz JE, Rosner I, Rozenbaum M, Elias N, Yeshurun D. Cancerassociated rheumatic disorders: clues to occult neoplasia. Semin Arthritis Rheum. 1995;24:231–241.
66. Pineda C. Diagnostic imaging in hypertrophic osteoarthropathy. Clin Exp Rheumatol. 1992;10(suppl 7):27–33.
67. Taconis WK, Schutte HE, van der Heul RO. Desmoplastic fi broma of bone: a report of 18 cases. Skeletal Radiol. 1994;23:283–288.
68. Inwards CY, Unni KK, Beabout JW, Sim FH. Desmoplastic fi broma of bone. Cancer. 1991;68:1978–1983.
69. Murph JR. Rubella and syphilis: continuing causes of congenital infection in the 1990s. Semin Pediatr Neurol. 1994;1:26–35.
70. Lamberti PM, Light TR. Madelung deformity. eMedicine (10 Aug 2010). http://emedicine.medscape.com/article/1260002-overview.
71. Kim HK. Madelung deformity with Vickers ligament. Pediatr Radiol. 2009;39:1251.
72. Rampoldi M, Marsico S. Complications of volar plating of distal radius fractures. Acta Orthop Belg. 2007;73(6):714–719.
73. Hattori Y, Doi K, Sakamoto S, Yukata K. Delayed rupture of extensor digitorum communis tendon following volar plating of distal radius fracture. Hand Surg. 2008;13(3):183–185.
74. Sügün TS, Karabay N, Gürbüz Y, Ozaksar K, Toros T, Kayalar M. Screw prominences related to palmar locking plating of distal radius. J Hand Surg Eur. 2011;36(4):320–324.
75. Bruckner JD, Alexander AH, Lichtman DM. Acute dislocations of the distal radio-ulnar joint. J Bone Joint Surg Am. 1995;77:958–968.
76. Strehle J, Gerber C. Distal radioulnar joint function after Galeazzi fracture-dislocations treated by open reduction and internal plate fixation. Clin Orthop. 1993;293:240–245.
77. Imatani J, Hashizume H, Nishida K, Morito Y, Inoue H. The Galeazziequivalent lesion in children revisited. J Hand Surg Br. 1996;21:455–457.

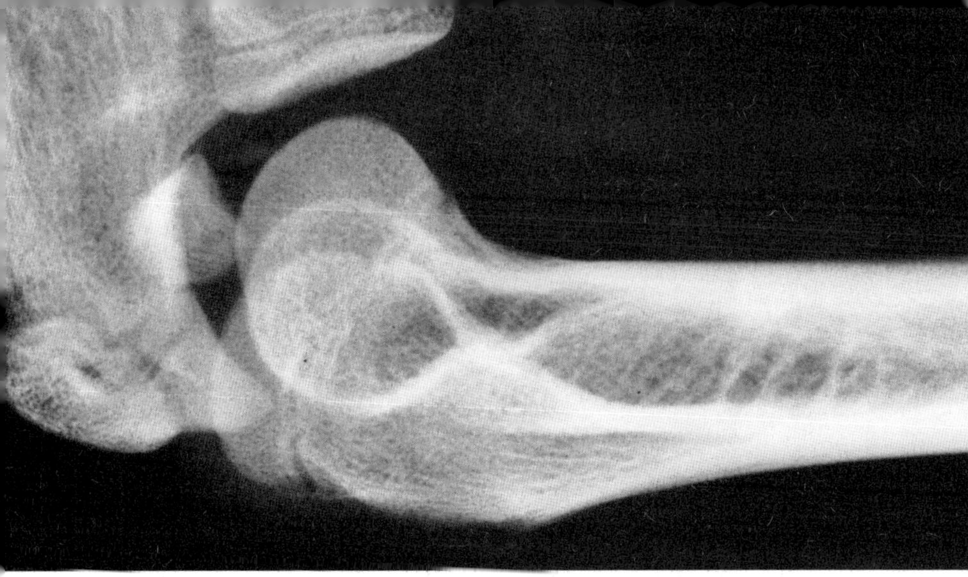

capítulo

2

Cotovelo, braço e ombro

Caso 2.1

HISTÓRIA CLÍNICA Mulher de 55 anos que caiu do meio-fio ao acenar para um táxi.

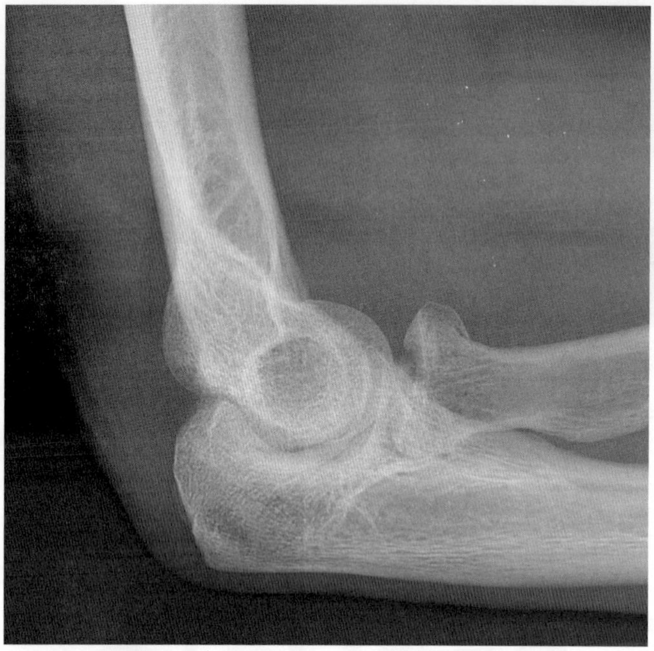

FIGURA 2.1A

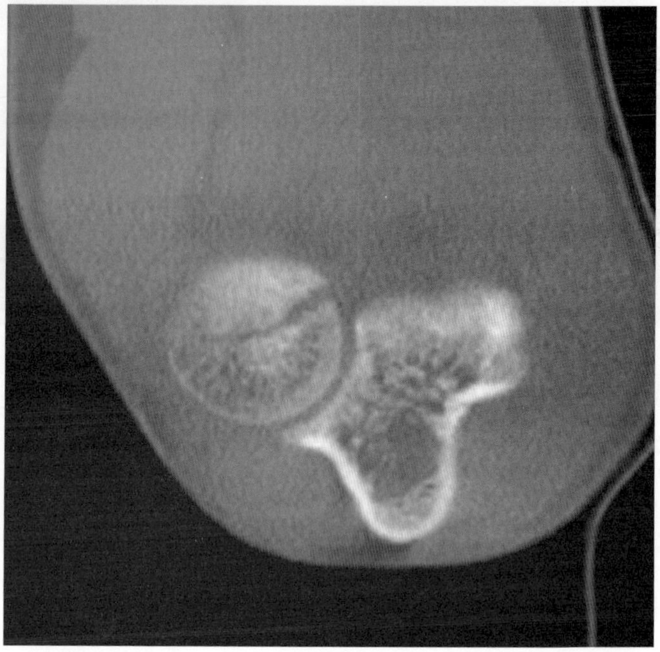

FIGURA 2.1B

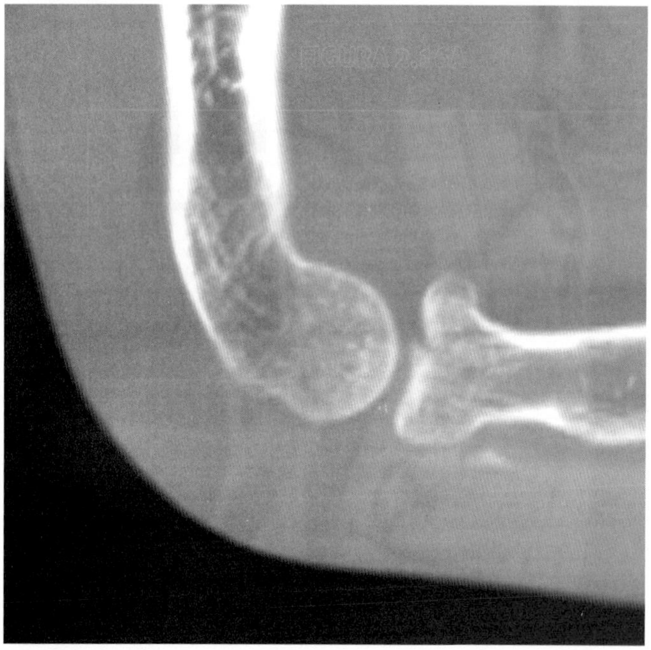

FIGURA 2.1C

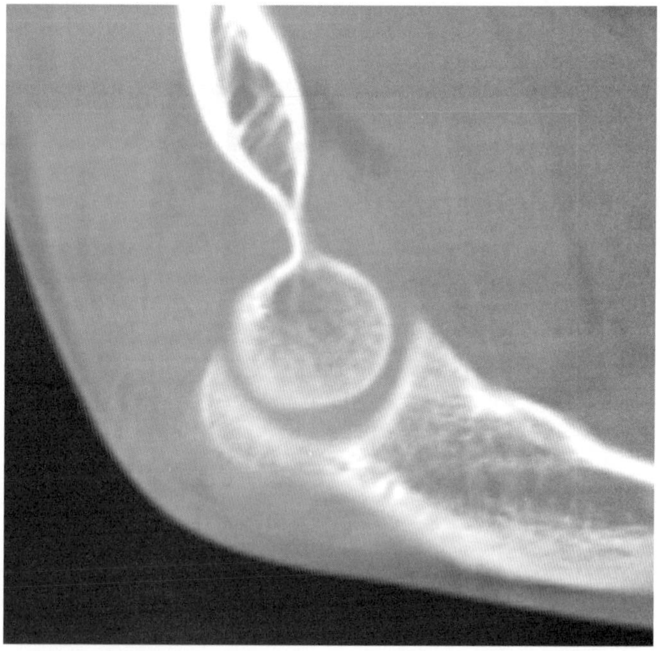

FIGURA 2.1D

ACHADOS

A. Radiografia lateral demonstra elevação dos coxins adiposos anterior e posterior, um indicativo de derrame articular. Observa-se uma fratura intra-articular da cabeça radial.

B. TC axial demonstra a fratura atravessando a superfície articular da cabeça radial.

C. Reformatação de imagem sagital de TC através da articulação radiocapitelar demonstra leve depressão do fragmento da cabeça radial.

D. Reformatação de imagem sagital de TC através da articulação ulnar-troclear demonstra a elevação dos coxins adiposos anterior e posterior.

DIAGNÓSTICO DIFERENCIAL Nenhum.

DIAGNÓSTICO Fratura da cabeça do rádio.

DISCUSSÃO O sinal do coxim adiposo no cotovelo indica um derrame articular. A distensão da cápsula articular por líquido eleva os coxins adiposos anterior e posterior na face superior da articulação do cotovelo, deslocando-os de suas posições normais e tornando-os visíveis radiologicamente na imagem lateral. O desvio do coxim adiposo anterior se assemelha a uma vela de veleiro, de modo que este achado é chamado de *sinal da vela de veleiro*. Uma pequena porção do coxim adiposo anterior normalmente é visível na forma de uma fina radiolucência triangular com uma base curta voltada para a articulação do cotovelo. O coxim adiposo posterior em geral está totalmente contido dentro da fossa olecraniana e não é visível. Na presença de trauma agudo, o sinal do coxim adiposo é indicativo de fratura, mas derrames de qualquer causa podem resultar em um sinal do coxim adiposo. As fraturas da cabeça e colo do rádio são sofridas por adultos jovens após quedas sobre a mão espalmada, impactando a cabeça radial contra o capítulo do úmero, e são classificadas em dois tipos: intra-articular da cabeça radial, como neste caso, e a fratura do colo radial. Muitas fraturas da cabeça radial podem ser tratadas por meios fechados ou fixação interna, mas as fraturas cominutivas e desviadas possuem alto risco de osteonecrose e a ressecção com a colocação de um implante protético pode ser realizada.[1]

Caso 2.2

HISTÓRIA CLÍNICA Mulher adulta com deformidade após queda.

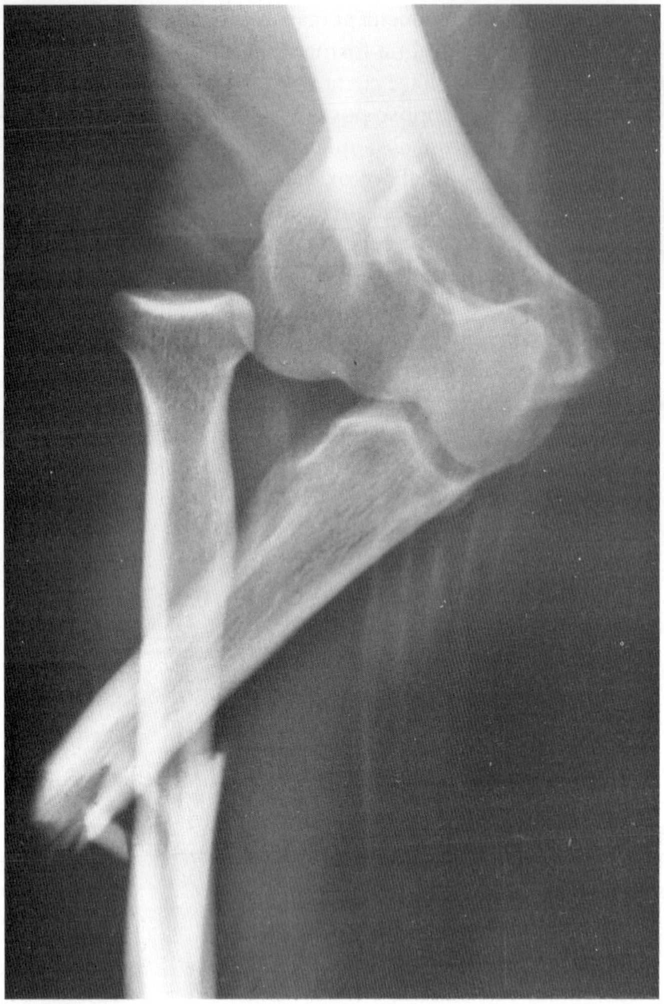

FIGURA 2.2A

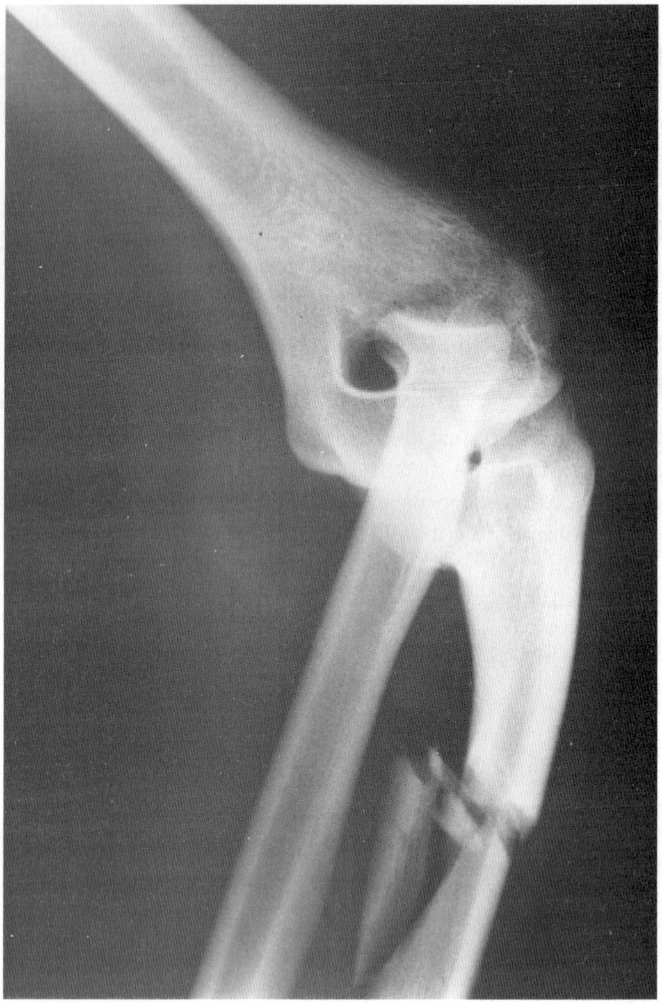

FIGURA 2.2B

ACHADOS (A, B) Radiografias AP e lateral do cotovelo demonstram a luxação lateral do rádio e fraturas desviadas da diáfise média da ulna.

DIAGNÓSTICO DIFERENCIAL Nenhum.

DIAGNÓSTICO Fratura-luxação de Monteggia (Bado tipo III).

DISCUSSÃO A fratura-luxação de Monteggia[2] é composta pela fratura da ulna e pela luxação da cabeça radial. Vários tipos se baseiam no local da fratura e na direção associada da angulação e luxação (classificação de Bado). Os tipos são: (I) fratura ulnar proximal com angulação anterior e luxação anterior da cabeça radial (65%); (II) fratura ulnar proximal com angulação e luxação posterior da cabeça radial (18%); (III) fratura ulnar distal ao processo coronoide com luxação lateral da cabeça radial (16%); e (IV) fratura proximal ulnar e fratura do rádio proximal distal à tuberosidade bicipital com luxação anterior da cabeça radial (1%). Esta lesão deve ser ativamente procurada em adultos com fratura da diáfise ulnar proximal confirmada. A cabeça radial deve fazer interseção com o capítulo do úmero em qualquer vista obtida. O nervo radial é lesionado em 20% dos casos, mas a maioria das lesões nervosas é transitória.

Caso 2.3

HISTÓRIA CLÍNICA Menino de 2 anos com deformidade congênita de membro superior.

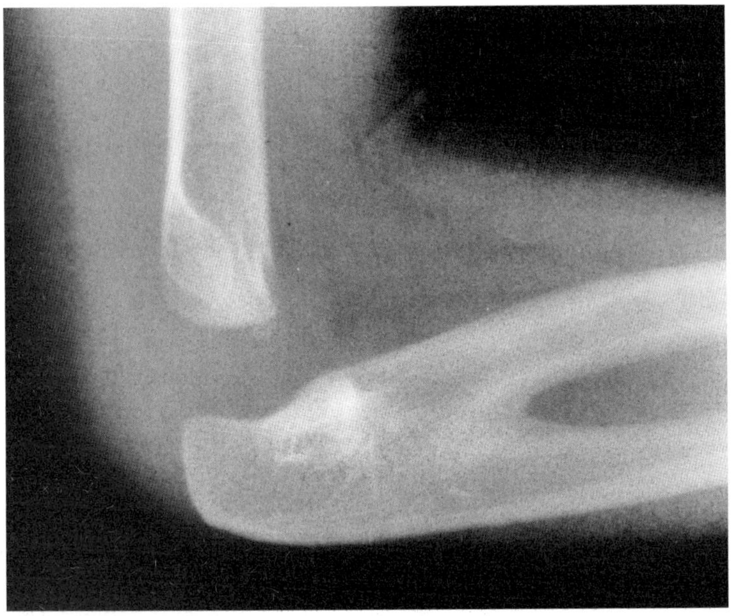

FIGURA 2.3A

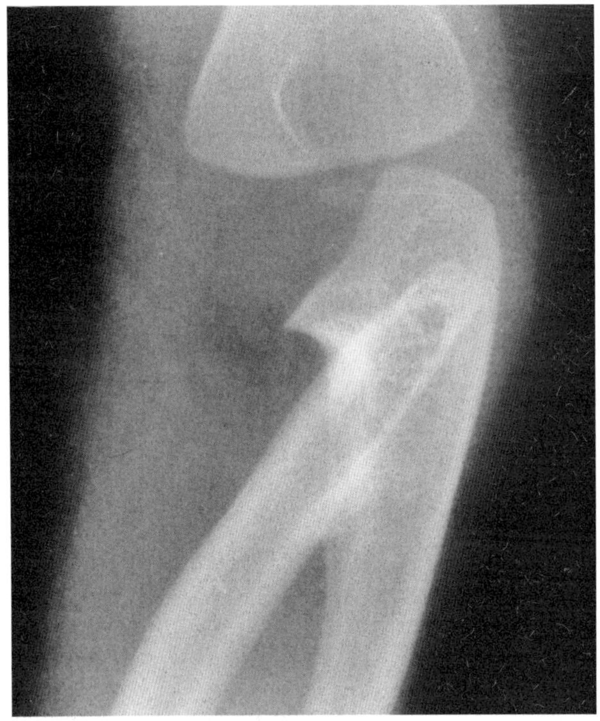

FIGURA 2.3B

ACHADOS (A, B) Radiografias lateral e oblíqua do cotovelo. Observa-se uma fusão anormal do rádio proximal e da ulna, com continuidade do espaço medular e das margens corticais.

DIAGNÓSTICO DIFERENCIAL Nenhum.

DIAGNÓSTICO Sinostose radioulnar.

DISCUSSÃO Foram descritos dois tipos de sinostose radioulnar.[3] Este é um caso de sinostose "verdadeira" ou proximal, no qual se observa uma fusão suave ao longo de 2 a 6 cm do comprimento do rádio e da ulna proximais. O outro tipo é diferenciado pela luxação congênita da cabeça radial. Ambos os tipos resultam de uma falha na segmentação longitudinal do antebraço proximal, levando a uma sinostose óssea ou fibrosa, e podem ser bilaterais em 60% dos casos. São descritas formas esporádicas e familiares, mas as primeiras são mais comuns.[4] Achados associados incluem deformidades em pés tortos, displasia do desenvolvimento do quadril, hipoplasia de polegar, deformidade de Madelung e outras anormalidades da segmentação (incluindo coalizão carpal e sinfalangismo). Síndromes associadas incluem artrogripose, exostoses hereditárias múltiplas e síndrome Holt-Oram, para mencionar algumas. A sinostose adquirida pode resultar de trauma, osteomielite e doença de Caffey. Antes de a ponte óssea se tornar óbvia, a observação cuidadosa para o arqueamento radial lateral ou pinçamento ulnar pode ajudar a fazer um diagnóstico precoce. Embora alguns casos possam ser tratados de forma cirúrgica, um estudo longitudinal da história natural da sinostose radioulnar proximal congênita demonstrou que a maioria dos pacientes apresentava pouca ou nenhuma limitação funcional e geralmente desempenhava funções laborais que demandavam o uso intenso do antebraço.[5]

Caso 2.4

HISTÓRIA CLÍNICA Menino de 11 anos que sofreu queda de bicicleta.

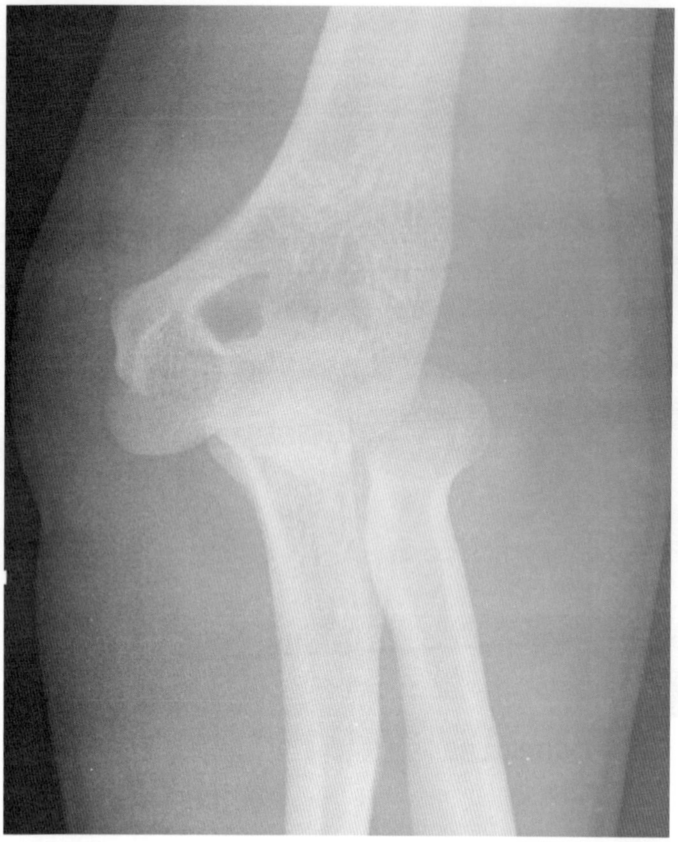

FIGURA 2.4A

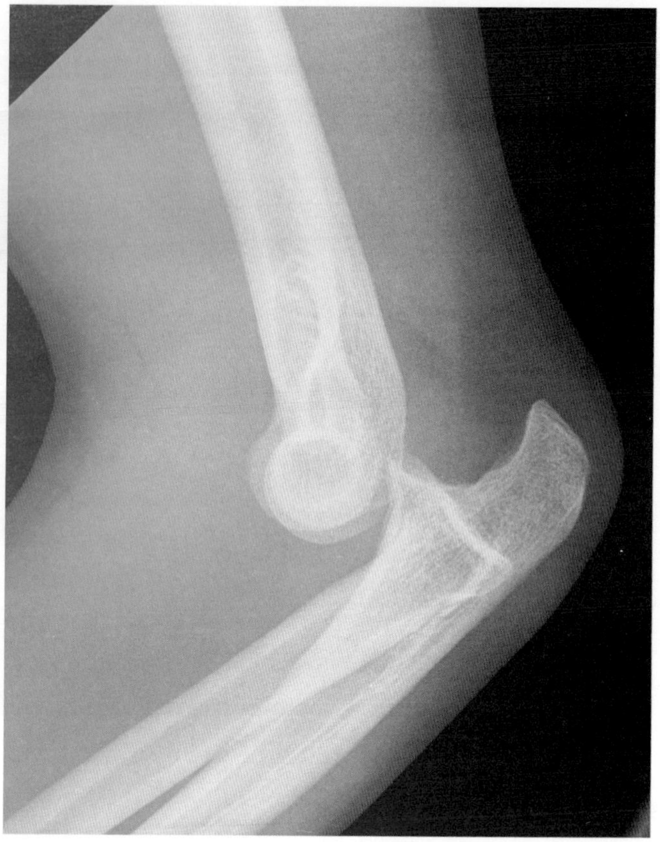

FIGURA 2.4B

ACHADOS (A, B) Radiografias AP e lateral do cotovelo. Presença de luxação posterior do cotovelo, sem fraturas.

DIAGNÓSTICO DIFERENCIAL Nenhum.

DIAGNÓSTICO Luxação posterior do cotovelo.

DISCUSSÃO O cotovelo é o local mais comum de luxações no paciente esqueleticamente imaturo e o terceiro local mais comum de luxações em adultos (seguido pelo ombro e articulações interfalângicas). As luxações agudas do cotovelo resultam de quedas ou lesões relacionadas ao esporte, com forças transmitidas para um cotovelo hiperestendido. Em geral, a ulna luxa posteriormente em relação ao úmero e, por consequência, prejudica também o rádio. Não se observam fraturas associadas com frequência, apesar de o processo coronoide e a cabeça radial no adulto e o epicôndilo medial na criança precisarem ser cuidadosamente avaliados. Em crianças, o epicôndilo medial e o nervo mediano podem ficar encarcerados, impedindo a redução fechada. Apesar de a luxação posterior do cotovelo ser a mais comum, a luxação pode ocorrer em outras direções. Existe uma variante rara conhecida como luxação divergente, na qual o rádio e a ulna se separam em direções diferentes. As luxações recorrentes implicam instabilidade, geralmente atribuída à ruptura dos ligamentos colaterais mediais, avulsão da inserção do músculo braquial, dano à cápsula anterior ou combinações das alterações descritas. Complicações associadas à luxação do cotovelo incluem o comprometimento da artéria braquial, dano aos nervos mediano ou ulnar e ossificação heterotópica (mais frequente no músculo braquial, anterior ao cotovelo).

Caso 2.5

HISTÓRIA CLÍNICA Criança de 2 anos que se recusa a mover o braço após uma ida ao shopping center.

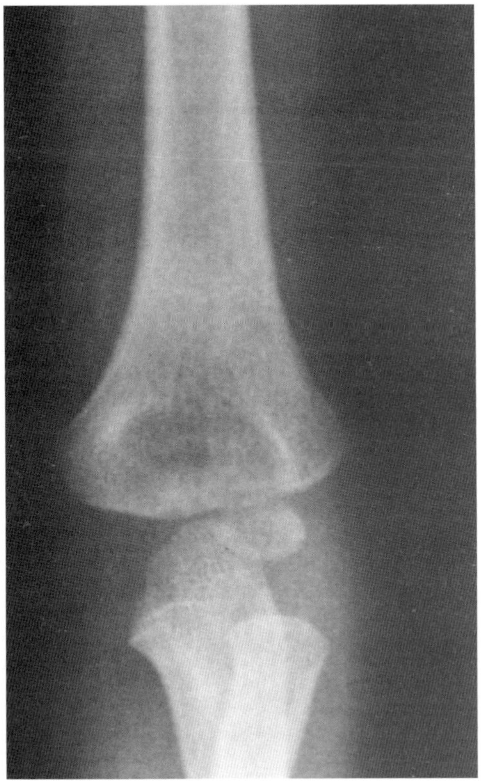

FIGURA 2.5A

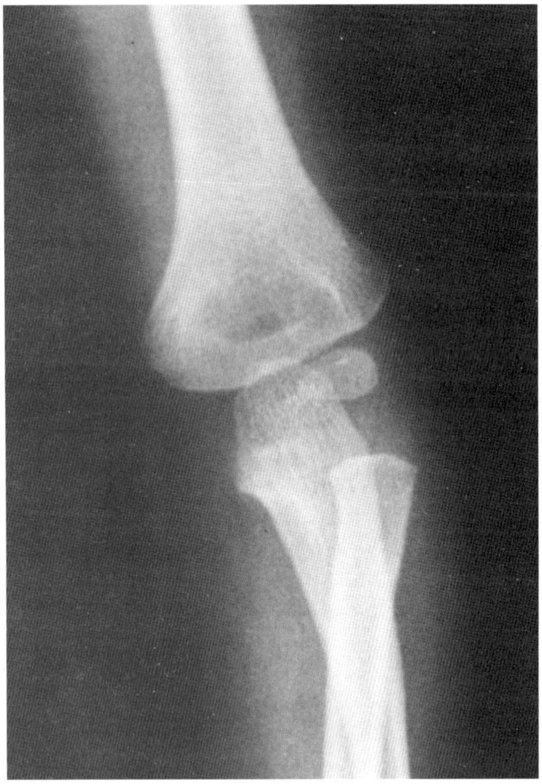

FIGURA 2.5B

ACHADOS (A, B) Radiografias AP e oblíqua do cotovelo esquerdo demonstram uma subluxação sutil do rádio em relação ao capítulo do úmero. Uma linha traçada através do segmento curto da diáfise radial proximal à tuberosidade radial deve fazer interseção com o centro do capítulo do úmero em todas as projeções radiológicas, mas neste caso isso não ocorre.

DIAGNÓSTICO DIFERENCIAL Subluxação da cabeça radial, luxação da cabeça radial, normal.

DIAGNÓSTICO Subluxação da cabeça radial.

DISCUSSÃO A subluxação da cabeça radial (pronação dolorosa) geralmente é uma condição temporária com redução espontânea. A história usual é uma tração súbita pelo antebraço em posição pronada, como pode ocorrer quando uma criança pequena é levada pela mão por um adulto, tropeça e cai. O adulto puxará subitamente a criança pela mão e antebraço para impedir que ela caia. A cabeça radial desliza sob o frouxo ligamento anular. Alguns autores declaram que as radiografias são normais, enquanto outros observam que pode haver sinais sutis que indicam a subluxação. Se a cabeça radial não faz interseção com o capítulo do úmero em todas as incidências, ela está subluxada ou luxada.[6] O método de redução envolve uma combinação de flexão e supinação (em geral em uma criança incomodada, com dor e resistente). Um clique palpável é sentido quando a cabeça radial retorna para sua posição normal. Oferecer um doce para a criança e observar o retorno do movimento normal do cotovelo pode ser um teste para o sucesso da manobra. Ocasionalmente, o ligamento anular se torna encarcerado e impede a redução.[7] O ortopedista irá imobilizar a criança nos casos de não redução ou de subluxação recorrente. A luxação isolada da cabeça radial é uma ocorrência rara, limitada às crianças. Sempre deve-se buscar por fraturas associadas. Causas hereditárias de luxação da cabeça radial existem, por exemplo, na síndrome unha-patela, mas são ainda mais raras do que as luxações isoladas. Lesões similares foram descritas em adultos.[8,9]

Caso 2.6

HISTÓRIA CLÍNICA Menino de 5 anos com edema no cotovelo. Radiografias na apresentação e 4 meses depois.

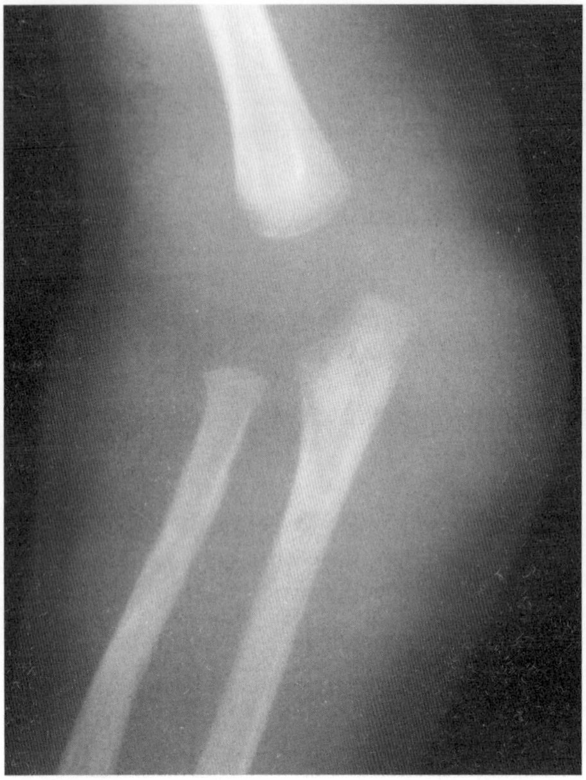

FIGURA 2.6A

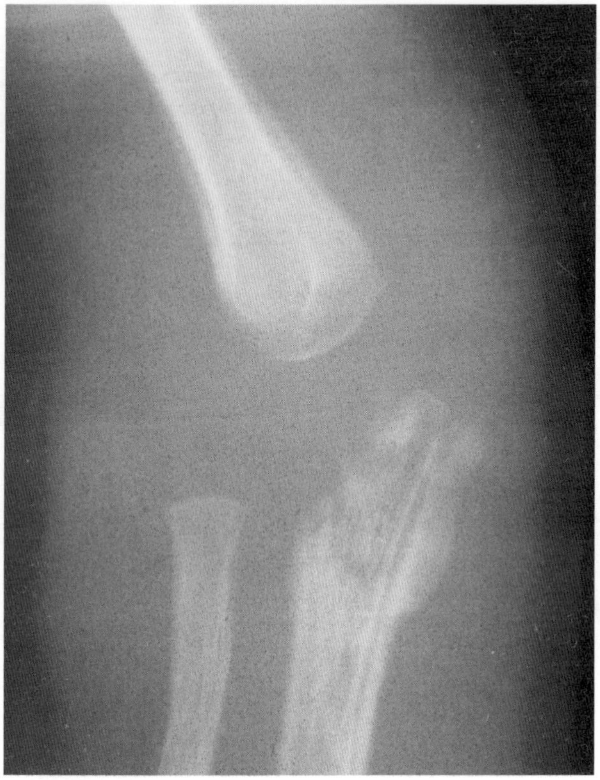

FIGURA 2.6B

ACHADOS

A. Radiografia oblíqua do cotovelo na apresentação revela edema de tecidos moles ao redor do olécrano. Uma reação periosteal leve é observada ao redor da metadiáfise proximal do olécrano, com osteoporose justarticular na articulação do cotovelo.

B. Radiografia oblíqua realizada 4 meses depois demonstra um aumento acentuado na reação periosteal ao redor do úmero distal e da ulna proximal. A osteoporose justarticular ainda é observada e é mais acentuada no olécrano proximal.

DIAGNÓSTICO DIFERENCIAL Artrite séptica, artrite reumatoide juvenil, trauma, artrite de Lyme.

DIAGNÓSTICO Artrite séptica de cotovelo.

DISCUSSÃO A recuperação de um organismo na articulação é o único método confiável para distinguir entre artrite séptica e asséptica. Exemplos de condições associadas com artrite inflamatória monoarticular asséptica incluem febre reumática, hepatite e artrite reativa. Estas entidades imunológicas, em geral, ocorrem 2 a 3 semanas após os sintomas iniciais. Do mesmo modo, a sinovite estéril pode ocorrer de maneira secundária a um processo inflamatório no osso ou bursa adjacente. Fontes potenciais de infecção incluem o sangue, ossos adjacentes ou tecidos moles, e penetração direta (acidental ou iatrogênica). A sequência radiológica clássica de eventos é: derrame articular e edema de tecidos moles (edema e hipertrofia da sinóvia, com membranas exsudativas), osteoporose (hiperemia), diminuição do espaço articular (perda condral secundária à inflamação do *pannus*), erosões marginais e centrais (destruição óssea pelo *pannus* inflamado), formação de osso hospedeiro esclerótico (periostite, neste caso) e anquilose óssea tardia (seja anquilose fibrosa ou anquilose óssea verdadeira). A artrite séptica bacteriana geralmente é causada pelo *Staphylococcus aureus* ou uma espécie de estreptococo. Em crianças, o *Haemophilus influenzae* é um importante organismo causador. O envolvimento poliarticular geralmente é secundário a organismos encapsulados, como pneumococo ou *H. influenzae*.

Quando a artrite séptica é secundária à tuberculose ou fungos, os achados radiológicos diferem pela presença de pouco ou nenhum osso reparativo, e o processo tem natureza mais indolente. Os quadris e joelhos são envolvidos com mais frequência do que o punho e o cotovelo. As complicações incluem formação de cisto sinovial, lesão de tecidos moles e tendões (especialmente ruptura do manguito rotador no ombro) ou abscessos, osteomielite, anquilose, crescimento excessivo das epífises pela hiperemia regional (se as fises ainda estiverem abertas) e osteoartrite.

Caso 2.7

HISTÓRIA CLÍNICA Homem de 70 anos com edema doloroso ao redor do cotovelo há dias.

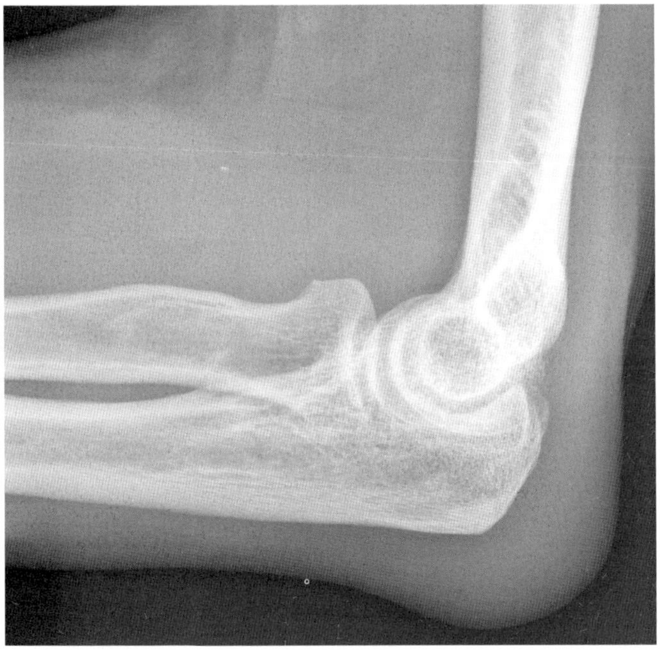

FIGURA 2.7A

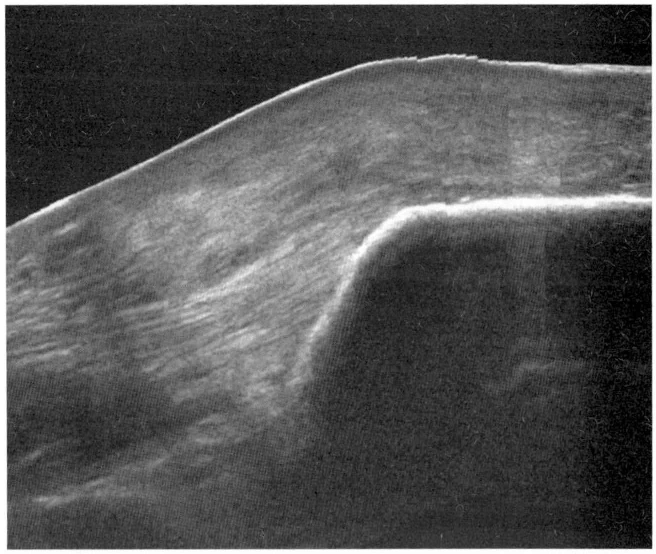

FIGURA 2.7B

ACHADOS

A. Radiografia lateral do cotovelo demonstra edema focal de tecidos moles sobre o olécrano. Não se observam calcificação de tecidos moles nem alterações no osso subjacente.

B. Ultrassonografia longitudinal com o transdutor sobre a região do edema demonstra uma coleção com ecotextura heterogênea e uma pequena região central anecoica. Não se observam calcificações. A imagem Doppler colorida (não mostrada) revelou fluxo interno.

DIAGNÓSTICO DIFERENCIAL Bursite olecraniana, séptica ou não séptica, artrite reumatoide.

DIAGNÓSTICO Bursite olecraniana séptica.

DISCUSSÃO A bursite olecraniana é uma lesão comum.[10] Além da localização, a aparência da imagem é inespecífica, e a aspiração com cultura e coloração Gram pode ser necessária para estabelecer o diagnóstico definitivo. Entretanto, pacientes com bursite séptica podem apresentar características sistêmicas de infecção e tendem a se apresentar mais precocemente e com sintomas mais graves do que os pacientes com bursite não séptica. Na presença de calcificação, a gota tofácea é uma forte consideração. Os pacientes com artrite reumatoide também são predispostos ao desenvolvimento de bursite olecraniana. O edema da bursa olecraniana também pode ocorrer após quedas sobre o cotovelo e, se for acompanhado por uma lesão aberta, pode ocorrer infecção.

Caso 2.8

HISTÓRIA CLÍNICA Indivíduo de 29 anos, vítima de queimadura, com rigidez da articulação do cotovelo.

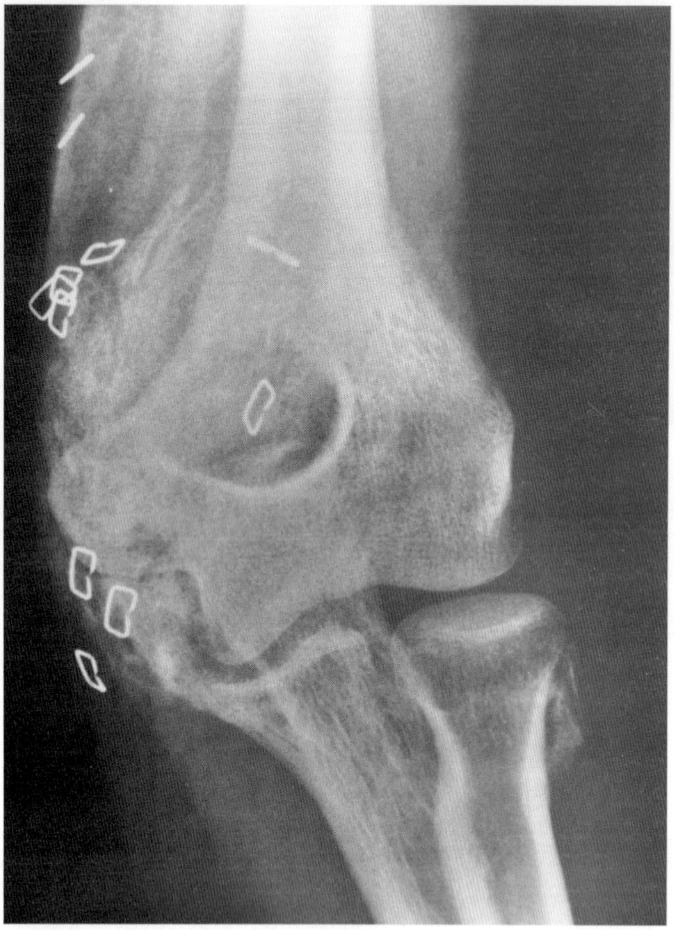

FIGURA 2.8A

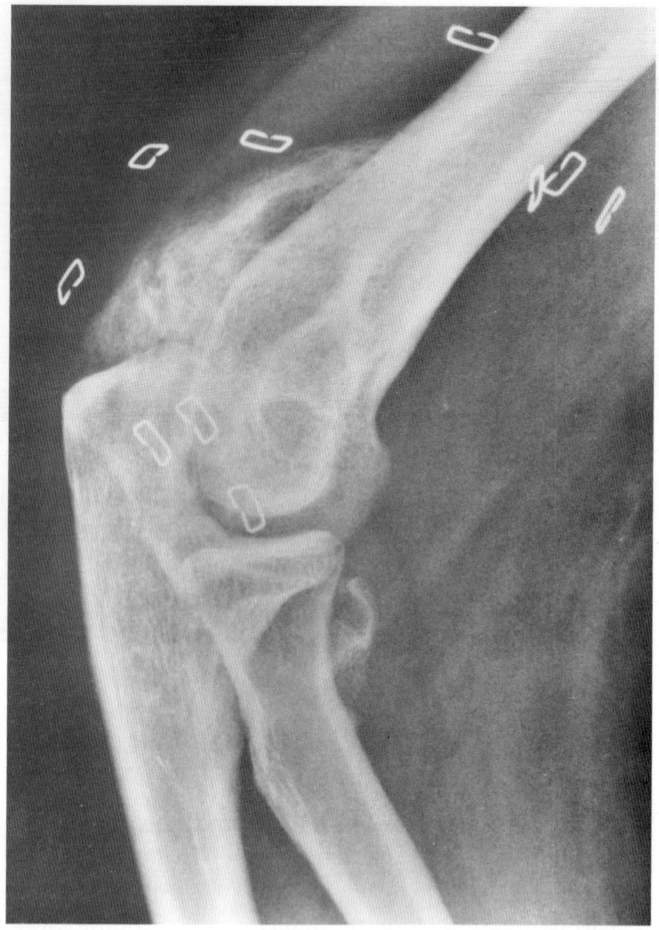

FIGURA 2.8B

ACHADOS (A, B) Radiografias AP e lateral do cotovelo demonstram uma extensa ossificação de tecidos moles no cotovelo, envolvendo a articulação. A flexão e a extensão do cotovelo estão severamente limitadas. Os grampos cirúrgicos presentes indicam os locais de enxertia de pele.

DIAGNÓSTICO DIFERENCIAL Alterações pós-traumáticas, lesão térmica, doença do colágeno vascular.

DIAGNÓSTICO Ossificação heterotópica após queimadura.

DISCUSSÃO As lesões térmicas causam necrose coagulativa dos tecidos. A profundidade da lesão está relacionada à severidade e duração do calor aplicado. Inicialmente, pode-se observar perda e edema de tecidos moles. Osteoporose (30% dos casos) pode ser localizada ou difusa, e é explicada com base na hiperemia, resposta simpática reflexa ou alteração no metabolismo local. Uma periostite também pode ocorrer nas semanas que se seguem, e é considerada secundária a uma irritação periosteal local. Excrescências ósseas periarticulares, osteófitos ou calcificações/ossificações dos tecidos moles (23% dos casos) são comuns após queimaduras extensas e podem ser vistos 2 a 3 meses após a lesão.[11,12] Elas tipicamente ocorrem em adultos ao longo da estrutura preexistente de tecido conjuntivo, com maior frequência ao redor do cotovelo. A amplitude de movimento das articulações envolvidas estará limitada mecanicamente. A patogênese exata dessas ossificações é desconhecida e não parece estar correlacionada com a severidade da queimadura. A resposta hiperêmica observada com as queimaduras pode desencadear crescimento ósseo. As contraturas são mais comuns ao redor do cotovelo e na mão. Anormalidades articulares podem ser locais ou remotas e resultar da hiperemia, compressão, infecção ou lesão térmica. Considerações diferenciais da anquilose pela ossificação heterotópica incluem etiologias pós-traumáticas,[13] neurogênicas e outras etiologias.[14]

Caso 2.9

HISTÓRIA CLÍNICA Menina de 6 anos que sofreu queda.

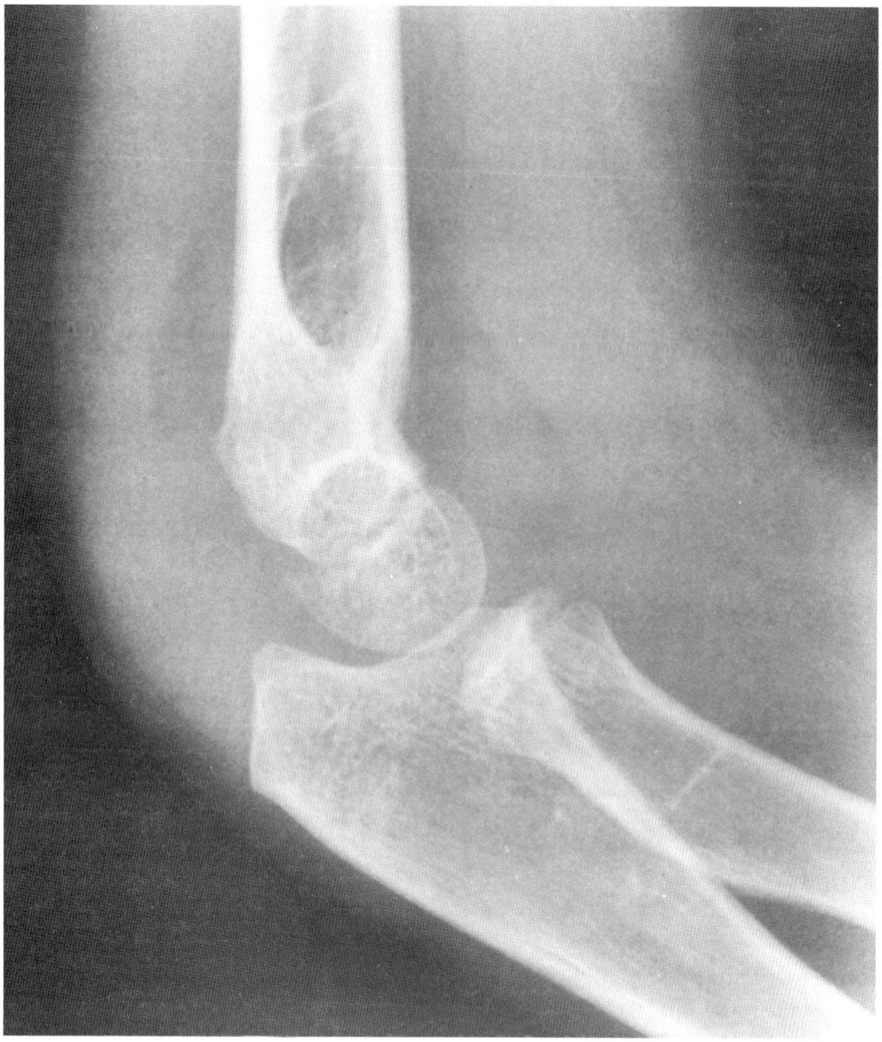

FIGURA 2.9A

ACHADOS Radiografia lateral do cotovelo. Proeminência dos sinais dos coxins adiposos anterior e posterior. Observa-se uma leve angulação posterior do úmero distal. Uma linha traçada ao longo do córtex anterior do úmero (linha umeral anterior) deve fazer interseção com o capítulo do úmero em seu terço posterior, mas nesse caso a linha faz interseção com o capítulo do úmero em seu terço anterior. Uma linha de fratura real não é visível nesta radiografia.

DIAGNÓSTICO DIFERENCIAL Nenhum.

DIAGNÓSTICO Fratura supracondiliana do úmero.

DISCUSSÃO O sinal do coxim adiposo é a pista para a presença de uma fratura na região do cotovelo. Mais de 90% das crianças e adolescentes com um sinal do coxim adiposo posterior apresentarão uma fratura demonstrável, e a ausência do sinal de coxim adiposo nestes grupos etários praticamente exclui uma fratura intra-articular, a menos que a lesão seja tão grave que rompa a cápsula articular do cotovelo. A fratura supracondiliana constitui 60% das fraturas ao redor do cotovelo em crianças. As fraturas da cabeça e do colo do rádio, comuns em adultos, geralmente não são vistas em crianças. As fraturas supracondilianas ocorrem com a hiperextensão do cotovelo, geralmente após quedas. A fratura se estende transversalmente através do úmero distal pelas fossas coronoide e olecraniana, acima do nível dos côndilos. O fragmento distal angula posteriormente, de modo que a linha umeral anterior passa anteriormente ao capítulo do úmero. O sinal do coxim adiposo posterior quase sempre está presente. A fratura geralmente é completa, mas é possível encontrar fraturas em galho verde, em tórus ou em curvatura. O tratamento típico é feito com redução fechada e imobilização gessada.

Caso 2.10

HISTÓRIA CLÍNICA Arremessador de beisebol de 8 anos com dor no cotovelo direito. Radiografias dos cotovelos direito e esquerdo.

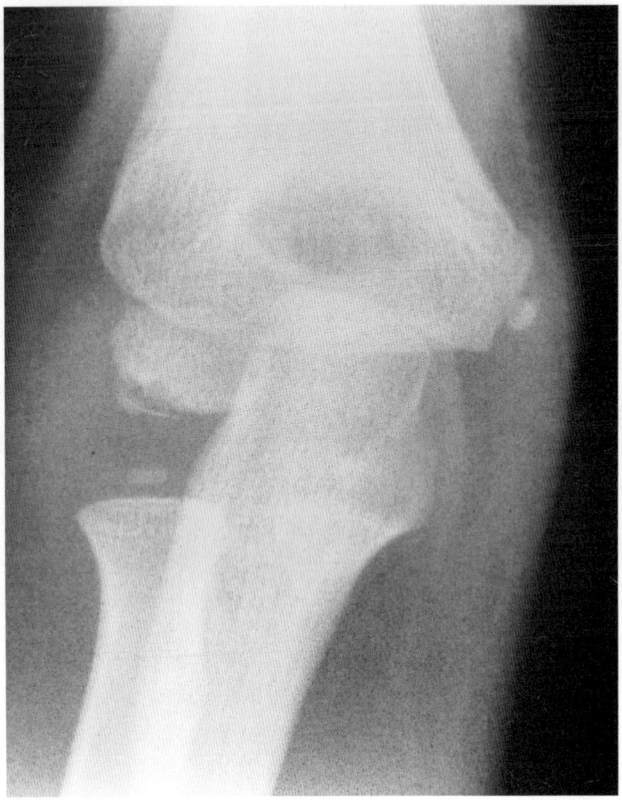

FIGURA 2.10A

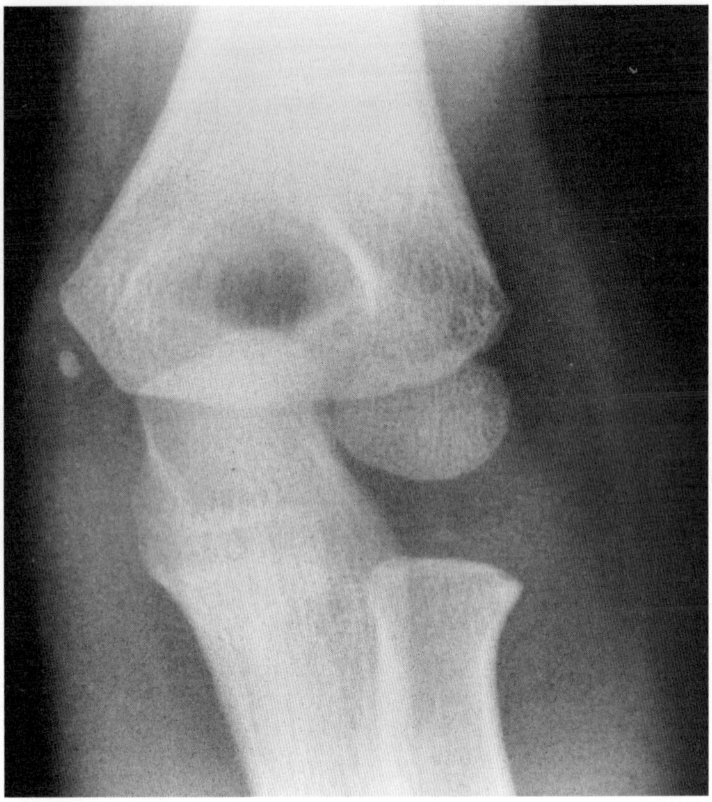

FIGURA 2.10B

ACHADOS

A. Radiografia AP do cotovelo direito (sintomático). Observa--se um defeito radioluzente horizontal irregular através do centro de ossificação do capítulo do úmero.

B. Radiografia do cotovelo esquerdo (assintomático) é normal.

DIAGNÓSTICO DIFERENCIAL Osteocondrose do capítulo do úmero, osteocondrite dissecante, trauma agudo.

DIAGNÓSTICO Osteocondrose do capítulo do úmero.

DISCUSSÃO A osteocondrose do capítulo do úmero ou doença de Panner é observada principalmente em meninos entre 5 e 10 anos. Osteocondrose é um termo geral para designar uma condição secundária à isquemia de uma epífise de crescimento. O capítulo do úmero é uma protuberância arredondada no úmero distal, que se articula com o rádio proximal e é coberto por cartilagem articular. O suprimento sanguíneo entra por sua face posterior e é vulnerável à ruptura traumática por estresse repetitivo e indireto em valgo ou compressão direta, levando às vezes ao comprometimento vascular. Apesar de a maioria das lesões se revascularizar e consolidar sem grandes consequências, podem ocorrer deformidade, reabsorção óssea ou fragmentação franca do capítulo do úmero. Dor e rigidez podem limitar a extensão total do cotovelo, e um achado clínico comumente associado é o edema articular por derrame e/ou hipertrofia sinovial. Os achados radiográficos no capítulo do úmero incluem a fissura em formato de crescente através do centro de ossificação (como observado neste caso), aumento da densidade, diminuição de tamanho, reabsorção ou fragmentação franca. A hiperemia pode levar a uma maturação prematura da cabeça radial. O envolvimento unilateral é observado no braço dominante de crianças que praticam beisebol e a condição também foi observada em ginastas. A principal consideração diferencial é a osteocondrite dissecante, uma lesão osteocondral traumática vista em um grupo etário mais velho, depois que o capítulo do úmero basicamente parou de crescer.[15] A TC e imagens de RM podem ser úteis quando existem dúvidas sobre fragmentação.

Caso 2.11

HISTÓRIA CLÍNICA Menino de 7 anos com história de trauma.

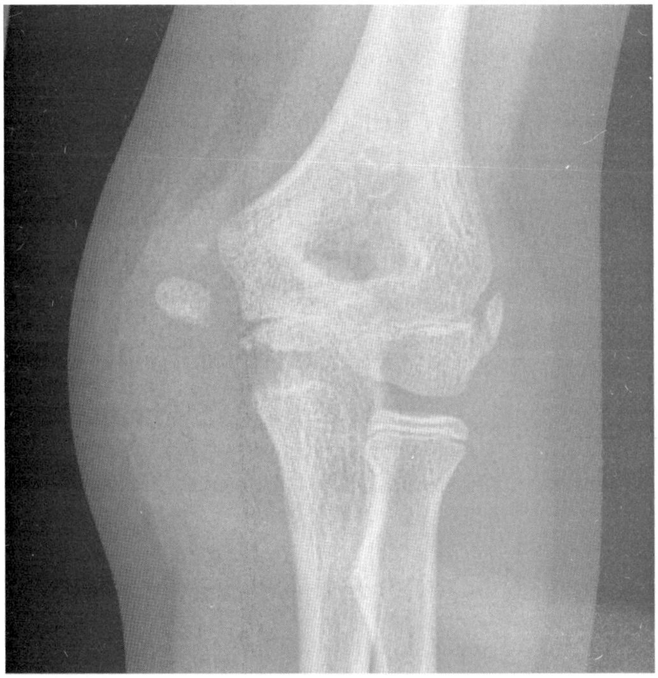

FIGURA 2.11A

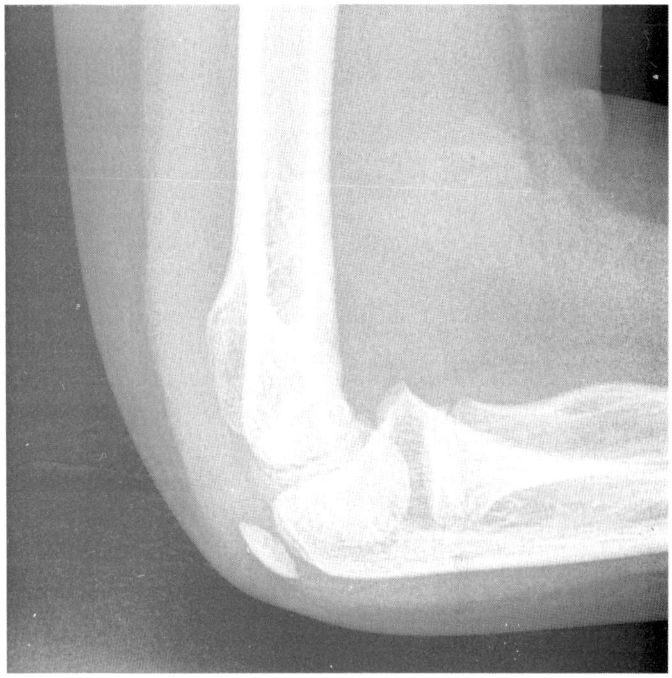

FIGURA 2.11B

ACHADOS

A. Radiografia AP do cotovelo demonstra que o epicôndilo medial foi avulsionado do úmero distal, com o plano de fratura passando através da placa apofisária. Presença de edema de tecidos moles no local.

B. Radiografia lateral do cotovelo não apresenta sinal de coxim adiposo.

DIAGNÓSTICO DIFERENCIAL Nenhum.

DIAGNÓSTICO Fratura por avulsão do epicôndilo medial (Salter tipo 1).

DISCUSSÃO O centro de ossificação do epicôndilo medial aparece por volta dos 5 anos. É o lugar de origem do tendão comum do grupo muscular pronador flexor e pode ser avulsionado por contração muscular. Isso geralmente resulta em um fragmento de fratura que se desvia distal ou anteriormente. As lesões do epicôndilo medial geralmente são observadas no grupo etário de 5 a 15 anos; depois que o epicôndilo medial se funde na adolescência, essa lesão não ocorre mais. As lesões do epicôndilo medial são muito mais comuns do que as do epicôndilo lateral. Uma importante associação a ser reconhecida em casos de lesão do epicôndilo medial é o dano do nervo ulnar, que passa pelo cotovelo. A lesão do nervo ulnar pode levar à fraqueza motora do flexor ulnar do carpo, flexor profundo dos dedos do quarto e quinto dedos e músculos intrínsecos da mão do quarto e quinto dedos, bem como a *déficits* sensitivos do quarto e quinto dedos.

Caso 2.12

HISTÓRIA CLÍNICA Menino de 9 anos com trauma.

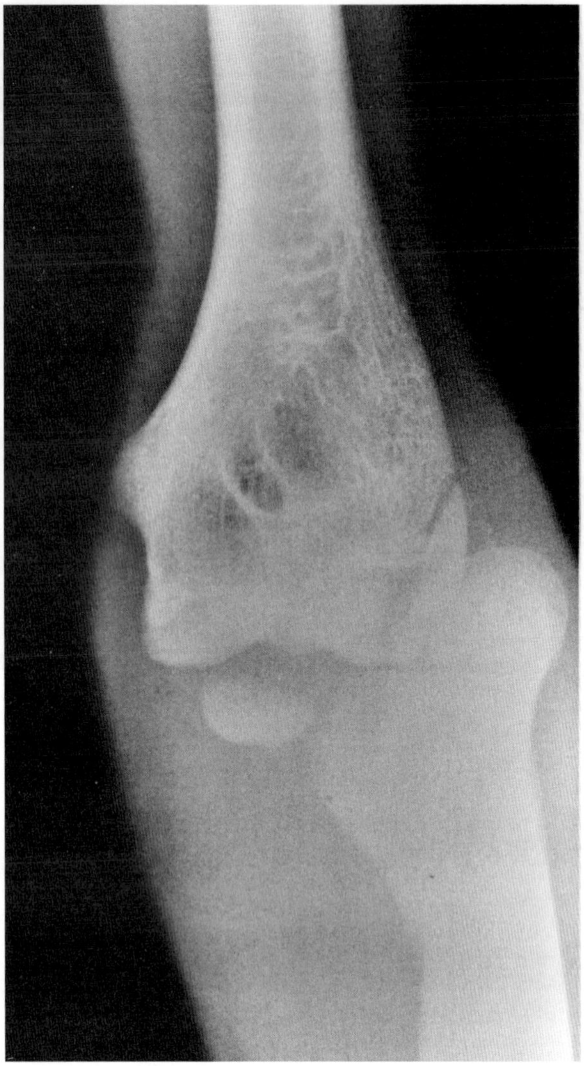

FIGURA 2.12A

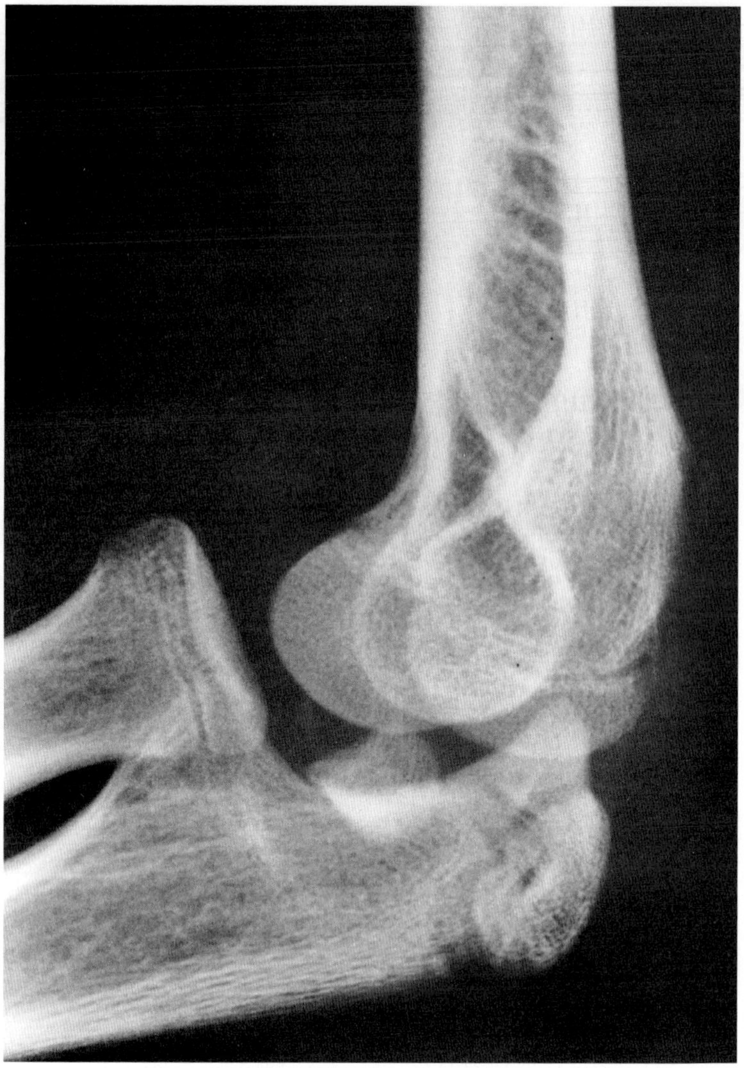

FIGURA 2.12B

ACHADOS (A, B) Radiografias AP e lateral do cotovelo. O epicôndilo medial foi avulsionado do úmero distal durante uma luxação posterior do cotovelo. O plano de fratura passa através da placa apofisária, e o fragmento se interpõe entre a tróclea e a ulna, impedindo a redução da luxação.

DIAGNÓSTICO DIFERENCIAL Nenhum.

DIAGNÓSTICO Luxação posterior do cotovelo com encarceramento do epicôndilo medial.

DISCUSSÃO A luxação do cotovelo pode separar o epicôndilo medial do úmero distal pelo estresse aplicado através do ligamento colateral ulnar (LCU) medial. O fragmento do epicôndilo medial pode ficar encarcerado no cotovelo quando ele se abre em um estresse em valgo, sendo necessária a redução cirúrgica. Para fins de revisão, a ordem de ossificação das epífises e apófises do cotovelo pode ser lembrada com o uso do mnemônico CRITOE: capítulo do úmero (menos de 1 ano), cabeça radial (5 anos), epicôndilo umeral interno (7 anos), tróclea (10 anos), olécrano (10 anos) e epicôndilo umeral externo (12 anos). A idade em que estes centros começam a ossificar é variável, mas a ordem em que se fecham geralmente não são.

Caso 2.13

HISTÓRIA CLÍNICA Mulher de 57 anos com dor na face lateral do cotovelo.

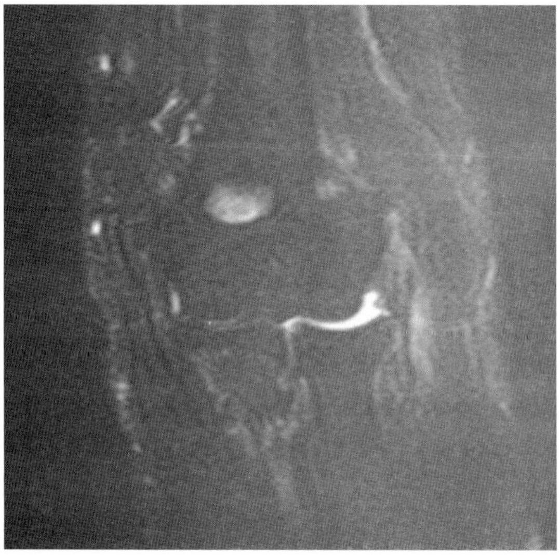

FIGURA 2.13A

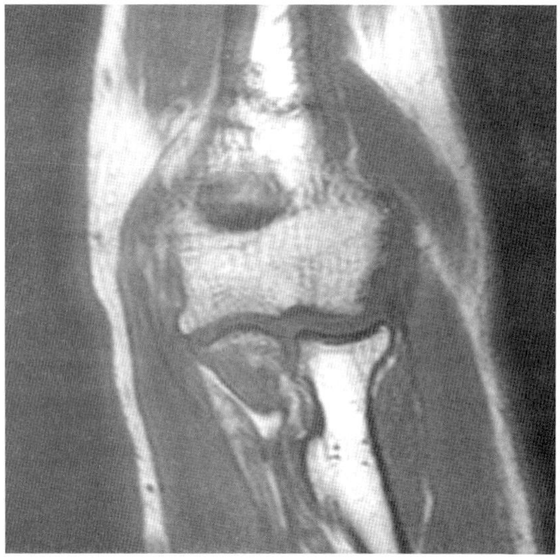

FIGURA 2.13B

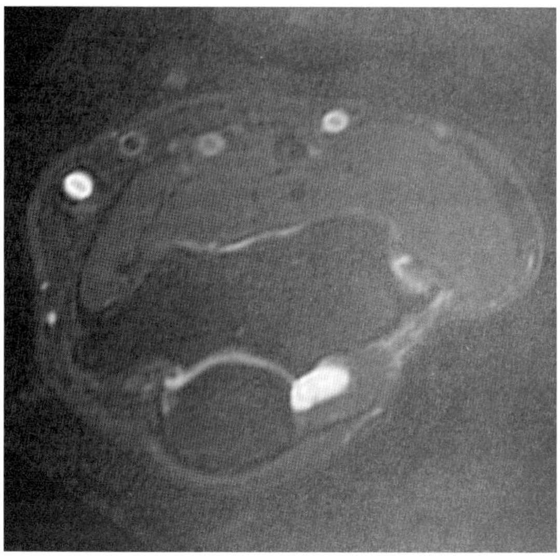

FIGURA 2.13C

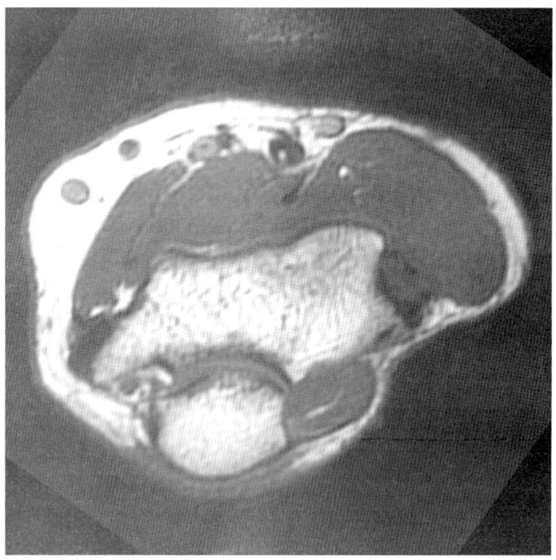

FIGURA 2.13D

ACHADOS Imagens de RM coronal (A) e axial (C) ponderadas em T2 com supressão de gordura e coronal (B) e axial (D) ponderadas em T1 do cotovelo demonstram aumento de sinal e espessamento dentro de um tendão extensor comum normalmente com intensidade de sinal muito baixa.

DIAGNÓSTICO DIFERENCIAL Ruptura de espessura total do tendão extensor comum, epicondilite lateral.

DIAGNÓSTICO Epicondilite lateral.

DISCUSSÃO A epicondilite lateral se apresenta na forma de uma dor na face lateral do cotovelo que exibe um início insidioso, começando gradualmente após uma atividade vigorosa e progredindo para a dor com atividade. As radiografias frequentemente são normais, apesar de alguns pacientes apresentarem evidência de um esporão no epicôndilo lateral ou calcificação do tendão extensor comum. A RM é útil na avaliação do grau de dano tendinoso e da anormalidade ligamentar associada. O aumento de sinal nas imagens ponderadas em T1 e T2 é visto dentro do tendão com epicondilite. O tendão geralmente se mostra espessado e o edema pode estar presente nos tecidos moles adjacentes. O uso dos planos axial e coronal é útil na avaliação desses tendões laterais. Além disso, a RM é útil na avaliação de estruturas adicionais que possam explicar a ausência de resposta à terapia (p. ex., lesão ligamentar).[16] A ultrassonografia também pode ser utilizada para avaliar a epicondilite, apesar de ser considerada menos específica do que a RM.[17]

Caso 2.14

HISTÓRIA CLÍNICA Jogador de beisebol de 21 anos com dor na face medial do cotovelo.

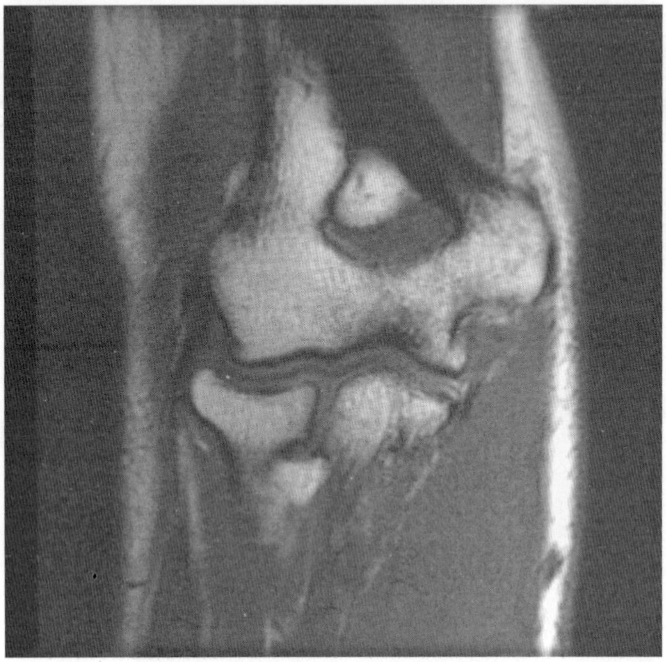

FIGURA 2.14A

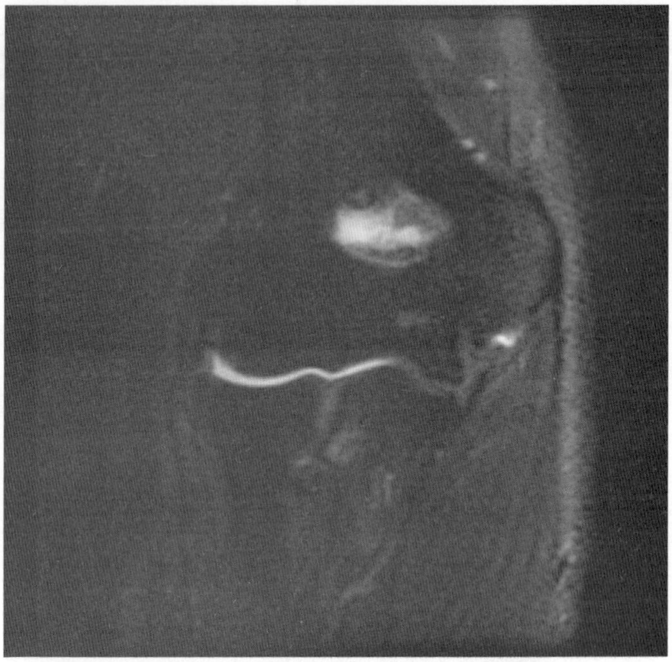

FIGURA 2.14B

ACHADOS

A. Imagem de RM coronal ponderada em T1 demonstra sinal globular isointenso para músculo na origem esperada do LCU no úmero. A porção distal do ligamento pode ser vista como uma estrutura linear escura presa à ulna. A origem do tendão flexor comum sobrejacente está intacta no epicôndilo medial.

B. Imagem de RM coronal ponderada em T2 com supressão de gordura demonstra sinal alto no local de ruptura do LCU em sua origem proximal.

DIAGNÓSTICO DIFERENCIAL Ruptura do LCU, epicondilite medial.

DIAGNÓSTICO Ruptura do LCU.

DISCUSSÃO O ligamento colateral ulnar (LCU, também chamado ligamento colateral medial) se origina da face inferior do epicôndilo medial, em posição profunda em relação à origem do tendão flexor comum, e não possui fixação ao côndilo medial adjacente. O LCU possui uma banda anterior importante que se insere no tubérculo sublime na face medial do processo coronoide e uma banda posterior clinicamente menos importante que se insere ao longo da crista supinadora na face lateral da ulna. As rupturas do LCU tipicamente resultam de estresses repetitivos em valgo, como pode ocorrer durante arremessos de beisebol acima da cabeça, e podem envolver a origem proximal, a substância média ou a inserção distal. As fraturas por avulsão do tubérculo sublime podem ocorrer através do mesmo mecanismo. Uma ruptura do LCU é muito mais comum do que a epicondilite medial.

Caso 2.15

HISTÓRIA CLÍNICA Homem de 33 anos com lesão na face posterior do cotovelo.

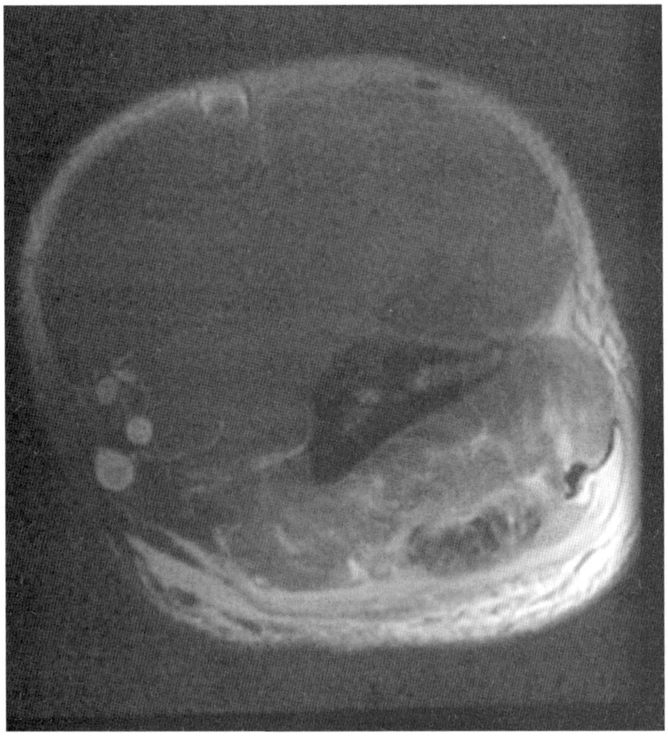

FIGURA 2.15A

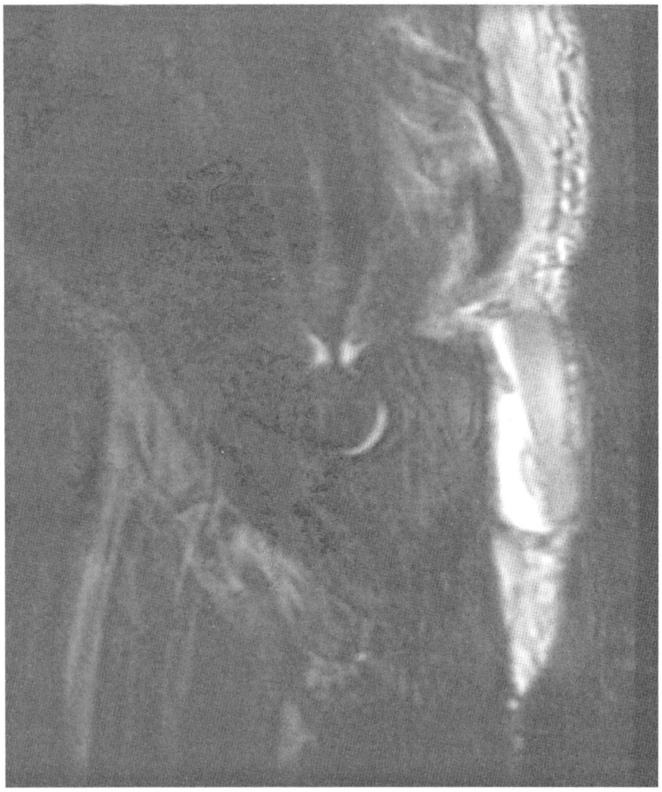

FIGURA 2.15B

ACHADOS

A. Imagem axial de RM com supressão de gordura e densidade de próton demonstra alto sinal no compartimento do tríceps, correspondente a edema e hemorragia dentro e ao redor da face posterior do músculo. O tendão do tríceps está espessado e mostra alto sinal em seu interior.

B. Imagem de RM sagital ponderada em T2 com supressão de gordura demonstra a retração do tendão do tríceps, um edema circundante e hemorragia. A porção muscular da inserção do tríceps possui alto sinal parcial, mas não está desinserida. A hemorragia também envolve a bursa olecraniana, com um efeito hematócrito.

DIAGNÓSTICO DIFERENCIAL Nenhum.

DIAGNÓSTICO Ruptura do tendão do tríceps com hemorragia de bursa olecraniana.

DISCUSSÃO As rupturas do tendão do tríceps são lesões incomuns causadas por uma contraforça de desaceleração durante a extensão ativa do cotovelo. Estas lesões são observadas principalmente em praticantes de esportes que exigem treinamento de força para a parte superior do corpo. Apesar de as rupturas na junção musculotendínea poderem ocorrer, na maioria dos casos se observa uma falência catastrófica na inserção distal. As rupturas do tríceps distal estão frequentemente associadas com fraturas por avulsão do olécrano. Na RM, a desinserção do tendão pode ser vista diretamente, com retração proximal que é mais bem demonstrada nas imagens sagitais. Hemorragia e edema ao redor da lesão serão vistos nas lesões agudas, mas o diagnóstico clínico na fase aguda pode ser desafiador e muitos pacientes não se submeterão ao exame até que as lesões sejam subagudas ou crônicas. Na maioria dos casos o tratamento será feito por reparo cirúrgico.

Caso 2.16

HISTÓRIA CLÍNICA Mulher de 45 anos com dor no cotovelo após queda.

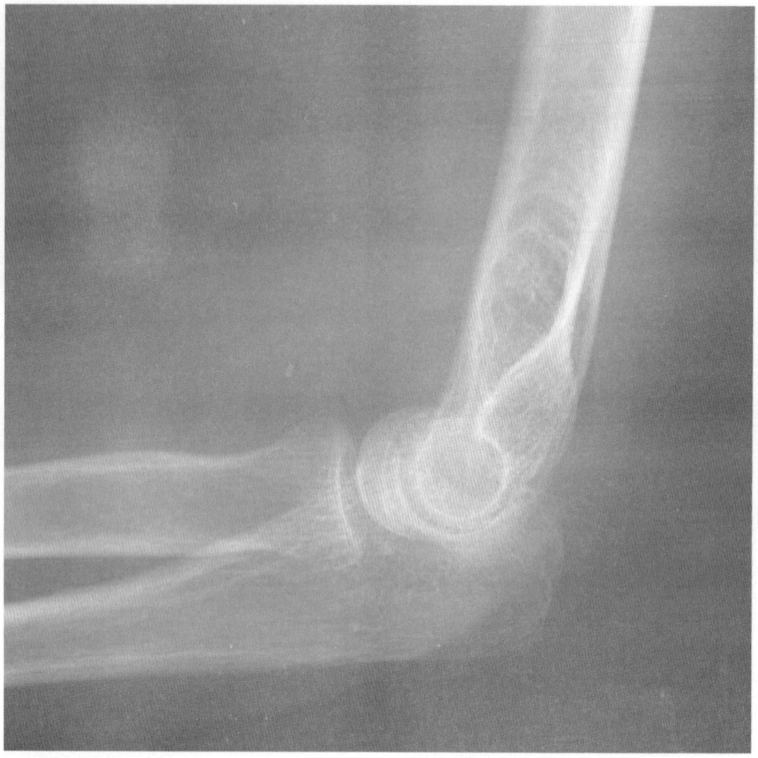

FIGURA 2.16A

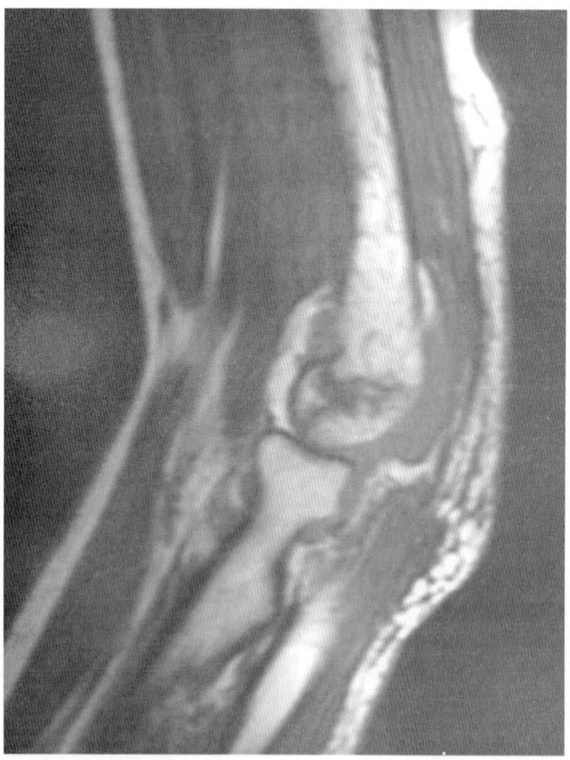

FIGURA 2.16B

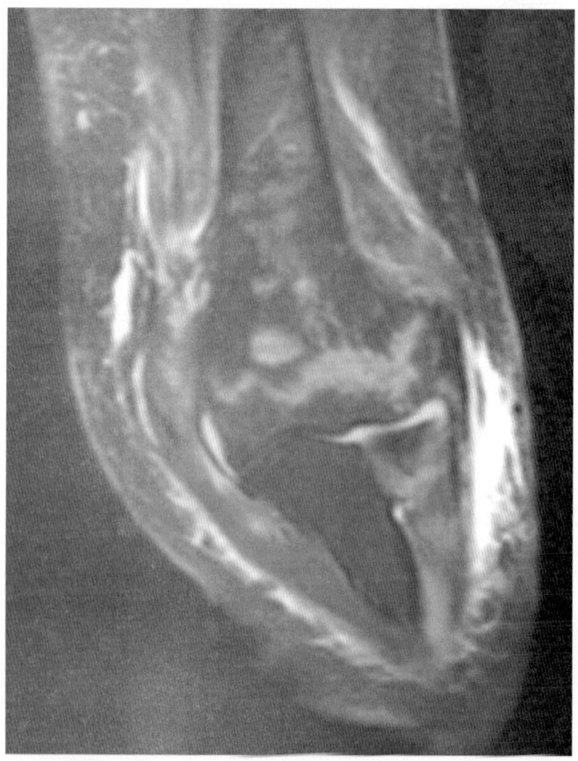

FIGURA 2.16C

ACHADOS

A. Radiografia lateral do cotovelo demonstra os sinais dos coxins adiposos anterior e posterior. Não se visualizam fraturas nas imagens AP e oblíqua.

B. Imagem de RM sagital ponderada em T1 demonstra uma fratura intra-articular complexa envolvendo o capítulo do úmero. Pode-se observar um derrame elevando o coxim adiposo posterior.

C. Imagem de RM coronal ponderada em T2 com saturação de gordura demonstra uma linha de fratura serrilhada atravessando o úmero distal de um epicôndilo a outro.

DIAGNÓSTICO DIFERENCIAL Nenhum.

DIAGNÓSTICO Fratura oculta do úmero distal.

DISCUSSÃO O valor do sinal do coxim adiposo na identificação de pacientes com fraturas do cotovelo foi comprovado diversas vezes, mas não é perfeito. Em um estudo recente, 20 casos de trauma de cotovelo em adultos com sinal de coxim adiposo positivo, mas sem fraturas identificadas, foram submetidos a exames de RM em um período de 0 a 12 dias.[18] Os autores observaram que 75% dos pacientes apresentavam fraturas identificáveis, envolvendo principalmente a cabeça radial, mas também notaram que o tratamento não se alterou pela informação adicional em nenhum dos casos. Os aspectos destacados por estudos como este foram discutidos em um editorial de Rogers.[19] Se o custo e a conveniência da RM em casos agudos fossem os mesmos de uma radiografia, este exame claramente seria a modalidade diagnóstica de escolha e, embora o tratamento possa não ser alterado, a certeza diagnóstica poderia ter algum valor para pacientes e suas famílias, médicos, profissionais de saúde, seguradoras e outras fontes pagadoras etc. Assim, Rogers questiona que o custo e a conveniência são barreiras verdadeiras para um melhor diagnóstico do trauma musculoesquelético.

Caso 2.17

HISTÓRIA CLÍNICA Homem de 75 anos de idade com lesão sofrida ao arrancar um cacto de seu jardim.

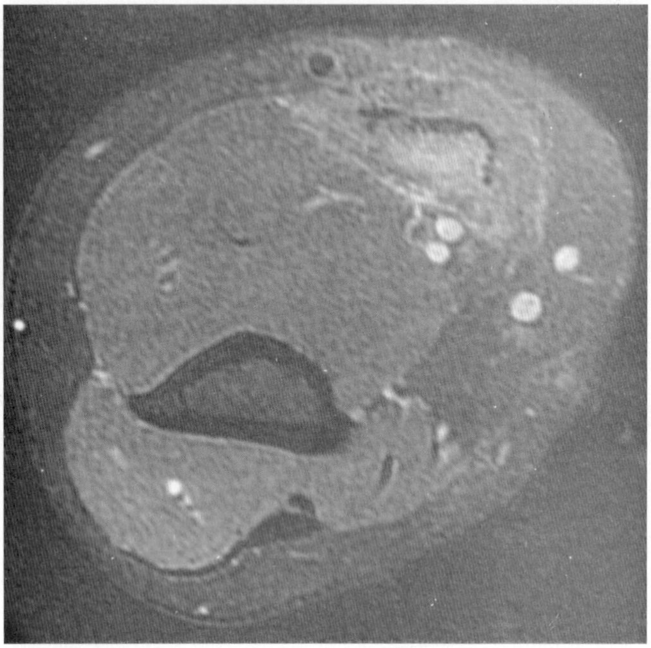

FIGURA 2.17A

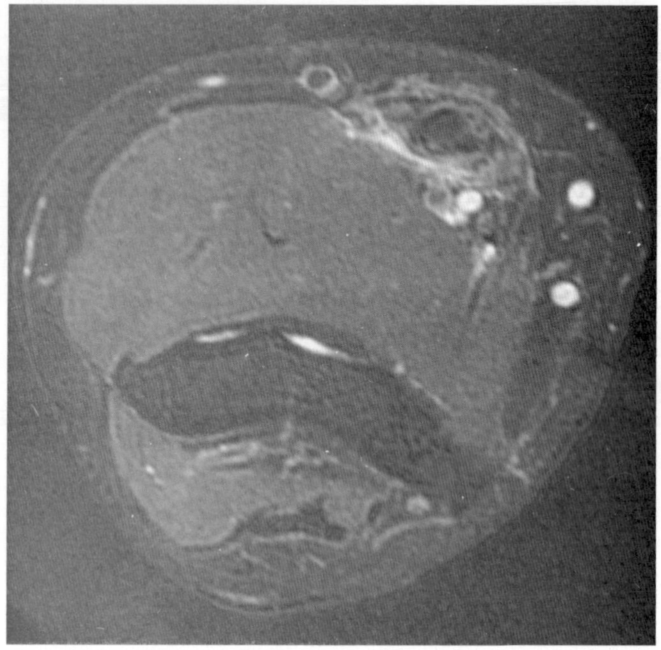

FIGURA 2.17B

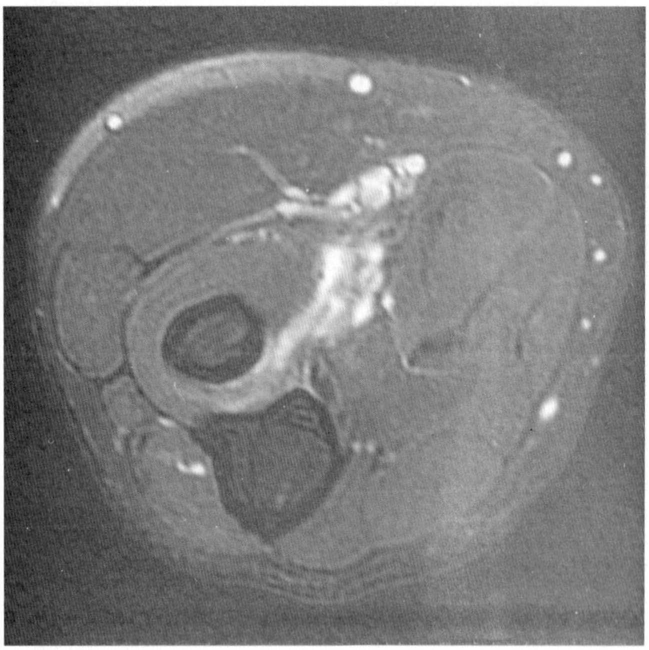

FIGURA 2.17C

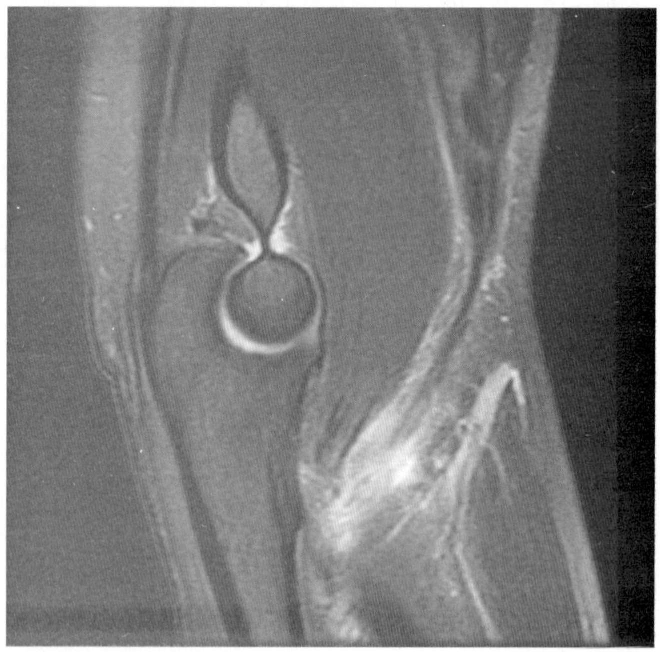

FIGURA 2.17D

ACHADOS

A. RM axial STIR no nível da diáfise umeral distal demonstra edema do músculo bíceps com alto sinal no músculo e no tendão.

B. RM axial STIR no nível dos côndilos do úmero demonstram um tendão do bíceps retraído com espessamento e alto sinal.

C. RM axial STIR no nível da tuberosidade bicipital do rádio demonstra a ausência do tendão do bíceps com alto sinal cursando ao longo de seu curso esperado.

D. RM sagital de densidade de prótons com supressão de gordura demonstra uma retração do tendão e ventre muscular do bíceps.

DIAGNÓSTICO DIFERENCIAL Ruptura de espessura parcial em alto grau ou ruptura de espessura total do tendão do bíceps.

DIAGNÓSTICO Ruptura completa do tendão do bíceps.

DISCUSSÃO As rupturas do tendão do bíceps ocorrem durante a flexão contra uma forte resistência. Elas são observadas com frequência no braço dominante de homens fumantes de meia-idade.[20] A ruptura completa tipicamente ocorre em sua inserção na tuberosidade bicipital do rádio proximal. Nas rupturas completas, a retração proximal do tendão pela ação muscular resulta em uma massa ou edema bulboso na região proximal do braço; o edema na região distal pode ser mínimo devido à tensa fáscia antecubital. O espessamento degenerativo do tendão do bíceps pode estar presente. A RM de uma ruptura completa do tendão do bíceps sempre demonstrará a ausência do tendão distalmente e quase sempre demonstra uma bainha de tendão preenchida por líquido. Achados menos comuns incluem uma massa na fossa antecubital, edema muscular e atrofia.[21] As rupturas parciais demonstram intensidade de alto sinal dentro do tendão, líquido na bainha do tendão do bíceps e afilamento ou espessamento do tendão distal, mas o tendão permanecerá em continuidade com sua inserção. As rupturas do tendão do bíceps são tratadas de forma cirúrgica, mas é comum certa perda de função, particularmente nas atividades que exigem supinação repetitiva.[22]

Caso 2.18

HISTÓRIA CLÍNICA Mulher de 45 anos com dificuldade progressiva de realizar rotação do ombro após uma lesão. Ela já havia sido submetida previamente a um reparo cirúrgico do manguito rotador.

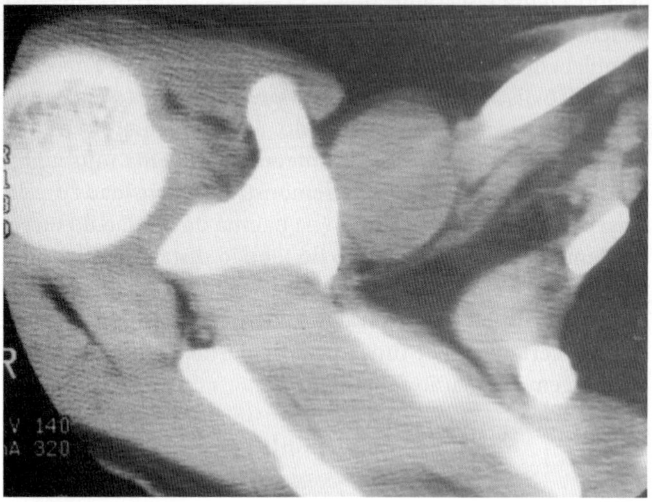

FIGURA 2.18A

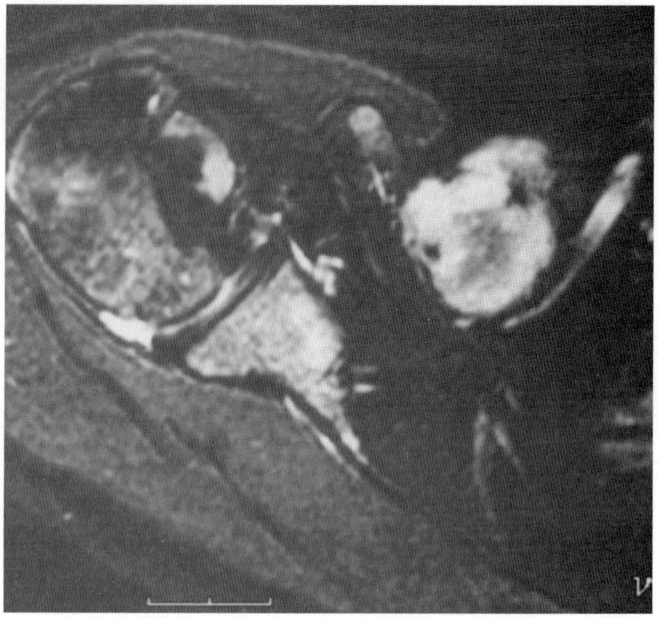

FIGURA 2.18B

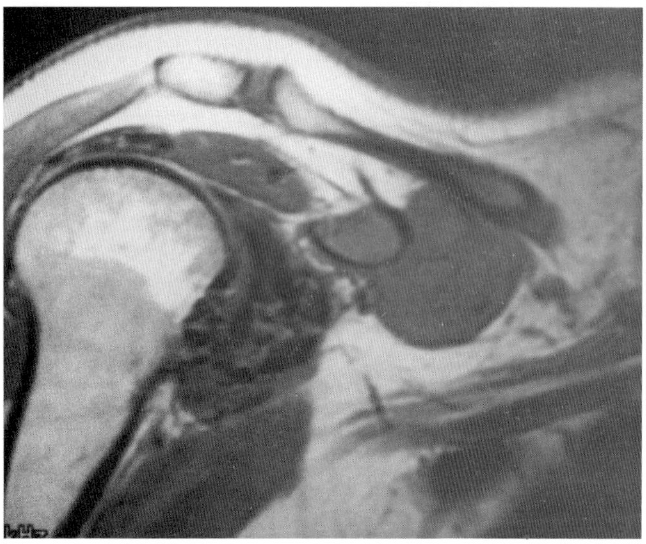

FIGURA 2.18C

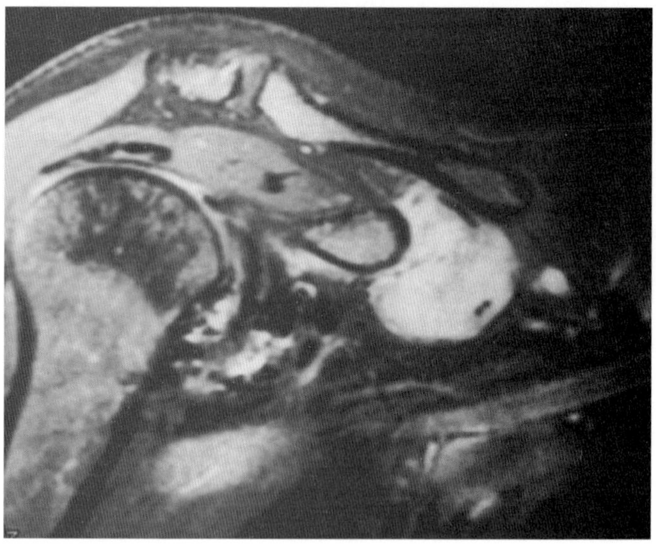

FIGURA 2.18D

ACHADOS

A. Imagem axial de TC (janelas para tecidos moles) demonstra uma massa globular de 3 cm, isodensa para músculo, na região infraclavicular, medial ao processo coracoide. A lesão não está calcificada.

B. Imagem de RM axial ponderada em T2 demonstra uma lesão arredondada localizada medialmente ao processo coracoide e inferior à clavícula. A lesão possui alta intensidade de sinal.

C, D. Imagem de RM coronal ponderada em T1 antes e após a injeção intravenosa de gadolínio demonstra um contraste excessivo na lesão. A aparência anormal da epífise está relacionada à cirurgia anterior.

DIAGNÓSTICO DIFERENCIAL Cisto ganglionar, fibromatose, cicatriz pós-cirúrgica, sarcoma de tecidos moles.

DIAGNÓSTICO Fibromatose (tumor desmoide extra-abdominal).

DISCUSSÃO A fibromatose é um processo neoplásico que se origina nas coberturas fasciais e musculoaponeuróticas, algumas vezes no sítio de trauma ou cirurgia prévios.[23] Descrita inicialmente na parede abdominal, ela é na maioria das vezes dividida nas formas superficial e profunda.[24] As formas profundas incluem extra-abdominais, intra-abdominais e abdominais, que se referem à sua localização em relação à parede abdominal. A forma extra-abdominal de fibromatose profunda está relacionada a este caso. O pico etário de incidência é entre 25 e 35 anos, não havendo uma clara preferência por um dos sexos. Os tumores geralmente são solitários, mas aproximadamente 15% dos pacientes apresentam lesões multicêntricas sincrônicas na mesma extremidade. Na maioria das vezes, as áreas envolvidas incluem o ombro, braço, coxa, pescoço, pelve, antebraço e fossa poplítea, em ordem decrescente de prevalência. A fibromatose não é capsulada e possui padrão de crescimento infiltrativo que pode ser localmente invasivo. As lesões podem crescer até grandes volumes e aderir às estruturas adjacentes, como ossos ou feixes neurovasculares. A fibromatose é composta de fibroblastos bem diferenciados, envoltos em matriz de colágeno abundante. Devido aos graus variáveis de celularidade, conteúdo de água da matriz e infiltração, a atenuação nas imagens de TC e a intensidade de sinal na RM podem ser variáveis.[25] O contraste pode ser heterogêneo. Achados ósseos associados podem incluir periostite e erosão por pressão. O tratamento é feito por ressecção cirúrgica, mas a recorrência local é frequente, a menos que se obtenham margens amplas.

Caso 2.19

HISTÓRIA CLÍNICA Menino de 11 anos com uma protuberância no braço.

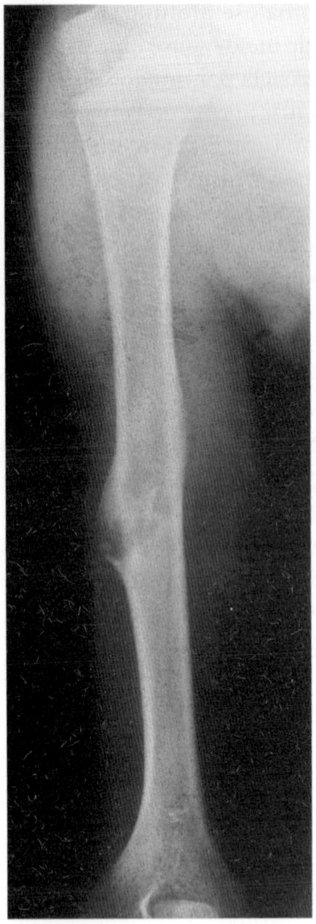

FIGURA 2.19A

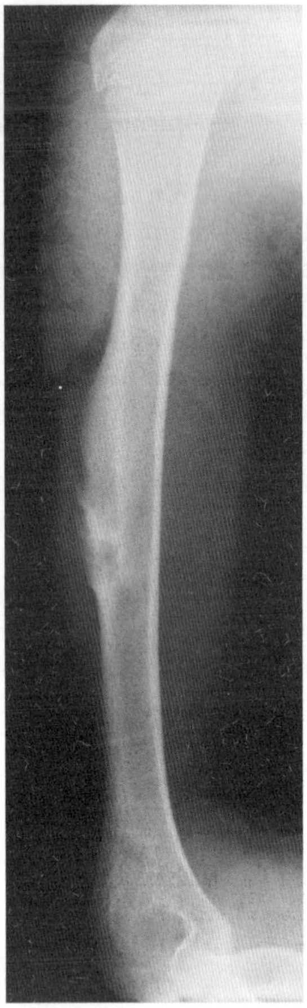

FIGURA 2.19B

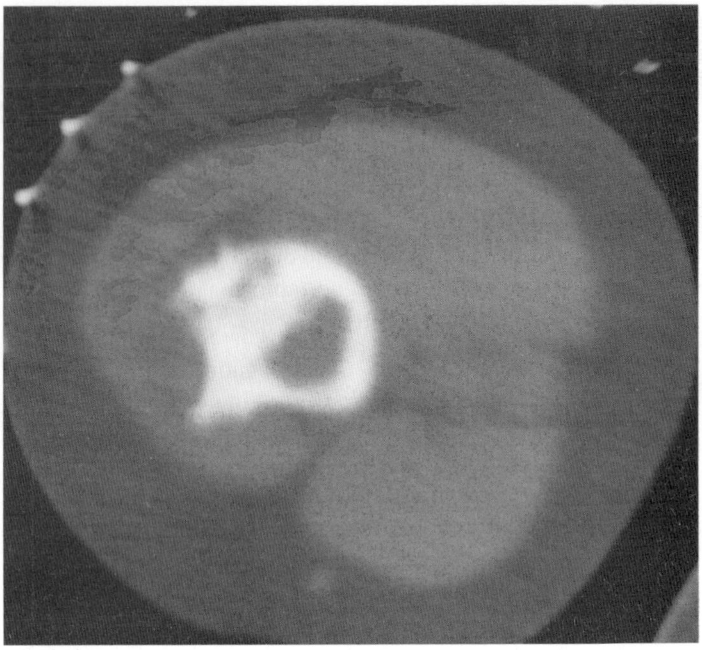

FIGURA 2.19C

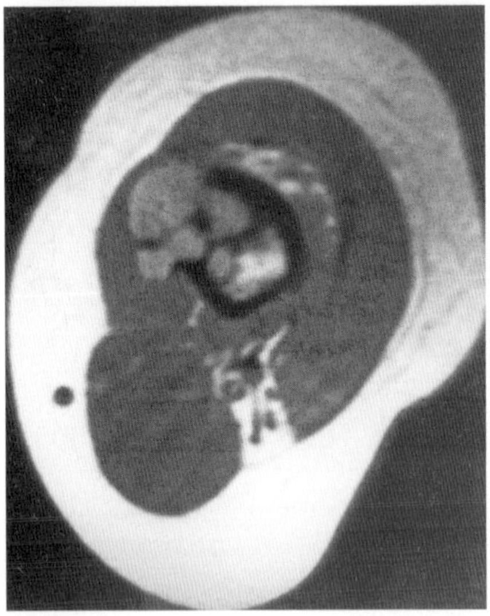

FIGURA 2.19D

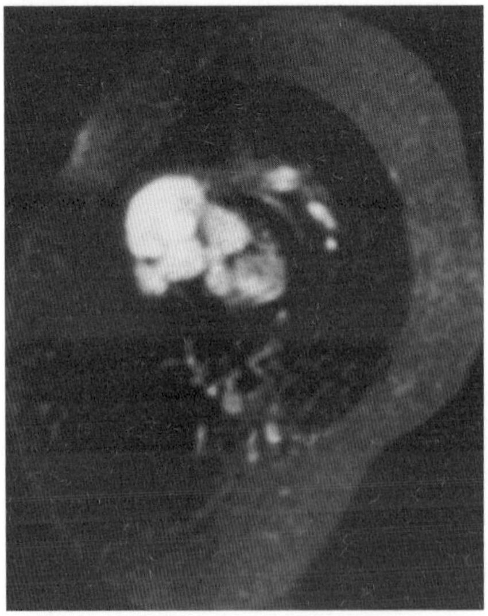

FIGURA 2.19E

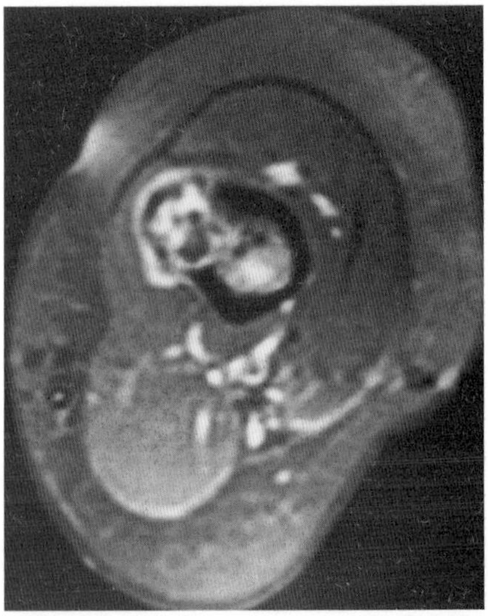

FIGURA 2.19F

ACHADOS

A, B. Radiografias AP e lateral demonstram uma lesão com base cortical na diáfise umeral. A lesão envolve o córtex posterolateral e se caracteriza por uma radiolucência lobulada circundada por córtex espessado.

C. Imagem axial de TC demonstra um acentuado espessamento cortical associado com uma lesão séssil e de base cortical. Um componente de tecidos moles de baixa intensidade circunda o córtex espessado.

D, E. Imagens axiais de RM ponderadas em T1 e em T2 demonstram hipointensidade em T1 e hiperintensidade em T2 dentro dos lóbulos da lesão. O volume da lesão se localiza na superfície cortical, mas uma porção dela se projeta para o espaço medular.

F. Imagem axial de RM ponderada em T1 obtida após a injeção de gadolínio demonstrando contraste de porções da lesão.

DIAGNÓSTICO DIFERENCIAL Condroma justacortical (periosteal), condrossarcoma, osteocondroma, osteossarcoma de superfície, deformidade pós-traumática, cisto ósseo aneurismático.

DIAGNÓSTICO Condroma justacortical.

DISCUSSÃO O condroma justacortical (periosteal) é uma lesão benigna da cartilagem com base cortical similar a um encondroma, exceto pela sua localização na superfície do osso.[26] As lesões consistem em cartilagem madura e são cobertas por periósteo. Ao exame patológico, o condroma justacortical pode ser mais celular do que o encondroma e contém condrócitos duplo-nucleados, que podem levar ao diagnóstico de condrossarcoma de baixo grau se não forem correlacionados com a aparência radiológica benigna.[27] A maioria das lesões é encontrada em adolescentes ou adultos jovens com uma predominância masculina.[28] Os locais mais comuns são úmero e fêmur proximal, com dois terços das lesões envolvendo a metáfise e o restante envolvendo a diáfise. O sintoma inicial geralmente é dor e/ou edema, mas muitos condromas justacorticais são descobertos acidentalmente em radiografias realizadas por outros motivos. A aparência radiológica de uma massa de tecidos moles calcificada erodindo o córtex associado é clássica. A formação de osso periosteal sólido nas margens da lesão pode produzir contrafortes e uma aparência semelhante a cúpula. A calcificação da matriz somente é vista na metade dos casos e, portanto, não precisa estar presente para o diagnóstico. Lesões acentuadamente alongadas com espessamento cortical irregular não são atípicas. Esclerose medular reativa e periostite podem ser identificadas e não necessariamente implicam degeneração maligna ou fratura patológica; estas características provavelmente são uma resposta para a vascularidade periférica. A RM é útil para demonstrar a morfologia lobulada e hiperintensidade em T2, que é característica das lesões condroides. Um tamanho superior a 4 cm, envolvimento medular, destruição cortical e massa associada de tecidos moles são características sugestivas de condrossarcoma. O tratamento é cirúrgico e as lesões não devem ser recidivantes.

Caso 2.20

HISTÓRIA CLÍNICA Homem de 74 anos com dor no ombro.

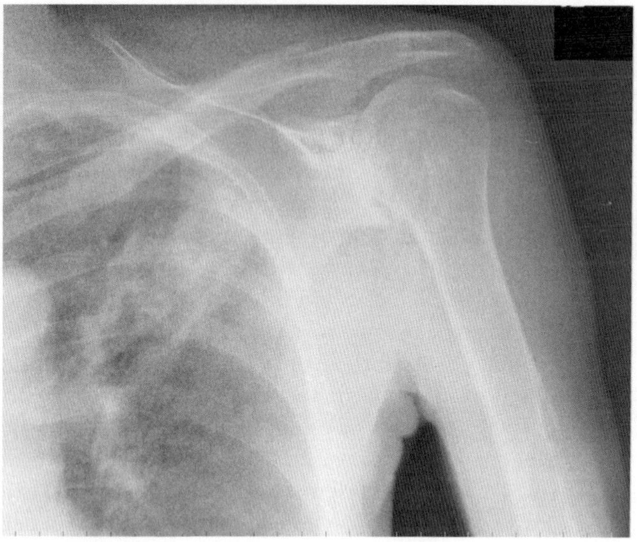

FIGURA 2.20A

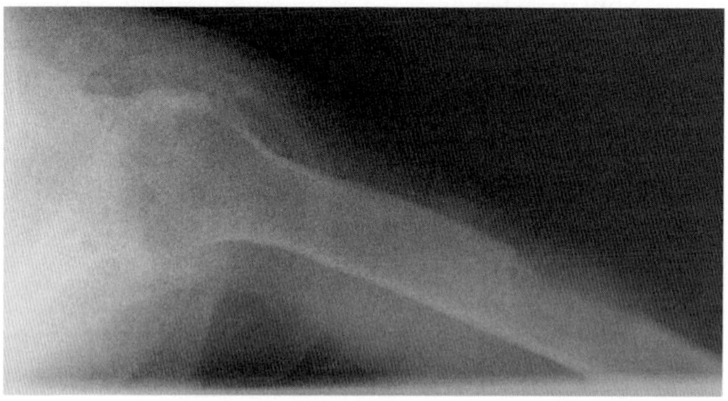

FIGURA 2.20B

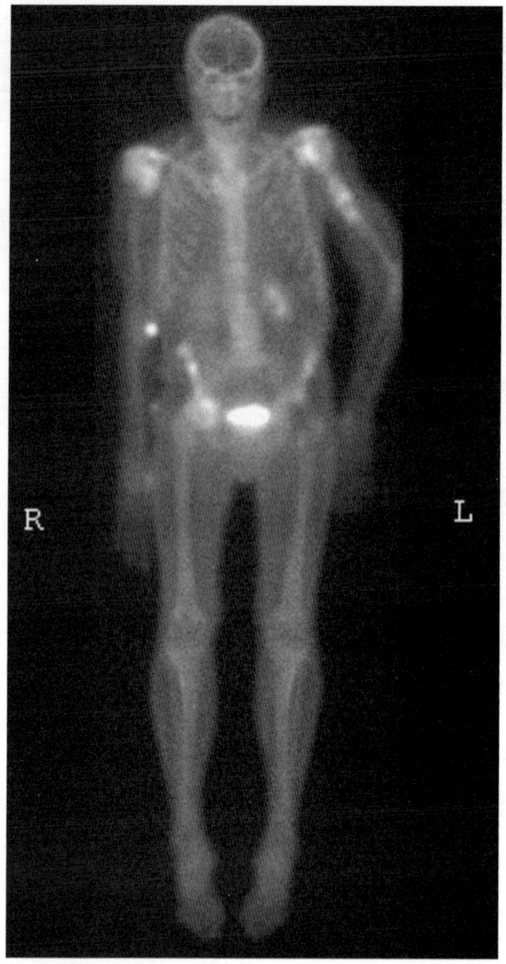

FIGURA 2.20C

ACHADOS

A, B. Radiografias AP (A) e axilar (B) do ombro esquerdo demonstram uma grande massa no ápice pulmonar esquerdo, e uma lesão lítica na diáfise média do úmero. A lesão umeral está centralizada no córtex e provocou pouca ou nenhuma formação de osso reativo. Alterações degenerativas incidentais na articulação do ombro estão avançadas.

C. Cintilografia óssea demonstra captação anormal de radiotraçador dentro da diáfise média do úmero esquerdo, crista ilíaca direita e acetábulo direito, que é suspeita de metástase óssea. O aumento da captação dentro das articulações dos ombros está relacionado à osteoartrite.

DIAGNÓSTICO DIFERENCIAL Metástases, mieloma, linfoma.

DIAGNÓSTICO Metástase de câncer de pulmão, com fratura patológica.

DISCUSSÃO As fraturas patológicas em ossos envolvidos por metástases são comuns. Os lugares mais comuns de fraturas patológicas são corpos vertebrais, costelas, fêmur proximal e úmero proximal. As metástases de aparência radiográfica lítica, blástica e mista causam enfraquecimento do osso.

Nos ossos longos, lesões destrutivas com penetração cortical de espessura total levam a fraturas patológicas. Espaços no córtex enfraquecem o osso em razão de uma distribuição desequilibrada e aberrante dos estresses de carga, impedindo a dispersão biomecânica normal da força. O enfraquecimento é gradual conforme o osso cortical é infiltrado, erodido e destruído. As lesões blásticas também destroem o córtex, e o osso reativo e estromal que dá origem à radiolucência das lesões blásticas não é sadio estruturalmente. O osso pode fraturar sob estresses da atividade normal. O enfraquecimento cortical torna o osso mais vulnerável às forças tensoras; portanto, no osso longo, as fraturas patológicas geralmente são transversas. O início de dor no local do envolvimento metastático pode indicar a presença de microfraturas em um córtex enfraquecido. A sobrevivência média após a descoberta de uma fratura patológica por metástase óssea é de somente 18 meses (combinada para todos os sítios primários).

Caso 2.21

HISTÓRIA CLÍNICA Menina de 10 anos com dor no braço esquerdo.

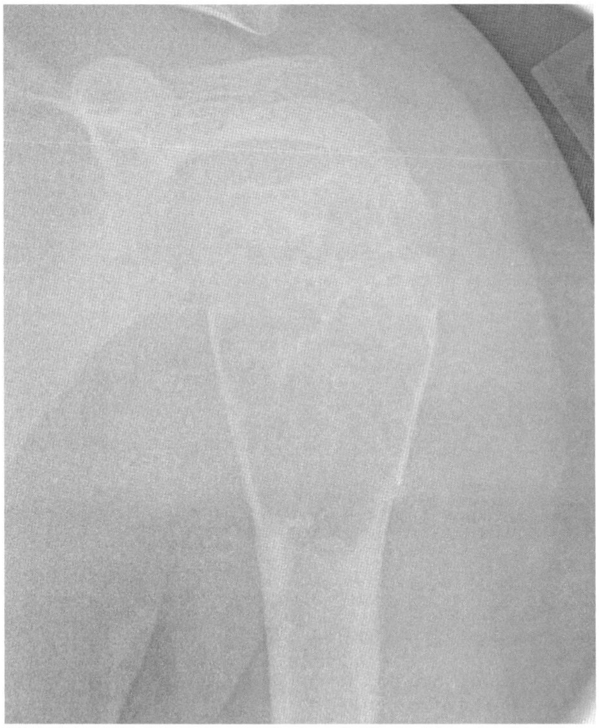

FIGURA 2.21A

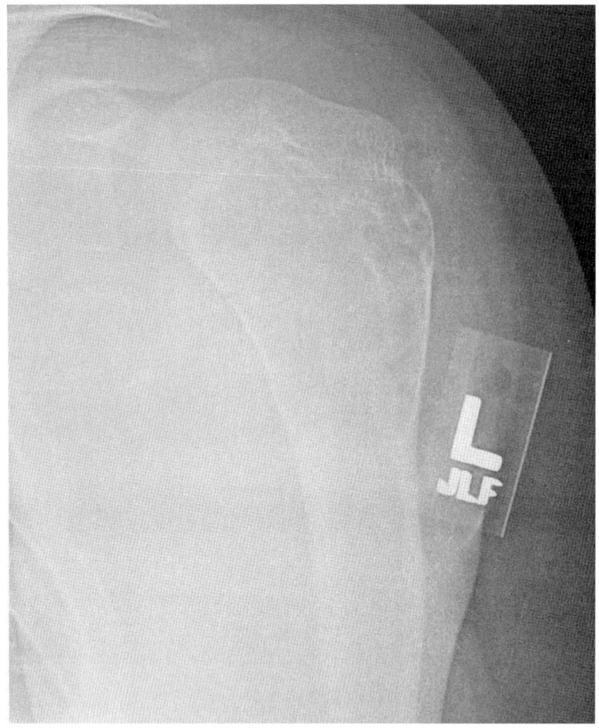

FIGURA 2.21B

ACHADOS Radiografia AP do úmero (A, B). Observa-se uma fratura patológica através de uma lesão radioluzente na metadiáfise do úmero. A lesão apresenta uma borda esclerótica apagada e se localiza centralmente.

DIAGNÓSTICO Cisto ósseo simples, cisto ósseo aneurismático, displasia fibrosa.

DIAGNÓSTICO DIFERENCIAL Cisto ósseo simples, com fratura patológica.

DISCUSSÃO A patogênese de um cisto ósseo simples não é conhecida; a teoria mais aceita é a de que resulte de uma obstrução venosa. Meninos são duas vezes mais afetados do que as meninas. Os cistos são tipicamente observados na metáfise de ossos longos antes dos 20 anos e na pelve ou calcâneo a partir desta idade. Oitenta e cinco por cento dos cistos umerais ou femorais são observados na metáfise proximal. O envolvimento diafisário é identificado em 4 a 12% das lesões nos ossos longos. Apesar de alguns autores considerarem as lesões diafisárias como latentes, tendo crescido a partir da placa de crescimento, uma idade inferior a 10 anos é mais preditiva de um alto índice de recorrência (p. ex., atividade) do que a localização dentro do osso. Outros fatores prognósticos ruins incluem tamanho maior e maior número de loculações.[29] Os cistos ósseos simples tendem a ser lesões radioluzentes geográficas com localização central, leve espessamento cortical e suave expansão. Além disso, a lesão tende a alongar por toda a extensão do eixo longo do osso. A TC e a RM podem demonstrar níveis líquido-líquido, septações não observadas nas radiografias, alterações nos tecidos moles e contraste nodular.[30] Um sinal de fragmento caído é diagnóstico desta entidade, mas é relatado em apenas 20% dos pacientes que apresentam fraturas patológicas e somente naqueles que possuem fises abertas.[31] O fragmento caído resulta de uma fratura patológica da parede do cisto, com desvio de um fragmento para o cisto propriamente dito. A mudança de posição do fragmento dentro da lesão para a porção dependente indica que o cisto está preenchido por líquido, em vez de ser sólido. Uma variante do fragmento caído é o fragmento em alçapão, no qual uma dobradiça periosteal impede que o fragmento caia de forma dependente, mas permite uma mudança de posição com o paciente. A transformação traumática para cisto ósseo aneurismático já foi descrita.[32] As considerações do diagnóstico diferencial na metáfise incluem encondroma, lesões fibrosas e cisto ósseo aneurismático. Na diáfise, a aparência pode ser semelhante à displasia fibrosa, granuloma eosinofílico e fibroma condromixoide. No calcâneo, lipoma intraósseo ou pseudocisto oriundo das trabéculas rarefeitas devem ser considerados. As complicações dos cistos ósseos estão relacionadas às fraturas e deformidades e/ou distúrbios no crescimento resultantes. Os cistos ósseos não possuem potencial maligno.

Caso 2.22

HISTÓRIA CLÍNICA Homem de 86 anos com dor no ombro direito.

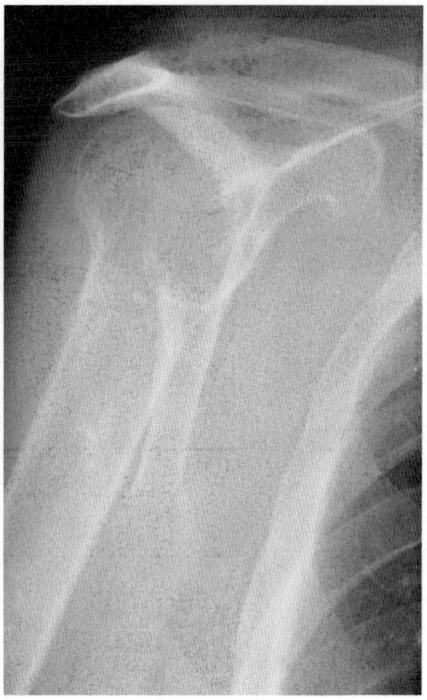

FIGURA 2.22A

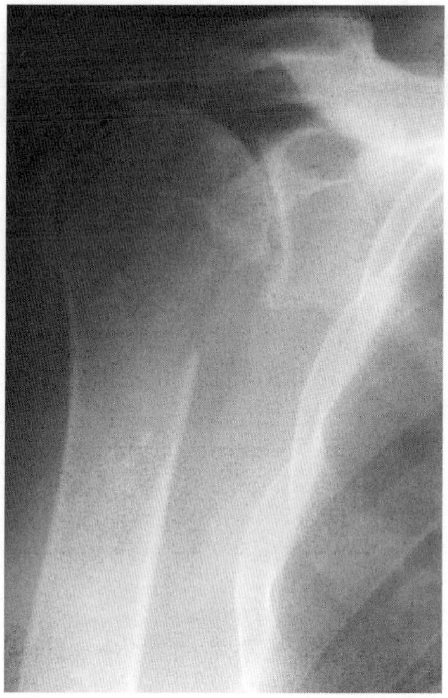

FIGURA 2.22B

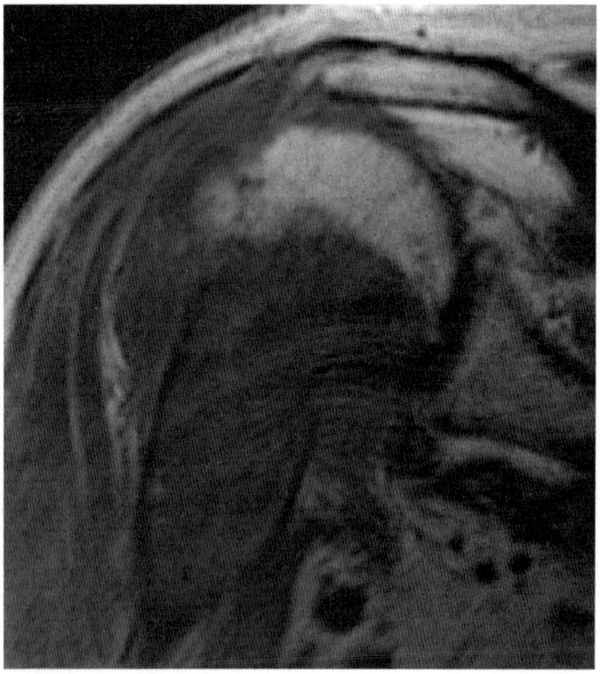

FIGURA 2.22C

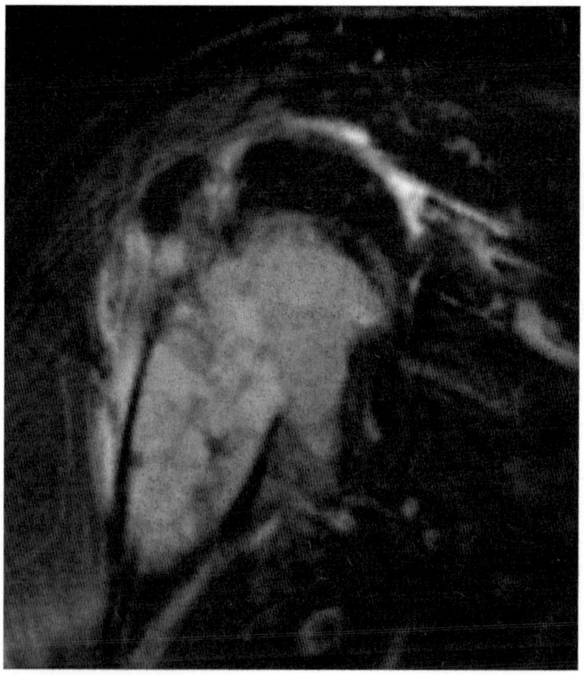

FIGURA 2.22D

ACHADOS

A. Porção ampliada de uma radiografia posteroanterior (PA) do tórax 6 anos antes da apresentação demonstra uma lesão de matriz condroide no úmero proximal.

B. Radiografia AP do ombro demonstra a destruição da face medial do colo umeral e calcificações com configuração de anéis e arcos.

C, D. Imagens de RM oblíquas coronais ponderadas em T1 e T2 com supressão de gordura demonstram uma massa heterogênea envolvendo todo o espaço medular, erodindo através do córtex ósseo medial e se estendendo para a articulação do ombro.

DIAGNÓSTICO DIFERENCIAL Condrossarcoma, metástase, linfoma, histiocitoma fibroso maligno.

DIAGNÓSTICO Condrossarcoma.

DISCUSSÃO Neste caso, o paciente teve o que parecia ser um encondroma ou condrossarcoma de baixo grau muitos anos antes da apresentação. A transformação maligna de um encondroma para um condrossarcoma é rara. A dor é o sintoma mais sugestivo de condrossarcoma em uma lesão com calcificação cartilaginosa. As características preocupantes típicas nas radiografias do condrossarcoma incluem bordas onduladas bem evidentes, qualquer grau de espessamento cortical ou destruição cortical ou uma área de radiolucência em uma lesão que, em outros aspectos, é mineralizada. Massas associadas de tecidos moles são observadas com maior frequência nos ossos planos ou nas lesões periféricas. Em 60 a 70% das vezes, o tumor contém calcificação pontilhada ou floculenta, uma ossificação em formato de anel característica de tecido cartilaginoso. A aparência radioluzente é causada pela substituição de osso normal por cartilagem não calcificada. Na TC, as regiões não mineralizadas apresentam uma aparência mixoide, com atenuação na variação de 10 a 30 unidades Hounsfield; uma alta proporção de material mixoide está correlacionada com um grau histológico mais alto. Na RM, essas regiões possuem uma intensidade de sinal muito alta nas imagens ponderadas em T2 e sinal variável nas imagens ponderadas em T1. Um padrão de crescimento lobular geralmente é evidente na TC ou RM e é característico desta entidade. A cintilografia óssea demonstrará aumento de acúmulo do traçador. O tratamento do condrossarcoma é cirúrgico. A incidência de metástase e o prognóstico estão relacionados ao grau histológico, com a sobrevida de 10 anos variando de 85% nas lesões de baixo grau para 28% nas lesões de alto grau. Lesões recorrentes serão de alto grau em 10% dos casos.

Caso 2.23

HISTÓRIA CLÍNICA Menino de 11 anos com dor e edema no ombro.

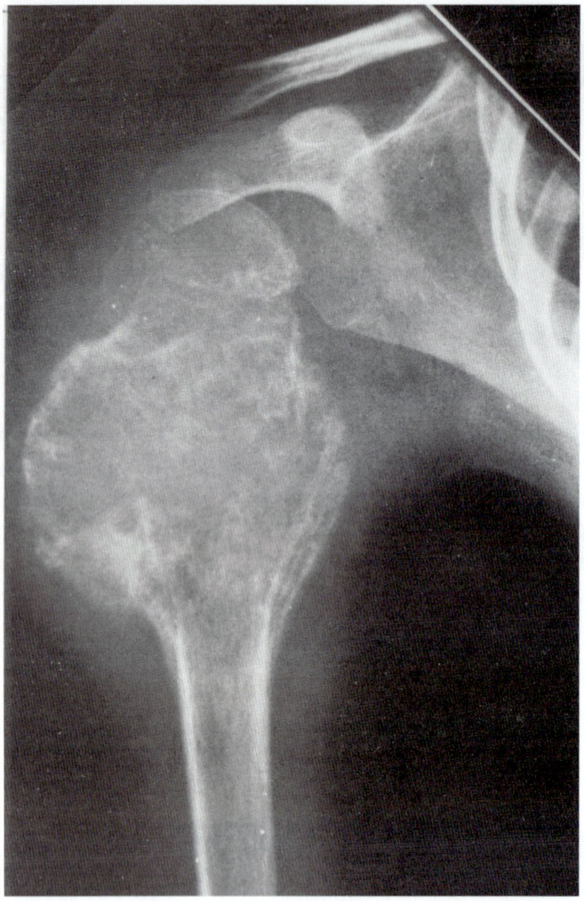

FIGURA 2.23A

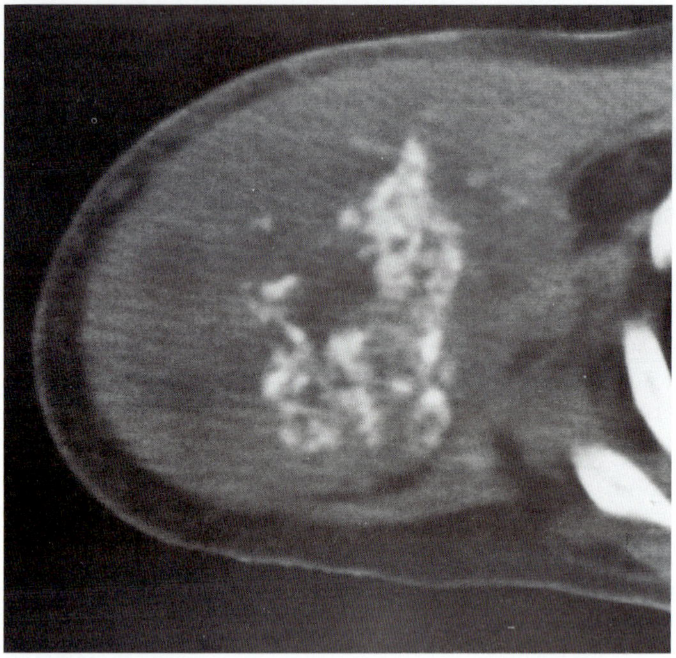

FIGURA 2.23B

ACHADOS

A. Radiografia AP do ombro direito demonstra uma lesão expansível e destrutiva no úmero proximal com penetração cortical (*blow-out*, fratura do tipo explosão). Regiões focais de esclerose estão presentes. A lesão não parece cruzar a placa de crescimento.

B. TC no nível da porção central da lesão demonstra uma penetração cortical circunferencial e extensão para tecidos moles, com ossificação neoplásica e reativa.

DIAGNÓSTICO DIFERENCIAL Osteossarcoma, sarcoma de Ewing, linfoma, cisto ósseo aneurismático, tumor de células gigantes, angiossarcoma.

DIAGNÓSTICO Osteossarcoma teleangiectásico.

DISCUSSÃO Os osteossarcomas teleangiectásicos representam aproximadamente 4% de todos os osteossarcomas e demonstram a característica patológica típica de áreas císticas preenchidas por hemorragia em vários estágios de evolução. Eles são revestidos por células gigantes e células tumorais, em vez das células endoteliais típicas de um cisto ósseo aneurismático. A quantidade de osteoide é muito pequena. As lesões são destrutivas e líticas, com grandes massas extraósseas incompletamente circundadas por finas conchas de osso.[33] Aproximadamente 25 a 30% dos casos apresentam uma fratura patológica como incidente inicial. Eles crescem rapidamente e desencadeiam relativamente pouca reação óssea; portanto, suas aparências são bastante similares às de um cisto ósseo aneurismático, tumor de células gigantes ou angiossarcoma. Níveis líquidos podem ser demonstrados nas imagens de TC ou RM. A distribuição do osteossarcoma teleangiectásico é similar à dos osteossarcomas convencionais. A maioria se origina na metáfise; 10% se origina na diáfise. O fêmur é o osso envolvido com maior frequência, seguido pela tíbia e pelo úmero. O prognóstico geralmente é pior que o dos osteossarcomas convencionais, mas esse dado tem sido questionado na literatura recente.

Caso 2.24

HISTÓRIA CLÍNICA Menina de 13 anos com dor e edema no ombro.

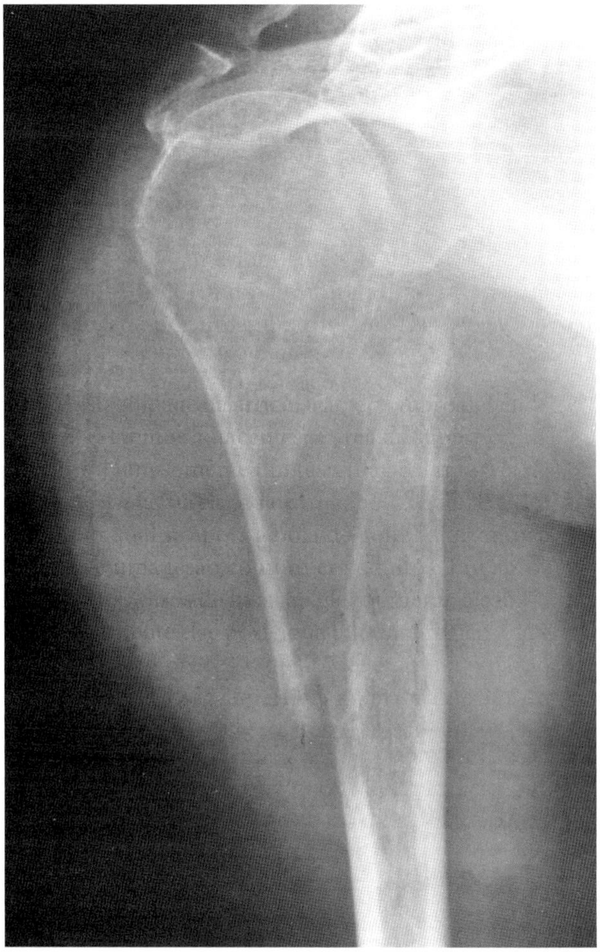

FIGURA 2.24A

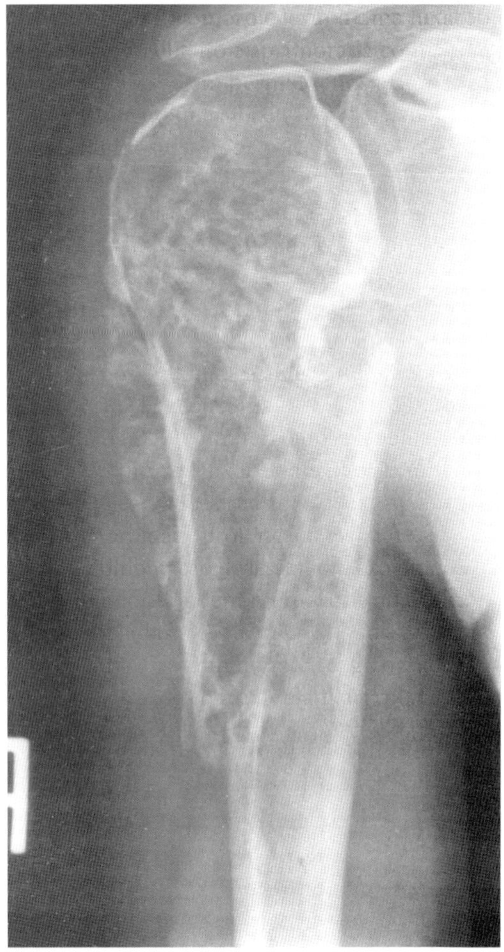

FIGURA 2.24B

ACHADOS

A. Radiografia AP do ombro na apresentação demonstra uma fratura patológica oblíqua através do úmero proximal. Um edema de tecidos moles acentuado é visto ao redor do ombro, e o úmero propriamente dito é osteopênico.

B. Exame de acompanhamento 2 meses após o término da radioterapia demonstra uma diminuição acentuada no tamanho da massa de tecidos moles, com formação de osso periosteal e consolidação da fratura.

DIAGNÓSTICO DIFERENCIAL Sarcoma de Ewing ou outras malignidades de células redondas, linfoma, granuloma eosinofílico, metástase, infecção.

DIAGNÓSTICO Sarcoma de Ewing.

DISCUSSÃO O sarcoma de Ewing pertence à categoria dos tumores de pequenas células redondas, algumas vezes denominado como "família de tumores dos sarcomas de Ewing". O sarcoma de Ewing na maioria das vezes é observado antes dos 20 anos e se apresenta com dor. Um terço dos pacientes costuma apresentar sintomas que simulam infecção, incluindo febre, elevação do leucograma e elevação da velocidade de hemossedimentação. Ele é comumente encontrado na metadiáfise femoral ou em ossos planos como uma lesão osteolítica ou permeativa, com uma massa de tecidos moles associada e reação periosteal. Osso reativo esclerótico pode estar presente na periferia, mas não se observa matriz tumoral. A ausência de osso reativo na massa de tecidos moles algumas vezes distingue o sarcoma de Ewing dos osteossarcomas nos exames de imagens. Em relação ao sarcoma de Edwig, os tumores neuroectodérmicos primitivos diferem histologicamente, mas não costumam diferir radiologicamente. Em torno de 15 a 30% dos casos de sarcoma de Ewing apresentam metástases pulmonares e ósseas na apresentação. Recorrências locais ocorrem em 12 a 25% dos casos. O tratamento consiste em quimioterapia combinada com radioterapia ou cirurgia.

Caso 2.25

HISTÓRIA CLÍNICA Homem de 19 anos com dor no ombro esquerdo.

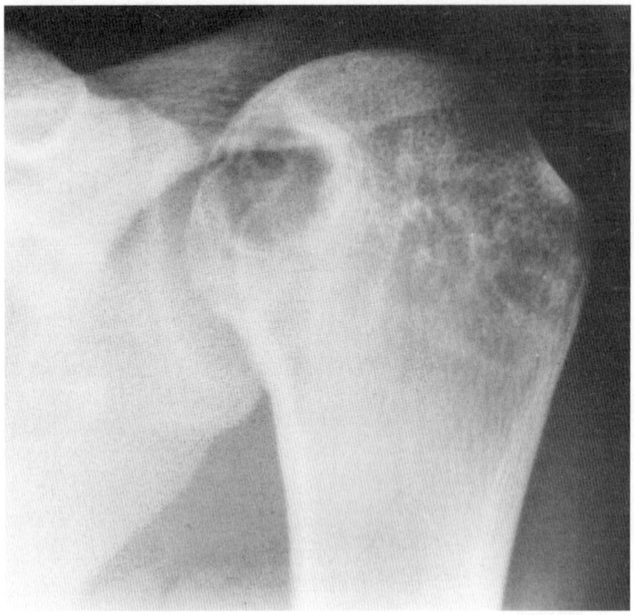

FIGURA 2.25A

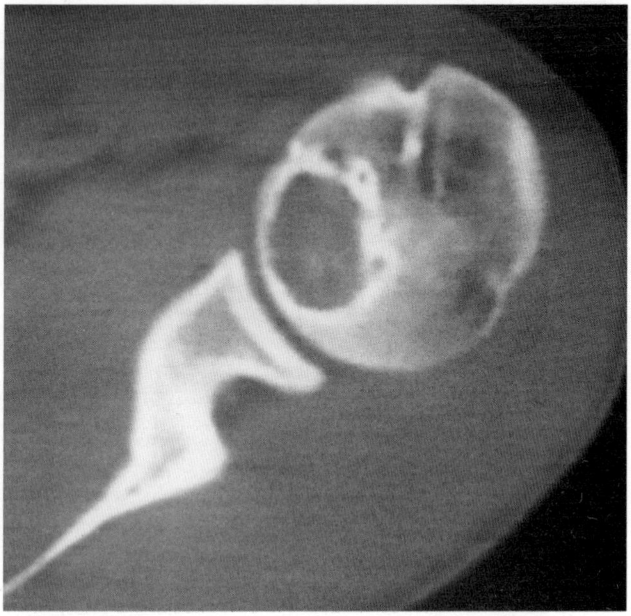

FIGURA 2.25B

ACHADOS

A. Radiografia AP do ombro demonstra uma lesão radioluzente com uma margem esclerótica fina mas densa na epífise umeral, estendendo-se para a metáfise.

B. Imagem de TC do úmero proximal. A lesão é arredondada e possui margem esclerótica bem definida. Uma leve mineralização da matriz é notada na lesão.

DIAGNÓSTICO DIFERENCIAL Condroblastoma, abscesso de Brodie, granuloma eosinofílico.

DIAGNÓSTICO Condroblastoma.

DISCUSSÃO O condroblastoma (tumor de Codman) é uma neoplasia benigna incomum que consiste em tecido condroide misturado com tecido mais celular. A localização na epífise ou apófise é característica (aproximadamente 98%), geralmente com extensão para a metáfise. Dois terços se originam nos membros inferiores, e a metade, ao redor do joelho. A maioria dos pacientes é jovem: 80% têm entre 5 e 25 anos. Os homens são afetados duas vezes mais que as mulheres. Quando os condroblastomas ocorrem fora do grupo etário usual, eles surgem em localizações incomuns. A apresentação é inespecífica e normalmente consiste em dor. Sintomas articulares são com frequência encontrados, e derrames estéreis são observados em até um terço dos casos. A aparência radiológica é a de uma lesão epifisária radioluzente ovoide ou arredondada com localização excêntrica ou central. As margens são geográficas, geralmente com uma fina borda óssea reativa. Calcificações mosqueadas ou pontilhadas dispersas, como aquelas de outros tumores cartilaginosos, podem estar presentes. A extensão pode ocorrer para o osso subarticular ou metáfise (25 a 50% dos casos). A calcificação pode ocorrer em até metade dos casos, mas em geral é suficientemente sutil para necessitar de TC para documentação. A periostite metafisária associada vista em até 50% dos casos distingue-a de outras etiologias de lesões radioluzentes da epífise. Componentes císticos ou hemorrágicos são reconhecidos e podem ser evidentes o suficiente para sugerir os diagnósticos alternativos de cistos ósseos simples ou cistos ósseos aneurismáticos (mas a localização da lesão deve redirecionar para o diagnóstico correto). Os condroblastomas tratados por curetagem geralmente não recidivam, mas alguns são localmente agressivos.

O diagnóstico diferencial clássico de uma lesão radioluzente epifisária é de condroblastoma e abscesso de Brodie. Granuloma eosinofílico epifisário é uma entidade suficientemente rara para ser excluída do diferencial geral. Os tumores de células gigantes também podem se estender para a epífise e conter células gigantes, mas são distinguidos dos condroblastomas pela ausência de uma borda esclerótica. Após o fechamento fisário, outras considerações diferenciais seriam encondroma, osteoblastoma e condrossarcoma de células claras.

Caso 2.26 **HISTÓRIA CLÍNICA** Menino de 16 anos com dor no ombro durante 1 mês.

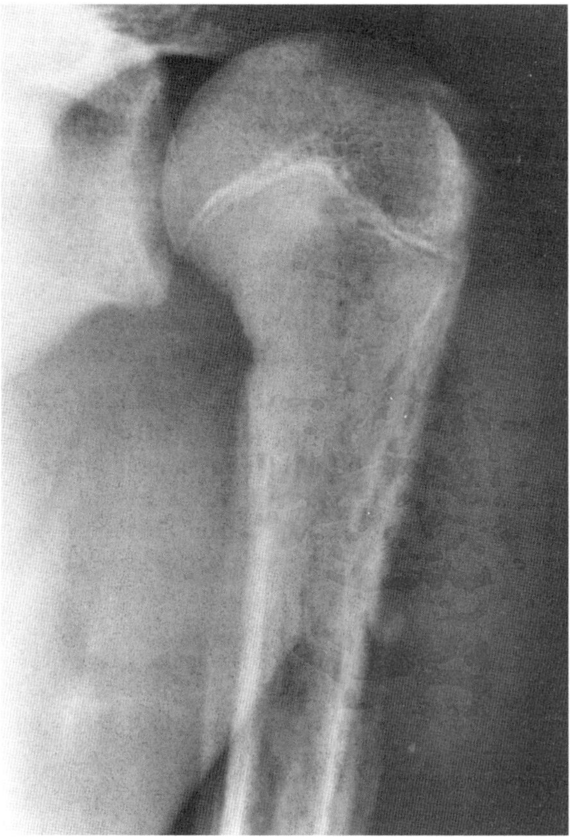

FIGURA 2.26A

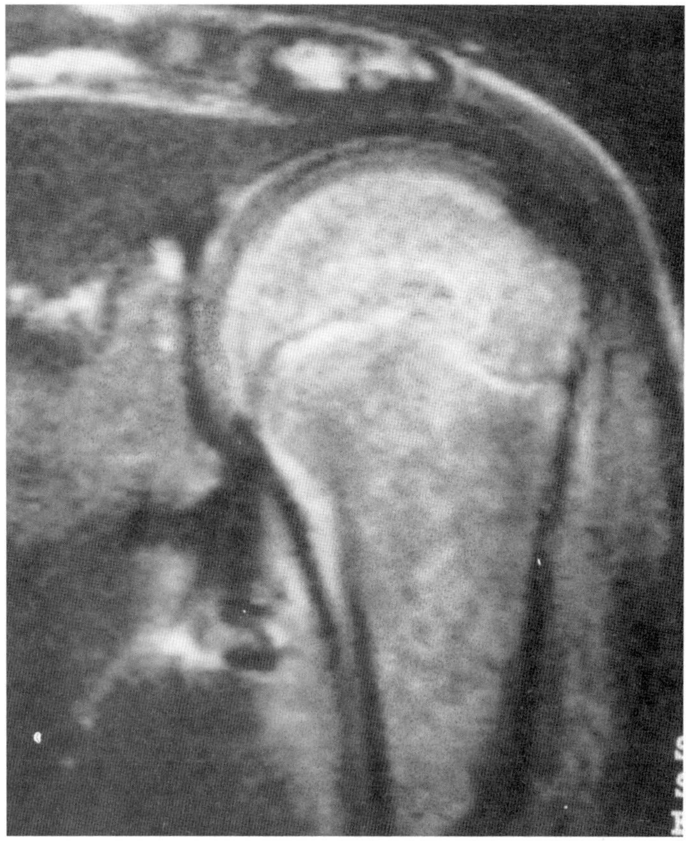

FIGURA 2.26B

ACHADOS

A. Radiografia AP do ombro. Observa-se uma destruição permeada da metáfise umeral proximal se estendendo para a diáfise, com uma camada única de reação periosteal envolvendo a região de anormalidade. A penetração do córtex é observada ao longo da face medial da metáfise.

B. Imagem de RM coronal ponderada em T2 demonstra edema de medula óssea, destruição cortical permeada e líquido subperiosteal medialmente. Observe a linha escura bem definida de novo osso periosteal ao redor do úmero proximal. Há uma pequena quantidade de líquido na cápsula da articulação do ombro.

DIAGNÓSTICO DIFERENCIAL Infecção, sarcoma de Ewing, osteossarcoma, linfoma.

DIAGNÓSTICO Osteomielite aguda.

DISCUSSÃO A osteomielite hematogênica aguda geralmente é uma doença de crianças que ocorre quando as fises estão abertas. Bactérias de fontes remotas de infecção são transportadas para o osso via artéria nutriente e se depositam na metáfise, onde o fluxo sanguíneo é lentificado à medida que alças de ramos arteriais fazem curvas fechadas, por fim entrando em grandes veias sinusoidais. Quando as colônias começam a crescer, elas podem se disseminar através da fise na direção da epífise por toda a cavidade medular. Conforme a reação inflamatória aguda prossegue, edema e acúmulo de pus aumentam a pressão intramedular, levando à diminuição do fluxo de sangue, trombose e necrose. O pus pode sair através do córtex para o espaço subperiosteal através dos canais harversianos e de Volkmann, elevando o periósteo e interrompendo o suprimento sanguíneo cortical. O osso periosteal reativo forma uma casca ao redor do córtex necrótico. O patógeno mais comum é *S. aureus*. Alterações radiológicas tendem a ocorrer tardiamente no processo fisiopatológico, mas a RM é sensível em estágios bastante precoces do curso e é precisa em delinear a extensão anatômica.[34] A osteomielite geralmente responde aos antibióticos sistêmicos, mas coleções de pus devem ser drenadas de maneira cirúrgica. As bactérias patogênicas podem permanecer sequestradas por décadas dentro de recessos avasculares de osso necrótico, onde são inacessíveis aos antibióticos sistêmicos.

Caso 2.27

HISTÓRIA CLÍNICA Mulher de 62 anos com deformidade crônica do ombro várias semanas após um trauma.

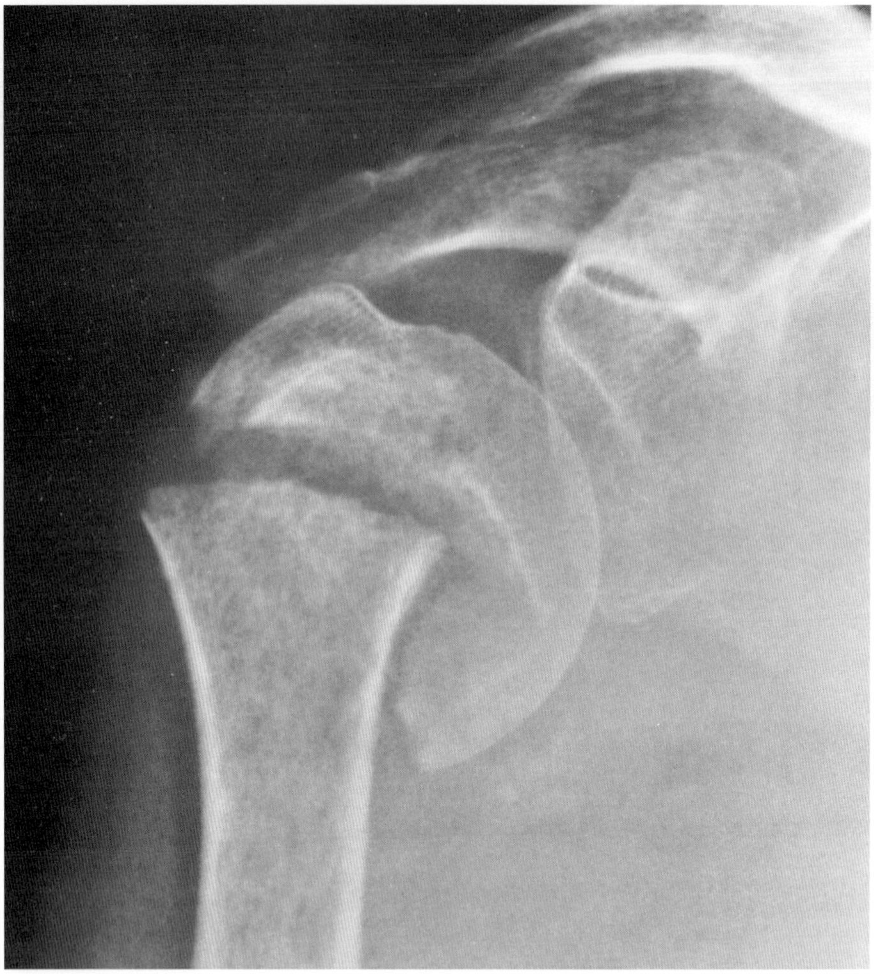

FIGURA 2.27

ACHADOS Observa-se uma fratura do colo umeral com rotação medial da cabeça umeral. Observam-se bordas escleróticas e pontiagudas. Presença de osteoporose difusa.

DIAGNÓSTICO DIFERENCIAL Nenhum.

DIAGNÓSTICO Não união de fratura, colo cirúrgico do úmero.

DISCUSSÃO As três fases da consolidação óssea (inflamatória, reparativa e remodelagem) podem ser modificadas ou interrompidas por uma alteração no ambiente local. A fase inflamatória é desencadeada pelo hematoma e pelo material necrótico presentes no leito da fratura. Um influxo de plasmócitos e leucócitos é o resultado. A fase reparativa se inicia, com proliferação de fibroblastos no coágulo, que criam uma estrutura organizada sobre a qual ocorrerá a mineralização. A formação do calo estabiliza os fragmentos da fratura para o próximo estágio, a remodelagem, que se caracteriza pela reabsorção do excesso de calo de acordo com os princípios do efeito piezoelétrico.

O osso cortical consolida com calo, enquanto o osso esponjoso consolida por aposição endosteal. Fatores locais que retardam a progressão através da sequência incluem trauma grave, imobilização inadequada, infecção, osteonecrose, contato com líquido sinovial (que contém fibrinolisinas), tecido interposto, patologias subjacentes e radiação prévia. Fatores sistêmicos que retardam a progressão incluem idade avançada, desnutrição, uso de esteroides e distúrbios metabólicos. Se o processo de consolidação está atrasado, dizemos que está ocorrendo um *retardo na consolidação*. Se a consolidação não progride, suspeita-se de uma não união. Geralmente uma união fibrosa ou pseudartrose está presente. A pseudartrose é definida por uma cavidade de revestimento sinovial perpetuada pelo movimento no lugar da fratura. A pseudartrose não precisa estar presente para sugerir uma não união. Radiologicamente, as extremidades do local da fratura estão osteoporóticas, com margens atróficas ou escleróticas. As pseudartroses comumente estão presentes na diáfise umeral ou colo femoral, ambos sujeitos a movimentação considerável.

Caso 2.28

HISTÓRIA CLÍNICA (A) Homem de 58 anos com dor crônica no ombro direito mas sem história de trauma. (B) Caso semelhante de paciente com dor crônica no ombro esquerdo.

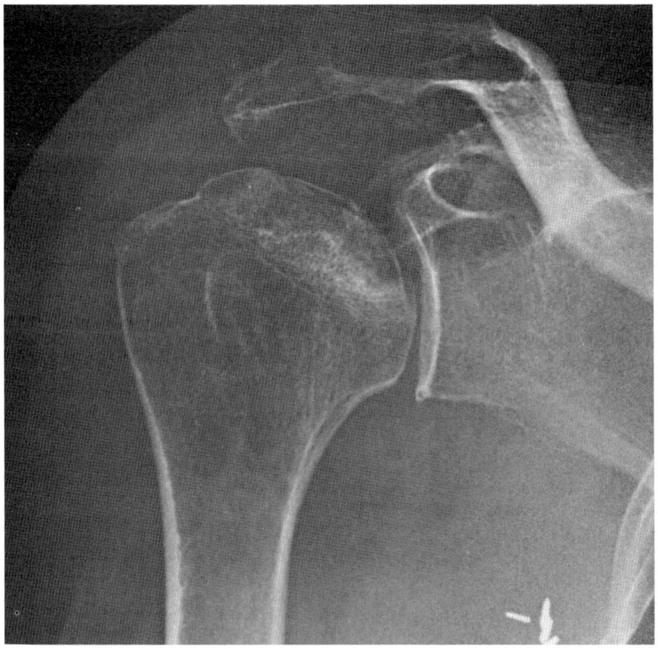

FIGURA 2.28A

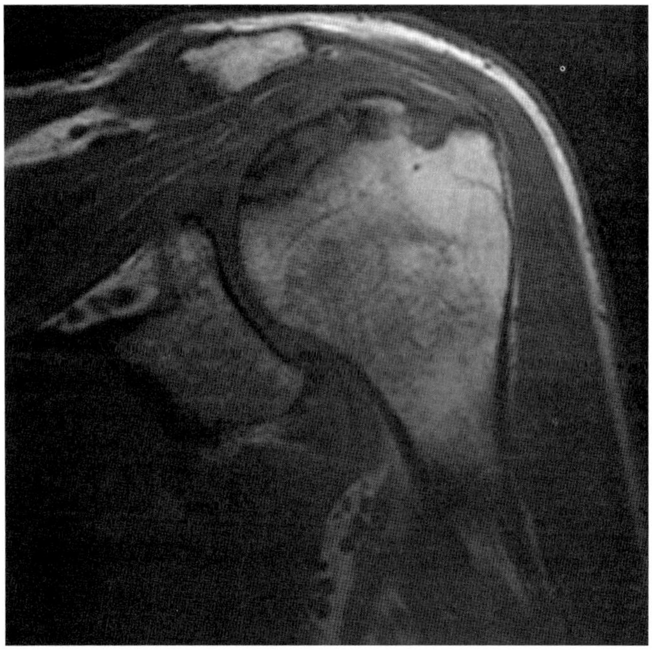

FIGURA 2.28B

ACHADOS

A. Radiografia AP demonstra discreta região de esclerose irregular e radiolucência ao longo da porção central superior da superfície articular da cabeça umeral. Uma porção da superfície articular está ligeiramente deprimida. Não se observa anormalidade nos ossos adjacentes.

B. Imagem coronal de RM ponderada em T1 demonstra anormalidade na superfície articular superior da cabeça umeral. A região subcortical possui sinal heterogêneo intermediário-escuro, com uma zona adjacente de sinal escuro. A imagem de RM ponderada em T2 (não apresentada) demonstrou baixo sinal dentro da região anormal e edema na medula óssea adjacente.

DIAGNÓSTICO DIFERENCIAL Osteonecrose, fratura.

DIAGNÓSTICO Osteonecrose.

DISCUSSÃO O diagnóstico é feito pela característica localização subcondral da lesão e ausência de história de trauma. A artrite não é uma consideração porque o espaço articular e a cavidade glenoidal estão normais. A cabeça umeral é um lugar comum para osteonecrose ou a morte *in situ* de um segmento de osso.[35] Os fatores de risco para osteonecrose da cabeça umeral são similares àqueles para osteonecrose da cabeça femoral e incluem o uso de corticosteroides, anemia falciforme e outras hemoglobinopatias, disbarismo (doença da descompressão), doença de Gaucher, alcoolismo e lúpus eritematoso sistêmico. O principal suprimento arterial para a cabeça umeral consiste em um ramo da artéria circunflexa umeral anterior, que possui um curso intraósseo tortuoso e poucas anastomoses, deixando o osso vulnerável à isquemia após a interrupção do fluxo sanguíneo. O processo de cura local através de remodelagem óssea pode levar a fratura subcondral e desvio dos fragmentos, tipicamente anos após o início. Os pacientes em geral se apresentam com doença avançada porque são capazes de compensar a perda de função glenoumeral; ao contrário do observado no quadril, em que os pacientes normalmente se apresentam no início do curso da doença. A progressão da doença pode ser dividida da seguinte forma: estágio I, radiografias normais, mas RM anormal; estágio II, esclerose nas radiografias sem fratura ou colapso subcondral; estágio III, sinal crescente e colapso subcondral, indicando fratura subcondral visível; estágio IV, colapso disseminado e alterações degenerativas secundárias; e estágio V, estágio terminal com alterações degenerativas secundárias também envolvendo a cavidade glenoidal.

Caso 2.29

HISTÓRIA CLÍNICA Menino de 12 anos com fraqueza no braço direito. Radiografias dos ombros direito e esquerdo.

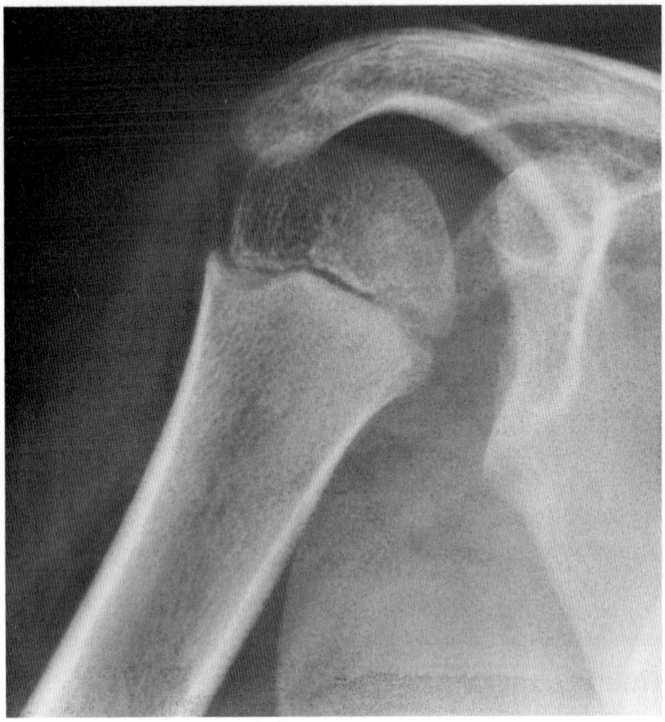

FIGURA 2.29A

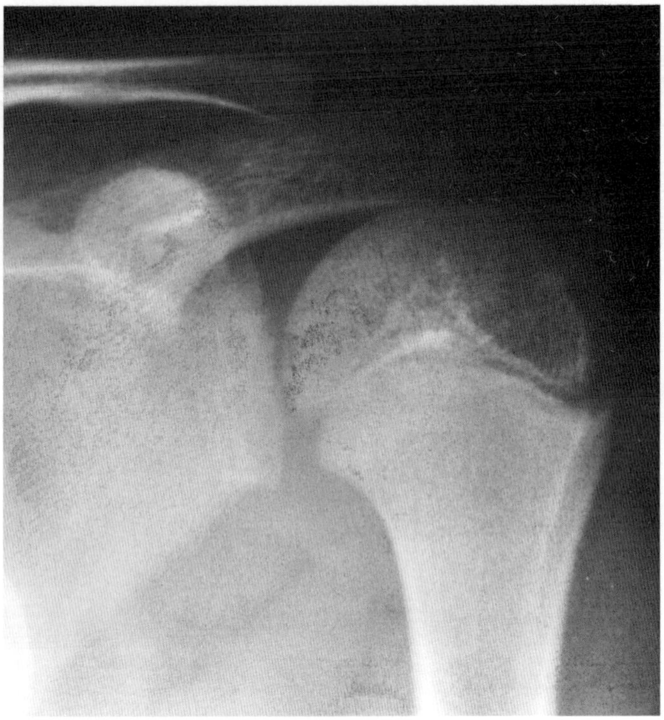

FIGURA 2.29B

ACHADOS

A. Radiografia AP do ombro direito. Observam-se hipoplasia e subdesenvolvimento da cabeça umeral. A concavidade da cavidade glenoidal é maior do que o esperado. A cabeça umeral está desviada superiormente.

B. Radiografia AP do ombro esquerdo. O ombro esquerdo está normal.

DIAGNÓSTICO DIFERENCIAL Nenhum.

DIAGNÓSTICO Paralisia do plexo braquial (paralisia de Erb).

DISCUSSÃO Duas formas comuns de trauma obstétrico – fratura de clavícula e paralisia de Erb – resultam na recusa do recém-nascido em mexer o braço. A paralisia de Erb é o resultado de trauma excessivo sobre o braço, levando ao dano das raízes de C5 e C6. Uma lesão menos comum é a paralisia de Klumpke, que resulta do dano das raízes nervosas de C7, C8 e T1. A recuperação completa e espontânea é observada em 90% dos casos, representando casos de lesão reversível por distensão das raízes nervosas. Aquelas que avulsionam por completo acabam resultando em hipoplasia e elevação da escápula, subdesenvolvimento da cavidade glenoidal, assim como coracoide e acrômio anormais. Além disso, observa-se o subdesenvolvimento do restante do membro, incluindo elementos ósseos e de tecidos moles. As mensurações de TC da quantidade de torção umeral (comparável às mensurações da torção tibial) podem ser realizadas no planejamento cirúrgico para procedimentos de transferências tendinosas. De forma semelhante às fraturas da clavícula, a paralisia do plexo braquial no recém-nascido[36-38] pode ser o resultado de dificuldades durante o parto, particularmente em bebês com distocia de ombro e macrossomia.[39] As fraturas da clavícula, entretanto, são uma complicação muito mais comum, com uma incidência de aproximadamente 2% em comparação com meros 0,4% de incidência de paralisia de Erb. Condições similares também parecem ocorrer por meio de outro mecanismo, provavelmente dentro do útero. O prognóstico, quando nenhum fator predisponente pode ser identificado, é pior, com um maior tempo de recuperação que o observado nos casos em que a resolução ocorreu e houve uma maior proporção de paralisia permanente.

Caso 2.30

HISTÓRIA CLÍNICA Mulher de 48 anos com dor e fraqueza de início abrupto no ombro. Não há história de trauma. Os sintomas e os achados das imagens cessaram após 6 meses.

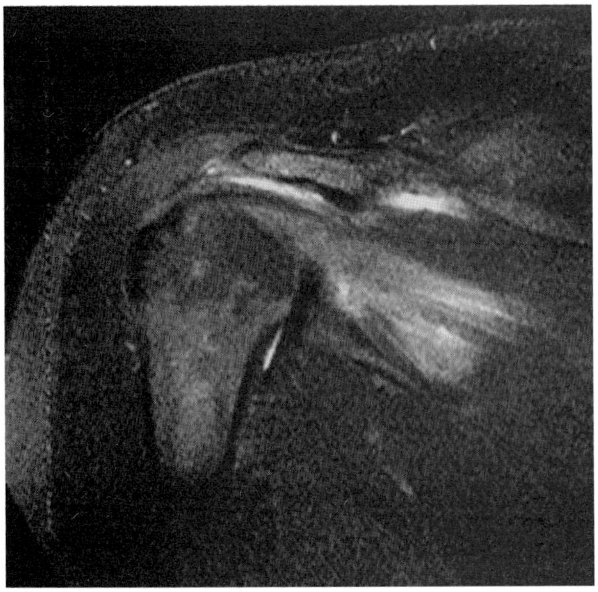

FIGURA 2.30A

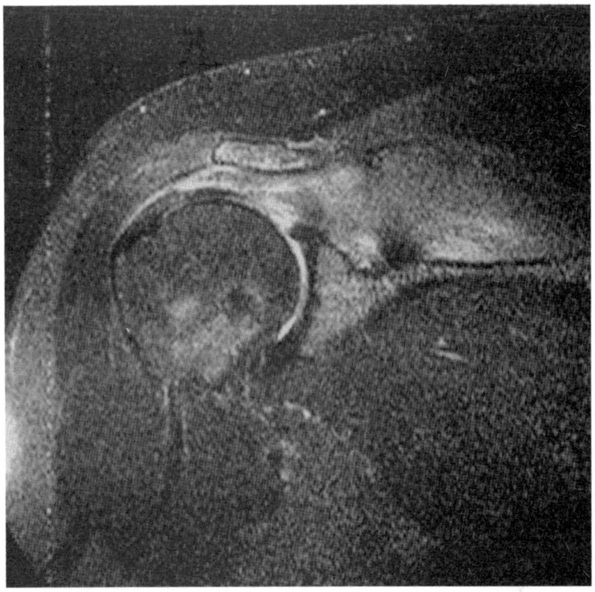

FIGURA 2.30B

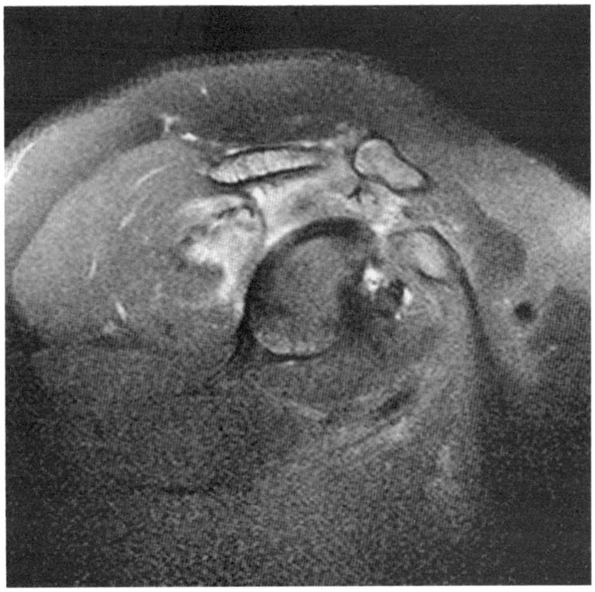

FIGURA 2.30C

ACHADOS Imagens de RM coronais oblíquas (A, B) e sagital (C) ponderadas em T2 com supressão de gordura demonstram edema nos músculos supraespinal e infraespinal.

DIAGNÓSTICO DIFERENCIAL Síndrome de Parsonage-Turner, miosite, neuropatia, ruptura do manguito rotador.

DIAGNÓSTICO Síndrome de Parsonage-Turner.

DISCUSSÃO A síndrome de Parsonage-Turner, também conhecida como neurite braquial aguda, é uma denervação idiopática do ombro.[40] É observada em pacientes de várias idades, desde bebês a idosos, sendo mais comum entre homens. Aproximadamente metade dos pacientes apresenta uma doença viral ou recebeu vacinação nas 2 semanas anteriores ao início dos sintomas. Na RM, um aumento de sinal é observado dentro da musculatura do ombro nas imagens ponderadas em T2 e imagens de *inversion recovery*.[41] Nos casos agudos podemos observar dilatação muscular. A atrofia muscular pode ocorrer nos casos crônicos. O edema muscular pode ou não acompanhar a distribuição nervosa, já que nervos individuais ou ramos nervosos podem estar envolvidos. A maioria dos casos apresenta cura espontânea em um ano.

Caso 2.31

HISTÓRIA CLÍNICA Homem de 70 anos com dor no ombro e fraqueza.

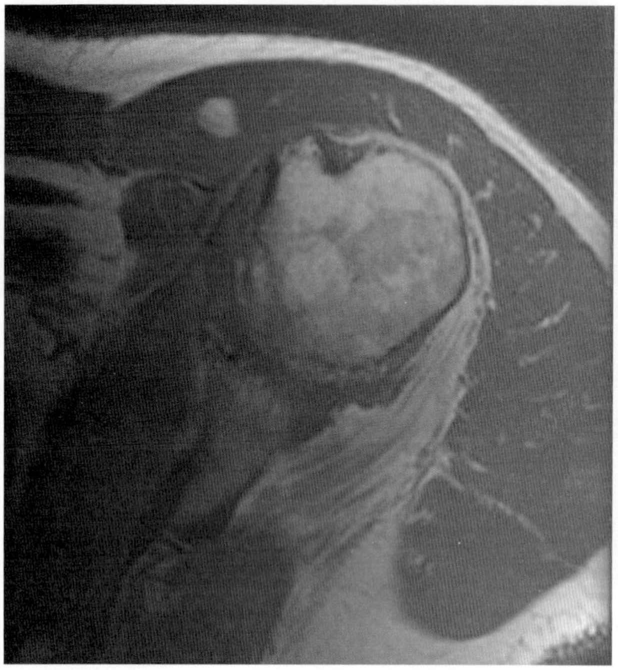

FIGURA 2.31A

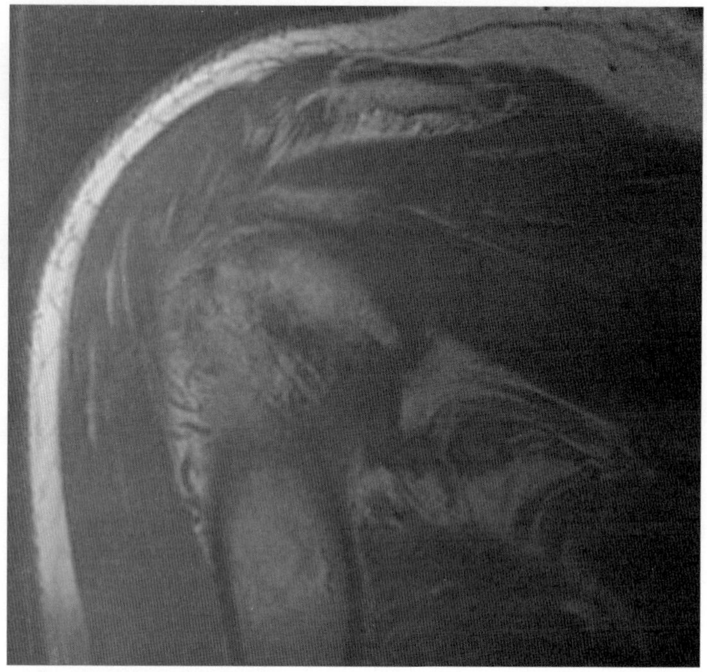

FIGURA 2.31B

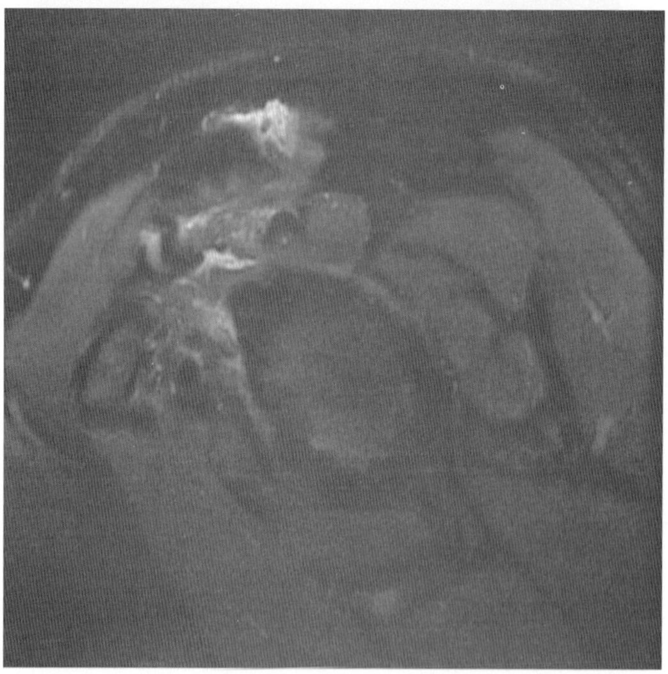

FIGURA 2.31C

ACHADOS Imagens de RM axial (A) e coronal oblíqua (B) ponderadas em T1 e imagem de RM sagital oblíqua ponderada em T2 (C) com supressão de gordura demonstram atrofia adiposa desproporcional do redondo menor, com ruptura do tendão.

DIAGNÓSTICO DIFERENCIAL Ruptura de espessura total do tendão do redondo menor, síndrome do espaço quadrilateral, síndrome de Parsonage-Turner.

DIAGNÓSTICO Síndrome do espaço quadrilateral.

DISCUSSÃO O músculo redondo menor é inervado por um ramo distal do nervo axilar que passa posteriormente por baixo do redondo menor através de um espaço que é limitado pelo músculo redondo maior (inferiormente), úmero (lateralmente) e cabeça longa do tríceps (medialmente). A artéria circunflexa umeral posterior também passa através do chamado espaço quadrilateral.[42] A compressão do nervo dentro do espaço quadrilateral causa uma denervação dolorosa e pode levar à atrofia focal do músculo redondo menor. O músculo deltoide algumas vezes pode estar envolvido. A compressão nervosa pode resultar de bandas fibrosas pós-traumáticas.[43] Na RM, as alterações iniciais incluem edema e dilatação do músculo. Alterações crônicas incluem atrofia muscular e infiltração adiposa. A maioria dos pacientes é tratada de forma conservadora, mas alguns necessitam de descompressão do espaço quadrilateral.[44]

Caso 2.32

HISTÓRIA CLÍNICA Homem de 87 anos com massa dilatada no ombro.

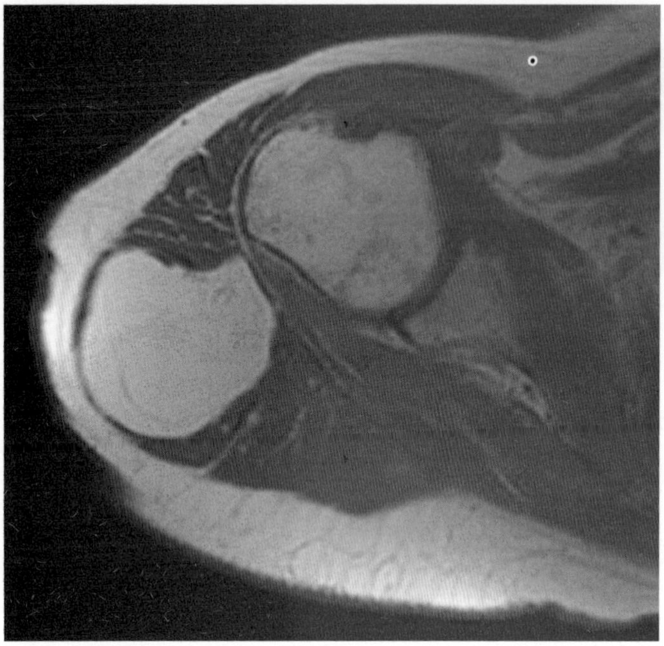

FIGURA 2.32A

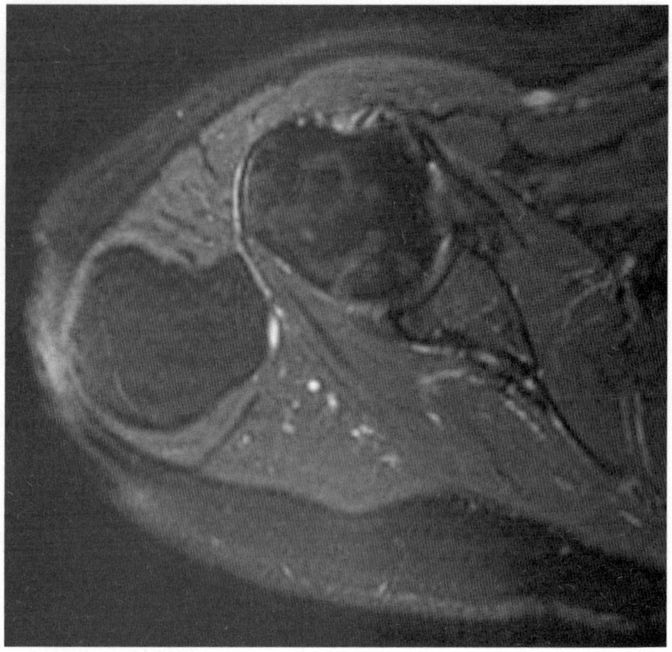

FIGURA 2.32B

ACHADOS Imagem axial de RM ponderada em T1 (A) e ponderada em T2 (B) com supressão de gordura do ombro demonstra uma massa arredondada bem definida dentro do músculo deltoide. A massa segue a intensidade de sinal do tecido subcutâneo em ambas as sequências de imagens. Excetuando-se os finos septos que a atravessam, a lesão é homogênea.

DIAGNÓSTICO DIFERENCIAL Nenhum.

DIAGNÓSTICO Lipoma intramuscular.

DISCUSSÃO Os lipomas são tumores benignos de origem mesenquimal muito comuns, mais frequentes em mulheres, nos tecidos moles subcutâneos das extremidades. Geralmente são massas de tecidos moles indolores e móveis que podem ser facilmente distorcidas por uma leve pressão. Os chamados lipomas dolorosos caracterizam-se por uma síndrome de dor migratória associada a múltiplos lipomas.

A classificação geral é feita por sítio (subcutâneo ou profundo). Os lipomas profundos situados no interior de um compartimento fascial limitado algumas vezes podem ser duros ao exame físico, em consequência da infiltração local e da distensão do compartimento. Nas imagens, os lipomas subcutâneos podem ser indistinguíveis do tecido adiposo nativo.[45]

Tanto os elementos ósseos quanto os cartilaginosos podem ser vistos radiológica e patologicamente nos lipomas benignos, mas aumentam a probabilidade de que a lesão na realidade seja um lipossarcoma. A mensuração das unidades Hounsfield com valor negativo é diagnóstica de um conteúdo adiposo. Na RM, hiperintensidade ponderada em T1 e hipointensidade nas sequências de supressão de gorduras são sugestivas, mas também podem ser observadas com a presença de meta-hemoglobina intracelular. Um lipoma não complicado não contrasta nas imagens de TC ou RM e aparece avascular nas angiografias. Os lipomas periosteais e sinoviais são raros. Dentro da articulação, uma lesão arredondada ou oval discreta contendo tecido adiposo é observada e deve ser distinguida do lipoma arborescente, uma forma de metaplasia sinovial observada na osteoartrite, artrite reumatoide ou após trauma. O tratamento é feito por ressecção cirúrgica.

Caso 2.33

HISTÓRIA CLÍNICA Homem de 46 anos com história de 3 anos de dor e fraqueza.

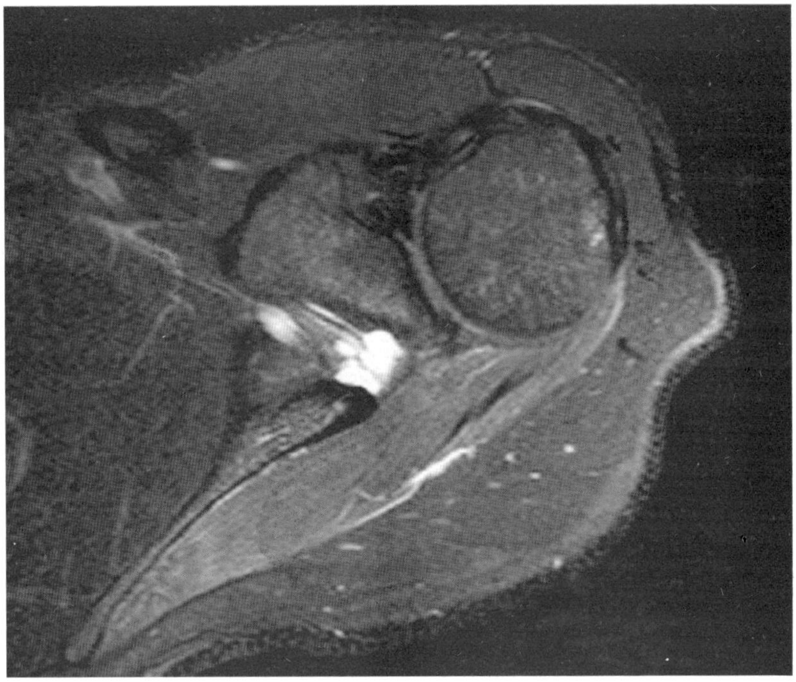

FIGURA 2.33

ACHADOS Imagem axial de RM ponderada em T2 com supressão de gordura demonstra uma massa hiperintensa multiloculada na incisura espinoglenoidal, com extensão para a incisura supraescapular. Observa-se um aumento de sinal no músculo redondo menor.

DIAGNÓSTICO DIFERENCIAL Cisto ganglionar, cisto sinovial, schwannoma, neurofibroma.

DIAGNÓSTICO Cisto ganglionar.

DISCUSSÃO O encarceramento do nervo supraescapular ocorre com maior frequência na incisura supraescapular.[46] Nessa localização, o nervo transporta fibras para os músculos supraespinal e infraespinal, articulação do ombro, articulação acromioclavicular e dois terços anteriores da cápsula articular do ombro. A segunda localização mais comum para impacto, conforme ilustrado neste caso, seria a incisura espinoglenoidal, adjacente ao músculo infraespinal. Características clínicas incluem dor e fraqueza no ombro, com limitação na rotação lateral e abdução do úmero. Características radiográficas nos casos crônicos incluem atrofia dos tecidos adiposos do músculo infraespinal, com ou sem envolvimento do músculo supraespinal. Etiologias para o encarceramento incluem fratura escapular, hipertrofia ligamentar, luxação glenoumeral, cistos, tumores, anormalidades de desenvolvimento da incisura e tração excessiva sobre os ligamentos supraescapular, transverso inferior ou espinoglenoidal, conforme visto em trabalhadores braçais ou praticantes de levantamento de peso.

Se o cisto ocorre na incisura supraescapular, os músculos supraespinal e infraespinal em geral estão envolvidos. Se o cisto ocorre mais distalmente na incisura espinoglenoidal, tipicamente apenas o infraespinal está envolvido.

Estas lesões são tipicamente hipointensas ou isointensas nas imagens de RM ponderadas em T1, e hiperintensas nas imagens de RM ponderadas em T2. Elas são multiloculadas, mas em geral discretas. Nesse caso, a lesão possui um colo que se comunica com uma ruptura do lábio glenoidal, considerado como a origem etiológica desses cistos.

Os cistos ganglionares são lesões benignas que estão presas a uma bainha de tendão, tendão, músculo ou cartilagem. São tipicamente encontrados nas mãos, nos pés ou punhos. Os cistos ganglionares se desenvolvem como o resultado da degeneração tecidual ou herniação sinovial. Eles podem se comunicar ou não com a bainha de tendão ou articulação associada. Os cistos ganglionares comumente são considerados antiestéticos pelos pacientes, o que pode levar ao tratamento por excisão cirúrgica. Dependendo da localização, a massa física dos cistos pode causar significante dano neurológico. Condições bem documentadas incluem cistos ganglionares na região da articulação tibiofibular proximal (causando pé caído) e cistos ganglionares na incisura supraescapular, causando atrofia do músculo infraespinal. Os cistos ganglionares que estão associados com os ligamentos cruzados podem causar limitação do movimento do joelho, e cistos meniscais podem causar edema, dor e limitação de movimentos. Se o cisto ganglionar for adjacente ao osso, pode causar erosão ou desencadear uma reação periosteal.

Caso 2.34

HISTÓRIA CLÍNICA Homem de 55 anos que sofreu queda de motocicleta.

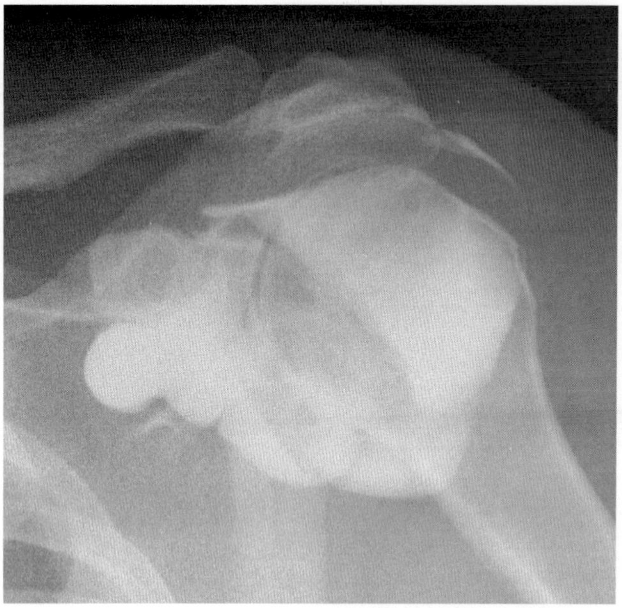

FIGURA 2.34A

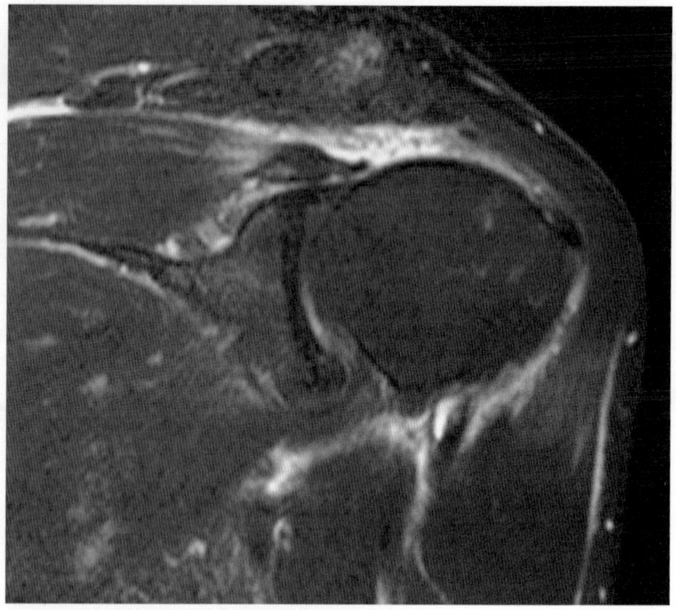

FIGURA 2.34B

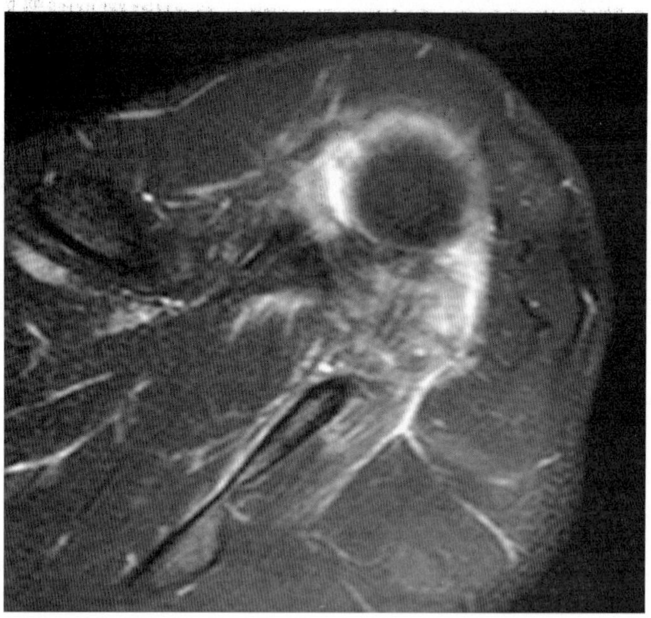

FIGURA 2.34C

ACHADOS

A. Artrografia AP demonstra extravasamento do contraste para a bursa subdeltóidea-subacromial.

B. Imagem de RM coronal oblíqua ponderada em T2 com supressão de gordura demonstra líquido na localização esperada do tendão supraespinal e uma retração medial de 4 cm do coto do tendão.

C. Imagem de RM axial ponderada em T2 com supressão de gordura da região superior da cabeça umeral demonstra líquido onde deveria ser encontrado o tendão normal com sinal escuro.

DIAGNÓSTICO DIFERENCIAL Nenhum.

DIAGNÓSTICO Ruptura do manguito rotador envolvendo o tendão supraespinal.

DISCUSSÃO Os tendões do manguito rotador podem romper em razão de trauma agudo ou repetitivo, impacto mecânico, degeneração, isquemia focal ou alguma combinação entre estes fatores. Mais de 90% das rupturas do manguito rotador são rupturas espontâneas de um tendão anormal e se apresentam na forma de dor e fraqueza crônicas.

Patte[47] introduziu o seguinte sistema de classificação:

- Rupturas de espessuras total e parcial que medem menos de 1 cm na dimensão sagital.
- Rupturas de espessura total do supraespinal que medem menos de 2 cm na dimensão sagital.
- Rupturas de espessura total do supraespinal (e infraespinal ou subescapular) que medem mais de 4 cm na dimensão sagital.
- Rupturas massivas de espessura total com osteoartrite glenoumeral secundária.

As rupturas parciais são mais comuns do que as completas, as rupturas na inserção do tendão na face articular são mais comuns do que aquelas na face da bursa na junção miotendínea, e as rupturas intrassubstanciais são as menos comuns. As rupturas do manguito rotador podem ser demonstradas pela artrografia, ultrassonografia ou RM. Na artrografia, o meio de contraste escapa através das rupturas de espessura total para a bursa subdeltóidea-subacromial. Na RM ou ultrassonografia, as rupturas resultam em uma descontinuidade que pode se preencher com líquido ou tecido de granulação. O ventre muscular envolvido, geralmente o músculo supraespinal, pode retrair, e a cabeça umeral subluxar superiormente. As rupturas de espessura parcial podem envolver as superfícies superior ou inferior do manguito, ou podem se localizar totalmente dentro da substância dos tendões. As rupturas crônicas podem ser identificadas pelo estreitamento da distância acromioumeral para menos de 0,6 cm, reversão da convexidade acromial inferior normal secundária ao impacto repetido e alterações císticas e esclerose da cabeça umeral e superfície inferior do acrômio.

Caso 2.35

HISTÓRIA CLÍNICA Mulher de 27 anos com dor aguda na região anterior do ombro após lesão sofrida enquanto praticava dança de rua (uma manobra conhecida como "a minhoca").

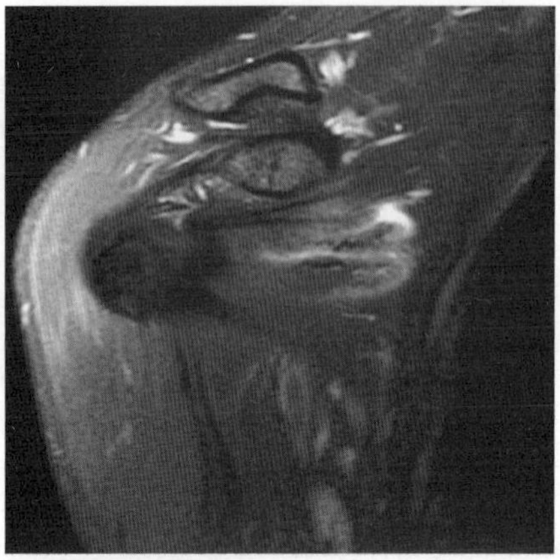

FIGURA 2.35A

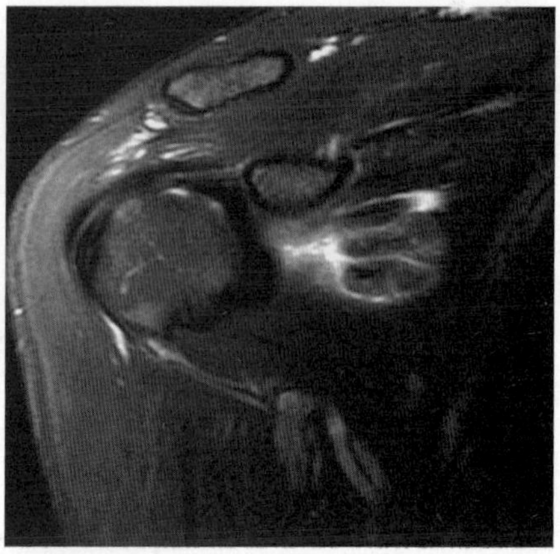

FIGURA 2.35B

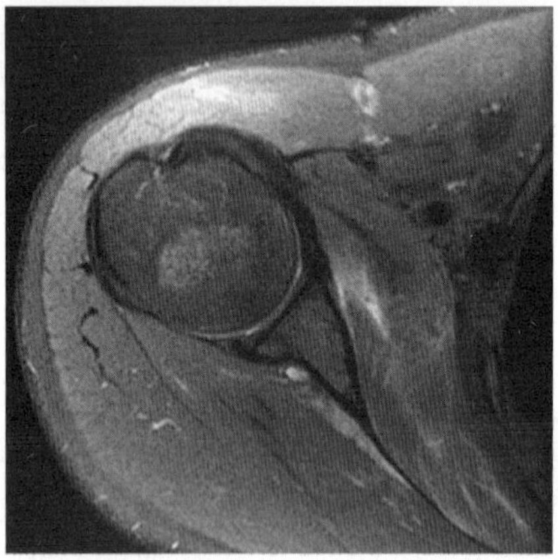

FIGURA 2.35C

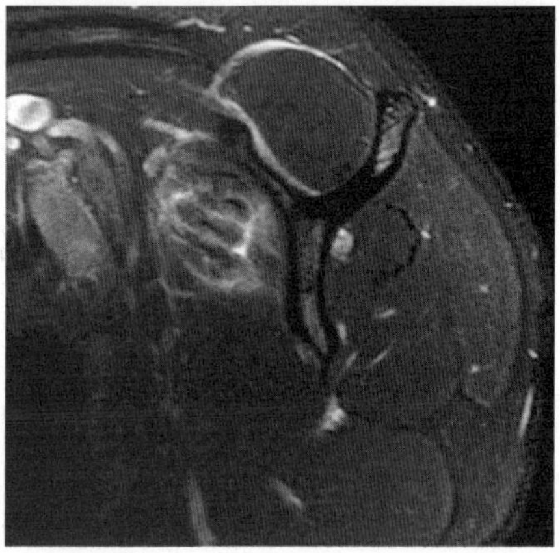

FIGURA 2.35D

ACHADOS Imagens de RM do ombro coronais oblíquas (A, B), axial (C) e sagital oblíqua (D) ponderadas em T2 com supressão de gordura demonstram aumento de sinal ao longo das junções miotendíneas das múltiplas cabeças do músculo subescapular. O tendão subescapular propriamente dito (A) está intacto.

DIAGNÓSTICO DIFERENCIAL Nenhum.

DIAGNÓSTICO Distensão do subescapular.

DISCUSSÃO A maioria das rupturas do subescapular ocorre na presença de rupturas macroscópicas do manguito rotador e após rupturas dos tendões do supra ou infraespinal; a lesão isolada é incomum, mas bem documentada.[48] Os sinais clínicos sugestivos de rupturas isoladas do tendão subescapular incluem aumento da rotação lateral e diminuição da força de rotação medial. Os pacientes se queixarão de dor anterior e fraqueza, particularmente quando o braço é utilizado acima ou abaixo do nível do ombro, mas normalmente não relatam instabilidade. O mecanismo de lesão geralmente é um episódio discreto de trauma, com hiperextensão traumática ou rotação lateral do braço abduzido. As imagens axiais na artrotomografia computadorizada ou RM são mais sensíveis na detecção das anormalidades do tendão subescapular. Uma ruptura parcial se manifesta como um espessamento ou esgarçamento do tendão. Uma ruptura completa está tipicamente associada com retração do tendão e invasão por líquido no local prévio do tendão. Após uma ruptura parcial, a infiltração adiposa é comum no músculo subescapular. A aparência das rupturas do tendão subescapular na RM demonstrarão um tendão subescapular com contornos mal definidos e sinal alto anormal nas imagens ponderadas em T2.[49] A maioria dos casos demonstrará descontinuidade e retração franca do tendão, enquanto alguns podem demonstrar espessamento da porção distal do tendão ou calcificação. As rupturas do ventre muscular do subescapular, como as rupturas musculares em outras partes do corpo, geralmente ocorrem ao longo das interfaces musculotendíneas, e nas RM demonstrarão alto sinal nas imagens ponderadas em T2 ou sequências de pulso STIR. Uma associação importante com a ruptura do subescapular é a luxação do tendão do bíceps em relação ao seu sulco, particularmente a luxação intralaminar ou medial do tendão. Anormalidades ósseas associadas são incomuns.

Caso 2.36

HISTÓRIA CLÍNICA Menina de 14 anos que sofreu um acidente automobilístico com capotamento.

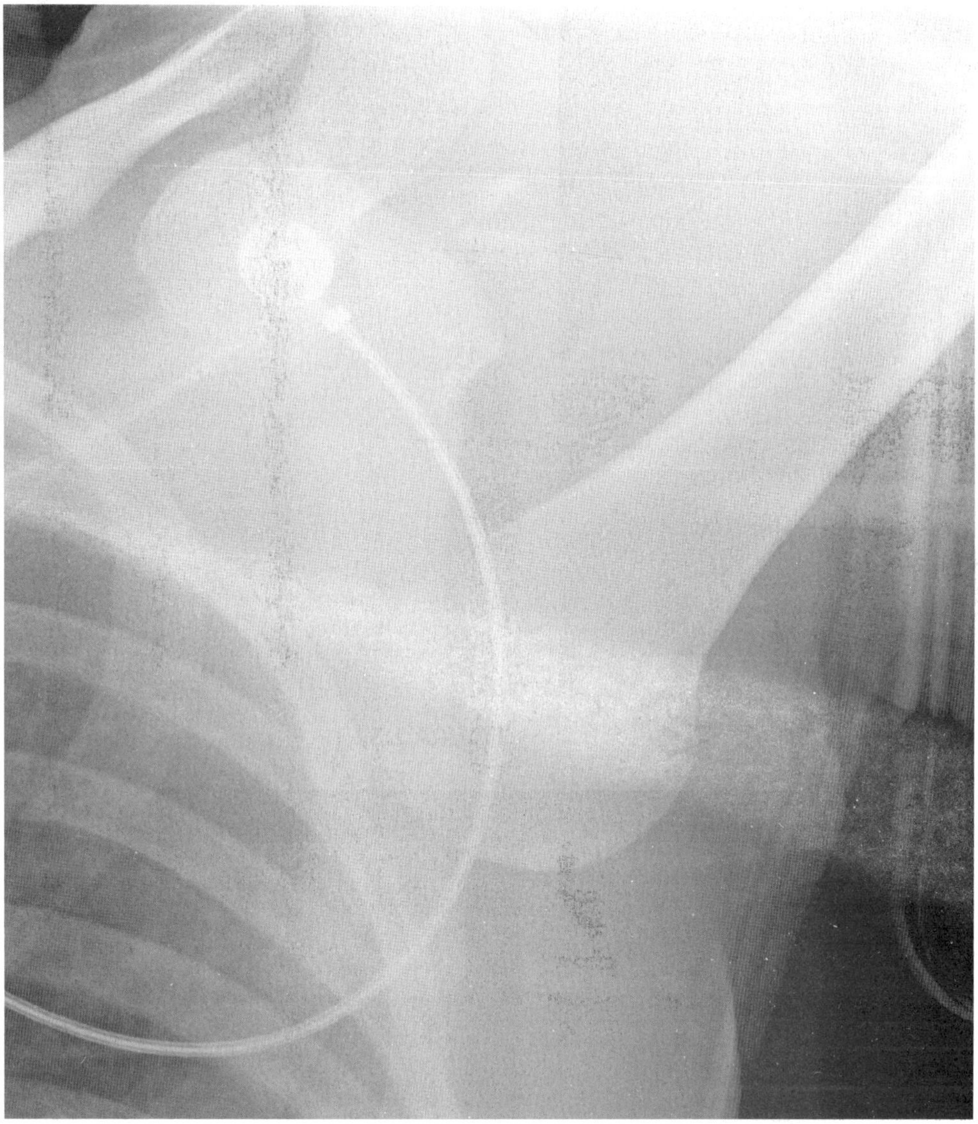

FIGURA 2.36

ACHADOS Radiografia AP do ombro direito. A cabeça umeral está localizada em uma posição subcoracoide, com a diáfise umeral estendida superiormente. Observam-se pequenos fragmentos avulsionados do tubérculo maior. A paciente não conseguia abaixar o braço.

DIAGNÓSTICO DIFERENCIAL Nenhum.

DIAGNÓSTICO *Luxatio erecta* (luxação glenoumeral inferior).

DISCUSSÃO A luxação da articulação do ombro deve ser imediatamente óbvia; entretanto, a localização da cabeça umeral e o mecanismo de lesão podem exigir maiores considerações. Esta paciente chegou ao departamento de emergência com seu antebraço apoiado sobre a cabeça e não podia abaixar o braço para posicionar o membro adequadamente para os exames radiológicos. A *luxatio erecta*, ou luxação glenoumeral inferior, é uma forma rara de luxação do ombro.[54] Ela é causada pela hiperabdução do braço em uma posição acima da cabeça. Assim como na luxação anterior comum, a cabeça umeral se posiciona em uma posição subcoracoide anterior, mas a diáfise umeral ficará estendida superiormente ou em paralelo à espinha escapular, em vez de inferior e em paralelo à parede torácica. Uma fratura do tubérculo maior ou uma ruptura do manguito rotador está associada com essa lesão em 80% dos pacientes. Sessenta por cento podem apresentar algum grau de comprometimento neurológico, mais comumente do nervo axilar, e 3% pode apresentar comprometimento vascular significativo para o membro.[55]

Caso 2.37

HISTÓRIA CLÍNICA Homem de 27 anos com uma lesão sofrida durante jogo de rúgbi e um caso semelhante.

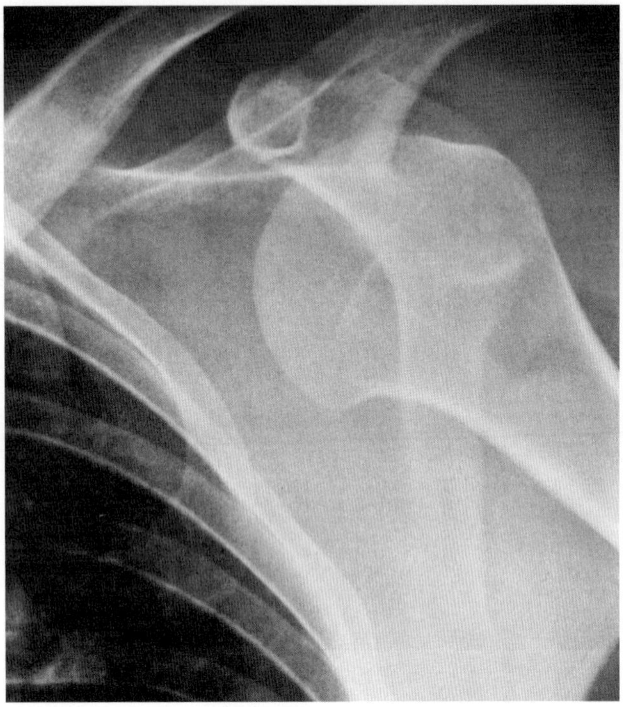

FIGURA 2.37A

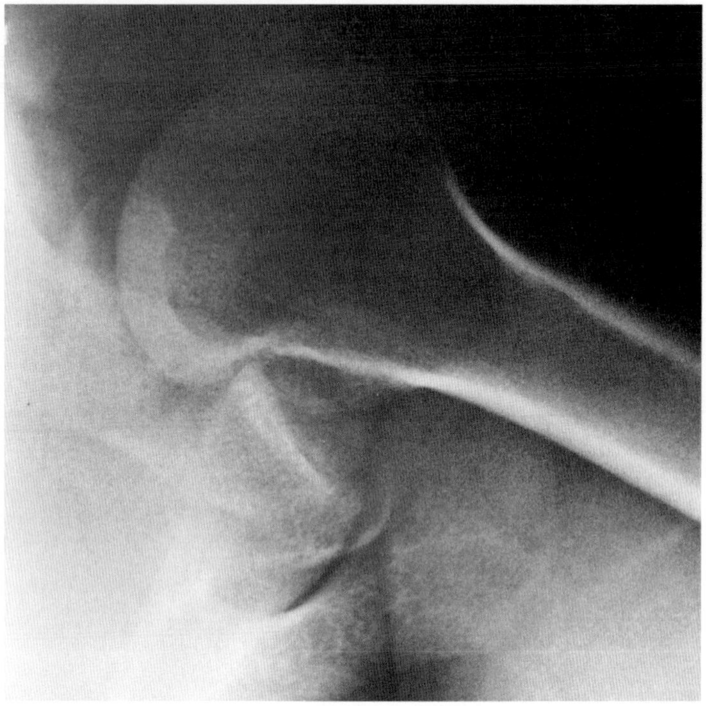

FIGURA 2.37B

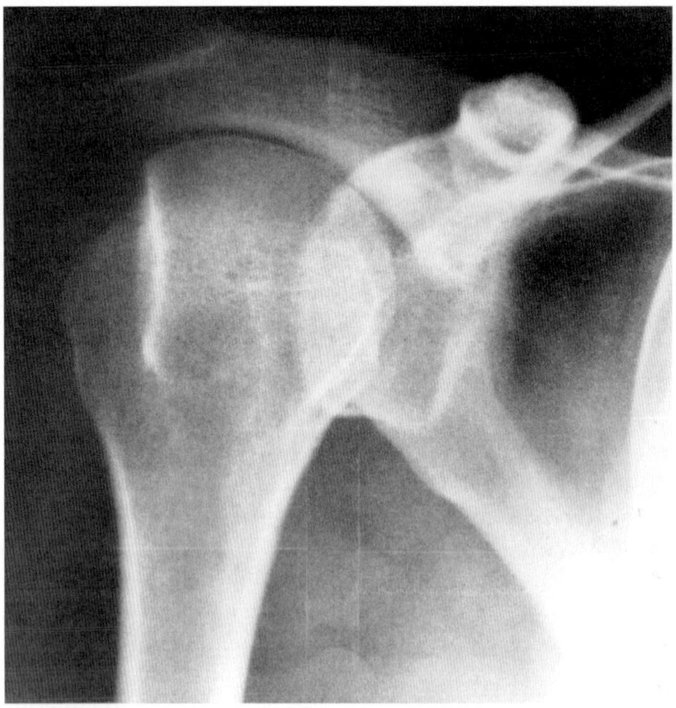

FIGURA 2.37C

ACHADOS

A. Radiografia AP do ombro. A cabeça umeral se localiza em uma posição subcoracoide.

B. Radiografia axilar lateral do ombro. A cabeça umeral se localiza anteriormente ao processo glenoide.

C. Caso semelhante. Radiografia AP do ombro em rotação medial demonstra um defeito na face posterolateral da cabeça umeral.

DIAGNÓSTICO DIFERENCIAL Nenhum.

DIAGNÓSTICO Luxação anterior (subcoracoide) do ombro. O caso semelhante demonstra uma fratura por impacção da cabeça umeral causada por uma luxação anterior prévia do ombro (lesão de Hill-Sachs).

DISCUSSÃO A estabilidade da articulação do ombro depende da cápsula e dos ligamentos adjacentes; a área de superfície de contato glenoumeral tem somente um terço da área transversal da cabeça umeral, similar à relação de uma bola de golfe e um *tee* (suporte sobre o qual se apoia a bola de golfe). Portanto, a luxação do ombro é uma lesão comum em adultos. Em aproximadamente 95% dos casos de luxação glenoumeral, a cabeça umeral luxa anteriormente e se posiciona em uma região anterior, inferior e medial ao processo glenoide, em uma posição subcoracoide. A impacção da superfície anterior inferior do lábio glenoidal sobre a face posterolateral da cabeça umeral após sua luxação pode causar uma fratura em depressão da cabeça umeral chamada de lesão de Hill-Sachs. Uma grande lesão de Hill-Sachs pode causar apreensão do processo glenoide durante a rotação do ombro e levar a uma luxação recorrente. A visualização do defeito é aprimorada com a rotação medial, posicionando a lesão em perfil. Menos traumática, mas talvez mais importante do que a luxação propriamente dita, é a lesão concomitante dos tecidos moles, as rupturas capsulolabrais anteriores, nas quais o lábio glenoidal e a cápsula do ombro se soltam do processo glenoide (lesão de Bankart). Essa lesão está presente em mais de 90% dos pacientes jovens[50,51] e algumas vezes está associada a uma fratura por avulsão da margem anterior inferior do processo glenoide (fratura de Bankart). Se não forem reparadas, essas lesões geralmente resultam em instabilidade pós-traumática anterior do ombro ou luxações recorrentes. A ruptura concomitante do manguito rotador ocorre em aproximadamente um terço dos pacientes com mais de 40 anos que sofrem uma luxação anterior traumática do ombro pela primeira vez.[52] Essas rupturas do manguito rotador podem resultar em morbidade prolongada ou na necessidade de reparo cirúrgico. A combinação de lesão do plexo braquial e ruptura do manguito rotador também foi reconhecida como combinação de lesões associadas.[53] As luxações agudas são tratadas através de redução fechada. O método cirúrgico mais comum para a luxação anterior é o reparo de Bankart, no qual o mecanismo capsular anterior é reinserido ao processo glenoide.

Caso 2.38

HISTÓRIA CLÍNICA Estudante de 22 anos que sofreu uma lesão no ombro enquanto jogava hóquei no gelo.

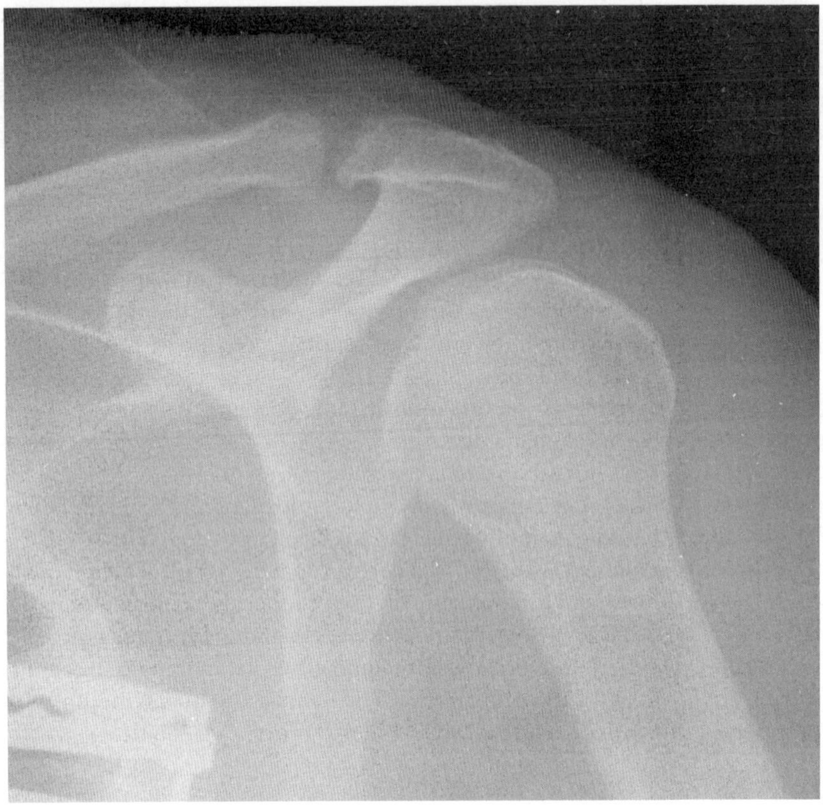

FIGURA 2.38A

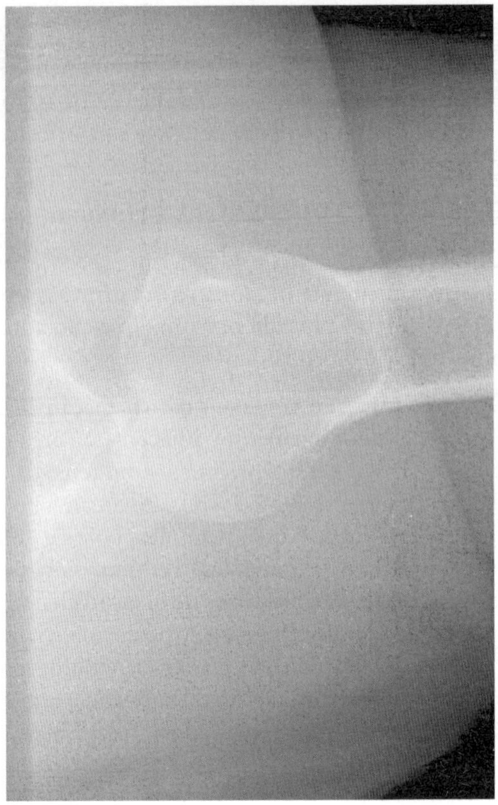

FIGURA 2.38B

ACHADOS

A. Radiografia AP do ombro. A cabeça umeral está em rotação medial extrema e a cabeça umeral está posicionada muito lateralmente em relação ao processo glenoide. Observa-se uma fina linha cortical ao longo da face medial da cabeça umeral, paralela ao córtex medial.

B. Incidência axilar lateral. A cabeça umeral está impactada na face posterior do processo glenoide.

DIAGNÓSTICO DIFERENCIAL Nenhum.

DIAGNÓSTICO Luxação posterior do ombro.

DISCUSSÃO A incongruência de tamanho entre a cavidade glenoidal e a cabeça umeral predispõe essa articulação à luxação. As estruturas capsulares adjacentes, em grande medida, são responsáveis pela manutenção da estabilidade desta articulação. As luxações anteriores são a variedade mais comum, enquanto as posteriores são incomuns e não constituem mais de 5% de todos os casos. Os achados radiológicos podem ser sutis. Incidências axilares ou em Y são diagnósticas e demonstram o desvio posterior da cabeça umeral em relação à cavidade glenoidal. A cabeça umeral tende a ficar fixa em rotação medial. Isso pode ser detectado nas imagens frontais. O espaço da articulação do ombro está aumentado (mais de 6 mm).[56] Uma deformidade de Hill-Sachs reversa deve ser procurada; quando presente, fornece maiores evidências para indicar uma luxação posterior aguda ou prévia. Mais de 50% das luxações posteriores do ombro não são diagnosticadas inicialmente. Em 75% dos casos, duas linhas paralelas de osso cortical podem ser reconhecidas na face medial da cabeça umeral. Uma linha representa o córtex medial da cabeça umeral, mas a outra representa a margem de uma fratura por impacção em canaleta na face anterior da cabeça umeral,[57] onde a margem posterior da glenoide a comprime.

Caso 2.39

HISTÓRIA CLÍNICA Adolescente de 17 anos com dor bilateral nos ombros e episódios noturnos de convulsão.

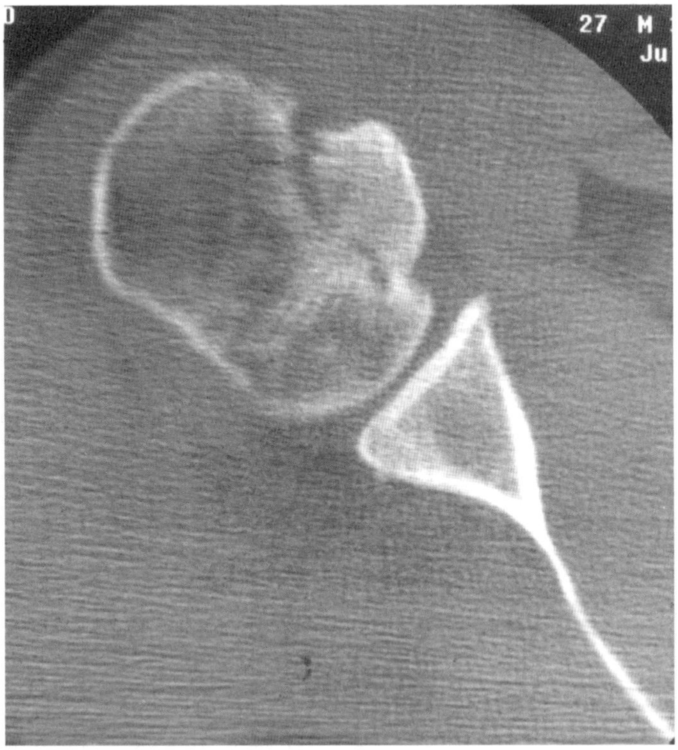

FIGURA 2.39A

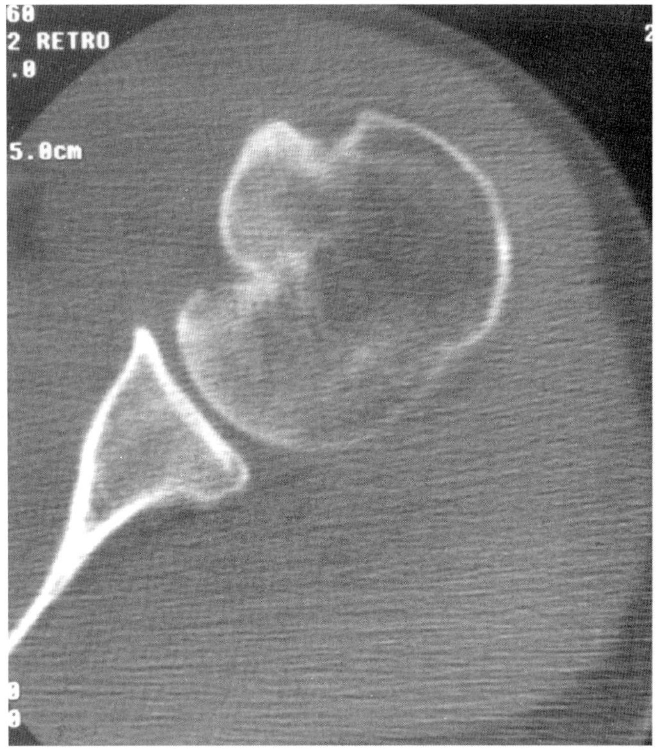

FIGURA 2.39B

ACHADOS (A, B) Imagens axiais de TC de ambos os ombros no nível médio das articulações do ombro. Ambas estão normalmente localizadas. Observam-se fraturas por impacção bilaterais e simétricas das faces anteriores das cabeças umerais. Observa-se uma fratura por avulsão não desviada do tubérculo menor à direita.

DIAGNÓSTICO DIFERENCIAL Luxação bilateral do ombro, secundária a convulsões ou trauma.

DIAGNÓSTICO Distúrbio convulsivo, com recorrentes luxações posteriores bilaterais do ombro.

DISCUSSÃO A fratura por impacção na face anterior da cabeça umeral é conhecida como lesão de Hill-Sachs reversa, ou fratura em canaleta. A luxação posterior da articulação do ombro permite que a borda posterior do processo glenoide comprima o osso esponjoso mais mole da cabeça umeral. As deformidades das fraturas em canaleta são mais bem observadas nas imagens de TC do que nas radiografias, assim como as fraturas associadas, a exemplo das avulsões do tubérculo menor, que podem não ser aparentes.[58] Nesse caso, o estudante estava sofrendo ataques convulsivos de grande mal não testemunhados durante a noite, resultando em recorrentes luxações posteriores bilaterais dos ombros. A luxação posterior bilateral do ombro é uma complicação incomum da atividade convulsiva.[59] Outras lesões ortopédicas associadas com convulsões incluem as luxações do quadril,[60] fraturas centrais do acetábulo,[61] fraturas por explosão do tórax,[62] luxações anteriores do ombro, fratura-luxação do manúbrio esternal e fraturas do fêmur e úmero proximais. Outros casos de mioclônus não controlado podem causar lesões similares às sofridas durante convulsões. As luxações posteriores do ombro também podem ser causadas por traumas, frequentemente quedas.

Caso 2.40

HISTÓRIA CLÍNICA Homem de 31 anos com problemas articulares.

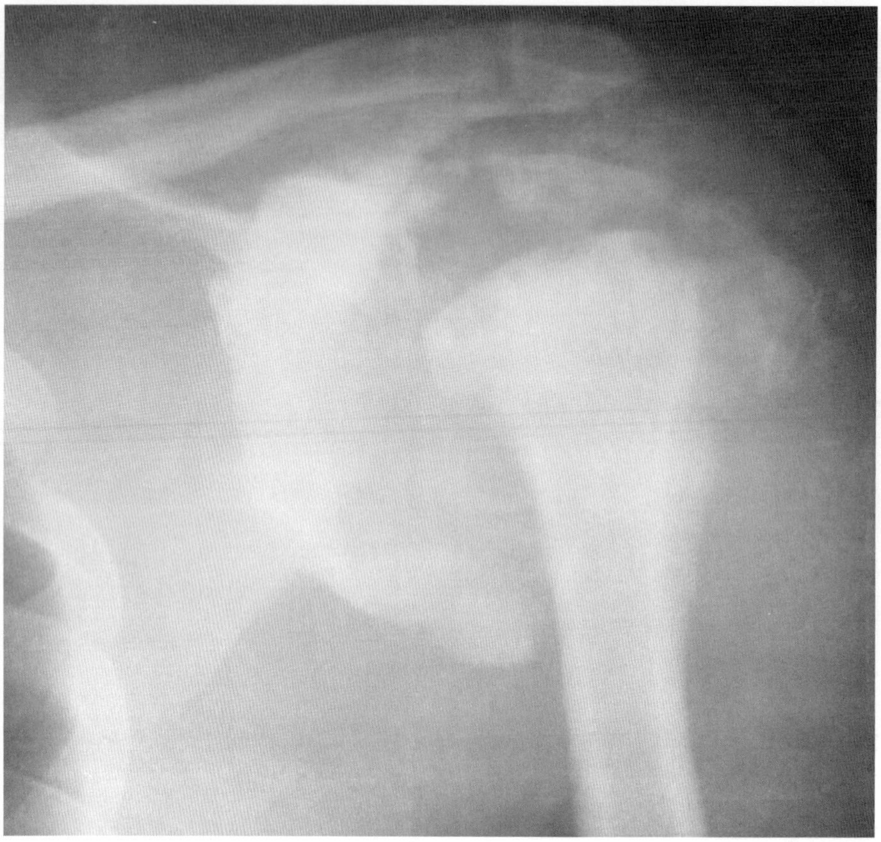

FIGURA 2.40

ACHADOS Radiografia AP do ombro esquerdo demonstra deformidade acentuada da glenoide com osteólise, acentuada alteração produtiva, extensa calcificação de tecidos moles e fragmentação com reação periosteal ao redor do úmero proximal. A cabeça umeral está ausente. Não se observa alteração destrutiva nos ossos adjacentes.

DIAGNÓSTICO DIFERENCIAL Artropatia neuropática, artrite séptica, tuberculose, metástase, malignidade óssea primária.

DIAGNÓSTICO Artropatia neuropática (articulação de Charcot).

DISCUSSÃO A destruição da articulação do ombro pode resultar de infecção, tumor e artropatia neuropática. A artrite séptica tipicamente seria acompanhada por osteomielite do osso adjacente, e os tumores que causam esse grau de reabsorção articular também deveriam demonstrar alterações destrutivas nos ossos adjacentes. A tuberculose poderia apresentar uma aparência similar, mas neste caso a história clínica sugere uma doença neurológica. Apesar de a causa mais comum de artropatia neuropática nos membros superiores ser a siringomielia, outras causas incluem esclerose múltipla, mielomeningocele, lesão da medula espinal, doença de Charcot-Marie-Tooth, alcoolismo, amiloidose, indiferença congênita à dor, disautonomia e injeção iatrogênica de esteroides. A artropatia neuropática pode ser considerada uma artropatia degenerativa em estágio terminal, com achados característicos que no idioma inglês são memorizados com "5 Ds": detritos, aumento da densidade, desorganização, distensão articular e luxação (*dislocation*). Apesar de a forma hipertrófica dessa condição ser mais comum nos membros inferiores, a forma atrófica, como nesse caso, é mais comum nos membros superiores.

Caso 2.41

HISTÓRIA CLÍNICA Mulher de 49 anos com dor constante no ombro.

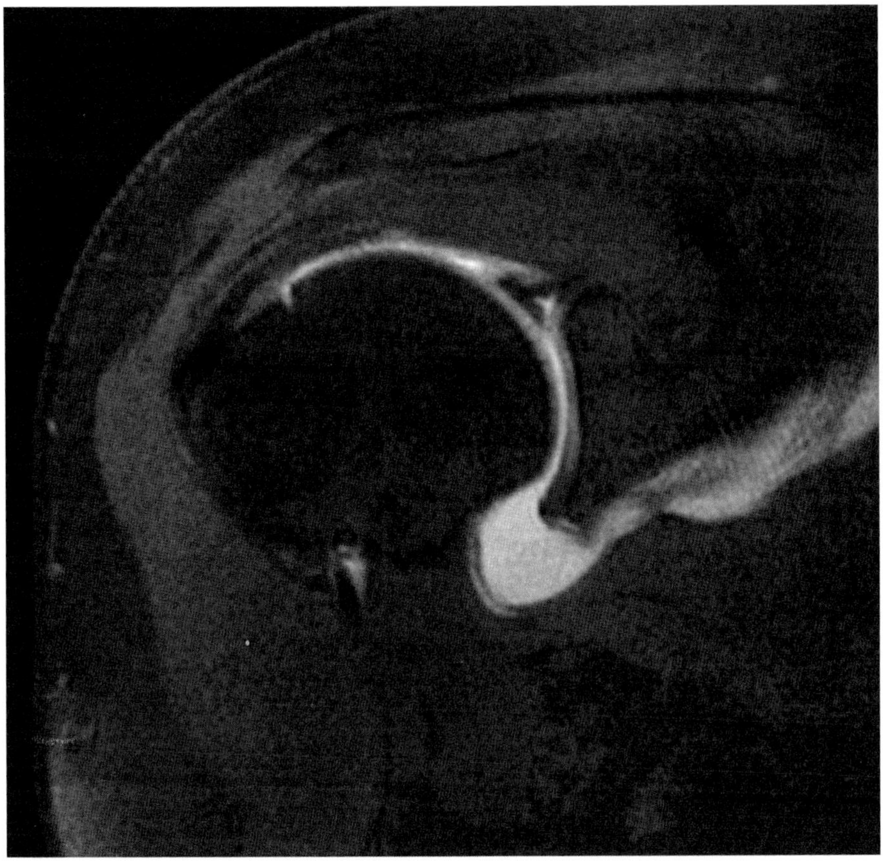

FIGURA 2.41

ACHADOS Imagem de RM coronal oblíqua ponderada em T1 com supressão de gordura após administração intra-articular de gadolínio diluído demonstra a extensão do contraste para o lábio superior da glenoide.

DIAGNÓSTICO DIFERENCIAL Nenhum.

DIAGNÓSTICO Ruptura do lábio superior de anterior para posterior (SLAP).

DISCUSSÃO As lesões do lábio e estruturas capsulares associadas geralmente estão relacionadas às atividades esportivas. A ruptura SLAP consiste na desinserção do complexo labial-capsular-tendão bicipital da região superior do processo glenoide. O mecanismo de lesão consiste na tração pela cabeça longa do tendão do bíceps durante uma abdução súbita do braço (p. ex., em esportes que necessitem de arremessos). Essa lesão não necessariamente resulta em instabilidade. Dor e estalidos geralmente são os sintomas relatados.

Existe um sistema de classificação para as lesões SLAP:[63]

1. (Tipo I): Irregularidade do lábio superior com tendão do bíceps intacto (10%).
2. (Tipo II): Avulsão do complexo labial-bíceps-capsular (40%).
3. (Tipo III): Ruptura em alça de balde do lábio superior com um complexo labial-bíceps-capsular intacto visto pela artrografia como um tecido agrupado circundado por contraste (30%).
4. (Tipo IV): Ruptura em alça de balde do lábio superior com extensão para o tendão do bíceps proximal (20%).

Desde que os quatro tipos iniciais foram descritos, pelo menos meia dúzia de outros tipos foram também caracterizados.[64] As lesões labiais e capsulares são mais bem demonstradas pela artrorressonância magnética ou artrotomografia computadorizada. Um dos principais diagnósticos diferenciais é entre uma lesão SLAP e uma lesão isolada do tendão do bíceps. O tratamento consiste em excisão de parte do lábio da glenoide e cistos associados, que podem se insinuar até as incisuras supraescapular ou espinoglenoidal e causar neuropatias por encarceramento.

Caso 2.42

HISTÓRIA CLÍNICA Mulher de 58 anos com dor no ombro há muitos anos.

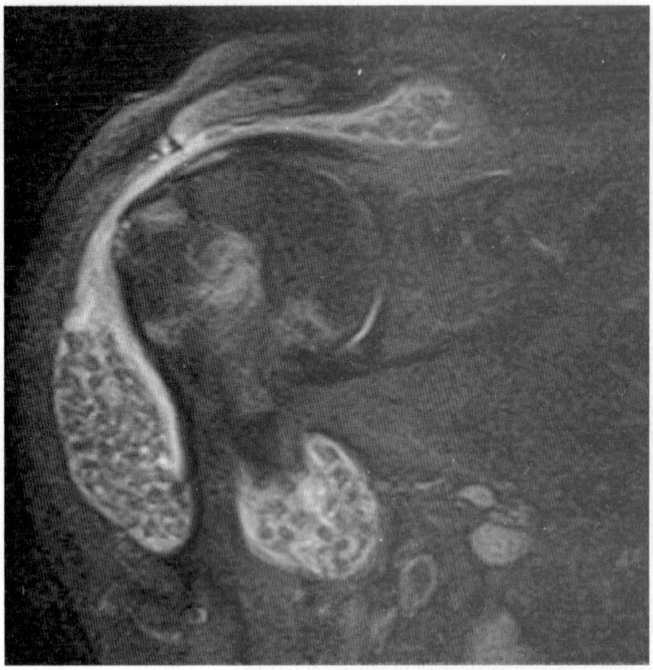

FIGURA 2.42A

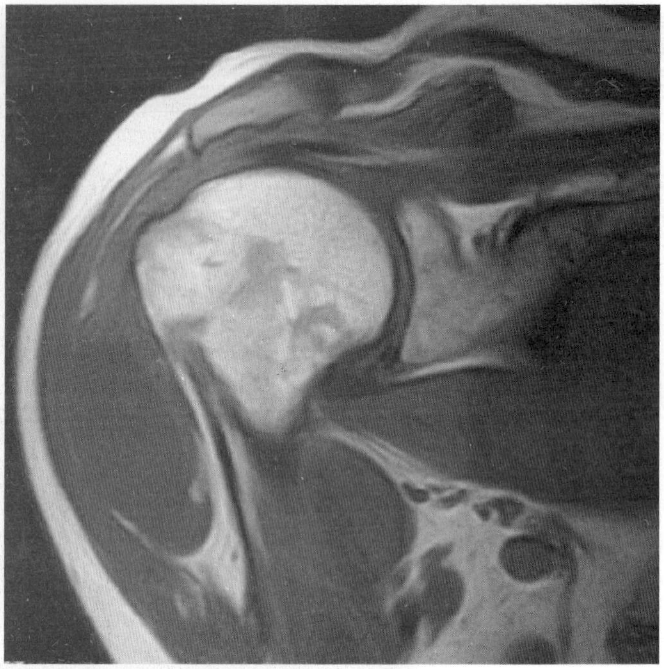

FIGURA 2.42B

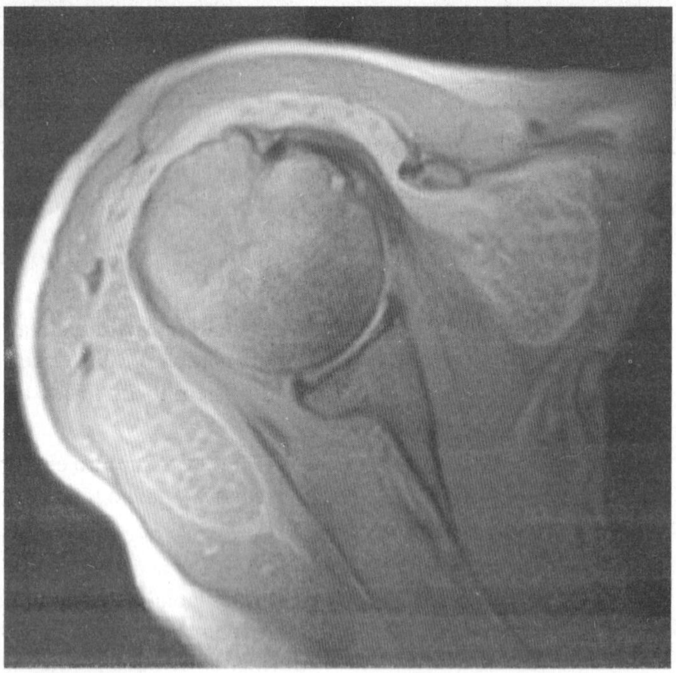

FIGURA 2.42C

ACHADOS Imagens de RM coronal oblíqua ponderada em T2 com supressão de gordura (A), coronal oblíqua ponderada em T1 (B) e axial ponderada em T2 (C) demonstram diversas massas diminutas de intensidade intermediária de sinal dentro da bursa subacromial-subdeltóidea.

DIAGNÓSTICO DIFERENCIAL Nenhum.

DIAGNÓSTICO Osteocondromatose sinovial.

DISCUSSÃO A metaplasia sinovial ocorre com mais frequência nas articulações, mas também nas bainhas tendinosas e nas bursas. Tipicamente, este é um processo monoarticular visto em homens entre os 20 e 50 anos. As articulações geralmente envolvidas incluem o joelho, quadril e cotovelo, mas o ombro é descrito neste caso. A paciente se queixa de uma história de dor crônica e bloqueio articular. O derrame articular na maioria das vezes não é observado, mas quando presente, a aspiração revelará material sanguinolento. A osteoartrite secundária é muito comum. Estes corpos podem sair da articulação e persistir em uma localização periarticular. Após o desbridamento cirúrgico, recorrências não são incomuns, apesar de a degeneração maligna ser rara.[65-67] Os nódulos cartilaginosos começam seus ciclos de vida como projeções vilonodulares sinoviais que se tornam pedunculadas, se rompem e ossificam. O crescimento pode continuar pela nutrição através do líquido sinovial, mas corpos individuais caracteristicamente não excedem os 3 cm. A radiografia pode revelar proeminências de tecidos moles, corpúsculos calcificados, lesões perifericamente densas, ou trabeculações de material ossificado maduro. Nos 15% que não calcificam ou ossificam, a artrografia ou RM são os exames mais úteis para a sua demonstração.

Caso 2.43

HISTÓRIA CLÍNICA Mulher de 43 anos com artrite poliarticular e um caso semelhante.

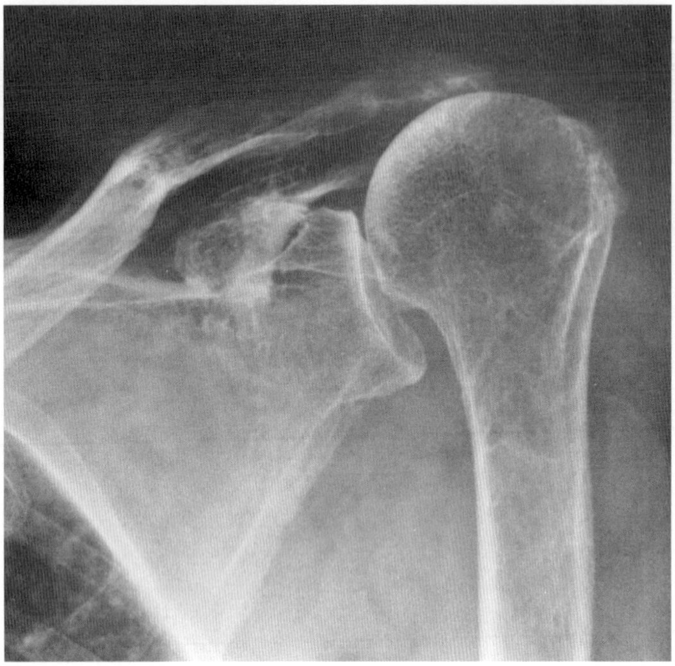

FIGURA 2.43A

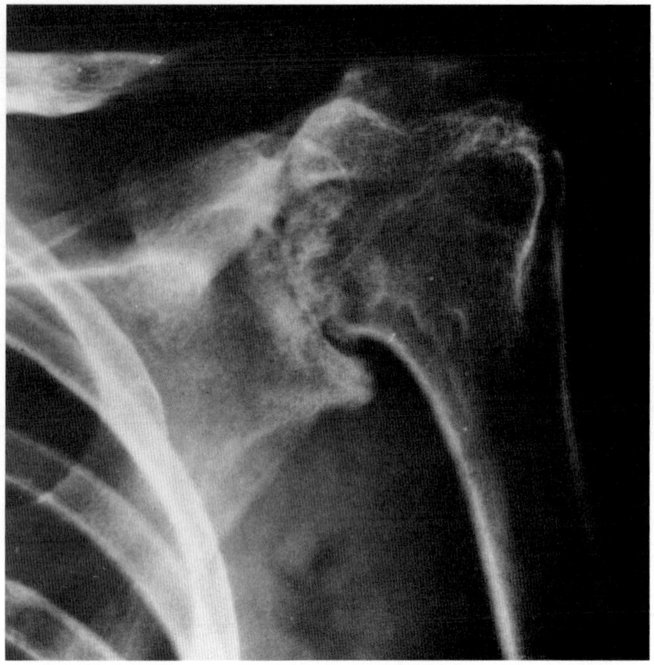

FIGURA 2.43B

ACHADOS

A. Radiografia AP do ombro. Os ossos estão difusamente osteoporóticos. A cabeça umeral está subluxada superiormente, com uma alteração adaptativa na superfície inferior do acrômio. Não se observa hipertrofia óssea, mas não existem erosões ósseas. Não se observam calcificações de tecidos moles.

B. Caso semelhante. Radiografia AP do ombro de um paciente diferente demonstra uma formação mais acentuada de cistos subcondrais e eburnação óssea em ambos os lados da articulação do ombro. A elevação do úmero é uma evidência secundária de ruptura crônica do manguito rotador.

DIAGNÓSTICO DIFERENCIAL Nenhum.

DIAGNÓSTICO Artrite reumatoide.

DISCUSSÃO O envolvimento do ombro na artrite reumatoide é comum.[68] A cápsula do ombro circunda as superfícies articulares da cabeça umeral e processo glenoide, e se estende medialmente por baixo do processo coracoide e inferiormente bem abaixo do processo glenoide. A inflamação crônica da sinóvia pode levar ao envolvimento extenso das estruturas adjacentes, incluindo a articulação do ombro propriamente dita, o manguito rotador, a articulação acromioclavicular e a parte adjacente da caixa torácica. Alterações inflamatórias da bursa subdeltóidea-subacromial, da bursa subcoracóidea e as extensas bainhas de tendões ao redor do ombro podem contribuir para o processo. Na articulação do ombro, a presença da sinóvia inflamada resulta na destruição progressiva das superfícies cartilaginosas e erosões marginais e subcondrais. As erosões do úmero tendem a ser mais proeminentes do que as erosões do processo glenoide e são particularmente características da doença avançada. O tecido sinovial inflamado pode acabar danificando os tendões adjacentes, de modo que a ruptura ou atrofia do manguito rotador são comuns. O resultado é uma subluxação superior da cabeça umeral em relação ao processo glenoide e o desenvolvimento de uma alteração adaptativa na superfície inferior do processo acromial. Esta superfície desenvolve uma concavidade que se encaixa no topo da cabeça umeral, juntamente com esclerose, formação de cisto subcondral e formação de osteófitos. Ao contrário da maioria das articulações envolvidas pela artrite reumatoide, alterações degenerativas secundárias com esclerose e formação de osteófitos não são incomuns no ombro. Quando a terapia falha, a artroplastia total de ombro é uma opção.

Caso 2.44

HISTÓRIA CLÍNICA Homem de 39 anos com dor episódica no ombro.

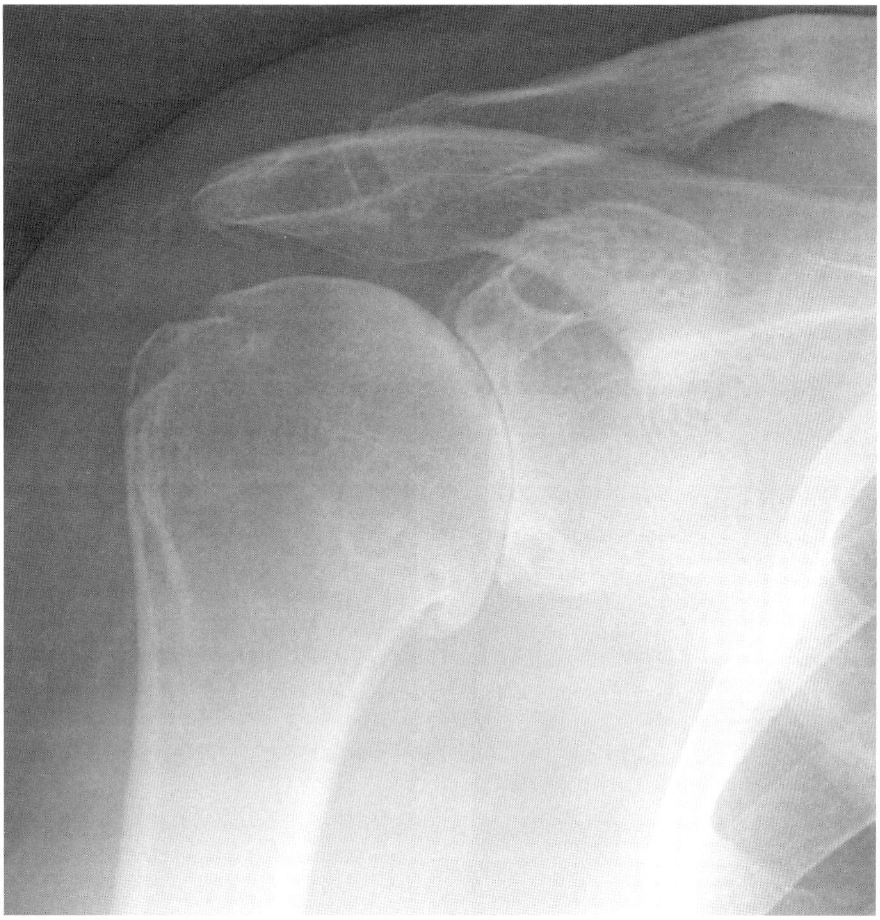

FIGURA 2.44

ACHADOS Radiografia AP do ombro. Alterações artríticas estão presentes na articulação do ombro com estreitamento do espaço cartilaginoso, esclerose subcondral e formação de osteófitos proeminentes. A superfície articular se dilatou e remodelou, mas a cabeça umeral não está subluxada e não se observam erosões ou calcificações de tecidos moles. A articulação acromioclavicular não está envolvida.

DIAGNÓSTICO DIFERENCIAL Artropatia por pirofosfato, artropatia neuropática, artropatia pós-traumática.

DIAGNÓSTICO Artropatia por pirofosfato.

DISCUSSÃO Os achados radiográficos são os da doença articular degenerativa; entretanto, a osteoartrite na articulação do ombro é incomum, exceto na presença de doença preexistente. A artropatia por pirofosfato é uma doença articular degenerativa em estágio terminal associada com uma doença de deposição de cristais de di-hidrato pirofosfato de cálcio. Anormalidades que podem ser vistas nesta condição na articulação do ombro incluem condrocalcinose, estreitamento do espaço cartilaginoso, esclerose subcondral, formação de cistos subcondrais e formação de osteófitos. Os osteófitos são caracteristicamente floridos na face umeral, como neste caso, com uma aparência caída nas imagens AP. Se a cartilagem articular foi destruída, a condrocalcinose não estará presente. As rupturas do manguito rotador e depósitos calcários na cápsula articular, tendões e bursas podem ser anormalidades associadas. Ocasionalmente, alterações ósseas destrutivas podem ser graves e progressivas, assemelhando-se a artropatia neuropática.

Caso 2.45

HISTÓRIA CLÍNICA Homem de 48 anos com insuficiência renal crônica e dois casos semelhantes.

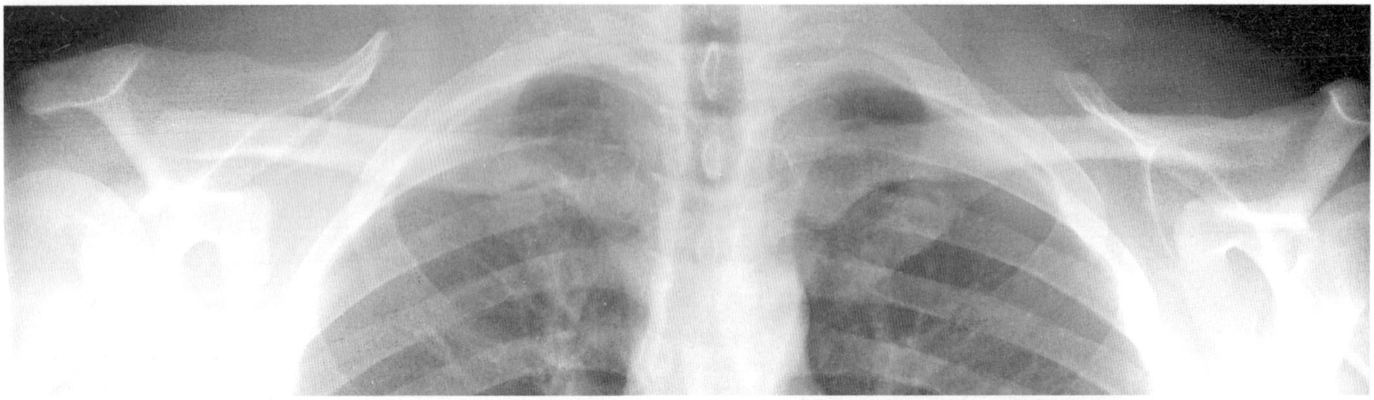

FIGURA 2.45A

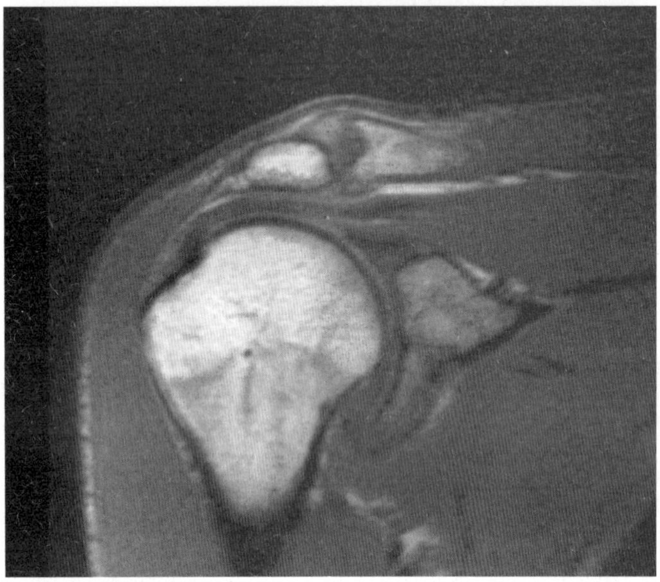

FIGURA 2.45B

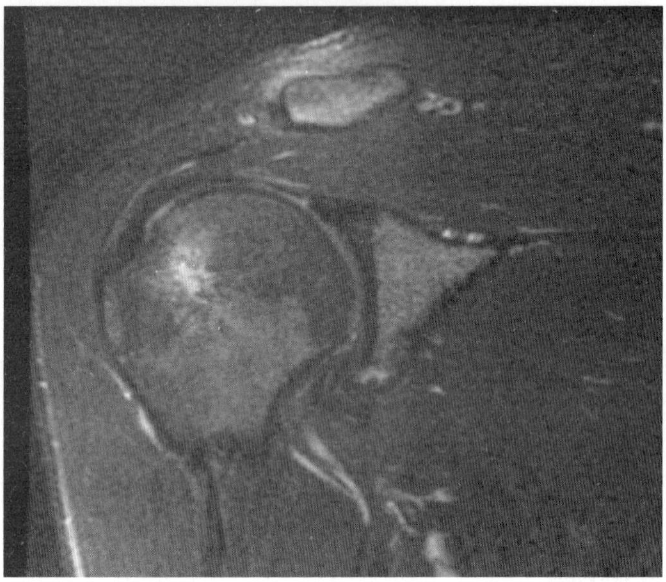

FIGURA 2.45C

ACHADOS

A. Incidência AP das clavículas demonstra alargamento das articulações acromioclaviculares, com reabsorção óssea das clavículas distais.

B. Primeiro caso semelhante. Imagem de RM oblíqua coronal ponderada em T1 demonstra a perda óssea na clavícula distal e hipertrofia capsular.

C. Segundo caso semelhante. Imagem de RM oblíqua coronal ponderada em T2 com saturação de gordura demonstra sinal T2 elevado na clavícula distal e tecidos moles adjacentes.

DIAGNÓSTICO DIFERENCIAL Osteólise da clavícula distal, separação da articulação acromioclavicular, artrite acromioclavicular.

DIAGNÓSTICO Osteólise da clavícula distal.

DISCUSSÃO A osteólise da clavícula distal é uma reabsorção óssea subcondral da clavícula distal. Originalmente descrita após trauma direto sobre o ombro, esta condição possui várias etiologias além de pós-traumáticas, incluindo uso excessivo ou estresse repetitivo (especialmente praticantes de levantamento de peso), metabólica (hiperparatireoidismo), inflamatória (artrite reumatoide), distúrbios vasculares do colágeno, mieloma múltiplo e osteólise essencial massiva.[69] As radiografias podem ser normais no início do curso clínico. Alterações tardias incluem irregularidade e osteopenia das clavículas distais e alargamento das articulações acromioclaviculares. A RM pode demonstrar perda óssea e aumento do sinal ponderado em R2 na clavícula distal. Entretanto, o aumento de sinal T2 também é um achado inespecífico e relativamente frequente em pacientes assintomáticos.[70]

Caso 2.46

HISTÓRIA CLÍNICA Estudante de 25 anos com lesão no ombro causada pelo cinto de segurança.

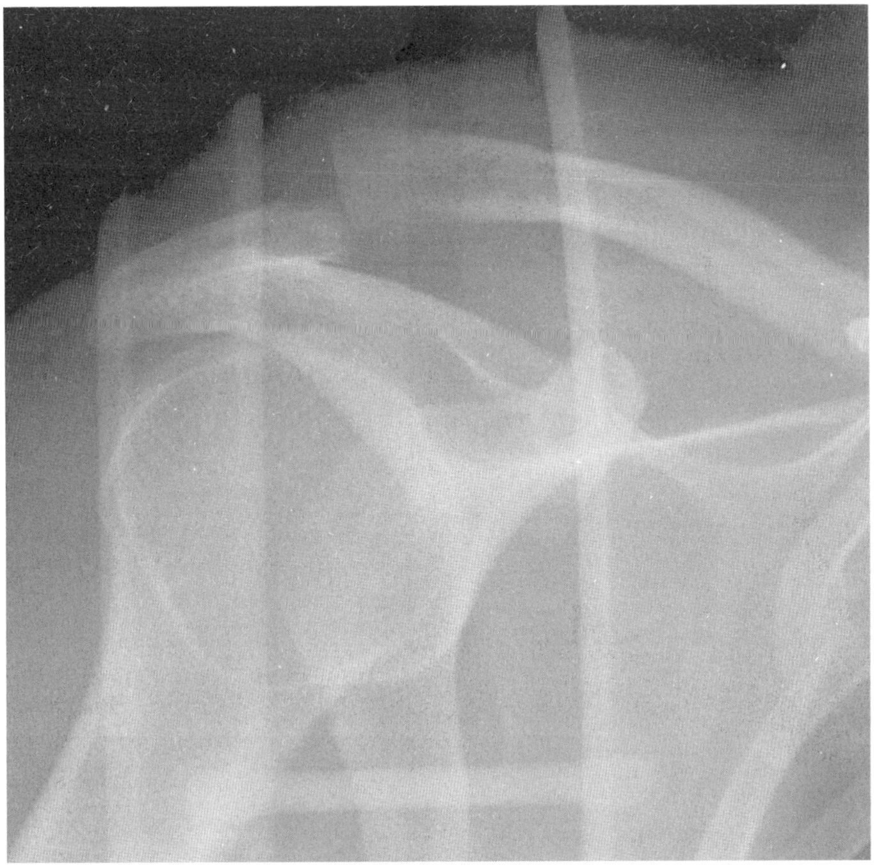

FIGURA 2.46

ACHADOS Radiografia AP da articulação acromioclavicular direita demonstra uma subluxação superior da clavícula distal em relação ao processo acromial. Não se observam fraturas.

DIAGNÓSTICO DIFERENCIAL Nenhum.

DIAGNÓSTICO Separação acromioclavicular (grau 2).

DISCUSSÃO As lesões acromioclaviculares envolvem a ruptura dos ligamentos acromioclavicular e coracoclavicular. A subluxação acromioclavicular pode resultar de um impacto direto se o braço estiver aduzido no momento da lesão, ou de uma transmissão indireta das forças através da articulação do ombro para o acrômio se o ombro estiver na fase protegida de flexão e abdução. As superfícies inferiores do processo acromial e clavícula distal normalmente estão no mesmo nível nas radiografias AP. Em uma lesão grau 1, os ligamentos acromioclaviculares estão distendidos, mas não rompidos; as radiografias são normais ou demonstram um leve aumento no espaço articular e edema dos tecidos moles associados. Quando os ligamentos acromioclaviculares (e geralmente as aponeuroses do trapézio e do deltoide também) estão completamente rompidos (grau 2), a clavícula distal subluxa superiormente. Se os ligamentos coracoclaviculares também estão rompidos, ou o coracoide avulsiona (grau 3), a clavícula luxa e o espaço entre a clavícula e o processo coracoide se alarga. Incidências de estresse podem ser necessárias para desencadear a subluxação e são obtidas com radiografias frontais anguladas com o paciente segurando pesos. É recomendado que ambas as articulações acromioclaviculares sejam incluídas nas radiografias porque pode haver uma frouxidão articular normal em pacientes assintomáticos. Se a distância entre a face superior do coracoide e a face inferior da clavícula diferir em mais de 2 a 4 mm em relação ao lado oposto comparado, o diagnóstico é feito. Raramente a clavícula luxará inferiormente, ficará encarcerada superiormente, ou luxará em associação com a articulação esternoclavicular (clavícula flutuante). A calcificação ou ossificação pós-traumática do ligamento coracoclavicular é comum e geralmente assintomática. A complicação mais comum é a osteoartrite. A complicação mais problemática é a osteólise pós-traumática da clavícula distal, que pode apresentar uma fase lítica ativa por até 18 meses e simular infecção.

Caso 2.47

HISTÓRIA CLÍNICA Mulher de 39 anos com dor no ombro.

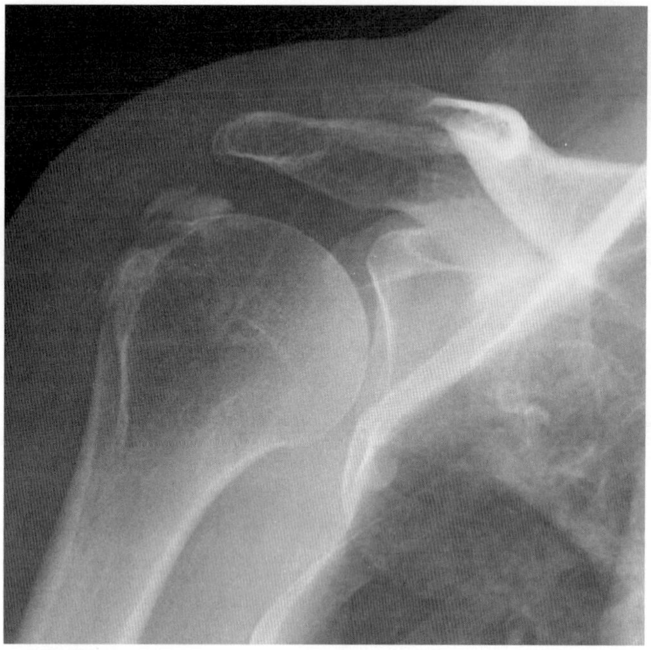

FIGURA 2.47A

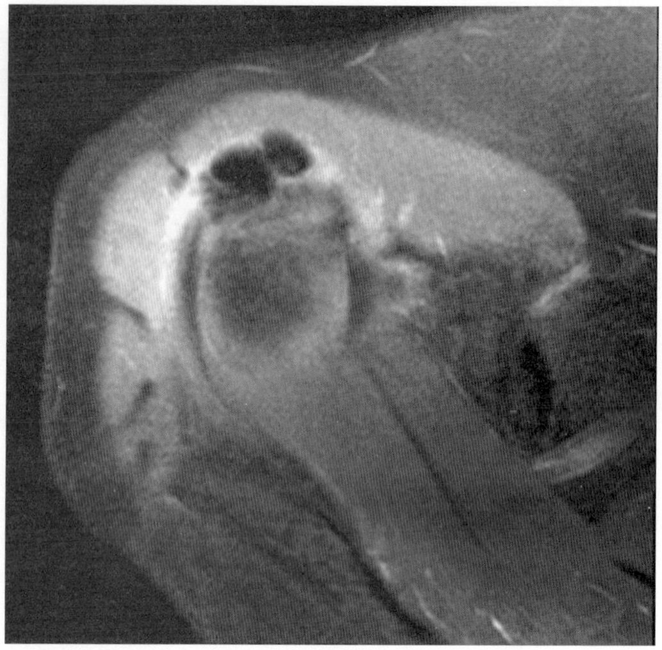

FIGURA 2.47B

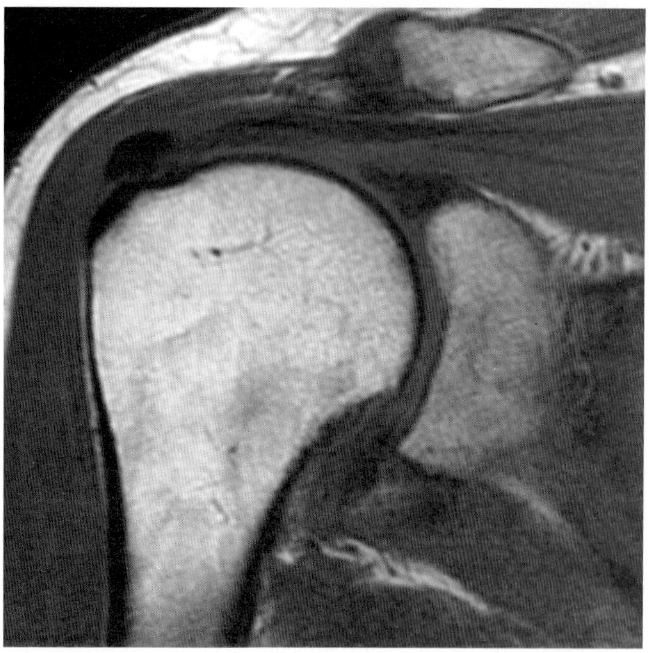

FIGURA 2.47C

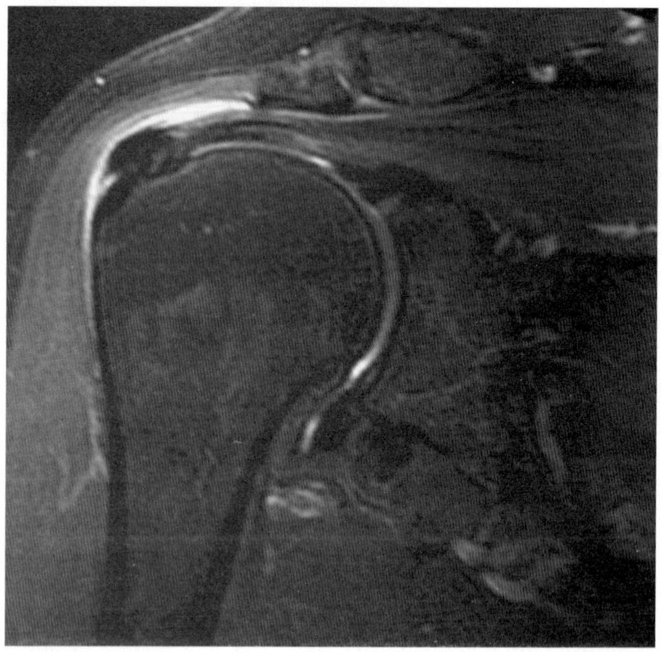

FIGURA 2.47D

ACHADOS Radiografia em rotação lateral (A), imagem de RM axial de densidade de prótons e supressão de gordura (B), imagem de RM coronal oblíqua ponderada em T1 (C) e imagem de RM coronal oblíqua ponderada em T2 com supressão de gordura (D) do ombro direito demonstram depósitos de cálcio de hidroxiapatita no tendão supraespinal do manguito rotador. Os depósitos de cálcio apresentam baixo sinal ponderado em T1 e ponderado em T2 nas imagens de RM. Uma leve quantidade de alto sinal é observada ao redor do depósito de cálcio na imagem de RM ponderada em T2, indicando inflamação ou edema.

DIAGNÓSTICO DIFERENCIAL Tendinopatia calcária, bursite calcária, corpo livre intra-articular.

DIAGNÓSTICO Tendinopatia calcária.

DISCUSSÃO Os depósitos de cálcio em tecidos moles aparecem nas radiografias como densidades amorfas, em geral agudamente definidas ou com formato angular e nunca apresentando um padrão ósseo cortical ou de osso trabecular, ou um padrão de calcificação de cartilagem. Episódios recorrentes de tendinopatia ou bursite calcária comumente estão associados com depósitos de hidroxiapatita. A maioria dos pacientes é formada por adultos entre os 40 e 50 anos que se apresentam com dor aguda, edema e sensibilidade. Os sintomas respondem rapidamente aos agentes anti-inflamatórios não esteroidais. O ombro é um local comum de envolvimento, geralmente no tendão supraespinal. Os tendões podem sofrer atrofia ou ruptura, mas não está claro se os depósitos inicialmente causaram o dano tecidual inicial ou se o dano tecidual preexistente permitiu o acúmulo dos depósitos. Os depósitos calcários ao redor do ombro são bilaterais em aproximadamente metade dos casos e podem migrar para estruturas contíguas. Após a resolução clínica, os depósitos podem desaparecer. O processo geralmente é monoarticular, mas várias articulações podem ser envolvidas ao mesmo tempo ou em sucessão. Outros lugares comuns de envolvimento incluem a cabeça longa do tendão do bíceps, os extensores do punho e as fixações miotendíneas ao longo da linha áspera do fêmur (adutores da coxa), na borda medial da tíbia proximal (pata de ganso), bursa olecraniana, bursa trocantérica e bursa isquiática.

Caso 2.48

HISTÓRIA CLÍNICA Homem de 45 anos com dor no ombro.

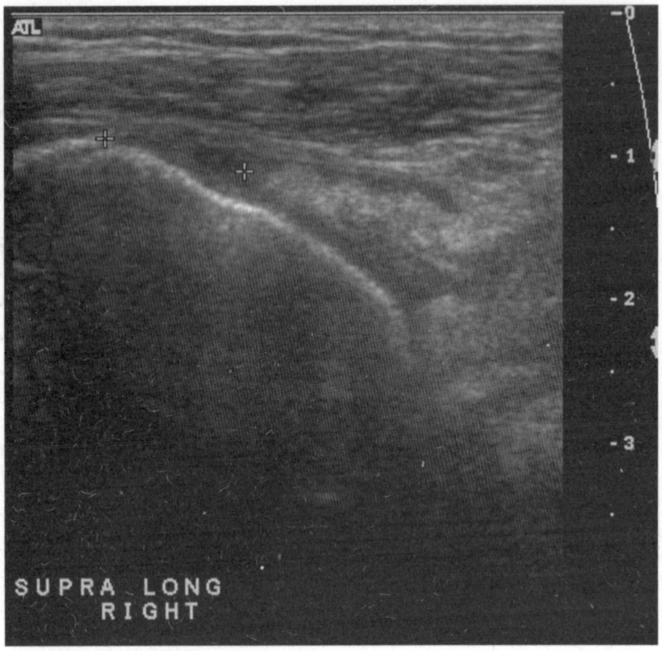

FIGURA 2.48A

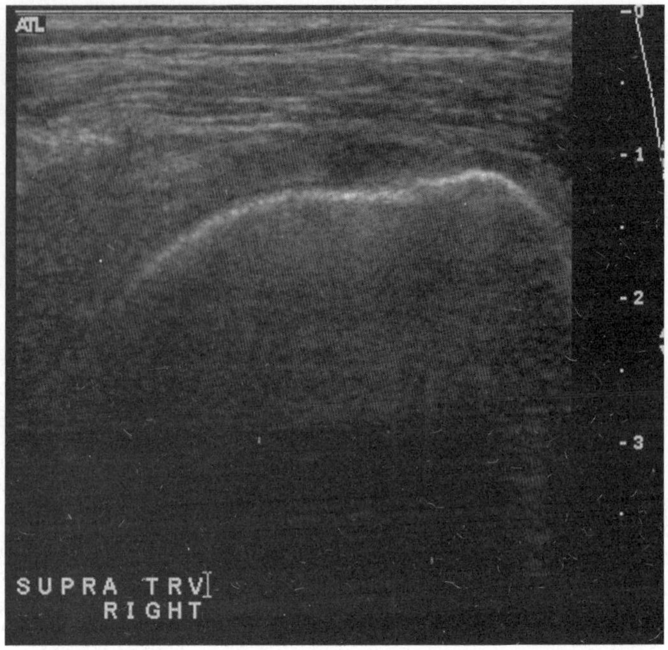

FIGURA 2.48B

ACHADOS

A. Ultrassonografia longitudinal do tendão supraespinal distal demonstra um defeito focal no local de sua desinserção do tubérculo maior e retraído medialmente em 1 cm. O espaço é preenchido por material de ecogenicidade mista, que exibe um aumento da transmissão de sinal.

B. Ultrassonografia transversal no nível da ruptura demonstra um tendão infraespinal intacto adjacente ao espaço deixado pelo tendão retraído do supraespinal.

DIAGNÓSTICO DIFERENCIAL Nenhum.

DIAGNÓSTICO Ruptura de espessura total do tendão supraespinal.

DISCUSSÃO Dos tendões do manguito rotador, o supraespinal é o que se rompe com maior frequência. A maioria das rupturas de espessura total ocorre na inserção do tendão no tubérculo maior, frequentemente começando na porção anterior e se estendendo posteriormente ao longo da largura do tendão, mas as rupturas podem ter morfologias diferentes. Os critérios sonográficos para uma ruptura de espessura total do tendão supraespinal incluem (a) não visualização do tendão em sua localização esperada ou (b) defeito focal criado pela retração das extremidades do tendão rompidas, com preenchimento do defeito por líquido, detritos ou afundamento do músculo deltoide.[71] Vários estudos demonstraram sensibilidade e especificidade superiores a 90% para a detecção das rupturas de espessura total e parcial do manguito rotador, incluindo os estudos realizados por não radiologistas.[72] Conforme descrito por van Holsbeeck et al., os critérios para detecção de uma ruptura de espessura parcial do tendão do supraespinal são (a) foco hiperecogênico e hipoecogênico na zona crucial, ou (b) uma lesão hipoecoica visualizada nos planos ortogonais com extensão para a articulação ou a bursa.[73]

Caso 2.49

HISTÓRIA CLÍNICA Homem de 52 anos que sofreu acidente automobilístico de alta velocidade.

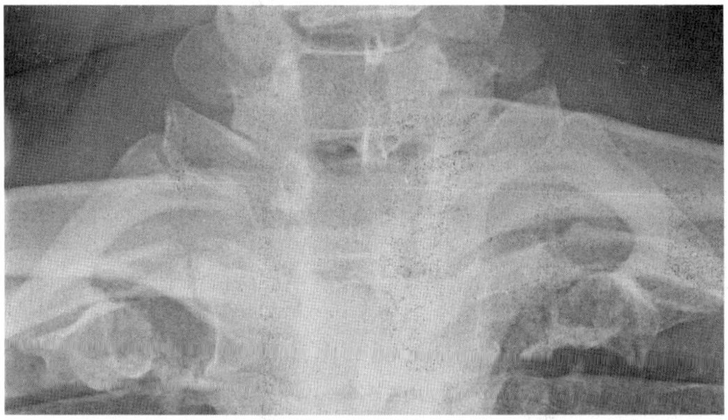

FIGURA 2.49A

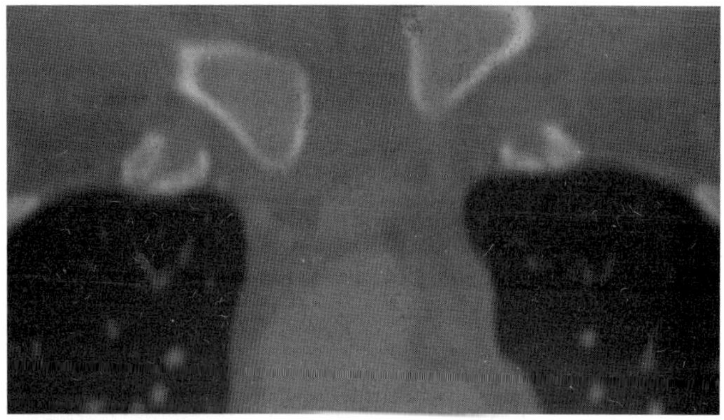

FIGURA 2.49B

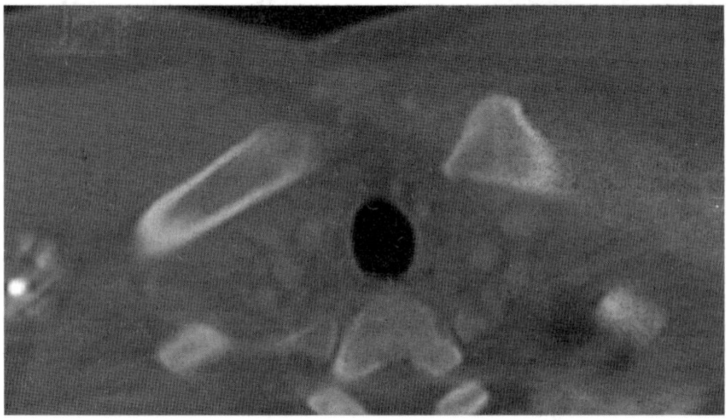

FIGURA 2.49C

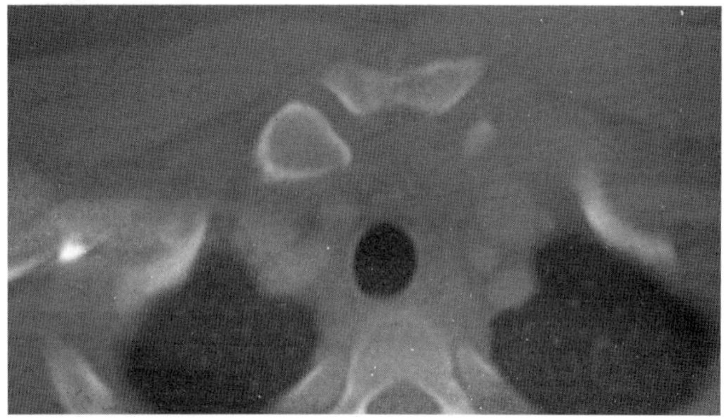

FIGURA 2.49D

ACHADOS

A. Radiografia AP do tórax (detalhe). As faces mediais das clavículas estão assimétricas; a esquerda está superior à direita.

B. Reformatação de imagem de TC. A articulação esternoclavicular esquerda está luxada superiormente.

C, D. Imagens axiais de TC. A articulação esternoclavicular esquerda é muito mais larga do que a direita.

DIAGNÓSTICO DIFERENCIAL Nenhum.

DIAGNÓSTICO Luxação esternoclavicular.

DISCUSSÃO As luxações esternoclaviculares são extremamente raras. O trauma indireto propagado ao longo do eixo longo da clavícula pode resultar em luxação anterior ou posterior da articulação. O trauma direto sobre a articulação esternoclavicular resulta em luxação posterior. A redução de uma luxação posterior é uma emergência ortopédica porque a cabeça medial luxada da clavícula pode comprimir os grandes vasos, nervo frênico, esôfago ou traqueia. Pneumotórax ou hemotórax também podem estar associados com esta condição. As luxações anteriores da articulação esternoclavicular resultam de uma tração forçada da escápula em direção posterior, a qual exerce torque sobre a clavícula e excede a tolerância da cápsula e ligamentos articulares. As complicações são incomuns. A luxação precisa ser distinguida de uma avulsão da epífise medial da clavícula,[74,75] que é a última placa de crescimento a fundir, por volta dos 25 anos. Ambas resultam em dor e uma protuberância proeminente de tecidos moles. A TC pode ser necessária para o diagnóstico definitivo.

Caso 2.50

HISTÓRIA CLÍNICA (A) Homem de 39 anos com insuficiência renal crônica. (B-D) Mulher de 58 anos em hemodiálise com uma massa progressivamente dilatada na região posterior do ombro e no dorso.

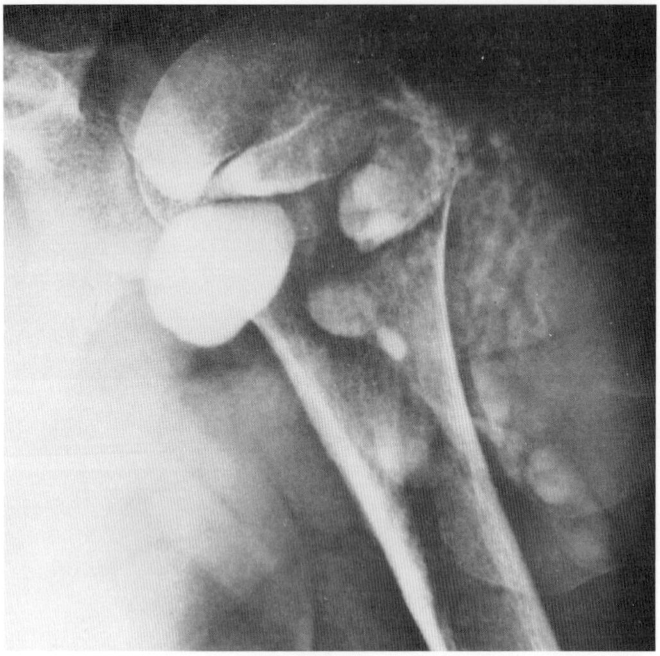

FIGURA 2.50A

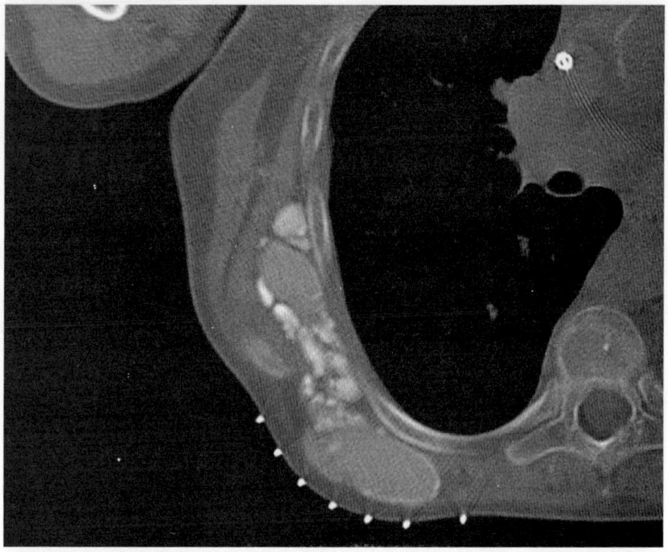

FIGURA 2.50B

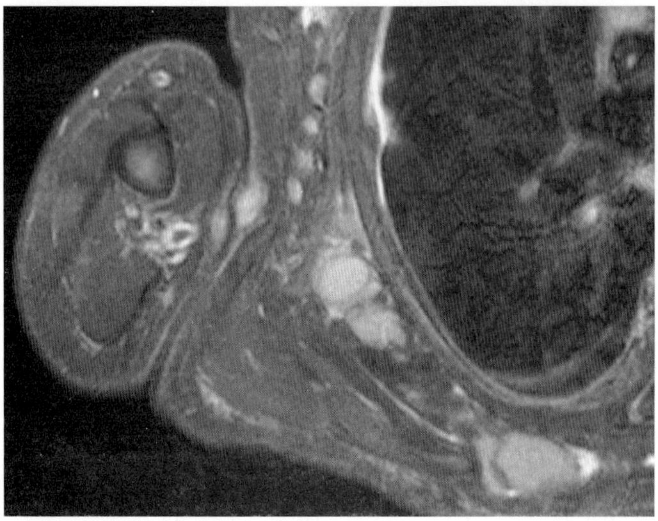

FIGURA 2.50C

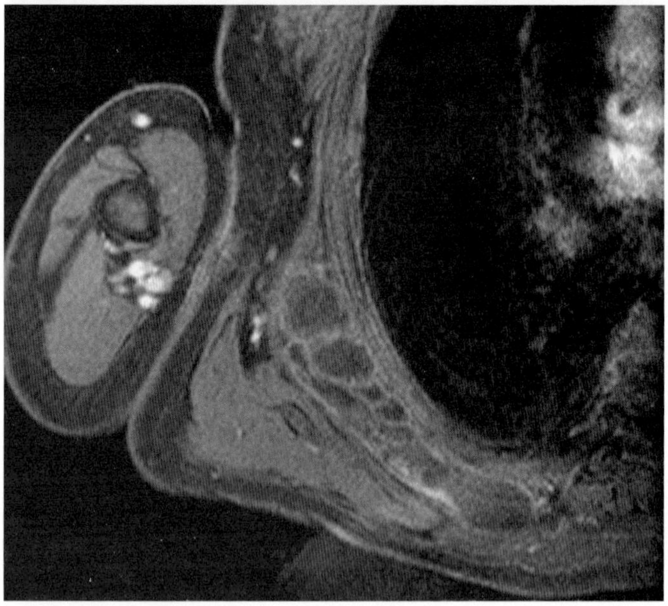

FIGURA 2.50D

ACHADOS (A) Radiografia AP do ombro esquerdo demonstra densidades calcificadas sobre a região do ombro. As calcificações são arredondadas e amorfas. O osso subjacente aparece intacto. Presença de alguns níveis líquidos. Caso semelhante: (B) imagem axial de TC sem contraste em preparação para uma biópsia guiada por TC demonstra coleções calcificadas multiloculadas de densidade variada. (C) Imagem de RM axial de *inversion recovery* (sequência STIR) demonstra que as loculações possuem intensidade de sinal de líquido. (D) Imagem de RM axial ponderada em T1 com injeção de gadolínio e supressão de gordura não demonstra contraste.

DIAGNÓSTICO DIFERENCIAL Nenhum.

DIAGNÓSTICO Calcinose tumoral secundária.

DISCUSSÃO A chave para o diagnóstico é o reconhecimento de que as densidades de tecidos moles representam calcificações e não ossificação, e que níveis de sedimentação estão presentes. Depósitos metastáticos em tecidos moles de cristais cálcicos de hidroxiapatita ao redor de articulações podem ser encontrados nos pacientes com insuficiência renal crônica tratados com hemodiálise ou diálise peritoneal contínua ambulatorial.[76] A condição particular que parece resultar na deposição de cálcio é uma combinação de hiperfosfatemia, hipercalcemia e aumento da produção de cálcio-fósforo. Nas cintilografias ósseas, os depósitos de cálcio demonstrarão acúmulo do radiotraçador, geralmente antes da visualização nas radiografias.[77] Como os cristais geralmente estão em uma suspensão aquosa (leite de cálcio), a TC e radiografias realizadas em pé podem demonstrar níveis de líquido-sedimentos.[78] Outras condições ósseas relacionadas à diálise incluem toxicidade pelo alumínio, que possui a aparência de osteomalacia, e artropatia amiloide.

Caso 2.51

HISTÓRIA CLÍNICA Homem de 52 anos com dor torácica e história de tabagismo.

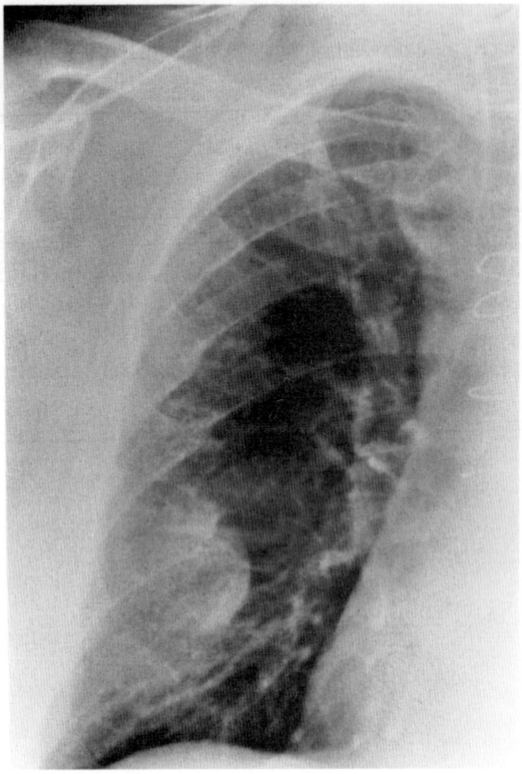

FIGURA 2.51A

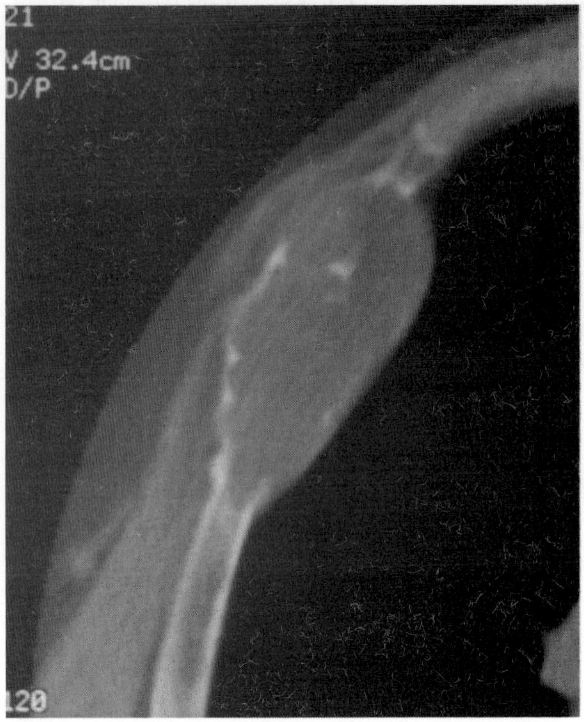

FIGURA 2.51B

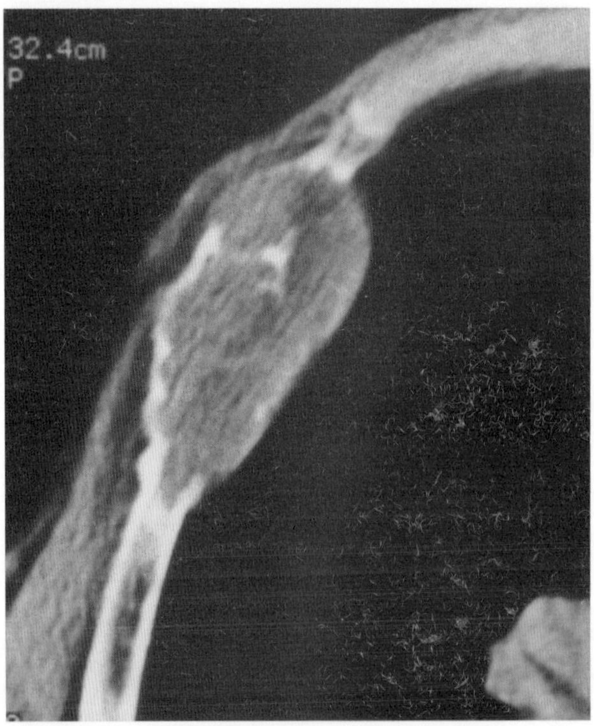

FIGURA 2.51C

ACHADOS

A. Radiografia AP (detalhe) das costelas direitas demonstra uma massa de base pleural (margens superiores lisas e bem definidas, margens inferiores indistintas) com uma perda da parte anterior normal da quinta costela direita.

B, C. Imagem axial de TC (ajustes para osso e tecidos moles) demonstra uma massa expansível de tecidos moles na costela que destruiu grande parte da margem cortical normal. A lesão não envolve a cartilagem costal.

DIAGNÓSTICO DIFERENCIAL Metástase, mieloma, linfoma, sarcoma de Ewing, plasmacitoma, granuloma eosinofílico, pseudotumor hemofílico, tumor de células gigantes, tumor marrom.

DIAGNÓSTICO Tumor marrom.

DISCUSSÃO Uma lesão focal e destrutiva do osso com colapso cortical sugere um processo agressivo. Neste quadro clínico, metástase ou malignidade do elemento da medula óssea seriam as principais considerações. Se o distúrbio subjacente de hiperparatireoidismo é conhecido, um tumor marrom seria o principal diagnóstico. Os tumores marrons são tipicamente lesões solitárias, expansíveis, radioluzentes excêntricas ou corticais que podem causar dor devido ao fenômeno de pressão ou fratura patológica. A lesão provoca pouco ou nenhum osso reativo e consiste em hemorragia, células gigantes multinucleadas e tecido fibroso proliferante. Com o tratamento bem-sucedido da condição metabólica subjacente, as lesões podem se tornar escleróticas e curar. Apesar de os tumores marrons serem mais comuns no hiperparatireoidismo primário, o hiperparatireoidismo secundário é mais prevalente que o primário.[79] Portanto, os tumores marrons são vistos com maior frequência em conjunção com o hiperparatireoidismo secundário.

Caso 2.52

HISTÓRIA CLÍNICA Homem de 70 anos com uma massa dilatada no dorso.

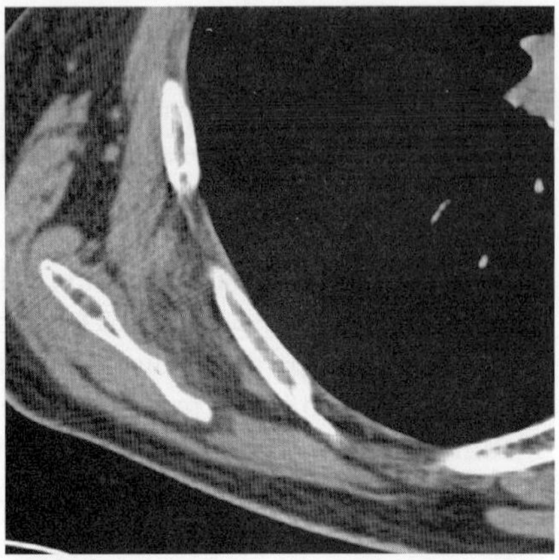

FIGURA 2.52A

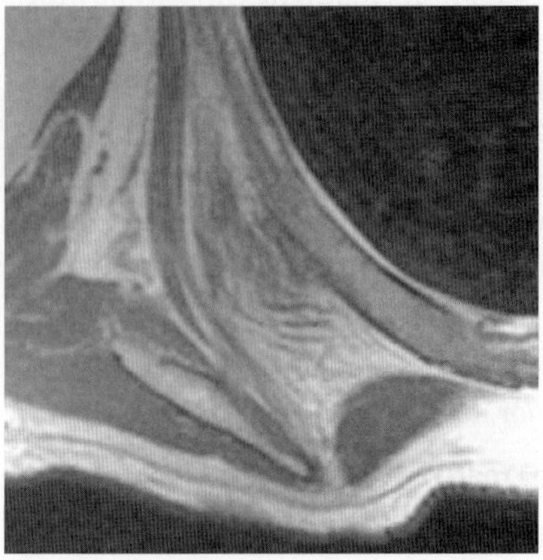

FIGURA 2.52B

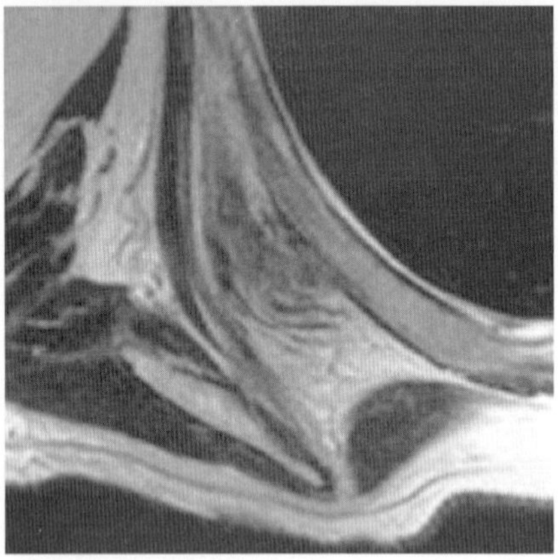

FIGURA 2.52C

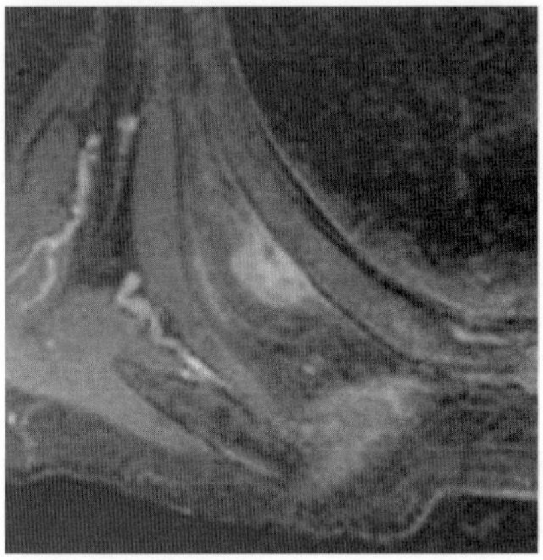

FIGURA 2.52D

ACHADOS

A. Imagem axial de TC demonstra uma massa semicircular sob a escápula. A lesão comprime a parede torácica, mas não causa erosão do osso nem envolve o espaço subpleural. A lesão é predominantemente adiposa, mas também possui faixas de atenuação de tecidos moles.

B-D. Imagem de RM axial ponderada em T1, ponderada em T2 e ponderada em T1 com supressão de gordura e injeção de gadolínio demonstram contraste e sinal heterogêneo e contraste disposto em bandas.

DIAGNÓSTICO DIFERENCIAL Lipossarcoma, lipoma atípico, elastofibroma, hemangioma, fibromatose.

DIAGNÓSTICO Elastofibroma.

DISCUSSÃO A aparência e a localização são características de um elastofibroma. O elastofibroma é uma proliferação fibrosa benigna da vida adulta.[80] Outras lesões nesta categoria incluem fascite nodular, fascite proliferativa, miosite proliferativa e formação de queloide. A etiologia é considerada uma resposta degenerativa ao trauma crônico e repetitivo sobre o cíngulo do membro superior, e a lesão é vista com maior frequência em praticantes de levantamento de peso ou trabalhadores braçais que necessitem de muita força na região superior do corpo. Apesar de tenderem a ser unilaterais, quando ocorrem bilateralmente apresentam uma aparência praticamente diagnóstica. Os elastofibromas possuem várias das características de imagens dos tumores que contêm tecido adiposo, incluindo o lipossarcoma e o hemangioma. A aparência radiológica é a de uma massa semicircular heterogênea de baixa atenuação que respeita os contornos normais da parede torácica ou escápula. Na RM, a lesão tende a ser heterogênea, mas sempre possui porções com intensidade de sinal de tecido adiposo. O contraste é a regra para todas as lesões fibromatosas ou lesões proliferativas fibrosas, benignas ou malignas.[81] Na ultrassonografia, as faixas fibroelásticas são hipoecoicas, e a localização característica entre o serrátil anterior e a parede torácica pode ser identificada. Ocasionalmente, a biópsia deve ser utilizada nas lesões unilaterais para excluir a possibilidade de lipossarcoma. A prevalência do elastofibroma em séries de autópsias é de 11 a 24%. Em uma grande série de TCs em adultos, a prevalência foi de 2%.[82]

REFERÊNCIAS BIBLIOGRÁFICAS

1. Pike JM, Athwal GS, Faber KJ, King GJ. Radial head fractures—an update. J Hand Surg Am. 2009;34(3):557–565.
2. Ring D, Jupiter JB, Waters PM. Monteggia fractures in children and adults. J Am Acad Orthop Surg. 1998;6(4):215–224.
3. Sachar K, Akelman E, Ehrlich MG. Radioulnar synostosis. Hand Clin. 1994;10:399–404.
4. Spritz RA. Familial radioulnar synostosis. J Med Genet. 1978;15:160–162.
5. Cleary JE, Omer GE Jr. Congenital proximal radio-ulnar synostosis. Natural history and functional assessment. J Bone Joint Surg Am. 1985;67:539–545.
6. Frumkin K. Nursemaid's elbow: a radiographic demonstration. Ann Emerg Med. 1985;14:690–693.
7. Triantafyllou SJ, Wilson SC, Rychak JS. Irreducible "pulled elbow" in a child. A case report. Clin Orthop. 1992;284:153–155.
8. Adeniran A, Merriam WF. Pulled elbow in an adult patient. J Bone Joint Surg Br. 1994;76:848–849.
9. Prendergast M. Hysteria or pulled elbow. Lancet. 1994;343:926.
10. Stell IM. Septic and non-septic olecranon bursitis in the accident and emergency department—an approach to management. J Accid Emerg Med. 1996;13(5):351–353.
11. Holguin PH, Rico AA, Garcia JP, Del Rio JL. Elbow ankylosis due to postburn herterotopic ossifi cation. J Burn Care Rehabil. 1996;17:150–154.
12. Richards AM, Klaassen MF. Heterotopic ossifi cation after severe burns: a report of three cases and review of the literature. Burns. 1997;23:64–68.
13. Ilahi OA, Strausser DW, Gabel GT. Posttraumatic heterotopic ossifi cation about the elbow. Orthopedics. 1998;21:265–268.
14. Goodman TA, Merkel PA, Perlmutter G, Doyle MK, Krane SM, Polisson RP. Heterotopic ossifi cation in the setting of neuromuscular blockade. Arthritis Rheum. 1997;40:1619–1627.
15. Kobayashi K, Burton KJ, Rodner C, Smith B, Caputo AE. Lateral compression injuries in the pediatric elbow: Panner's disease and osteochondritis dissecans of the capitellum. J Am Acad Orthop Surg. 2004;12(4):246–254.
16. Fritz RC. MR imaging of sports injuries of the elbow. Magn Reson Imaging Clin N Am. 1999;7(1):51–72.
17. Miller TT, Shapiro MA, Schultz E, Kalish PE. Comparison of sonography and MRI for diagnosing epicondylitis. J Clin Ultrasound. 2002;30(4):193–202.
18. O'Dwyer H, O'Sullivan P, Fitzgerald D, Lee MJ, McGrath F, Logan PM. The fat pad sign following elbow trauma in adults: its usefulness and reliability in suspecting occult fracture. J Comput Assist Tomogr. 2004;28:562–565.
19. Rogers LF. To see or not to see, that is the question: MR imaging of acute musculoskeletal trauma. AJR Am J Roentgenol. 2001;176:1.
20. Safran MR, Graham SM. Distal biceps tendon ruptures: incidence, demographics, and the effect of smoking. Clin Orthop. 2002;(404):275–283.
21. Falchook FS, Zlatkin MB, Erbacher GE, Moulton JS, Bisset GS, Murphy BJ. Rupture of the distal biceps tendon: evaluation with MR imaging. Radiology. 1994;190:659–663.
22. Davison BL, Engber WD, Tigert LJ. Long term evaluation of repaired distal biceps brachii tendon ruptures. Clin Orthop. 1996;333:186–191.
23. Satsuma S, Yamamoto T, Kobayashi D, et al. Extraabdominal desmoid tumor in a surgical scar of a patient with Sprengel's deformity. J Pediatr Surg. 2003;38(10):1540–1542.
24. Edmonds LD, Ly JQ, LaGatta LM, Lusk JD, Beall DP. Quiz case. Extraabdominal desmoid tumor of the upper arm. Eur J Radiol. 2003;48(3):312–315.
25. Robbin MR, Murphey MD, Temple HT, Kransdorf MJ, Choi JJ. Imaging of musculoskeletal fi bromatosis. Radiographics. 2001;21(3):585–600.
26. Fechner RE, Mills SE. Tumors of the Bones and Joints. Washington, DC: Armed Forces Institute of Pathology; 1993:84–85. Brien EW, Mirra JM, Luck JV Jr. Benign and malignant cartilage tumors of bone and joint: their anatomic and theoretical basis with an emphasis on radiology, pathology and clinical biology: II. Juxtacortical cartilage tumors. Skeletal Radiol. 1999;28(1):1–20.
27. Unni KK, Inwards CY. Dahlin's Bone Tumors: General Aspects and Data on 10,165 Cases. 6th ed. Philadelphia, PA: Lippincott Williams & Wilkins; 2010:22–40.
28. Capanna R, Dal Monte A, Gitelis S, Campanacci M. The natural history of unicameral bone cyst after steroid injection. Clin Orthop. 1982;166:204–211.
29. Margau R, Babyn P, Cole W, Smith C, Lee F. MR imaging of simple bone cysts in children: not so simple. Pediatr Radiol. 2000;30(8):551–557.
30. Struhl S, Edelson C, Pritzker H, Seimon LP, Dorfman HD. Solitary (unicameral) bone cyst. The fallen fragment sign revisited. Skeletal Radiol. 1989;18:261–265.
31. Johnston CE II, Fletcher RR. Traumatic transformation of unicameral bone cyst into aneurysmal bone cyst. Orthopedics. 1986;9:1441–1447.
32. Murphey MD, Robbin MR, McRae GA, Flemming DJ, Temple HT, Kransdorf MJ. The many faces of osteosarcoma. Radiographics. 1997;17:1205–1231.
33. Schweitzer ME, Morrison WB. MR imaging of the diabetic foot. Radiol Clin North Am. 2004;42(1):61–71.
34. Hasan SS, Romeo AA. Nontraumatic osteonecrosis of the humeral head. J Shoulder Elbow Surg. 2002;11(3):281–298.
35. Gherman RB, Ouzounian JG, Miller DA, Kwock L, Goodwin TM. Spontaneous vaginal delivery: a risk factor for Erb's palsy? Am J Obstet Gynecol. 1998;178:423–427.
36. Ouzounian JG, Korst LM, Phelan JP. Permanent Erb palsy: a tractionrelated injury? Obstet Gynecol. 1997;89:139–141.
37. Jennett RJ, Tarby TJ, Kreinick CJ. Brachial plexus palsy: an old problem revisited. Am J Obstet Gynecol. 1992;166:1673–1676.
38. Peleg D, Hasnin J, Shalev E. Fractured clavicle and Erb's palsy unrelated to birth trauma. Am J Obstet Gynecol. 1997;177:1038–1040.
39. Miller JD, Pruitt S, McDonald TJ. Acute brachial plexus neuritis: an uncommon cause of shoulder pain. Am Fam Physician. 2000;62:2067–2072.
40. Helms CA, Martinez S, Speer KP. Acute brachial neuritis (Parsonage- Turner syndrome): MR imaging appearance—report of three cases. Radiology. 1998;207(1):255–259.
41. Chautems RC, Glauser T, Waeber-Fey MC, Rostan O, Barraud GE. Quadrilateral space syndrome: case report and review of the literature. Ann Vasc Surg. 2000;14(6):673–676.
42. Helms CA. The impact of MR imaging in sports medicine. Radiology. 2002;224(3):631–635.
43. Lester B, Jeong GK, Weiland AJ, Wickiewicz TL. Quadrilateral space syndrome: diagnosis, pathology, and treatment. Am J Orthop. 1999;28(12):718–722, 725.
44. Roberts CC, Liu PT, Colby TV. Encapsulated versus nonencapsulated superficial fatty masses: a proposed MR imaging classification. Am J Roentgenol. 2003;180(5):1419–1422.
45. Zehetgruber H, Noske H, Lang T, Wurnig C. Suprascapular nerve entrapment. A meta-analysis. Int Orthop. 2002;26(6):339–343.
46. Patte D. Classifi cation of rotator cuff lesions. Clin Orthop. 1990;254:639–645.
47. Mansat P, Frankle MA, Cofi eld RH. Tears in the subscapularis tendon: descriptive analysis and results of surgical repair. Joint Bone Spine. 2003;70(5):342–347.
48. Tung GA, Yoo DC, Levine SM, Brody JM, Green A. Subscapularis tendon tear: primary and associated signs on MRI. J Comput Assist Tomogr. 2001;25(3):417–424.
49. Taylor DC, Arciero RA. Pathologic changes associated with shoulder dislocations. Arthroscopic and physical examination findings in fi rsttime, traumatic anterior dislocations. Am J Sports Med. 1997;25:306–311.

50. Suder PA, Frich LH, Hougaard K, Lundorf E, Wulff Jakobsen B. Magnetic resonance imaging evaluation of capsulolabral tears after traumatic primary anterior shoulder dislocation. A prospective comparison with arthroscopy of 25 cases. J Shoulder Elbow Surg. 1995;4:419–428.
51. Pevny T, Hunter RE, Freeman JR. Primary traumatic anterior shoulder dislocation in patients 40 years of age and older. Arthroscopy. 1998;14:289–294.
52. Gonzalez D, Lopez R. Concurrent rotator-cuff tear and brachial plexus palsy associated with anterior dislocation of the shoulder. A report of two cases. J Bone Joint Surg Am. 1991;73:620–621.
53. Yamamoto T, Yoshiya S, Kurosaka M, Nagira K, Nabeshima Y. Luxatio erecta (inferior dislocation of the shoulder): a report of 5 cases and a review of the literature. Am J Orthop. 2003;32(12):601–603.
54. Karaoglu S, Guney A, Ozturk M, Kekec Z. Bilateral luxatio erecta humeri. Arch Orthop Trauma Surg. 2003;123(6):308–310.
55. Arndt JH, Sears AD. Posterior dislocation of the shoulder. AJR Am J Roentgenol. 1965;94:81–86.
56. Cisternino SJ, Rogers LF, Stuffl ebam BC, Kruglik GD. The trough line: a radiographic sign of posterior shoulder dislocation. AJR Am J Roentgenol. 1978;130:951–954.
57. Wadlington VR, Hendrix RW, Rogers LF. Computed tomography of posterior fracture-dislocations of the shoulder: case reports. J Trauma. 1992;32:113–115.
58. Elberger ST, Brody G. Bilateral posterior shoulder dislocations. Am J Emerg Med. 1995;13:331–332.
59. Rath E, Levy O, Liberman N, Atar D. Bilateral dislocation of the hip during convulsions: a case report. J Bone Joint Surg Br. 1997;79:304–306.
60. Van Heest A, Vorlicky L, Thompson RC Jr. Bilateral central acetabular fracture dislocations secondary to sustained myoclonus. Clin Orthop. 1996;324:210–213.
61. McCullen GM, Brown CC. Seizure-induced thoracic burst fractures. A case report. Spine. 1994;19:77–79.
62. Snyder SJ, Karzel RP, Del Pizzo W, et al. SLAP lesions of the shoulder. Arthroscopy. 1990;6:274–279.
63. Modarresi S, Motamedi D, Jude CM. Superior labral anteroposterior lesions of the shoulder: part 2, mechanisms and classifi cation. AJR Am J Roentgenol. 2011 Sep;197(3):604-11.
64. Hermann G, Klein MJ, Abdelwahab IF, Kenan S. Synovial chondrosarcoma arising in synovial chondromatosis of the right hip. Skeletal Radiol. 1997;26:366–369.
65. De Ferm A, Lagae K, Bunker T. Synovial osteochondromatosis: an unusual cause for subacromial impingement. Acta Orthop Belg. 1997;63:218–220.
66. Buess E, Friedrich B. Synovial chondromatosis of the glenohumeral joint: a rare condition. Arch Orthop Trauma Surg. 2001;121(1-2):109–111.
67. Resnick D. Diagnosis of Bone and Joint Disorders. 4th ed. Philadelphia, PA: WB Saunders; 2002:917–921.
68. Gordon BH, Chew FS. Isolated acromioclavicular joint pathology in the symptomatic shoulder on magnetic resonance imaging: a pictorial essay. J Comput Assist Tomogr. 2004;28:215–222.
69. Fiorella D, Helms CA, Speer KP. Increased T2 signal intensity in the distal clavicle: incidence and clinical implications. Skeletal Radiol. 2000;29(12):697–702.
70. Teefey SA, Hasan SA, Middleton WD, Patel M, Wright RW, Yamaguchi K. Ultrasonography of the rotator cuff: a comparison of ultrasonographic and arthroscopic fi ndings in one hundred consecutive cases. J Bone Joint Surg Am. 2000;82:498–450.
71. Ziegler DW. The use of in-offi ce, orthopaedist-performed ultrasound of the shoulder to evaluate and manage rotator cuff disorders. J Shoulder Elbow Surg. 2004;13:291–297.
72. van Holsbeeck MT, Kolowich PA, Eyler WR, et al. US depiction of partial-thickness tear of the rotator cuff. Radiology. 1995;197:443–446.
73. Cope R. Dislocations of the sternoclavicular joint. Skeletal Radiol. 1993;22:233–238.
74. Lewonowski K, Bassett GS. Complete posterior sternoclavicular epiphyseal separation. A case report and review of the literature. Clin Orthop. 1992;281:84–88.
75. Kuriyama S, Tomonari H, Nakayama M, Kawaguchi Y, Sakai O. Successful treatment of tumoral calcinosis using CAPD combined with hemodialysis with low-calcium dialysate. Blood Purif. 1998;16:43–48.
76. Ejaz AA, Nisar N, Ghandhi VC, Eilers DB, Shirazi PH, Ing TS.
77. Metastatic soft tissue calcifi cation in chronic renal failure detected by radionuclide imaging. Clin Nucl Med. 1995;20:505–507.
78. Gordon LF, Arger PH, Dalinka MK, Coleman BG. Computed tomography in soft tissue calcifi cation layering. J Comput Assist Tomogr. 1984;8:71–73.
79. Pai M, Park CH, Kim BS, Chung YS, Park HB. Multiple brown tumors in parathyroid carcinoma mimicking metastatic bone disease. Clin Nucl Med. 1997;22:691–694.
80. Kudo S. Elastofi broma dorsi: CT and MR imaging fi ndings. Semin Musculoskelet Radiol. 2001;5(2):103–105.
81. Schick S, Zembsch A, Gahleitner A, et al. Atypical appearance of elastofi broma dorsi on MRI: case reports and review of the literature. J Comput Assist Tomogr. 2000;24(2):288–292.
82. Brandser EA, Goree JC, El-Khoury GY. Elastofi broma dorsi: prevalence in an elderly patient population as revealed by CT. AJR Am J Roentgenol. 1998;171:977–980.

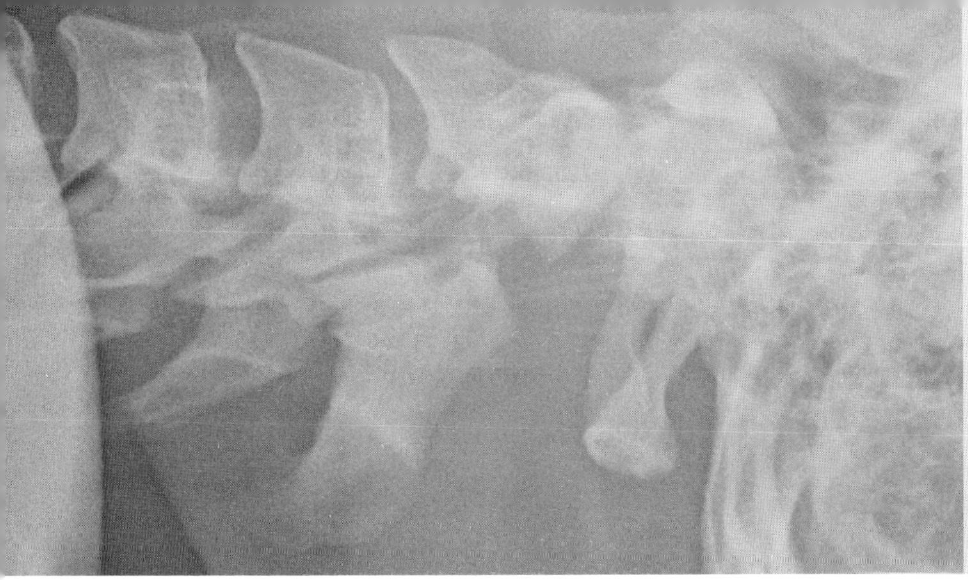

capítulo

3

Coluna vertebral

Caso 3.1

HISTÓRIA CLÍNICA Menina de 13 anos inconsciente após um acidente automobilístico e um caso semelhante.

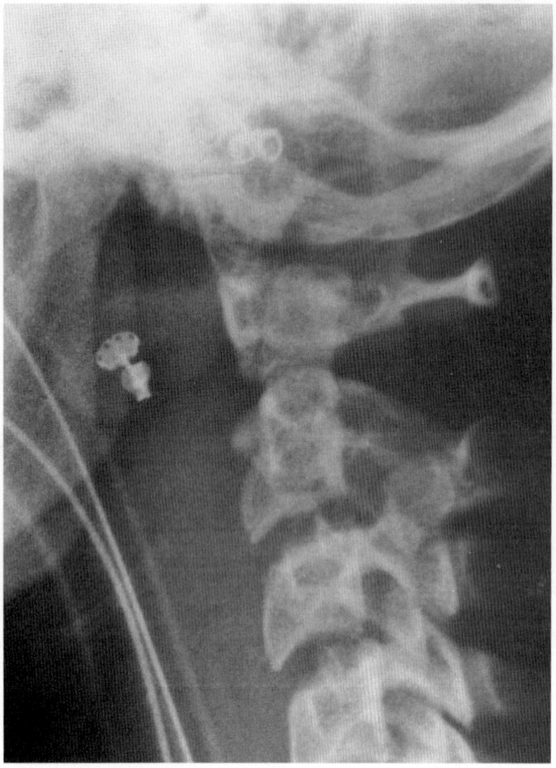

FIGURA 3.1A

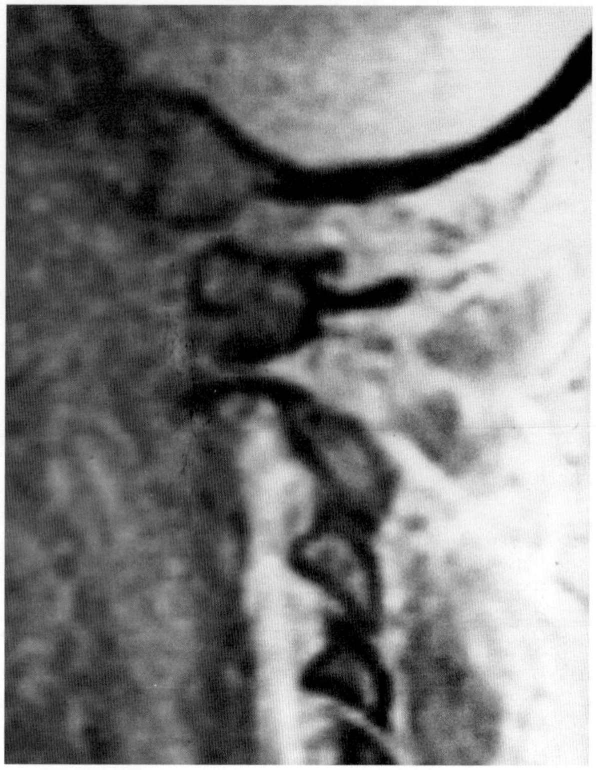

FIGURA 3.1B

ACHADOS

A. Radiografia lateral da parte cervical da coluna vertebral. Os tecidos moles pré-vertebrais estão intensamente dilatados, mesmo com a entubação da paciente. A integridade da junção craniocervical é difícil de avaliar, mas a parte cervical da coluna vertebral superior aparenta estar intacta.

B. Caso semelhante. Mulher de 42 anos arremessada para fora do veículo em um acidente automobilístico com capotamento. Imagem sagital de ressonância magnética (RM) ponderada em T2 através da articulação atlanto-occipital esquerda demonstra acentuada subluxação anterior do côndilo occipital. A aparência da articulação atlanto-occipital direita (não demonstrada) é similar.

DIAGNÓSTICO DIFERENCIAL Nenhum.

DIAGNÓSTICO Luxação atlanto-occipital.

DISCUSSÃO A junção craniocervical é avaliada nas radiografias em incidências lateral e transoral. O edema de tecidos moles é um achado invariável na apresentação aguda, conforme observado neste caso. As facetas superiores das massas laterais de C1 devem se articular com os côndilos occipitais. Apesar de haver vários métodos radiológicos indiretos para a avaliação da junção craniocervical, eles dependem de radiografias precisamente posicionadas, as quais geralmente são difíceis de se obter nos casos agudos com lesões múltiplas. Quando houver suspeita desta lesão pelo mecanismo do trauma e pela presença de edema de tecidos moles, mesmo se a relação dos côndilos occipitais com as facetas superiores do atlas parecer normal nas radiografias, métodos diretos de imagem com cortes transversais (tomografia computadorizara [TC] ou RM) continuam sendo indicados.

A luxação atlanto-occipital traumática geralmente é considerada incompatível com a vida, mas muitos pacientes sobreviveram a esta lesão.[1-4] Conforme a TC tem sido utilizada mais frequentemente para rastrear as lesões da parte cervical da coluna vertebral, formas menos graves de luxação atlanto-occipital estão sendo reconhecidas. O diagnóstico precoce é crucial para evitar manipulações diagnósticas potencialmente letais, como tentativas de realização de incidências em extensão-flexão, e para fornecer tratamento apropriado. Essa é uma preocupação particular em pacientes com múltiplos traumas. A luxação atlanto-occipital traumática não diagnosticada pode contribuir para deterioração e morte de pacientes que chegam ao departamento de emergência em estado de alerta e neurologicamente intactos. Pacientes que sobrevivem a essas lesões geralmente apresentam lesões graves da medula espinal, mas existem registros de recuperação com bom resultado neurológico.[5] O trauma cerebral frequentemente está associado. O tratamento é feito com imobilização utilizando halo craniano e fusão cirúrgica do occipital a C1 e C2.

Caso 3.2

HISTÓRIA CLÍNICA Mulher adulta vítima de acidente automobilístico, apresentação aguda; caso semelhante de homem que caiu do telhado.

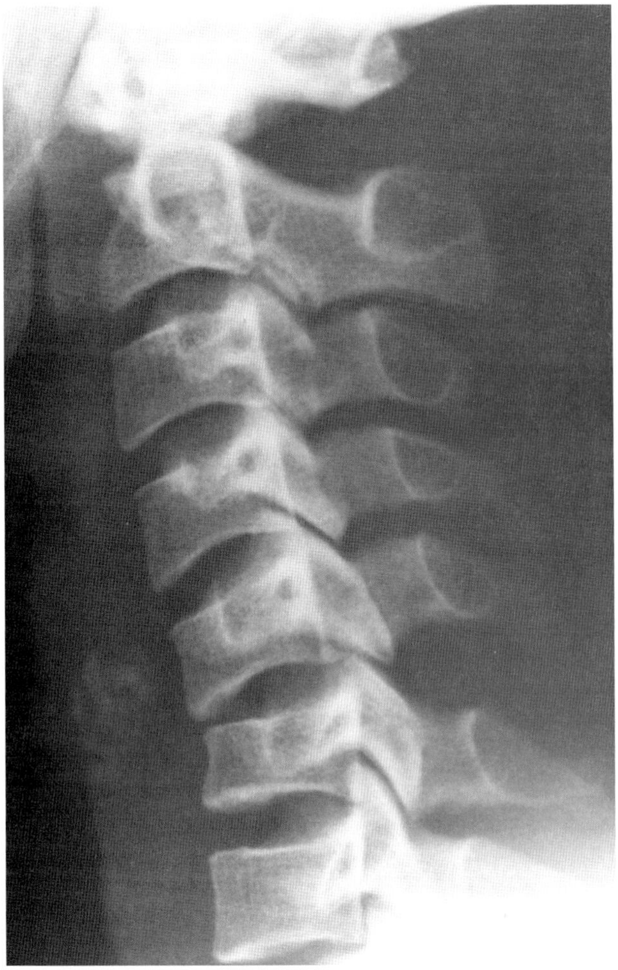

FIGURA 3.2A

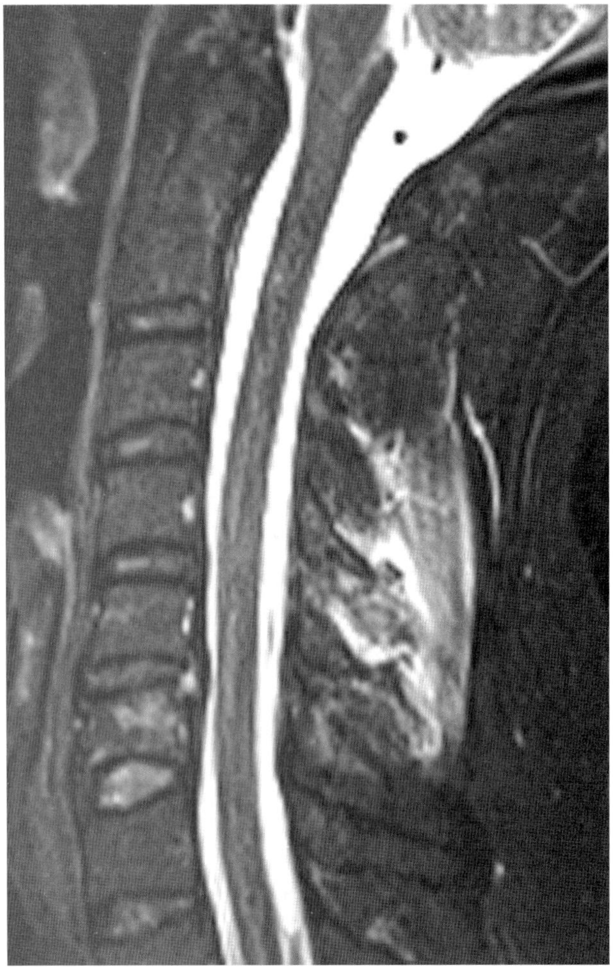

FIGURA 3.2B

ACHADOS

A. Radiografia lateral da parte cervical da coluna vertebral. Observa-se um estreitamento do espaço discal anterior de C5-C6 e alargamento do espaço discal posterior. Um alargamento acentuado é observado entre os processos espinhosos C5 e C6. Um leve edema de tecidos moles na região pré--vertebral é observado. Fraturas não foram identificadas.

B. Caso semelhante. Imagem sagital de RM ponderada em T2 demonstra alto sinal nos tecidos moles posteriores nos níveis C3-C5 indicativo de lesão por hiperflexão. Observa-se, ainda, uma fratura do corpo de C6.

DIAGNÓSTICO DIFERENCIAL Nenhum.

DIAGNÓSTICO Lesão cervical por hiperflexão.

DISCUSSÃO Quando o pescoço é flexionado de modo forçado, a parte cervical da coluna vertebral é destracionada posteriormente e comprimida anteriormente. Se as forças são em certa medida pequenas, a lesão pode consistir em uma entorse dos ligamentos posteriores (lesão por hiperflexão) e possivelmente em uma fratura por compressão do corpo vertebral. Os marcos radiológicos de uma lesão por hiperflexão são uma cifose focal em conjunção com o estreitamento do espaço discal anterior, alargamento do espaço discal posterior e alargamento dos processos espinhosos.[25] A lesão por hiperflexão resulta em uma ruptura do complexo ligamentar longitudinal posterior (incluindo o ligamento longitudinal posterior, ligamentos supra e interespinais, cápsula articular e ligamento amarelo). Essa ruptura permite a subluxação anterior do corpo vertebral em 1 a 3 mm em conjunção com uma leve subluxação das articulações facetárias. Os achados radiológicos podem ser sutis. A retificação da parte cervical da coluna vertebral nos casos agudos pode ser secundária ao trauma muscular, e uma cifose focal pode ocorrer em um segundo momento. Sequências sensíveis a líquidos na RM podem demonstrar um alto sinal nos tecidos moles posteriores, correspondentes a rupturas dos ligamentos posteriores. A lesão pode ocorrer em mais de um nível, conforme demonstrado no caso semelhante apresentado aqui. Se não tratado, este tipo de lesão pode estar associado com instabilidade tardia.[26]

Caso 3.3

HISTÓRIA CLÍNICA Homem de 70 anos que sofreu queda.

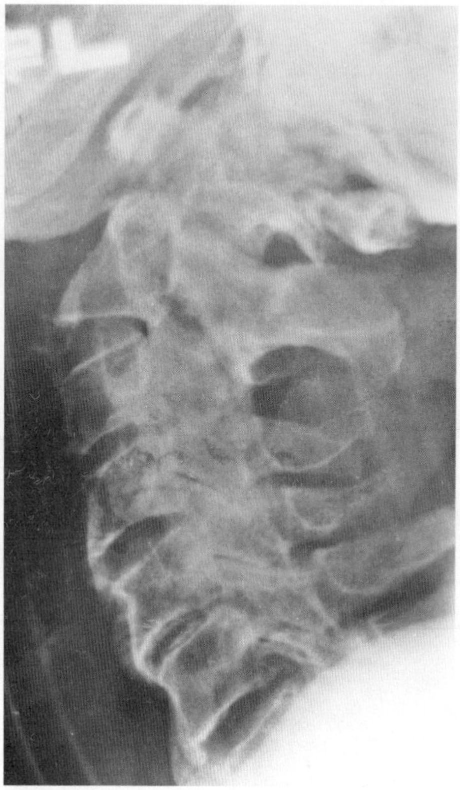

FIGURA 3.3A

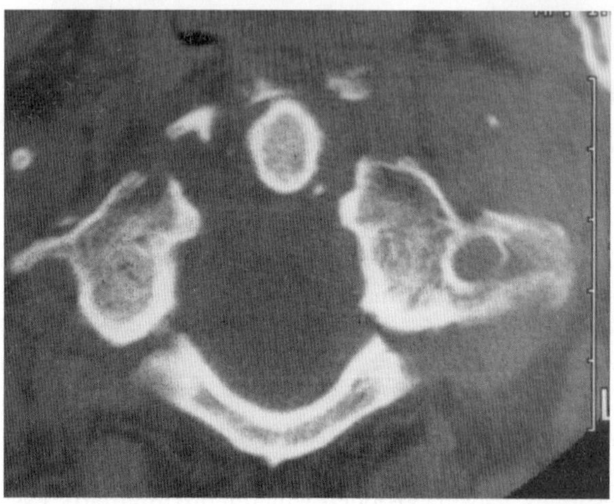

FIGURA 3.3B

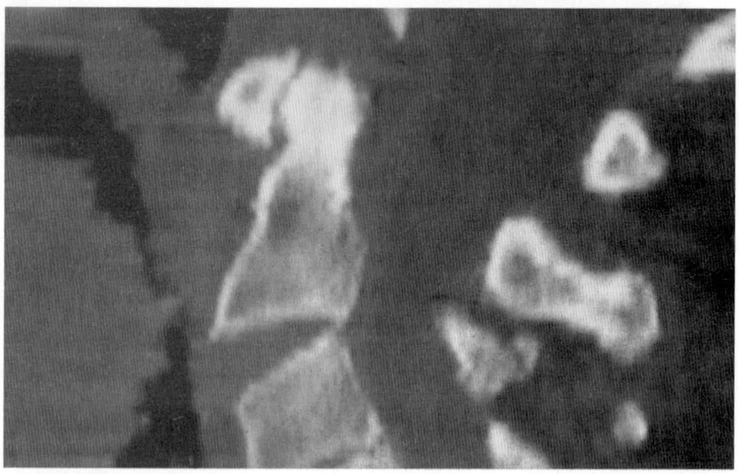

FIGURA 3.3C

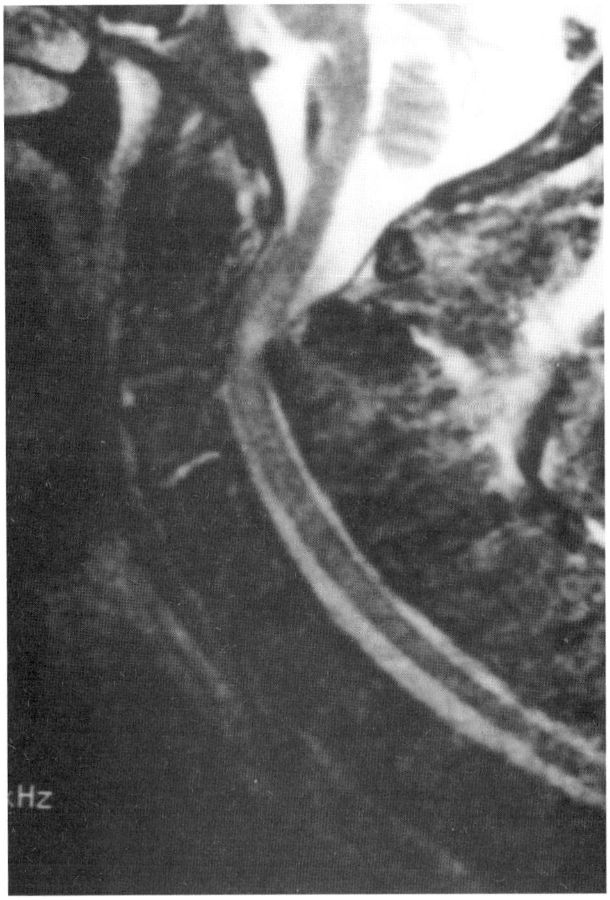

FIGURA 3.3D

ACHADOS

A. Radiografia lateral da parte cervical da coluna vertebral demonstrando o alargamento do anel de C1. Observa-se uma distração acentuada do espaço discal C2-C3, com uma lordose focal acentuada. Observam-se achados incidentais de hiperostose esquelética idiopática difusa (DISH).

B. TC axial demonstrando uma fratura de Jefferson (em explosão) em C1.

C. Detalhe de uma imagem de TC sagitalmente reformatada demonstrando o aumento da distração e lordose em C2-C3 e o desvio do arco posterior de C1.

D. Imagem sagital de RM ponderada em T2 na linha média demonstrando compressão mecânica sobre a face posterior da medula espinal cervical no nível C2-C3. Alto sinal na medula indica contusão.

DIAGNÓSTICO DIFERENCIAL Nenhum.

DIAGNÓSTICO Fraturas complexas de C1-C2.

DISCUSSÃO Lesões que simulam uma fratura de Jefferson incluem a fratura isolada do arco vertebral posterior de C1 (a qual pode ser distinguida pela ausência de edema de tecidos moles pré-vertebrais) e a falha de fusão congênita do arco posterior de C1. Estas podem ser diferenciadas por TC. Este caso ilustra a importância de um rastreamento cuidadoso após a identificação de uma lesão.[6] A distração do espaço discal C2-C3 é mais sugestiva de uma lesão por hiperextensão concorrente. A lesão clássica por carga axial é a fratura de Jefferson, que consiste na ruptura dos arcos anterior e posterior de C1. As fraturas podem ser uni ou bilaterais. O ligamento transverso pode estar intacto ou rompido, resultando no alargamento do intervalo atlantodental anterior ou lateral. Na presença de fratura vertical através de uma das massas articulares, o fragmento medial pode manter sua relação normal com o dente do áxis enquanto o fragmento lateral migra lateralmente. As fraturas da parte cervical da coluna vertebral no idoso são relativamente comuns e consistem em 23% das fraturas da parte cervical da coluna vertebral em um estudo.[7] Praticamente todas as fraturas no grupo etário dos idosos envolvem o complexo atlantoaxial,[8] e as mais comuns são a fratura do processo odontoide ou uma combinação de fraturas de C1 e C2, como neste caso. As lesões estão associadas com considerável morbidade e mortalidade, principalmente por doença respiratória coexistente.[9] O tratamento com colar rígido, imobilização tipo halo ou estabilização cirúrgica pode ser bem-sucedido, conforme as circunstâncias.

Caso 3.4

HISTÓRIA CLÍNICA Homem de 54 anos com dor cervical crônica. Sofreu acidente automobilístico quando tinha 20 anos.

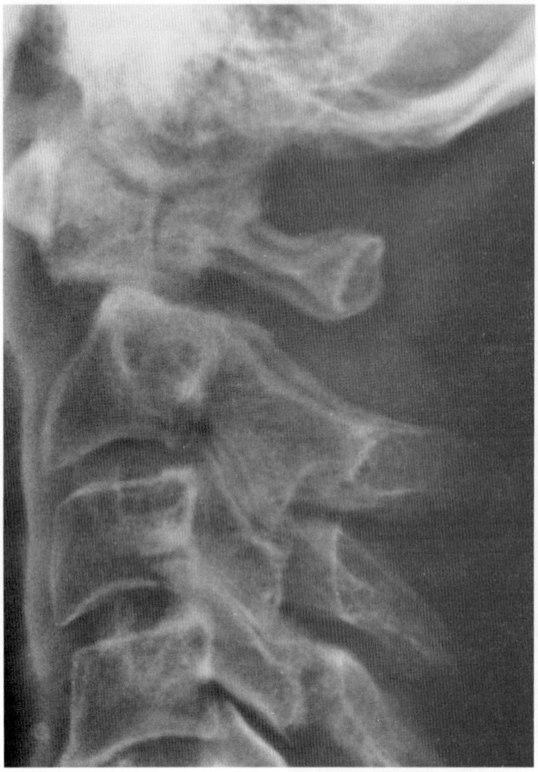

FIGURA 3.4A

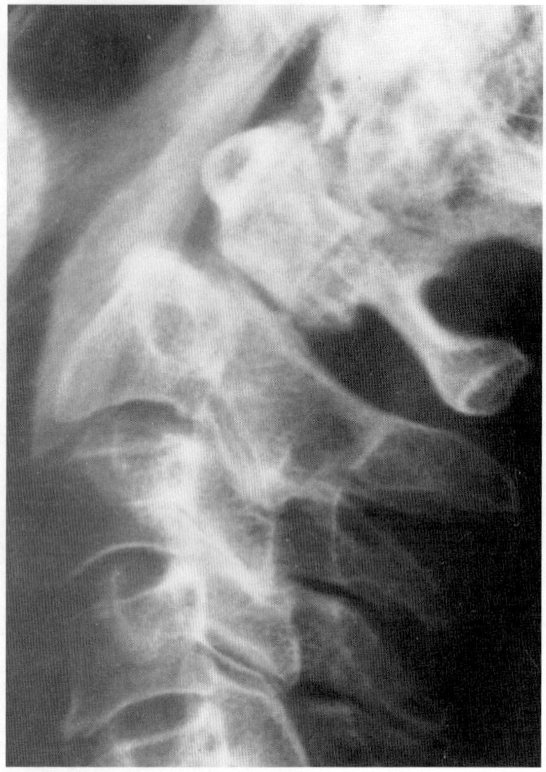

FIGURA 3.4B

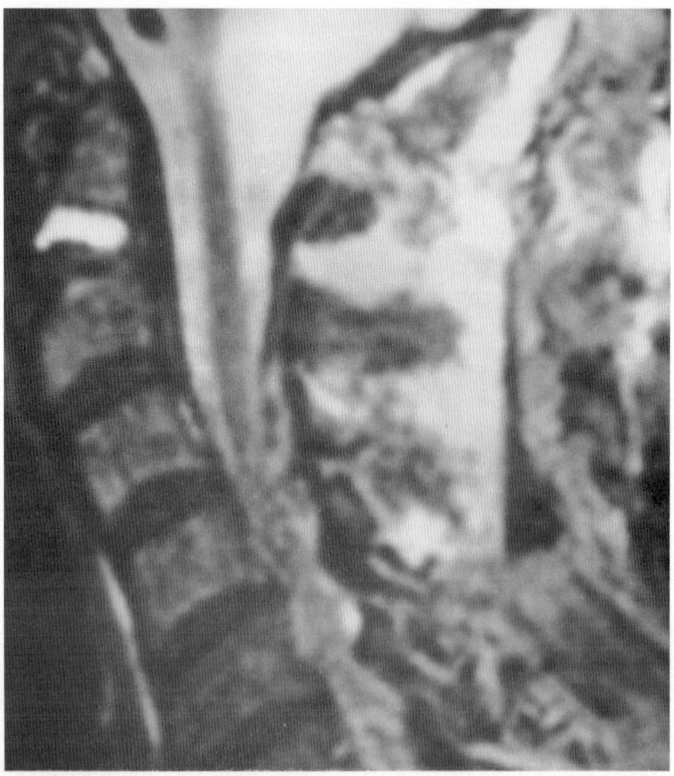

FIGURA 3.4C

ACHADOS

A, B. Série de flexão-extensão lateral para a parte cervical da coluna vertebral. Observa-se uma instabilidade macroscópica de C1 em relação a C2 tanto em flexão como em extensão, resultando de uma fratura do processo odontoide não consolidada. Margens de fraturas escleróticas remodeladas com pseudartrose são evidências da cronicidade da lesão. As margens do canal vertebral em C1 e C2 estão desalinhadas.

C. Imagem sagital de RM ponderada em T2 demonstrando uma posição neutra do dente do áxis no momento da imagem com líquido hiperintenso T2 interposto entre o corpo de C2 e o dente do áxis. Observa-se extenso edema ligamentar na musculatura posterior do pescoço.

DIAGNÓSTICO DIFERENCIAL Nenhum.

DIAGNÓSTICO Não união de uma fratura do odontoide (*os odontoideum*).

DISCUSSÃO As fraturas do processo odontoide de C2 (dente do áxis) ocorrem transversalmente através da base, provavelmente como resultado de hiperextensão, hiperflexão ou flexão lateral.[10] A classificação de Anderson para as fraturas do dente do áxis é: (tipo I) odontoide superolateral, avulsionada pelo ligamento alar intacto, uma lesão extremamente rara; (tipo II) base do dente do áxis, "fratura alta do dente"; (tipo III) eixo superior, caudal à base do odontoide, "fratura baixa do dente".

O odontoide é composto primariamente de osso cortical, de modo que essa fratura não consolida-se tão bem quanto as fraturas através de porções da vértebra compostas por osso esponjoso. Schatzker et al.[11] relataram não união em 64% das fraturas tipo II e 100% daquelas com distração ≥ a 5 mm.

Uma fratura do odontoide que tenha progredido para uma não união atrófica é chamada de *os odontoideum*. Como as não uniões em outros locais, as margens da linha da fratura se tornam corticadas; uma união fibrosa ou pseudartrose pode estar presente. Apesar de alguns especialistas questionarem que o *os odontoideum* é uma variante de desenvolvimento na qual o processo odontoide não se funde ao corpo de C2, o local da sincondrose entre o processo odontoide e o corpo de C2 não está aqui localizado. Em razão da presença ou do potencial de instabilidade mecânica, a fusão cirúrgica de C1 e C2 é o método comum de tratamento.

Este é um caso complexo porque a margem esclerótica do dente do áxis sugere cronicidade, enquanto o edema dos tecidos moles posteriores indica uma lesão aguda superposta. A instabilidade da parte cervical da coluna vertebral superior deixa a coluna vulnerável a lesões catastróficas após um trauma relativamente pequeno.

Caso 3.5

HISTÓRIA CLÍNICA Homem de 23 anos que estava no banco dianteiro de passageiro quando sofreu um acidente automobilístico de alta velocidade. Não se observou déficit neurológico.

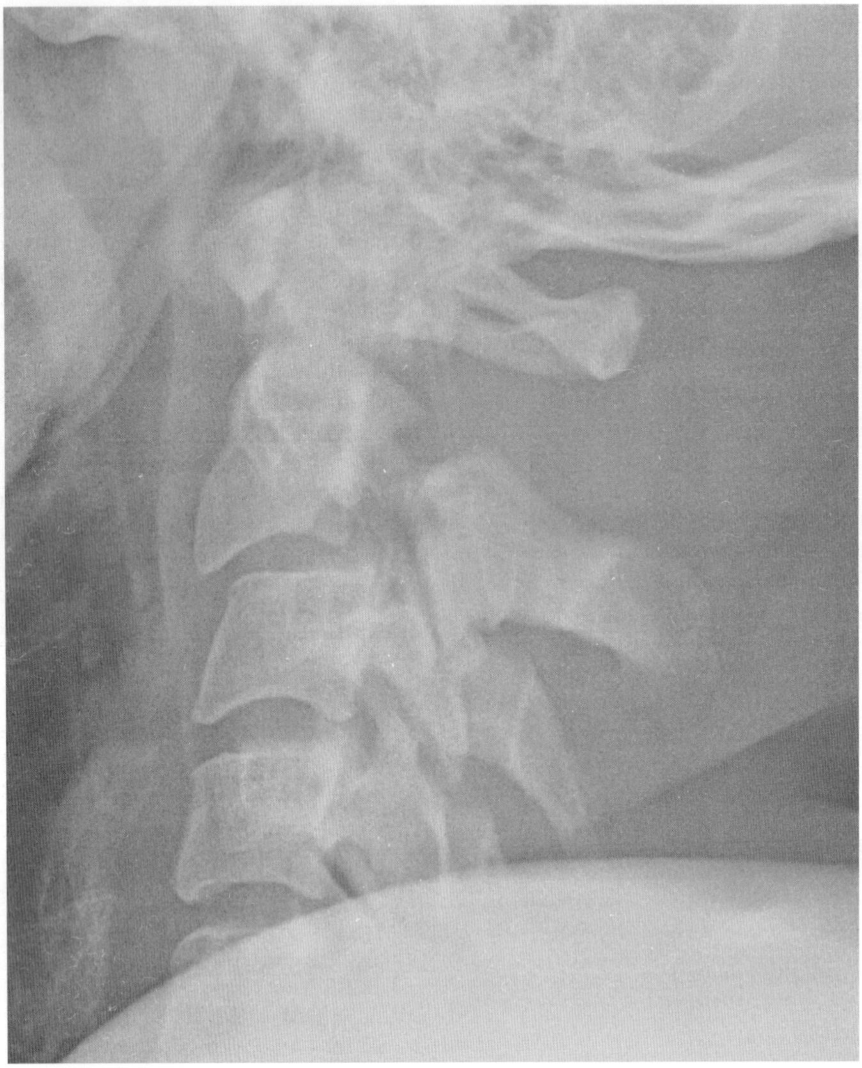

FIGURA 3.5A

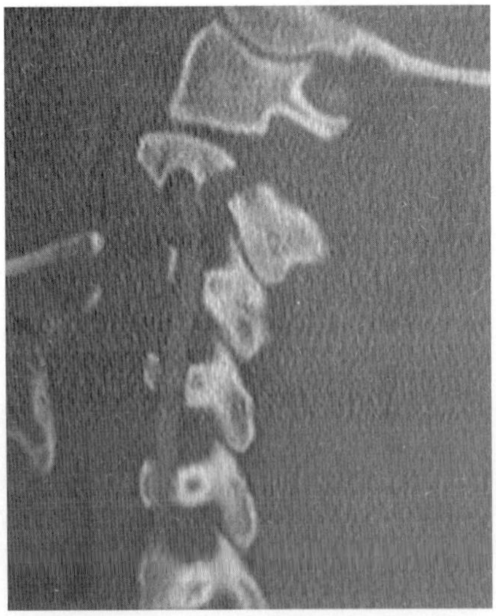

FIGURA 3.5B

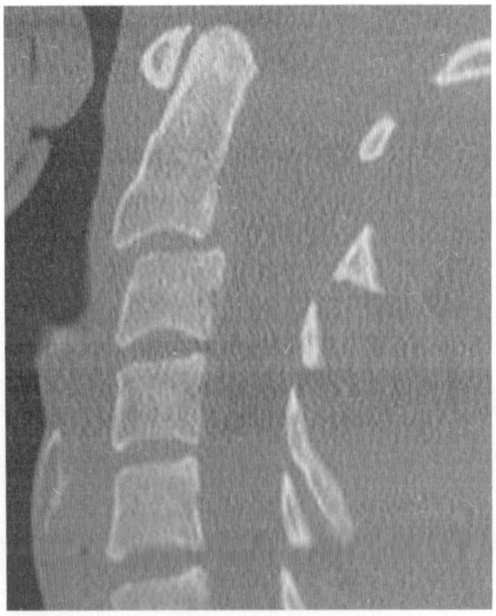

FIGURA 3.5C

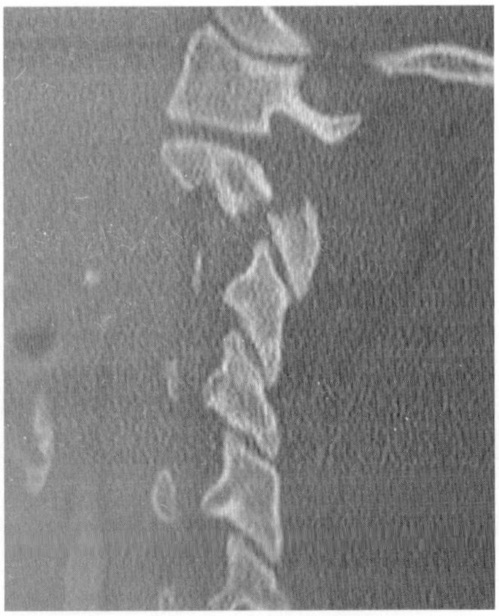

FIGURA 3.5D

ACHADOS

A. Radiografia lateral da parte cervical da coluna vertebral. Fraturas horizontais através da parte interarticular tornaram possível a translação da porção anterior de C2 no sentido anterior. O fragmento do arco posterior de C2 é deslocado no sentido posterior, resultando em um alargamento segmentado do canal vertebral.

B-D. Reformatações sagitais de TC da parte cervical da coluna vertebral (da esquerda para a direita). Observa-se uma leve distração nos locais das fraturas. As fraturas possuem uma morfologia coronal oblíqua causada pela aplicação de carga tênsil. Observam-se aproximadamente 3 mm de anterolistese de C2 sobre C3, puxando a artéria vertebral esquerda para a frente. O espaço discal C2-C3 pode estar minimamente estreitado.

DIAGNÓSTICO DIFERENCIAL Nenhum.

DIAGNÓSTICO Espondilolistese traumática de C2.

DISCUSSÃO Na espondilolistese traumática de C2 (fratura do enforcado), observam-se fraturas bilaterais da parte interarticular com subluxação frontal de C2 sobre C3.[12] A parte interarticular é a ponte de osso que ocupa a posição na massa articular entre as facetas articulares superior e inferior.

Um indivíduo sujeito a enforcamento após condenação legal cai através de um alçapão primeiro pelos pés, com uma corda presa ao redor do pescoço e o nó enforcador localizado sob o queixo. Quando o indivíduo chega ao final da corda, a parte cervical superior da coluna vertebral é puxada violentamente em hiperextensão e ao mesmo tempo fica sujeita a severas forças de distração causadas pela inércia para baixo do corpo. Os ligamentos da coluna anterior se rompem no nível C2-C3, e os elementos posteriores se fraturam na parte interarticular, já que C2 está macroscopicamente destracionado de C3. Fraturas similares dos elementos posteriores de C2 também podem ocorrer quando uma carga axial (compressiva em vez de distração) é aplicada com o pescoço hiperestendido, mas a distração macroscópica de C2 em relação a C3 não ocorre. Este mecanismo de lesão pode ocorrer em um acidente automobilístico no qual o passageiro desliza anteriormente e bate com a testa, forçando o pescoço em hiperextensão.

A modificação de Levine e Edwards para a classificação de Effendi para a espondilolistese traumática de C2 é a seguinte:[13] tipo I, menos de 3 mm de translação anterior do corpo de C2, sem angulação; tipo II, translação anterior do corpo de C2 superior a 3 mm com angulação; tipo IIA, mínima translação do corpo de C2, mas com angulação grave; tipo III, desvio e angulação graves.

Existem lesões associadas em 14% dos casos, a metade dos quais envolvendo o arco posterior de C1 ou dente do áxis. Com a exceção da variante tipo III, os déficits neurológicos resultantes geralmente estão ausentes ou são mínimos por causa do tipicamente espaçoso canal vertebral no nível de C2 e pelo fato de que os fragmentos se espalham circunferencialmente. Dependendo da gravidade da lesão, o tratamento pode ser conservador ou cirúrgico.[14]

Caso 3.6

HISTÓRIA CLÍNICA Mulher de 35 anos que sofreu um acidente automobilístico.

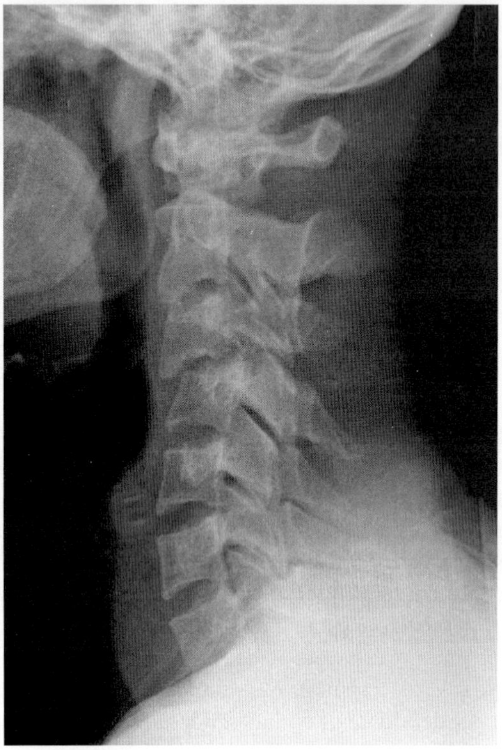

FIGURA 3.6A

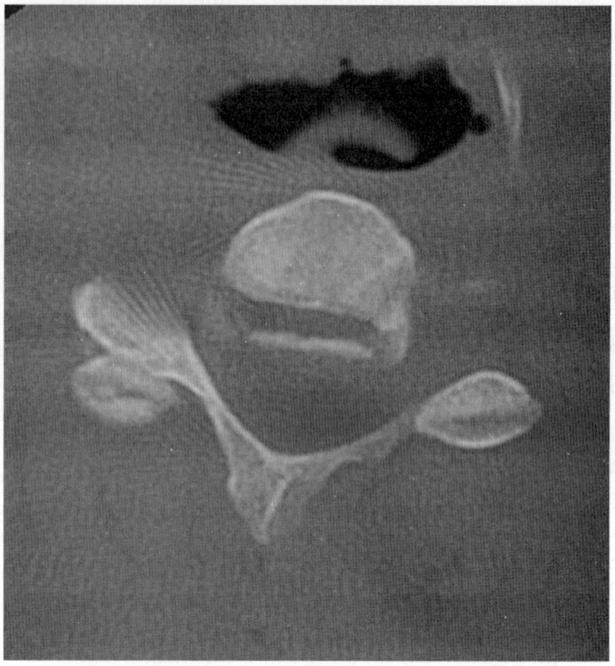

FIGURA 3.6B

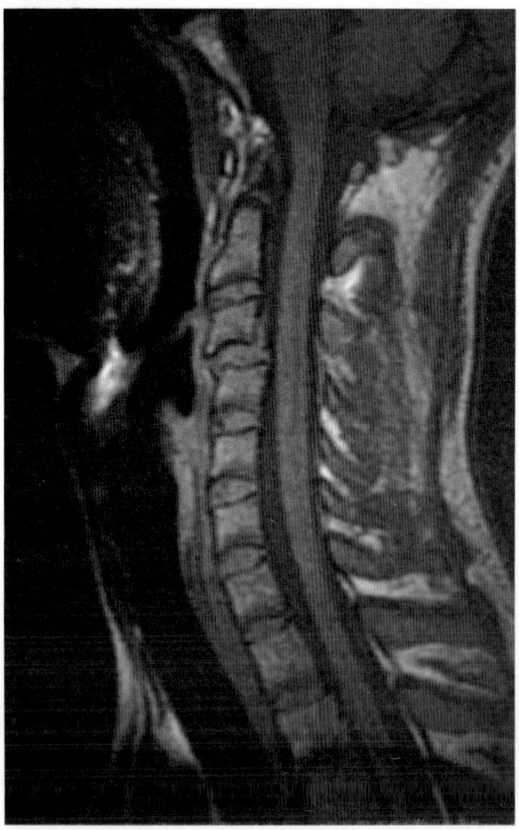

FIGURA 3.6C

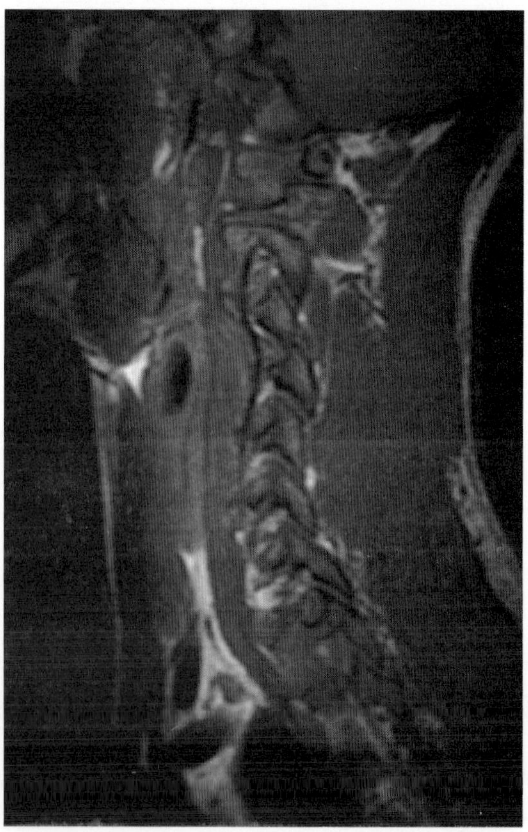

FIGURA 3.6D

ACHADOS

A. Radiografia lateral da parte cervical da coluna vertebral. Observa-se 25% de subluxação anterior de C3 sobre C4. A faceta inferior de C3 está luxada sobre a faceta superior de C4, deixando-a parcialmente descoberta. O desvio rotacional é evidente pelas diferenças na superposição radiológica das facetas acima e abaixo do nível da lesão. Observa-se cifose focal, assim como edema de tecidos moles.

B. TC (janela óssea) no nível C3-C4 demonstrando o processo articular inferior direito de C3 anterior ao processo articular superior direito de C4, mas com a presença de uma relação normal à esquerda.

C. RM sagital de densidade de prótons (DP) na linha média demonstrando uma subluxação anterior de C3 em relação a C4 com alargamento do espaço discal.

D. A RM no lado direito demonstra uma luxação da faceta de C3 sobre C4.

DIAGNÓSTICO DIFERENCIAL Nenhum.

DIAGNÓSTICO Luxação facetária unilateral (bloqueio unilateral da faceta).

DISCUSSÃO A radiografia simples é diagnóstica neste caso. A C3 está subluxada anteriormente em cerca de 25% da largura do corpo vertebral em conjunção com mínima distração do espaço discal C3-C4 e uma faceta solitária "saltada" (a faceta mais superior está anterior à faceta articular inferior). Esses achados são corroborados por TC e RM. A luxação facetária unilateral ocorre com hiperflexão e rotação.[15] A rotação axial e a inclinação lateral normalmente são conjugadas na região média e inferior da parte cervical da coluna vertebral em razão do ângulo das articulações facetárias. Com a inclinação lateral, a faceta articular no lado côncavo da curva é comprimida e fica essencialmente fixa e a massa articular contralateral se desloca para a frente e para cima, deslocando-se para o forame intervertebral. A porção superior da faceta inferior frequentemente está fraturada, presume-se que por impacção. Os ligamentos se rompem no lado da luxação. A luxação facetária unilateral é reconhecida pela subluxação anterior do corpo vertebral, como demonstrado aqui, combinada com a luxação da faceta. Algumas vezes, a faceta inferior luxada pode ser vista projetando-se para o forame vertebral (não demonstrado), e a faceta superior do nível abaixo fica descoberta ou "nua" (demonstrado nas radiografias simples). O edema de tecidos moles geralmente está presente. A abertura dos processos espinhosos e o alargamento do espaço discal são indicativos do componente de hiperflexão da lesão. A TC pode demonstrar a rotação em sentido horário de um corpo vertebral em relação ao nível abaixo. Além disso, o sinal do "pão de hambúrguer invertido" pode ser demonstrado na forma de substituição das superfícies articulares planas normais por superfícies convexas em aposição.[16] A TC também pode definir uma fratura associada do processo articular, vista em até 73% dos casos. A RM poderia demonstrar a hemorragia associada cursando ao longo dos ligamentos longitudinais anterior e posterior. A RM também pode identificar lesões associadas dos tecidos moles[17] e serve como um exame de rastreamento para identificar a lesão íntima da artéria vertebral.

Caso 3.7

HISTÓRIA CLÍNICA Mulher de 22 anos que sofreu acidente automobilístico e um caso semelhante.

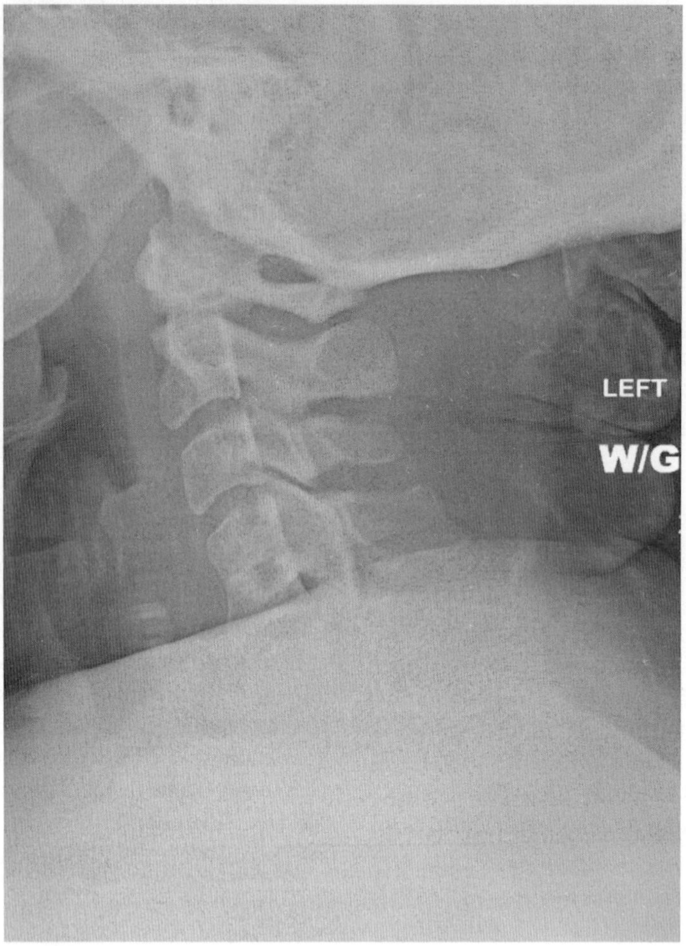

FIGURA 3.7A

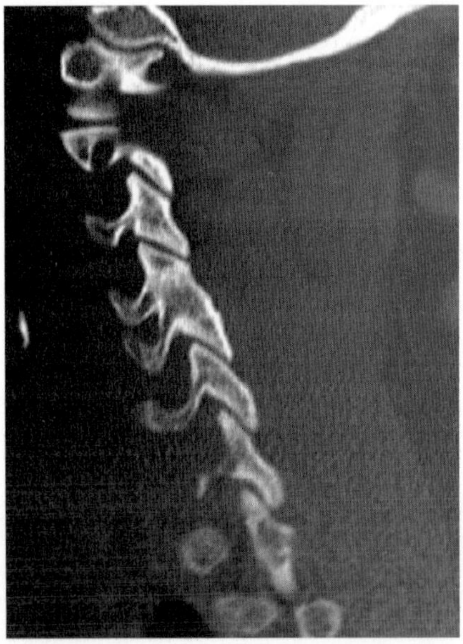

FIGURA 3.7B

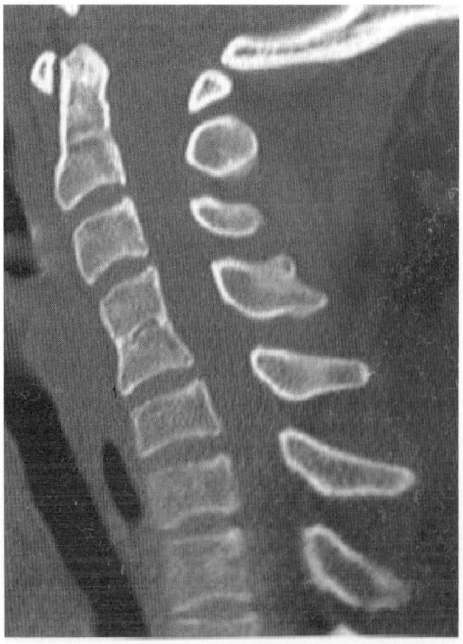

FIGURA 3.7C

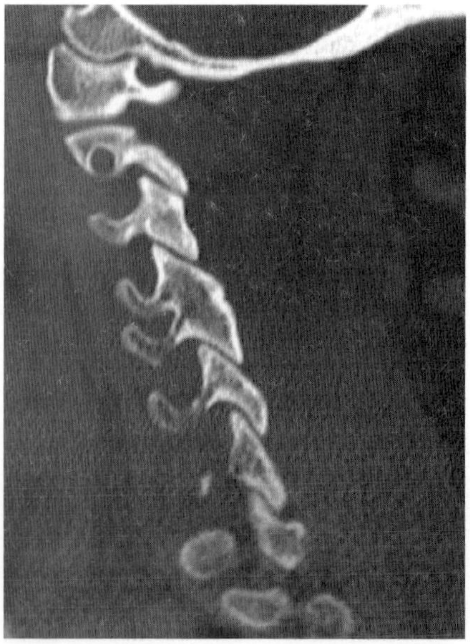

FIGURA 3.7D

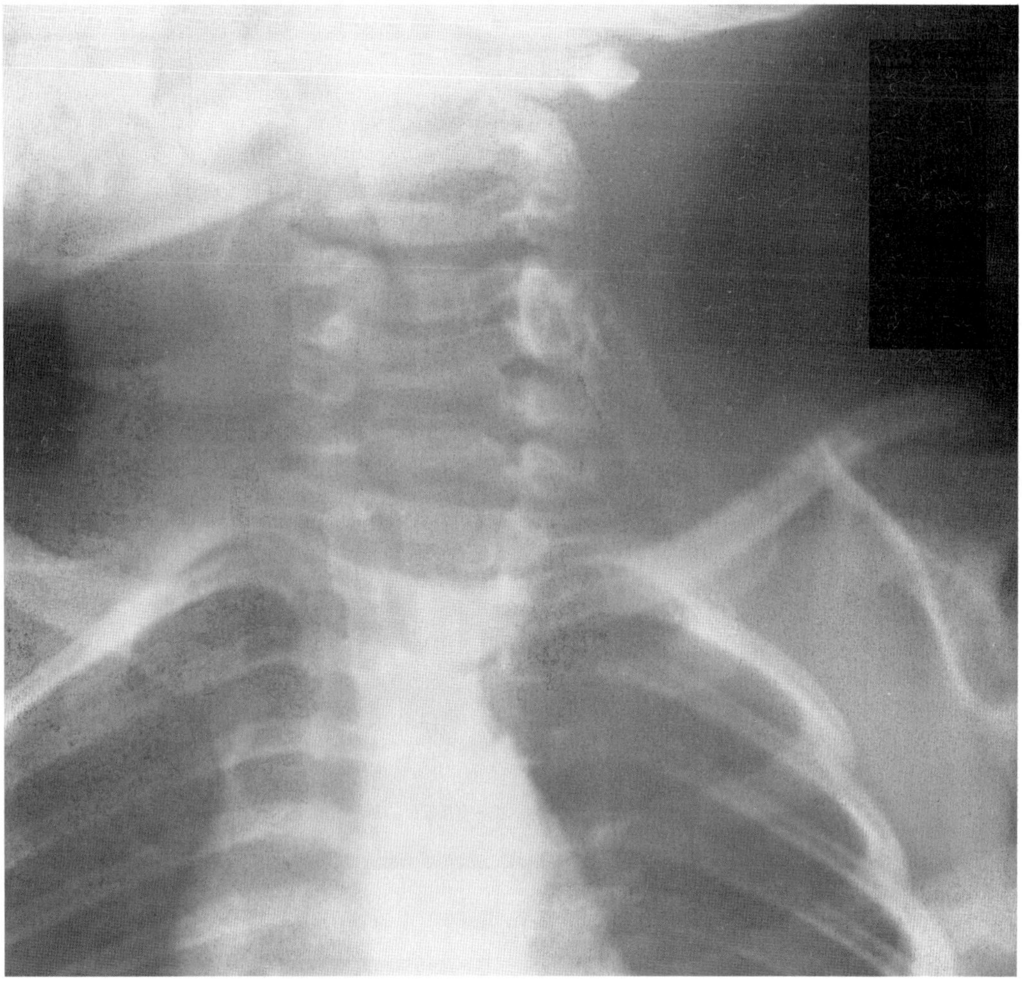

FIGURA 3.7E

ACHADOS

A. Imagem lateral da parte cervical da coluna vertebral. Fusão congênita de C4-C5 está presente.

B-D Reformatações sagitais de TC da parte cervical da coluna vertebral (esquerda para a direita). A fusão inclui os corpos e os elementos posteriores de C4 e C5.

E. Caso semelhante: menina de 2 anos. Vista anteroposterior (AP) da parte cervical da coluna vertebral demonstrando uma displasia dos corpos vertebrais cervicais e um osso omovertebral.

DIAGNÓSTICO DIFERENCIAL Síndrome de Klippel-Feil, artrite reumatoide juvenil.

DIAGNÓSTICO Síndrome de Klippel-Feil.

DISCUSSÃO A síndrome de Klippel-Feil é uma condição congênita de causa desconhecida.[18] A maioria dos pacientes apresenta o pescoço curto e uma redução da amplitude de movimento na região cervical. A síndrome de Klippel-Feil pode estar associada com muitas outras anomalias (cardiovasculares, renais e dos membros) e não é claramente genética; é provável que ela resulte de um ataque ao sistema circulatório na 6ª semana de desenvolvimento embriológico. Achados comuns são a fusão dos copos vertebrais da parte cervical da coluna vertebral e escoliose congênita. As deformidades da junção craniocervical podem causar dano neurológico grave. Aproximadamente um terço dos pacientes apesentará uma escápula elevada e em rotação, conhecida como deformidade de Sprengel. Um osso acessório se estendendo da borda medial da escápula para a coluna – um osso omovertebral – também é visto com frequência.[19] Um sistema de classificação é baseado nos níveis de fusão: tipo I, fusão em nível simples; tipo II, vários segmentos não contíguos fundidos; tipo III, vários segmentos contíguos fundidos.[20]

Caso 3.8

HISTÓRIA CLÍNICA Homem de 27 anos com quadriplegia após resgate de um acidente automobilístico e um caso semelhante.

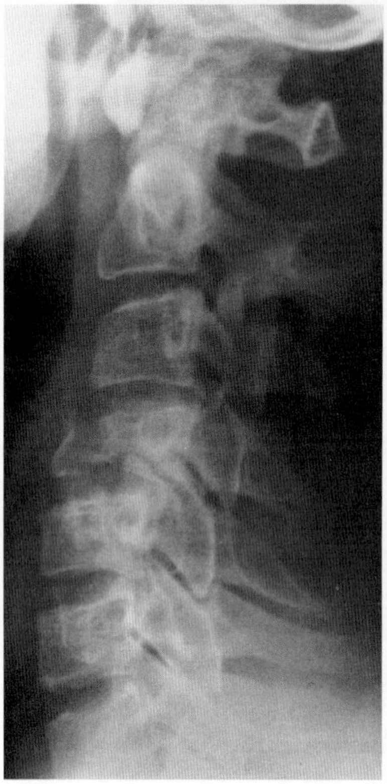

FIGURA 3.8A

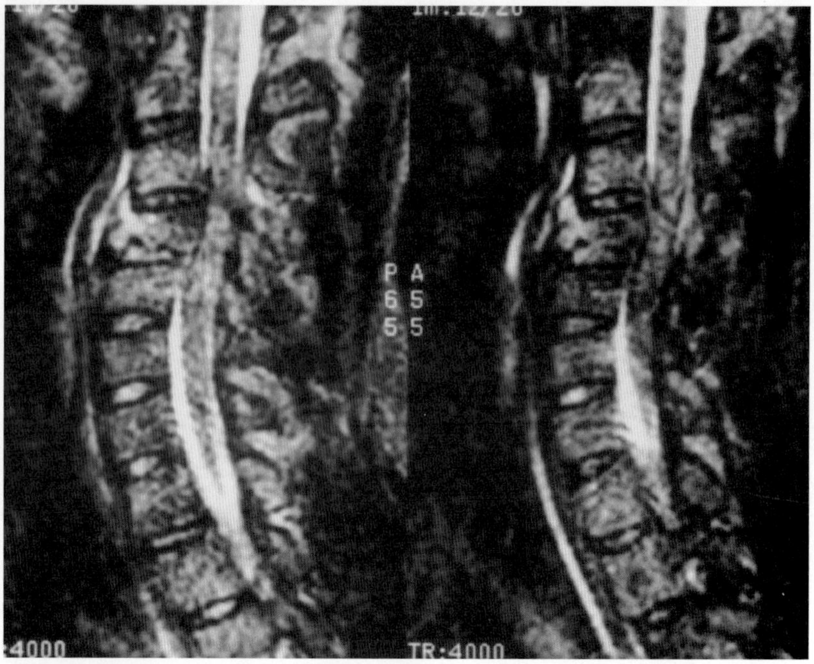

FIGURA 3.8B

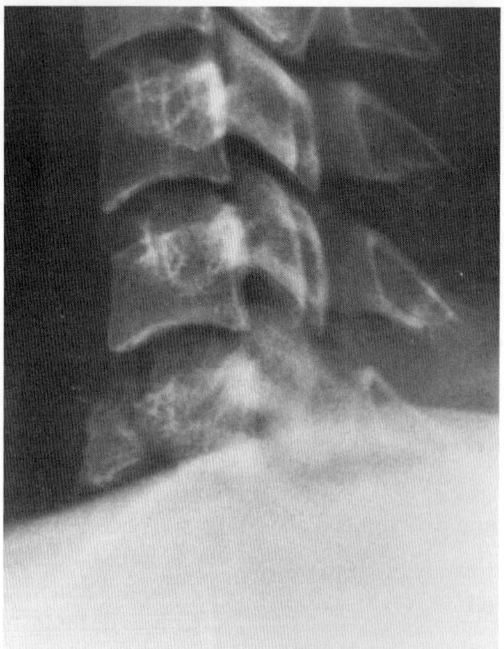

FIGURA 3.8C

ACHADOS

A. Radiografia lateral da parte cervical da coluna vertebral. Uma fratura do corpo de C4 está presente com edema dos tecidos moles anteriores. A principal porção da vértebra C4 permanece em alinhamento normal, enquanto o fragmento em gota anteroinferior está em rotação anterior. Um leve edema de tecidos moles está evidente por uma anormalidade no contorno dos tecidos moles pré-vertebrais anteriores.

B. Imagem sagital de RM ponderada em T2 na linha média demonstrando a fratura em C4. O canal vertebral está estreitado com compressão da medula espinal.

C. Caso semelhante. Radiografia lateral da parte cervical da coluna vertebral demonstrando um fragmento em gota de lágrima desviado do corpo de C6 que também está comprimido.

DIAGNÓSTICO DIFERENCIAL Nenhum.

DIAGNÓSTICO Fratura em gota de lágrima por hiperflexão.

DISCUSSÃO A lesão em gota de lágrima por hiperflexão é o resultado de compressão axial com hiperflexão causada por grandes forças, que leva a uma fratura-luxação.[21] Um exemplo desse tipo de sobrecarga seria o mergulho em águas rasas com o cotovelo apoiado no tronco, flexionando o pescoço.[22] Grandes forças de distração posteriores rompem o complexo ligamentar posterior e luxam as articulações facetárias. As partes anterior e média da coluna são rompidas, com rupturas dos ligamentos longitudinais e do disco intervertebral. Um fragmento triangular (fragmento em gota de lágrima) é cisalhado do canto anteroinferior do corpo vertebral luxado. O resultado é a ruptura completa da parte cervical da coluna vertebral, com a porção superior desviada no sentido posterior e angulada no sentido anterior. A lesão é reconhecida radiologicamente por cifose focal, luxação posterior, distração dos elementos posteriores e deformidade por encunhamento do corpo vertebral com fragmento em gota de lágrima se projetando do canto anteroinferior. O fragmento em gota de lágrima geralmente permanece alinhado com a coluna vertebral inferiormente ao nível da lesão, enquanto o restante do corpo vertebral e a coluna superior da lesão desviam posteriormente. Essa retrolistese pode resultar no alargamento das articulações facetárias e na ruptura da linha espinolaminar. Fraturas sagitais do corpo vertebral e lâminas, causadas pela carga axial, geralmente estão associadas. Um edema difuso e acentuado dos tecidos moles pré-vertebrais anteriores sempre está presente. O local de envolvimento mais comum é a C5. A fratura-luxação em gota de lágrima por hiperflexão é uma lesão altamente instável, e a medula espinal sempre é lesionada. Apesar de paraplegia ou quadriplegia poderem ocorrer, a lesão característica associada com esta fratura é a síndrome da medula anterior, que consiste de uma paralisia motora completa conjugada com perda da sensação da dor, temperatura e toque, mas com a preservação das funções da coluna posterior de vibração e posição.

Caso 3.9

HISTÓRIA CLÍNICA Homem de 36 anos que sofreu acidente automobilístico e um caso semelhante.

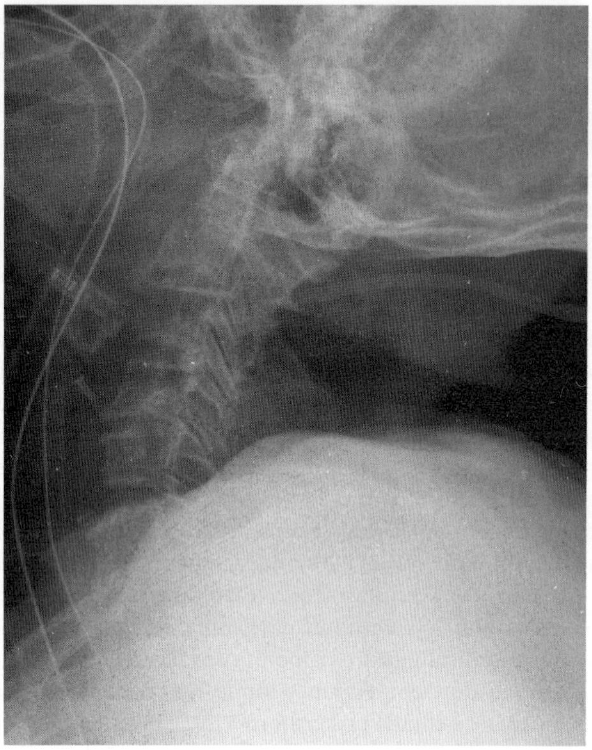

FIGURA 3.9A

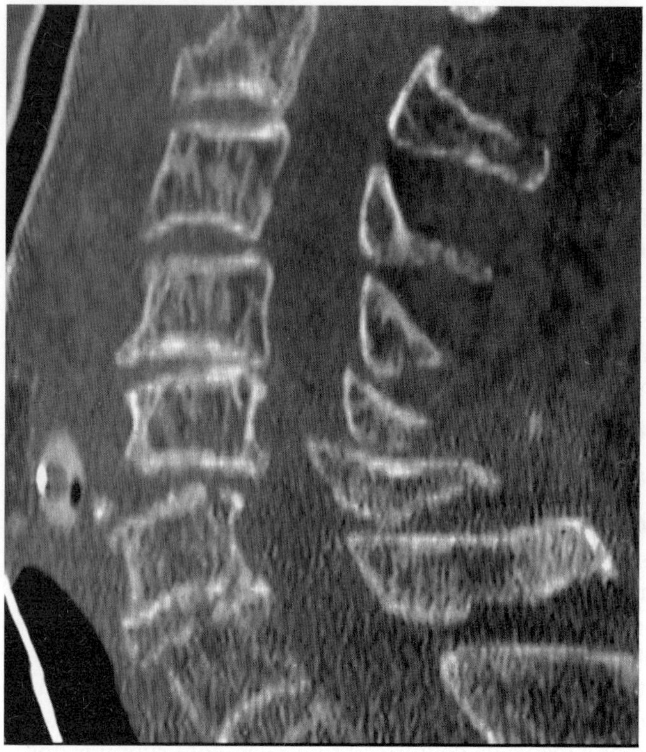

FIGURA 3.9B

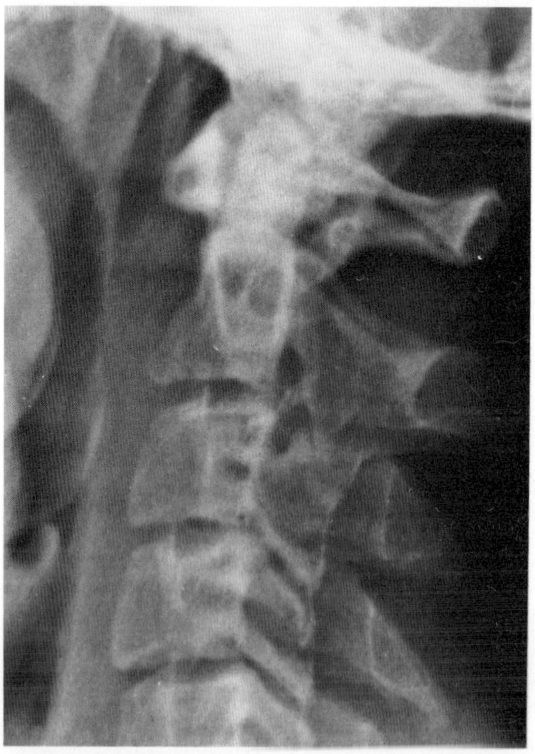

FIGURA 3.9C

ACHADOS

A. Radiografia lateral da parte cervical da coluna vertebral. Presença de edema dos tecidos moles anteriores. No nível de C5-C6, o espaço discal intervertebral está alargado anteriormente e estreitado posteriormente. Observa-se uma retrolistese de C5 em relação a C6. Um pequeno fragmento do corpo de C5 permanece alinhado com a face posterior de C6.

B. Reformatação sagital de imagem de TC demonstrando o desalinhamento de C5 sobre C6.

C. Caso semelhante. Radiografia lateral da parte cervical da coluna vertebral demonstra edema dos tecidos moles anteriores e uma fratura não desviada do canto anteroinferior do corpo de C2. O alinhamento é normal.

DIAGNÓSTICO DIFERENCIAL Nenhum.

DIAGNÓSTICO Entorse por hiperextensão em C5-C6 com um fragmento em gota de lágrima (caso semelhante, entorse por hiperextensão em C2-C3 com fragmento em gota de lágrima).

DISCUSSÃO O alargamento do espaço discal anterior e o estreitamento do espaço discal posterior são o marco para uma lesão por hiperextensão. A carga axial com hiperextensão coloca a coluna anterior sob tensão, e a coluna posterior sob compressão.[23] As estruturas da coluna falham em sequência, dependendo da magnitude da sobrecarga: ruptura do ligamento longitudinal anterior, ruptura do disco intervertebral e ruptura do ligamento longitudinal posterior. Uma fratura por tensão do canto anterior inferior do corpo vertebral pode ocorrer em vez de uma ruptura discal, como neste caso. Se presente, o fragmento triangular da fratura pode ser chamado de fragmento em gota de lágrima e a lesão pode ser chamada de fratura em gota de lágrima por hiperextensão, mas a significância desse fragmento é a lesão ligamentar que o acompanha. A avulsão anteroinferior pode permanecer sem desvio, ou pode rodar anteriormente em relação ao corpo vertebral sobre uma dobradiça intacta do ligamento longitudinal anterior. Se a coluna reduzir após a lesão, o fragmento em gota de lágrima pode ser a melhor pista diagnóstica para a presença de lesões mais graves. As fraturas por compressão dos elementos posteriores são comuns, incluindo as fraturas da lâmina e massas laterais. Uma ou ambas as articulações facetárias podem luxar. Se somente os ligamentos estiverem rompidos e a coluna reduzir em rebote, as radiografias podem demonstrar uma coluna normalmente alinhada sem fratura em um paciente com quadriplegia aguda. Um edema acentuado dos tecidos moles pré-espinais deve estar presente.

Esta lesão é vista de modo mais comum em pacientes mais velhos com osteopenia ou espondilose cervical.[24] O edema dos tecidos moles pré-vertebrais pode ser mínimo em pacientes mais velhos.

Caso 3.10

HISTÓRIA CLÍNICA Homem de 57 anos com o pescoço rígido e doloroso.

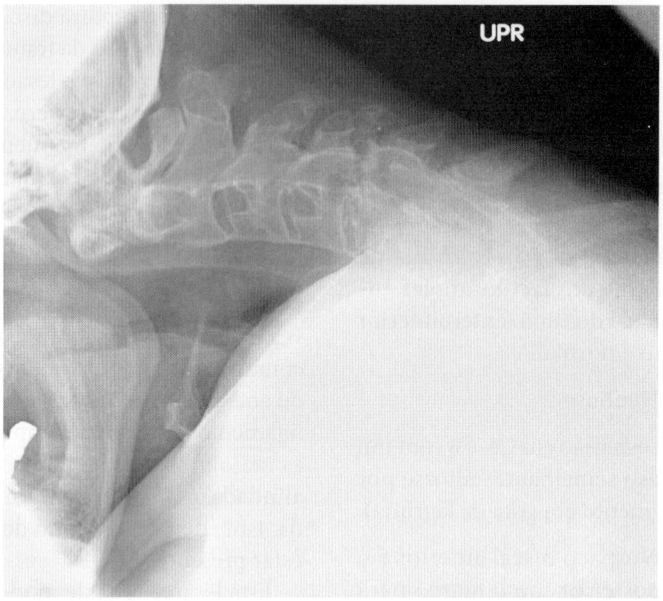

FIGURA 3.10A

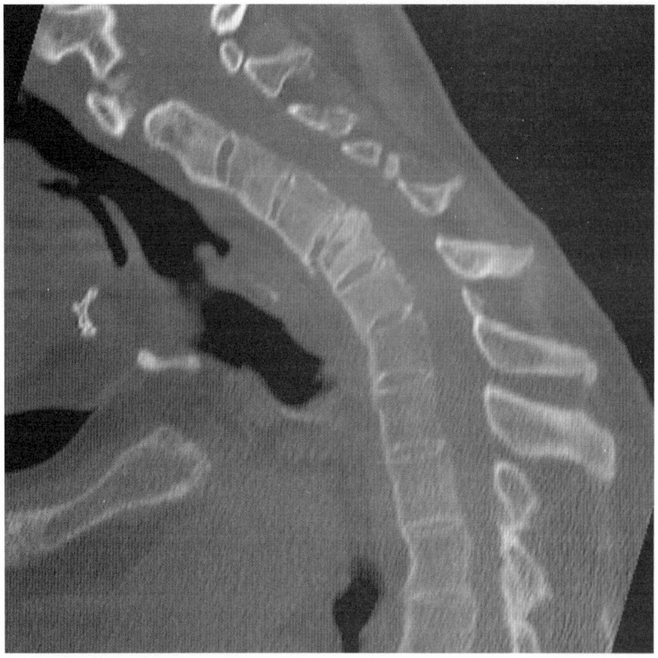

FIGURA 3.10B

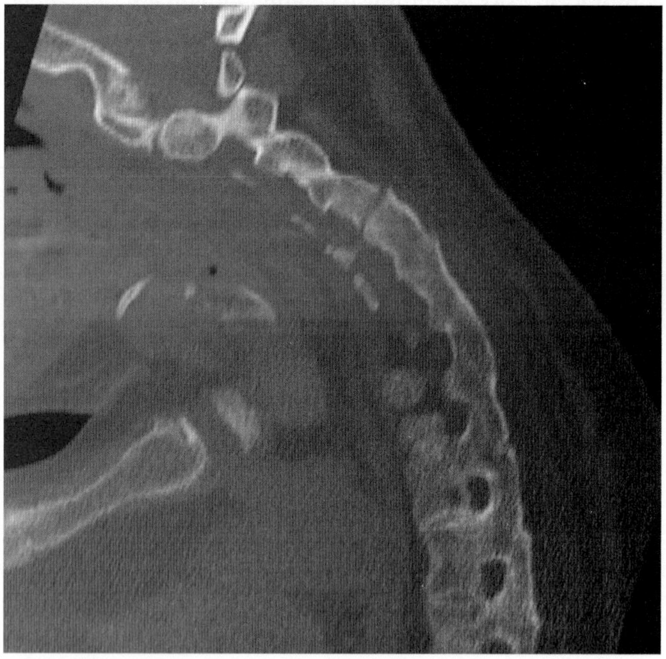

FIGURA 3.10C

ACHADOS

A. Radiografia lateral da parte cervical da coluna vertebral demonstrando cifose cervical grave, mas as alturas vertebrais são normais. Observa-se uma anquilose das articulações facetárias e das articulações do disco intervertebral, e os cantos anteriores dos corpos vertebrais assumiram uma configuração quadrada. Os ossos estão osteoporóticos. Além disso, observa-se uma fratura minimamente desviada que se estende por toda a coluna vertebral no nível C4-C5.

B, C. Imagens sagitais reformatadas de TC demonstram o plano de fratura se estendendo através da porção superior do corpo de C5 e depois através dos elementos posteriores fundidos de C4 e C5.

DIAGNÓSTICO DIFERENCIAL Espondilite anquilosante, artrite idiopática juvenil, DISH.

DIAGNÓSTICO Espondilite anquilosante, com fratura.

DISCUSSÃO A combinação de anquiloses das articulações facetárias e sindesmófitos é diagnóstica deste distúrbio. A delicadeza dos sindesmófitos e a presença de osteopenia são a chave para a distinção de DISH. A preservação da altura do corpo vertebral e dos espaços discais intervertebrais é uma característica diferencial fundamental em relação à artrite idiopática juvenil. A formação de sindesmófitos na espondilite anquilosante é o resultado da inflamação que leva à ossificação das camadas externas do ânulo fibroso. As pontes ósseas resultantes que fundem corpos vertebrais adjacentes não devem se estender além das placas terminais. A espondilite anquilosante afeta articulações sinoviais, articulações cartilaginosas e ênteses. Nas articulações sinoviais, o processo inflamatório é uma sinovite patologicamente semelhante à da artrite reumatoide, mas menos intensa. A fibroplasia inflamatória da sinóvia pode se transformar em metaplasia condroide que depois ossifica, resultando em anquilose; essa é uma forte característica desta doença, ao contrário da artrite reumatoide.

Anormalidades patológicas semelhantes ocorrem nas articulações cartilaginosas. Fibrócitos edemaciados nas camadas externas do ânulo fibroso na fixação das fibras de Sharpey sofrem metaplasia condroide e ossificam, resultando na aparência lisa e fluente da formação do sindesmófito. A dor diminui ou desaparece conforme a coluna se funde, mas a coluna fundida se torna osteoporótica e frágil, sujeita a fraturas por insuficiência. A fusão geralmente começa na junção lombossacral e estende-se superiormente. A coluna anquilosada é muito mais vulnerável às lesões traumáticas do que a coluna normal; além disso, esses pacientes têm alto risco para complicações e óbito.[27]

Caso 3.11

HISTÓRIA CLÍNICA Homem de 25 anos com dor na coluna vertebral situada na região cervical superior por vários meses.

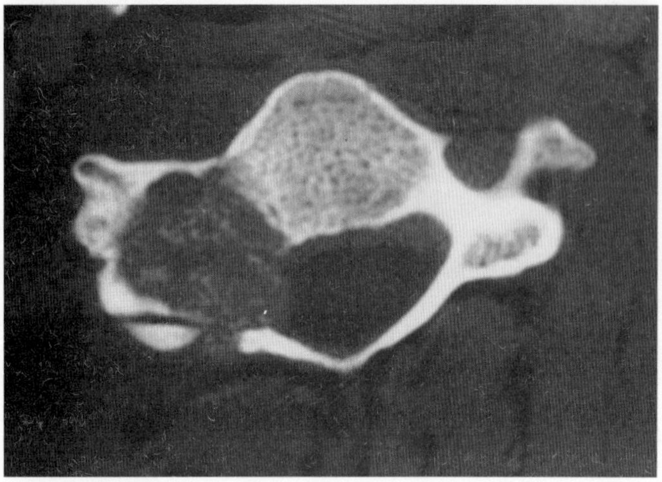

FIGURA 3.11A

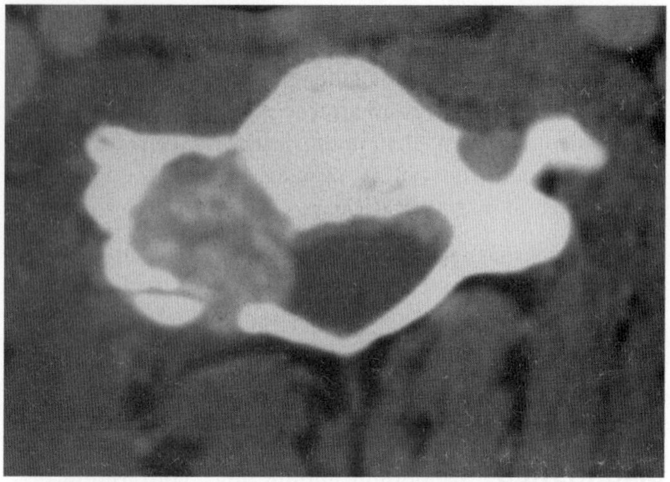

FIGURA 3.11B

ACHADOS (A, B) TC (janelas óssea e de tecidos moles) demonstrando uma lesão expansível na massa lateral direita de uma vértebra cervical (C4) que se estende para canal vertebral, forame transversário e corpo vertebral. A destruição focal do córtex está presente. As lesões estão bem circunscritas, mas não apresentam margem reativa de osso. A lesão está mineralizada.

DIAGNÓSTICO DIFERENCIAL Osteoblastoma, cisto ósseo aneurismático, osteossarcoma, tumor marrom, displasia fibrosa.

DIAGNÓSTICO Osteoblastoma.

DISCUSSÃO Considerações diferenciais neste caso incluem osteoma osteoide (se a lesão possuir menos de 2 cm), osteossarcoma (se a lesão possuir uma aparência mais agressiva ou massa associada de tecidos moles), cisto ósseo aneurismático (que pode ser visto em conjunção com um osteoblastoma; portanto, o patologista faz a distinção entre os dois), tumor de células gigantes (se a lesão for menos bem definida) e um tumor marrom (se o paciente apresentar outras evidências clínicas para hiperparatireoidismo).

Os osteoblastomas são lesões incomuns consideradas por alguns como osteomas osteoides gigantes, por causa de sua semelhança histológica.[28] Eles afetam pessoas jovens – 80% dos pacientes têm menos de 30 anos –, com uma predominância masculina. Aproximadamente metade se localiza na coluna e a maioria dos restantes no fêmur e na tíbia; 9% se localiza na parte cervical da coluna vertebral.[29,30] Dos tumores na coluna, a maioria se localiza nos elementos posteriores, mas alguns também podem envolver o corpo vertebral, e pouquíssimos envolvem somente o corpo vertebral.

A aparência radiológica é a de uma lesão expansível parcialmente radioluzente, com margens escleróticas finas bem definidas e uma quantidade variável de mineralização da matriz. A área radioluzente de destruição óssea geográfica corresponde à substituição do osso por tecido tumoral não mineralizado. O tumor osteoide pode apresentar mineralização densamente sólida ou em vidro fosco. Lesões maiores podem apresentar uma concha cortical expandida causada pela lenta erosão cortical endosteal, equilibrada contra uma camada crescente de osso novo periosteal. A penetração cortical para os tecidos moles está ausente, mas a TC pode ser necessária para demonstrar a concha cortical. O tecido tumoral pode apresentar alta atenuação na TC causada pela mineralização difusa. Os osteoblastomas são quentes nas cintilografias ósseas. Eles geralmente crescem lentamente e respondem bem à excisão; a radiação é útil quando a lesão é difícil de excisar. São poucos os casos registrados como localmente agressivos. Na parte cervical da coluna vertebral, as lesões na proximidade da artéria vertebral necessitam de soluções terapêuticas complexas.[31]

Caso 3.12

HISTÓRIA CLÍNICA Homem de 53 anos com dor cervical há várias semanas.

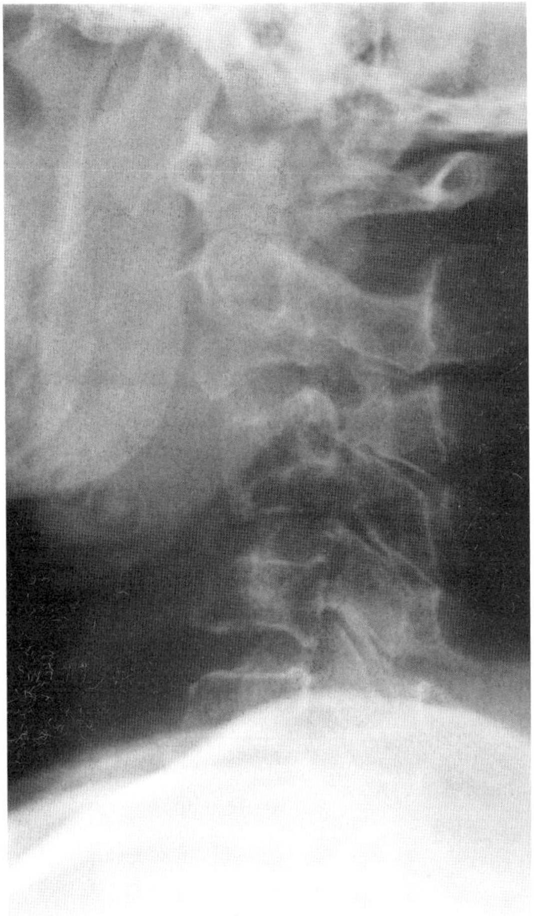

FIGURA 3.12A

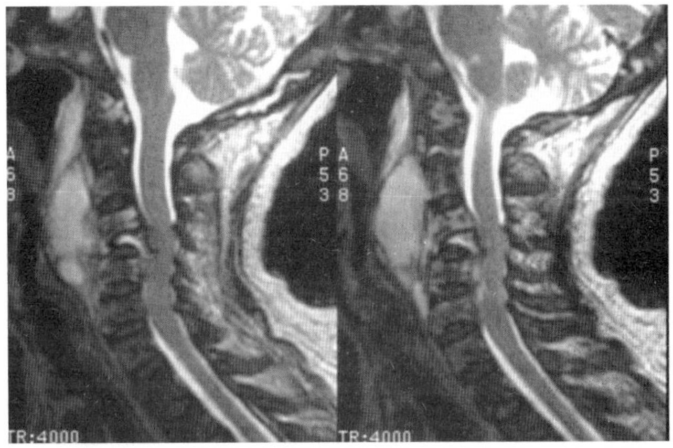

FIGURA 3.12B

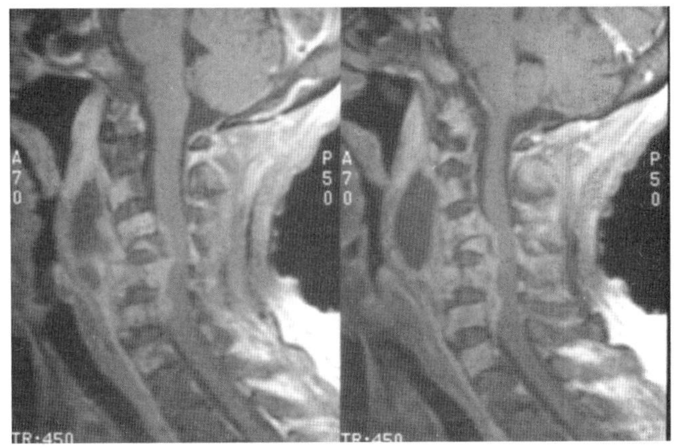

FIGURA 3.12C

ACHADOS

A. Radiografia lateral da parte cervical da coluna vertebral através de um colar cervical. O corpo vertebral de C4 se dissolveu e os espaços discais de C3-C4 e C4-C5 estão estreitados. Identifica-se um edema acentuado dos tecidos moles pré-vertebrais.

B. Imagem sagital de RM ponderada em T2 demonstrando o colapso parcial de C4 e C5, com coleção líquida pré-vertebral e efeito em massa posterior sobre a medula espinal. A anormalidade se estende ao longo de vários níveis.

C. Imagem sagital de RM ponderada em T1 após injeção de gadolínio demonstrando contraste envolvendo a maior parte da parte cervical da coluna vertebral, sem contraste da coleção pré-vertebral.

DIAGNÓSTICO DIFERENCIAL Discite piogênica, espondilite tuberculosa, metástase, linfoma, osteólise vertebral massiva (doença de Gorham), trauma.

DIAGNÓSTICO Espondilite tuberculosa.

DISCUSSÃO Inicialmente, deve-se suspeitar de destruição osteolítica secundária a tumor ou doença de Gorham, mas a grande coleção líquida pré-vertebral deveria ser esperada somente com infecção. As infecções piogênicas tipicamente surgem no espaço discal e provocam formação de osso reativo, enquanto a tuberculose tende a provocar pouca, ou nenhuma, formação de osso reativo. O grande abscesso retrofaríngeo e o envolvimento em múltiplos níveis também seriam incomuns na discite piogênica. Apesar de a tuberculose estar se tornando mais comum na América do Norte, o envolvimento da parte cervical da coluna vertebral ainda é raro, compreendendo somente 3 a 5% dos casos de tuberculose da coluna. Os pacientes se apresentam com dor cervical e podem apresentar uma deformidade cifótica. Em crianças, a doença em geral é extensa, com formação de abscesso paraespinal,[32] enquanto em adultos se localiza geralmente em um ou dois segmentos. A compressão medular é comum, e os pacientes podem desenvolver quadriparesia reversível, como resultado.[33] O tratamento da espondilite tuberculosa na parte cervical da coluna vertebral é similar ao tratamento de tuberculose em outros locais na coluna e consiste de quimioterapia antituberculosa e, quando necessário, ressecção cirúrgica do abscesso e estabilização mecânica.

Caso 3.13

HISTÓRIA CLÍNICA Mulher de 43 anos com artrite poliarticular e um caso semelhante.

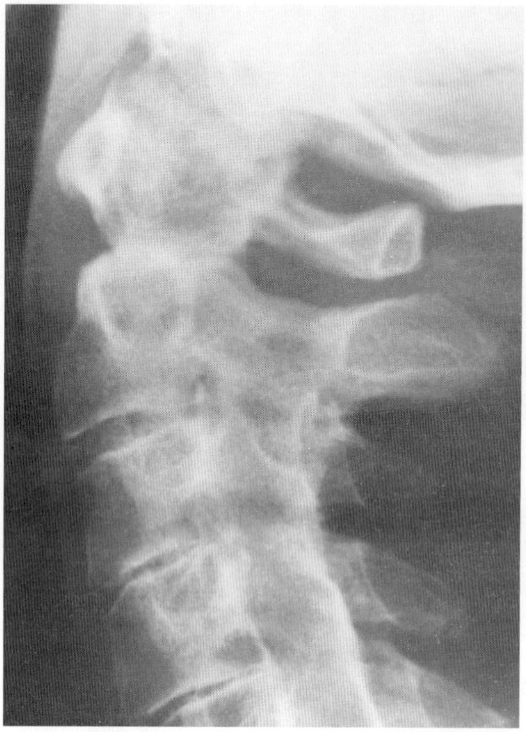

FIGURA 3.13A

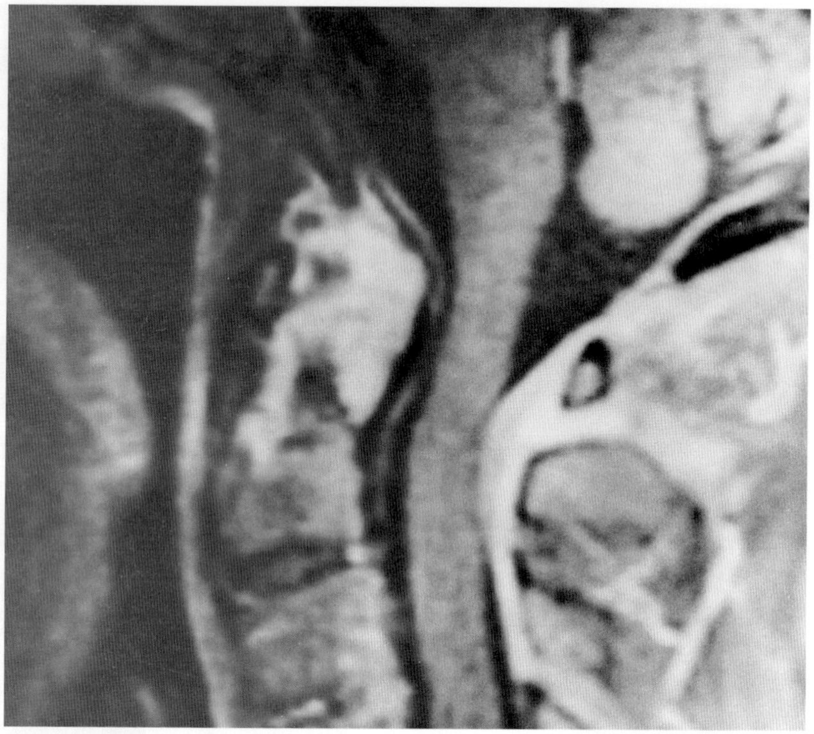

FIGURA 3.13B

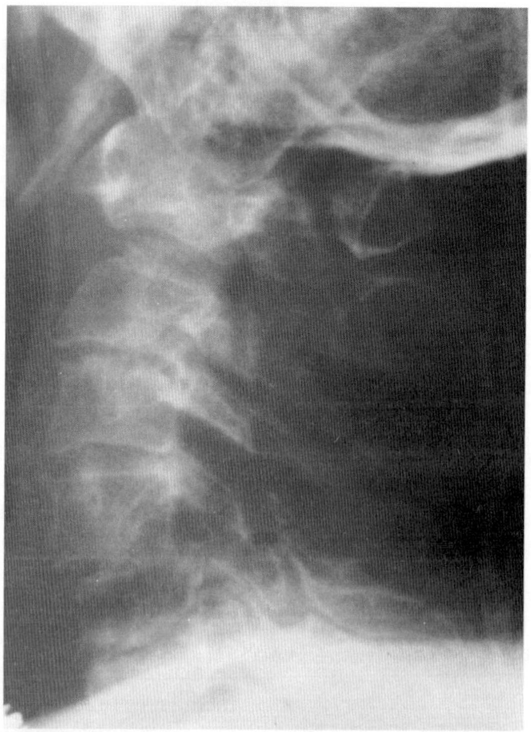

FIGURA 3.13C

ACHADOS

A. Parte cervical da coluna vertebral lateral (posição neutra). A distância atlantoaxial é difícil de avaliar, já que observa--se uma irregularidade acentuada do odontoide. Presença de osteoporose generalizada. As facetas visualizadas estão fundidas.

B. Imagem sagital de RM ponderada em T1 com gadolínio demonstrando acentuada erosão do odontoide, com aumento efetivo na distância atlantoaxial. Observa-se acentuado contraste do *pannus*.

C. Caso semelhante. Parte cervical da coluna vertebral lateral. Observa-se migração axial do corpo vertebral C2 com ausência do dente do áxis. A subluxação é mais evidente em C5-C6. Observa-se o entalhamento dos processos espinhosos de C3, C4 e C5. O estreitamento do espaço discal com placa terminal associada está presente em C6-C7, mas também no incomum nível C3-C4.

DIAGNÓSTICO DIFERENCIAL Artrite reumatoide, espondilite anquilosante, artrite idiopática juvenil.

DIAGNÓSTICO Artrite reumatoide.

DISCUSSÃO Na parte cervical da coluna vertebral, subluxação em vários níveis, osteopenia e erosões nos locais das fixações ligamentares sem evidência de osso reparativo são características da artrite reumatoide. A erosão do odontoide e a instabilidade da articulação atlantoaxial formam a apresentação clássica para artrite reumatoide. Outras etiologias para esses dois achados devem incluir hipoplasia congênita do odontoide com instabilidade ligamentar, amiloide ou, talvez, infecção atípica. A subluxação atlantoaxial é o achado dominante além de ser o primeiro na parte cervical da coluna vertebral, podendo ocorrer sem evidências de erosões nas radiografias.[34] Uma medida superior a 2,5 mm entre a face inferior do arco posterior de C1 e a região anterior do dente do áxis é diagnóstica. Ela tipicamente resulta da ruptura do ligamento transverso pela formação do *pannus*, conforme demonstrado aqui pela RM. A migração axial do corpo vertebral C2 não é incomum, já que o odontoide dissolve-se, com a criação de um espaço potencial.

Na parte cervical da coluna vertebral inferior, as subluxações são mais proeminentes nos níveis C3-C4 e C4-C5. A subluxação anterior é mais comum e os níveis de envolvimento geralmente são descontínuos. O estreitamento do espaço articular apofisário e as erosões podem levar a instabilidade ou união fibrosa. Estreitamento discovertebral, erosão e esclerose subcondral tardia sem formação de osteófitos podem ser observados. O entalhamento dos processos espinhosos na inserção dos ligamentos supraespinais também pode ser identificado. A osteoporose generalizada pode ser secundária ao processo patológico ou ao uso de esteroides. Em comparação aos outros pacientes com artrite reumatoide, aqueles com envolvimento cervical tendem a apresentar um fator reumatoide positivo, maiores níveis de proteína C reativa e progressão para doença articular periférica.

Caso 3.14

HISTÓRIA CLÍNICA Mulher de 42 anos com doença poliarticular.

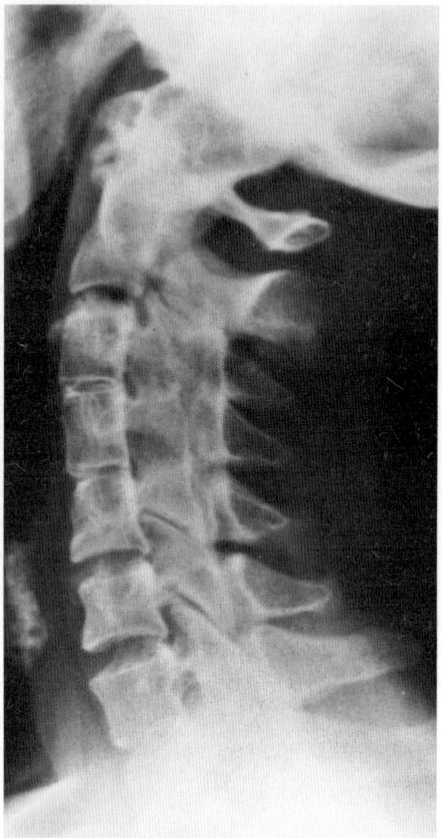

FIGURA 3.14

ACHADOS Radiografia lateral da parte cervical da coluna vertebral demonstrando a fusão das facetas de C3, C4 e C5, com hipoplasia dos respectivos corpos vertebrais e calcificação dos discos intervertebrais.

DIAGNÓSTICO DIFERENCIAL Espondilite anquilosante, artrite reumatoide juvenil, DISH.

DIAGNÓSTICO Artrite idiopática juvenil.

DISCUSSÃO A anquilose difusa das articulações facetárias na parte cervical da coluna vertebral está associada com duas condições: espondilite anquilosante e artrite idiopática juvenil. A distinção entre as duas entidades por meio das radiografias geralmente é possível porque a espondilite anquilosante é uma doença que envolve o esqueleto maduro, enquanto a artrite reumatoide idiopática juvenil, por definição, envolve o esqueleto imaturo, em desenvolvimento. Na última, os estigmas do processo patológico propriamente dito e os efeitos da doença sobre o desenvolvimento esquelético devem ser evidentes. Assim, anquilose difusa das articulações facetárias em combinação com hipoplasia dos corpos vertebrais e discos intervertebrais são achados virtualmente diagnósticos da artrite idiopática juvenil. Na espondilite anquilosante, as alturas do corpo vertebral e do disco intervertebral permanecem normais, mesmo na presença de anquilose das articulações facetárias e formação de sindesmófitos, porque a coluna já se desenvolveu completamente no momento em que a doença a afeta.

A parte cervical da coluna vertebral é mais comumente envolvida pela artrite idiopática juvenil do que os outros níveis espinais.[35] O achado mais comum é o da instabilidade atlantoaxial; entretanto, outras considerações para esse achado em uma criança incluem síndrome de Down, hipoplasia odontoide e síndrome de Grisel (frouxidão infecciosa como uma extensão de um processo perifaríngeo).

A fusão da articulação apofisária é mais comum nos níveis C2-C3 e C3-C4, conforme observado neste caso. Como isso ocorre antes do crescimento total, a constelação de anquilose e hipoplasia de corpo e disco vertebral é diagnóstica.

Outras etiologias de fusão de articulação apofisária podem ser excluídas pelos achados secundários. Além disso, entesopatia e doença tarsal dentro do primeiro ano de apresentação são diagnósticos da espondilite anquilosante juvenil, com ou sem presença de doença axial. A síndrome de Klippel-Feil (anomalia congênita da fusão) pode ser difícil de distinguir a menos que a fusão dos elementos posteriores seja uma característica dominante. Fibrodisplasia ossificante progressiva deve ter um elemento de ossificação dos tecidos moles.

Caso 3.15

HISTÓRIA CLÍNICA Vítima de acidente automobilístico, com 44 anos.

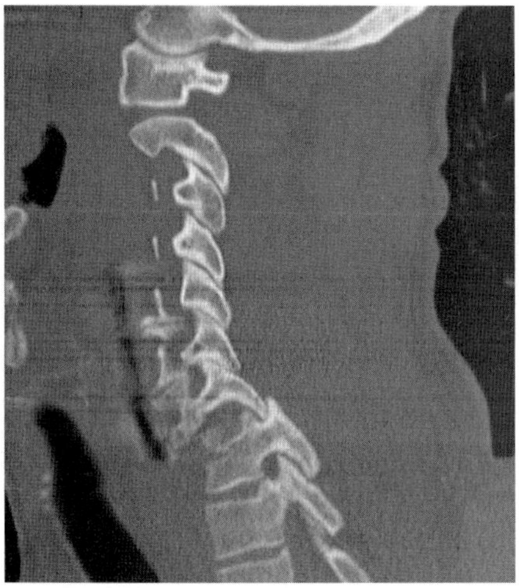

FIGURA 3.15A

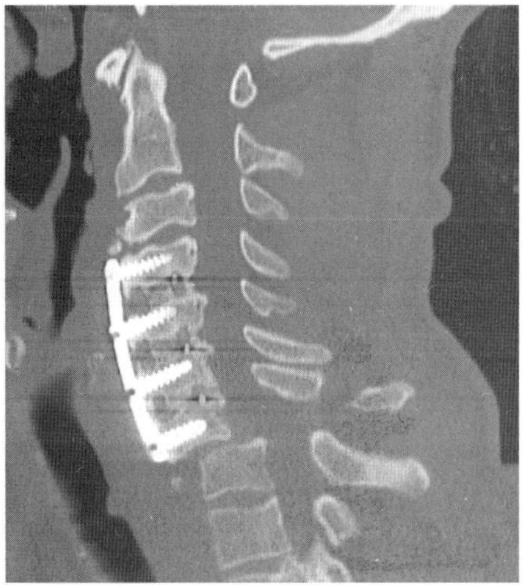

FIGURA 3.15B

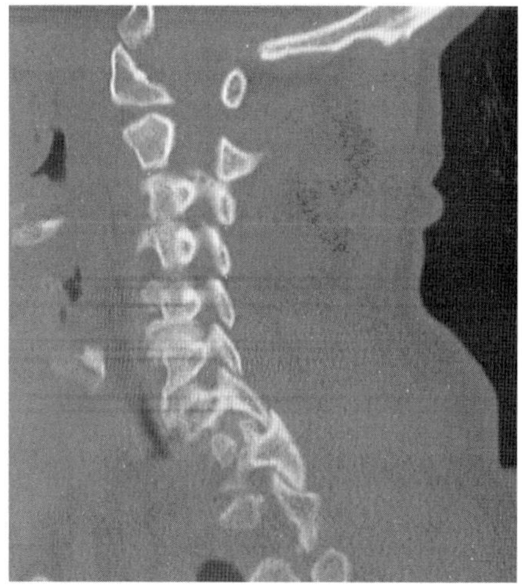

FIGURA 3.15C

ACHADOS (A-C) Reformatações sagitais de TC da parte cervical da coluna vertebral (esquerda para direita). Houve discectomia e fusão cervicais anteriores prévias, com a presença de placa e parafusos anteriores para a fixação através dos corpos vertebrais de C4–C7. Observa-se uma luxação interfacetária em C7-T1, com aproximadamente 50% do corpo de C7 luxado anteriormente em relação a T1. As facetas inferiores de C7 estão luxadas anteriormente sobre as facetas superiores de T1. As facetas articulares superiores de T1 estão descobertas pelas facetas articulares inferiores de C7 (sinal da faceta nua). Observa-se uma fratura por avulsão desviada do canto anterior superior de T1 e uma fratura desviada do processo espinhoso de C7. Não se observa desvio rotacional.

DIAGNÓSTICO DIFERENCIAL Nenhum.

DIAGNÓSTICO Luxação facetária bilateral (bloqueio bilateral de facetas).

DISCUSSÃO O principal vetor de lesão na luxação facetária bilateral é a hiperflexão de grande magnitude sem compressão axial.[36] A luxação facetária bilateral é uma lesão por tensão que se propaga da região posterior para a anterior. A ruptura completa dos ligamentos e o deslocamento frontal de uma vértebra envolvida sobre a outra permite que as facetas articulares inferiores da vértebra sobrejacente luxem para o forame intervertebral. Além de romper o complexo longitudinal posterior, visto na luxação facetária unilateral, o disco e o ligamento longitudinal anterior estão rompidos, permitindo que a vértebra superior subluxe anteriormente em cerca de 50% da largura de seu corpo. Quando as facetas estão subluxadas, mas não completamente luxadas ("luxação parcial"), a subluxação anterior é superior aos 3 mm vistos em uma entorse em flexão, mas com menos dos 50% vistos na luxação completa. Pode haver fraturas concomitantes dos processos articulares da vértebra subjacente. A coluna está instável, observando-se alta associação com contusão de medula espinal, de gravidade variável. A RM é mais adequada que a TC para a demonstração de possível lesão medular e outras anormalidades dos tecidos moles.[37]

As lesões traumáticas sobre uma coluna já fixada cirurgicamente, em geral, ocorrem no nível adjacente à fusão,[38] presumivelmente em razão da concentração do estresse pelo braço de alavanca formado pelos segmentos fundidos.[39] A fratura através do segmento fundido parece ser um evento raro.[40]

Caso 3.16

HISTÓRIA CLÍNICA Menino de 13 anos com baixa estatura.

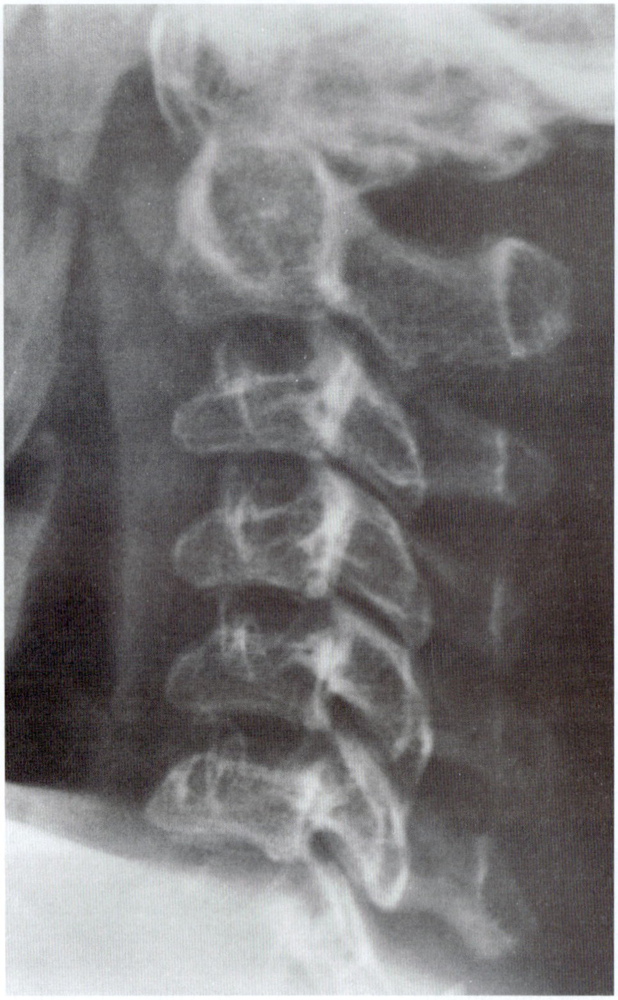

FIGURA 3.16A

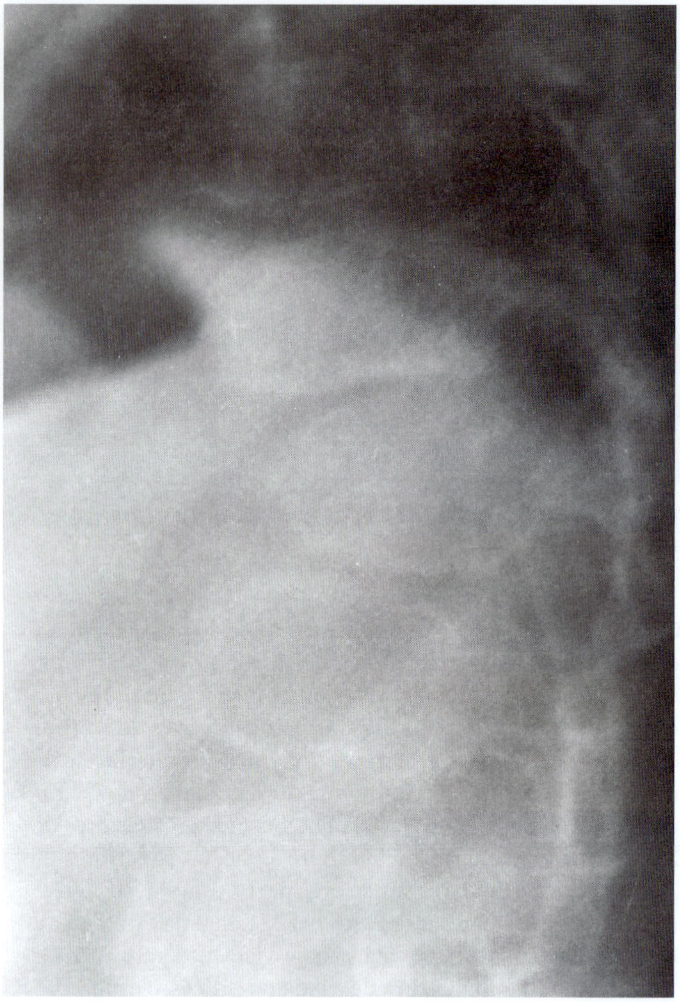

FIGURA 3.16B

ACHADOS

A. Radiografia lateral da parte cervical da coluna vertebral. Observa-se o achatamento dos corpos vertebrais cervicais visualizados e hipoplasia do processo odontoide.

B. Radiografia lateral da parte torácica da coluna vertebral. Observa-se hipoplasia do corpo vertebral T11 com deformidade em bico central.

DIAGNÓSTICO DIFERENCIAL Mucopolissacaridoses (disostose multiplex), displasia espondiloepifisária.

DIAGNÓSTICO Síndrome de Morquio.

DISCUSSÃO A síndrome de Morquio ou mucopolissacaridose IV A é uma deficiência autossômica recessiva da enzima N-acetilgalactosamina-6-sulfatase e possui uma frequência de 1 em cada 100.000 nascimentos.[41] A característica radiológica fundamental neste caso é o achatamento dos corpos vertebrais cervicais em todos os níveis (platispondilia universal). Além disso, os achados de odontoide hipoplásico com instabilidade atlantoaxial secundária são comuns nesta condição. Apesar de não ser realista para um radiologista fazer um diagnóstico bioquímico e genético específico a partir destas radiografias, deve-se reconhecer a presença de uma doença congênita e sistêmica. A síndrome de Morquio é uma das mucopolissacaridoses, ou doenças causadas por erros inatos do metabolismo de carboidratos complexos. As características esqueléticas de todas essas condições foram coletivamente chamadas de disostose multiplex e são a manifestação da armazenagem de substâncias de carboidratos complexos anormais que não podem ser mais metabolizadas em razão de deficiências enzimáticas. As mucopolissacaridoses compartilham os achados de macrocefalia; costelas em formato de "remo de canoa"; cifose focal com corpos vertebrais L1 e L2 apresentando leve retrolistese e bico central distintivo; pelve alargada e ossos longos encurtados e alargados.[42] Na síndrome de Morquio, a platispondilia tende a ser mais disseminada e acentuada do que nas outras mucopolissacaridoses, o que é uma possível pista para o diagnóstico específico.

Caso 3.17

HISTÓRIA CLÍNICA Menino de 11 anos assintomático.

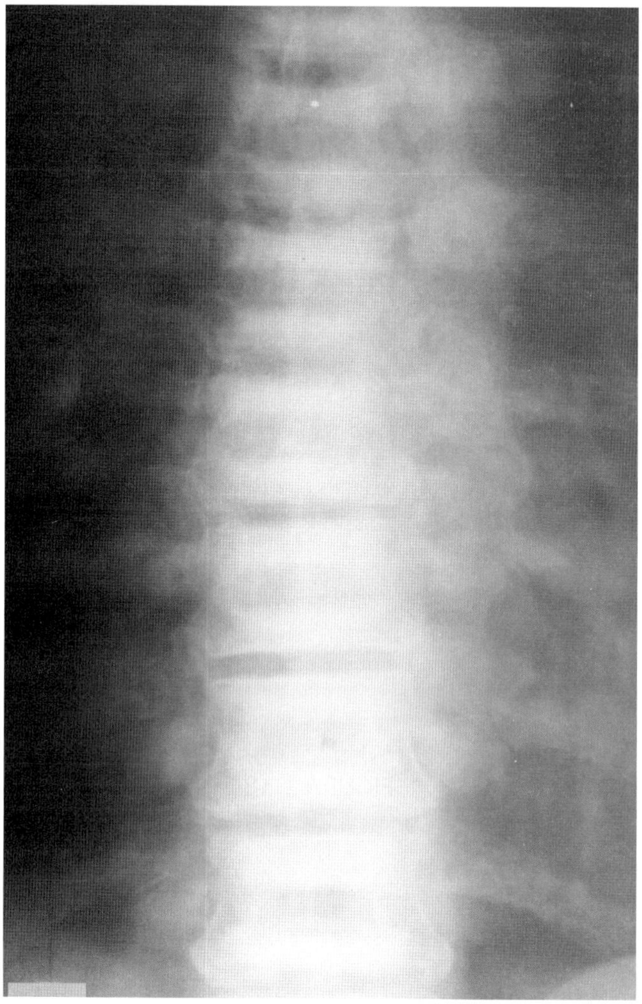

FIGURA 3.17A

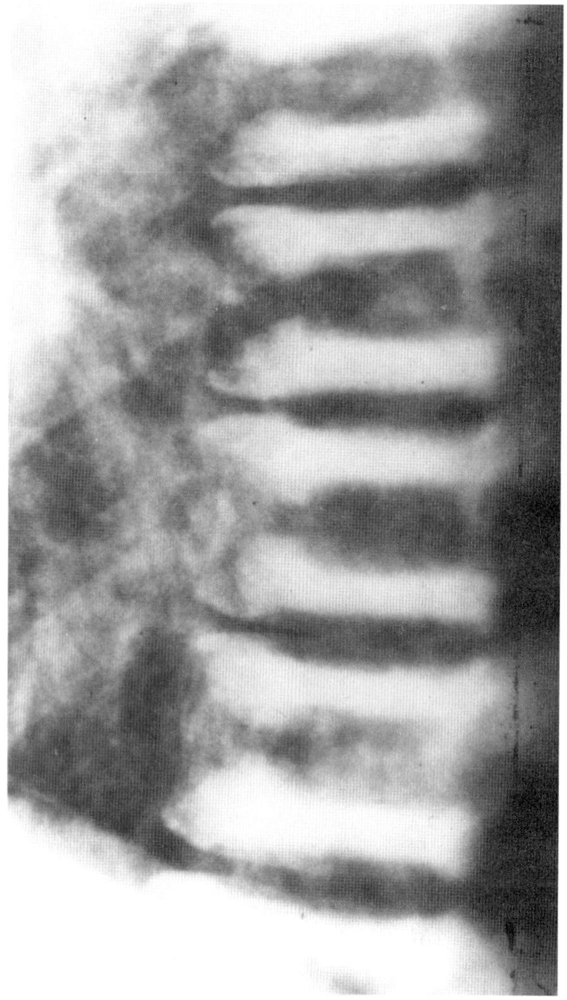

FIGURA 3.17B

ACHADOS Radiografias AP (A) e lateral (B) da parte torácica da coluna vertebral evidenciando que os corpos vertebrais possuem uma aparência uniforme em "sanduíche" com esclerose agudamente demarcada comprimindo as placas terminais. As alturas e o alinhamento dos corpos vertebrais são normais.

DIAGNÓSTICO DIFERENCIAL Osteopetrose, osteodistrofia renal, doença discal degenerativa.

DIAGNÓSTICO Osteopetrose.

DISCUSSÃO A aparência em sanduíche dos corpos vertebrais resulta das camadas horizontais de maior densidade óssea envolvendo as extremidades superior e inferior do corpo vertebral, com uma porção central menos densa. Essa aparência é distinta da coluna em camisa listrada de rúgbi da osteodistrofia renal pelas margens agudas entre o osso esclerótico e o osso menos esclerótico e, é claro, pela ausência de outras características de osteodistrofia renal. A esclerose discogênica também pode apresentar a aparência de faixas horizontais de esclerose, mas somente é observada em combinação com doença discal degenerativa em pacientes mais velhos. A patogênese exata das camadas de osso esclerótico na osteopetrose é desconhecida, mas essa é a aparência clássica para a osteopetrose autossômica dominante com manifestações tardias, originalmente descrita por Albers-Schoenberg.[43] A aparência em sanduíche também pode ser considerada uma variação da aparência "osso dentro de osso" que pode ser vista na pelve ou nos ossos longos. Um núcleo central de tecido ósseo mais primitivo, grosseiramente fibrilar e celular é circundado por osso novo denso durante o crescimento que não é capaz de remodelar em um osso trabecular e cortical normal. A osteopetrose constitui um grupo de doenças hereditárias caracterizado pela redução da reabsorção óssea decorrente da falência dos osteoclastos.[44] Muitos defeitos genéticos podem provocar a falha dos osteoclastos, e cada um deles possui diferentes anormalidades bioquímicas e histopatológicas. O efeito final comum é que o osso remodela de modo incompleto ou não remodela.

Caso 3.18

HISTÓRIA CLÍNICA Paciente de 26 anos com ictiose congênita.

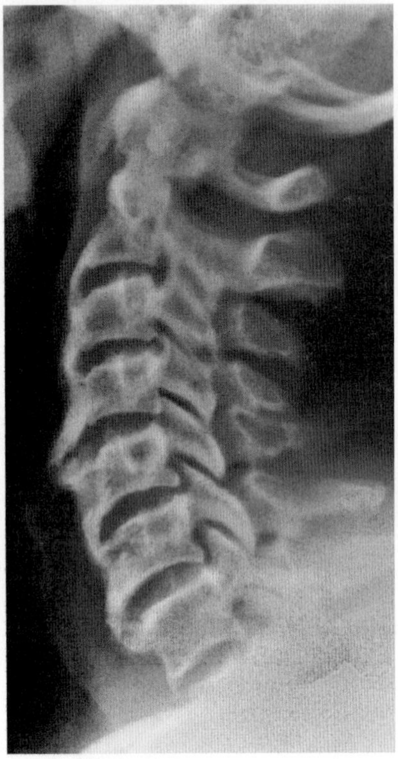

FIGURA 3.18A

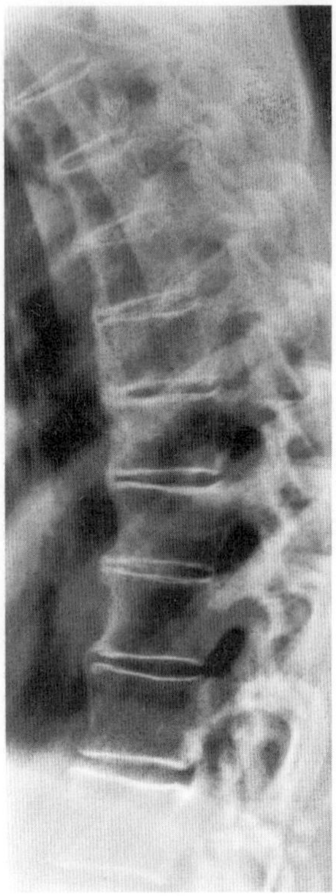

FIGURA 3.18B

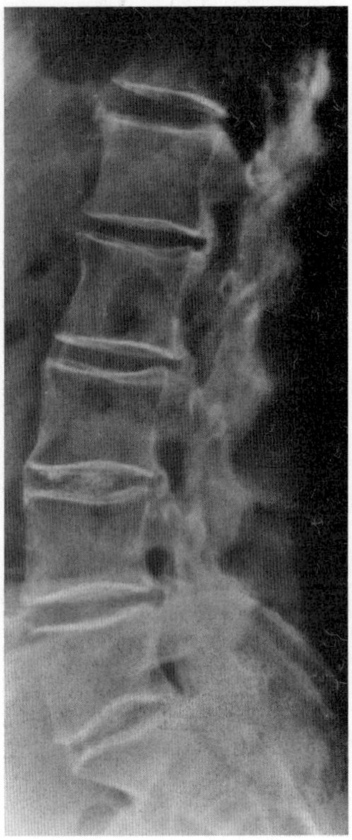

FIGURA 3.18C

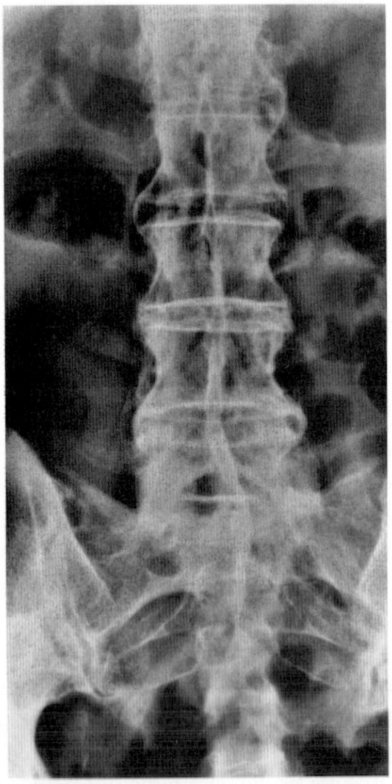

FIGURA 3.18D

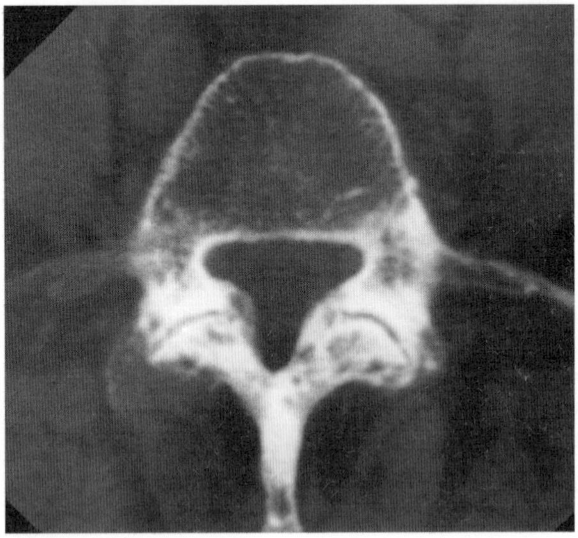

FIGURA 3.18E

ACHADOS

A, B. Radiografias laterais das partes cervical e torácica da coluna após a ossificação do ligamento longitudinal anterior em vários níveis contíguos.

C, D. Radiografias lateral e AP da parte lombar da coluna vertebral demonstrando leve ossificação do ligamento longitudinal anterior, mas com grave artropatia da faceta. Presença de anquilose do ligamento interespinal das vértebras lombares inferiores.

E. Imagem axial de TC através da articulação facetária L4-L5 demonstra grave artropatia da faceta com alterações hiperostóticas dominantes.

DIAGNÓSTICO DIFERENCIAL DISH, doença discal degenerativa, espondiloartropatia, osteoartropatia hipertrófica, toxicidade retinoide, fluorose.

DIAGNÓSTICO Toxicidade retinoide.

DISCUSSÃO A ictiose congênita é um distúrbio grave da queratinização da pele que responde ao tratamento com o uso de retinoides orais. Retinoides, uma classe de agentes farmacêuticos derivados da vitamina A, são altamente efetivos em várias condições dermatológicas, incluindo acne, psoríase grave e distúrbios graves da queratinização.[45] Apesar de a ictiose propriamente dita não possuir manifestações esqueléticas, os retinoides utilizados para tratá-la podem apresentar efeitos adversos sobre o esqueleto. As alterações induzidas pelos retinoides no osso são similares às descritas na hipervitaminose A. Os retinoides também podem apresentar um grave efeito teratogênico, limitando seu uso em mulheres em idade fértil. O uso crônico de retinoides em crianças pode causar o fechamento prematuro das placas de crescimento, o que inibe o crescimento.[46,47] A isotretinoína está entre os retinoides mais comumente utilizados para uso oral. A isotretinoína (13-cis-ácido retinoico [Accutane®]) em altas doses administradas por períodos prolongados, como para o tratamento da ictiose congênita, pode resultar em várias alterações esqueléticas. Alguns desses achados são similares aos da DISH. Apesar de as calcificações ligamentares serem observadas em ambas as condições, elas são menos dramáticas na terapia com isotretinoína. Achados adicionais na terapia de longa duração com isotretinoína incluem osteoporose, osteofitose e parada do crescimento. A osteofitose é mais pronunciada na parte lombar da coluna vertebral. O mecanismo de ação pode estar relacionado aos efeitos sobre os pré-osteoclastos via citocinas. A cintilografia óssea pode desempenhar um papel útil na identificação de pacientes com alterações ósseas iniciais.[48]

Caso 3.19

HISTÓRIA CLÍNICA Homem de 24 anos que sofreu acidente automobilístico em alta velocidade.

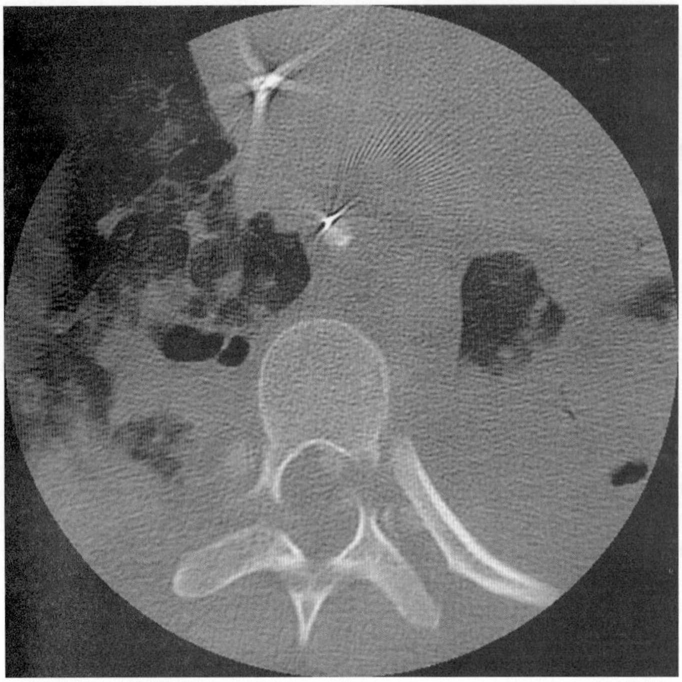

FIGURA 3.19A

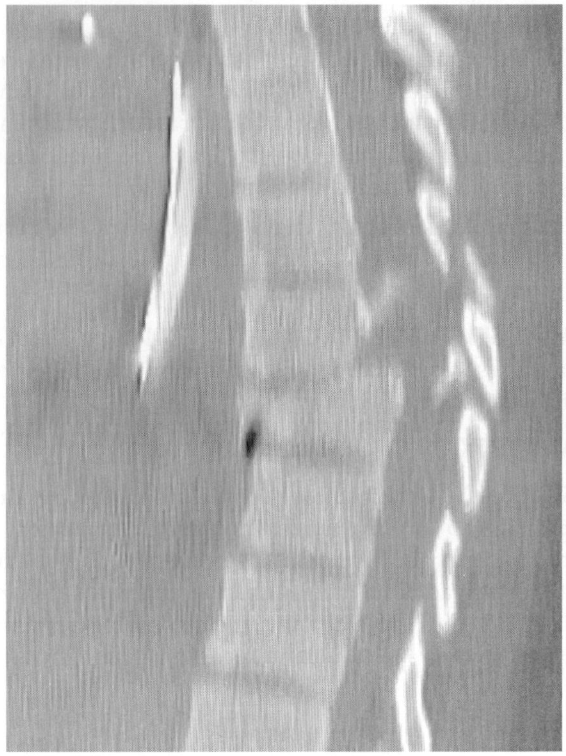

FIGURA 3.19B

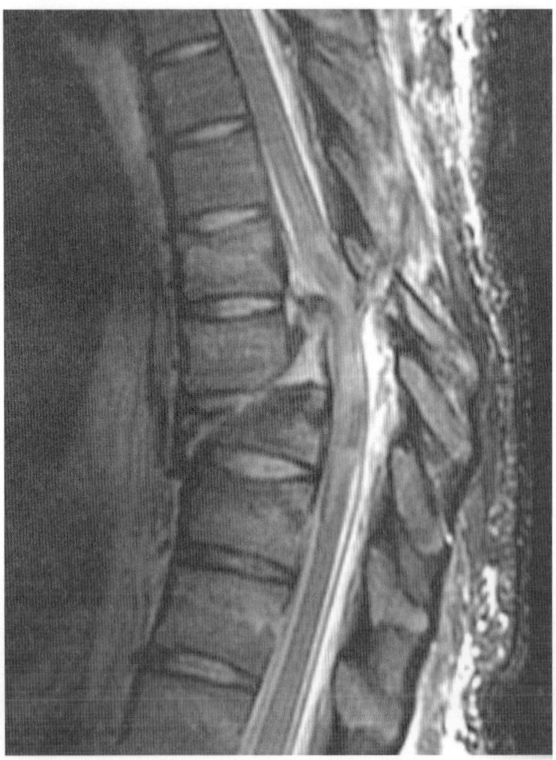

FIGURA 3.19C

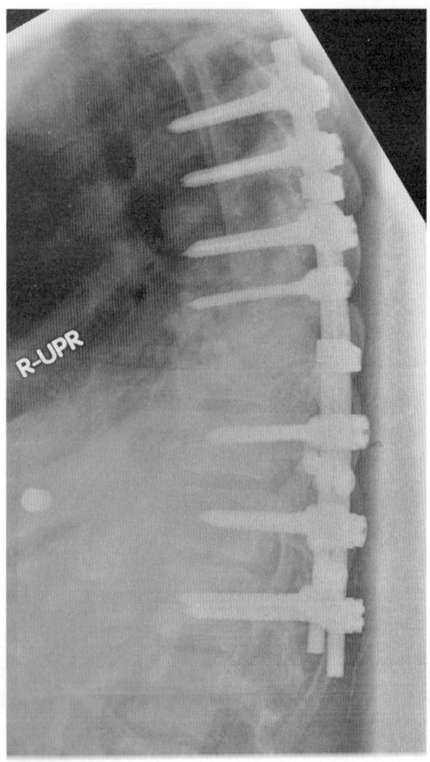

FIGURA 3.19D

ACHADOS

A. Imagem axial de TC no nível T8-T9. O corpo vertebral de T8 translacionou anteriormente sobre a vértebra T9 e os elementos posteriores de T8 estão fraturados. Presença de extensa doença pleural e pulmonar.

B. Imagem sagital reformatada de TC através da linha média. A extensão da translação frontal de T8 sobre T9 é demonstrada de forma evidente. Observam-se fraturas por tensão dos elementos posteriores de T8 e uma deformidade em encunhamento anterior de T9. Fragmentos de osso foram deslocados para o canal vertebral.

C. Imagem sagital de RM ponderada em T2 através da linha média. Edema e hemorragia envolvem extensamente a medula espinal. A ruptura do ligamento longitudinal posterior e dos elementos posteriores de T8 é visível, junto da translação de T8 e as fraturas de T9.

D. Radiografia lateral após a redução e fixação interna da lesão. A construção da fusão envolve vários níveis acima e abaixo da lesão.

DIAGNÓSTICO DIFERENCIAL Nenhum.

DIAGNÓSTICO Fraturas por hiperflexão, parte torácica da coluna vertebral.

DISCUSSÃO A série inicial de trauma emergencial típica de radiografias em pacientes com politraumatismo é: radiografias laterais da parte cervical da coluna vertebral, AP do tórax e AP da pelve, todas obtidas sem mover o paciente para posicionamento. As lesões da coluna devem ser reconhecidas a partir dessas radiografias limitadas antes que o paciente seja movido. Neste caso, o diagnóstico da lesão torácica a partir da radiografia AP de tórax foi difícil por conta da extensa doença pleural e pulmonar, além dos fatores técnicos limitadores. Características radiográficas fundamentais das lesões da parte torácica da coluna vertebral devem incluir edema focal dos tecidos moles da região paravertebral, desalinhamento dos corpos vertebrais ou dos elementos posteriores e diminuição da altura vertebral. A TC é considerada o método de escolha para identificação e caracterização das lesões traumáticas das partes torácica e lombar da coluna. Imagens reformatadas de TC de tórax, abdome e pelve utilizando protocolos projetados para identificar lesões fechadas das vísceras se mostraram superiores às radiografias no rastreamento das lesões das partes torácica e cervical da coluna vertebral.[49]

A parte torácica é suportada pela caixa torácica e pelos músculos intercostais e, portanto, não é muito móvel. As fraturas são incomuns e necessitam de uma força pelo menos quatro vezes maior para causar uma fratura do que em outros locais da coluna. As fraturas por compressão traumáticas agudas são mais comuns nos níveis T6-T7. A grande maioria dessas lesões consiste em fraturas em encunhamento anterior ou lateral. Os pacientes se queixam de dor localizada e podem apresentar um aumento da cifose. Nas imagens, hematoma paraespinal (durando até 1 mês), ruptura da superfície cortical e perda da altura estão presentes. O trauma grave pode causar fraturas em explosão, mas estas são mais comuns na região toracolombar. Lesões por hiperflexão, incomuns na região média do tórax, se caracterizam radiologicamente pelo estreitamento das estruturas anteriores, incluindo fraturas por encunhamento dos corpos vertebrais, estreitamento do espaço discal e alargamento das estruturas posteriores, incluindo distração ou subluxação vertical das articulações facetárias e fraturas por tensão dos elementos posteriores. Nesse mecanismo de lesão, a porção anterior é carregada sob compressão, enquanto a porção posterior é carregada sob tensão.

Caso 3.20

HISTÓRIA CLÍNICA Homem de 52 anos com dor no dorso por 3 meses e um caso semelhante.

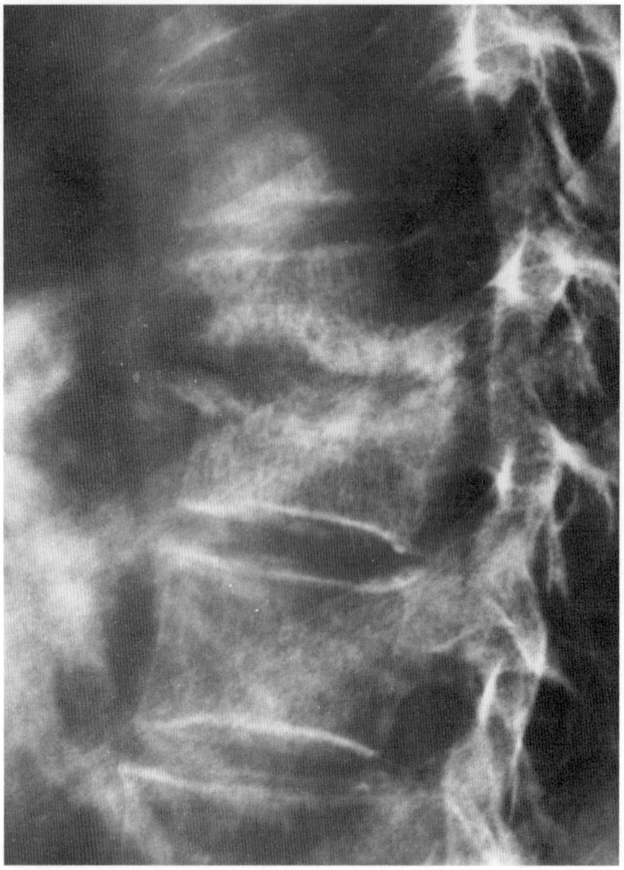

FIGURA 3.20A

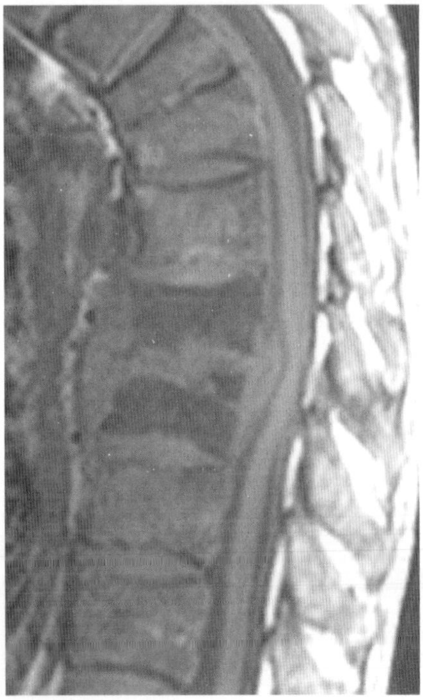

FIGURA 3.20B

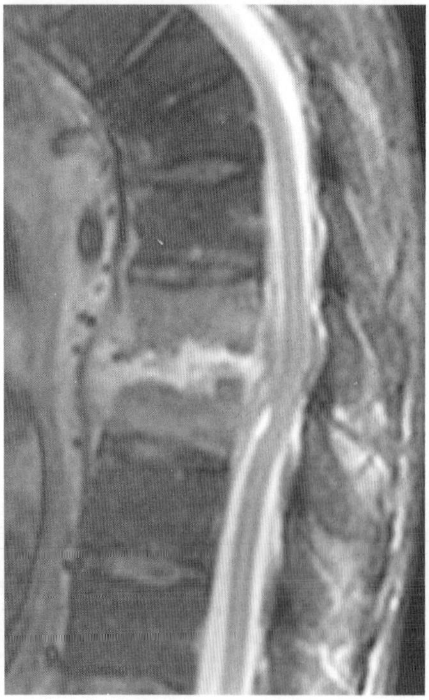

FIGURA 3.20C

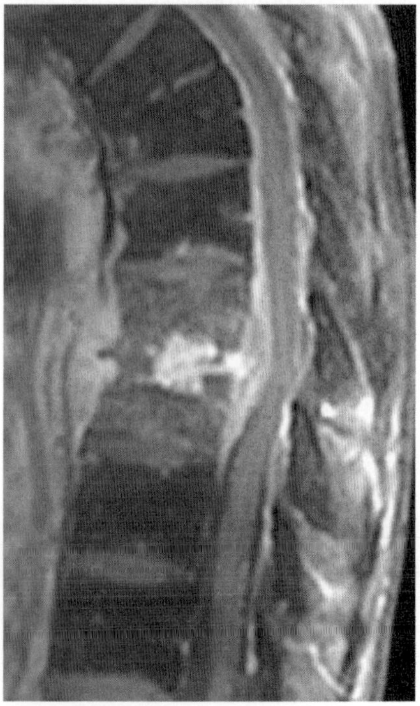

FIGURA 3.20D

ACHADOS

A. Radiografia lateral da parte torácica da coluna vertebral demonstrando alargamento aparente do espaço discal intervertebral inferior com erosões e esclerose das placas terminais vertebrais adjacentes.

B-D. Caso semelhante. Um paciente de 58 anos que foi submetido a transplante renal com dor no dorso. (B) Imagem sagital de RM ponderada em T1 demonstra baixo sinal centralizado no interespaço T8-T9, estendendo-se para os corpos vertebrais adjacentes. (C) Imagem sagital de *inversion recovery* de RM demonstrando coleção líquida anormal centrada no espaço discal, que causa irregularidade das placas terminais adjacentes e compressão do espaço epidural sob o ligamento longitudinal posterior, deslocando o saco tecal e a medula posteriormente. Uma intensidade de sinal anormal para líquido estende-se anteriormente e cursa em direção cefálica e caudal ao longo do ligamento longitudinal anterior. (D) Imagem sagital de RM ponderada em T1 com contraste de gadolínio demonstra o realce na porção central do espaço discal, bem como nas coleções subligamentares anteriores e posteriores ao espaço discal.

DIAGNÓSTICO DIFERENCIAL Discite piogênica, mieloma, metástase, tuberculose.

DIAGNÓSTICO Discite piogênica.

DISCUSSÃO Este é um processo agressivo centralizado no espaço discal, com estreitamento e destruição das placas terminais vertebrais adjacentes. Conforme a evolução do processo, ocorre uma esclerose reativa progressiva. A anquilose óssea é um resultado eventual. A apresentação clínica é de febre, dor no dorso e rigidez. O diagnóstico geralmente é tardio e os achados radiológicos podem não ser aparentes até 2 a 8 semanas após o início. Um organismo causador geralmente é difícil de cultivar. Em 60% dos casos em que o agente foi recuperado, o organismo causador é *Staphylococcus aureus* e em 30% dos casos o organismo são espécies de *Enterobacteriaceae.* Em 40% dos casos, uma fonte remota de infecção será conhecida – geralmente do trato geniturinário, pele ou trato respiratório. Na ausência de um organismo identificado, antibióticos são escolhidos de forma empírica.

A osteomielite vertebral piogênica[50,51] ocorre em adultos idosos com infecções do trato geniturinário, pacientes com imunocomprometimento e usuários de drogas intravenosas. A parte torácica da coluna vertebral (50%) é envolvida com mais frequência do que as partes lombar (35%) ou cervical (15%). Organismos de infecções do trato geniturinário ascendem para a coluna vertebral através do plexo vertebral de Batson, um leito venoso sem válvulas que permite o fluxo sanguíneo retrógrado. O local inicial da infecção é o osso subcortical do corpo vertebral, adjacente ao disco intervertebral. A infecção tipicamente se estende através da placa terminal, envolvendo o disco e o corpo vertebral adjacentes. Múltiplos níveis de envolvimento não são incomuns, particularmente entre pacientes imunocomprometidos ou debilitados e os níveis podem ser contíguos ou não. A extensão lateral causa um abscesso paraespinal; a extensão posterior pode causar abscesso epidural, compressão medular e meningite.

Caso 3.21

HISTÓRIA CLÍNICA Um imigrante da zona rural do México de 39 anos com tosse crônica e piora da dor na coluna.

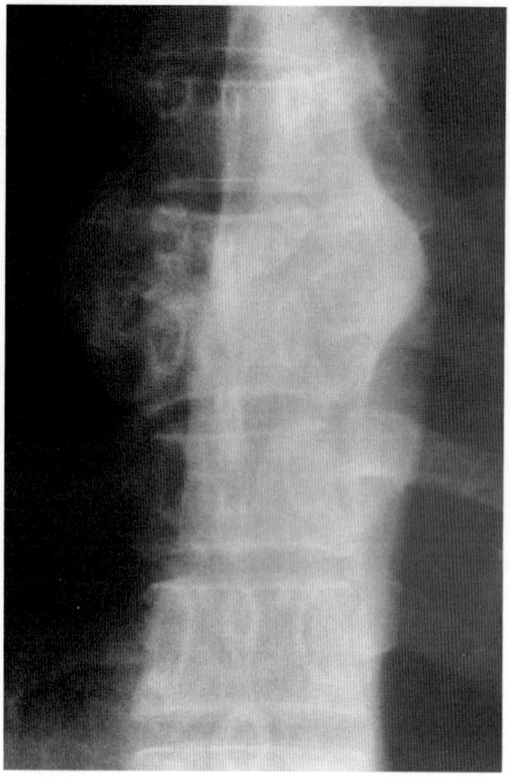

FIGURA 3.21A

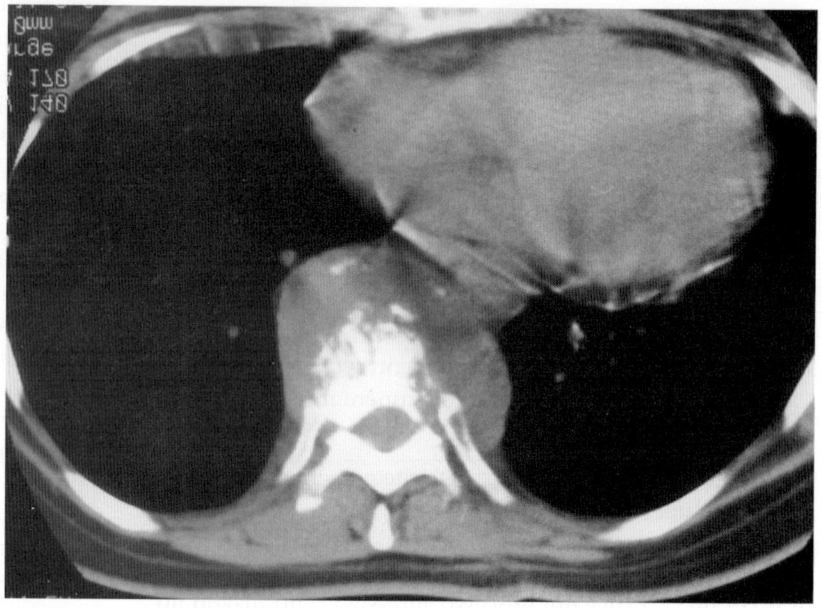

FIGURA 3.21B

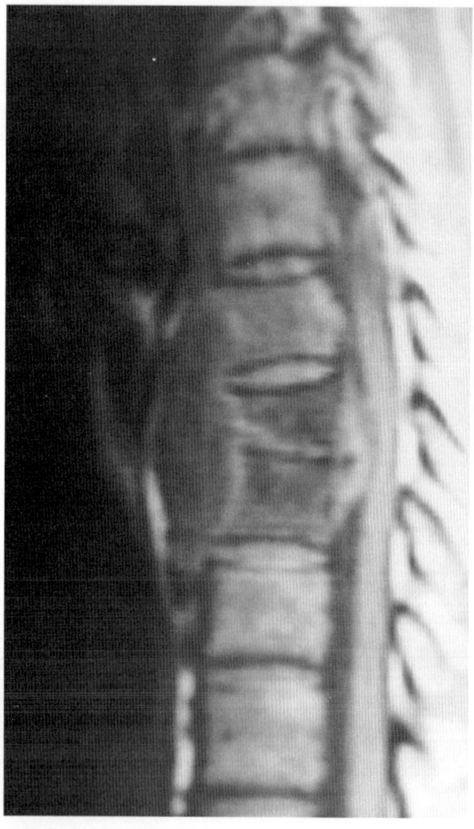

FIGURA 3.21C

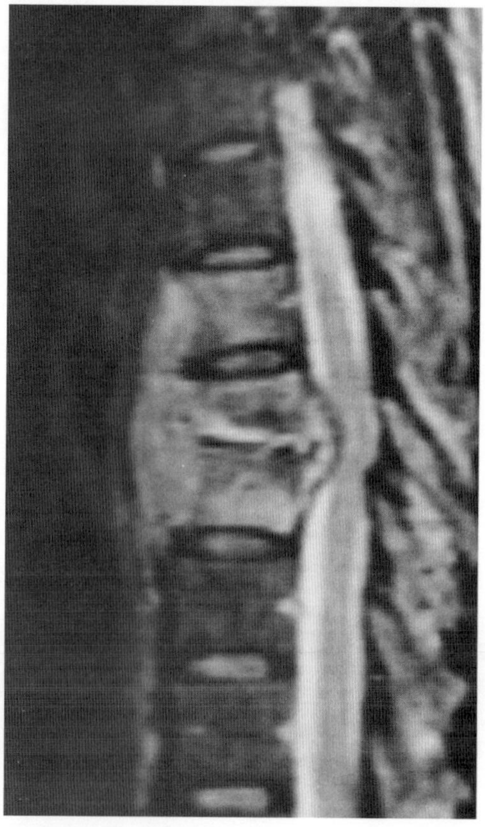

FIGURA 3.21D

ACHADOS

A. Radiografia AP da parte torácica da coluna vertebral. Observa-se a destruição do espaço discal intervertebral T9-T10 e porções adjacentes dos corpos vertebrais de T9 e T10, com edema proeminente dos tecidos moles paraespinais.

B. TC através de T9. Observa-se a destruição e a fragmentação do corpo vertebral T9, com edema dos tecidos moles paraespinais.

C, D. Imagens sagital de RM DP e ponderada T2 através da linha média demonstrando o envolvimento de três vértebras contíguas. Observa-se uma extensa massa inflamatória anterior de tecidos moles e uma massa epidural posterior menor. A massa posterior comprime a medula espinal.

DIAGNÓSTICO DIFERENCIAL Infecção pirogênica, tuberculose, mieloma múltiplo, metástase, linfoma.

DIAGNÓSTICO Espondilite tuberculosa (mal de Pott).

DISCUSSÃO As características que distinguem a tuberculose de outros agentes infecciosos na coluna são: (1) envolvimento de mais de um segmento espinal; (2) destruição tardia do disco; (3) ausência de osso reparativo; e (4) grandes massas paravertebrais calcificadas. Pode ser difícil distinguir tuberculose de tumores como metástases, mieloma múltiplo e linfoma, que podem apresentar todas essas características. De forma similar, o sarcoide pode ser incluído no diagnóstico diferencial, dependendo das características clínicas.

A espondilite tuberculosa é mais comum em L1 e nos níveis contíguos.[52] O envolvimento multiníveis (geralmente três níveis) é característico, mas lesões separadas podem ser detectadas em 1 a 4% dos casos. O envolvimento dos elementos posteriores é visto em 40% dos casos, da doença epidural em 53% e da doença discal em 73%.

Assim como nos casos piogênicos, a lesão começa no osso subcondral e depois se dissemina para um disco vertebral contíguo, mas o processo é mais indolente. Ele também se esconde sob o ligamento longitudinal anterior, permitindo a disseminação para níveis adicionais. Uma cifose ou escoliose geralmente resulta do colapso parcial do corpo vertebral. A tuberculose é única porque frequentemente extravasa para os tecidos moles e estruturas contíguas antes da apresentação. Um abscesso de psoas pode desenvolver calcificações amorfas apagadas ou calcificações em formato de gota de lágrima; outros abscessos de tecidos moles tipicamente não calcificam.

Apresentações incomuns incluem envolvimento dos elementos posteriores, envolvimento vertebral solitário, aparência de "osso dentro de osso" em razão do crescimento das linhas de recuperação, anquilose óssea, vértebra em marfim, destruição atlantoaxial e envolvimento intramedular.

Caso 3.22

HISTÓRIA CLÍNICA Menina de 10 anos submetida a tratamento de um tumor em extremidade.

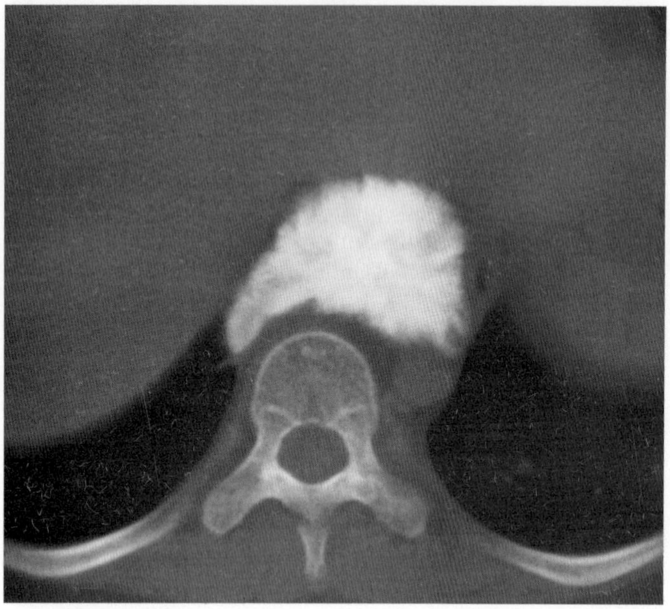

FIGURA 3.22A

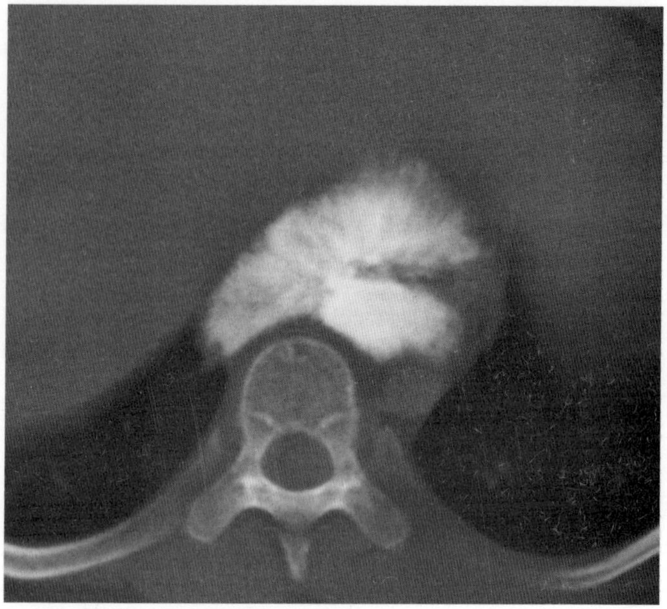

FIGURA 3.22B

ACHADOS (A, B) Imagens axiais de TC demonstrando uma massa ossificada anterior a T10, mas separada dela, com uma aparência espiculada em raios de sol.

DIAGNÓSTICO DIFERENCIAL Osteossarcoma, sarcoma de Ewing tratado (ou outro tumor de células redondas), linfoma tratado, metástase.

DIAGNÓSTICO Osteossarcoma metastático.

DISCUSSÃO Esta lesão possui uma matriz espiculada tipo nuvem típica do osteossarcoma, mas se localiza nos tecidos moles anteriores à coluna. Considerações diferenciais incluem metástase, osteossarcomas metacrônicos ou osteossarcoma extraósseo. As metástases são mais comuns que as últimas lesões.

Os osteossarcomas metacrônicos são subdivididos em osteossarcomatose, osteossarcomas metacrônicos múltiplos e osteossarcoma unicêntrico com metástase.[53] A osteossarcomatose é uma forma rara que ocorre em crianças. Todas as lesões possuem tamanho e aparência radiológica e histológica similares; esta paciente apresentava uma lesão dominante em sua extremidade antes de esta lesão ser identificada. Do mesmo modo, esta lesão não deve ser considerada o subtipo metacrônico múltiplo por causa do curto período entre o tratamento do tumor original e este lugar de identificação. Um osteossarcoma unicêntrico com uma metástase subsequente é mais comum se a lesão primária se localizar em um osso longo, ou se uma recorrência surgir na coluna ou na pelve. Os osteossarcomas primários extraósseos são raros.

Osteossarcomas convencionais atualmente são tratados com quimioterapia pré-operatória, seguida por ressecção e colocação de prótese ou aloenxerto. A metástase pode aparecer na forma de lesões ossificadas ou calcificadas nos linfonodos, tecidos moles e vísceras; estas são tratadas da mesma forma com cirurgia, quimioterapia e/ou irradiação. As metástases para pulmões podem parecer bastante densas e apresentar uma alta associação com pneumotórax espontâneos.

Caso 3.23

HISTÓRIA CLÍNICA Menina de 12 anos com dor na coluna.

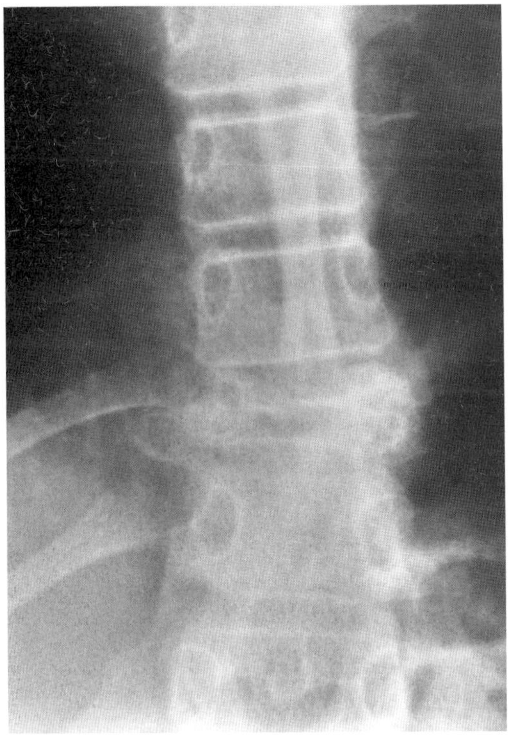

FIGURA 3.23A

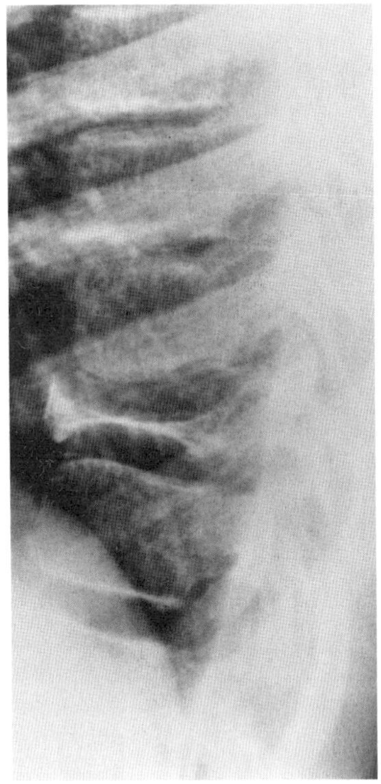

FIGURA 3.23B

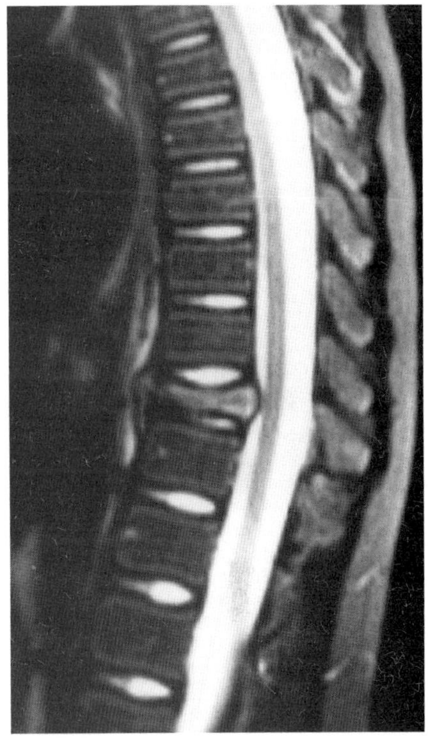

FIGURA 3.23C

ACHADOS

A, B. Radiografias AP e lateral da parte torácica da coluna vertebral. Observa-se colapso e achatamento de T10 com cifose focal.

C. Imagem sagital de RM ponderada em T2. Observa-se perda do sinal medular normal do osso achatado e apagamento da medula espinal anterior.

DIAGNÓSTICO DIFERENCIAL Granuloma eosinofílico, leucemia, metástase.

DIAGNÓSTICO Granuloma eosinofílico.

DISCUSSÃO O colapso patológico do corpo vertebral em uma criança, em geral, é causado por um granuloma eosinofílico.[54] O termo *vértebra plana* é utilizado para designar uma vértebra extremamente plana, pois este geralmente é o resultado.

O granuloma eosinofílico é uma lesão granulomatosa caracterizada por uma proliferação focal de macrófagos, eosinófilos e um histiócito específico (células de Langerhans que contêm corpos de inclusão citoplásmicas diagnósticas). A histiocitose de células de Langerhans é um processo de etiologia incerta que inclui doença de Letterer-Siwe, doença de Hand-Schuller-Christian, e granuloma eosinofílico múltiplo e solitário do osso. O granuloma eosinofílico do osso apresenta-se com manifestações esqueléticas ao invés de sistêmicas. A destruição e a substituição do osso pelo granuloma eosinofílico produzem uma lesão geográfica lítica e de aparência geográfica no início do curso clínico, algumas vezes com reação periosteal. Na coluna, tanto a vértebra plana assimétrica como a simétrica têm probabilidades iguais de ocorrer. A apresentação clínica do granuloma eosinofílico envolvendo a coluna geralmente é de dor localizada, mas as lesões podem causar síndromes neurológicas. O curso clínico do granuloma eosinofílico solitário e múltiplo do osso é benigno, já que as lesões podem regredir de modo espontâneo. O tratamento é constituído de curetagem, injeção de esteroides, radioterapia em baixas doses e, raramente, quimioterapia. As lesões cicatrizam com esclerose. Após a regressão das lesões, pode haver o crescimento dos corpos vertebrais achatados com reconstituição da altura vertebral. Não existe potencial metastático.

Caso 3.24

HISTÓRIA CLÍNICA Menina de 15 anos com aumento da cifose torácica.

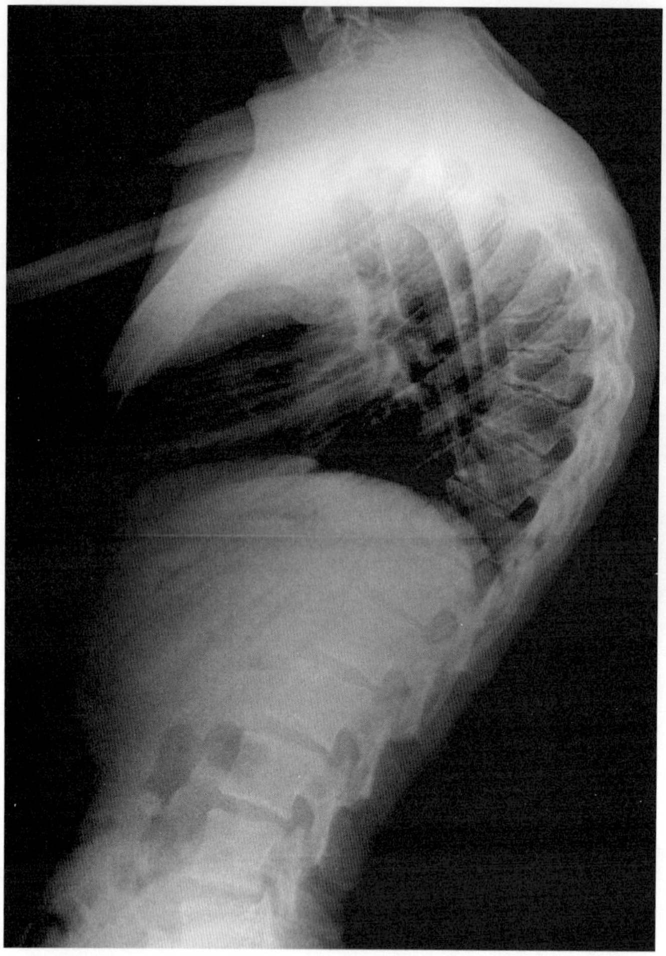

FIGURA 3.24A

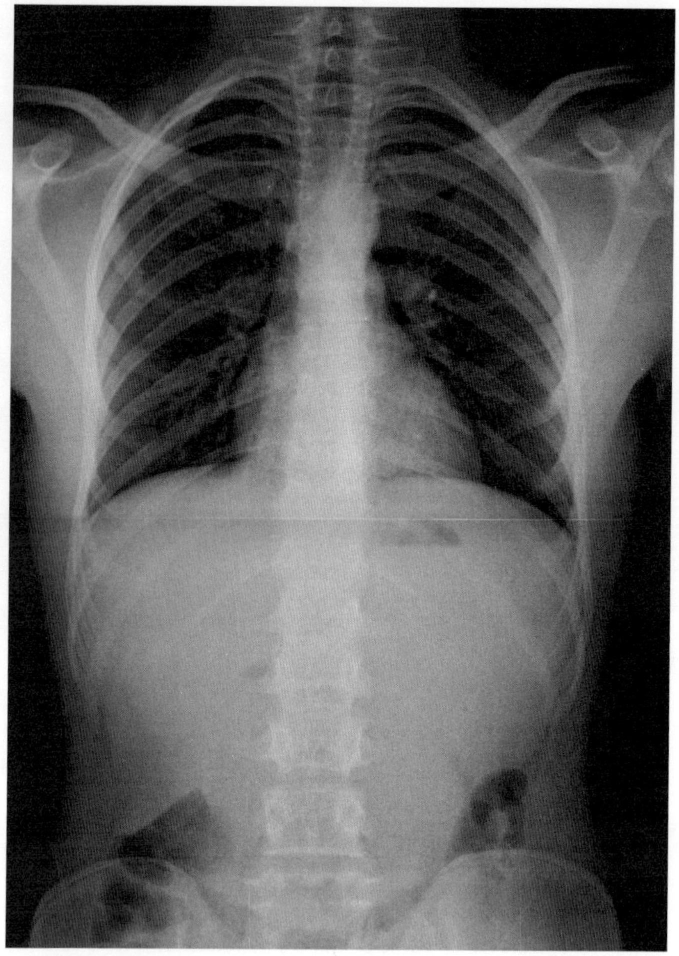

FIGURA 3.24B

ACHADOS

A. Radiografia lateral de toda a coluna com a paciente em pé. A cifose torácica está aumentada. Observam-se deformidades em encunhamento de vários corpos vertebrais torácicos inferiores com esclerose irregular nas placas terminais.

B. Radiografia AP de toda a coluna com a paciente em pé. A coluna está alinhada, sem escoliose.

DIAGNÓSTICO DIFERENCIAL Doença de Scheuermann, cifose postural, histiocitose X, osteogênese imperfeita, trauma.

DIAGNÓSTICO Doença de Scheuermann.

DISCUSSÃO A amplitude normal da cifose torácica é de aproximadamente 20 a 40 graus em adolescentes, medida da placa terminal superior de T3 ou T4 até a placa terminal inferior de T12.[55] A maioria dos casos de cifose em adolescentes é formada por cifoses posturais e simplesmente podem representar os extremos da variação normal. Nas radiografias, a morfologia dos corpos vertebrais é normal e a cifose é reduzida com hiperextensão. A doença de Scheuermann é uma condição com forte tendência familiar,[56] que pode ser diagnosticada com radiografias laterais da parte torácica da coluna com o paciente em pé quando se observa um aumento da cifose com encunhamento anterior envolvendo três ou mais vértebras consecutivas, por pelo menos 5 graus cada. Características radiológicas adicionais demonstradas neste caso incluem diminuição das alturas dos espaços discais, aumento da dimensão AP, irregularidade e achatamento da placa terminal e nódulos de Schmorl. A anormalidade subjacente é considerada mecânica, com um estresse aumentado sobre a porção anterior dos corpos vertebrais resultando na remodelagem anormal das vértebras durante o crescimento. Esses corpos vertebrais encunhados não são fraturas por compressão. A cifose é acompanhada por escoliose em até 75% dos pacientes, geralmente na parte torácica da coluna vertebral, tanto no mesmo nível ou em um nível compensatório superior ou inferior.

Caso 3.25 **HISTÓRIA CLÍNICA** Mulher de 67 anos com dor na coluna.

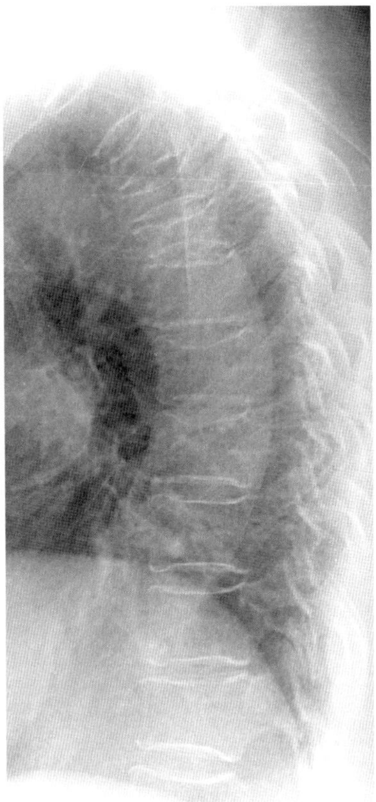

FIGURA 3.25

ACHADOS Radiografia lateral da parte torácica da coluna vertebral. Os ossos estão gravemente osteoporóticos. Proeminentes fraturas por compressão em encunhamento anterior estão presentes com perda de 50% da altura do corpo vertebral em T4, T5 e T6. Observa-se uma leve fratura por compressão em encunhamento anterior de T12 e uma leve compressão da placa terminal superior de T7-T11.

DIAGNÓSTICO DIFERENCIAL Osteoporose involucional, osteomalacia, mieloma múltiplo.

DIAGNÓSTICO Osteoporose involucional.

DISCUSSÃO Osteopenia, fraturas por compressão e uma cifose resultante são típicas desta doença. A osteoporose caracteriza-se por perda generalizada da massa de um osso aparentemente normal.[57] Mais de 95% dos adultos com osteoporose têm osteoporose involucional (também chamada idiopática ou primária). Existem dois tipos clínicos principais: pós-menopausal (também chamado tipo I) e senil (tipo II). A osteoporose involucional tipo I caracteriza-se por perda óssea acelerada, principalmente trabecular, e é causada por fatores relacionados à menopausa. A osteoporose involucional tipo II caracteriza-se por perda trabecular lentamente progressiva e óssea cortical e é causada por fatores relacionados ao envelhecimento. A patogênese da osteoporose não é completamente compreendida, mas parece envolver não somente uma reabsorção óssea excessiva, mas também um dano à formação óssea. A deterioração da resistência do osso resulta em maior vulnerabilidade a fraturas traumáticas e por fadiga. A maioria das fraturas de coluna, fêmur proximal e rádio distal em adultos com mais de 50 anos está associada à osteoporose. Na osteoporose involucional tipo I, fraturas por esmagamento vertebral e fraturas do rádio distal são as mais comuns. No tipo II, várias fraturas em encunhamento de vértebras e fraturas do quadril são as mais comuns. As fraturas são uma grande causa de morbidade e mortalidade em indivíduos com osteoporose.

O marco radiológico da osteoporose é a osteopenia, a radiolucência elevada do osso. Ela pode não ser reconhecível nas radiografias simples até que 30 a 50% do osso mineral tenha se perdido. Um padrão trabecular grosseiro resulta da perda das trabéculas menores, tornando as trabéculas restantes mais proeminentes. O afilamento cortical é um processo generalizado, uniforme e lentamente progressivo. As deformidades vertebrais estão relacionadas a fraturas por insuficiência das placas terminais. Estas podem ter a forma de depressões bicôncavas das placas terminais contíguas superior e inferior (as também chamadas "vértebra de peixe"), fraturas em encunhamento anterior, fraturas por esmagamento de todo o corpo vertebral, aumento da cifose torácica (corcunda da viúva). O resultado final é a perda progressiva da estatura.

Caso 3.26

HISTÓRIA CLÍNICA Homem de 45 anos com dor na coluna e outros problemas de saúde.

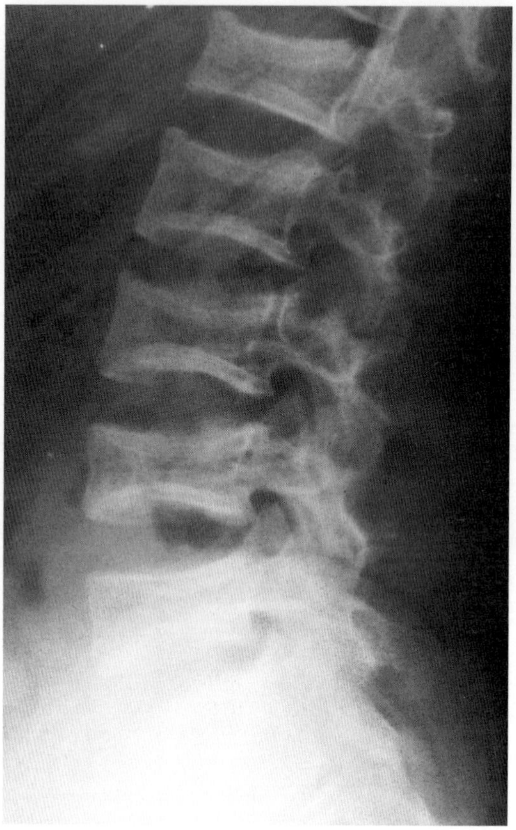

FIGURA 3.26

ACHADOS Radiografia lateral da parte lombar da coluna vertebral. A coluna está profundamente osteoporótica, com fraturas por insuficiência das placas terminais superiores de T12 a L3.

DIAGNÓSTICO DIFERENCIAL Osteoporose (de qualquer causa), osteomalacia, mieloma múltiplo.

DIAGNÓSTICO Doença de Cushing.

DISCUSSÃO Uma parte lombar da coluna vertebral gravemente osteoporótica no homem de meia-idade é, de fato, incomum. A presença de encurtamento da altura do corpo vertebral com deformidades bicôncavas uniformes das placas terminais em cada nível sugere um processo crônico de início gradual. A causa mais comum é iatrogênica, em particular, por conta do uso crônico de corticosteroides sistêmicos. O hipercorticolismo, ou doença de Cushing, é a manifestação clínica de quantidades excessivas de glicocorticoides de qualquer causa.[58] A doença de Cushing diz respeito ao hipercorticolismo espontâneo endógeno causado por uma lesão na glândula pituitária ou adrenal autonomamente, ou por tumores não endócrinos adrenocorticotrópicos produtores de hormônio. A desmineralização do osso quase sempre está presente se o hipercorticolismo esteve presente por um período suficiente. Os glicocorticoides inibem a absorção de cálcio pelo intestino e aumentam a perda de cálcio renal, levando a um hiperparatireoidismo secundário. Os glicocorticoides também exercem um efeito estimulante direto sobre os osteoclastos. Ao mesmo tempo, os glicocorticoides inibem a atividade dos osteoblastos pela supressão da síntese do colágeno necessária para a formação da matriz óssea. O resultado em rede é uma perda generalizada continuada de osso que é proeminente na coluna, pelve, costelas e abóbada craniana. Além da osteopenia, pode ocorrer o afilamento do córtex, perda da estrutura trabecular, tunelização intracortical, depressões da placa terminal central vertebral e fraturas por insuficiência. As fraturas por insuficiência caracteristicamente consolidam-se com formação de calo exuberante. As placas terminais vertebrais podem apresentar uma aparência esclerótica, resultando de uma combinação de microfraturas compressivas por insuficiência e consolidação subsequente. A osteoporose do hipercorticolismo é virtualmente indistinguível da osteoporose involucional. A osteoporose pode persistir por muito tempo após a restauração do metabolismo normal do cortisol ou após término do tratamento com corticosteroides sintéticos. Os pacientes que ainda utilizam cronicamente pequenas doses de corticosteroides sistêmicos estão em risco elevado para osteoporose e devem ser submetidos a rastreamento de rotina com mensurações da densidade mineral óssea.

Caso 3.27

HISTÓRIA CLÍNICA Homem de 20 anos com dor óssea recorrente e dois casos semelhantes.

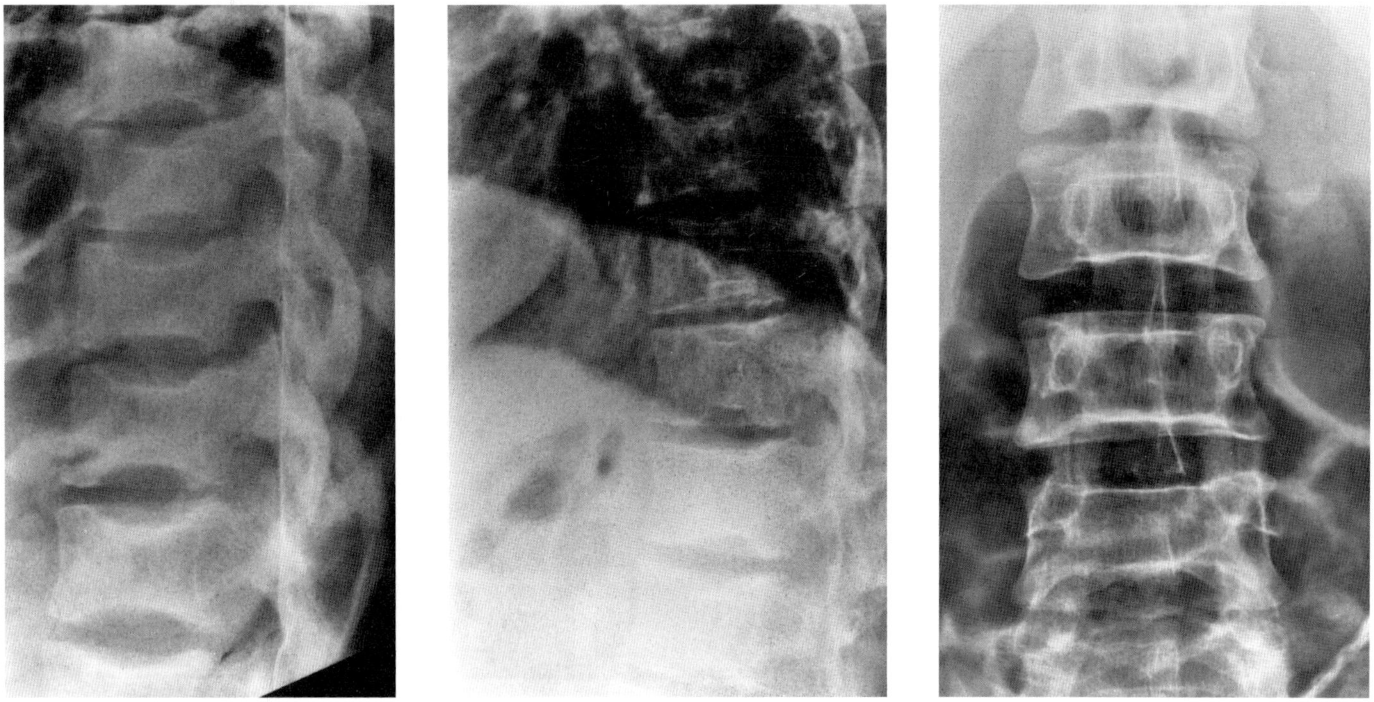

FIGURA 3.27A **FIGURA 3.27B** **FIGURA 3.27C**

ACHADOS

A. Radiografia lateral da parte torácica da coluna vertebral demonstrando corpos vertebrais em formato de H ou de "tronco de Lincoln".

B. Caso semelhante 1. Radiografia lateral da parte torácica da coluna vertebral demonstrando corpos vertebrais em formatos de H mais sutis.

C. Caso semelhante 2. Radiografia AP da parte torácica da coluna vertebral demonstrando corpos vertebrais em formato de H.

DIAGNÓSTICO DIFERENCIAL Anemia falciforme, doença de Gaucher, esferocitose, talassemia, osteogênese imperfeita.

DIAGNÓSTICO Anemia falciforme.

DISCUSSÃO As vértebras em formato de H ou de "tronco de Lincoln" são classicamente descritas na radiografia AP, mas também são vistas nas imagens laterais. Considera-se que elas resultem do infarto da região central da placa de crescimento, que então entra em colapso em um padrão quadrado, mas na realidade representam uma depressão focal e central da placa terminal.[59] As vértebras em formato de H foram descritas na talassemia, na osteoporose, na doença de Gaucher e na esferocitose hereditária congênita, mas são muito mais comuns na anemia falciforme.

A aparência radiológica é a de defeitos quadrados nas placas terminais superior e inferior, ao contrário das vértebras bicôncavas em formato de peixe vistas na osteoporose.

As características radiológicas adicionais refletem infartos vasculares e hiperplasia de medula óssea em outras áreas. A hiperplasia da medula óssea resulta em radiolucência de aparência granular generalizada do osso, afilamento cortical e proeminência trabecular. Os infartos vasculares tendem a resultar em dactilite entre as idades de 6 meses a 2 anos; infartos diafisários de ossos tubulares maiores são mais comuns que os menores; infarto epifisário (tipicamente no quadril) e distúrbios do crescimento. Além disso, os pacientes são mais suscetíveis a fraturas, osteomielite, artrite séptica, hemartrose, derrames articulares e deposição de ácido úrico.

O caso semelhante 1 é uma situação mais sutil de vértebras em formato de H que são clássicas na anemia falciforme. O caso semelhante 2 apresenta uma radiografia AP evidenciando a natureza tridimensional da anormalidade do corpo vertebral.

Caso 3.28

HISTÓRIA CLÍNICA Homem de 46 anos com limitação do movimento de flexão da coluna.

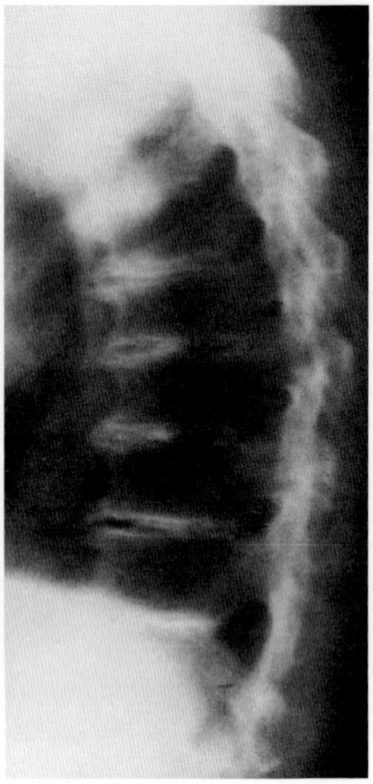

FIGURA 3.28A

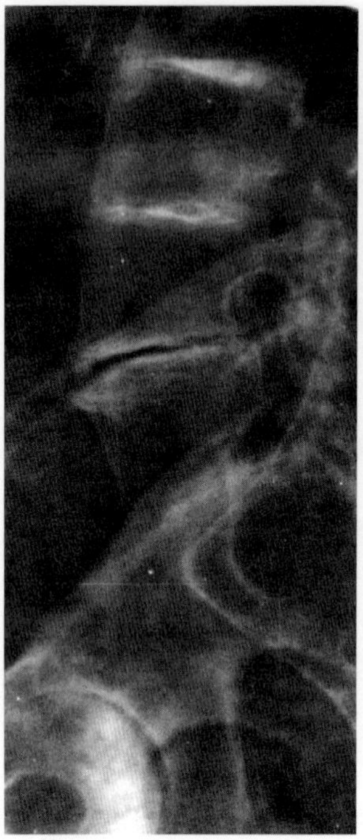

FIGURA 3.28B

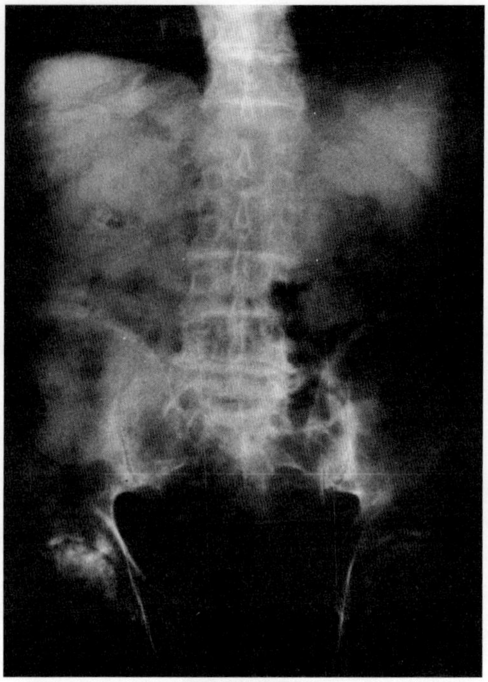

FIGURA 3.28C

ACHADOS

A. Radiografia lateral da parte torácica da coluna vertebral demonstrando estreitamento acentuado do espaço discal com ossificação. Pequenos osteófitos discais marginais são observados. Nota-se osteopenia difusa.

B. Radiografia lateral da parte lombar da coluna vertebral demonstrando estreitamento e ossificação dos espaços discais sem formação significante de osteófitos.

C. Radiografia AP do abdome demonstrando esclerose subcondral das articulações sacroilíacas, sem as alterações erosivas que seriam esperadas na espondilite anquilosante. Esclerose subcondral grave e estreitamento do quadril direito são observados, sem formação de osteófitos.

DIAGNÓSTICO DIFERENCIAL Doença discal degenerativa, ocronose, doença por deposição de di-hidrato pirofosfato de cálcio (CPPD), hemocromatose, hiperparatireoidismo, acromegalia, poliomielite, amiloidose.

DIAGNÓSTICO Ocronose.

DISCUSSÃO A calcificação dos discos intervertebrais pode ser idiopática ou associada com a doença por deposição de CPPD, hemocromoatose, hiperparatireoidismo, acromegalia, poliomielite, amiloidose e fusão espinal. Além da história, a morfologia pode ser útil para a distinção. A calcificação geralmente tem uma apresentação "tipo biscoito" ou distrófica na ocronose, e observa-se um acentuado estreitamento do espaço articular.[60]

A artropatia da ocronose resulta de uma ausência da enzima ácido homogenístico oxidase, com o acúmulo resultante de ácido homogenístico nas articulações e espaços discais. Ela geralmente é herdada como um traço autossômico recessivo. Os sintomas clínicos se tornam evidentes em pacientes por volta dos 30 anos e geralmente são mais graves em homens. A apresentação clínica geralmente é similar à da artrite reumatoide ou da espondilite anquilosante.

A fisiopatologia básica envolve deposição na cartilagem articular, que enrijece e eventualmente leva à fragmentação. Alterações osteoartríticas secundárias aparecem. Na coluna, o envolvimento da cartilagem hialina separando o disco e o corpo vertebral, bem como do ânulo fibroso, resulta em degeneração prematura. A calcificação discal distrófica começa na margem do corpo vertebral, em vez de começar no centro do disco, conforme visto na calcificação idiopática do disco torácico. A tendência para o colapso do espaço discal é mais pronunciada que em outros processos e pode resultar em uma perda da lordose lombar. A ossificação do ligamento longitudinal anterior pode simular a formação de sindesmófitos observada na espondilite anquilosante. A osteoporose surge rapidamente após a fusão.

O envolvimento extraespinal manifesta-se na forma de estreitamento do espaço articular com fragmentação secundária (consequentemente, corpos livres intra-articulares) e esclerose subcondral. Os osteófitos não são um achado principal nesta doença. Os ligamentos e tendões podem se calcificar ou ossificar, predispondo-se à ruptura. O envolvimento é limitado em grande parte às grandes articulações, às articulações sacroilíacas e à sínfise pubiana. As articulações periféricas são preservadas. Outros sistemas orgânicos comumente envolvidos pelo pigmento incluem os sistemas cardiovascular e geniturinário, além dos tratos respiratórios superiores.

Nas grandes articulações, a ocronose se parece com a doença articular degenerativa, mas os sítios articulares são incomuns (p. ex., ombro), possuem uma distribuição anormal (p. ex., doença isolada do compartimento lateral no joelho) e são mais graves, com mais corpos livres ossificados e menos osteofitose do que tipicamente é observado. As considerações diagnósticas incluem doença por deposição de DFPC (apesar de os achados não serem tão acentuados quanto os observados na ocronose), doença por deposição de hidroxiapatita (calcificação periarticular pode fazer a distinção), acromegalia (espessamento do coxim do calcanhar e articulações alargadas são característicos), displasia epifisária e espondiloepifisária (história e filmes de avaliação podem distinguir) e articulações neuropáticas (história distingue).

Caso 3.29

HISTÓRIA CLÍNICA Criança com curvatura vertebral anormal e um caso semelhante.

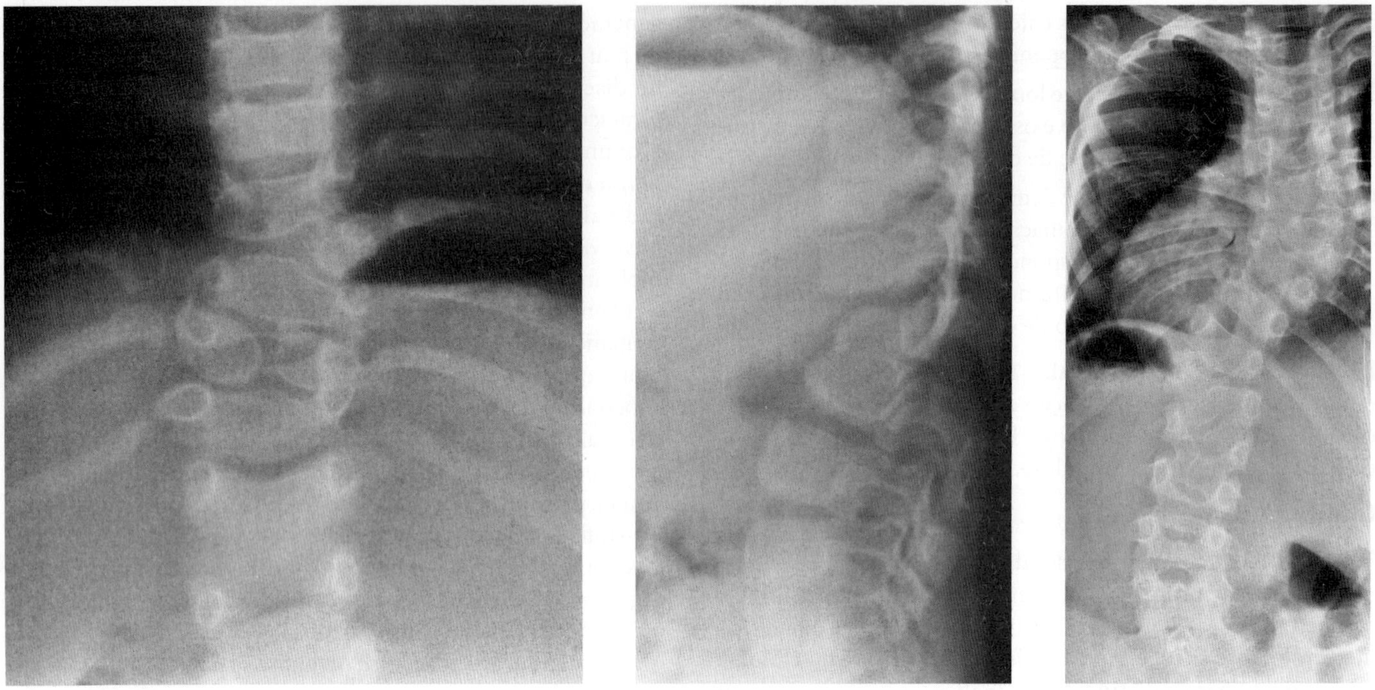

FIGURA 3.29A **FIGURA 3.29B** **FIGURA 3.29C**

ACHADOS

A, B. Estudo para escoliose PA e lateral com o paciente em pé. Várias anormalidades da segmentação estão presentes nas partes torácica inferior e lombar superior da coluna, incluindo vértebras em borboleta em T11 e à esquerda entre T9 e T10.

C. Caso semelhante. Estudo para escoliose PA com o paciente em pé demonstrando anormalidades múltiplas nas partes torácica e lombar da coluna vertebral com escoliose em formato de S.

DIAGNÓSTICO DIFERENCIAL Nenhum.

DIAGNÓSTICO Escoliose congênita.

DISCUSSÃO A presença de fusão ou de anomalias da segmentação em combinação da escoliose faz com que esta seja uma escoliose congênita.

As causas óbvias de escoliose congênita estão relacionadas à falha da formação normal de vértebras individuais.[61] Durante a conversão embrionária de vértebras mesenquimais para vértebras cartilaginosas antes da semana 9 de desenvolvimento, cada corpo vertebral se torna condrificado a partir de dois centros de condrificação em cada lado da linha média. Se a condrificação falhar em somente um lado, o resultado é uma hemivértebra isolada. Se os centros de condrificação não se fundirem no mesmo nível (como deveriam), mas em vez disso, fundirem através de níveis, o resultado é uma vértebra em bloco. De maneira similar, uma barra pediculada ou a fusão de um arco neural pode resultar de anomalias da fusão. Raramente, uma hemivértebra supranumerária pode resultar da reduplicação parcial. As anomalias vertebrais mais comuns que causam escoliose congênita incluem hemivértebras, vértebras trapezoidais e fusões unilaterais dos arcos neurais. Combinações de anomalias e envolvimento multinível são frequentes.

Pacientes com escoliose congênita devem ser cuidadosamente examinados para síndrome VACTERL (sigla em inglês para anomalias vertebrais, anais, cardíacas, traqueais, esofágicas, renais e de membros). No mínimo, além do exame físico, a avaliação do trato geniturinário é recomendada.

Caso 3.30

HISTÓRIA CLÍNICA Mulher de 24 anos com escoliose dolorosa.

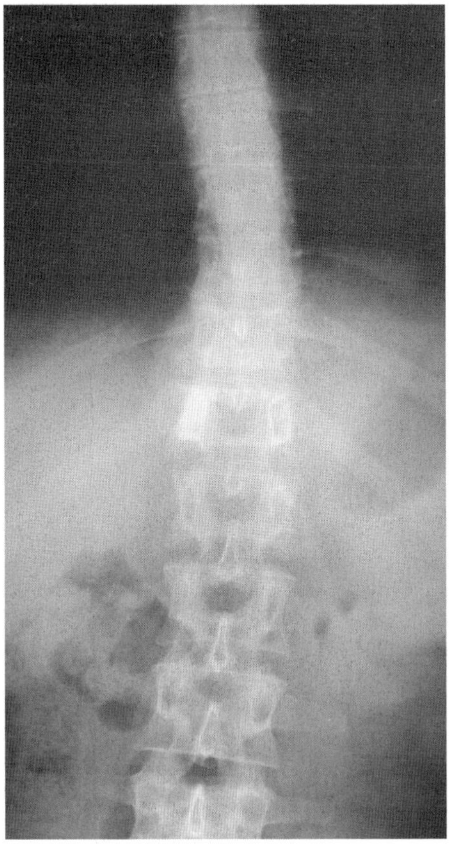

FIGURA 3.30A

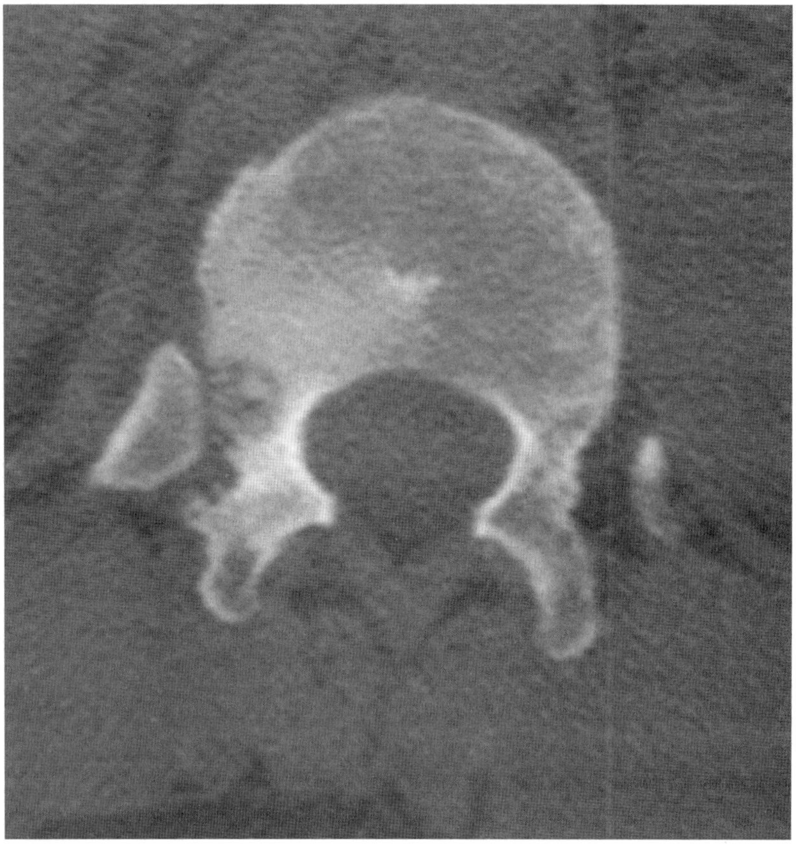

FIGURA 3.30B

ACHADOS

A. Radiografia PA ortostática demonstrando leve escoliose toracolombar para a esquerda. O lado direito da vértebra T12 se mostra densamente esclerótico.

B. TC através de T12 demonstrando uma lesão arredondada de 1 cm dentro da porção lateral direita do corpo vertebral adjacente à articulação costovertebral. A lesão possui um foco esclerótico central e uma zona de esclerose circundante que se estende bem para o corpo vertebral e pedículo direito.

DIAGNÓSTICO DIFERENCIAL Osteoma osteoide, osteoblastoma, ilha óssea, abscesso de Brodie.

DIAGNÓSTICO Osteoma osteoide.

DISCUSSÃO O osteoma osteoide é uma neoplasia benigna do osso que é distinguida do osteoblastoma principalmente por seu tamanho: o osteoma osteoide tipicamente tem 1 cm ou menos, enquanto o osteoblastoma, 2 cm ou mais. A síndrome dolorosa associada ao osteoma osteoide pode ser altamente sugestiva, geralmente com dor noturna aliviada pelo ácido acetilsalicílico. Uma escoliose dolorosa pode se desenvolver em decorrência da contratura reflexa da musculatura paraespinal.

Este caso demonstra a aparência clássica na TC de um osteoma osteoide. As características incluem o formato arredondado, a esclerose densa e central e a formação de osso reativo na adjacência. A porção radioluzente da lesão consiste de tecido fibrovascular, mas também mineralizado, apesar de menos do que a esclerose central. Na RM, osteomas osteoides possuem alto sinal nas imagens ponderadas em T2 e são realçados após a injeção de gadolínio. Eles podem ser menos evidentes que na TC. Ilhas ósseas podem se desenvolver na coluna vertebral, mas são indolores e não associadas com a escoliose. Na TC, elas tendem a ser densas de maneira homogênea, com uma margem espiculada onde se fundem com o osso trabecular adjacente. Apesar de um abscesso de Brodie desencadear dor, apresentar esclerose próxima extensa e possivelmente ter um formato arredondado, ele não deve conter mineralização. O tratamento padrão atual do osteoma osteoide é a ablação com radiofrequência sob orientação por TC.[62]

Caso 3.31

HISTÓRIA CLÍNICA Homem de 70 anos com câncer de próstata e um caso semelhante.

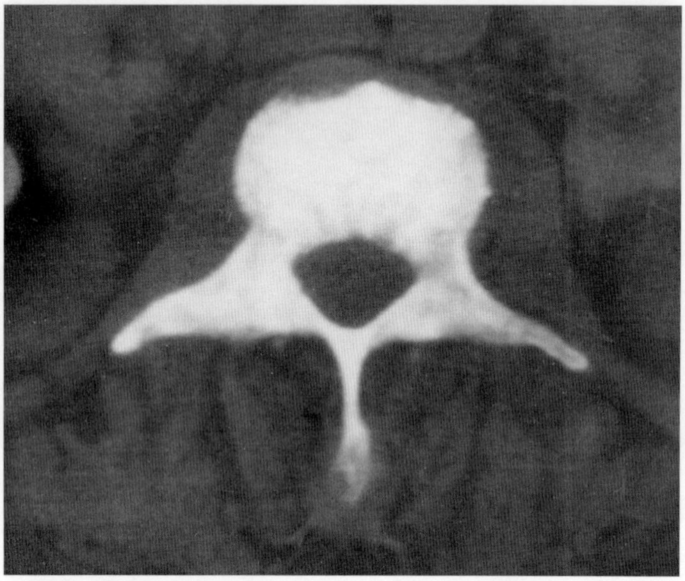

FIGURA 3.31A

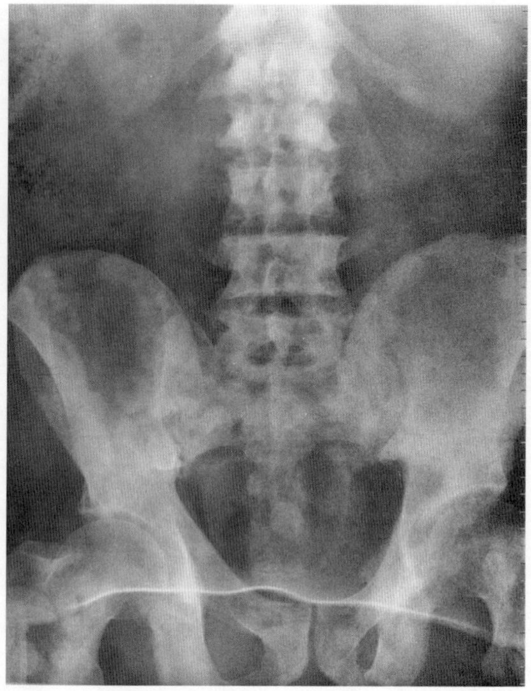

FIGURA 3.31B

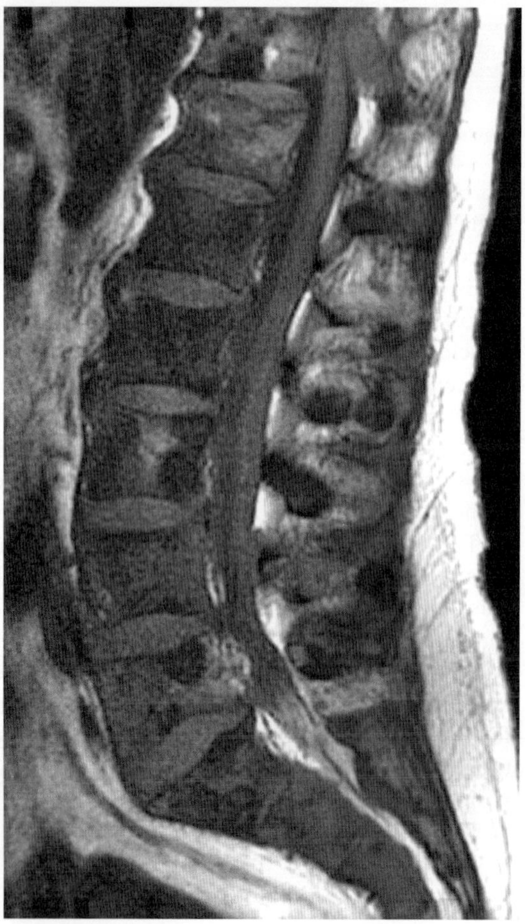

FIGURA 3.31C

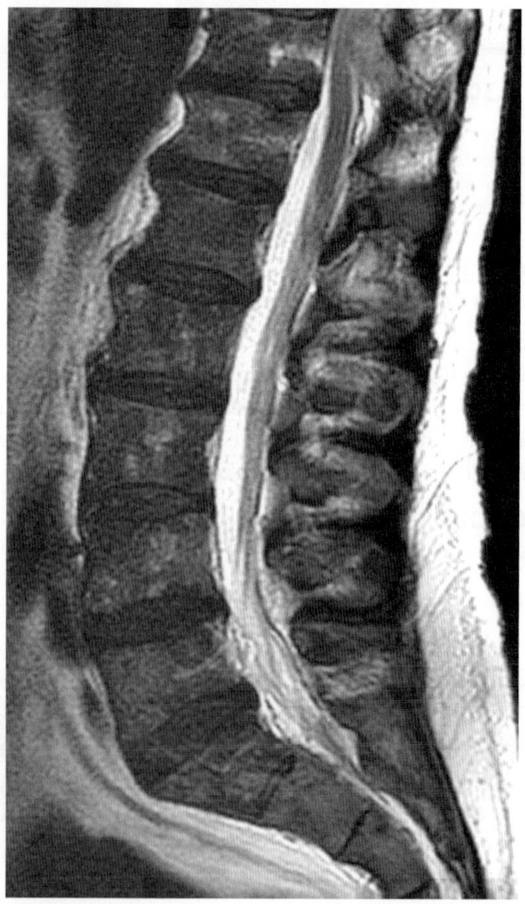

FIGURA 3.31D

ACHADOS

A. TC axial demonstrando esclerose aumentada de uma vértebra lombar, sem aumento no tamanho do osso.

B. Caso semelhante. Homem de 67 anos com câncer de próstata. Vista AP da parte lombar da coluna vertebral e pelve demonstrando lesões escleróticas através das partes torácica e lombar da coluna, pelve e fêmures proximais.

C, D. Imagens sagitais de RM ponderadas em T1 e T2 da parte lombar da coluna vertebral revelando massas obliterantes múltiplas de medula óssea dentro dos corpos vertebrais. Uma massa epidural em T11 se estendendo a partir da lâmina esquerda comprime a medula espinal adjacente.

DIAGNÓSTICO DIFERENCIAL Metástase, doença de Paget, linfoma, cordoma, mastocitose.

DIAGNÓSTICO Vértebra em marfim de uma metástase esclerótica da próstata.

DISCUSSÃO A escoliose do corpo vertebral em um homem idoso é sugestiva de carcinoma de próstata, mas também pode ser observada em outras metástases, mieloma, doença de Paget, linfoma e cordomas.[63] Etiologias adicionais de uma vértebra em marfim incluem osteomielite esclerosante (mas pode ser documentado envolvimento discal), mastocitose, esclerose tuberal, mielofibrose e osteossarcoma.

As lesões que podem causar esclerose vertebral difusa incluem hemangioma (estrias verticais acentuadas), osteodistrofia renal (camisa listrada de rúgbi, faixas horizontais radiodensas na região inferior e superior do corpo vertebral), doença de Piaget (padrão trabecular grosseiro com espessamento de estrutura ao longo das margens do corpo vertebral) e osteopetrose (densidades espessas horizontais ao longo de ambas as placas terminais).

Caso 3.32

HISTÓRIA CLÍNICA Menina de 11 anos com baixa estatura, macrocefalia e características dismórficas, e um caso semelhante.

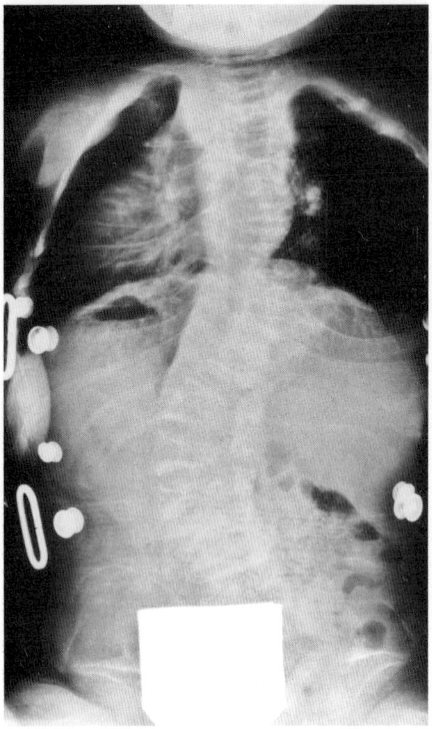

FIGURA 3.32A

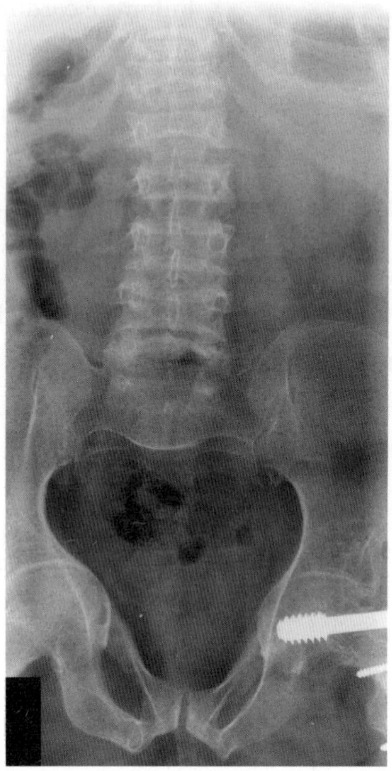

FIGURA 3.32B

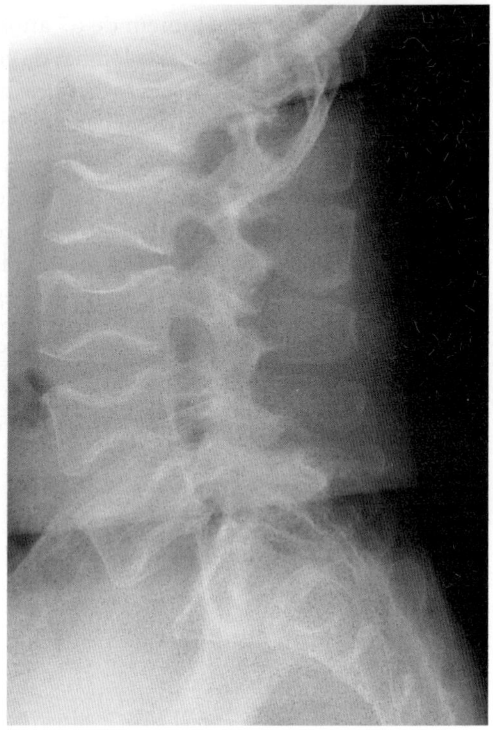

FIGURA 3.32C

ACHADOS

A. Radiografia PA da parte toracolombar da coluna vertebral. Observa-se osteopenia generalizada, fraturas por compressão de vários corpos vertebrais e escoliose leve em formato de S. A pelve está distorcida de modo simétrico, com acentuada protrusão dos acetábulos.

B, C. Caso semelhante. Mulher de 39 anos. Incidências PA e lateral da parte lombar da coluna vertebral demonstrando deformidades em compressão multinível e acetábulo protruso bilateral.

DIAGNÓSTICO DIFERENCIAL Osteogênese imperfeita, displasia fibrosa, artrite idiopática juvenil, síndrome de Cushing, homocistinúria, osteoporose idiopática juvenil, osteodistrofia renal, hipofosfatasia.

DIAGNÓSTICO Osteogênese imperfeita.

DISCUSSÃO Osteoporose grave e fraturas em compressão por insuficiência dos corpos vertebrais em um paciente pediátrico são achados incomuns. A distribuição difusa da doença neste caso, incluindo a pelve, excluiria condições que causariam fraturas por compressão em vários níveis (mas não todos), como o granuloma eosinofílico e leucemia. Condições congênitas, endocrinopatias, doenças sistêmicas e formas iatrogênicas de osteoporose (como no tratamento com heparina ou esteroides) também podem causar osteoporose, com fraturas por compressão. Neste caso, a gravidade das alterações e a sua distribuição difusa (todos os ossos) são mais consistentes com osteogênese imperfeita, um distúrbio generalizado do tecido conjuntivo que afeta a produção de colágeno e osteoide.[64] Além de ossos gráceis, osteoporóticos e frágeis, frouxidão ligamentar e anormalidades vasculares e plaquetárias podem ser observadas. A desproporção na estatura é causada predominantemente pelo envolvimento espinal, com uma maior diminuição na altura do tronco do que no comprimento dos membros inferiores.[65] Platispondilia, cifose progressiva e escoliose progressiva contribuem para deformidades espinais progressivas. Vários erros específicos e diferentes na síntese do colágeno podem causar osteogênese imperfeita. A administração cíclica de bifosfonatos, drogas que conhecidamente reduzem a transformação óssea, melhora o resultado clínico em pacientes com osteogênese imperfeita grave, aparentemente pela redução da reabsorção óssea e aumento da densidade óssea.[66]

Caso 3.33

HISTÓRIA CLÍNICA Homem de 56 anos com problemas renais.

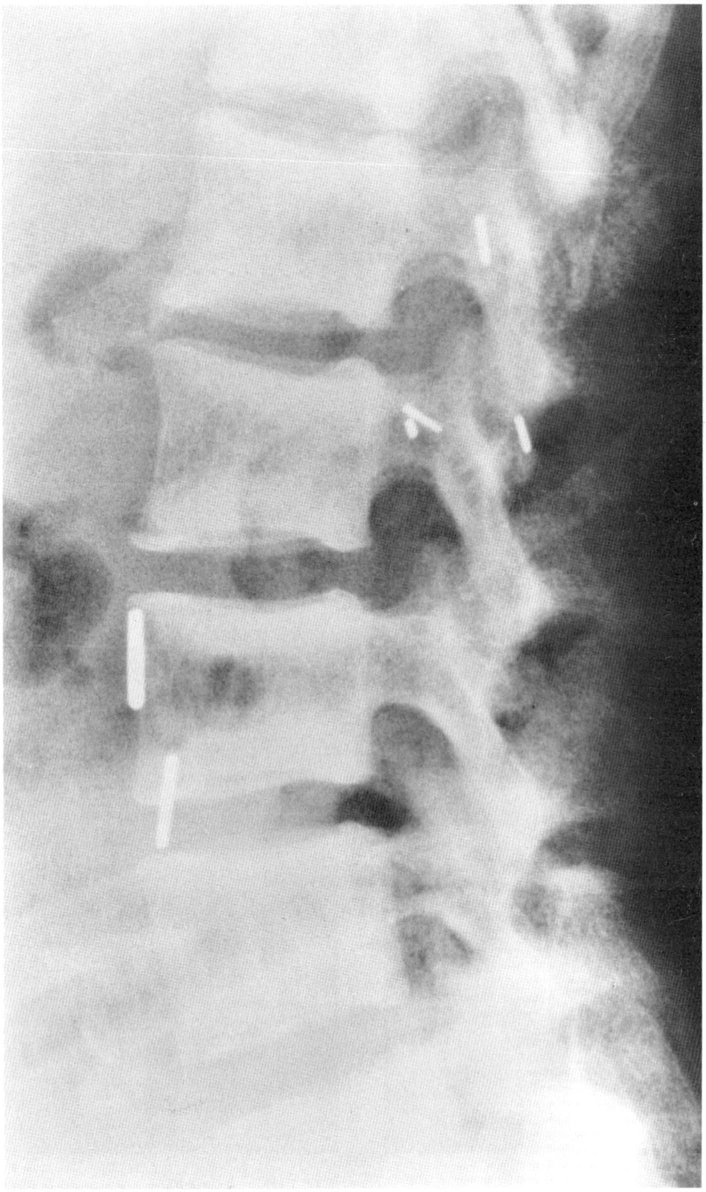

FIGURA 3.33

ACHADOS Radiografia lateral da parte lombar da coluna vertebral. Observam-se ligações escleróticas seguindo as placas terminais superiores e inferiores do corpo vertebral. As margens endosteais dessas ligações são irregulares. O tamanho geral e o formato dos corpos vertebrais estão preservados, há presença de clipes cirúrgicos.

DIAGNÓSTICO DIFERENCIAL Nenhum.

DIAGNÓSTICO Osteodistrofia renal com coluna em camisa listrada de rúgbi.

DISCUSSÃO As bandas alternadas de esclerose e osteoporose são características da aparência em camisa listrada de rúgbi na coluna, que recebe este nome em razão das espessas faixas horizontais.[67] Os clipes cirúrgicos permanecem após nefrectomias neste paciente em hemodiálise crônica. Na osteodistrofia renal, a combinação de osteoporose e osteomalacia é causada pelo hiperparatireoidismo secundário, metabolismo anormal da vitamina D e toxicidade pelo alumínio (se o paciente estiver em hemodiálise). A osteoesclerose é um achado comum que resulta de um aumento no volume de osteoide anormal. O lugar clássico para este achado é na localização subcondral da coluna, gerando a aparência em camisa listrada de rúgbi com uma transição borrada entre o osso normal e o osso denso.[68] Outras áreas comuns de aumento de esclerose na osteodistrofia renal incluem a pelve e as metáfises dos ossos longos.

Caso 3.34

HISTÓRIA CLÍNICA Homem de 70 anos com câncer de próstata.

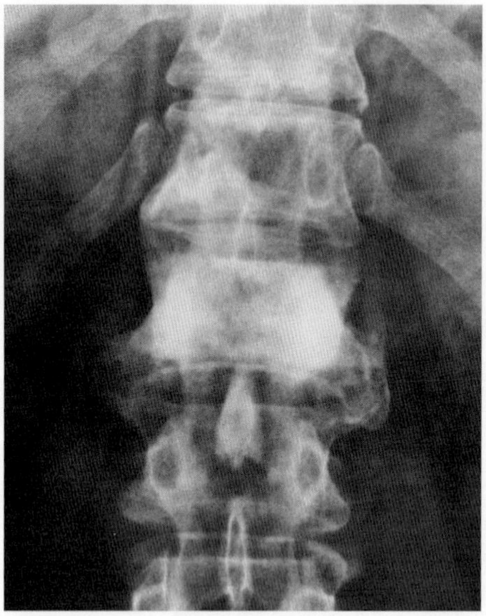

FIGURA 3.34A

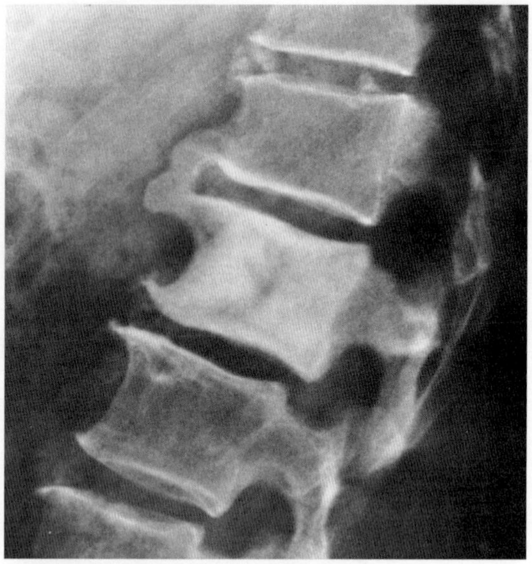

FIGURA 3.34B

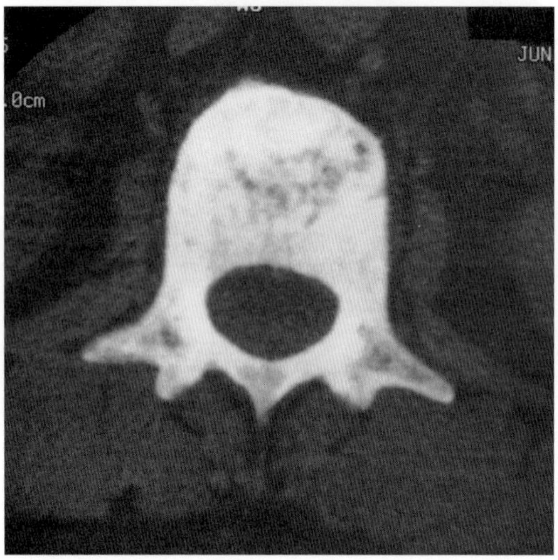

FIGURA 3.34C

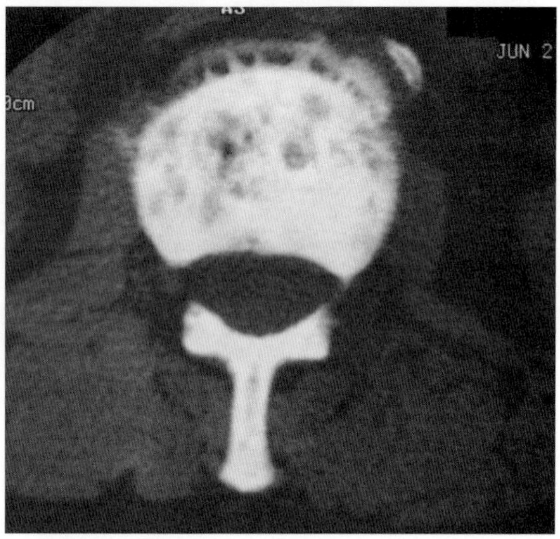

FIGURA 3.34D

ACHADOS

A, B. Radiografia AP e lateral da parte toracolombar da coluna demonstrando aumento da esclerose do corpo vertebral de L1 com sutil dilatação geral em relação à vértebra abaixo.

C, D. Cortes axiais de TC demonstrando um aumento definido na dimensão anterior-posterior.

DIAGNÓSTICO DIFERENCIAL Metástase, doença de Paget, linfoma, cordoma, mastocitose.

DIAGNÓSTICO Vértebra em marfim da doença de Paget.

DISCUSSÃO A doença de Paget é outra etiologia que causa vértebra em marfim. Os achados radiológicos incluem um padrão trabecular grosseiro e um aumento geral na densidade.[69] Entretanto, é a dilatação vertebral que a distingue de outras causas de vértebra em marfim. A figura emoldura a aparência secundária a uma condensação da mineralização das margens do corpo vertebral é outra aparência que é diagnóstica.

A doença de Paget comumente envolve a parte lombar da coluna vertebral e o sacro. Anormalidades sacrais podem ser detectadas por um espessamento sutil das linhas arqueadas, conforme visto na radiografia AP. Geralmente anormalidades sacrais são vistas em conjunção com outros achados pélvicos, como o espessamento das linhas iliopectíneas e iliopúbicas. Os sintomas neurológicos podem resultar do estreitamento mecânico do canal ou forame neural secundário à ossificação ligamentar, dilatação ou colapso vertebral ou um fenômeno de roubo vascular.

Caso 3.35

HISTÓRIA CLÍNICA Mulher de 40 anos com dor na coluna e um caso semelhante.

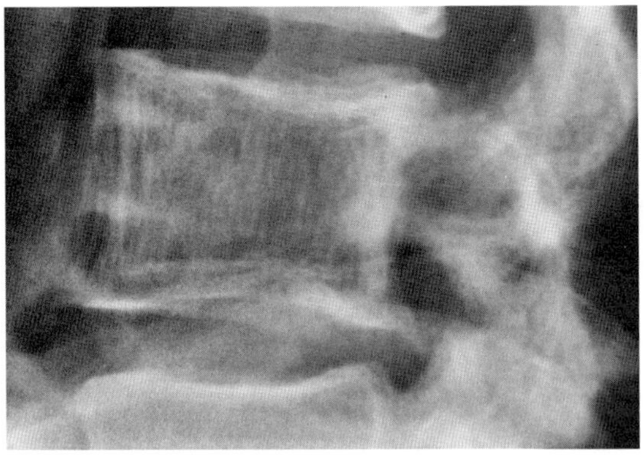

FIGURA 3.35A

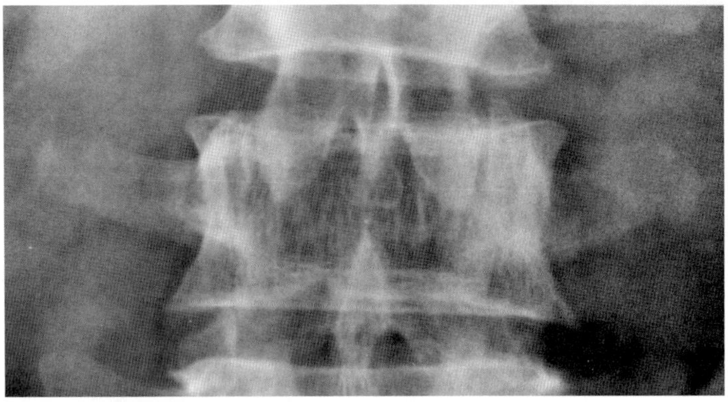

FIGURA 3.35B

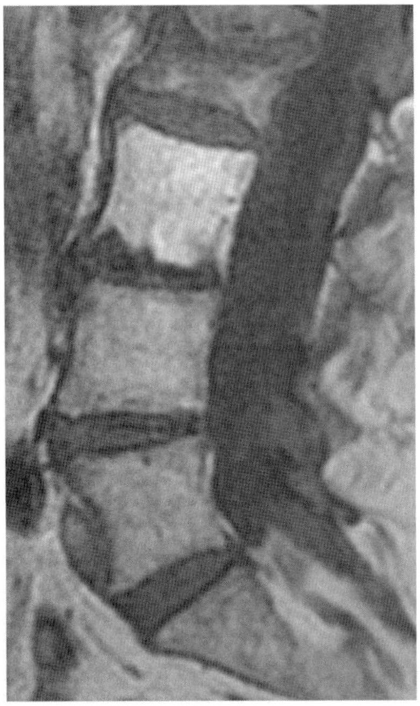

FIGURA 3.35C

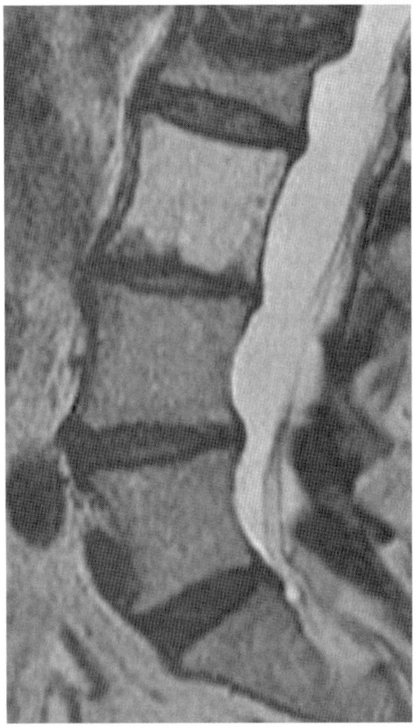

FIGURA 3.35D

ACHADOS

A, B. Detalhes de radiografias AP e lateral de L2. Observam-se espessas estrias verticais do corpo vertebral. Os elementos posteriores não foram afetados. O corpo vertebral geral é normal. O córtex possui espessura normal.

C, D. Caso semelhante. Imagens sagitais de RM ponderadas em T1 e ponderadas em T2 da parte lombar da coluna vertebral demonstrando alto sinal difuso no corpo vertebral L3. Uma fratura por compressão benigna de L2 também está presente.

DIAGNÓSTICO DIFERENCIAL Hemangioma, metástase, linfoma, mieloma, cordoma, doença de Paget, osteoporose.

DIAGNÓSTICO Hemangioma.

DISCUSSÃO As características radiológicas do hemangioma incluem um reforço grosseiro do padrão trabecular vertical em resposta à perda das trabéculas horizontais.[72] Esse padrão em "veludo" geralmente é identificado no corpo vertebral, mas pode se estender para os elementos posteriores. É mais comum observarmos uma lesão óssea focal com um padrão em "roda de carroça" do que o envolvimento de todo o corpo vertebral. Geralmente observa-se uma maior captação do radiotraçador nas cintilografias ósseas. Os resultados de hiperintensidade em T1 resultam do conteúdo adiposo, e a hiperintensidade T2 resulta do conteúdo sanguíneo. O realce pelo gadolínio é esperado.

Considerações diferenciais incluem doença metastática, linfoma, mieloma ou cordoma, quando a lesão se estende para os tecidos moles. As lesões geralmente podem ser diferenciadas da doença de Paget pela ausência de espessamento cortical.

Caso 3.36

HISTÓRIA CLÍNICA Homem de 24 anos, neurologicamente intacto mesmo após envolvimento em acidente automobilístico de alta velocidade.

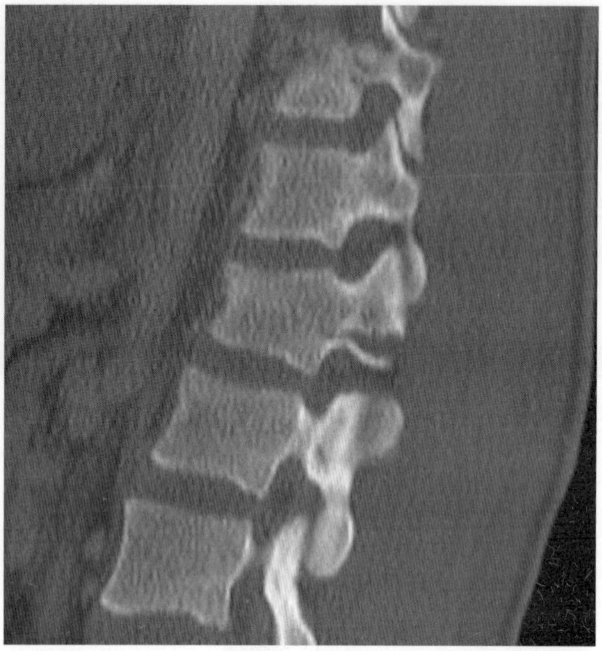

FIGURA 3.36A

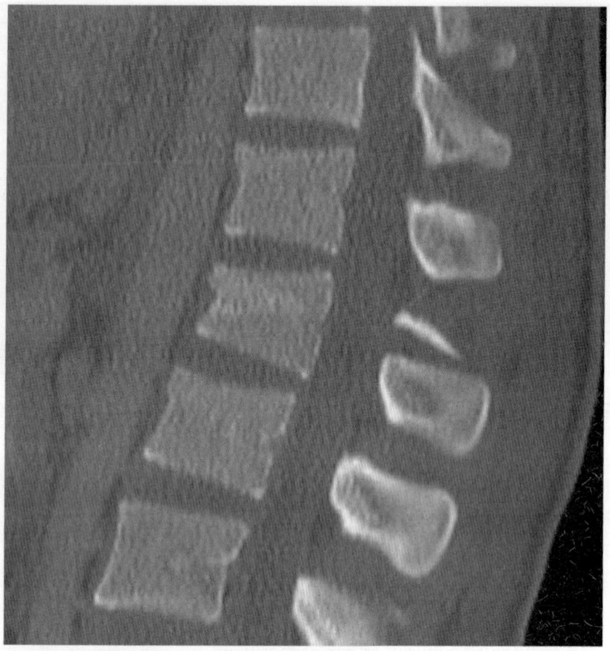

FIGURA 3.36B

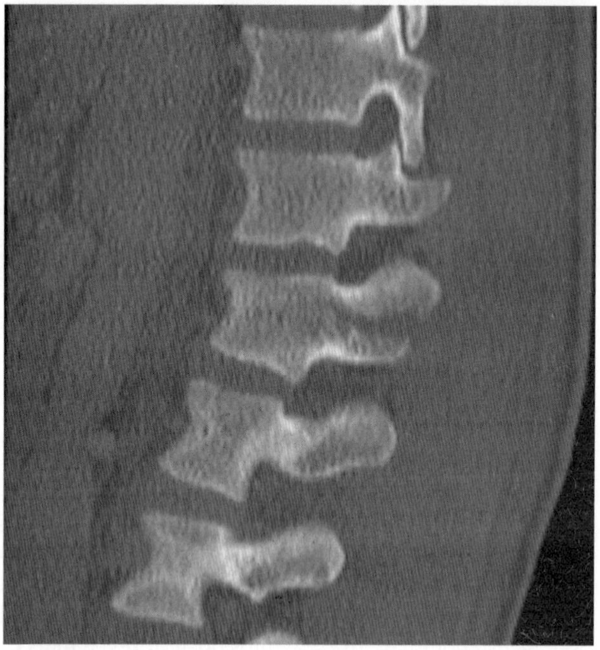

FIGURA 3.36C

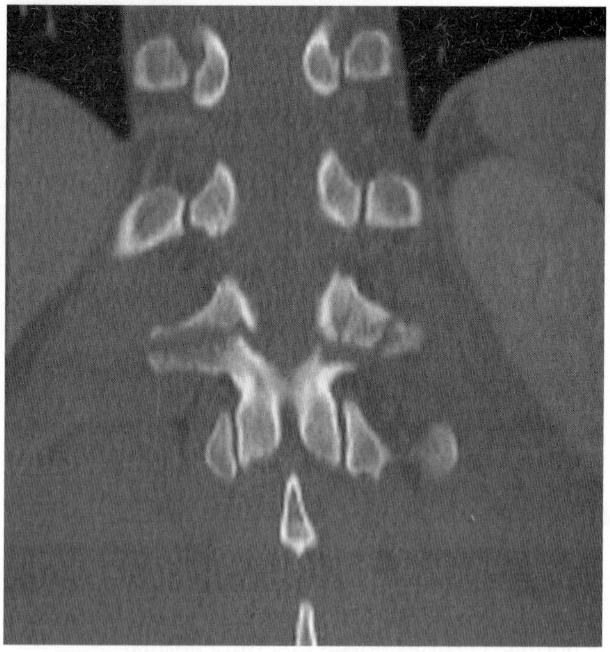

FIGURA 3.36D

ACHADOS

A-C. Reformatações sagitais de TC da coluna na junção toracolombar. O encunhamento anterior do corpo vertebral de T1 é acompanhado por uma fratura em tórus do córtex anterior. Fraturas horizontais levemente destracionadas se estendem através de ambos os pedículos de L1 e processos espinhosos. As facetas ainda se articulam normalmente.

D. Imagem coronal reformatada de TC. As fraturas horizontais se estenderam através dos processos transversos.

DIAGNÓSTICO DIFERENCIAL Nenhum.

DIAGNÓSTICO Fratura por flexão-distração de L1 (fratura de Chance).

DISCUSSÃO A lesão do "cinto de segurança" está relacionada a lesões por hiperflexão óssea e ligamentar que comumente ocorrem nos níveis toracolombar ou lombar superior em passageiros adultos ou nos níveis lombares médios de passageiros mais novos.

Como as estruturas ligamentares suportam as forças de distração melhor que os corpos vertebrais, pode ocorrer uma fratura horizontal que começa nos elementos posteriores e propaga-se anteriormente.[70] Pessoas com combinações de cintos que prendem o ombro e a cintura incorrem em diferentes tipos de lesões (fraturas por compressão da coluna cervicotorácica e compressões em cunha anterolateral das vértebras toracolombares no lado oposto do cinto que passa pelo ombro) e apresentam menor incidência de sequelas neurológicas, isto é, têm um prognóstico melhor.

Existem quatro subtipos de fraturas de Chance:

- O tipo A (47%) é a descrição original de uma fratura horizontal envolvendo todas as três partes da coluna.
- O tipo B (11%) se restringe à ruptura dos ligamentos e do disco intervertebral.
- O tipo C (26%) envolve as partes posterior e média da coluna, se estendendo para o disco anterior.
- O tipo D (16%) envolve a coluna posterior, se estendendo para o disco.

Os achados das imagens podem ser bastante sutis em uma TC transaxial; portanto, são necessárias reformatações sagitais e coronais. As características das reformatações sagitais incluem uma altura preservada ou diminuída do corpo vertebral anterior, uma altura preservada ou aumentada do corpo vertebral posterior e o arredondamento do corpo vertebral superior posterior. Reformatações coronais podem demonstrar a extensão da fratura dos pedículos e processos transversos.

A ruptura ligamentar posterior pura resulta em alargamento interespinhoso com subluxação, cavalgamento ou distração das facetas. Se houver mais de 20 graus de flexão ou 10% de arqueamento lateral nos níveis lombares superiores (sem uma fratura), a ruptura ligamentar deve estar presente.

Caso 3.37

HISTÓRIA CLÍNICA Homem de 58 anos com paraplegia após um acidente automobilístico.

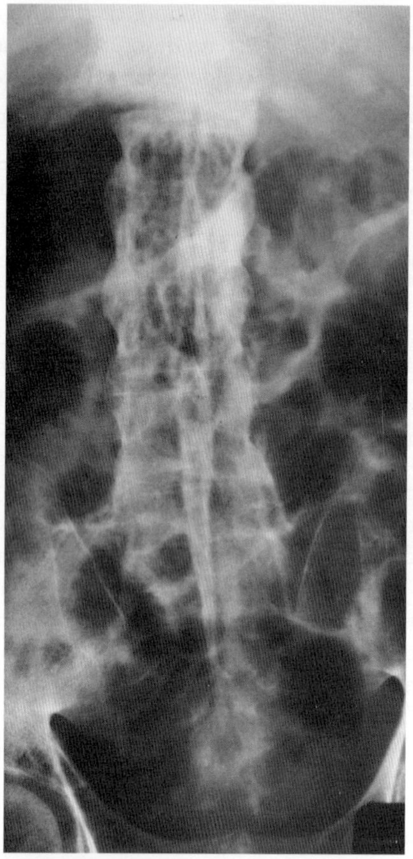

FIGURA 3.37A

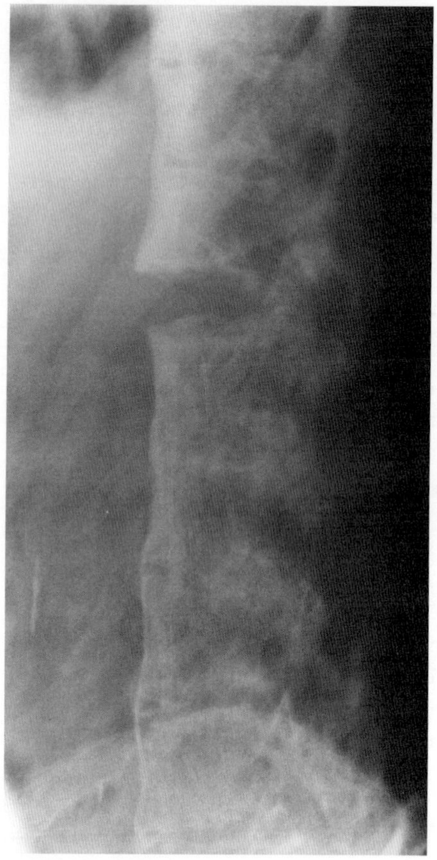

FIGURA 3.37B

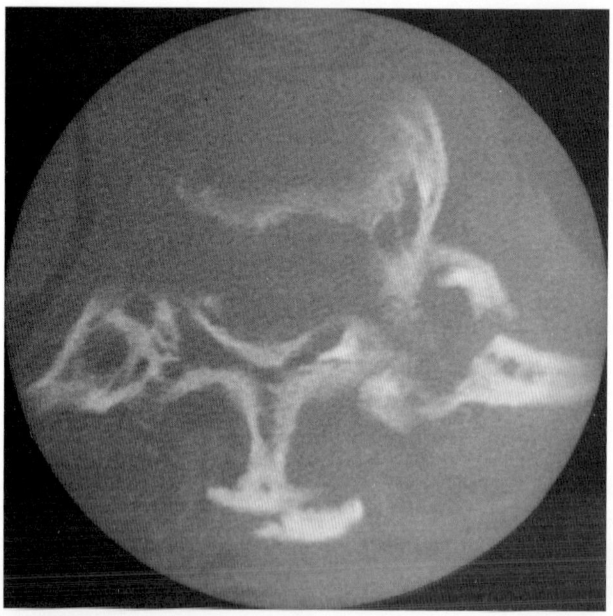

FIGURA 3.37C

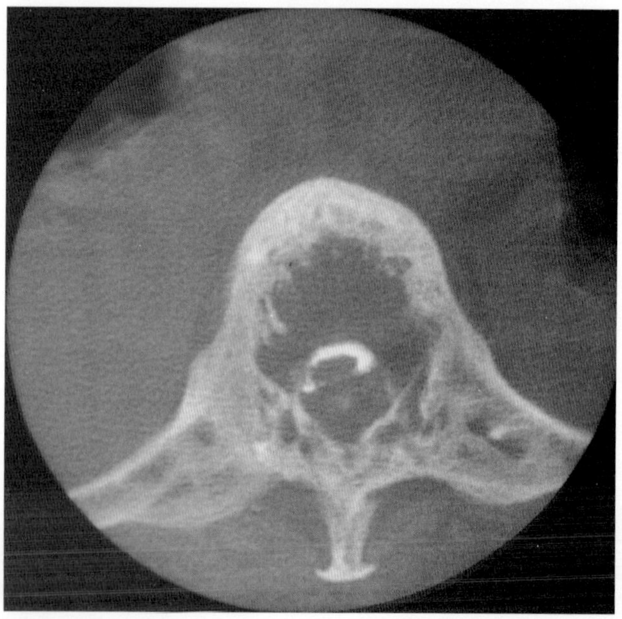

FIGURA 3.37D

ACHADOS

A, B. Radiografias AP e lateral da parte lombar da coluna vertebral revelando distração-luxação lateral em L1-L2 com um aumento no espaço discal. Formação de sindesmófitos é observada, fundindo todos os outros níveis. As articulações sacroilíacas estão anquilosadas.

C, D. Imagens axiais de TC demonstrando estreitamento acentuado do canal vertebral sem contraste mielográfico visto no nível mais grave. O sinal do "processo espinhoso duplo" neste nível é causado pela avulsão da ossificação ao longo do processo espinhoso. Um segundo local de fratura é notado através da faceta esquerda.

DIAGNÓSTICO DIFERENCIAL Fratura-luxação na espondilite anquilosante, DISH, artrite reumatoide idiopática juvenil.

DIAGNÓSTICO Espondilite anquilosante com fratura-luxação.

DISCUSSÃO A fratura-luxação é uma das complicações mais devastadoras da espondilite anquilosante. A coluna fundida na espondilite anquilosante é muito mais fraca que uma coluna normal, porque sua rigidez não permite que ela absorva ou dissipe as forças da carga traumática. Na coluna normal, discos intervertebrais, placas terminais, ligamentos e musculatura paravertebral absorvem a maioria dessas forças. A função dessas estruturas é anulada pela anquilose. Além disso, o osso na espondilite anquilosante é osteoporótico. Uma carga de trauma relativamente pequena pode causar fraturas através dos sindesmófitos.[71] Com uma forma maior, as fraturas se estendem através dos elementos posteriores, e toda a coluna se torna instável e pode desviar. A contusão ou transecção da medula espinal é um risco significante nesses pacientes, um risco amplificado pela estenose espinal preexistente que está associada à ossificação do complexo ligamentar posterior. Além do risco imediato de catástrofe neurológica ou mesmo morte, a deterioração neurológica retardada é uma complicação bem conhecida. A estabilização cirúrgica é o tratamento preferido, mas a vulnerabilidade subjacente da coluna permanecerá.

Caso 3.38

HISTÓRIA CLÍNICA Mulher de 23 anos com dor na coluna que piorou durante a gestação.

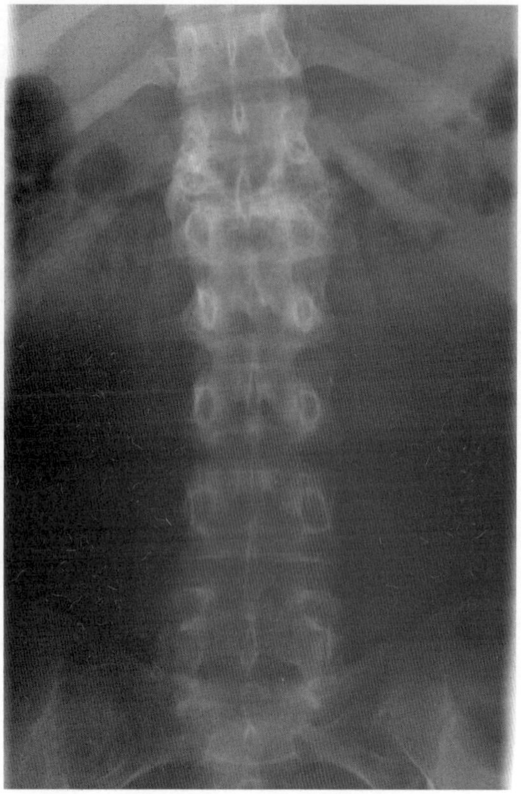

FIGURA 3.38A

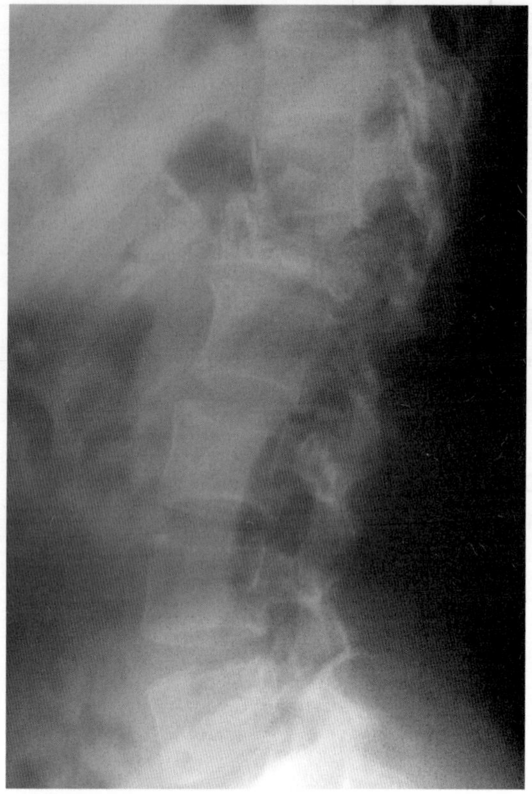

FIGURA 3.38B

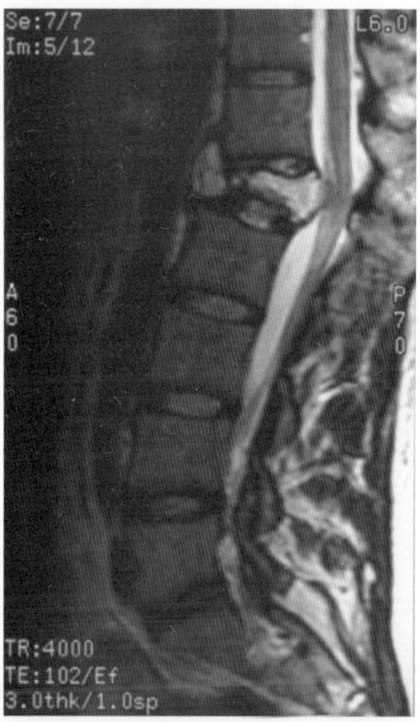

FIGURA 3.38C

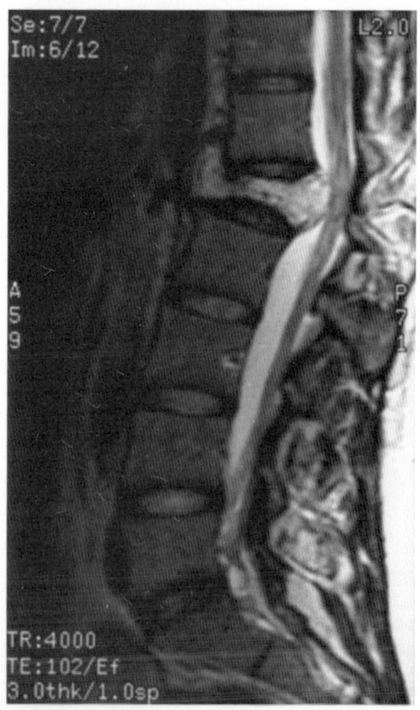

FIGURA 3.38D

ACHADOS

A, B. Radiografias AP e lateral da parte lombar da coluna vertebral. O corpo vertebral de L2 está comprimido e expandido circunferencialmente para fora.

C, D. Imagem sagital de RM ponderada em T2 demonstrando alta intensidade de sinal no corpo de L2. A expansão posterior comprime o saco tecal. Não se observa edema paravertebral e o córtex parece intacto.

DIAGNÓSTICO DIFERENCIAL Hemangioma com colapso, metástase com colapso, granuloma eosinofílico com colapso.

DIAGNÓSTICO Hemangioma com colapso vertebral.

DISCUSSÃO O hemangioma é uma proliferação benigna dos canais vasculares que ocorre no osso ou nos tecidos moles. Lesões ósseas assintomáticas típicas geralmente são descobertas por acaso em adultos, com predominância feminina. Os dados de autópsias sugerem que a prevalência de envolvimento espinal é de aproximadamente 10%, mas menos lesões têm tamanho suficiente para serem detectadas radiologicamente. A TC e a RM são mais sensíveis que as radiografias, mas a cintilografia óssea tipicamente é negativa. A parte torácica da coluna vertebral é mais envolvida que a parte lombar, e a parte cervical comumente não é envolvida. Não ocorre degeneração maligna.

A hemangiomatose vertebral aumenta durante a gestação e geralmente se torna sintomática. As alterações vasculares e hemodinâmicas que ocorrem durante a gestação atuam na dilatação de um hemangioma preexistente.[73,74] O aumento médio no volume circulatório durante a gestação é de 40%, com um aumento concomitante na capacitância venosa. Conforme o útero gravídico aumenta suficientemente para se encaixar na pelve e começa a se estender para a cavidade abdominal, seu volume interfere com o retorno venoso dos membros inferiores para a veia cava inferior. Como uma via colateral, o sangue ingurgita o plexo venoso não valvulado de Batson e flui de maneira retrógrada em grandes volumes para um hemangioma vertebral preexistente, produzindo uma dilatação progressiva. Alterações hormonais durante a gestação também podem produzir alterações estruturais. A progesterona aumenta a distensibilidade venosa, e o estrogênio promove crescimento endotelial. A maioria das pacientes cujos hemangiomas vertebrais se tornam sintomáticos durante a gestação relata dor no terceiro trimestre, quando o útero gravídico começa a redirecionar o fluxo sanguíneo para o plexo de Batson. Apesar de muitas pacientes apresentarem remissão espontânea após o parto, isso não ocorre em todos os casos.

Caso 3.39

HISTÓRIA CLÍNICA Mulher de 43 anos com dor na coluna.

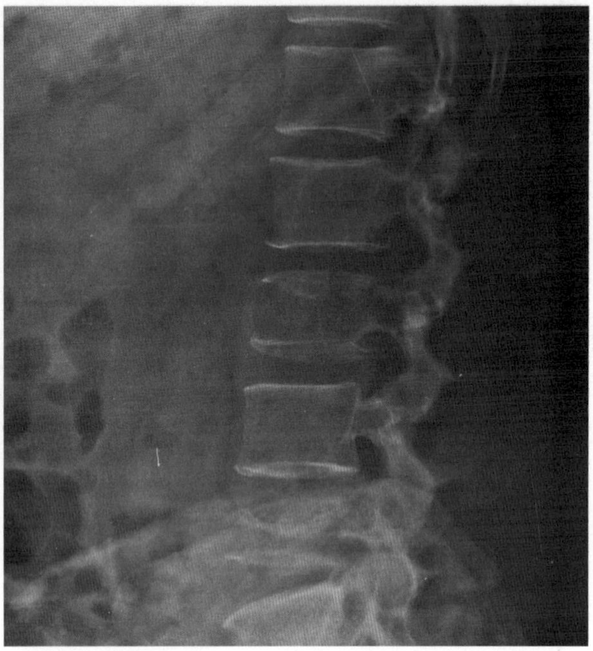

FIGURA 3.39A

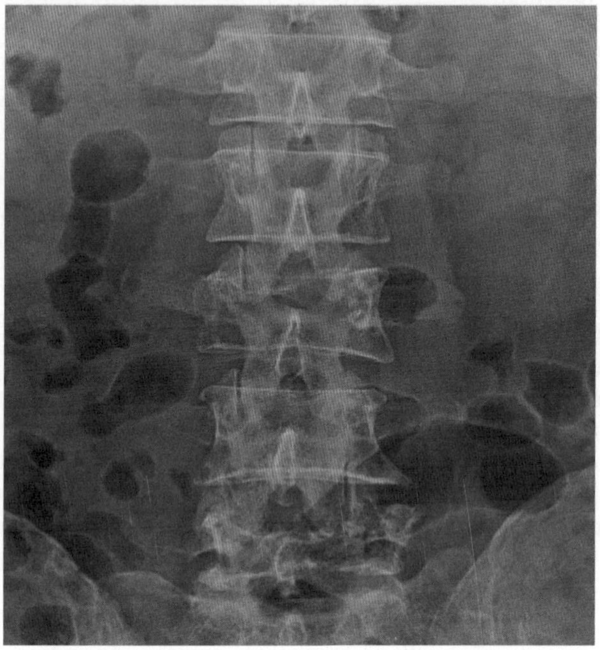

FIGURA 3.39B

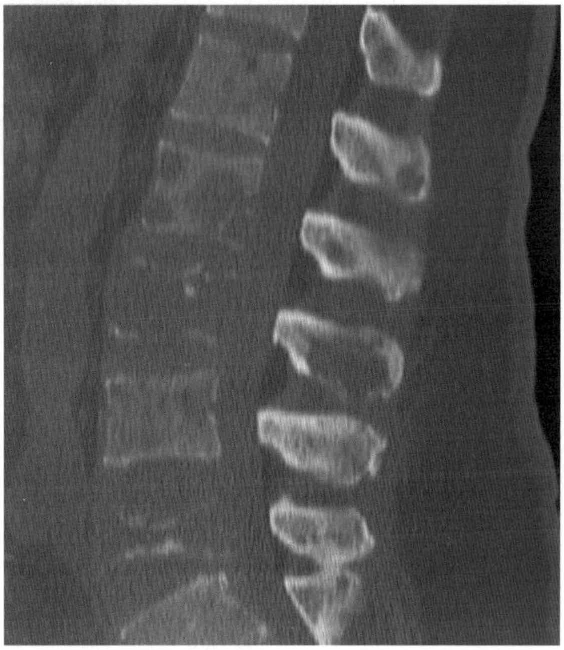

FIGURA 3.39C

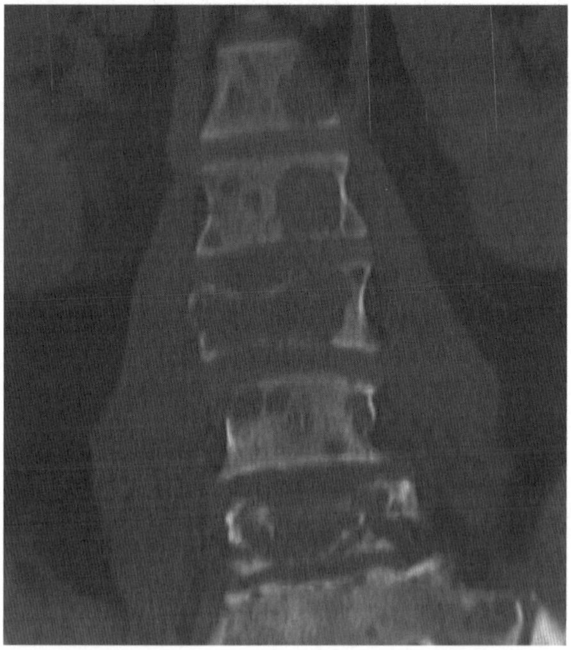

FIGURA 3.39D

ACHADOS

A, B. Radiografias lateral e AP da parte lombar da coluna vertebral. O corpo vertebral de L3 demonstra a destruição ao longo da margem cortical direita e da placa terminal superior. O pedículo direito de L3 está ausente, e o corpo vertebral está levemente comprimido. Similar, mas a destruição mais grave envolve L5 e a menos grave envolve L2 e L4. O alargamento dos tecidos moles paravertebrais evidencia uma grande massa associada de tecidos moles.

C, D. Reformatações sagital e coronal de TC. A destruição óssea é mais extensa que o observado nas radiografias e se estende para o processo espinhoso de L3. Massas de tecidos moles estreitam o canal vertebral. Não se observa formação de osso reativo.

DIAGNÓSTICO DIFERENCIAL Metástase, mieloma múltiplo, linfoma, leucemia.

DIAGNÓSTICO Mieloma múltiplo.

DISCUSSÃO A destruição precoce de um pedículo é um sinal clássico de doença metastática que a diferencia do mieloma múltiplo,[75] mas na presença de doença extensiva, distinguindo entre as entidades no diagnóstico diferencial finalmente requer uma análise laboratorial ou do tecido para o diagnóstico. A presença de formação de osso reativo é mais sugestiva de doença metastática em vez de malignidade de célula da medula óssea. O envolvimento contíguo do tumor dentro da coluna é comum nos carcinomas metastáticos da próstata e da mama, linfoma e no mieloma múltiplo. A extensão extraóssea algumas vezes pode ser distinguida de etiologias infecciosas pela ausência de envolvimento discal. A demonstração radiológica de osteólise é uma pista insensível para doença metastática e cintilografia óssea, RM e tomografia computadorizada de emissão de pósitrons (PET-CT) são os melhores métodos de imagens para a detecção precoce. O tratamento clínico das metástases da coluna pode incluir irradiação terapêutica, além de descompressão e estabilização cirúrgica.

Caso 3.40

HISTÓRIA CLÍNICA Mulher de 68 anos com câncer de mama recém-diagnosticado.

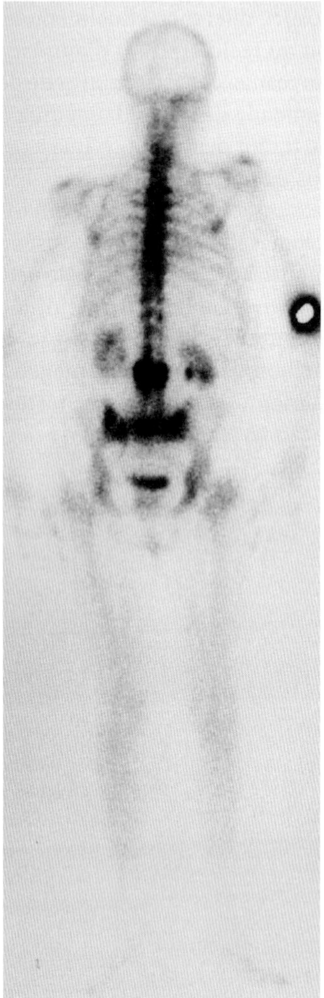

FIGURA 3.40A

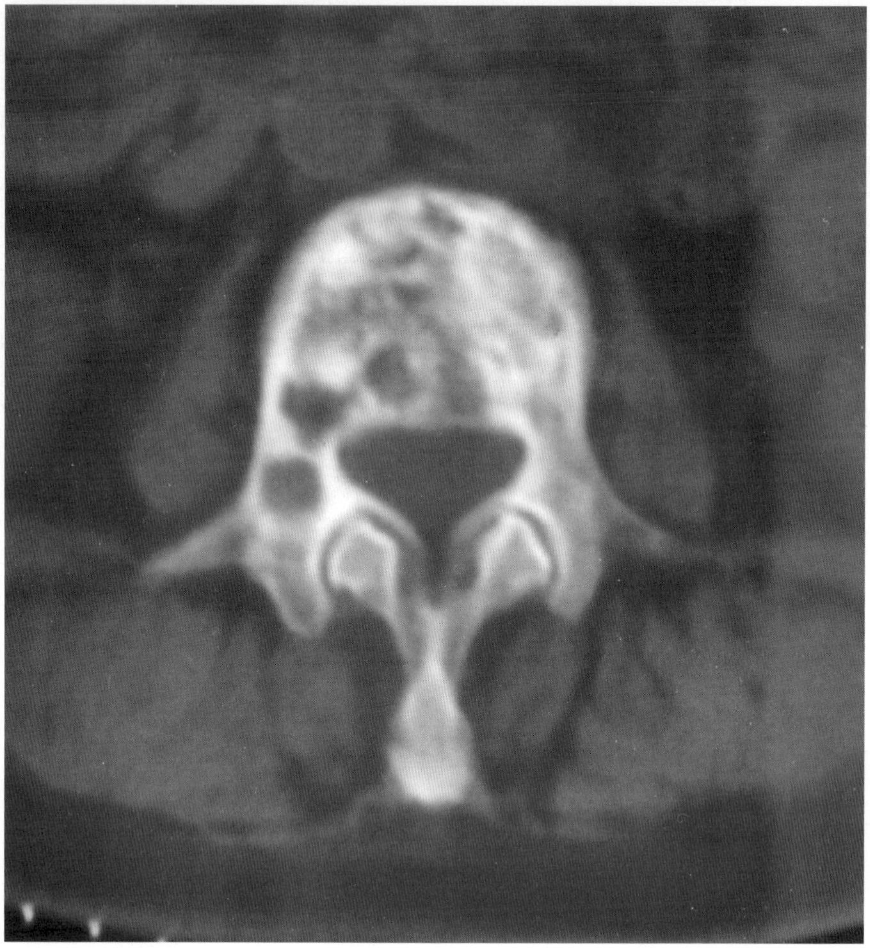

FIGURA 3.40B

ACHADOS

A. Cintilografia óssea. A imagem posterior de corpo total demonstra intenso acúmulo de atividade em L3.

B. Imagem axial de TC através da vértebra L3 demonstrando dilatação difusa. O osso é um mosaico de regiões de esclerose e radiolucências, com um padrão trabecular ósseo desordenado.

DIAGNÓSTICO DIFERENCIAL Metástase, doença de Paget, linfoma, cordoma, mastocitose.

DIAGNÓSTICO Doença de Paget.

DISCUSSÃO O padrão trabecular grosseiro é uma característica proeminente neste caso. Entretanto, algumas vezes é difícil chegar com rapidez ao diagnóstico por meio das imagens de TC, porque cada nível é lido isoladamente. As reformatações sagitais de TC podem ser úteis na identificação de elevações sutis do tamanho do corpo vertebral.

Como a doença de Paget leva a um enfraquecimento do osso, vértebras bicôncavas algumas vezes surgem, com alterações degenerativas secundárias no disco. Ocasionalmente, o envolvimento do elemento posterior pode ser visto de maneira isolada ou em conjunção com anormalidades do corpo vertebral. Nesses casos, a esclerose do pedículo geralmente será acompanhada por um aumento sutil e geral na distância interpedicular.

Considerações diferenciais de uma vértebra densa incluem metástases blásticas, mielofibrose, fluorose, mastocitose, osteodistrofia renal, displasia fibrosa e esclerose tuberal. Duas outras entidades que podem ser vistas em pacientes idosos incluem osteomalacia axial e fibrogênese imperfeita óssea; as duas podem ser distinguidas pelo exame patológico. Uma forma juvenil de doença de Paget, chamada hiperfosfatasia familiar idiopática, possui características similares, exceto por preservar as epífises.

Caso 3.41

HISTÓRIA CLÍNICA Homem de 56 anos com dor crônica na coluna e um caso semelhante.

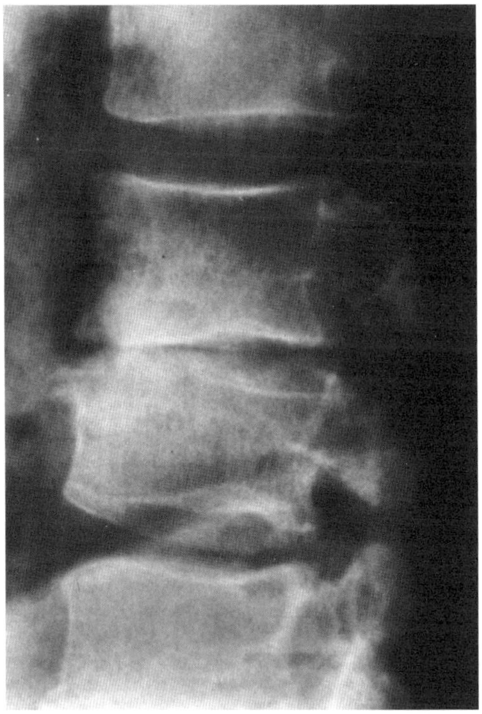

FIGURA 3.41A

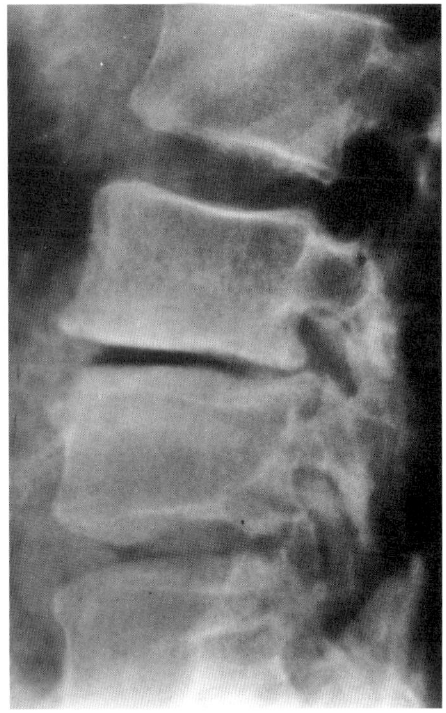

FIGURA 3.41B

ACHADOS

A. Radiografia lateral da parte lombar da coluna vertebral demonstrando estreitamento do espaço discal, osteófitos em corpo vertebral e esclerose da placa terminal.

B. Caso semelhante. Radiografia lateral demonstrando o fenômeno de vácuo em um espaço discal estreitado.

DIAGNÓSTICO DIFERENCIAL Doença degenerativa discal, infecção, deformidade pós-traumática.

DIAGNÓSTICO Doença degenerativa discal.

DISCUSSÃO A doença degenerativa da coluna pode ser subcategorizada em osteocondrose intervertebral, espondilose deformante e osteoartrite. A anormalidade primária na osteocondrose intervertebral está no núcleo pulposo, um amortecedor de choques da coluna. As manifestações radiológicas incluem diminuição da altura discal, fenômeno do vácuo e esclerose das placas terminais. Na espondilose deformante, o ânulo fibroso possui menor elasticidade e resulta em osteofitose com um espaço discal normal ou levemente diminuído. A osteoartrite é uma doença das articulações facetárias e se manifesta na forma de estreitamento do espaço discal e esclerose.

Essas entidades devem ser diferenciadas de outros processos que causam estreitamento do espaço discal.[76] A discite tipicamente demonstra esclerose mal definida da placa terminal que gradua para distintas alterações erosivas, com uma massa associada de tecidos moles. O trauma com herniação do núcleo pulposo geralmente apresentará uma fratura visível ou sinais secundários de instabilidade ligamentar com a história clínica apropriada. Na osteoartropatia neuropática, o estreitamento do espaço discal, a esclerose e a osteofitose são mais pronunciados e associados com detritos e desorganização. A artrite reumatoide normalmente é observada na parte cervical da coluna vertebral e demonstra evidências adicionais de subluxações resultantes de envolvimento apofisário e ligamentar. As alterações da doença de deposição de CPPD podem incluir fragmentação, subluxação e calcificação, além de estreitamento do espaço discal e esclerose da placa terminal. Ocronose pode ser sugerida nos casos de calcificação proeminente do espaço discal e osteoporose.

Caso 3.42

HISTÓRIA CLÍNICA Mulher de 35 anos com dor na coluna.

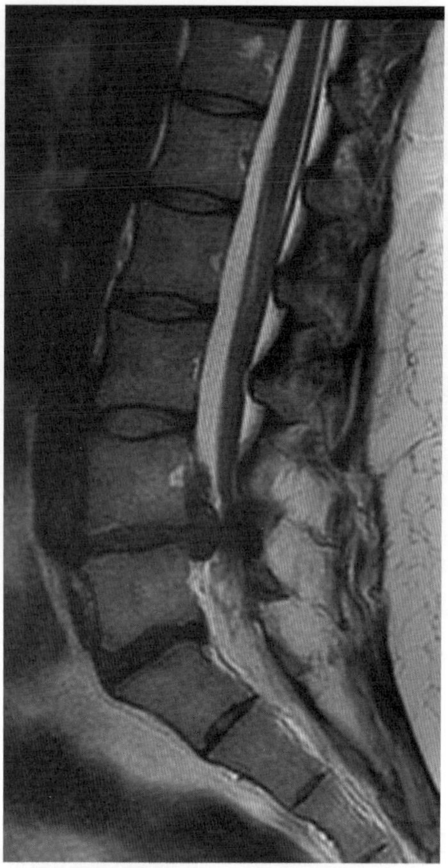

FIGURA 3.42A

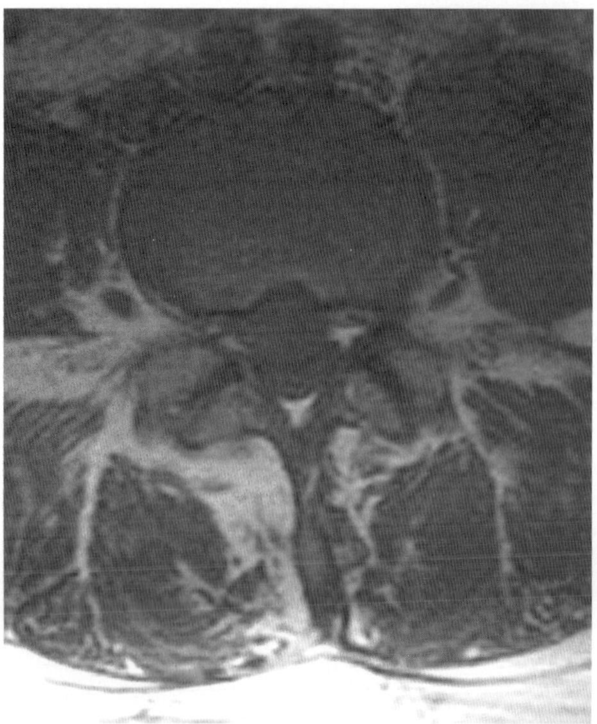

FIGURA 3.42B

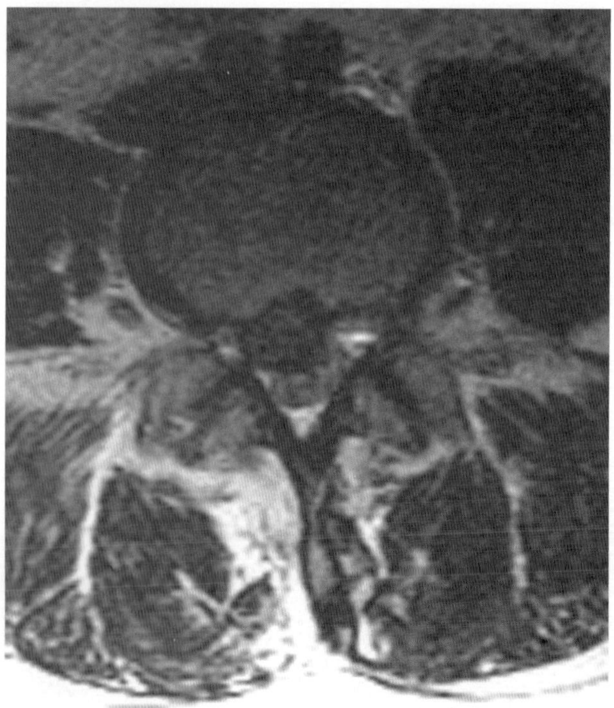

FIGURA 3.42C

ACHADOS Imagens de RM sagital ponderada em T2 (A), axial ponderada em T1 (B) e axial ponderada em T2 (C) demonstrando uma extrusão bilobada do disco, com um grande fragmento migrado superiormente localizado no recesso lateral por trás do corpo vertebral L4. O fragmento no recesso lateral atrás de L4 pode comprimir a raiz nervosa direita de L4. Observa-se estenose grave do canal central causada por esta lesão. O espaço discal envolvido está reduzido na altura e baixo em sinal.

DIAGNÓSTICO DIFERENCIAL Nenhum.

DIAGNÓSTICO Hérnia do núcleo pulposo.

DISCUSSÃO A presença de uma massa de baixo sinal que se estende a partir de um disco degenerado achatado para o canal vertebral é diagnóstica como hérnia do núcleo pulposo. A compressão mecânica do fragmento herniado para as raízes nervosas pode causar uma dor na coluna incapacitante com irradiação para os membros inferiores. A dor lombar em adultos é extremamente comum, afetando a maioria dos adultos em algum momento de suas vidas e é a causa mais comum de incapacidade de indivíduos com menos de 45 anos. A RM é o exame de escolha na presença de uma dor lombar aguda complicada por sintomas radiculares. Algumas vezes a distinção entre infecção e doença discal degenerativa pode ser particularmente desafiadora. Entretanto, na esclerose discogênica, as placas terminais tendem a ser uniformemente escleróticas, sem as erosões focais observadas na infecção. Defeitos nas placas terminais podem resultar de nódulos herniados de Schmorl. A presença de um fenômeno de vácuo é sugestiva de doença discal degenerativa; mesmo na presença de infecção superposta à doença discal degenerativa, a bactéria comumente consome o nitrogênio disponível antes que o paciente seja submetido ao exame.

Outras entidades que podem causar estreitamento do espaço discal associado à esclerose subcondral incluem espondiloartropatias soronegativas, doença de deposição de CPPD, ocronose, doença neuropática e sarcoidose.

Caso 3.43

HISTÓRIA CLÍNICA Homem de 43 anos com eritema e dor lombar há 2 semanas. Radiografia na apresentação; radiografia, RM e TC 6 semanas depois.

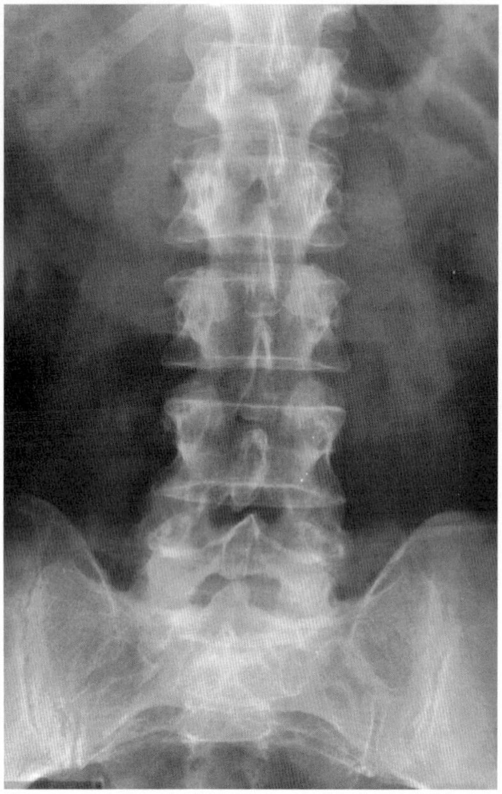

FIGURA 3.43A

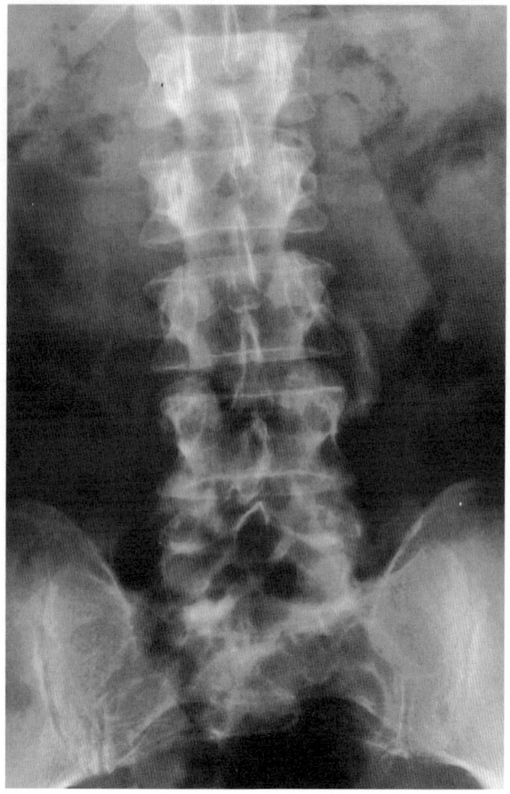

FIGURA 3.43B

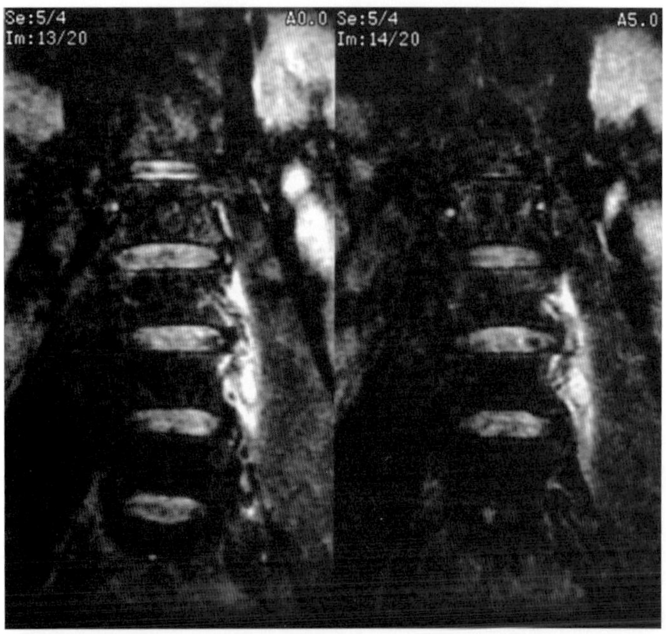

FIGURA 3.43C

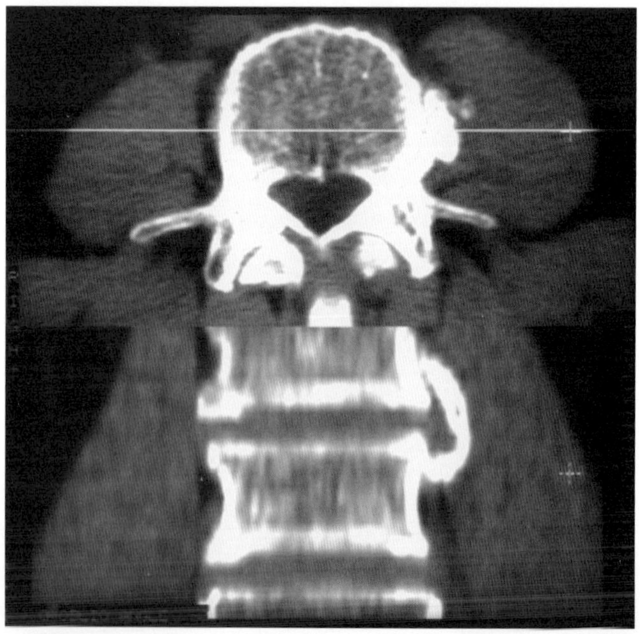

FIGURA 3.43D

ACHADOS

A. A radiografia AP da parte lombar da coluna vertebral realizada na apresentação é normal.

B. Radiografia AP da parte lombar da coluna vertebral realizada após 6 semanas de acompanhamento demonstrando ossificação paravertebral ao longo da face lateral no nível L3-L4.

C. Imagem coronal STIR (*short tau inversion recovery*) de RM demonstrando alto sinal nos tecidos moles paravertebrais à esquerda de L3-L4. Os espaços dos discos intervertebrais estão normais em altura e hidratação.

D. TC axial com reconstrução coronal demonstrando ossificação paravertebral unindo as faces laterais dos corpos vertebrais L3-L4.

DIAGNÓSTICO DIFERENCIAL Espondilite anquilosante, artrite psoriática, artrite reativa, DISH, fluorose.

DIAGNÓSTICO Espondiloartropatia psoriática.

DISCUSSÃO As radiografias demonstram ossificação paravertebral se tornando visível após 6 semanas, que é a duração típica para que ocorra a formação de osso. A RM apresenta alterações inflamatórias ao redor do local de ossificação, e a reconstrução coronal de TC demonstra a morfologia particular da ponte óssea em relação aos corpos vertebrais envolvidos. A ossificação paravertebral que une corpos vertebrais adjacentes é uma característica radiográfica clássica das artrites psoriática e reativa. A ossificação tipicamente está presente apenas em alguns níveis – em um nível neste caso – e se estende do córtex lateral de um corpo vertebral para o córtex lateral do próximo com um formato curvilinear. Essa forma particular de hiperostose vertebral é distinguível da espondilose deformante, na qual o crescimento ósseo é orientado horizontalmente a partir da placa terminal (osteófitos); da DISH, na qual o crescimento ósseo flui sobre vários corpos vertebrais contíguos (ossificação ligamentar) e da espondilite anquilosante, na qual o crescimento ósseo se orienta verticalmente a partir das margens das placas terminais (sindesmófitos). A ossificação paravertebral é uma manifestação esquelética precoce da artrite psoriática, tipicamente precedendo as alterações nas articulações sacroilíacas ou articulações periféricas.[78] Previamente este paciente não tinha ciência de ser portador de artrite psoriática.

Caso 3.44

HISTÓRIA CLÍNICA Trabalhador agrícola mexicano de 29 anos com perda de peso e sudorese noturna.

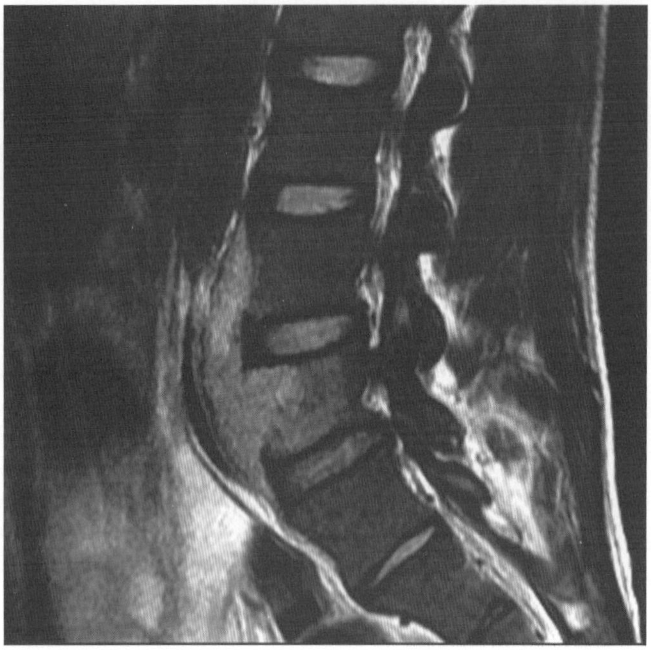

FIGURA 3.44A

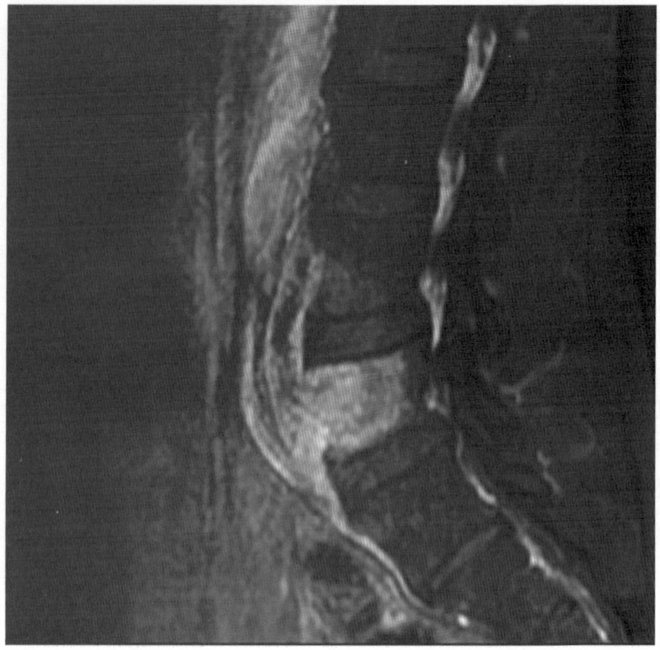

FIGURA 3.44B

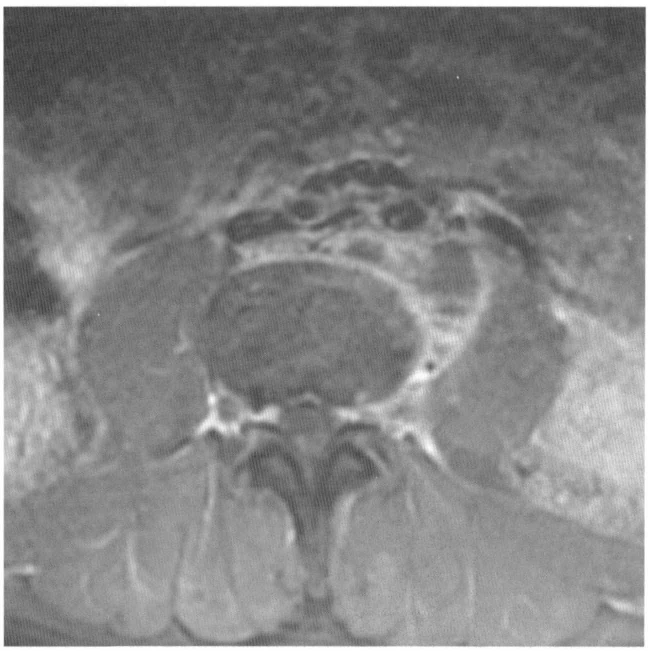

FIGURA 3.44C

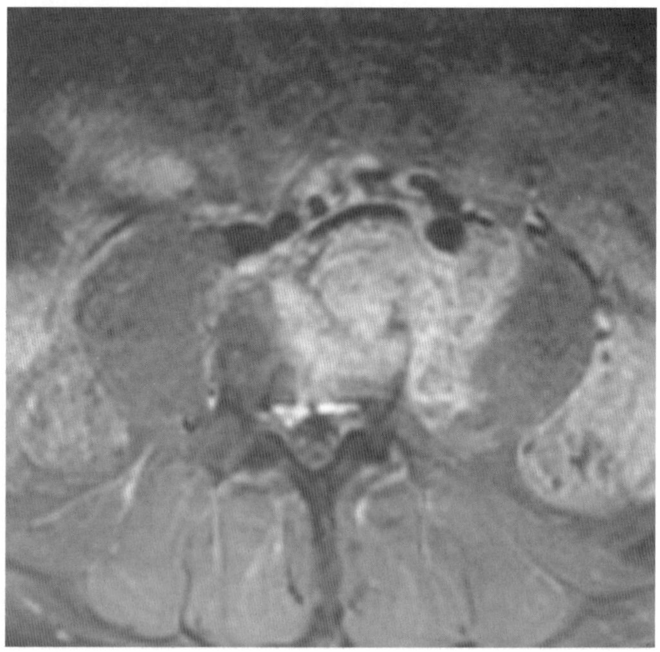

FIGURA 3.44D

ACHADOS

A. Imagem sagital de RM ponderada em T2 com supressão de gordura através da parte lombar da coluna vertebral demonstrando uma lesão clara no corpo vertebral L4 que se estende para os tecidos moles paraespinais anteriores e ao longo das faces anteriores de L3 e disco L4-L5.

B. Imagem sagital de RM ponderada em T1 com supressão de gordura e pós-gadolínio no mesmo local demonstrando realce difuso da porção intraóssea da lesão, mas com realce da borda da parte de tecidos moles.

C. Imagem axial de RM ponderada em T1 com supressão de gordura e pós-gadolínio no nível de L3 demonstrando uma coleção multilocular com realce da borda nos tecidos moles paraespinais anterolaterais esquerdos, se estendendo e deslocando o músculo psoas esquerdo.

D. Imagem axial de RM ponderada em T1 com supressão de gordura e pós-gadolínio no nível de L4 demonstra realce do corpo vertebral, com uma lesão de contraste heterogêneo se estendendo do osso para os tecidos moles, deslocando o ligamento longitudinal anterior.

DIAGNÓSTICO DIFERENCIAL Infecção microbacteriana, infecção piogênica, infecção fúngica, linfoma.

DIAGNÓSTICO Coccidioidomicose.

DISCUSSÃO A coccidioidomicose espinal é uma apresentação inicial comum da coccidioidomicose disseminada, e lesões espinais podem se desenvolver durante o curso do tratamento da coccidioidomicose em outros lugares. A doença pode ser agressiva e necessitar do desbridamento cirúrgico e estabilização quando a terapia clínica falhar.[79] O envolvimento espinal unifocal e multifocal pode ser encontrado na RM.[80] O envolvimento dos corpos vertebrais e dos tecidos moles adjacentes é comum. A aparência pode se assemelhar com a espondilite tuberculosa e pode ser indistinguível pelas imagens. As infecções piogênicas tipicamente envolvem um nível intervertebral único, centralizada no disco e as placas terminais vertebrais adjacentes superior e inferior. O linfoma pode envolver vários níveis do osso e tecidos moles, mas tende a infiltrar em vez de desviar e apresentaria um realce difuso em vez do realce da borda.

Caso 3.45

HISTÓRIA CLÍNICA Mulher de 28 anos que sofreu acidente automobilístico, mas sem dor na coluna aparente.

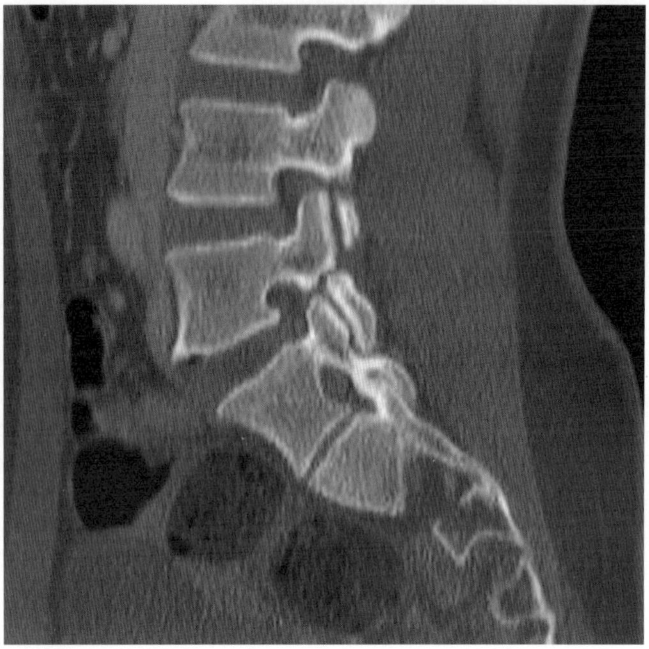

FIGURA 3.45A

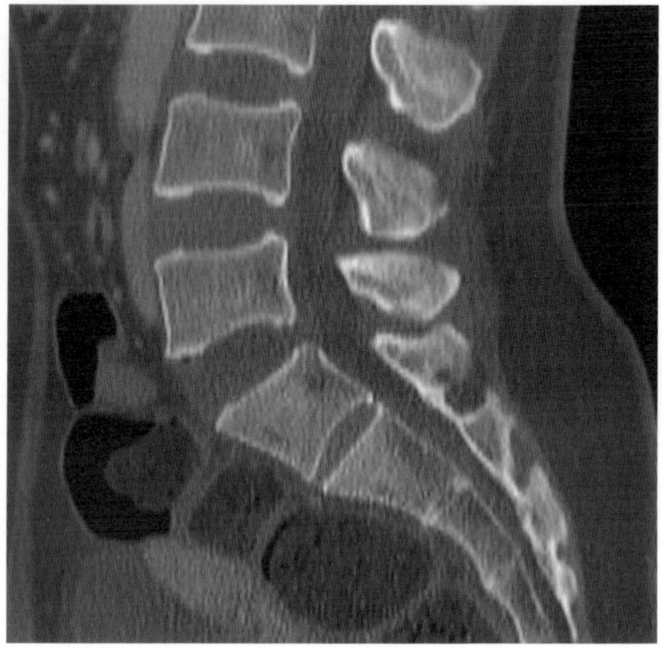

FIGURA 3.45B

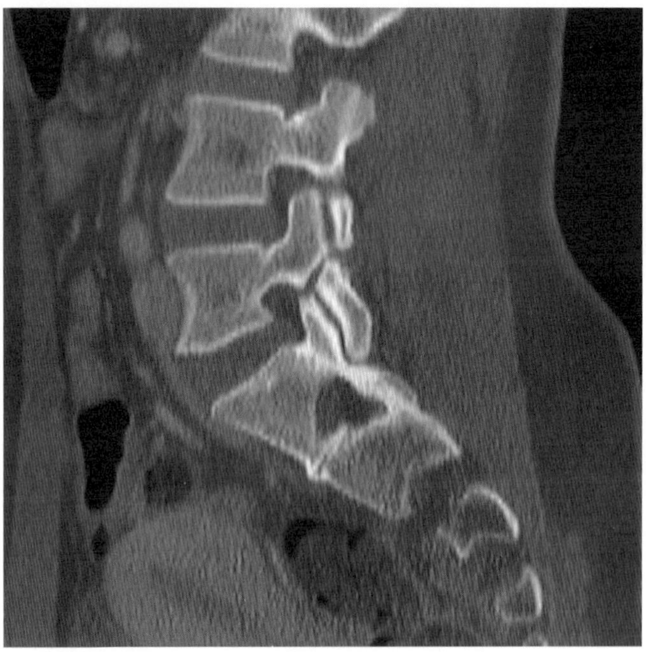

FIGURA 3.45C

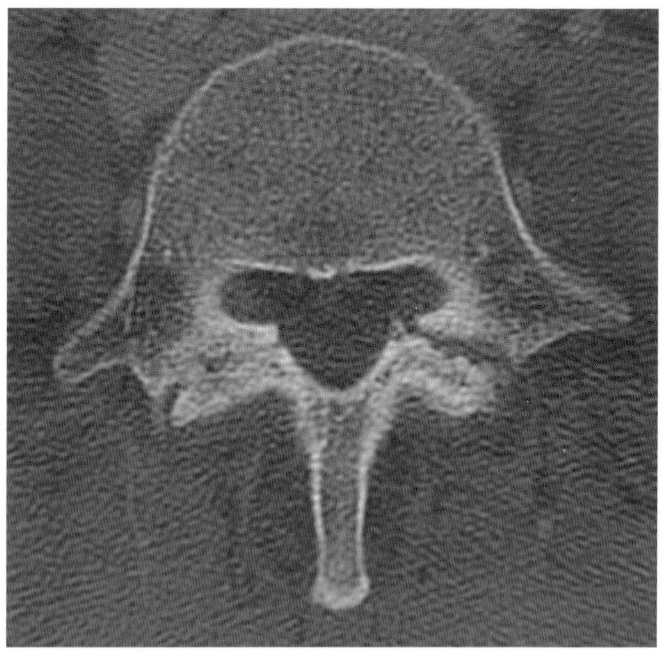

FIGURA 3.45D

ACHADOS

A-C. Reformatações sagitais das junções lombossacrais (esquerda para a direita) de uma TC de abdome. No nível L5, observam-se defeitos ósseos focais nos pares interarticulares direito e esquerdo dos elementos posteriores. As margens das lesões estão bem corticadas, mas sem anterolistese de L5 sobre S1.

D. TC axial no nível L5. Observam-se defeitos bilaterais nos pares com margens escleróticas.

DIAGNÓSTICO DIFERENCIAL Nenhum.

DIAGNÓSTICO Espondilólise bilateral de L5 sem anterolistese.

DISCUSSÃO O par interarticular é a porção da lâmina do corpo vertebral que conecta a faceta superior à faceta inferior. Quando os defeitos se apresentam nesta região em ambos os lados de um corpo vertebral, é possível que a vértebra deslize anteriormente (anterolistese ou espondilolistese). É proposto que os mecanismos que levam ao defeito sejam hereditários ou microtraumas repetitivos, levando a fraturas completas por estresse. A espondilólise é a causa mais comum de dor na coluna em adolescentes que praticam esportes.[81] O tratamento conservador com imobilizadores é a abordagem inicial em adolescentes, porque alguns evoluem para a consolidação.[82] Aproximadamente 95% das espondilólises ocorrem no nível L5. Na TC e RM os defeitos podem ser demonstrados diretamente. Nas radiografias laterais, uma lucência focal nos elementos posteriores pode ser observada ocasionalmente.

Caso 3.46

HISTÓRIA CLÍNICA Homem de 24 anos que sofreu acidente automobilístico em alta velocidade com quadriciclo.

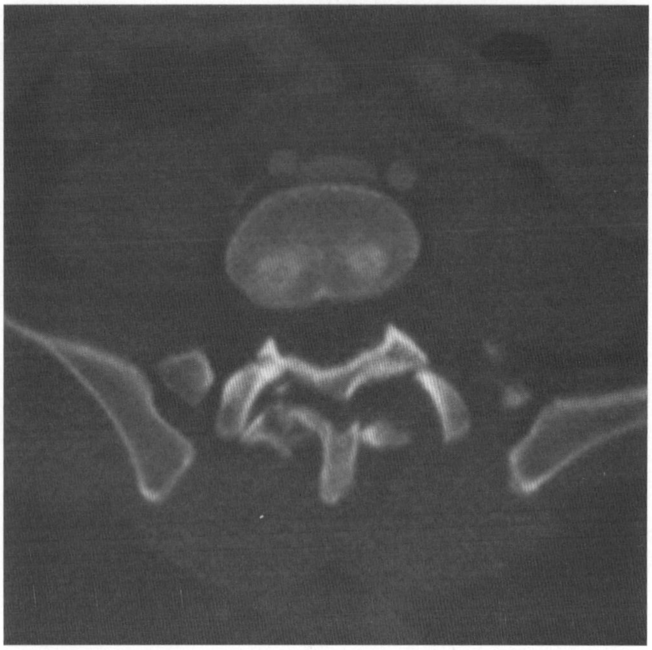

FIGURA 3.46A

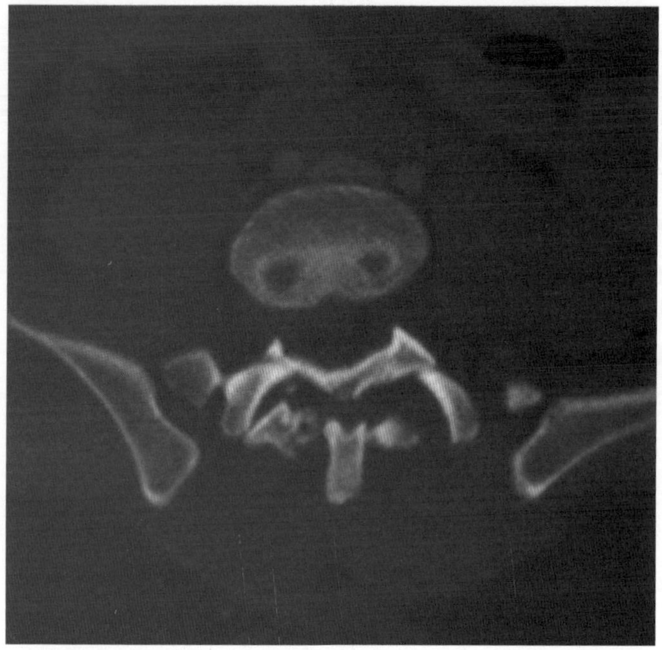

FIGURA 3.46B

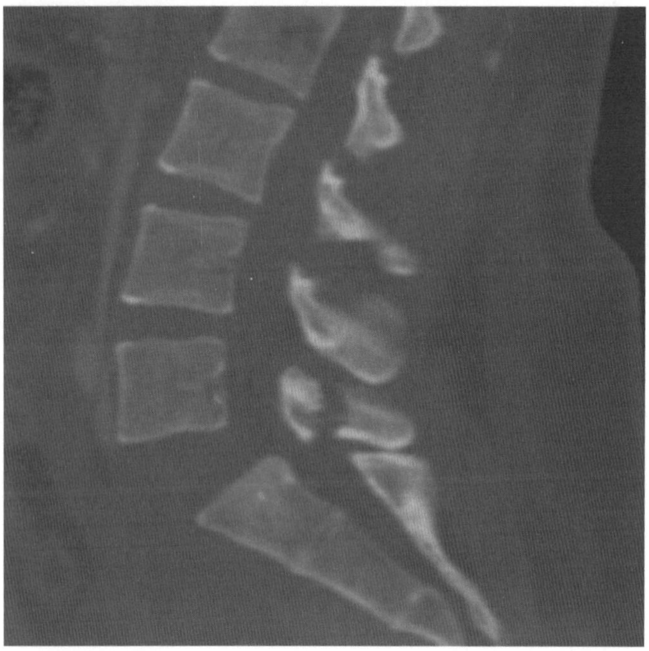

FIGURA 3.46C

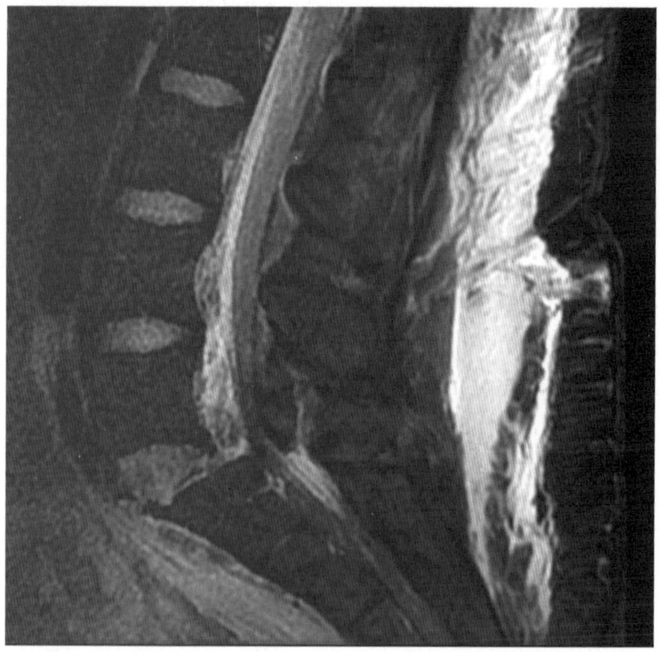

FIGURA 3.46D

ACHADOS

A, B. Imagens axiais de TC através do corpo de L5 e placa terminal inferior. Observa-se uma luxação anterior da articulação facetária esquerda de L5-S1, com a faceta inferior de L5 desviada anteriormente à faceta superior de S1; observa-se uma fratura-luxação da articulação facetária L5-S1 direita e uma fratura do processo espinhoso de L5, com o espaço entre o fragmento posterior e o restante do arco neural posterior de L5 representando o grau de anterolistese de L5 sobre S1.

C. Imagem sagital de reformatação de TC na junção lombossacral demonstrando distração do espaço do disco intervertebral L5-S1, anterolistese de L5 sobre S1 e fratura do processo espinhoso de L5.

D. A imagem sagital STIR (*short tau inversion recovery*) de RM na junção lombossacral confirma os achados da TC e também demonstra a ruptura do disco L5-S1, e rupturas dos ligamentos longitudinais anterior e posterior. Observa-se extenso edema e hemorragia adjacentes.

DIAGNÓSTICO DIFERENCIAL Nenhum.

DIAGNÓSTICO Espondilolistese lombossacral traumática.

DISCUSSÃO A espondilolistese lombossacral traumática (fratura-luxação lombossacral traumática) é uma lesão rara que é descrita principalmente em registros de caso ou em séries clínicas muito pequenas. Em uma série com 11 casos, houve fratura-luxação lombossacral bilateral em 8 casos, luxação lateral pura em 2 casos e luxação rotatória unilateral em 1 caso. Déficits radiculares estiveram presentes em somente dois casos.[83]

Acidentes automobilísticos com quadriciclo durante uso recreacional são grandes fontes de trauma veicular grave. Em um estudo populacional, o mecanismo mais comum de lesão foi o capotamento, destacando a instabilidade desses veículos.[84] Perda do controle, separação entre o motorista e o veículo, e colisão com objetos estacionários ou em movimento foram outros mecanismos registrados. Quase a metade de todos os pacientes lesionados sofreu lesões na cabeça e/ou coluna. Entre as fraturas da coluna, houve uma preponderância de lesões envolvendo as regiões torácica (46%) e lombar (26%), sendo as lesões nas regiões cervical (24%) e sacral (3%) menos comuns. O uso de drogas ou álcool foi raro entre os motoristas, mas 42% eram adolescentes ou crianças. Menos de 1% dos acidentes registrados ocorreu durante atividades relacionadas ao trabalho. Capacetes pareceram diminuir as lesões na cabeça, mas não há modo de proteger a coluna.

Caso 3.47

HISTÓRIA CLÍNICA Homem de 28 anos com baixa estatura e um caso semelhante.

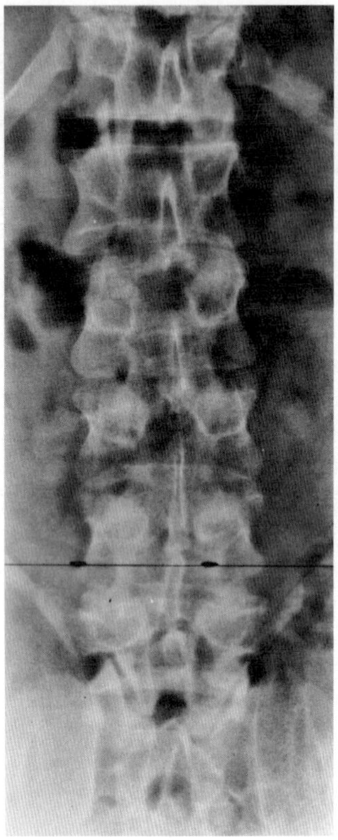

FIGURA 3.47A

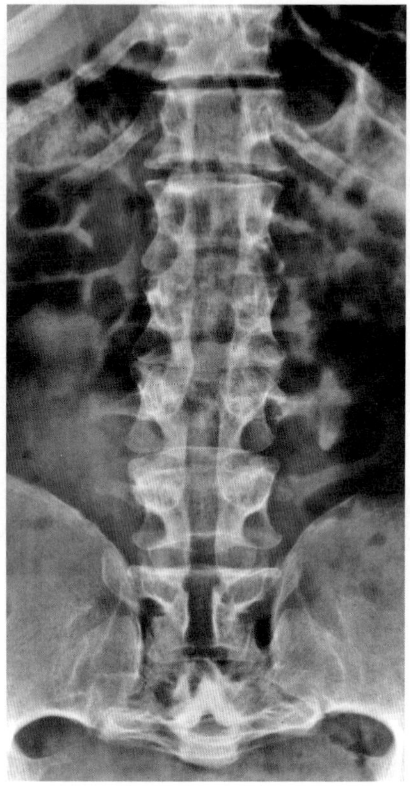

FIGURA 3.47B

ACHADOS

A. Radiografia AP da parte lombar da coluna vertebral. Observa-se um desenvolvimento grave de estenose espinal na região lombar, com estreitamento progressivo das distâncias interpediculares no sentido caudal.

B. Caso semelhante. Radiografia AP da parte lombar da coluna vertebral em um paciente com achados similares, mas que foi submetido a laminectomias em vários níveis.

DIAGNÓSTICO DIFERENCIAL Nenhum.

DIAGNÓSTICO Acondroplasia.

DISCUSSÃO O estreitamento progressivo da distância interpedicular que prossegue caudalmente é visto apenas na acondroplasia e no nanismo tanatofórico.[77] No adulto, somente é observado na acondroplasia, o tipo mais comum de nanismo, que possui uma aparência clínica clássica. Ele resulta de um defeito generalizado na formação de osso encondral, levando ao subdesenvolvimento das porções dos ossos que crescem por este mecanismo. O resultado é um nanismo simétrico de membros curtos no qual os segmentos proximais dos membros são desproporcionalmente curtos (micromelia rizomélica). Como o crescimento ósseo periosteal não é afetado, as diáfises dos ossos longos têm diâmetro normal, mas se observa alargamento metafisário. Os quirodáctilos são curtos e gordos. A base do crânio, formado por ossificação encondral, é anormalmente curta e possui um forame magno pequeno. A abóbada craniana, formada por ossificação intramembranosa, é apropriadamente grande para os conteúdos intracranianos, dando à cabeça uma característica braquicefálica com bossa frontal e uma face pequena. O canal vertebral é estreito nas dimensões anteroposterior e lateral, mas o comprimento do tronco é quase normal. Esse estreitamento torna-se mais proeminente na área lombar, onde se observa um estreitamento na distância entre os pedículos, ao contrário da distância mantida ou aumentada observada em pacientes normais ao progredir caudalmente. Observa-se um exagero da lordose lombar com glúteos proeminentes. As costelas também estão encurtadas, levando a uma diminuição no volume intratorácico. Essas anormalidades geralmente são evidentes ao nascer e se tornam mais aparentes com o passar dos anos.

A acondroplasia tem transmissão genética autossômica dominante, mas a maioria dos casos é esporádica. A forma clássica é heterozigota, não possui defeitos congênitos associados e pode ser compatível com uma expectativa de vida normal. Complicações da estenose espinal congênita são comuns na vida adulta. A condição homozigota é letal na infância e possui uma aparência radiológica idêntica à do nanismo tanatofórico. O nanismo tanatofórico (letal) é a displasia óssea letal mais comum. A distinção cromossomial entre a acondroplasia homozigota e o nanismo tanatofórico é importante para o aconselhamento genético dos pacientes.

REFERÊNCIAS BIBLIOGRÁFICAS

1. Nischal K, Chumas P, Sparrow O. Prolonged survival after atlatooccipital dislocation: two case reports and review. Br J Neurosurg. 1993;7:677–682.
2. Harmanli O, Koyfman Y. Traumatic atlanto-occipital dislocation with survival: a case report and review of the literature. Surg Neurol. 1993;39:324–330.
3. Ferrera PC, Bartfi eld JM. Traumatic atlanto-occipital dislocation: a potentially survivable injury. Am J Emerg Med. 1996;14:291–296.
4. Henry MB, Angelastrao DB, Gillen JP. Unrecognized traumatic atlantooccipital dislocation. Am J Emerg Med. 1998;16:406–408.
5. Guigui P, Milaire M, Morvan G, Lassale B, Deburge A. Traumatic atlantooccipital dislocation with survival: case report and review of the literature. Eur Spine J. 1995;4(4):242–247.
6. Harris JH Jr, Edeiken-Monroe B. The Radiology of Acute Cervical Spine Trauma. 2nd ed. New York, NY: Williams and Wilkins; 1987:65–91.
7. Weller SJ, Malek AM, Rossitch E Jr. Cervical spine fractures in the elderly. Surg Neurol. 1997;47:274–280.
8. Ryan MD, Henderson JJ. The epidemiology of fractures and fracturedislocations of the cervical spine. Injury. 1992;23:38–40.
9. Lieberman IH, Webb JK. Cervical spine injuries in the elderly. J Bone Joint Surg Br. 1994;76:877–881.
10. Matsui H, Imada K, Tsuji H. Radiographic classifi cation of os odontoideum and its clinical signifi cance. Spine. 1997;22:1706–1709.
11. Schatzker J, Rorabeck CH, Waddell JP. Fractures of the dens (odontoid process): an analysis of 37 cases. J Bone Joint Surg Br. 1971;53-B:392–405.
12. Jackson RS, Banit DM, Rhyne AL III, Darden BV II. Upper cervical spine injuries. J Am Acad Orthop Surg. 2002;10(4):271–280.
13. Levine AM, Edwards CC. Traumatic lesions of the occipitoatlantoaxial complex. Clin Orthop Relat Res. 1989;53–68.
14. Boyarsky I. C2 Fractures. eMedicine 2009 (updated Oct 20, 2009). http://emedicine.medscape.com/article/1267150-overview.
15. Crawford NR, Duggal N, Chamberlain RH, Park SC, Sonntag VK, Dickman CA. Unilateral cervical facet dislocation: injury mechanism and biomechanical consequences. Spine. 2002;27(17):1858–1864.
16. Daffner SD, Daffner RH. Computed tomography diagnosis of facet dislocations: the "hamburger bun" and "reverse hamburger bun" signs. J Emerg Med. 2002;23(4):387–394.
17. Vaccaro AR, Madigan L, Schweitzer ME, Flanders AE, Hilibrand AS, Albert TJ. Magnetic resonance imaging analysis of soft tissue disruption after fl exion-distraction injuries of the subaxial cervical spine. Spine. 2001;26(17):1866–1872.
18. Tracy MR, Dormans JP, Kusumi K. Klippel-Feil syndrome: clinical features and current understanding of etiology. Clin Orthop. 2004;(424):183–190.
19. Ogden JA, Conlogue GJ, Phillips MS, Bronson ML. Sprengel's deformity. Radiology of the pathologic deformation. Skeletal Radiol. 1979;4(4):204–211.
20. Sullivan JA. Klippel-Feil Syndrome. eMedicine 2009 (updated June 23, 2009). http://emedicine.medscape.com/article/1264848-overview.
21. Quencer RM, Nunez D, Green BA. Controversies in imaging acute cervical spine trauma. AJNR Am J Neuroradiol. 1997;18:1866–1868.
22. Kim KS, Chen HH, Russell EJ, Rogers LF. Flexion tear-drop fracture of the cervical spine: radiographic characteristics. AJR Am J Roentgenol. 1989;152:319–326.
23. Kathol MH. Cervical spine trauma. What is new? Radiol Clin North Am. 1997;35:507–532.
24. Kinoshita H. Pathology of hyperextension injury of the cervical spine: a case report. Spinal Cord. 1997;35:857–858.
25. Green JD, Harle TS, Harris JH Jr. Anterior subluxation of the cervical spine: hyperfl exion sprain. AJNR Am J Neuroradiol. 1981;2(3):243–250.
26. Braakman M, Braakman R. Hyperfl exion sprain of the cervical spine. Follow-up of 45 cases. Acta Orthop Scand. 1987;58:388–393.
27. Caron T, Bransford R, Nguyen Q, Agel J, Chapman J, Bellabarba C. Spine fractures in patients with ankylosing spinal disorders. Spine (Phila Pa 1976). 2010;35(11):E458–E464.
28. Flemming DJ, Murphey MD, Carmichael BB, Bernard SA. Primary tumors of the spine. Semin Musculoskelet Radiol. 2000;4(3):299–320.
29. Unni KK, Inwards CY. Dahlin's Bone Tumors: General Aspects and Data on 10,165 Cases. 6th ed. Philadelphia, PA: Lippincott Williams & Wilkins; 2010:112–121.
30. Lucas DR, Unni KK, McLeod RA, O'Connor MI, Sim FH. Osteoblastoma: clinicopathologic study of 306 cases. Hum Pathol. 1994;25:117–134.
31. Zambelli P, Lechevallier J, Bracq H, Carlioz H. Osteoid osteoma or osteoblastoma of the cervical spine in relation to the vertebral artery. J Pediatr Orthop. 1994;14:788–792.
32. Andronikou S, Jadwat S, Douis H. Patterns of disease on MRI in 53 children with tuberculous spondylitis and the role of gadolinium. Pediatr Radiol. 2002;32(11):798–805.
33. Jain AK. Treatment of tuberculosis of the spine with neurologic complications.Clin Orthop. 2002;(398):75–84.
34. Rawlins BA, Girardi FP, Boachie-Adjei O. Rheumatoid arthritis of the cervical spine. Rheum Dis Clin North Am. 1998;24:55–65.
35. Azouz EM. Arthritis in children: conventional and advanced imaging. Semin Musculoskelet Radiol. 2003;7(2):95–102.
36. Leite CC, Escobar BE, Bazan C III, Jinkins JR. MRI of cervical facet dislocation. Neuroradiology. 1997;39:583–588.
37. Holmes JF, Mirvis SE, Panacek EA, Hoffman JR, Mower WR, Velmahos GC. For the NEXUS Group. Variability in computed tomography and magnetic resonance imaging in patients with cervical spine injuries. J Trauma. 2002;53:524–529.
38. Whitehill R, Stowers SF, Ruch WW, Stamp WG. Cervical dislocation adjacent to a fused motion segment: a case report. Spine.1987;12:396–398.
39. Gruss P, Tannenbaum H. Stress exertion on adjacent levels after ventral fusion. Arch Orthop Trauma Surg. 1983;101:283–286.
40. Orndorff DG, Samartzis D, Whitehill R, Shen FH. Traumatic fracturedislocation of C5 on C6 through previously solid multilevel anterior cervical discectomy and fusion: a case report and review of the literature.Spine J. 2006;6(1):55–60.
41. Taybi H, Lachman RS. Radiology of Syndromes, Metabolic Disorders, and Skeletal Dysplasias. 4th ed. St. Louis, MO: Mosby; 1996:677–679.
42. Mikles M, Stanton RP. A review of Morquio syndrome. Am J Orthop. 1997;26:533–540.
43. McAlister WH, Herman TE. Osteochondrodysplasias, dysostoses, chromosomal aberrations, mucopolysaccharidoses, and mucolipodoses. In: Resnick D, ed. Diagnosis of Bone and Joint Disorders. 4th ed. Philadelphia, PA: WB Saunders; 2001:4489–4491.
44. Kovanlikaya A, Loro ML, Gilsanz V. Pathogenesis of osteosclerosis in autosomal dominant osteopetrosis. AJR Am J Roentgenol. 1997;168:929–932.
45. Ruiz-Maldonado R, Tamayo-Sanchez L, Orozco-Covarrubias ML. The use of retinoids in the pediatric patient. Dermatol Clin. 1998;16:553–569.
46. DiGiovanna JJ. Isotretinoin effects on bone. J Am Acad Dermatol. 2001;45(5):S176–S182.
47. David M, Hodak E, Lowe NJ. Adverse effects of retinoids. Med Toxicol Adverse Drug Exp. 1988;3:273–288.
48. Torok L, Galuska L, Kasa M, Kada L. Bone-scintigraphic examinations in patients treated with retinoids: a prospective study. Br J Dermatol. 1989;120:31–36.
49. Sheridan R, Peralta R, Rhea J, Ptak T, Novelline R. Reformatted visceral protocol helical computed tomographic scanning allows conventional radiographs of the thoracic and lumbar spine to be eliminated in the evaluation of blunt trauma patients. J Trauma. 2003;55(4):665–669.

50. Honan M, White GW, Eisenberg GM. Spontaneous infectious discitis in adults. Am J Med. 1996;100:85–89.
51. Fouquet B, Goupille P, Gobert F, Cotty P, Roulot B, Valat JP. Infectious discitis diagnostic contribution of laboratory tests and percutaneous discovertebral biopsy. Rev Rhum Engl Ed. 1996;63:24–29.
52. Loke TK, Ma HT, Chan CS. Magnetic resonance imaging of tuberculous spinal infection. Australas Radiol. 1997;41:7–12.
53. Murphey MD, Robbin MR, McRae GA, Flemming DJ, Temple HT, Kransdorf MJ. The many faces of osteosarcoma. Radiographics. 1997;17:1205–1231.
54. Floman Y, Bar-On E, Mosheiff R, Mirovsky Y, Robin GC, Ramu N. Eosinophilic granuloma of the spine. J Pediatr Orthop B. 1997;6:260–265.
55. Harreby M, Neergaard K, Hesselsoe G, Kjer J. Are radiologic changes in the thoracic and lumbar spine of adolescents risk factors for low back pain in adults? A 25-year prospective cohort study of 640 school children. Spine. 1995;20:2298–2302.
56. Gustavel M, Beals RK. Scheuermann's disease of the lumbar spine in identical twins. AJR Am J Roentgenol. 2002;179(4):1078–1079.
57. Andersson GB, Bostrom MP, Eyre DR, et al. Consensus summary on the diagnosis and treatment of osteoporosis. Spine. 1997;22:63S–65S.
58. Khanine V, Fournier JJ, Requeda E, Luton JP, Simon F, Crouzet J. Osteoporotic fractures at presentation of Cushing's disease: two case reports and a literature review. Joint Bone Spine. 2000;67(4): 341–345.
59. Kooy A, de Heide LJ, ten Tiji AJ, et al. Vertebral bone destruction in sickle cell disease: infection, infarction, or both. Neth J Med. 1996;48:227–231.
60. Mannoni A, Selvi E, Lorenzini S, et al. Alkaptonuria, ochronosis, and ochronotic arthropathy. Semin Arthritis Rheum. 2004;33(4):239–248.
61. Arlet V, Odent T, Aebi M. Congenital scoliosis. Eur Spine J. 2003;12(5):456–463.
62. Rosenthal DI, Hornicek FJ, Torriani M, Gebhardt MC, Mankin HJ. Osteoid osteoma: percutaneous treatment with radiofrequency energy. Radiology. 2003;229:171–175.
63. Carpineta L, Gagne M. The ivory vertebra: an approach to investigation and management based on two case studies. Spine. 2002;27(9):E242–E247.
64. Rauch F, Glorieux FH. Osteogenesis imperfecta. Lancet. 2004;363(9418):1377–1385.
65. Engelbert RH, Gerver WJ, Breslau-Siderius LJ, et al. Spinal complications in ostegenesis imperta: 47 patients 1–16 years of age. Acta Orthop Scand. 1998;69:283–286.
66. Arikoski P, Silverwood B, Tillmann V, Bishop NJ. Intravenous pamidronate treatment in children with moderate to severe osteogenesis imperfecta: assessment of indices of dual-energy x-ray absorptiometry and bone metabolic markers during the fi rst year of therapy. Bone.2004;34(3):539–546.
67. Resnick D. The "rugger jersey" vertebral body. Arthritis Rheum. 1981;24:1191–1194.
68. Mulligan ME. Classic Radiologic Signs. An Atlas and History. New York, NY: Parthenon; 1997:138–139.
69. Whitten CR, Saifuddin A. MRI of Paget's disease of bone. Clin Radiol. 2003;58(10):763–769.
70. Saifuddin A, Noordeen H, Taylor BA, Bayley I. The role of imaging in the diagnosis and management of thoracolumbar burst fractures: current concepts and a review of the literature. Skeletal Radiol. 1996;25(7):603–613.
71. Hitchon PW, From AM, Brenton MD, Glaser JA, Torner JC. Fractures of the thoracolumbar spine complicating ankylosing spondylitis. J Neurosurg. 2002;97(suppl):218–222.
72. Friedman DP. Symptomatic vertebral hemangiomas: MR fi ndings. AJR Am J Roentgenol. 1996;167:359–364.
73. Redekop GJ, Del Maestro RF. Vertebral hemangioma causing spinal cord compression during pregnancy. Surg Neurol. 1992;38:210–215.
74. Tekkok IH, Acikgoz B, Saglam S, Onol B. Vertebral hemangioma symptomatic during pregnancy—report of a case and review of the literature. Neurosurgery. 1993;32:302–306.
75. Resnick, D. Skeletal mestastases. In: Resnick D, ed. Diagnosis of Bone and Joint Disorders. 4th ed. Philadelphia, PA: WB Saunders; 2001:4295.
76. Carragee EJ, Hannibal M. Diagnostic evaluation of low back pain. Orthop Clin North Am. 2004;35(1):7–16.
77. Lachman RS. Neurologic abnormalities in the skeletal dysplasias: a clinical and radiological perspective. Am J Med Genet. 1997;69:33–43.
78. Sundaram M, Patton JT. Paravertebral ossifi cation in psoriasis and Reiter's disease. Br J Radiol. 1975;48:628–633.
79. Wrobel CJ, Chappell ET, Taylor W. Clinical presentation, radiological findings, and treatment results of coccidioidomycosis involving the spine: report on 23 cases. J Neurosurg. 2001;95(1 suppl):33–39.
80. Olson EM, Duberg AC, Herron LD, Kissel P, Smilovitz D. Coccidioidal spondylitis: MR fi ndings in 15 patients. AJR Am J Roentgenol. 1998;171(3):785–789.
81. Lim MR, Yoon SC, Green DW. Symptomatic spondylolysis: diagnosis and treatment. Curr Opin Pediatr. 2004;16(1):37–46.
82. Fujii K, Katoh S, Sairyo K, Ikata T, Yasui N. Union of defects in the pars interarticularis of the lumbar spine in children and adolescents. The radiological outcome after conservative treatment. J Bone Joint Surg Br. 2004;86(2):225–231.
83. Vialle R, Charosky S, Rillardon L, Levassor N, Court C. Traumatic dislocation of the lumbosacral junction diagnosis, anatomical classification and surgical strategy. Injury. 2007;38(2):169–181.
84. Finn MA, MacDonald JD. A population-based study of all-terrain vehicle- related head and spinal injuries. Neurosurgery. 2010;67(4):993–997; discussion 997.

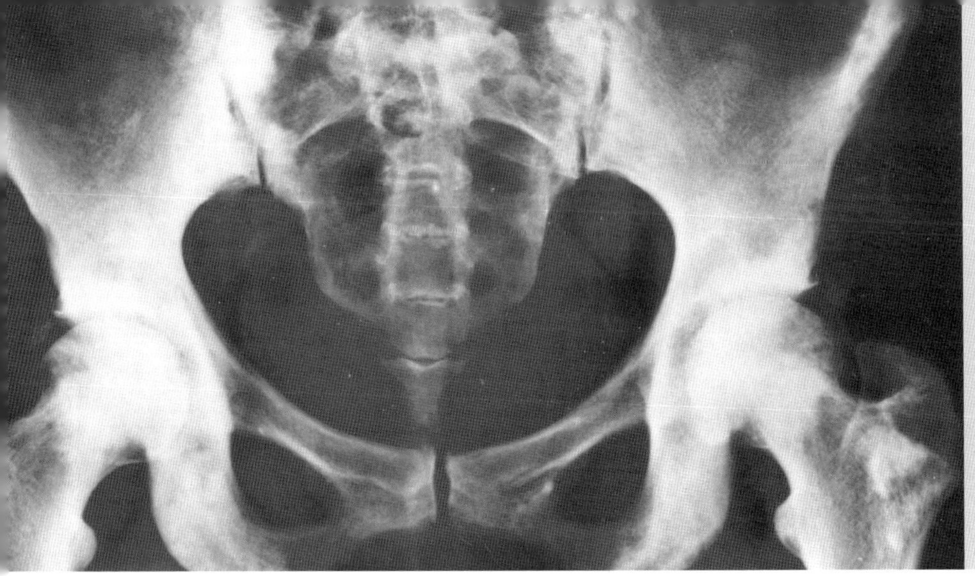

capítulo

4

Pelve

Caso 4.1

HISTÓRIA CLÍNICA Homem de 50 anos com dor lombar por vários meses.

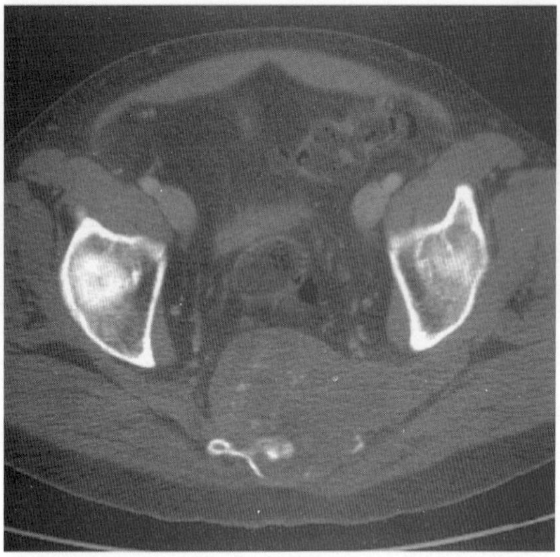

FIGURA 4.1A

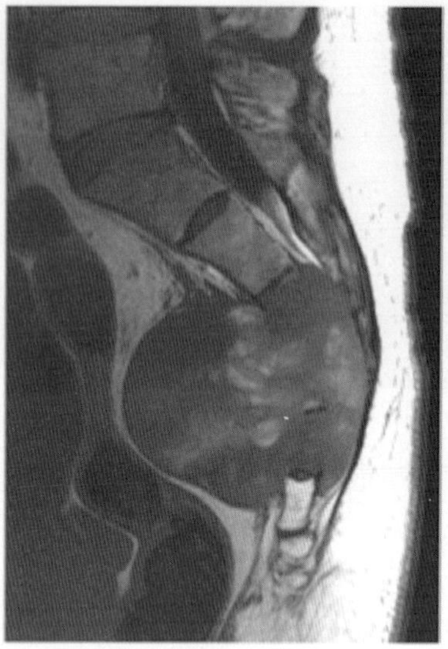

FIGURA 4.1B

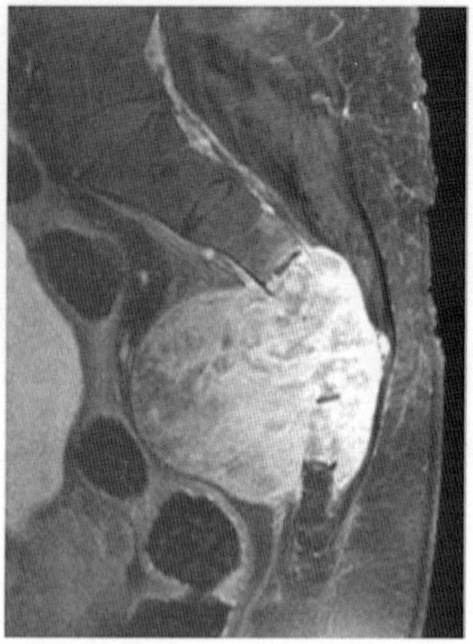

FIGURA 4.1C

ACHADOS

A. Imagem axial de tomografia computadorizada (TC) demonstra uma massa na linha média causando destruição lítica do sacro inferior com extensão para os tecidos moles pressacrais. Observam-se pequenos focos de calcificações dentro da massa.

B. Imagem sagital de ressonância magnética ponderada em T1 (RM) demonstra uma massa de baixa intensidade heterogênea de sinal substituindo o sacro distal e se estendendo anteriormente para a pelve.

C. Imagem sagital de RM ponderada em T1 pós-contraste com saturação de gordura demonstra contraste difuso dentro da massa.

DIAGNÓSTICO DIFERENCIAL Cordoma, metástase, plasmacitoma, linfoma, sarcoma.

DIAGNÓSTICO Cordoma.

DISCUSSÃO O diagnóstico é sugerido pela localização característica na linha média da região sacrococcígea, com expansão assimétrica a partir do osso para os tecidos moles anteriores. As características radiológicas típicas do cordoma nesta localização são osteólise irregular e expansão com uma massa associada anterior de tecidos moles. Cinquenta a 70% dos casos podem demonstrar calcificação amorfa, geralmente na periferia do tumor; algumas lesões se apresentam com esclerose em vez de osteólise. Na imagem de RM ponderada em T2, as lesões tipicamente são claras como discos intervertebrais hidratados.[1,2] O cordoma é uma lesão localmente agressiva de origem notocordal.[3] Os cordomas são mais comuns na região sacrococcígea (50 a 60% das lesões), e em homens (predileção 2:1) entre 40 e 70 anos. As lesões esfeno-occipitais são responsáveis pela maioria dos casos restantes (25 a 40%). As lesões sacrococcígeas normalmente se apresentam com dor e torpor perineal. As lesões geralmente se originam no corpo vertebral, mas podem se estender para os elementos posteriores.

Caso 4.2

HISTÓRIA CLÍNICA Homem de 50 anos após tratamento de câncer de próstata.

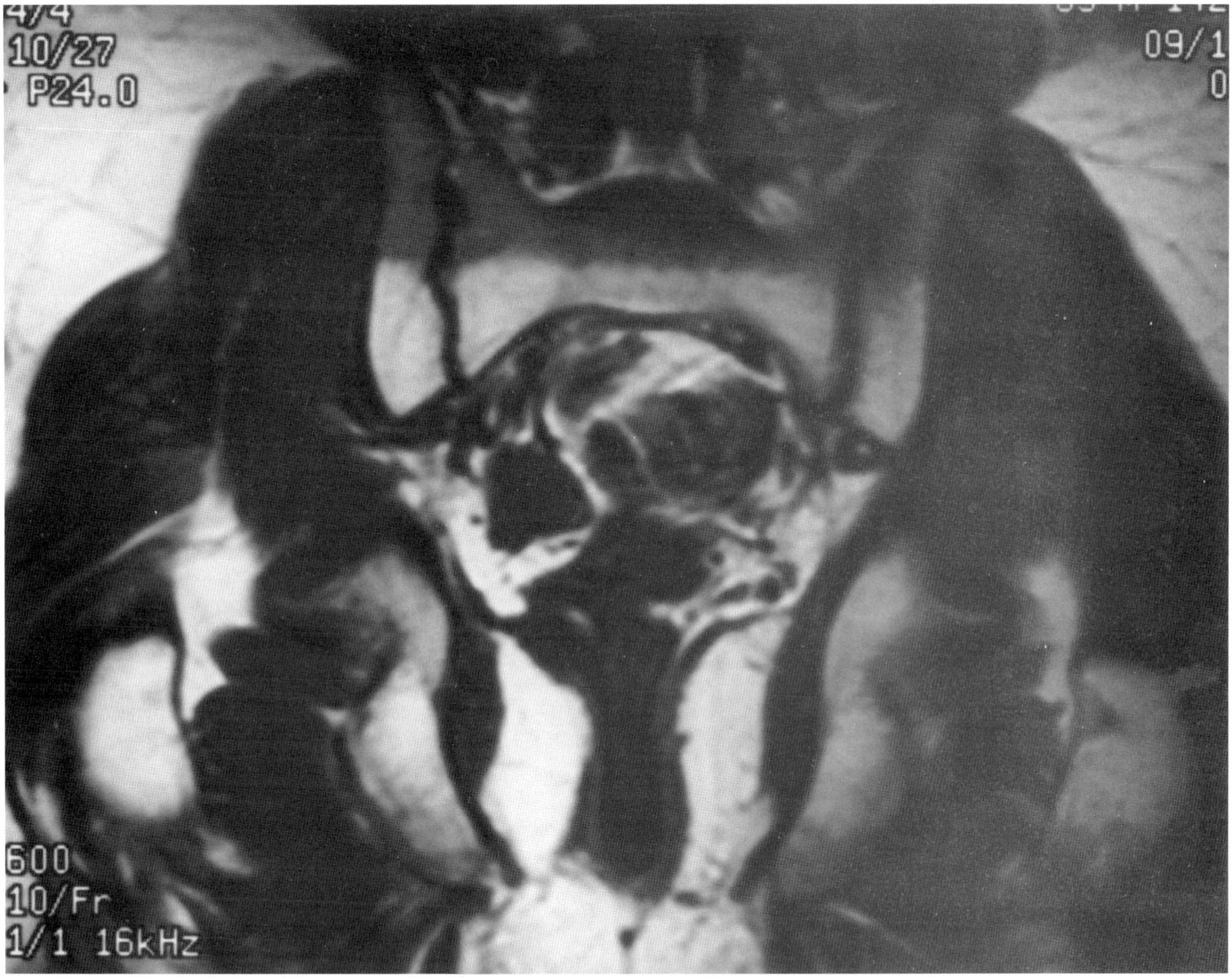

FIGURA 4.2

ACHADOS Imagem coronal de RM ponderada em T1 da pelve demonstra uma banda de sinal elevado no sacro inferior, com uma borda horizontal bem definida.

DIAGNÓSTICO DIFERENCIAL Alterações por radiação, fratura por insuficiência, artefato de imagem.

DIAGNÓSTICO Alterações por radiação.

DISCUSSÃO A irradiação terapêutica possui efeitos diretos sobre os componentes celulares dos ossos, bem como efeitos indiretos que resultam de lesão vascular. Efeitos danosos sobre os ossos incluem crescimento. A RM geralmente é utilizada para estudar a coluna ou a pelve após irradiação terapêutica. Na RM ponderada em T1, observa-se sinal elevado no osso envolvido em razão da substituição da medula hematopoiética por tecido adiposo. Essa alteração pode ser vista 3 meses após o início da terapia e pode permanecer indefinidamente.[5,6] A radiação também pode dar origem à fibrose de medula óssea. A fibrose deve apresentar baixa intensidade de sinal nas imagens ponderadas em T1 e T2, enquanto o tumor tipicamente tem sinal elevado nas imagens ponderadas em T2 por causa do maior conteúdo de água. Outros efeitos da radioterapia incluem necrose avascular, fraturas por insuficiência e neoplasias induzidas pela radiação. No esqueleto em formação, os efeitos deletérios da radiação incluem diminuição do crescimento ósseo, deslizamento de epífises capitais e escoliose.

Caso 4.3

HISTÓRIA CLÍNICA Mulher de 24 anos com dor lombar por vários meses.

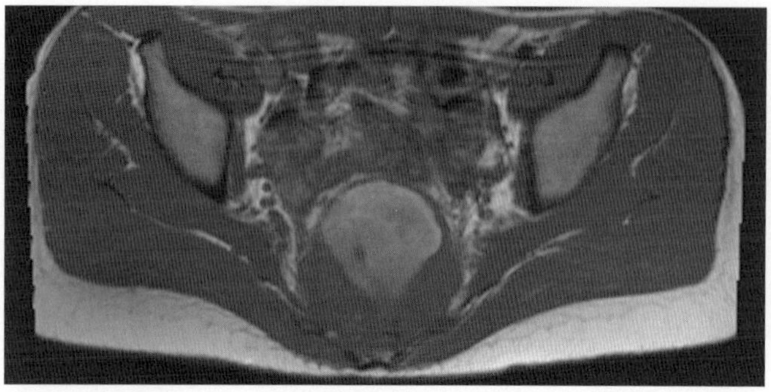

FIGURA 4.3A

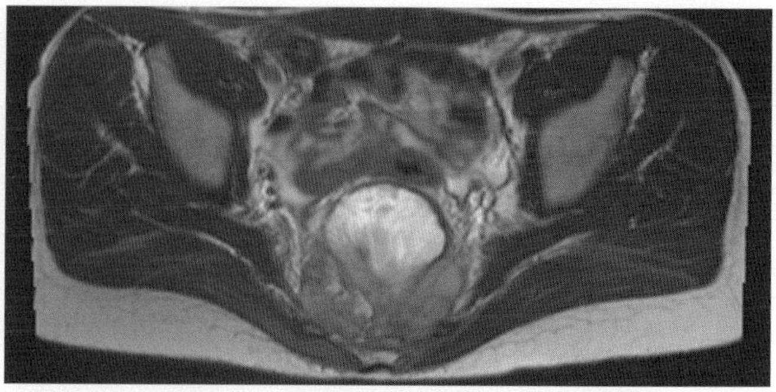

FIGURA 4.3B

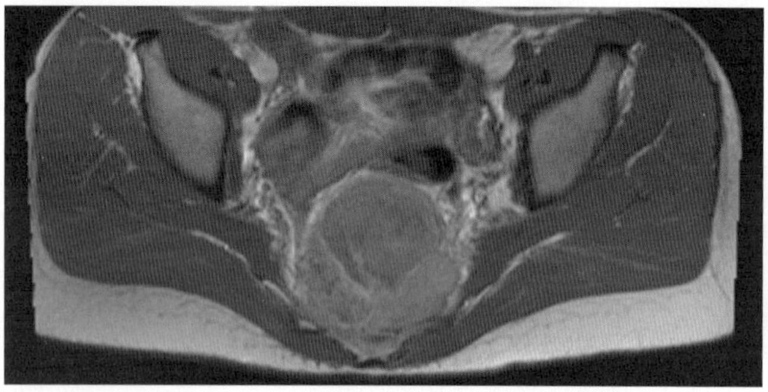

FIGURA 4.3C

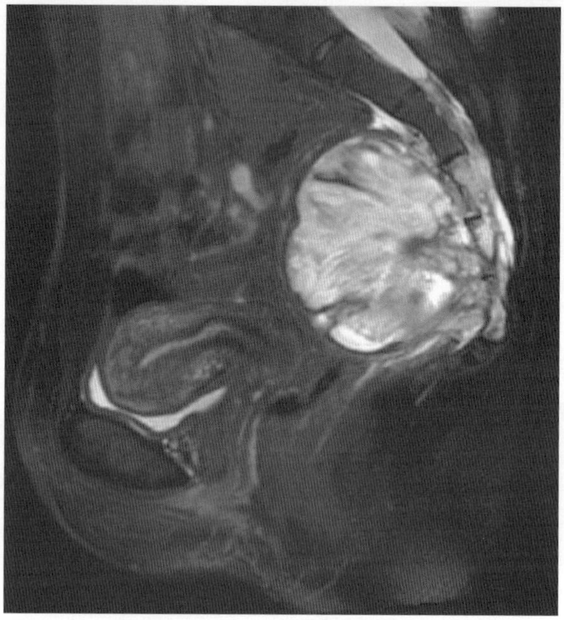

FIGURA 4.3D

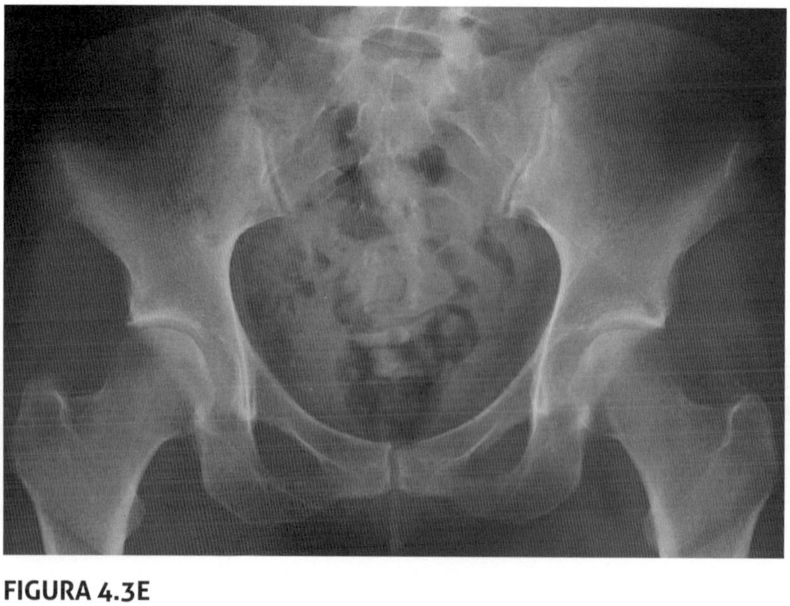

FIGURA 4.3E

ACHADOS

A. RM axial ponderada em T1 demonstra massa arredondada na pelve se originando no sacro inferior na linha média e se estendendo anteriormente para a cavidade pélvica. A massa possui uma grande região central de alto sinal heterogêneo com uma borda adjacente de sinal baixo a intermediário.

B. RM axial ponderada em T2 no mesmo nível demonstra alto sinal heterogêneo na região central da massa com regiões posterior e adjacentes de sinal baixo a intermediário.

C. RM axial ponderada em T1 pós-contraste e com supressão de gordura demonstra o realce periférico ao redor da massa.

D. RM sagital ponderada em T2 com supressão de gordura demonstra a massa fazendo protrusão na direção dos tecidos moles pressacrais, deslocando as estruturas viscerais. O sacro inferior e o cóccix superior são envoltos pela lesão.

E. Radiografia anteroposterior (AP) da pelve demonstra destruição óssea do sacro inferior, em grande parte obscurecida pelos conteúdos intestinais.

DIAGNÓSTICO DIFERENCIAL Tumor de células gigantes, cisto ósseo aneurismático, linfoma, sarcoma, cordoma, metástase, plasmacitoma/mieloma.

DIAGNÓSTICO Sarcoma de Ewing.

DISCUSSÃO Uma massa expansível e destrutiva que se origina na região sacrococcígea de um adulto jovem desperta a possibilidade de um diagnóstico diferencial distinto daquele em um adulto mais velho. O tumor de células gigantes do osso e o cisto ósseo aneurismático são diagnósticos possíveis no adulto jovem que seriam muito menos prováveis em um adulto com mais de 50 anos. Cordoma, metástase e plasmacitoma/mieloma são possibilidades improváveis no adulto jovem, mas são mais prováveis após os 50 anos. As características agressivas das imagens do caso em questão não são específicas para o sarcoma de Ewing, mas indicam a necessidade de uma biópsia de tecido para diagnóstico. O sarcoma de Ewing pode ocorrer em quase qualquer osso; aproximadamente 6% dos casos acontecem no sacro e 4% acontecem em outras regiões da coluna.[4] Dos tumores ósseos malignos primários encontrados no sacro nas séries da Mayo Clinic, 45% foram cordomas, 12% foram mielomas, 11% foram linfomas, 9% foram osteossarcomas, 8% foram sarcomas de Ewing e 14% foram causados por outras etiologias.[4]

Caso 4.4

HISTÓRIA CLÍNICA Mulher de 81 anos com dor no quadril esquerdo após radioterapia sobre o lado direito da pelve para tratamento de linfoma não Hodgkin há 2 anos.

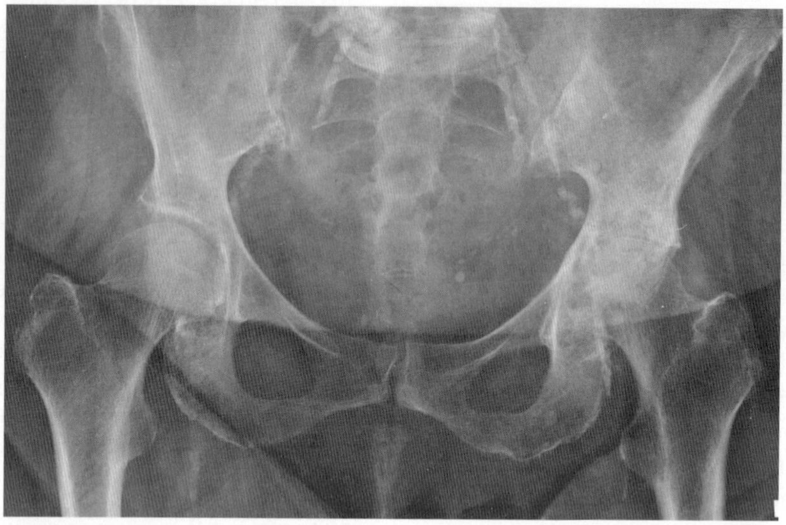

FIGURA 4.4A

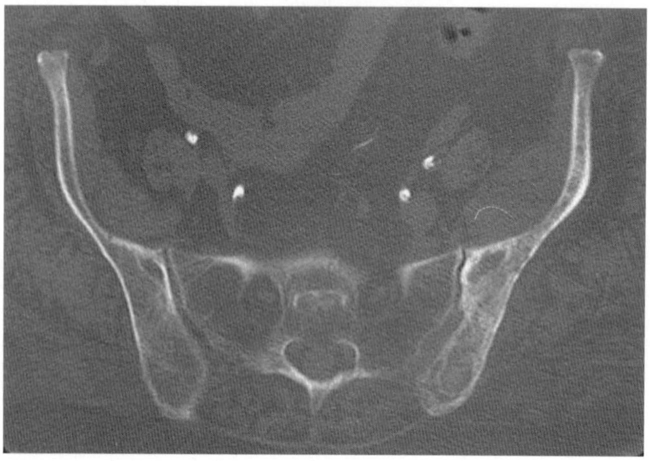

FIGURA 4.4B

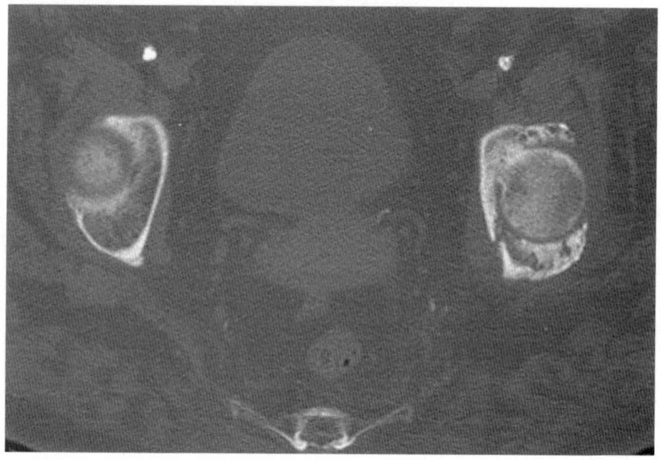

FIGURA 4.4C

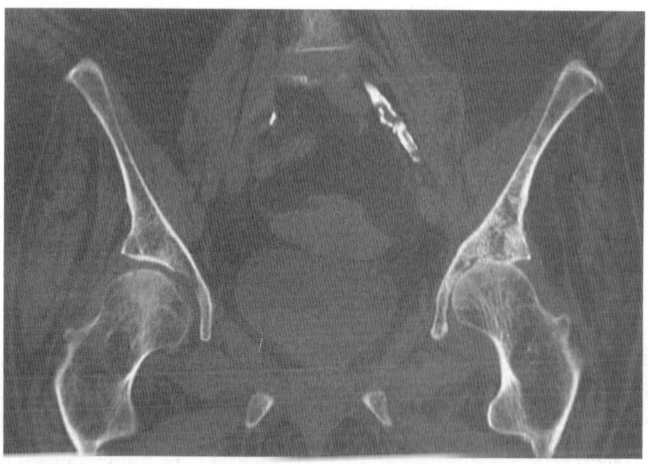

FIGURA 4.4D

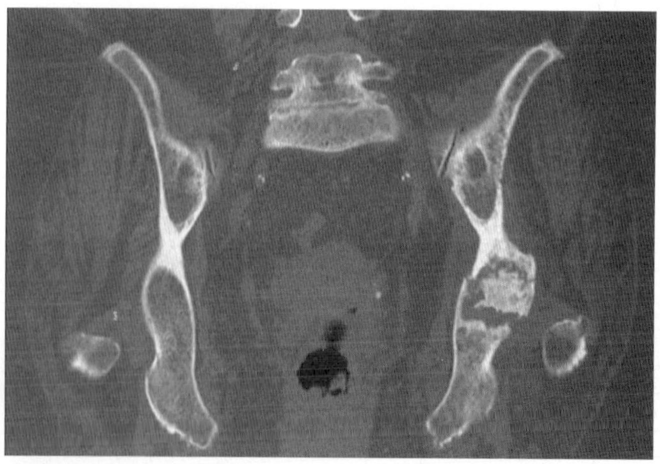

FIGURA 4.4E

ACHADOS

A. Radiografia AP demonstra radiodensidade elevada sobre a hemipelve esquerda e estreitamento axial do espaço articular do quadril esquerdo.

B. Imagem axial de TC através das asas do ílio demonstra calcificações irregularmente marginadas da medula óssea à esquerda.

C. Imagem axial de TC através dos quadris demonstra esclerose do acetábulo esquerdo e um fragmento de fratura subcondral solto da parede acetabular posterior.

D. Imagem coronal reformatada de TC através dos quadris demonstra uma calcificação difusa de medula óssea dentro da asa ilíaca esquerda e perda difusa da cartilagem no quadril esquerdo. Não foram observados osteófitos. O quadril direito está normal.

E. TC coronal reformatada através dos acetábulos posteriores demonstra um sequestro densamente calcificado à esquerda.

DIAGNÓSTICO DIFERENCIAL Alterações pela radiação, fratura por insuficiência, doença de Paget.

DIAGNÓSTICO Alterações pela radiação com fratura por insuficiência.

DISCUSSÃO A esclerose irregular de medula óssea neste caso aumenta a possibilidade de doença de Paget, mas o córtex não está espessado e o osso não está dilatado. A fratura subcondral com um fragmento solto, mas não desviado, é característica das fraturas que ocorrem na osteonecrose. Conforme ocorre remodelagem óssea ao redor de uma região de osteonecrose, as trabéculas são removidas e depois substituídas, deixando o local vulnerável à fraturas. Em adultos, os efeitos não desejados da radioterapia sobre o osso incluem osteíte por radiação e fraturas por insuficiência. Em um estudo de complicações ósseas pélvicas após radioterapia para o tratamento de câncer uterino, pesquisadores concluíram que a prevalência de fraturas por insuficiência detectadas pela RM aumentou com o tempo após a radiação, de aproximadamente 15% após 1 ano para 45% após 5 anos.[6] A maioria das fraturas se localizou no sacro, e grande parte delas envolveu as asas sacrais. A radiação também pode ter um efeito tóxico sobre os condrócitos.

Caso 4.5

HISTÓRIA CLÍNICA Homem de 24 anos com dor na face posterior da coxa esquerda.

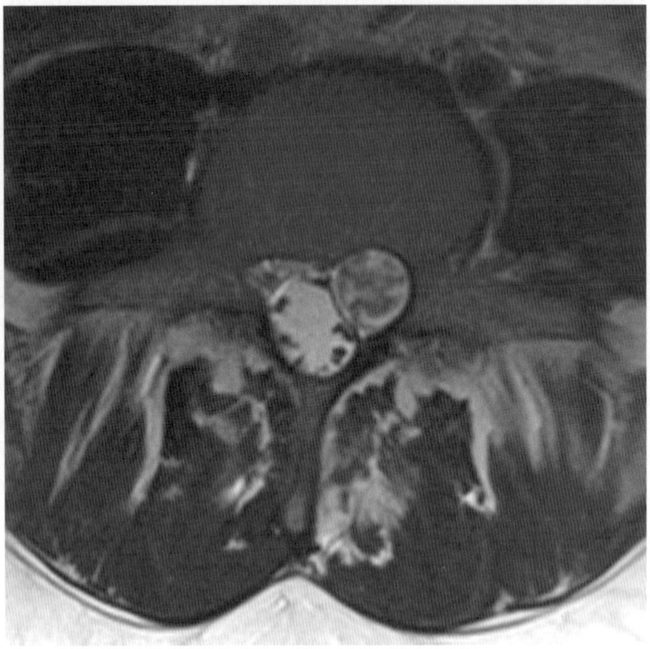

FIGURA 4.5A

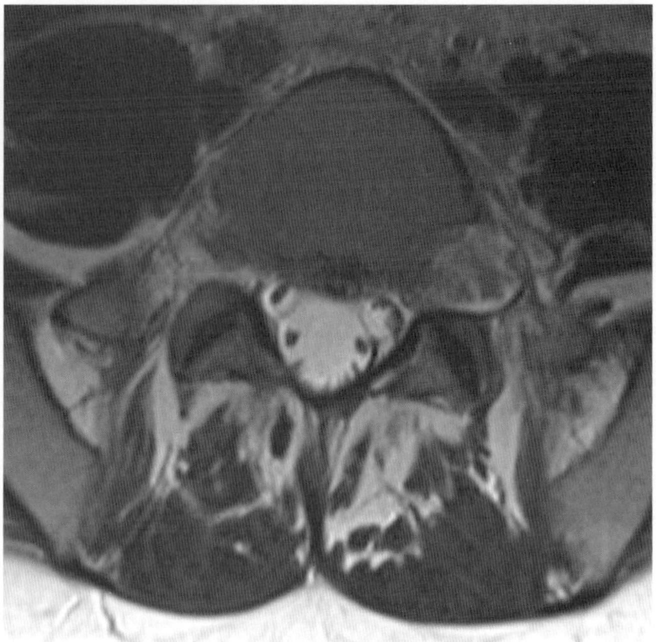

FIGURA 4.5B

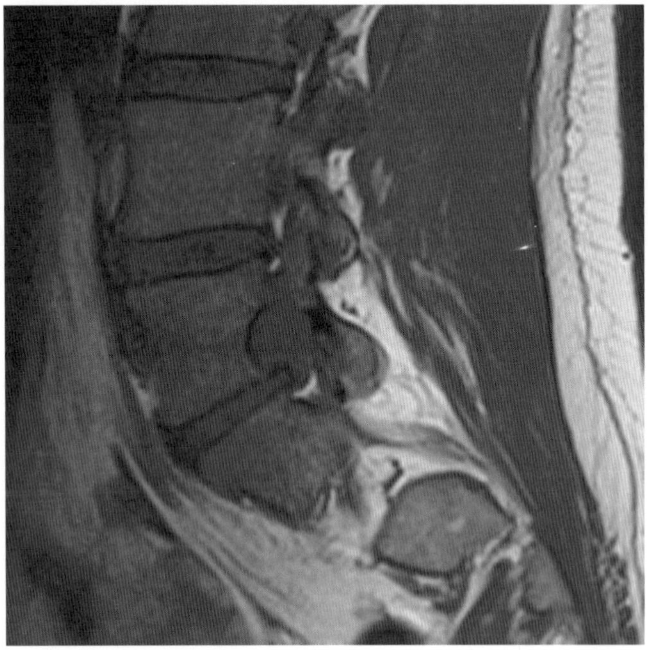

FIGURA 4.5C

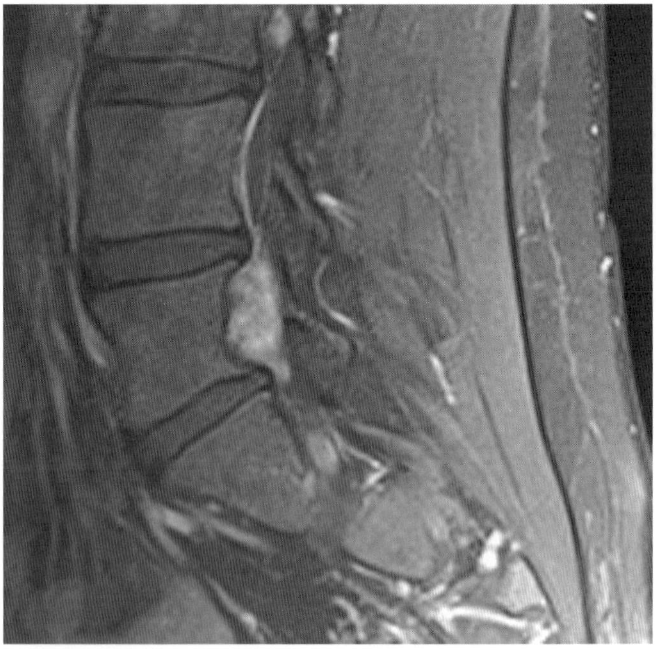

FIGURA 4.5D

ACHADOS (A, B) Imagem axial de ressonância magnética ponderada em T2 demonstra uma grande raiz nervosa saindo à esquerda de L5 com remodelagem óssea do forame neural L5-S1. Imagens sagitais pré e pós-contraste (C e D, respectivamente) ponderadas em T1 com saturação de gordura no plano parassagital esquerdo demonstram uma grande massa contrastada no forame neural L5-S1, com outro foco contrastado menor visto no forame L3-L4.

DIAGNÓSTICO DIFERENCIAL Neurofibroma, schwannoma, metástase.

DIAGNÓSTICO Neurofibroma.

DISCUSSÃO A localização particular e a morfologia desta lesão sugerem o diagnóstico de um tumor de bainha de nervo. A remodelagem óssea ao redor do tumor dilatado indica um crescimento muito lento. Os neurofibromas são neoplasias fibroblásticas benignas dos nervos periféricos, cuja consistência e aparência histológica variam de mixoide a fibrosa de acordo com a diferenciação dos elementos neoplásicos.[7] O volume do tumor consiste de fibrilas intracelulares de colágenos em uma matriz mixoide não reconhecida. Suas características de imagens dependem do equilíbrio relativo entre material fibrose e mixoide. Na RM, os neurofibromas tendem a ser isointensos para músculo nas imagens ponderadas em T1 e hiperintensos nas imagens ponderadas em T2, e podem ser não homogêneos.[8] Os neurofibromas nos membros são característicos da neurofibromatose tipo I.

Caso 4.6

HISTÓRIA CLÍNICA Homem de 75 anos com dor na coluna e história de leucemia linfocítica crônica (LLC).

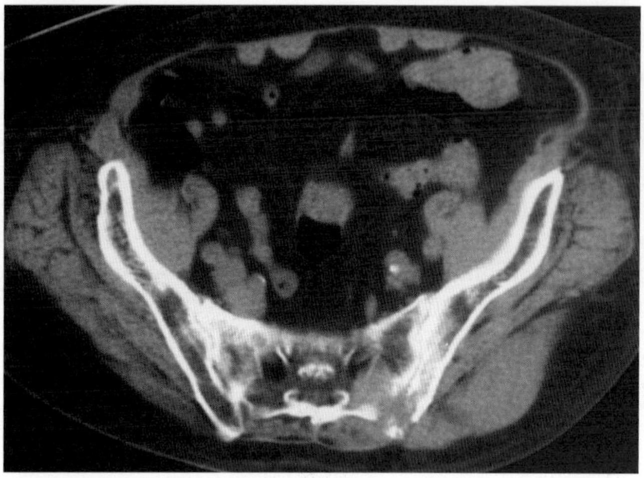

FIGURA 4.6A

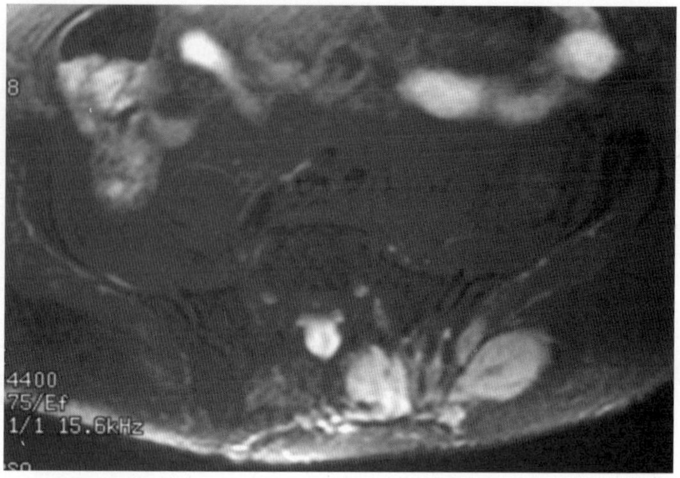

FIGURA 4.6B

ACHADOS

A. Imagem axial de TC demonstra destruição óssea lítica do sacro e do ílio. As massas de tecidos moles não apresentam calcificação, e não se observa formação de osso reativo.

B. RM axial ponderada em T2 com saturação de gordura no nível de S1 demonstra massas na musculatura paraespinal e superficial ao glúteo máximo. As lesões possuem alto sinal homogêneo, com envolvimento contíguo do ílio e do sacro.

DIAGNÓSTICO DIFERENCIAL Linfoma, leucemia, metástases, infecção.

DIAGNÓSTICO Linfoma (síndrome de Richter).

DISCUSSÃO As imagens demonstram massas de tecidos moles envolvendo a musculatura paraespinal e do glúteo, uma aparência que levanta a possibilidade de linfoma, leucemia, metástases ou infecção. A presença de destruição óssea descarta hematoma como possibilidade, e a ausência de uma lesão em massa dominante não é característica de sarcoma dos tecidos conjuntivos.

O diagnóstico específico depende da situação clínica e deve ser confirmado por biópsia. Malignidades secundárias se desenvolvem em aproximadamente 5% dos pacientes com LLC, e a mais comum delas é o linfoma não Hodgkin, seguida pelo linfoma de Hodgkin e o mieloma múltiplo.[9,10] O desenvolvimento do linfoma não Hodgkin na LLC é chamado de síndrome de Richter. Esses linfomas são malignidades de alto grau com origem em células B, associadas com o início abrupto de sintomas constitucionais, linfadenopatia rapidamente progressiva e rápida deterioração clínica para um resultado fatal. Eles são resistentes às terapias atuais e podem se desenvolver enquanto a LLC está em remissão. Em aproximadamente 60% dos casos, o linfoma evolui a partir do clone original da célula leucêmica, mas nos outros casos possui uma evolução clonal diferente.

Caso 4.7

HISTÓRIA CLÍNICA Menina recém-nascida.

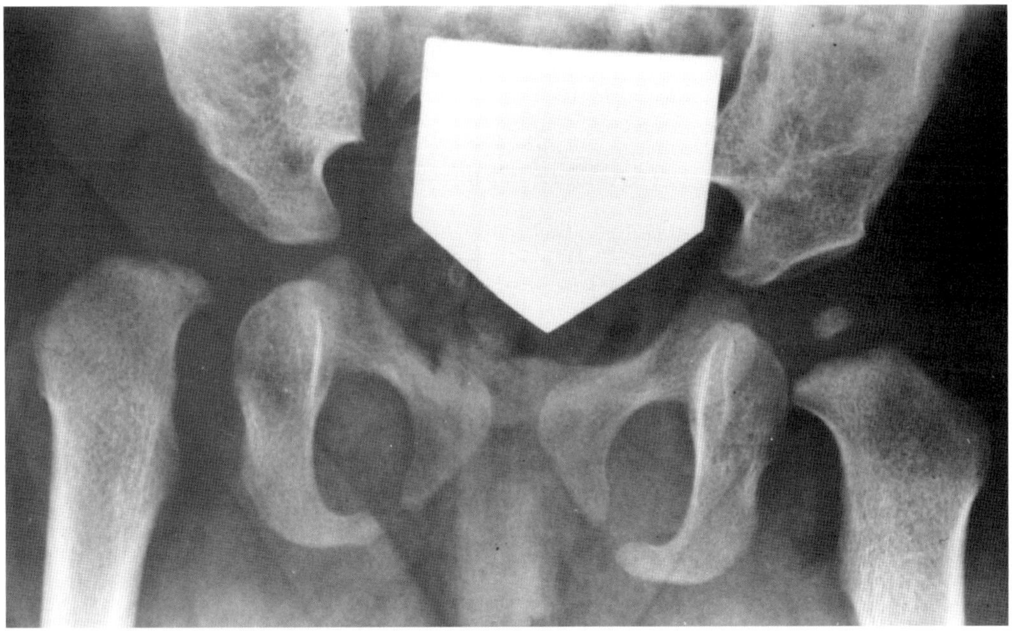

FIGURA 4.7

ACHADOS Radiografia AP da pelve demonstra um quadril direito displásico e luxado. A ossificação da cabeça femoral não está presente, ao contrário do quadril contralateral. O ângulo acetabular é inclinado e raso.

DIAGNÓSTICO DIFERENCIAL Nenhum.

DIAGNÓSTICO Displasia do desenvolvimento do quadril (DDQ).

DISCUSSÃO Na DDQ, uma cápsula articular anormalmente frouxa permite que a cabeça femoral saia do acetábulo um pouco antes ou após o nascimento, levando a uma deformação congênita ou pós-natal de uma estrutura inicialmente normal. As causas são multifatoriais e parecem estar relacionadas com os efeitos da restrição do movimento intrauterino e dos hormônios maternais. O movimento fetal restrito durante o terceiro trimestre pode resultar de condições como apresentação pélvica ou oligodramnia e pode luxar parcial ou completamente o quadril. Hormônios maternos (como o estrogênio) que relaxam os ligamentos pélvicos para facilitar o nascimento também aumentam a frouxidão dos ligamentos e das cápsulas articulares do feto. Esse efeito é particularmente evidente em fetos do sexo feminino e pode ser responsável pela preponderância feminina de 6:1 observada na DDQ. A DDQ também possui uma tendência familiar, que possivelmente é relacionada a uma anormalidade hereditária no metabolismo do estrogênio. Apesar de a ultrassonografia ser o exame de imagem de escolha no neonatal e ter a vantagem de correlação imediata com o exame físico, os resultados variam por fatores técnicos e interpretativos.[16] Em lactentes mais velhos, a radiografia AP se torna mais confiável conforme a epífise da cabeça femoral se torna ossificada.

Cada quadril pode ser dividido em quadrantes traçando-se uma linha basal horizontal através das cartilagens trirradiadas (linha horizontal de Hilgenreiner) e uma linha perpendicular através da margem ossificada mais lateral do teto do acetábulo (linha de Perkins). A localização normal da cabeça femoral é no quadrante interno inferior (para baixo e para dentro). Uma cabeça femoral luxada estará no quadrante superior externo (para cima e para fora), e uma cabeça femoral subluxada estará no quadrante externo inferior (para baixo e para fora). O ângulo entre o acetábulo e a linha basal horizontal deve ser inferior a 40° no recém-nascido, 33° em uma criança de 6 meses de vida e 30° em uma criança de 1 ano. No quadril normal, uma curva suave pode ser traçada ao longo da margem inferior do ramo púbico superior e do córtex femoral medial (linha de Shenton). Outros achados incluem acetábulo raso, desenvolvimento de um acetábulo falso e atraso de ossificação da epífise da cabeça femoral envolvida. As imagens de TC podem ser necessárias para confirmar a recolocação anatômica dos quadris após a imobilização do paciente em um aparelho gessado.[17] A RM pode ser utilizada para avaliar os casos problemáticos.

Caso 4.8

HISTÓRIA CLÍNICA Mulher de 36 anos com dor púbica.

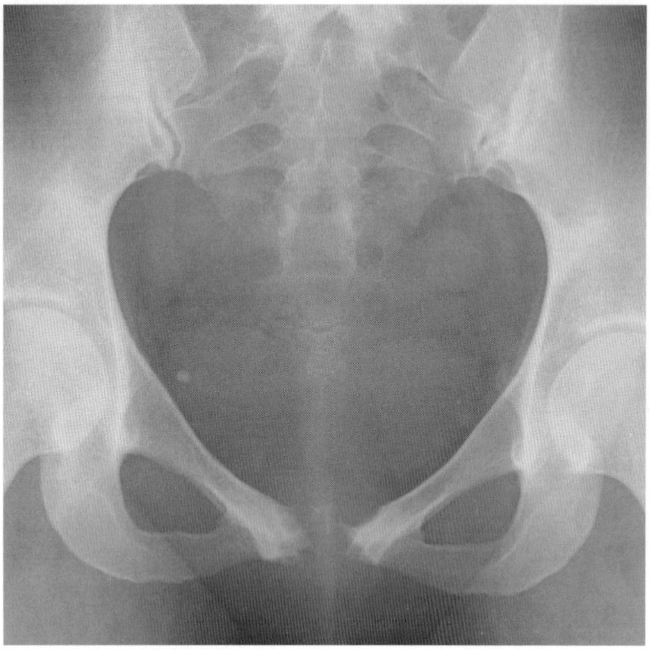

FIGURA 4.8A

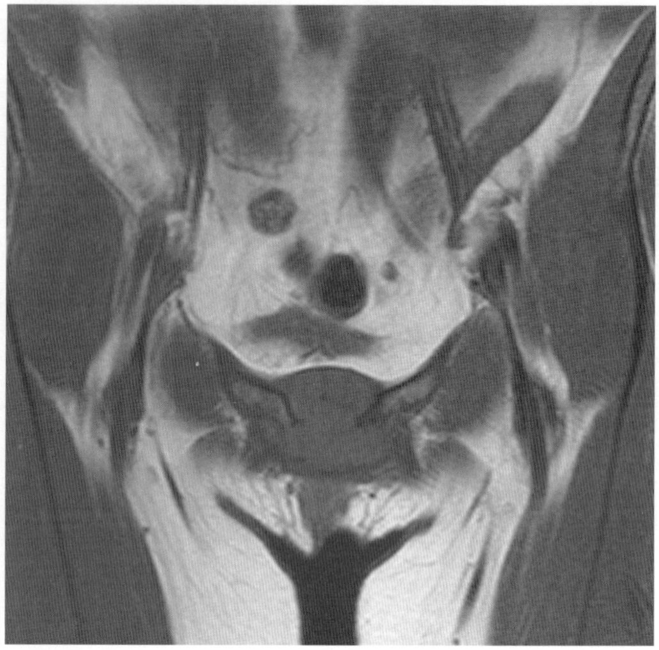

FIGURA 4.8B

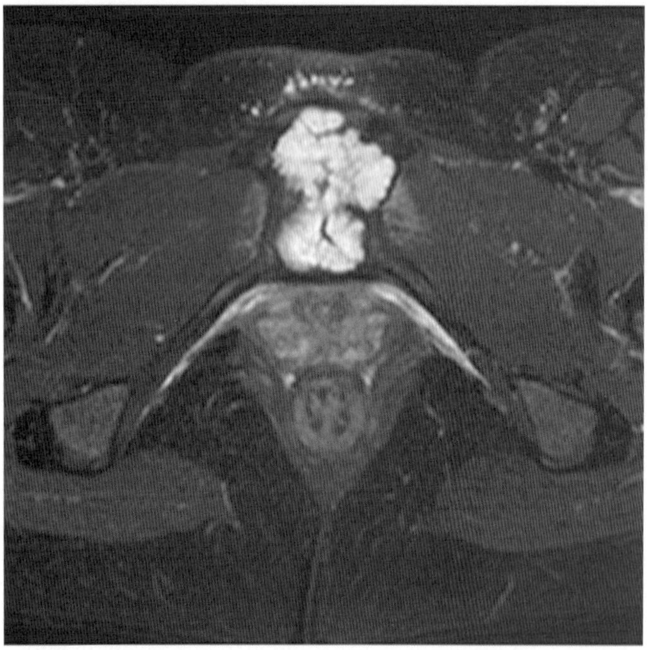

FIGURA 4.8C

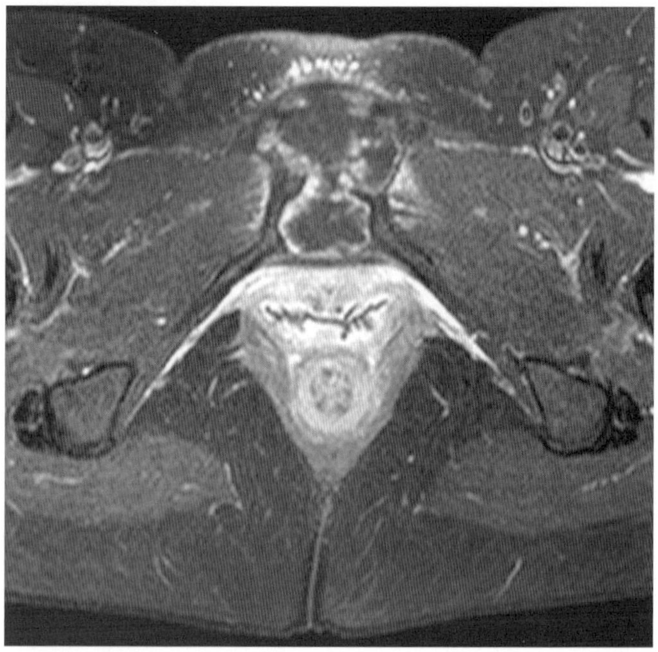

FIGURA 4.8D

ACHADOS

A. Vista AP da pelve demonstra uma lesão lítica multiloculada causando destruição na região da sínfise pubiana. Não se observa reação periosteal nos ramos púbicos adjacentes.

B. RM coronal ponderada em T1 demonstra massa lobulada centralizada na sínfise e isointensa para músculo.

C, D. Esta massa demonstra alto sinal na sequência axial ponderada em T2 com saturação de gordura (C) e contraste heterogêneo com gadolínio na sequência ponderada em T1 com saturação de gordura (D).

DIAGNÓSTICO DIFERENCIAL Condrossarcoma, metástase, plasmacitoma, infecção.

DIAGNÓSTICO Condrossarcoma.

DISCUSSÃO Os condrossarcomas são tumores malignos contendo cartilagem que surgem *de novo* ou a partir de lesões preexistentes que contêm cartilagem, como os osteocondromas. Nas séries da Mayo Clinic, aproximadamente 24% dos condrossarcomas são encontrados na pelve e destes, aproximadamente 24% foram encontrados na sínfise; é incomum encontrar condrossarcomas distais ao tornozelo ou punho.[11] Os condrossarcomas constituem o terceiro tipo mais comum de tumores ósseos malignos primários.[12] Eles tendem a estar presentes em pacientes entre 30 e 60 anos, mas a distribuição etária é ampla. As lesões no esqueleto axial tendem a se apresentar em um grupo etário mais velho que as lesões no esqueleto periférico. A ausência de osso reativo é ameaçadora para um processo agressivo maligno. Sem as calcificações características e estrutura lobular, o diagnóstico do condrossarcoma não pode ser feito por prospectivas, e uma biópsia é necessária. Os condrossarcomas seguem uma evolução clínica lenta. Eles tendem a entrar em metástase tardiamente no curso clínico, e apesar de as lesões em geral serem grandes, os pacientes raramente se apresentam com doença metastática.[13]

Caso 4.9

HISTÓRIA CLÍNICA Homem de 36 anos com piora de dor pélvica.

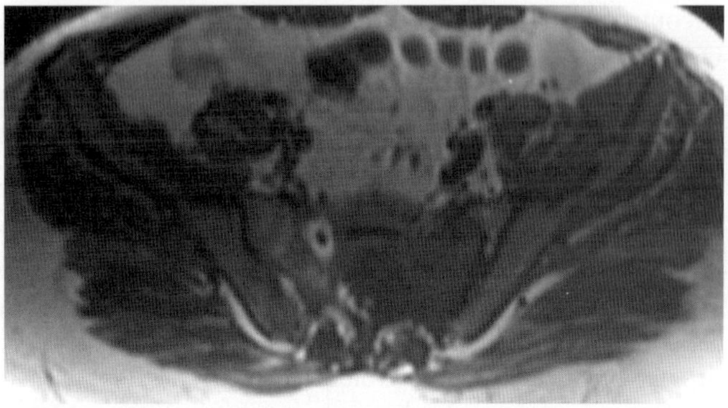

FIGURA 4.9A

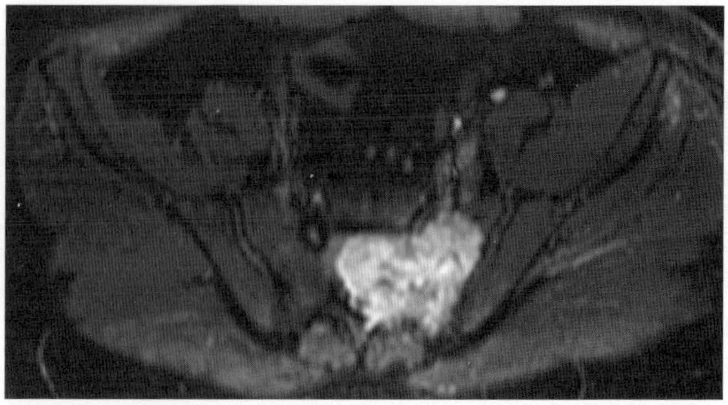

FIGURA 4.9B

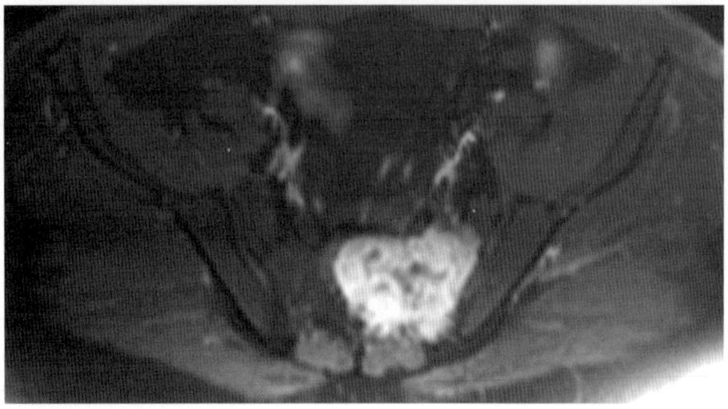

FIGURA 4.9C

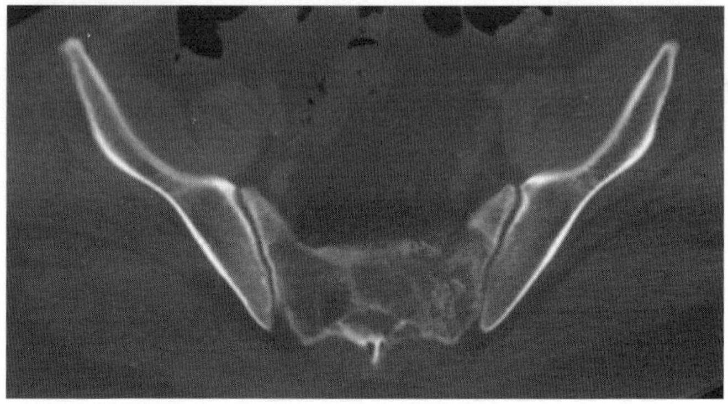

FIGURA 4.9D

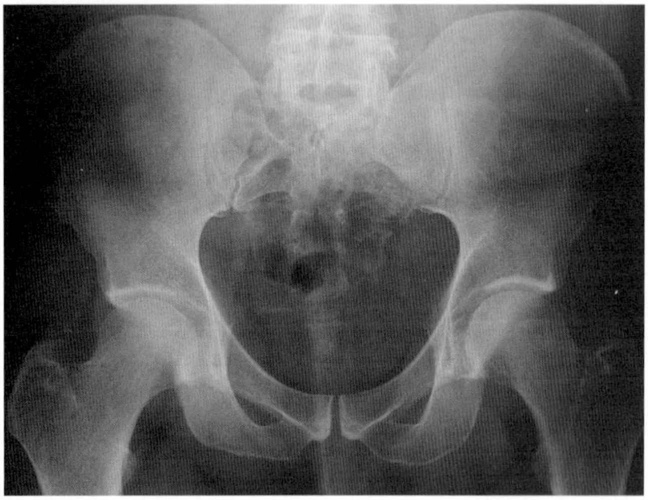

FIGURA 4.9E

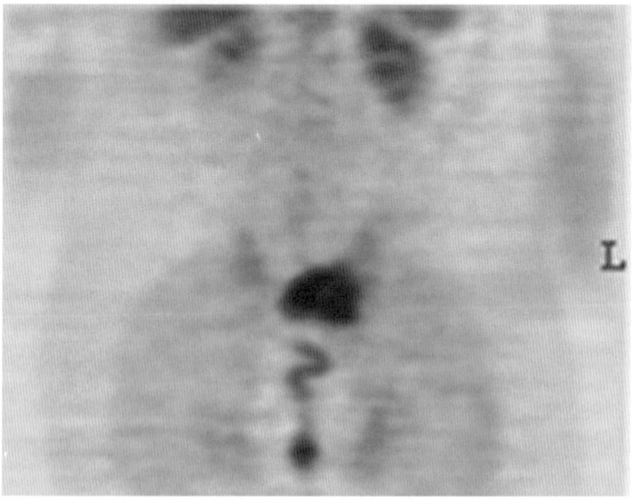

FIGURA 4.9F

ACHADOS

A. Imagem axial de RM ponderada em T1 demonstra uma lesão que ocupa o sacro esquerdo, obliterando o forame neural esquerdo de S2 e se estendendo através da linha média.

B. Imagem axial STIR (*short tau inversion recovery*) de RM demonstra alto sinal heterogêneo dentro da lesão.

C. Imagem axial de RM ponderada em T1 com supressão de gordura após infusão de gadolínio demonstra um contraste intenso da lesão, com algumas regiões sem contraste.

D. Imagem axial de TC demonstra uma lesão destrutiva no sacro esquerdo com perda do córtex sacral anterior. Regiões com focos de mineralização estão presentes dentro da lesão.

E. Radiografia AP demonstra um vago aumento na densidade sobre o sacro esquerdo, possivelmente com mineralização espiculada.

F. Imagem coronal de uma tomografia de emissão de pósitrons (PET) demonstra atividade intensa correspondente à lesão (valor de captação máxima padrão (SUVmáx) foi de 6,4).

DIAGNÓSTICO DIFERENCIAL Osteossarcoma, condrossarcoma, linfoma, metástase.

DIAGNÓSTICO Osteossarcoma.

DISCUSSÃO Uma lesão óssea agressiva e destrutiva centralizada dentro do osso que possui uma mineralizaçao interna desperta a necessidade de uma biópsia de tecidos. Das outras possibilidades no diagnóstico diferencial, as metástases tendem a ser múltiplas e menores, e frequentemente possuem um sítio primário conhecido, os condrossarcomas tendem a apresentar uma morfologia lobular e calcificações em anéis e arcos, e os linfomas tendem a ser infiltrativos. Apesar de o pico de incidência para o início dos osteossarcomas ser na segunda década de vida (45% dos osteossarcomas nas séries da Mayo Clinic), mais osteossarcomas, na realidade, ocorrem na terceira década ou depois dela (50% nas séries da Mayo Clinic).[14] Somente cerca de 2% dos osteossarcomas são encontrados no sacro. PET e PET/TC se tornaram importantes modalidades na avaliação por imagens das lesões ósseas.[15] Entretanto, uma imagem PET anormal não é específica e não elimina a necessidade de uma biópsia de tecido.

Caso 4.10

HISTÓRIA CLÍNICA Mulher de 21 anos com dor leve no quadril.

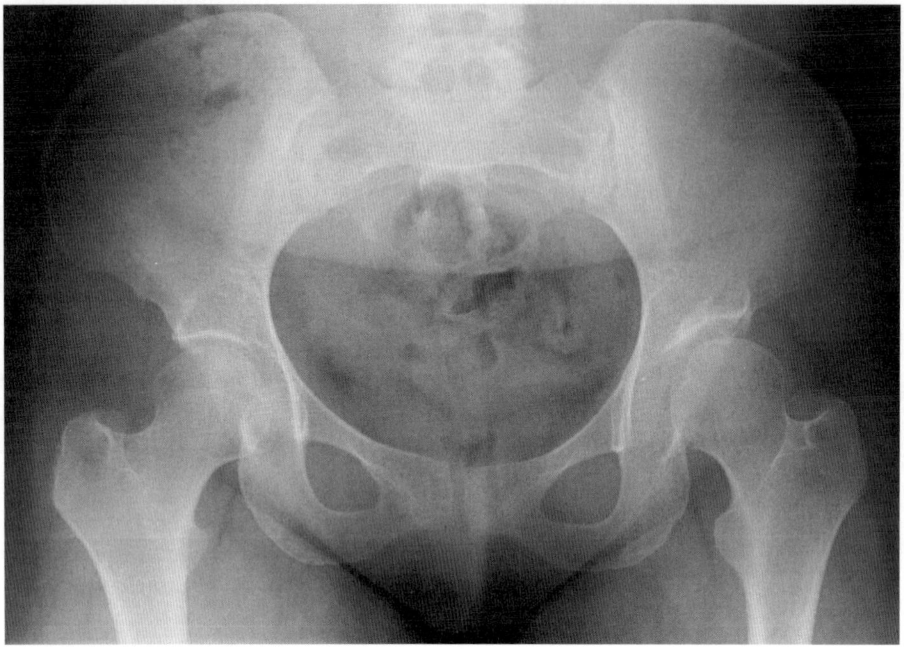

FIGURA 4.10A

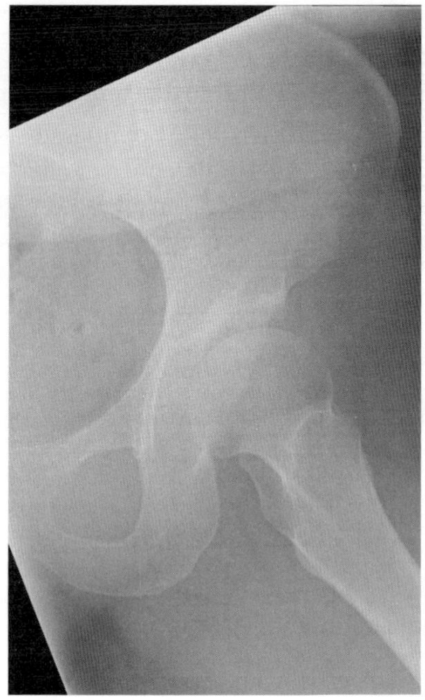

FIGURA 4.10B

ACHADOS

A. Radiografia da pelve demonstra acetábulos rasos e minimamente displásicos. Ambas as cabeças femorais estão normalmente formadas e localizadas.

B. Radiografia lateral "perna de rã" do quadril esquerdo demonstra um acetábulo raso e uma cabeça femoral com formato normal.

DIAGNÓSTICO DIFERENCIAL Nenhum.

DIAGNÓSTICO Displasia acetabular.

DISCUSSÃO A displasia acetabular é uma causa comum de osteoartrite precoce em adultos.[18] O acetábulo normal é quase uma hemiesfera completa, formando o encaixe para a cabeça femoral. O acetábulo displásico é como uma taça rasa, normalmente orientada, mas formando somente um encaixe raso para a cabeça femoral. Como consequência, as superfícies articulares anterior e posterior estão reduzidas em área, e uma menor proporção da cabeça femoral é coberta por osso. Na radiografia, o teto do acetábulo normalmente cobre o topo da cabeça femoral e se inclina para baixo em sua margem lateral. Na displasia acetabular, o teto geralmente falha em obter uma orientação horizontal em sua margem lateral, que se inclina muito menos para baixo. Os pacientes na maioria das vezes são moderadamente sintomáticos quando se apresentam aos 30 ou 40 anos, mas progredirão inevitavelmente para uma osteoartrite em estágio terminal se não forem tratados. Uma osteotomia acetabular gera uma cobertura óssea mais completa da cabeça femoral e pode prevenir contra a aceleração da osteoartrite.[19]

Caso 4.11

HISTÓRIA CLÍNICA Adolescente de 16 anos, sexo masculino, com fratura acetabular esquerda recém-consolidada e história de "andar de forma estranha" na infância.

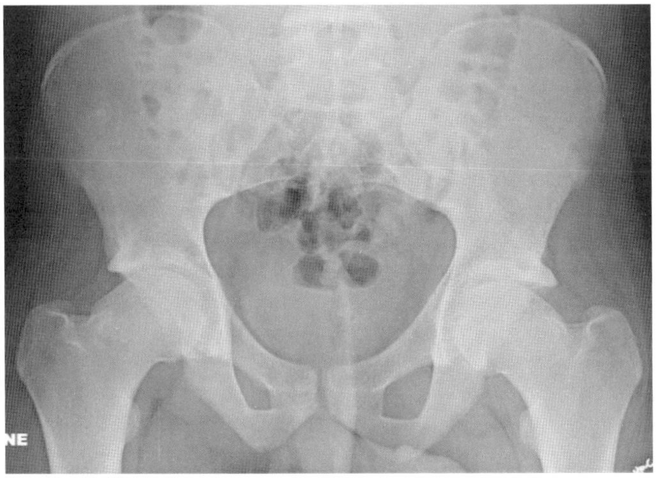

FIGURA 4.11A

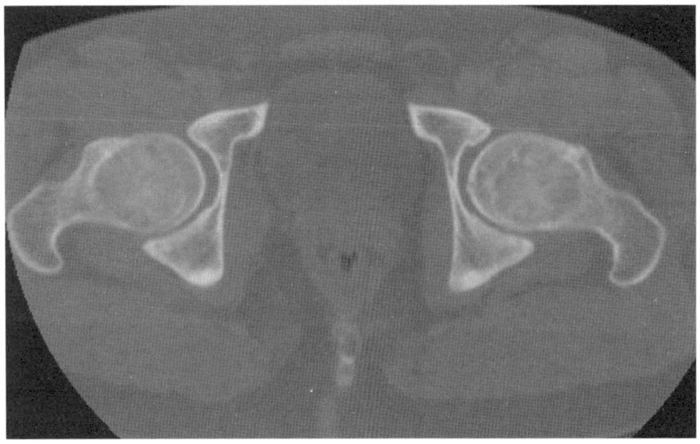

FIGURA 4.11B

ACHADOS

A. Vista AP da pelve demonstra um leve estreitamento articular superior e bilateral do quadril, esclerose subcondral e alterações císticas subcondrais. Observe a deformidade de ambas as junções entre as cabeças e os colos femorais proximais com extensões laterais das cicatrizes epifisárias, descritas como "deformidade em cabo de pistola".

B. Imagem axial de TC através de ambas as cabeças femorais proximais e junção dos colos demonstra um ressalto anormal anteriormente com cistos subcondrais associados.

DIAGNÓSTICO DIFERENCIAL Osteoartrite traumática prévia, impacto femoroacetabular (IFA), deslizamento prévio da epífise da cabeça femoral.

DIAGNÓSTICO Impacto femoroacetabular.

DISCUSSÃO Neste caso, o IFA era secundário a um deslizamento prévio da epífise da cabeça femoral. O IFA leva a uma osteoartrite progressiva precoce da articulação do quadril por causa da relação mecânica anormal entre o fêmur proximal e o acetábulo. O tipo "*pincer*" é causado por um acetábulo anormalmente moldado, enquanto o tipo "came" é causado por um formato anormal da junção cabeça-colo.[20] Um formato anormal da junção cabeça-colo pode ser visto após um deslizamento prévio da epífise da cabeça femoral, doença de Legg-Calve--Perthes, trauma, necrose avascular de início na idade adulta ou causas desconhecidas (idiopáticas).[21] O deslizamento da epífise da cabeça femoral ocorre geralmente em meninos com sobrepeso durante a puberdade. Observa-se um deslizamento posteromedial da epífise femoral fora do fêmur proximal.

Caso 4.12

HISTÓRIA CLÍNICA Mulher de 44 anos com um nódulo em sua coxa direita há alguns meses.

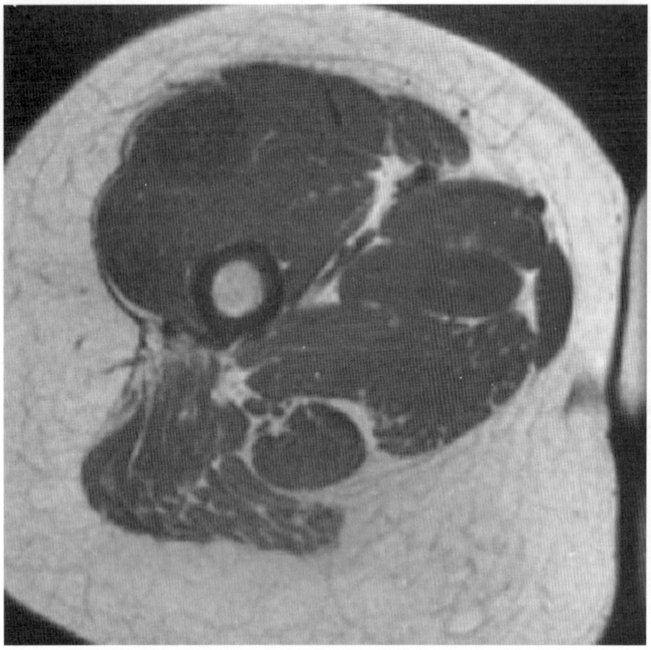

FIGURA 4.12A

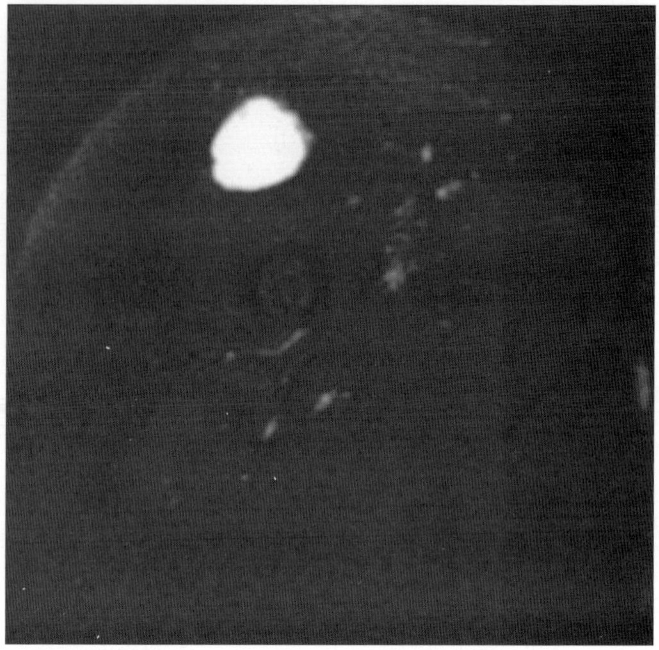

FIGURA 4.12B

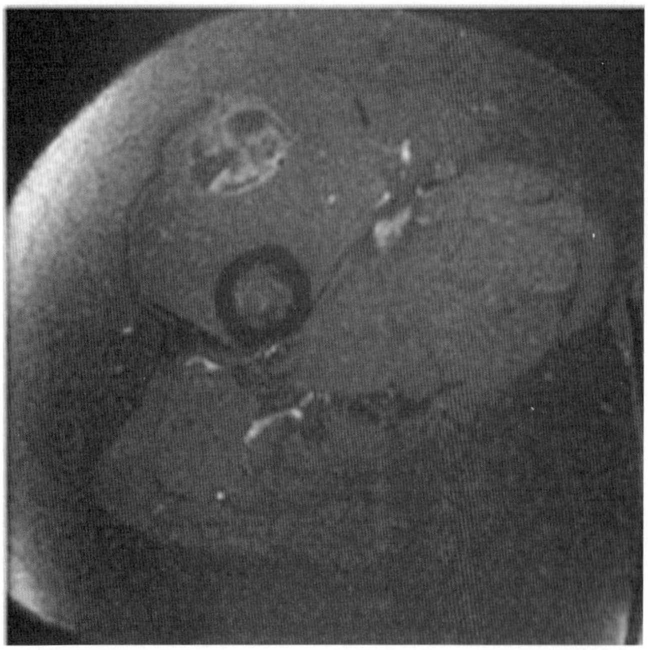

FIGURA 4.12C

ACHADOS

A. Imagem axial de RM ponderada em T1 demonstra uma massa arredondada bem circunscrita dentro do músculo vasto lateral que é isointensa para o músculo.

B. Imagem de RM ponderada em T2 com saturação de gordura; essa massa possui sinal claro uniforme.

C. Após a administração intravenosa de gadolínio, essa massa demonstra um contraste disperso na sequência de RM ponderada em T1 com saturação de gordura.

DIAGNÓSTICO DIFERENCIAL Sarcoma de tecidos moles, mixoma intramuscular, tumor de bainha nervosa.

DIAGNÓSTICO Mixoma intramuscular.

DISCUSSÃO A massa se localiza dentro do músculo vasto lateral. O mixoma intramuscular é um tumor benigno de tecidos moles que se apresenta como uma massa profunda dentro do músculo esquelético.[22] É uma lesão hipocelular e hipovascular com consistência gelatinosa. Na TC, a lesão é esférica ou ovoide com margem aguda, mas sem cápsula discernível. A atenuação tipicamente é de 10 a 30 unidades Hounsfield, as lesões são homogêneas e não exibem contraste. Na RM, as lesões apresentam baixa intensidade de sinal nas imagens ponderadas em T1 e alta intensidade de sinal nas imagens ponderadas em T2. O tamanho típico na apresentação é de 6 cm, e a localização mais comum é na musculatura da coxa. A possibilidade de sarcoma de tecidos moles, particularmente os sarcomas com componentes mixoides, pode ser excluída de forma definitiva apenas com biópsia. A biópsia guiada por TC pode não ser diagnóstica se somente for utilizada aspiração por agulha fina; geralmente, a aspiração com uma agulha de maior calibre (superior a 20) é necessária para coletar material gelatinoso. A excisão cirúrgica quase sempre é curativa. A lesão é mais comum em mulheres (2:1) e é encontrada em adultos (média de 52 anos). A associação dos mixomas intramusculares com displasia fibrosa do osso é chamada de síndrome de Mazabraud.[23]

Caso 4.13

HISTÓRIA CLÍNICA Menina de 17 anos com rigidez progressiva envolvendo o quadril e outras articulações.

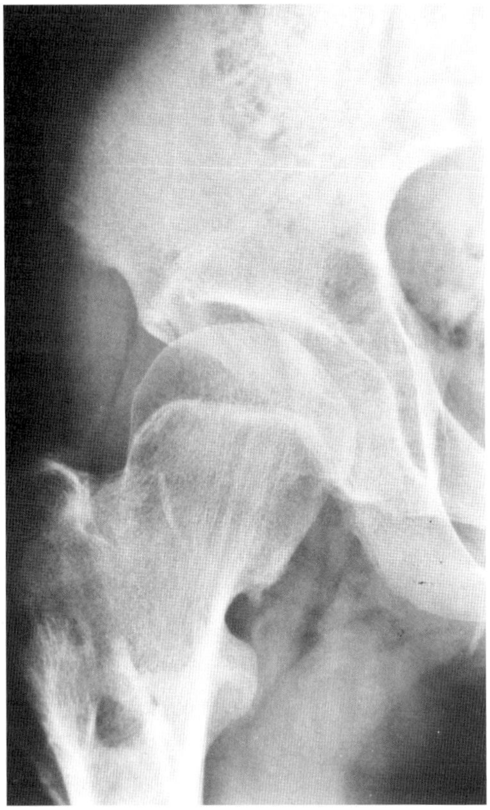

FIGURA 4.13A

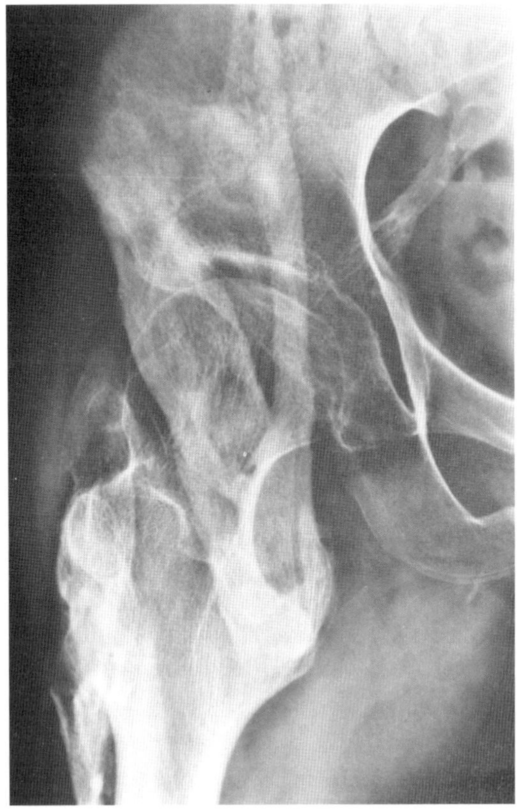

FIGURA 4.13B

ACHADOS

A. Radiografia AP na apresentação revela deformidade do colo femoral com alargamento e uma pequena protuberância inferior medial.

B. Dois anos depois, a radiografia AP demonstra ossificação do ligamento sacrotuberal, bem como ossificação de uma pequena banda que vai do colo femoral medial para o alto da crista ilíaca e uma banda maior que vai do meio do colo femoral para região supra-acetabular.

DIAGNÓSTICO DIFERENCIAL Queimaduras, trauma, paralisia, hiperostose esquelética idiopática difusa, fibrodisplasia ossificante progressiva (FOP).

DIAGNÓSTICO Fibrodisplasia ossificante progressiva.

DISCUSSÃO A ossificação dos tecidos moles pode ser reconhecida e distinguida de calcificação pela presença de estrutura cortical e trabecular. A ossificação de tecidos moles mais comum é a que ocorre após o trauma, não somente na forma de miosite ossificante, mas, com maior frequência, nos locais de entorses ligamentares. Queimaduras e paralisias também podem estar associadas com ossificação focal ou periarticular dos tecidos moles. A hiperostose esquelética idiopática difusa é uma condição de ossificação de tecidos moles, mas nesta condição é sempre entesal (na fixação de ligamentos, cápsulas e tendões ao osso).

A FOP é um grave e raro distúrbio genético de ossificação heterotópica progressiva, com ossificação extraesquelética incapacitante extensa e cumulativa.[24] Indivíduos com FOP parecem normais ao nascer, exceto por malformações no hálux que se assemelham a joanetes congênitos. A seguir, começando na primeira década de vida, os pacientes sofrem múltiplas "exacerbações" em respostas a pequenos traumas incluindo vacinações ou contusões e pequenos traumas em eventos esportivos. Durante essas "exacerbações", observa-se uma reação inflamatória transitória que leva a novas ossificações heterotópicas. Essa rara condição ocorre principalmente na forma de novas mutações, mas quando é herdada, é transmitida de modo autossômico dominante.[25] A FOP recentemente foi associada com mutações no gene receptor da proteína morfogenética óssea do tipo I.[26] Incapacidades graves resultam da imobilização progressiva dos membros, da mandíbula e da parede torácica. Complicações potencialmente letais incluem doença restritiva da parede torácica[27,28] e quedas.[29] As quedas podem ser particularmente catastróficas e, com frequência, iniciam uma exacerbação dolorosa que leva a perda permanente do movimento. As lesões intracranianas são comuns e podem ser graves, provavelmente resultado de deficiências na coordenação da marcha e reflexos protetores. A maioria dos pacientes morre por síndrome de insuficiência torácica.

Caso 4.14

HISTÓRIA CLÍNICA Homem de 50 anos que sofreu acidente automobilístico em alta velocidade.

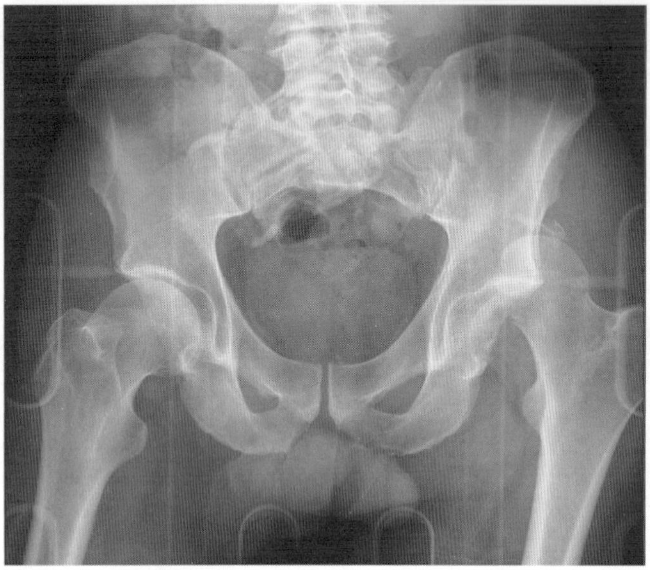

FIGURA 4.14A

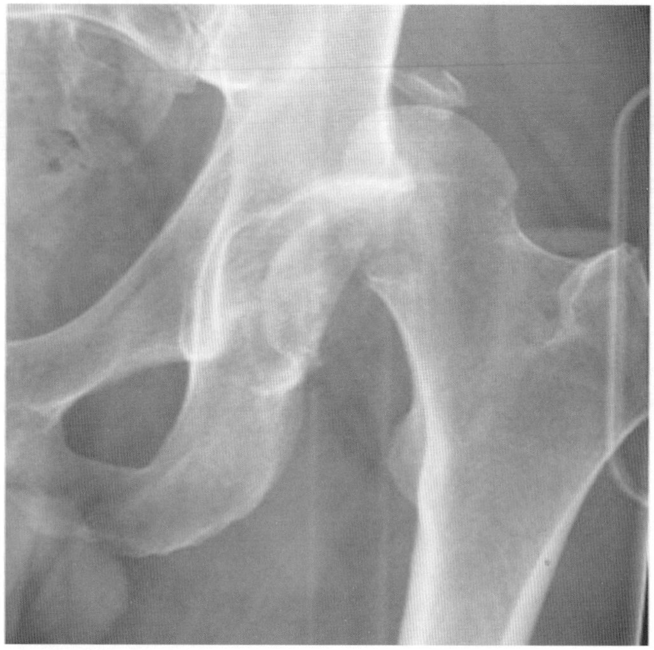

FIGURA 4.14B

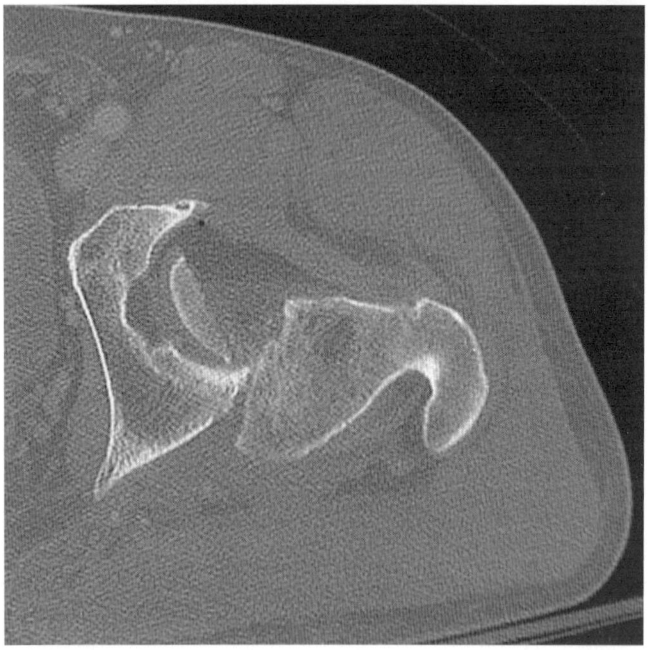

FIGURA 4.14C

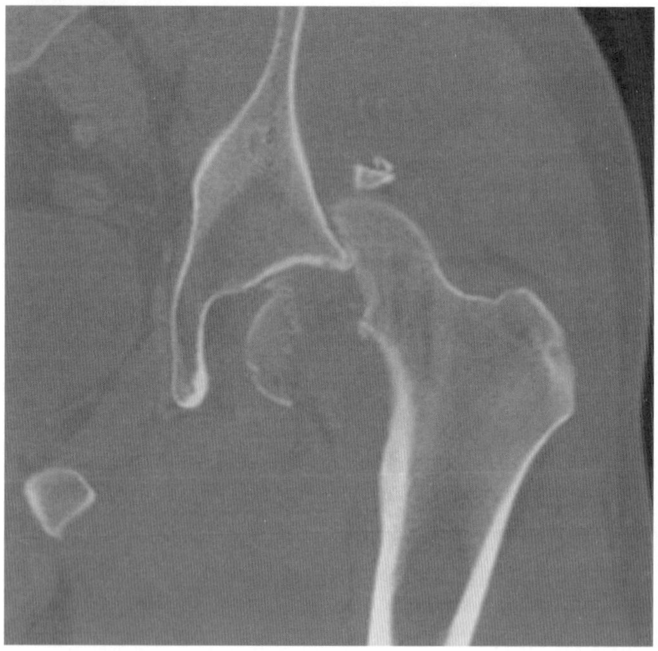

FIGURA 4.14D

ACHADOS Vista AP da pelve (A) e vista AP do quadril esquerdo (B) demonstram um desvio superior e lateral do fêmur esquerdo. Além disso, observa-se uma fratura cominutiva da cabeça femoral esquerda. Imagens axial (C) e coronal (D) de TC do quadril esquerdo demonstram uma luxação posterior do quadril com fratura impactada da cabeça femoral, com a cabeça se posicionando posteriormente à asa do ílio.

DIAGNÓSTICO DIFERENCIAL Luxação anterior do quadril, luxação posterior do quadril.

DIAGNÓSTICO Luxação posterior do quadril.

DISCUSSÃO As luxações do quadril resultam de trauma grave, como acontece nos acidentes automobilísticos. As luxações posteriores, com ou sem fraturas do acetábulo, são responsáveis por 85 a 90% das luxações traumáticas do quadril. O mecanismo da lesão é um impacto ao longo do eixo da diáfise femoral com o quadril flexionado (p. ex., impacto com o joelho contra o painel do carro). A parede posterior ou a coluna do acetábulo geralmente estão fraturadas, e a diáfise femoral ou o joelho também podem estar lesionados. Fraturas associadas da cabeça femoral ocorrem ocasionalmente, e fragmentos intra-articulares podem, em particular, ser problemáticos para a redução. A coxa caracteristicamente está aduzida após uma luxação posterior. A TC pode identificar fragmentos intra-articulares e confirmar a relocação do quadril após a redução. A presença de bolhas de gás na cápsula articular do quadril após o trauma, na ausência de lesão penetrante, é um indicador confiável de luxação recente do quadril.[30] A maioria das bolhas se localiza anteriormente ao colo femoral, mas bolhas também podem ser encontradas posteriormente.

Se existe a suspeita de luxação por causa de uma relocação espontânea ou uma redução feita no local do acidente, a presença de gás deve alertar o médico para a possibilidade de complicações. As complicações da luxação do quadril incluem necrose avascular da cabeça femoral, paralisia transitória ou permanente do nervo isquiático, miosite ossificante e artrose degenerativa pós-traumática. Um quadril luxado posteriormente distende e torce as artérias ilíaca externa, femoral comum e circunflexa, resultando em alterações no fluxo sanguíneo extraósseo. Apesar de a circulação colateral oriunda dos vasos glúteos poder preservar o fluxo sanguíneo intraósseo, a demora na relocação pode levar a uma forma progressiva e tardia de dano arterial que favorece a osteonecrose.[31]

Caso 4.15

HISTÓRIA CLÍNICA Homem de 59 anos encontrado inconsciente após uma queda da própria altura.

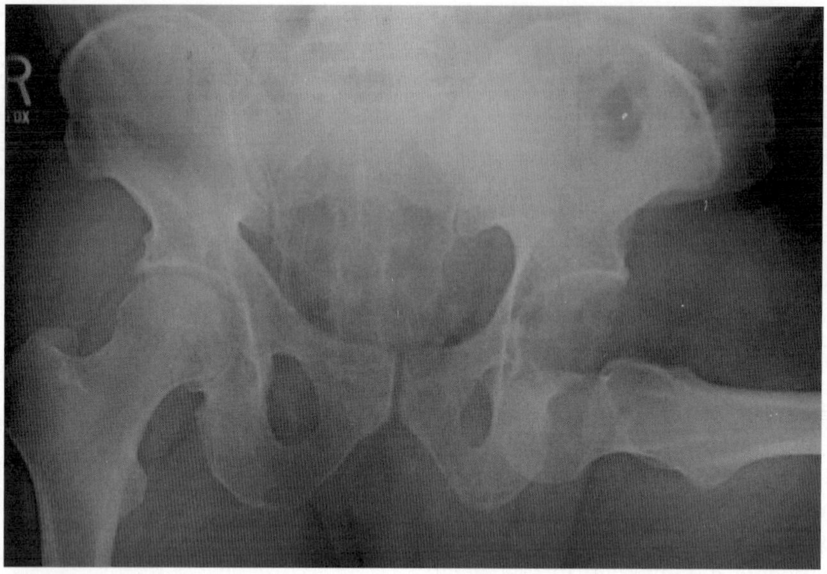

FIGURA 4.15A

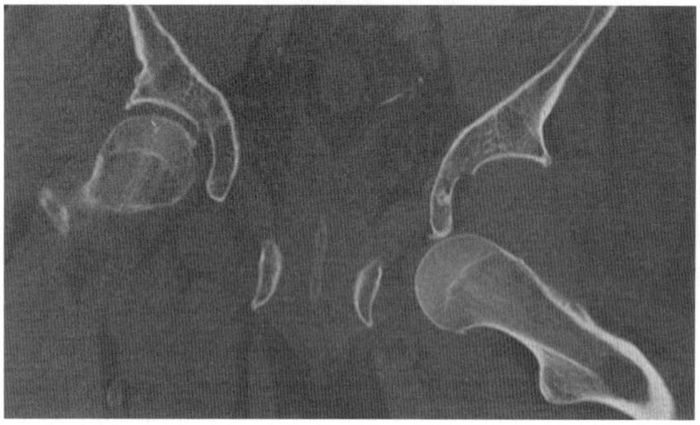

FIGURA 4.15B

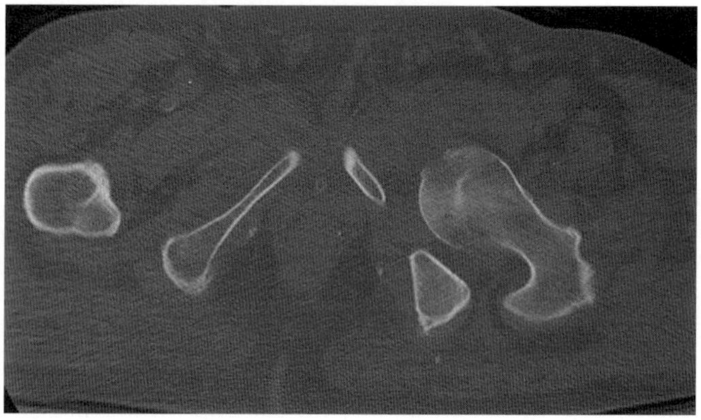

FIGURA 4.15C

ACHADOS (A) Radiografia AP da pelve demonstra uma luxação anteroinferior entre a cabeça femoral esquerda e o acetábulo. A cabeça femoral superpõe o forame obturador e está inferior ao acetábulo vazio. O fêmur está severamente abduzido. Não se observa fratura. Imagens coronal (B) e axial (C) de TC confirmam esses achados. Não se observam fragmentos intra-articulares de fratura.

DIAGNÓSTICO DIFERENCIAL Luxação anterior do quadril, luxação posterior do quadril.

DIAGNÓSTICO Luxação anterior do quadril.

DISCUSSÃO Este caso ilustra um quadril obviamente luxado, mas onde está apoiada a cabeça femoral? Aproximadamente 11% das luxações traumáticas do quadril são anteriores,[32] com a cabeça femoral na maioria das vezes se localizando inferiormente sobre o forame obturador, como neste caso. O mecanismo de lesão é uma abdução forçada, rotação lateral e flexão do quadril, causando o deslizamento anterior e medial da cabeça femoral pela cápsula do quadril, mas abaixo do forte ligamento pubofemoral. O ligamento pubofemoral cursa da base do ramo púbico superior para o trocanter menor. Em aproximadamente 10% das luxações anteriores, abdução forçada, rotação lateral e extensão do quadril fazem com que a cabeça femoral rompa a cápsula anterior do quadril acima do ligamento pubofemoral, com a cabeça femoral localizando-se superiormente, acima do nível do ramo púbico anterior, sobre a parede abdominal anterior. O ligamento iliofemoral pode estar rompido ou avulsionado de sua inserção na espinha ilíaca anterior inferior. Associada com uma luxação anterior do quadril, podemos observar uma fratura por impacção da face superolateral da cabeça femoral, onde comprime a borda anterior inferior do acetábulo após sua luxação. Sequelas de longo prazo incluem artrite e osteonecrose.

Caso 4.16

HISTÓRIA CLÍNICA Mulher de 43 anos com dor óssea e fraqueza muscular.

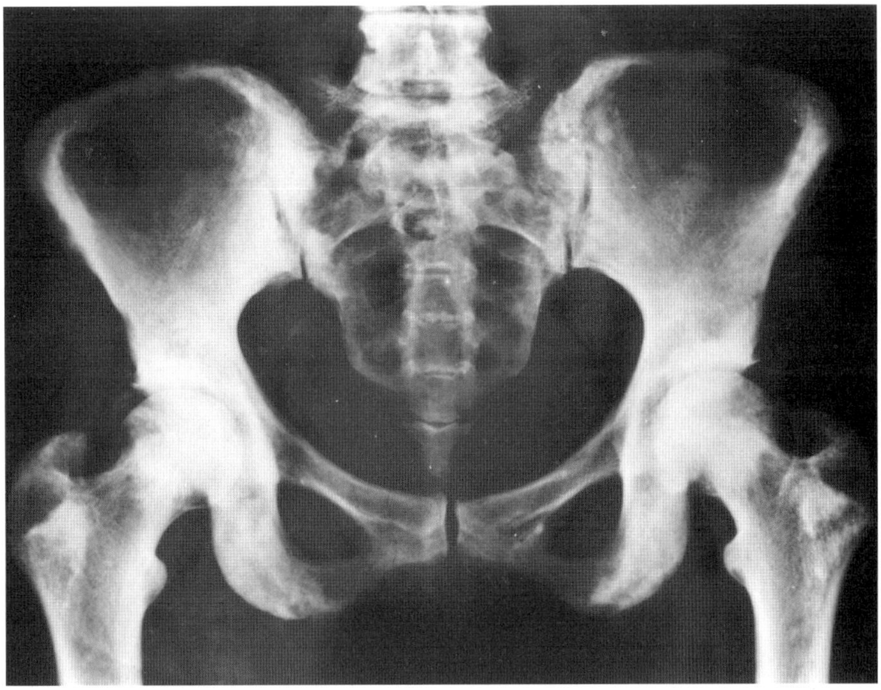

FIGURA 4.16

ACHADOS Radiografia AP da pelve demonstra ossos simetricamente densos, envolvendo principalmente as córtices. O espaço medular está presente e o padrão trabecular é normal. Observam-se alterações degenerativas nos quadris, articulações sacroilíacas e parte lombar da coluna vertebral.

DIAGNÓSTICO DIFERENCIAL Osteopetrose, fluorose, hipervitaminose A, osteodistrofia renal, anemia falciforme, outras causas de esclerose difusa.

DIAGNÓSTICO Fluorose.

DISCUSSÃO Osteoesclerose difusa e hiperostose podem ser observadas em uma variedade de condições metabólicas e sistêmicas. A fluorose pode estar relacionada com a ingestão crônica de água potável com níveis endemicamente excessivos de flúor (quatro partes ou mais por milhão), exposição ocupacional ou medicamentos contendo flúor. Regiões endêmicas com grandes populações incluem partes da Índia e China.[33,34] Em alguns casos, a fluorose endêmica foi descrita mesmo quando níveis de flúor na água potável não são excessivos. Plantas utilizadas em chás podem concentrar o flúor encontrado na água e no solo. O conteúdo de flúor das folhas dessas plantas está relacionado ao tempo que levaram para crescer, resultando em altos níveis de flúor no chá que é feito de folhas e caules velhos, mas não no chá feito de folhas e brotos mais jovens.[35] Entre as exposições ocupacionais, os indivíduos que trabalham com alumínio estão em risco particular para fluorose.

O diagnóstico definitivo é feito a partir de mensurações diretas do conteúdo ósseo de flúor. O conteúdo ósseo de flúor está relacionado à exposição, e os achados radiográficos são encontrados mais frequentemente entre aqueles com maior conteúdo de flúor nos ossos.[36,37] Os achados radiológicos incluem osteopenia, osteoesclerose e hiperostose envolvendo o esqueleto axial, periostite e entesopatia no esqueleto apendicular, e anormalidades dentárias. Pode ser observada artropatia degenerativa precoce. Clinicamente, pode haver uma diminuição da amplitude de movimento dos membros que geralmente progride para rigidez.

Caso 4.17

HISTÓRIA CLÍNICA Menina de 8 anos com dor na articulação sacroilíaca e doença crônica.

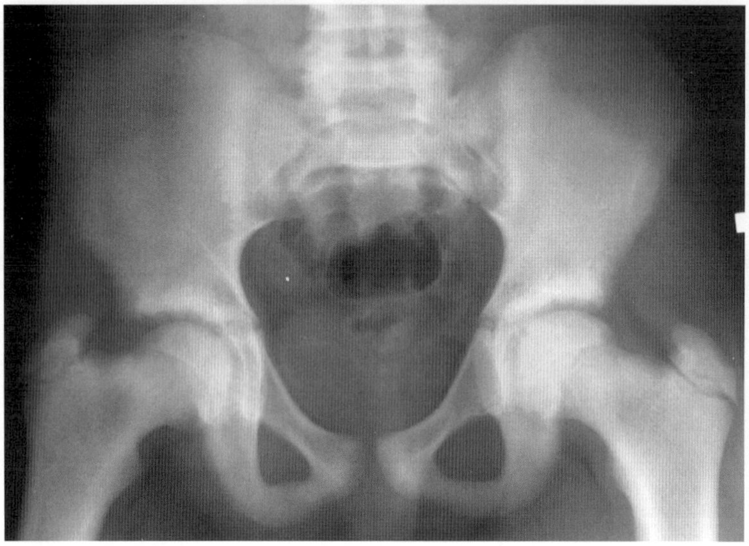

FIGURA 4.17A

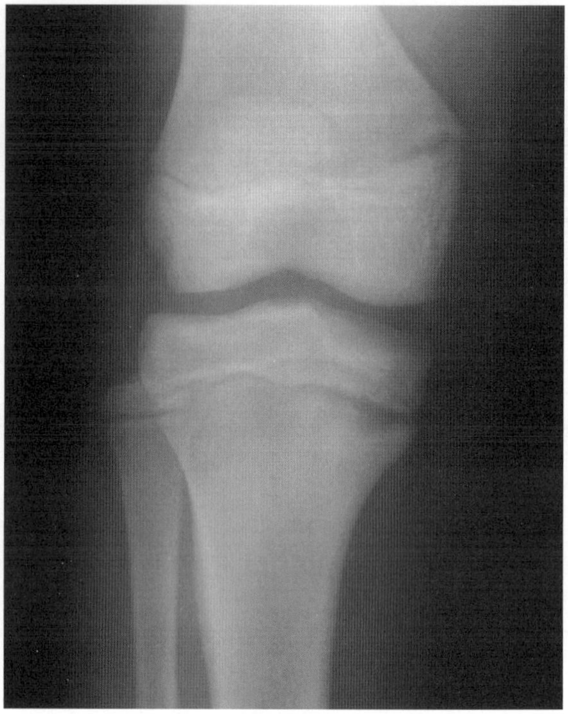

FIGURA 4.17B

ACHADOS

A. Radiografia AP da pelve demonstra alterações escleróticas simétricas das articulações sacroilíacas, maior no lado ilíaco, com alargamento irregular dos espaços articulares. Uma esclerose simétrica também envolve os acetábulos.

B. Radiografia AP do joelho direito demonstra placas de crescimento alargadas com esgarçamento ao longo da face metafisária, particularmente nas faces mediais do fêmur distal e tíbia proximal. Os ossos estão normalmente formados e os espaços articulares estão preservados.

DIAGNÓSTICO DIFERENCIAL Raquitismo, artrite idiopática juvenil.

DIAGNÓSTICO Raquitismo.

DISCUSSÃO A história indica doença crônica e sistêmica, e as alterações nas placas de crescimento no joelho são clássicas para raquitismo em uma criança mais velha. A doença sacroilíaca também pode ocorrer em inícios de espondiloartropatia na infância, particularmente espondilite anquilosante. Neste caso, a paciente possui raquitismo resistente à vitamina D. O raquitismo pode se manifestar com uma ampla variedade de sintomas, incluindo sintomas que sugerem sacroileíte.[38] Foi sugerido que o hiperparatireodismo secundário com reabsorção óssea subcondral pode resultar em fraturas subcondrais por insuficiência ou microfraturas nas articulações sacroilíacas, causando os sintomas. Na RM, as alterações nas regiões fisárias podem ser impressionantes, com alto sinal nas imagens ponderadas em T2 na ampla região de cartilagem não ossificada.[39]

Caso 4.18

HISTÓRIA CLÍNICA Mulher de 75 anos com dor progressiva no glúteo direito, agora incapacitada de deambular.

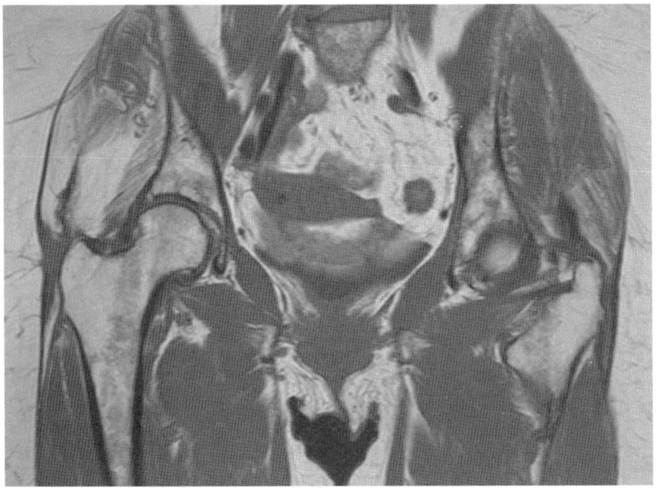

FIGURA 4.18A

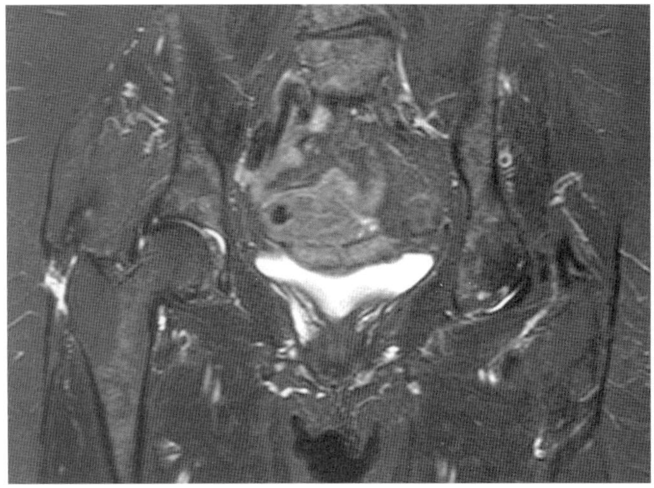

FIGURA 4.18B

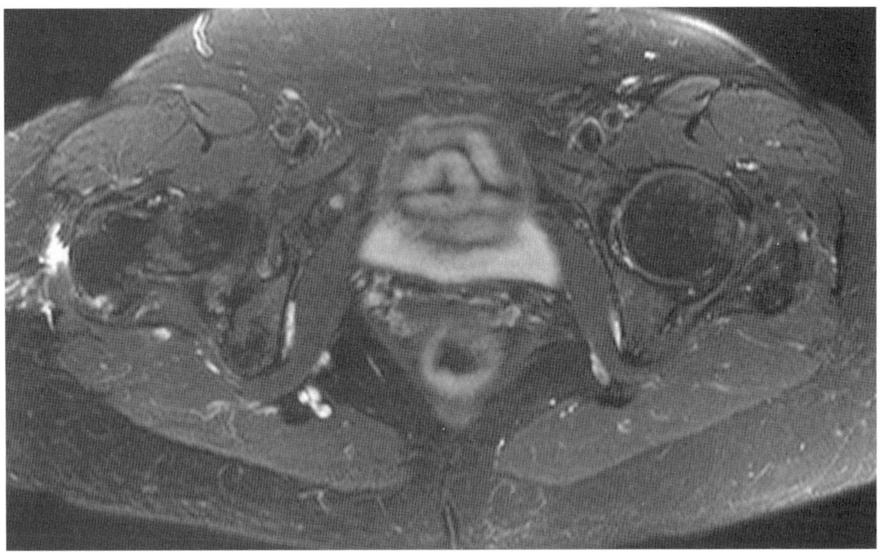

FIGURA 4.18C

ACHADOS (A) RM coronal ponderada em T1 demonstra acentuada atrofia assimétrica do músculo glúteo médio direito. Observa-se também uma leve atrofia do músculo glúteo mínimo direito. Imagens coronal (B) e axial (C) ponderadas em T2 com saturação de gordura demonstram um espaço focal preenchido por líquido na inserção do tendão do glúteo médio no trocanter maior direito, representando uma ruptura.

DIAGNÓSTICO DIFERENCIAL Nenhum.

DIAGNÓSTICO Ruptura do tendão do glúteo médio.

DISCUSSÃO Como os músculos do manguito rotador ao redor da articulação do ombro, observam-se vários músculos ao redor da articulação do quadril para fortalecer a articulação esferoidal. Suas inserções ao redor do trocanter maior do fêmur proximal foram descritas. O glúteo mínimo se insere na faceta anterior do trocanter maior, enquanto o tendão do glúteo médio se insere nas facetas medial e posterior do trocanter maior, mais bem observado nas imagens axiais. Neste caso, a ruptura do glúteo médio é acompanhada por uma acentuada atrofia adiposa do músculo vista nas imagens ponderadas em T1, indicando a natureza crônica da lesão. As rupturas do glúteo médio, ou tendinose, são um achado comum da RM em pacientes mais idosos que se apresentam com dor nos glúteos, no quadril ou na virilha.[40,41]

Caso 4.19

HISTÓRIA CLÍNICA Mulher de 66 anos com dor progressiva na coluna no lado esquerdo.

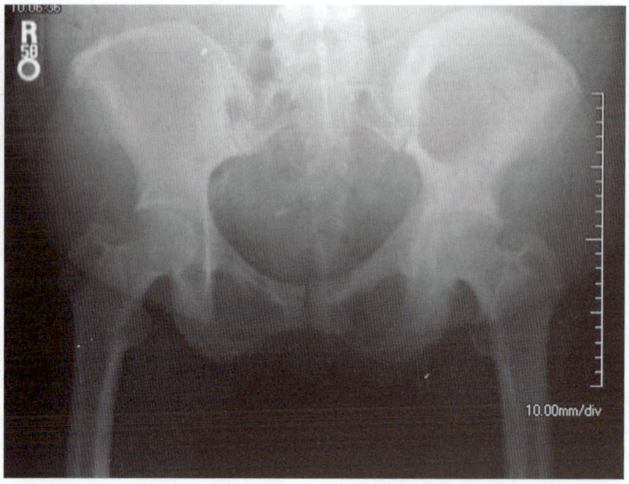

FIGURA 4.19A

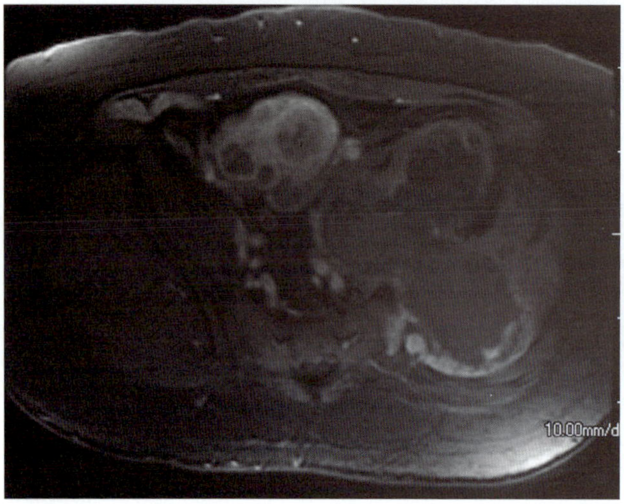

FIGURA 4.19B

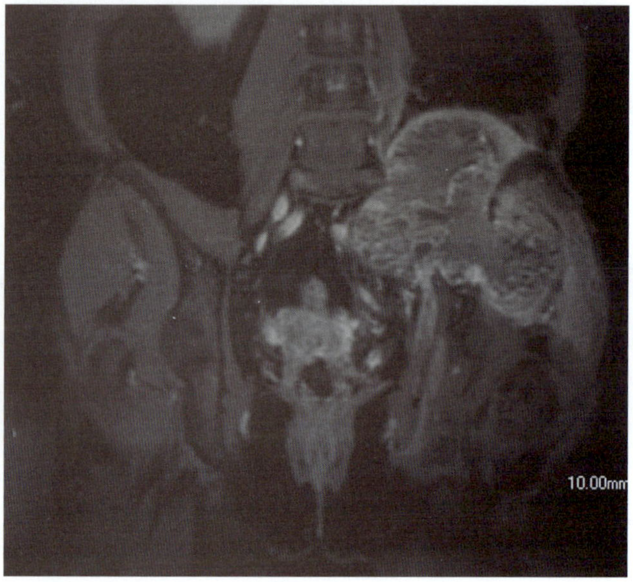

FIGURA 4.19C

ACHADOS (A) Radiografia AP da pelve demonstra os achados típicos da doença de Paget na hemipelve esquerda e no quadril, incluindo dilatação assimétrica do osso, espessamento do córtex e irregularidade do padrão trabecular. Além disso, observa-se uma grande lesão lítica na asa ilíaca esquerda. Imagens axial (B) e coronal (C) de RM pós-contraste ponderadas em T1 com saturação de gordura demonstram uma massa heterogeneamente contrastada centralizada na asa ilíaca esquerda com massa de tecidos moles se estendendo anteriormente para a pelve e superiormente para a região paraespinal esquerda.

DIAGNÓSTICO DIFERENCIAL Doença de Paget, sarcoma, metástase.

DIAGNÓSTICO Sarcoma que se origina da doença de Paget.

DISCUSSÃO A doença de Paget (osteíte deformante) é uma enfermidade óssea observada em indivíduos de meia-idade e idosos. Ela se caracteriza por uma remodelagem excessiva e anormal do osso. Geralmente assintomática, a doença de Paget possui uma prevalência de 3% na população adulta acima de 40 anos. Na maioria dos casos, o envolvimento é poliostótico. Apesar de qualquer osso poder ser envolvido, a preponderância dos casos envolve pelve, coluna, crânio, fêmur ou tíbia. A incidência de sarcoma que se origina na doença de Paget sintomática é estimada em menos de 1%,[42,43] e as lesões mais comuns são o histiocitoma fibroso maligno e o osteossarcoma. O prognóstico para pacientes com sarcoma que se originam da doença de Paget é ruim. O envolvimento do osso pagético por metástases é muito raro.

Caso 4.20

HISTÓRIA CLÍNICA Homem de 21 anos com uretrite e uveíte por clamídia, agora com dor na coluna.

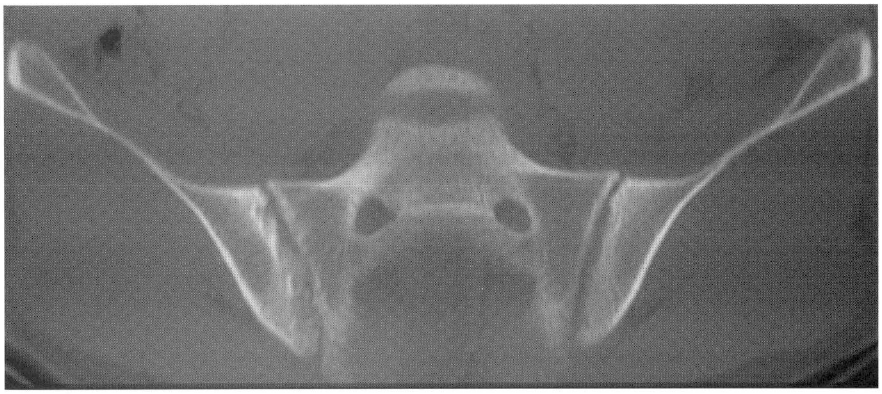

FIGURA 4.20A

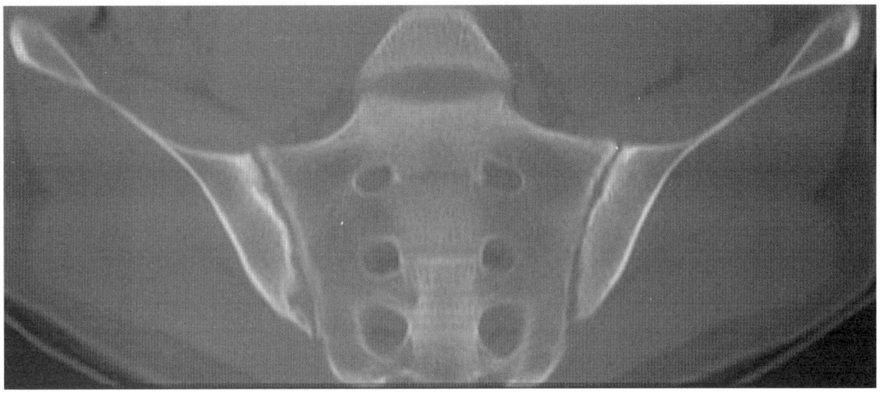

FIGURA 4.20B

ACHADOS Reformatações oblíquas coronais de TC através do sacro (anterior, A; e posterior, B) demonstram esclerose subcondral assimétrica e erosões das articulações sacroilíacas, maiores à direita, principalmente no lado ilíaco das articulações.

DIAGNÓSTICO DIFERENCIAL Espondilite anquilosante, artrite reativa, artropatia psoriática, artropatia enteropática, artrite séptica.

DIAGNÓSTICO Artrite reativa.

DISCUSSÃO Combinada com uretrite e uveíte, a assimetria do envolvimento sacroilíaco é a chave para o diagnóstico de artrite reativa (também conhecida como artrite pós-infecciosa, previamente conhecida como síndrome de Reiter).[44,45] A artrite reativa pode ocorrer após uma disenteria ou doença sexualmente transmissível, e é muito mais comum entre homens.

A articulação sacroilíaca normal contém uma articulação sinovial verdadeira somente no terço anteroinferior da articulação. Como a cartilagem sacral normal é mais espessa que a cartilagem ilíaca,[46] alterações erosivas precoces da sacroileíte são vistas primeiro no lado ilíaco. Nos estágios iniciais da sacroileíte, erosões e osteoporose ao redor da articulação podem levar a um aparente alargamento do espaço articular.[47] Esse estágio é seguido por esclerose subcondral e eventual estreitamento do espaço articular e anquilose. Muitas artropatias espondilonegativas envolvem as articulações sacroilíacas. Apesar de a espondilite anquilosante e a artropatia enteropática poderem se apresentar de modo assimétrico, elas geralmente são simétricas. A artropatia psoriática e a artrite reativa devem ser consideradas nos casos assimétricos. A ausência de envolvimento sacral torna o diagnóstico de artrite séptica menos provável; a infecção tipicamente envolve o osso subcondral em ambos os lados da articulação.

Caso 4.21

HISTÓRIA CLÍNICA Homem de 29 anos com história de abuso de drogas intravenosas.

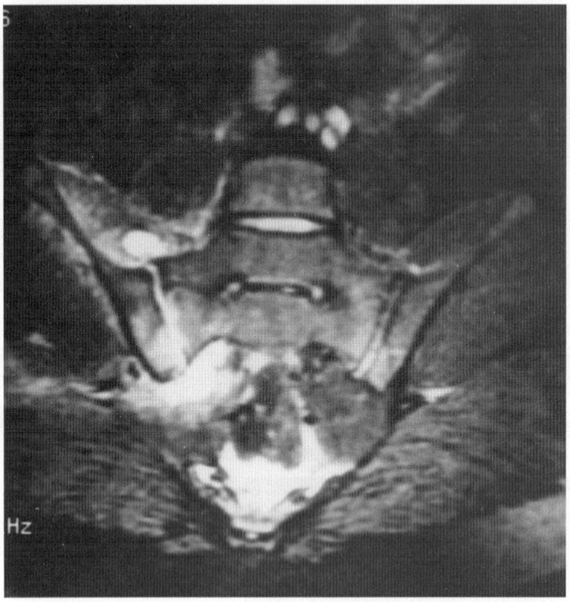

FIGURA 4.21A

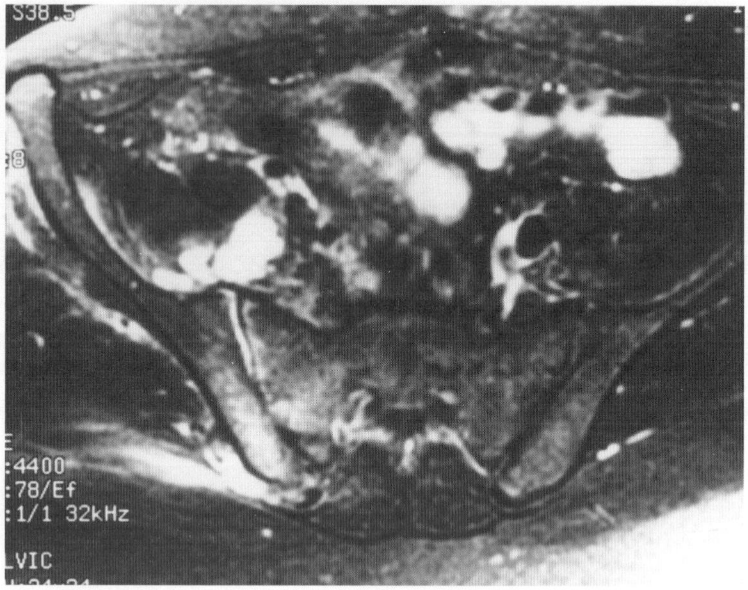

FIGURA 4.21B

ACHADOS (A, B) Imagens coronal e axial de RM ponderadas em T2 com saturação de gordura demonstram líquido dentro da articulação sacroilíaca direita, disseminando-se anteriormente sob o iliopsoas e posteriormente ao longo do plano fascial glúteo.

DIAGNÓSTICO DIFERENCIAL Espondilite anquilosante, artrite psoriática, artrite reativa, doença inflamatória intestinal, artrite reumatoide, artrite séptica.

DIAGNÓSTICO Sacroileíte séptica.

DISCUSSÃO A maior intensidade de sinal na RM ponderada em T2 na área da articulação sacroilíaca, com líquido no espaço articular, é característica da sacroileíte. As alterações inflamatórias no músculo adjacente são características de infecção aguda, mas não para as espondiloartropatias pelo antígeno leucocitário humano (HLA-B27).[48,49] Os achados e a história de abuso de drogas intravenosas reforçam ainda mais o diagnóstico de sacroileíte séptica.

A articulação sacroilíaca pode ser infectada pela rota hematogênica, por extensão direta em infecções contíguas e pela implantação direta em cirurgia ou trauma. O fluxo sanguíneo no osso subcondral ilíaco é lento, e este é um lugar favorável para a implantação hematogênica; a articulação sacroilíaca se torna envolvida por extensão contígua. Bactérias gram-negativas frequentemente estão implicadas na população positiva para HIV, enquanto o abuso de drogas intravenosas propriamente dito está em geral mais associado a infecções estafilocócicas. Os abscessos pélvicos e as úlceras de decúbito podem se estender para a articulação sacroilíaca, e a infecção pode ocorrer na forma de complicação de trauma, cirurgia ou instrumentação, incluindo injeções e acupuntura.[50]

Caso 4.22

HISTÓRIA CLÍNICA Homem de 24 anos com dor no quadril.

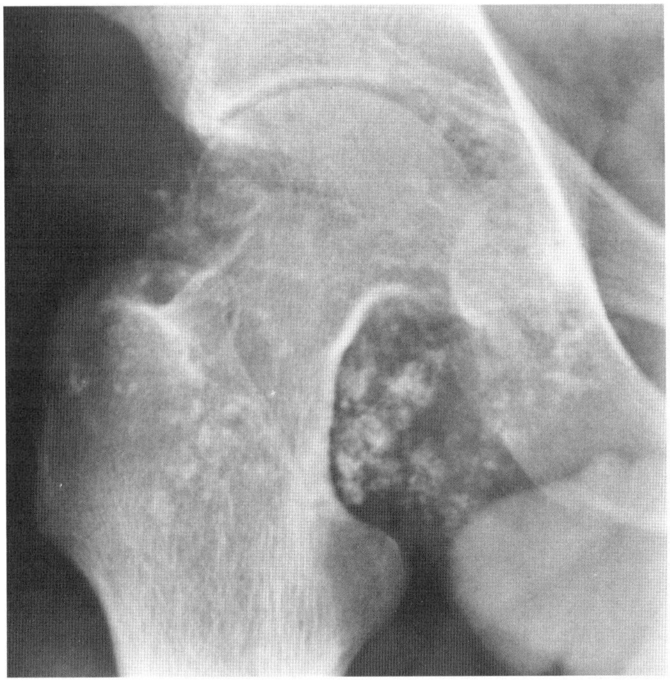

FIGURA 4.22A

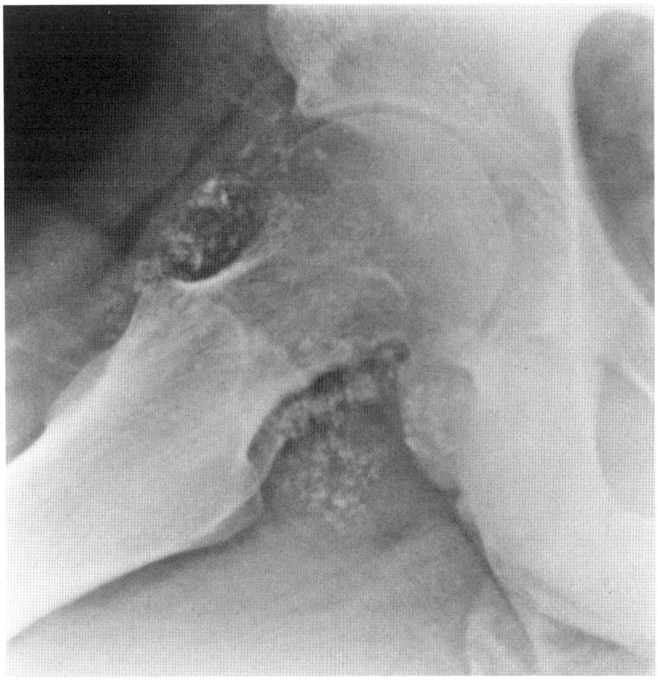

FIGURA 4.22B

ACHADOS Radiografias em AP (A) e lateral do tipo rã (B) demonstram múltiplas pequenas calcificações no quadril direito, com alterações erosivas secundárias no colo femoral. As calcificações são densas e pontiagudas não apresentam uma estrutura cortical ou trabecular. As erosões são rasas e bem marginadas, e uma artrite degenerativa não é evidente. A morfologia do osso subjacente é normal.

DIAGNÓSTICO DIFERENCIAL Osteocondromatose sinovial, hemangiomatose sinovial, sarcoma sinovial.

DIAGNÓSTICO Osteocondromatose sinovial.

DISCUSSÃO A presença de inúmeras calcificações na articulação ou sinóvia, com erosões rasas e bem marginadas, é quase sempre diagnóstica de uma osteocondromatose sinovial primária. A hemangiomatose sinovial com múltiplos flebólitos poderia apresentar uma semelhança extremamente rara, assim como o sarcoma sinovial.[51] A sinovite vilonodular pigmentada (SVNP) causa erosões semelhantes às da osteocondromatose sinovial, mas a SVNP não calcifica. Entretanto, em um caso relatado, ela foi descrita coexistindo na mesma articulação com uma osteocondromatose sinovial.[52]

A osteocondromatose sinovial é uma condição na qual se observam vários nódulos cartilaginosos intracapsulares cuja presença resulta em edema, derrame articular, erosões superficiais do osso e artrite degenerativa. Os nódulos podem estar presos à sinóvia ou soltos dentro da articulação. Nódulos altamente celulares tendem a ser fracamente calcificados, enquanto nódulos com baixa celularidade tendem a ser fortemente calcificados. A patogênese da osteocondromatose sinovial é incerta, mas existem evidências crescentes de que o processo é neoplásico, e não reativo.[53] A lesão ocorre em adultos, com uma média de idade, na apresentação, de 50 anos. Observa-se uma predominância masculina de quase 2:1. Os lugares mais comuns são o joelho (70%) e quadril (20%), e a condição é monoarticular. Não existe relação entre a extensão da calcificação e ossificação e a idade do paciente. Uma doença degenerativa bem estabelecida aparece em somente alguns casos no momento da apresentação, e o risco de malignidade é estimado em 5%.[54] Lesões malignas que se originam na osteocondromatose sinovial incluem o condrossarcoma.[55]

Caso 4.23

HISTÓRIA CLÍNICA Homem de 38 anos com história de dor na coluna e colite ulcerativa. Há um intervalo de 5 anos entre cada uma das radiografias.

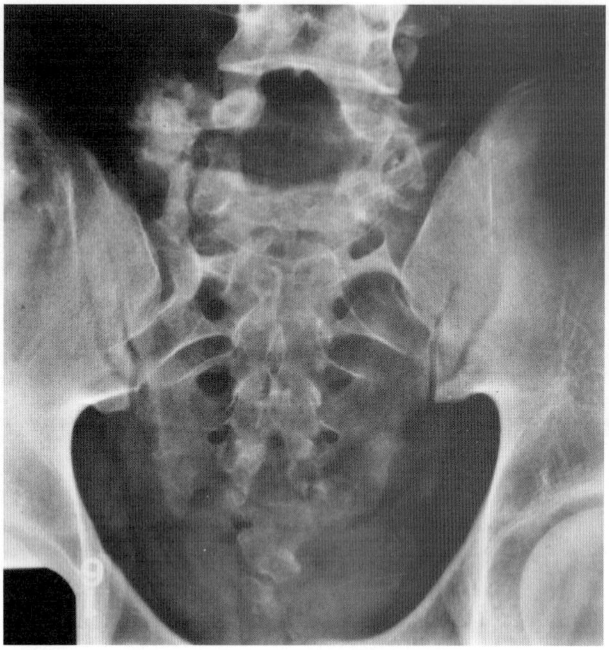

FIGURA 4.23A

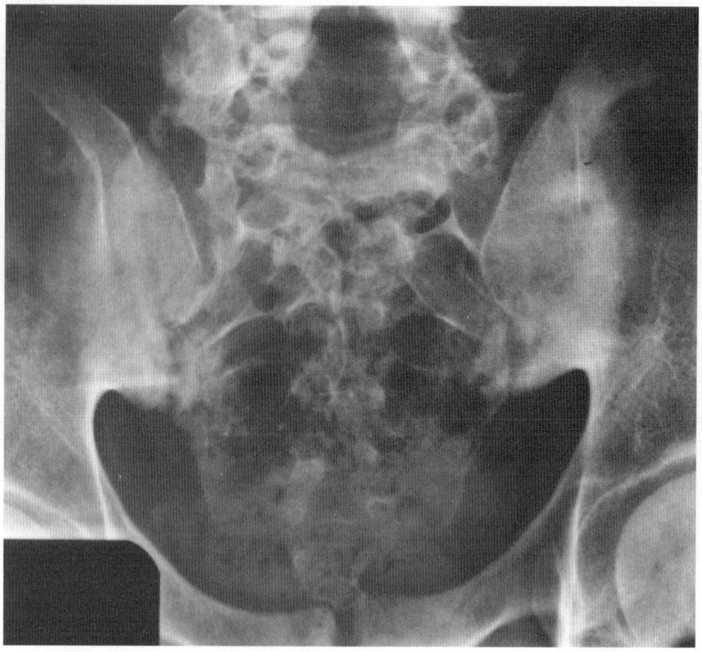

FIGURA 4.23B

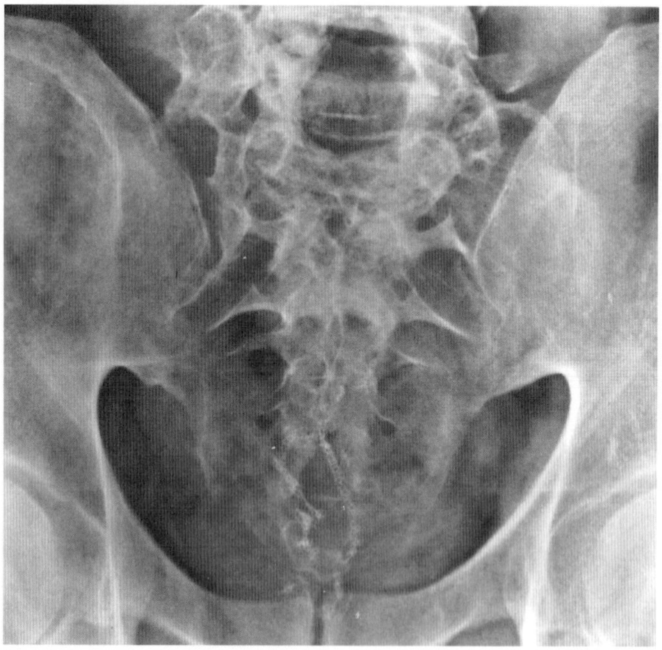

FIGURA 4.23C

ACHADOS

A. Radiografia AP feita há 10 anos demonstra articulações sacroilíacas normais. Observe o defeito da laminectomia e a fusão cirúrgica em L4-5.

B. Radiografia AP feita há 5 anos demonstra erosões bilateralmente simétricas em ambas as articulações sacroilíacas, com esclerose adjacente.

C. Radiografia AP atual demonstra uma anquilose completa de ambas as articulações sacroilíacas. Uma colectomia foi realizada.

DIAGNÓSTICO DIFERENCIAL Espondilite anquilosante, artrite psoriática, artrite reativa, artrite reumatoide, artrite séptica.

DIAGNÓSTICO Espondilite anquilosante.

DISCUSSÃO A espondilite anquilosante é uma doença inflamatória crônica com manifestações predominantes na coluna e nas articulações sacroilíacas. A etiologia é desconhecida, mas se observa um componente genético: 90 a 95% dos pacientes caucasianos com espondilite anquilosante clássica apresentam HLA-B27 (em comparação com 9% de todos os caucasianos). A doença sintomática afeta aproximadamente 1% da população em geral; a prevalência de doença grave é de aproximadamente 0,1%. Portanto, a doença é muito menos comum que a artrite reumatoide.

Doenças inflamatórias intestinais associadas com espondilite anquilosante incluem colite ulcerativa, doença de Crohn e doença de Whipple. A relação causal da doença intestinal e espondilite anquilosante não foi comprovada definitivamente, mas considera-se que as doenças de maneira incidental coexistem em alguns pacientes (aqueles com HLA-B27) e que a espondilite pode ser secundária à doença intestinal nos outros (aqueles sem HLA-B27). A atividade da doença intestinal não parece estar correlacionada com a atividade da doença nas articulações sacroilíacas ou na coluna.

A espondilite anquilosante tipicamente começa na região lombossacral e ascende para a parte cervical da coluna vertebral.[56,57] Dor local e sensibilidade sobre as articulações sacroilíacas nas fases iniciais da doença são comuns e podem dominar a apresentação clínica inicial. O envolvimento inicial das articulações sacroilíacas pode ser assimétrico ou unilateral, apesar de que, com a evolução da doença, o envolvimento simétrico bilateral torna-se invariável. O envolvimento inflamatório da porção sinovial das articulações sarcoilíacas pode se manifestar na forma de osteoporose periarticular dispersa, erosões do osso subcondral levando ao esgarçamento da superfície óssea e alargamento do espaço articular, e esclerose do osso subcondral. Essas alterações predominam no lado ilíaco da articulação, apesar de que, na doença avançada, ambos os lados estão envolvidos. A calcificação e a ossificação da porção ligamentar da articulação sacroilíaca acompanharão as mudanças na porção sinovial da articulação. As articulações sacroilíacas podem se tornar apagadas, escleróticas e fundidas.

Caso 4.24

HISTÓRIA CLÍNICA Mulher de 35 anos com dor crônica no quadril direito.

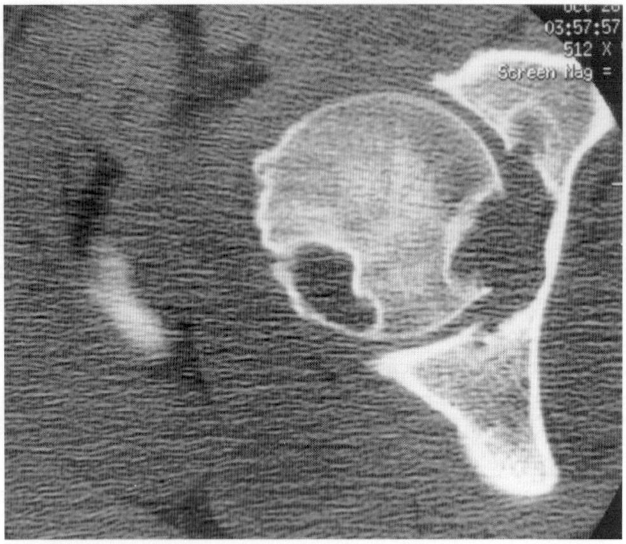

FIGURA 4.24A

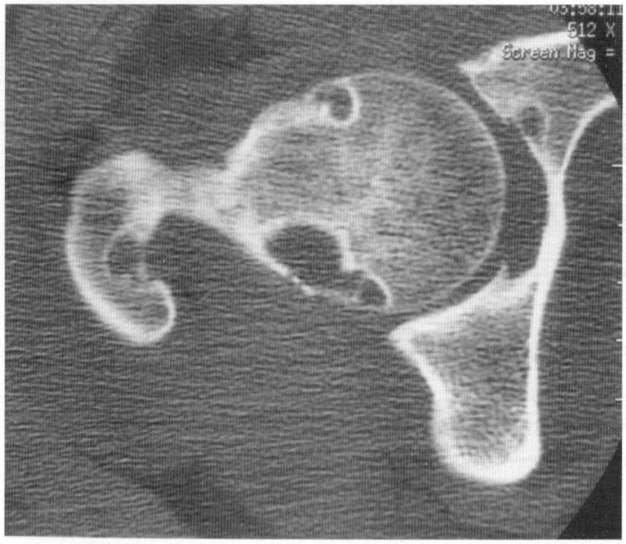

FIGURA 4.24B

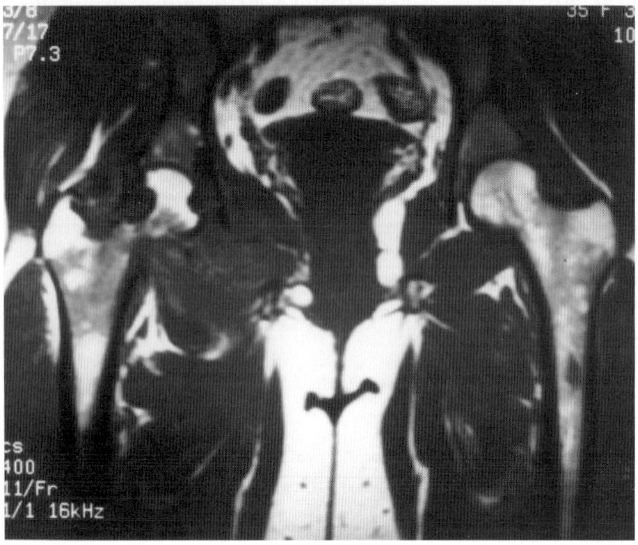

FIGURA 4.24C

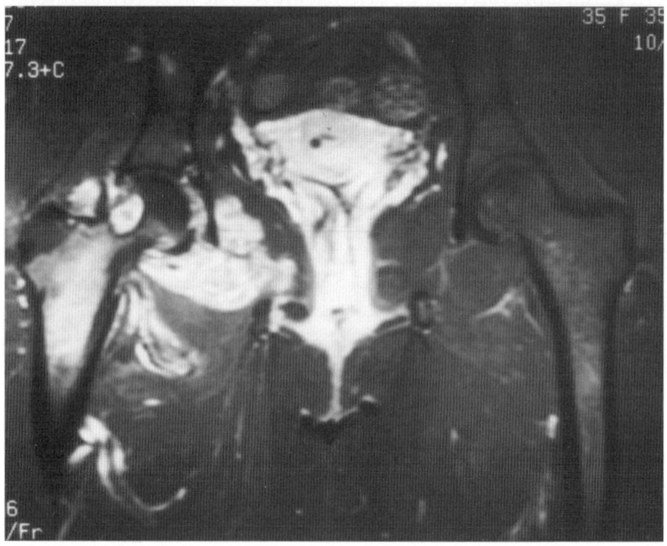

FIGURA 4.24D

ACHADOS

A, B. TC do quadril direito demonstra erosões com bordas onduladas da cabeça femoral, colo femoral, trocanter maior e acetábulo. As erosões possuem margens escleróticas bem definidas.

C. RM coronal ponderada em T1 demonstra massas lobuladas de tecidos moles com baixa intensidade de sinal ao redor do quadril direito, envolvendo o fêmur proximal e a pelve. As massas causaram erosão óssea. Alterações de medula óssea também estão presentes no fêmur proximal.

D. RM coronal ponderada em T1 com saturação de gordura após a administração intravenosa de gadolínio demonstra realce acentuado das massas de tecidos moles ao redor do quadril direito.

DIAGNÓSTICO DIFERENCIAL Sinovite vilonodular pigmentada (SVNP), tuberculose, condromatose sinovial, artropatia amiloide, artrite reumatoide.

DIAGNÓSTICO Sinovite vilonodular pigmentada.

DISCUSSÃO Apesar de a tuberculose do quadril e os cistos sinoviais na artrite reumatoide poderem resultar em erosões e massas lobuladas ao redor da articulação, os achados das imagens de RM não são os de estruturas simples preenchidas por líquido. A condromatose sinovial tipicamente deveria demonstrar calcificações que não estão presentes neste caso. A SVNP é uma neoplasia benigna (e não uma condição inflamatória) da sinóvia que geralmente se apresenta em adultos na forma de derrames hemorrágicos monoarticulares recorrentes. Locais comuns incluem o joelho ou quadril, mas qualquer tecido sinovial pode ser afetado. O envolvimento da sinóvia pode ser focal ou difuso. Alterações erosivas crônicas causadas por uma proliferação sinovial espessada e nodular podem ser vistas nas radiografias. A osteoporose localizada é comum. Alterações artríticas, como estreitamento do espaço articular e osteófitos, geralmente estão ausentes. A RM demonstra derrame articular e várias massas sinoviais de baixa intensidade de sinal nas imagens ponderadas em T1 e T2 que tipicamente contrastam após a injeção de gadolínio.[58] A deposição amiloide pode ter um padrão similar, mas geralmente envolve várias articulações. A lesão na SVNP é pigmentada ao exame macroscópico em razão dos depósitos de hemossiderina causados pelos sangramentos repetidos. A presença de hemossiderina faz com que a lesão tenha baixa intensidade de sinal em todas as sequências de pulso na RM. O tratamento da SVNP é cirúrgico. Apesar de não apresentar potencial metastático, a lesão pode recidivar localmente se a sinovectomia for incompleta.

Caso 4.25 **HISTÓRIA CLÍNICA** Mulher de 50 anos com dor progressiva no quadril.

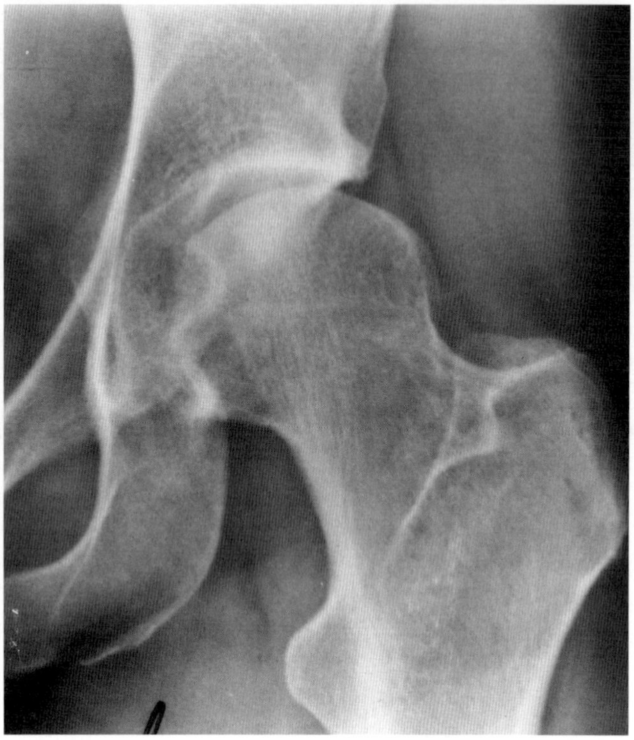

FIGURA 4.25A

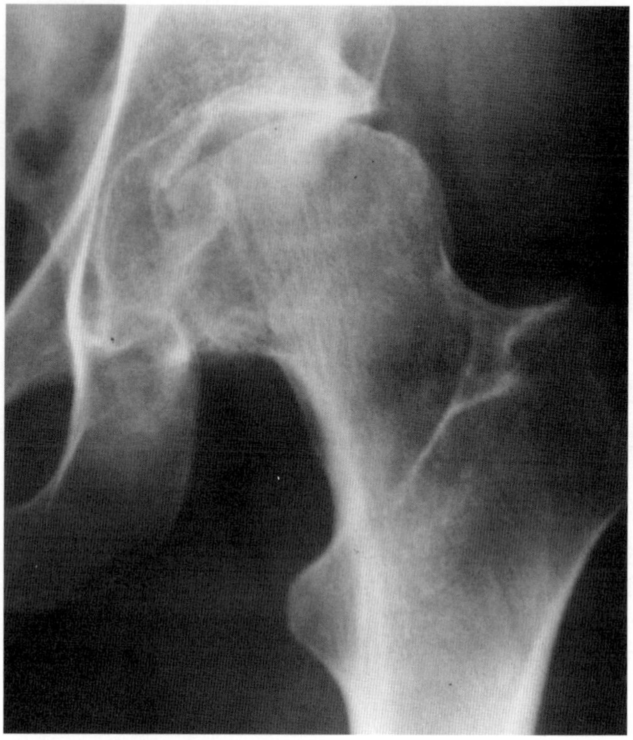

FIGURA 4.25B

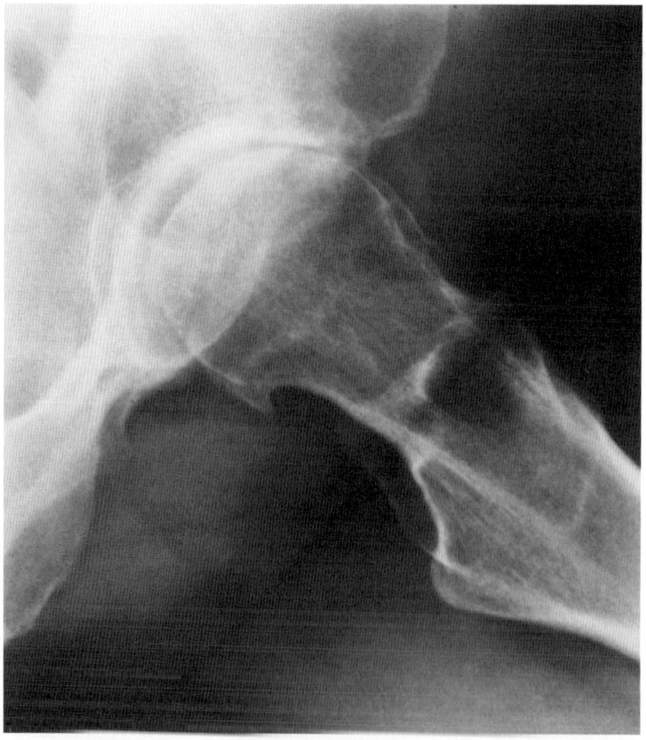

FIGURA 4.25C

ACHADOS

A. Radiografia AP do quadril esquerdo demonstra mínimo estreitamento superior lateral do espaço cartilaginoso, com formação associada de osteófitos e esclerose subcondral.

B, C. Seis anos depois. Radiografias AP e lateral do tipo rã do quadril esquerdo demonstram que os achados progrediram, incluindo a formação de osteófito femoral medial e um maior estreitamento do espaço cartilaginoso.

DIAGNÓSTICO DIFERENCIAL Osteoartrite, artrite inflamatória.

DIAGNÓSTICO Osteoartrite.

DISCUSSÃO A osteoartrite do quadril é uma das condições mais comuns em adultos que leva ao uso contínuo de medicamentos, a cirurgias eletivas ou a ambos. Em adultos jovens, geralmente se observa uma anormalidade subjacente do quadril, como trauma prévio, doença prévia no quadril ou displasia acetabular. Em adultos mais velhos, pode não haver uma anormalidade subjacente óbvia, mas uma base genética para o desenvolvimento de osteoartrite vem se tornando aparente.[59] Os achados radiológicos da osteoartrite do quadril são os mesmos da osteoartrite em outras articulações, incluindo estreitamento do espaço cartilaginoso, esclerose subcondral, formação de osteófitos e preservação da mineralização óssea. Erosões estão notavelmente ausentes, mas a formação de cisto subcondral é comum. Radiografias em série podem documentar o progresso da osteoartrite do quadril. Em um estudo retrospectivo de pacientes adultos com osteoartrite do quadril que receberam próteses totais do quadril, a progressão do estreitamento do espaço articular variou de 0 a 2,6 mm por ano, com uma progressão média de 0,4 mm por ano. A progressão foi mais lenta em pacientes com alterações ósseas hipertróficas.[60]

A injeção intra-articular de anestésico local tem sido defendida como um teste diagnóstico para determinar se um quadril osteoartrítico é fonte de sintomas clínicos, ajudando a esclarecer a causa da dor. Em um estudo, os pacientes que tiveram alívio após a administração do anestésico intra-articular foram tratados de modo bem-sucedido com uso da artroplastia total de quadril, enquanto aqueles que não obtiveram alívio da dor não se mostraram adequados para esse tipo de tratamento.[61]

Caso 4.26

HISTÓRIA CLÍNICA Mulher de 39 anos com dor crônica no quadril e na mão.

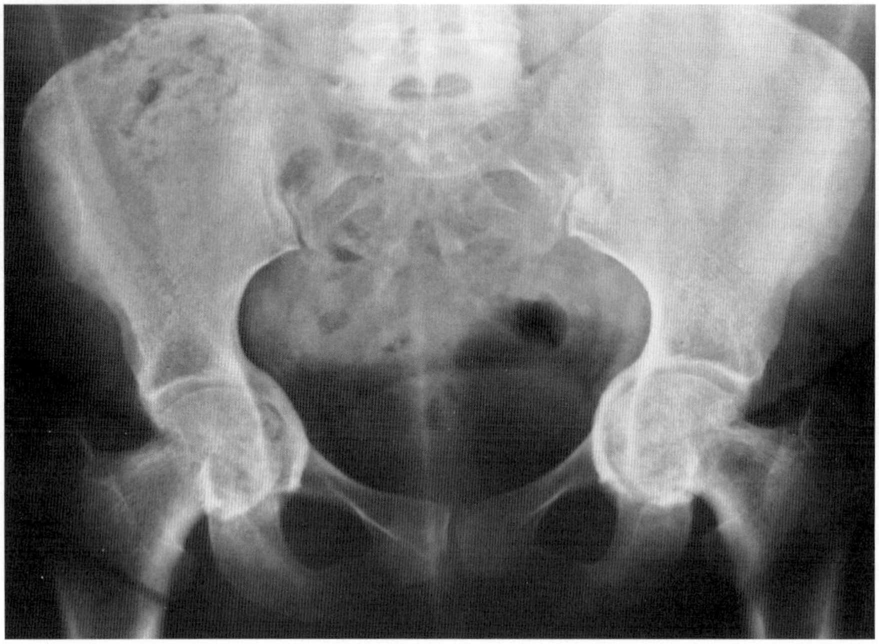

FIGURA 4.26

ACHADOS Radiografia AP da pelve demonstra acetábulos protrusos bilaterais com migração axial de ambos os quadris simetricamente. Osteófitos não foram observados. As articulações sacroilíacas estão normais. A estrutura óssea parece normal.

DIAGNÓSTICO DIFERENCIAL Artrite reumatoide, osteoartrite, espondiloartropatia.

DIAGNÓSTICO Artrite reumatoide.

DISCUSSÃO Os acetábulos protrusos são definidos radiologicamente e estão presentes quando a parede acetabular medial faz protrusão medialmente em 3 mm ou mais, nos homens, e 6 mm ou mais, nas mulheres.[62] É uma complicação observada primariamente na artrite reumatoide, mas também pode estar presente na espondiloartropatia soronegativa, osteoartrite, artrite juvenil crônica e outras condições do quadril. Sua presença não parece estar correlacionada com a duração da doença, severidade clínica do envolvimento do quadril ou medicamentos prévios. Neste caso, a ausência de anormalidades na articulação sacroilíaca ou na coluna e a ausência de formação de osso hipertrófico favorece a artrite reumatoide.

Qualquer condição que cause o enfraquecimento do osso pode causar protrusão, incluindo a doença de Paget, osteomalacia, displasia fibrosa poliostótica, irradiação terapêutica ou osteogênese imperfeita. Fraturas prévias do acetábulo, particularmente com desvio medial por compressão lateral, podem produzir essa deformidade. A protrusão também pode ocorrer em uma base familiar ou idiopática. Os acetábulos protusos são um achado clássico na artrite reumatoide do quadril, e, via de regra, as alterações são bilaterais e simétricas. Lesões císticas subcondrais, colapso subcondral do acetábulo e cabeça femoral e osteoporose podem ser achados associados. Na presença de esclerose, é um sinal de resposta reparativa e osteoartrite secundária. A progressão típica da protrusão na artrite reumatoide é de 2 a 3 mm por ano, mas um pequeno subgrupo pode apresentar progressão rápida (7,5 mm em 6 semanas) ocorrendo ao mesmo tempo que se observa um aumento acentuado nos sintomas e na incapacidade.[63]

Caso 4.27

HISTÓRIA CLÍNICA Homem de 25 anos com dor bilateral no quadril.

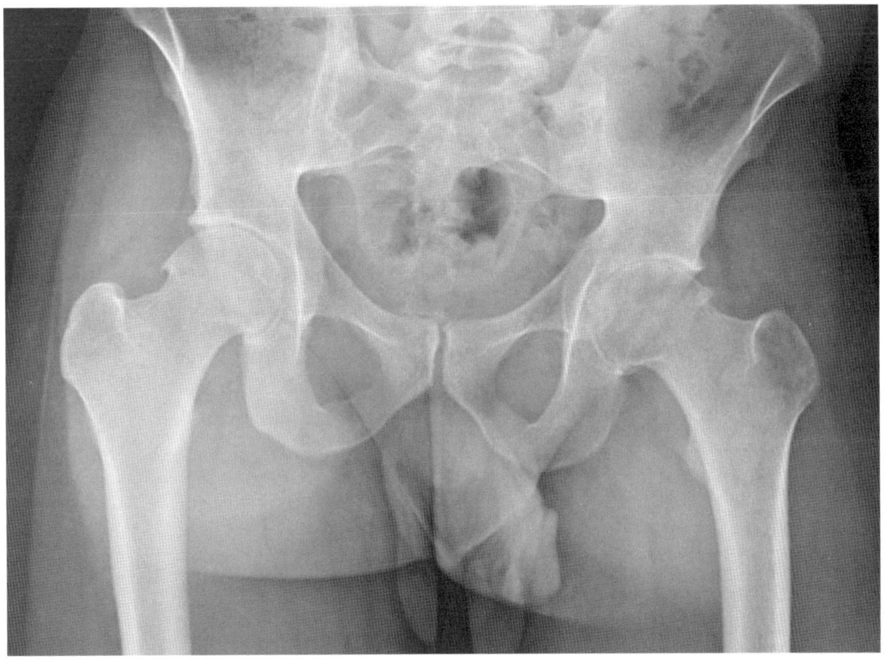

FIGURA 4.27

ACHADOS Imagem AP de pelve apresentando estreitamento axial bilateral do espaço articular mais acentuado no quadril esquerdo. Pelo grau de estreitamento do espaço articular, observa-se uma quantidade relativamente pequena de osteófitos e esclerose subcondral. Observa-se anquilose de ambas as articulações sacroilíacas.

DIAGNÓSTICO DIFERENCIAL Espondilite anquilosante, espondilite entero-hepática.

DIAGNÓSTICO Espondilite anquilosante.

DISCUSSÃO Nos estágios iniciais e intermediários da osteoartrite, observa-se um estreitamento assimétrico do espaço articular do quadril, principalmente na porção superolateral, de acordo com o padrão de sustentação de carga. Em contraste, a artrite inflamatória afeta as articulações do quadril causando estreitamento difuso do espaço articular, conhecido como estreitamento "axial" do espaço articular. A artrite inflamatória inclui a artrite reumatoide e as espondiloartropatia soronegativas, como a espondilite anquilosante e a psoríase. Na espondilite anquilosante, a doença do quadril está associada com uma doença mais grave na coluna.[57] Geralmente, pode haver sinais de osteoartrite secundária, como os pequenos osteófitos neste caso.

Caso 4.28

HISTÓRIA CLÍNICA Menino de 10 anos com rigidez articular.

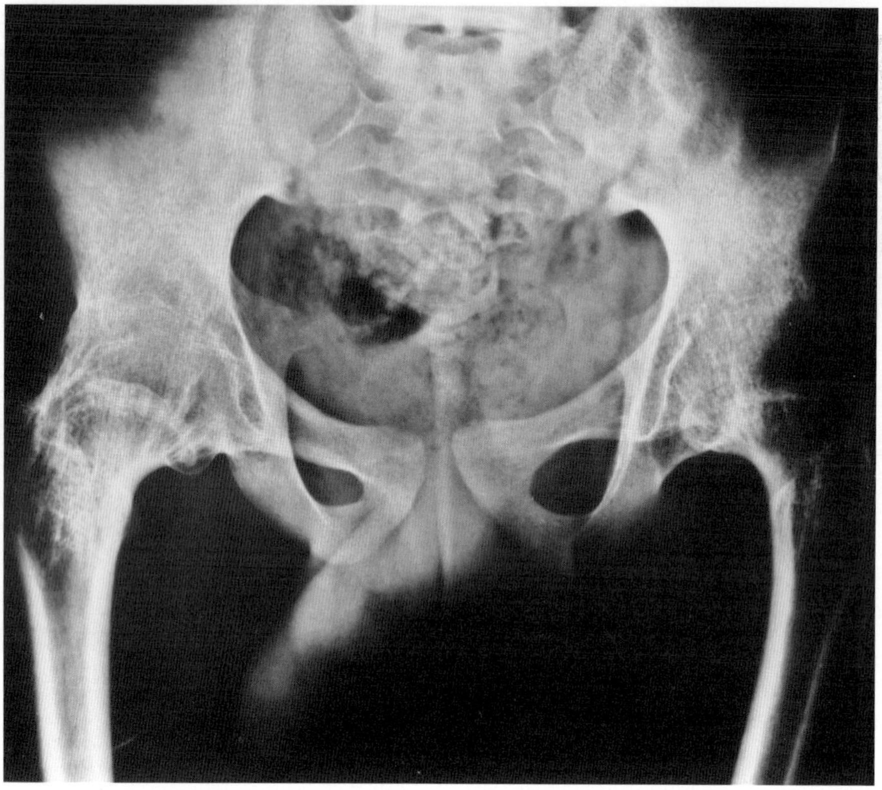

FIGURA 4.28

ACHADOS Radiografia AP da pelve demonstra ambas as cabeças femorais dilatadas com achatamento do topo.

DIAGNÓSTICO DIFERENCIAL Artrite idiopática juvenil, artrite séptica.

DIAGNÓSTICO Artrite idiopática juvenil.

DISCUSSÃO A artrite da infância foi combinada em uma classificação única de artrite idiopática juvenil.[64,65] Apesar de a anquilose poder ocorrer após a artrite séptica, o achado de anquilose bilateralmente simétrica dos quadris sugere artrite idiopática juvenil em vez de infecção. A proliferação displásica da cabeça femoral sugere doença crônica. Alterações displásicas similares podem ser vistas em várias outras condições, incluindo síndromes neuromusculares, hemofilia e doença de Legg-Calvé-Perthes, mas a presença de anquilose exclui essas entidades. Das várias formas de artrite idiopática juvenil, a doença de Still seria a mais provável pela ausência de envolvimento da articulação sacroilíaca, apesar de a anquilose dos quadris ocorrer na espondiloartropatia soronegativa de início juvenil. A artrite reumatoide em sua forma adulta tipicamente não produz anquilose de grandes articulações sinoviais.

Caso 4.29

HISTÓRIA CLÍNICA Homem de 42 anos com unhas das mãos pequenas.

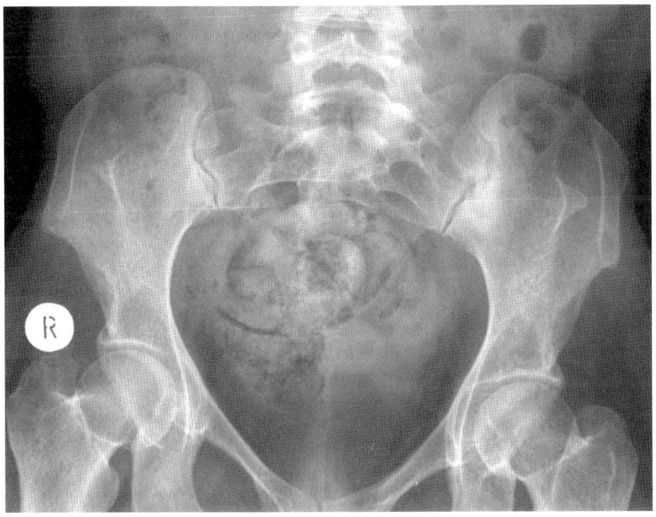

FIGURA 4.29A

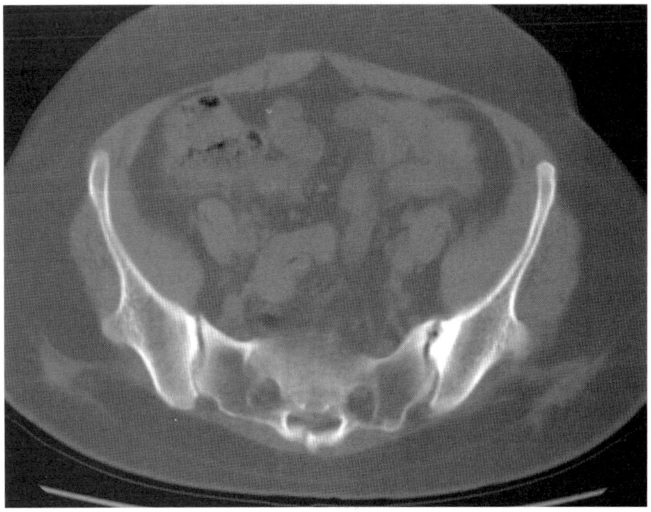

FIGURA 4.29B

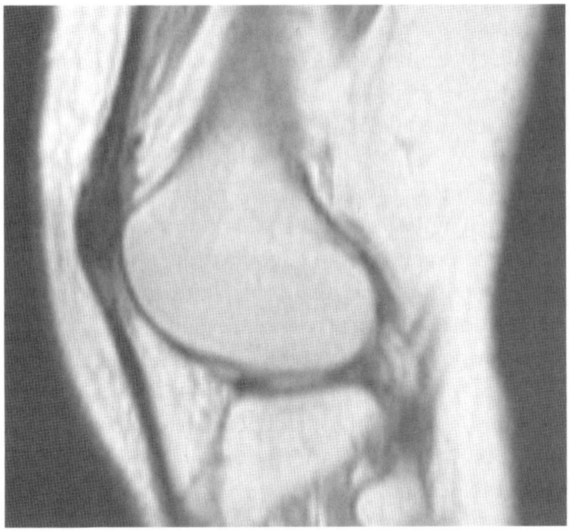

FIGURA 4.29C

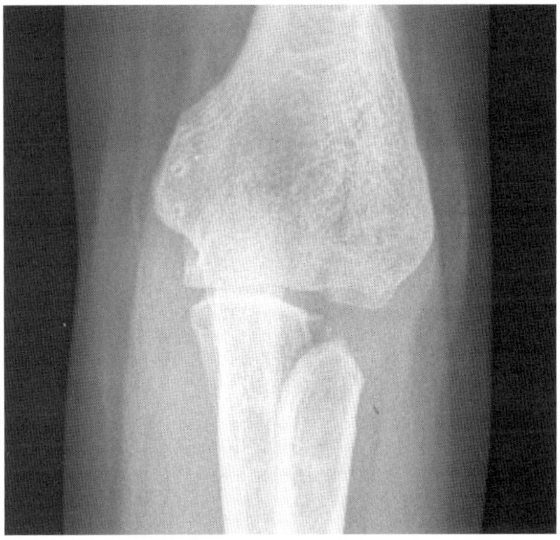

FIGURA 4.29D

ACHADOS

A. Vista AP da pelve demonstra pequenos cornos em cada corpo do ílio.

B. Imagem de TC através da pelve demonstra pequenos cornos se projetando posteriormente.

C. Imagem sagital de RM ponderada em T1 do joelho demonstra uma patela hipoplásica.

D. Vista AP do cotovelo demonstra hipoplasia do rádio proximal com ausência da cabeça radial.

DIAGNÓSTICO DIFERENCIAL Nenhum.

DIAGNÓSTICO Síndrome unha-patela (osteo-onicodisostose, síndrome de Fong).

DISCUSSÃO Os cornos ilíacos localizados posteriormente são patognomônicos da síndrome unha-patela. Essas projeções ósseas se localizam na origem dos músculos glúteos médios.[66] Os cornos ilíacos estão presentes em 80% dos pacientes com essa síndrome e podem ser unilaterais. Oitenta a 90% dos pacientes não possuem unhas das mãos e dos pés ou elas são hipoplásicas. Outras anomalias esqueléticas geralmente estão presentes, incluindo patelas hipoplásticas, capítulos do úmero hipoplásicos e cabeças radiais hipoplásicas e luxadas. Este distúrbio é autossômico dominante, mas aproximadamente 20% dos casos são esporádicos, sem história familiar. A síndrome unha-patela possui várias associações esqueléticas, e a mais comuns é doença renal (50%) e distúrbios oculares, como glaucoma e cataratas.

Caso 4.30

HISTÓRIA CLÍNICA Homem de 57 anos com anemia progressiva.

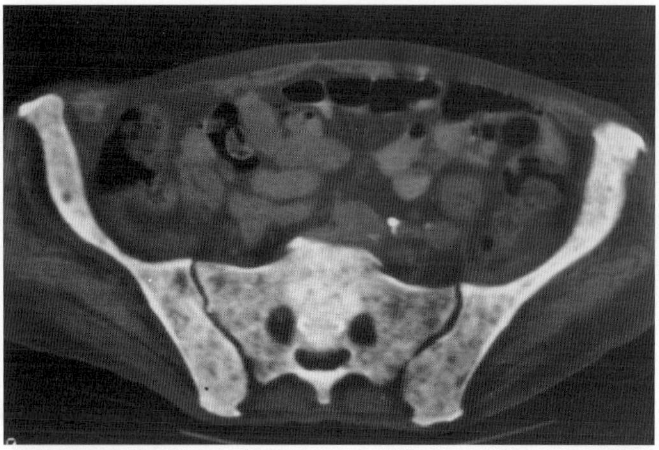

FIGURA 4.30A

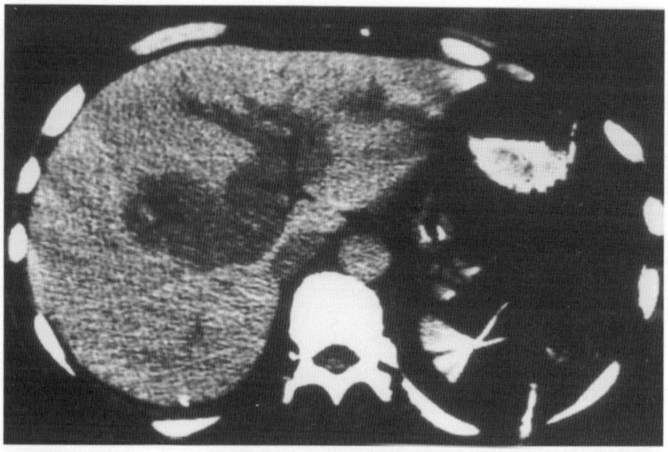

FIGURA 4.30B

ACHADOS

A. Imagem axial de TC da pelve demonstra esclerose mosqueada do sacro e ambas as asas ilíacas, sem destruição cortical ou expansão óssea. O córtex propriamente dito não está espessado, e o padrão ósseo trabecular está obscurecido.

B. Imagem axial de TC do abdome superior demonstra clipes cirúrgicos de uma esplenectomia anterior. Uma lesão de baixa atenuação no centro do fígado representa hematopoiese extramedular comprovada por biópsia.

DIAGNÓSTICO DIFERENCIAL Doença de Paget, linfoma, leucemia, metástases, mielofibrose, mastofibrose.

DIAGNÓSTICO Mielofibrose.

DISCUSSÃO A doença de Paget seria a causa benigna mais comum de esclerose na pelve de um idoso, mas o padrão distintivo de espessamento cortical e irregularidade trabecular está ausente. Outras considerações diferenciais incluem mastocitose, leucemia e linfoma. O grau de esclerose normalmente é menos acentuado nos pacientes com leucemia e no linfoma, e geralmente se observam regiões líticas, destruição cortical e envolvimento dos tecidos moles. As metástases geralmente apresentam uma distribuição mais assimétrica, bem como envolvimento cortical. A ausência de hiperostose proliferativa deve colocar em dúvida os diagnósticos de fluorose ou intoxicação retinoide.

A mielofibrose é a substituição da medula óssea por fibrose, necessitando de hematopoiese extramedular.[67] Pode ser primária (idiopática) ou secundária à exposição a toxinas ambientais, como o benzeno, ou em associação com discrasias sanguíneas crônicas, como na policitemia vera, leucemia mielocítica crônica e anemias diversas. Uma hipótese sobre a etiologia da fibrose da medula óssea[67] postula a exposição a uma quantidade excessiva de fator de crescimento derivado de plaquetas a partir de megacariócitos alterados. A população tipicamente afetada inclui pacientes entre 60 e 70 anos.

O início geralmente é insidioso e o prognóstico é variável. A fibrose inicialmente envolve sítios de medula óssea ativa incluindo as vértebras, costelas e pelve. A hematopoiese intramedular depois desvia para as extremidades proximais e distais dos fêmures, úmeros e das tíbias. Esses são os sítios secundários a sofrer osteoesclerose, e depois a produção da medula óssea desvia para sítios terciários ou extraósseos. Os achados radiológicos incluem esclerose em 40 a 50% dos casos e espessamento cortical (mais acentuado na superfície endosteal em vez da superfície periosteal). A hematopoiese extramedular pode ter uma localização paravertebral ou dentro do fígado ou baço, conforme visto neste caso. Polimialgia e poliartralgia podem estar relacionadas com uma etiologia imunológica, como visto na artrite reumatoide, ou pode resultar de uma hiperuricemia secundária ou hemartrose recorrente de baixos níveis plaquetários. A RM demonstra a substituição da medula óssea adiposa normal por fibrose hipointensa na RM ponderada em T1. As apófises são mais resistentes à reconversão do que as epífises.

Caso 4.31

HISTÓRIA CLÍNICA Mulher de 24 anos com dor pélvica.

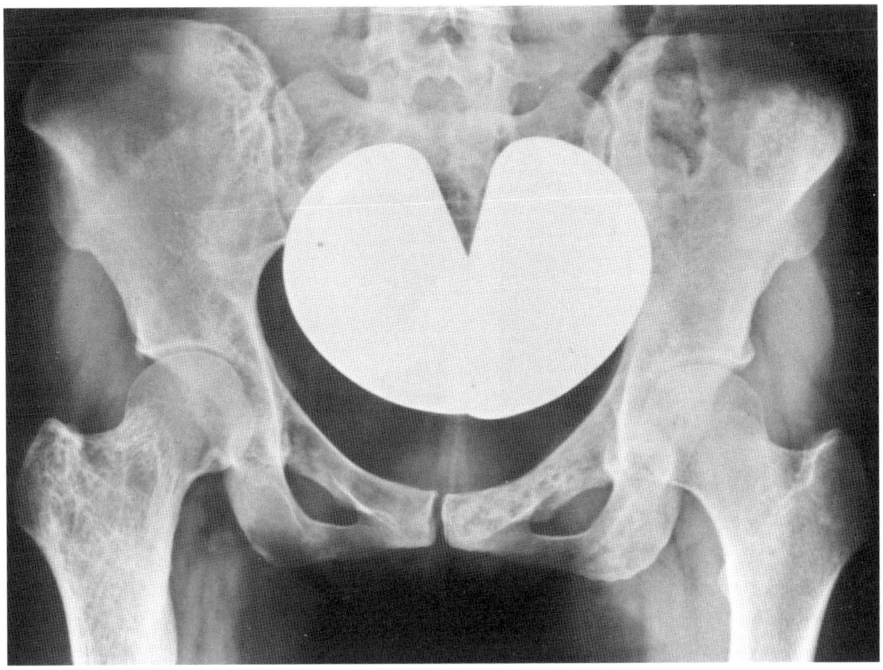

FIGURA 4.31

ACHADOS Radiografia AP da pelve. Observam-se alterações císticas com bordas escleróticas envolvendo o púbis e o ísquio esquerdos, ílio direito adjacente à articulação sacroilíaca e púbis direito. Um padrão tipo laço é observado no colo e na diáfise femoral direita, com um alargamento do osso.

DIAGNÓSTICO DIFERENCIAL Hemangiomatose, metástases, linfoma, granuloma eosinofílico, osteomielite, tuberculose.

DIAGNÓSTICO Hemangiomatose.

DISCUSSÃO As lesões são multifocais, e apesar de apresentarem componentes radioluzentes e escleróticos, a impressão seria a de um padrão trabecular anormal multifocal, em vez de lesões múltiplas com destruição óssea e formação de osso reativo. O hemangioma do osso é uma das poucas lesões benignas com uma predominância feminina (as outras são o tumor de células gigantes e cisto ósseo aneurismático). As lesões consistem em espaços vasculares anormais e tecido adiposo, e podem dilatar lentamente e de modo permeativo, permitindo a remodelagem do osso trabecular. Locais de envolvimento comuns incluem esqueleto axial, fêmur e pelve, mas qualquer osso pode ser envolvido. Envolvimento contíguo de ossos múltiplos não é incomum. As lesões podem ocorrer de modo sincrônico ou metacrônico. Linfangiomatose e angiomatose cística estão relacionadas com lesões vasculares multifocais do osso com uma aparência quase indistinguível.[68]

Caso 4.32

HISTÓRIA CLÍNICA Homem de 34 anos com dor lombar.

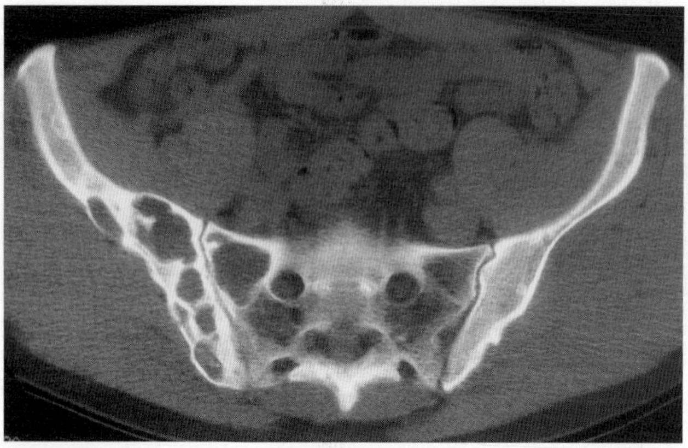

FIGURA 4.32A

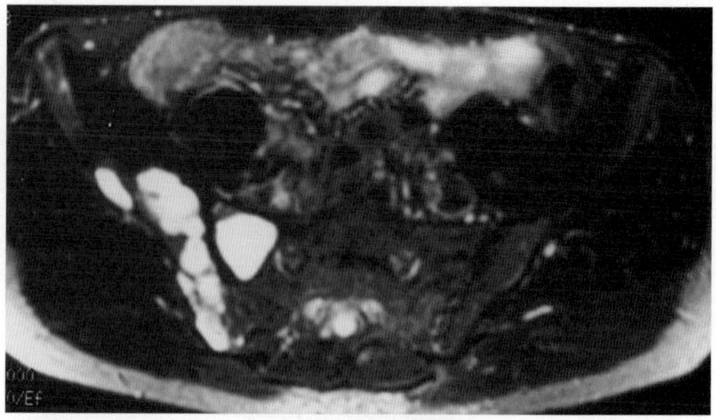

FIGURA 4.32B

ACHADOS

A. TC axial da pelve com janela para tecidos moles demonstra múltiplas lesões líticas em ambos os lados da articulação sacroilíaca direita. As lesões apresentam atenuação de tecidos moles. O osso está moderadamente expandido. Não se observa destruição cortical ou componente de tecidos moles.

B. RM axial ponderada em T2 com saturação de gordura através da pelve demonstra alta intensidade de sinal nas lesões líticas, sem envolvimento dos tecidos moles.

DIAGNÓSTICO DIFERENCIAL Metástases, linfoma, mieloma múltiplo, angiomatose, tuberculose, osteomielite fúngica.

DIAGNÓSTICO Angiomatose cística.

DISCUSSÃO A presença de múltiplas lesões radioluzentes nos ossos contíguos da pelve, com margens escleróticas remodeladas, sugere um processo indolente. A RM é sugestiva de intensidade de sinal líquido, favorecendo alguma forma de angiomatose, que inclui a linfangiomatose ou hemangiomatose. A angiomatose cística demonstra várias áreas císticas no osso, com ou sem o envolvimento de outros sistemas orgânicos. Ocasionalmente, as lesões podem ser escleróticas.[69] Outras lesões vasculares multifocais, como o hemangioma multifocal, hemangioendotelioma e angiossarcoma, podem ter uma aparência radiográfica similar. Infecções indolentes ou atípicas, como as causadas por tuberculose, micobactérias atípicas ou patógenos fúngicos, podem ter uma aparência similar, mas extensão para tecidos moles ou pelo menos edema seria esperada. A ausência de destruição cortical torna os diagnósticos de metástases, linfoma e mieloma menos prováveis.

Caso 4.33 **HISTÓRIA CLÍNICA** Homem de 51 anos.

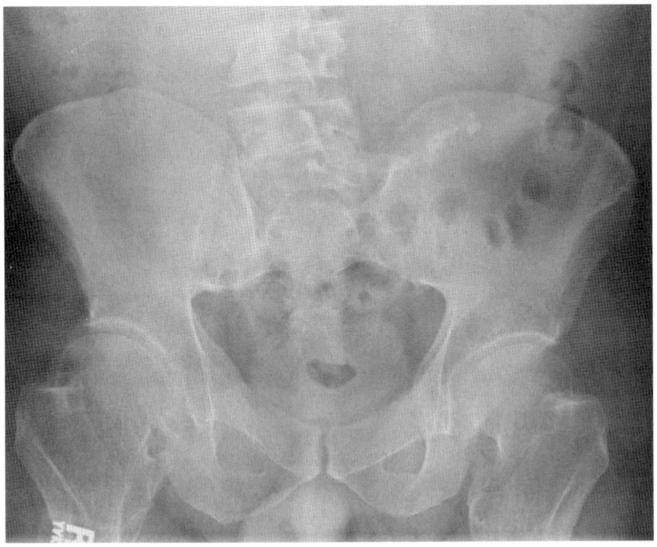

FIGURA 4.33A

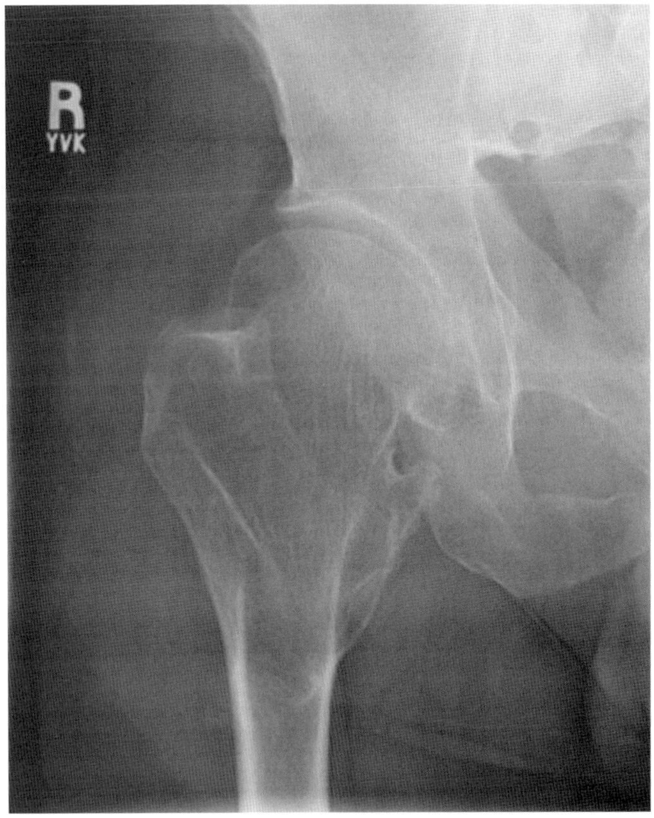

FIGURA 4.33B

ACHADOS (A) Radiografia AP da pelve demonstra alterações displásicas da pelve, incluindo ambos os fêmures; ver vista ampliada do quadril direito em (B). O córtex e o padrão ósseo trabecular estão preservados com densidade óssea normal.

DIAGNÓSTICO DIFERENCIAL Nenhum.

DIAGNÓSTICO Exostoses hereditárias múltiplas (EHM) (osteocondromatose).

DISCUSSÃO A EHM (também conhecida como osteocondromatose, osteocondromas múltiplos, aclasia diafisária) é uma das mais comuns displasias esqueléticas. A condição é herdada por transmissão autossômica dominante e penetrância incompleta. A expressão é variável, com manifestações mais graves em homens. Em uma grande série, 62% dos casos foram herdados e 38% foram esporádicos.[70] O esqueleto é envolvido de modo simétrico, e os membros são mais afetados que a coluna. Quarenta por cento dos casos ocorrem no joelho.

Essas lesões, como outros tumores cartilaginosos, se formam em ossos que sofrem ossificação encondral, e não ossificação intermembranosa. O número de exostose varia. Deformidades dos ossos tubulares estão presentes e causam membros desproporcionalmente curtos, mas o grau de encurtamento parece não estar relacionado ao número de exostoses. O crescimento das lesões diminui conforme o esqueleto amadurece, e novas lesões não aparecem na vida adulta. As exostoses são radiológica e histologicamente indistinguíveis das solitárias. Elas podem aparecer sésseis ou pedunculadas, e a variedade séssil demonstra maior propensão para transformação maligna. A taxa de degeneração maligna do osteocondroma é maior nos pacientes com EHM (3 a 5%) do que naqueles com osteocondroma solitário (1%). Mais comumente, um condrossarcoma pode se desenvolver a partir da cobertura cartilaginosa. Com menor frequência, osteossarcomas podem se desenvolver a partir da haste.[71] Sinais de degeneração maligna incluem espessamento da cobertura cartilaginosa de mais de 2 cm, crescimento continuado ou dor nova após a maturidade esquelética, massa de tecidos moles ou calcificação dentro da cobertura de cartilagem.[72]

Caso 4.34

HISTÓRIA CLÍNICA Mulher de 39 anos com dor pélvica no lado esquerdo de início agudo.

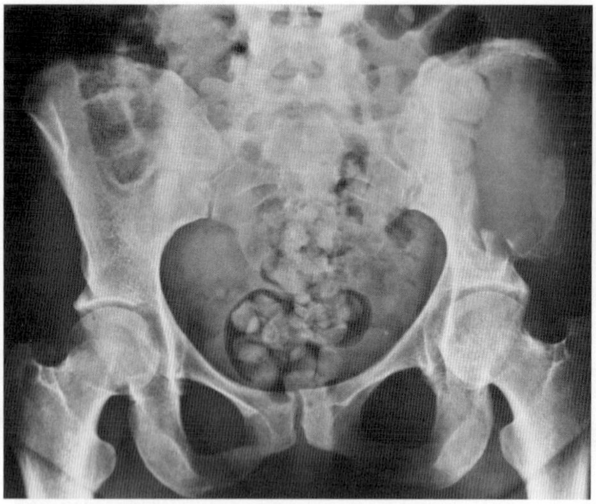

FIGURA 4.34A

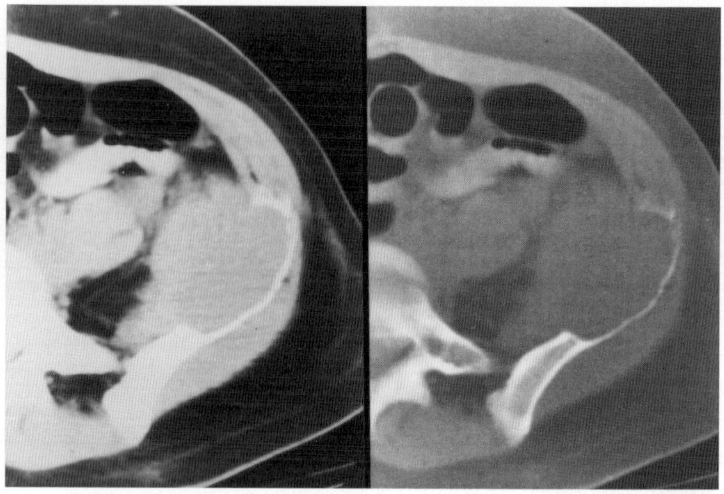

FIGURA 4.34B

ACHADOS

A. Radiografia AP da pelve demonstra uma lesão lítica expansiva na asa do ílio esquerdo. Uma fratura patológica é observada na margem inferior da lesão.

B. Imagem axial de TC com janelas ósseas e para tecidos moles demonstra destruição do córtex anterior com massa de tecidos moles. Não se observa mineralização dentro da massa.

DIAGNÓSTICO DIFERENCIAL Plasmacitoma, linfoma, fibroma desmoplásico, cisto ósseo, metástase, tumor de células gigantes.

DIAGNÓSTICO Plasmacitoma.

DISCUSSÃO As características de imagens neste caso são inespecíficas, mas alarmantes, em razão do colapso cortical. Uma biópsia é necessária para o diagnóstico.

O plasmacitoma (também conhecido como mieloma solitário) é uma neoplasia maligna que se origina de um único clone de plasmócitos que possui um foco solitário na medula óssea; quando se observam múltiplos focos da doença, a condição é chamada de mieloma múltiplo. A eletroforese de proteínas séricas pode demonstrar um pico monoclonal de imunoglobulinas, correspondente aos produtos do clone neoplásico, mas algumas vezes tanto os achados da eletroforese das proteínas séricas como os achados da aspiração cega da medula óssea da crista ilíaca são negativos no plasmacitoma. A despeito da ressecção da lesão inicial, quase todos os pacientes com plasmacitoma desenvolvem mieloma múltiplo. Entretanto, podem se passar 10 anos ou mais antes que a progressão da doença se torne evidente. O pasmacitoma normalmente se apresenta na forma de uma lesão expansível na coluna, em uma costela, na pelve ou sacro, com fratura patológica.

Caso 4.35

HISTÓRIA CLÍNICA Menina de 7 anos com dor no quadril direito.

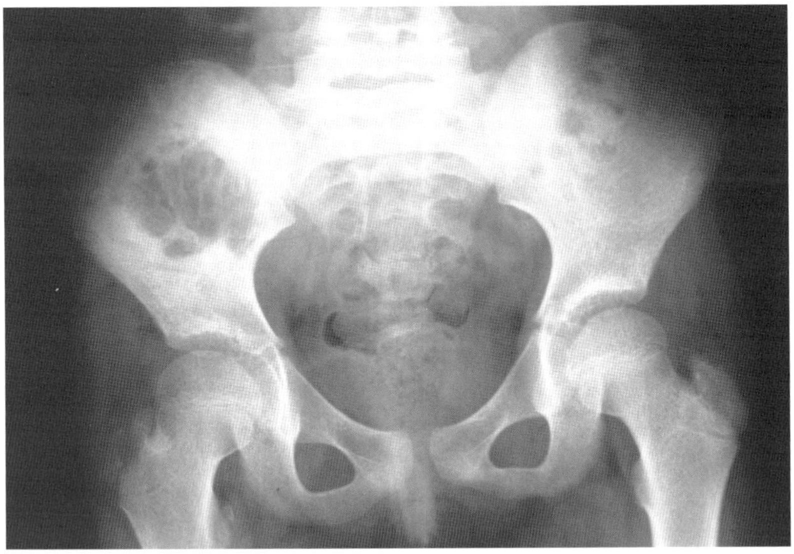

FIGURA 4.35A

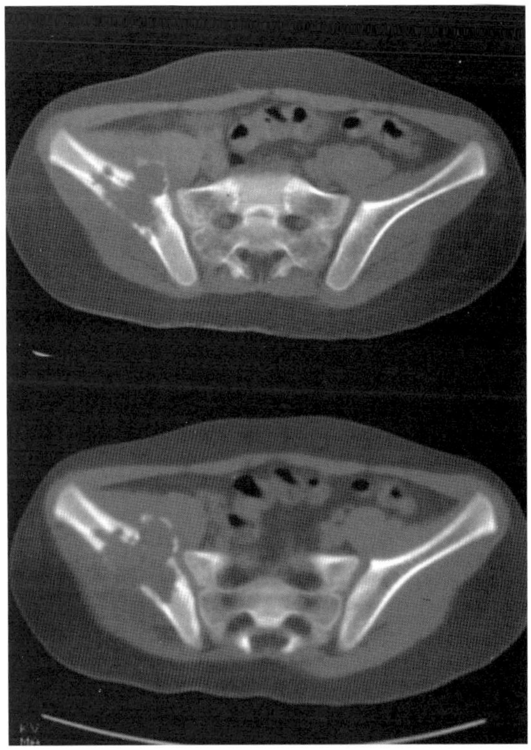

FIGURA 4.35B

ACHADOS

A. Radiografia AP da pelve demonstra uma grande lesão lítica focal na asa do ílio direito. A zona de transição parece ser relativamente aguda e pode haver trabeculações dentro da lesão.

B. Imagens representativas de TC demonstram uma lesão radioluzente centralizada no córtex. O córtex posterior foi amplamente destruído e o anterior foi expandido. Não foi observada mineralização dentro da lesão. Não se observam níveis líquidos. O edema dá aos tecidos adjacentes uma atenuação menor do que no lado contralateral normal.

DIAGNÓSTICO DIFERENCIAL Sarcoma de Ewing, osteossarcoma, granuloma eosinofílico, linfoma, cisto ósseo aneurismático, osteomielite.

DIAGNÓSTICO Granuloma eosinofílico.

DISCUSSÃO A lesão possui características agressivas, particularmente na imagem de TC. Destruição cortical, expansão para os tecidos moles e edema peritumoral representam uma combinação de características geralmente observada no sarcoma de Ewing e linfoma. A ausência de mineralização torna o osteossarcoma menos provável, e a localização não é típica; entretanto, variantes fibroblásticas e telangiectásicas de osteossarcoma podem não apresentar muita mineralização visível. A natureza expansível da lesão se encaixa bem com cisto ósseo aneurismático. A RM seria útil para determinar se a lesão é cística ou sólida. Cistos ósseos aneurismáticos de crescimento rápido podem expandir o periósteo mais rapidamente que o osso, algumas vezes fazendo parecer que foi destruído, mesmo que ainda esteja presente. Finalmente, infecção pode ser considerada. A escassez de formação de osso reativo em relação à extensão da destruição torna essa possibilidade menos provável. Essa lesão requer um diagnóstico feito em tecidos, e uma biópsia deve ser recomendada. Uma abordagem guiada por TC em paralelo à face anterior da asa do ílio deve preservar a maioria das opções cirúrgicas caso a lesão se mostre maligna.

Caso 4.36

HISTÓRIA CLÍNICA Mulher de 78 anos com dor bilateral progressiva na virilha e com incapacidade de deambular, e dois casos semelhantes.

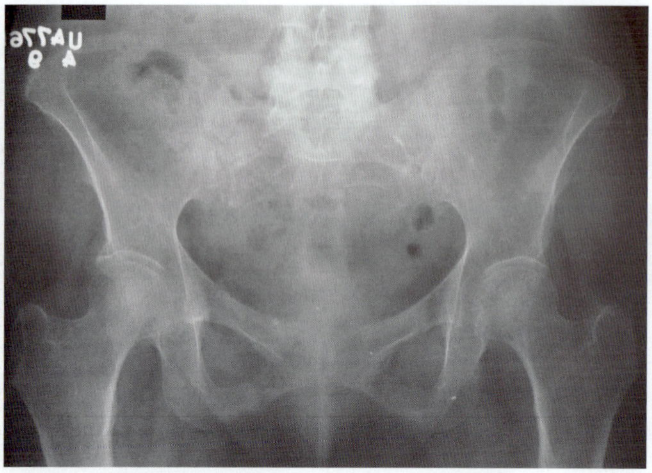

FIGURA 4.36A

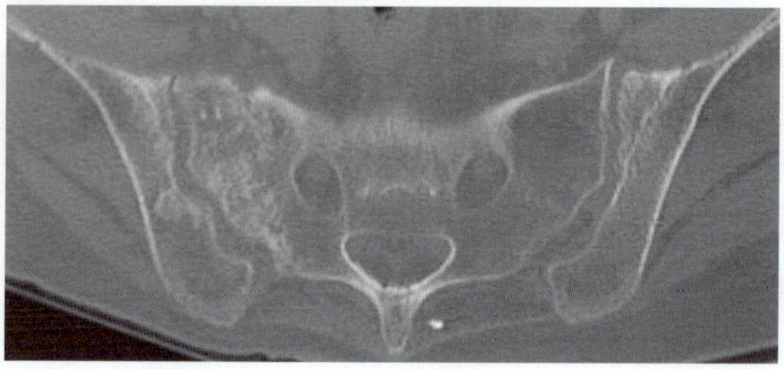

FIGURA 4.36B

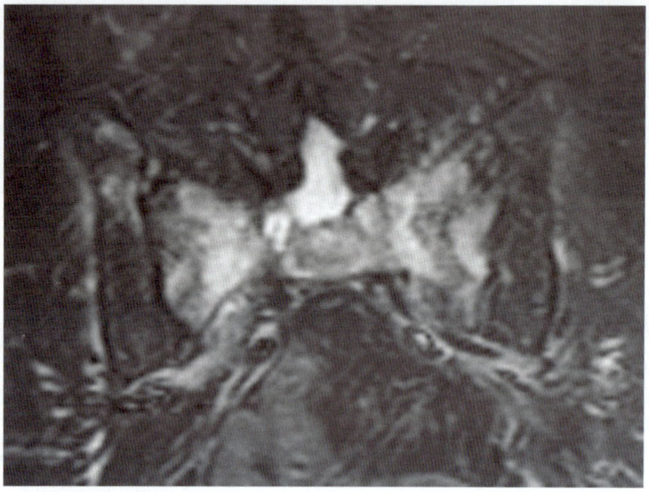

FIGURA 4.36C

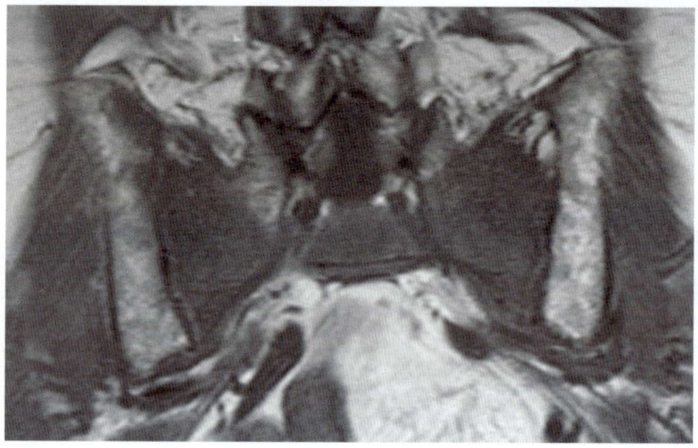

FIGURA 4.36D

ACHADOS

A. Radiografia AP da pelve demonstra fraturas em consolidação dos ramos púbicos superior e inferior, bilateralmente. Os ossos estão osteopênicos.

B. Caso semelhante 1: Mulher de 81 anos com dor lombar. Imagem axial de TC através do sacro demonstrando esclerose da asa sacral direita.

C, D. Caso semelhante 2: Mulher de 72 anos com dor lombar. Imagem coronal STIR e de RM ponderada em T1 demonstrando edema acentuado em cada lado do sacro.

DIAGNÓSTICO DIFERENCIAL Nenhum.

DIAGNÓSTICO Fraturas por insuficiência.

DISCUSSÃO As fraturas por insuficiência na mulher idosa podem se apresentar com dor inguinal ou lombar progressiva, claudicação e incapacidade de deambulação. Condições predisponentes incluem osteoporose, osteomalacia, artrite reumatoide, irradiação pélvica, tratamento prolongado com corticosteroides e alterações mecânicas após artroplastia de quadril.[73] As radiografias iniciais no momento da apresentação podem não demonstrar a fratura, e cintilografia óssea, TC ou RM podem ser necessárias para o diagnóstico. A RM parece ter maior sensibilidade e especificidade para fraturas ocultas como estas no idoso.[74] A maioria dos pacientes melhora com o tratamento conservador da fratura e a causa subjacente. Fraturas por estresse de aparência similar (ao contrário de fraturas por insuficiência) nos ramos púbicos inferiores foram descritas em recrutas militares jovens e saudáveis do sexo feminino, e essa lesão parece resultar de um maior comprimento do passo durante a marcha do treinamento básico em grupos mistos.[75] As fraturas por estresse do sacro e ramos púbicos também foram descritas em corredores de longa distância.

Caso 4.37

HISTÓRIA CLÍNICA Mulher de 57 anos com dor óssea e história de mastectomia para tratamento de câncer de mama 10 anos antes.

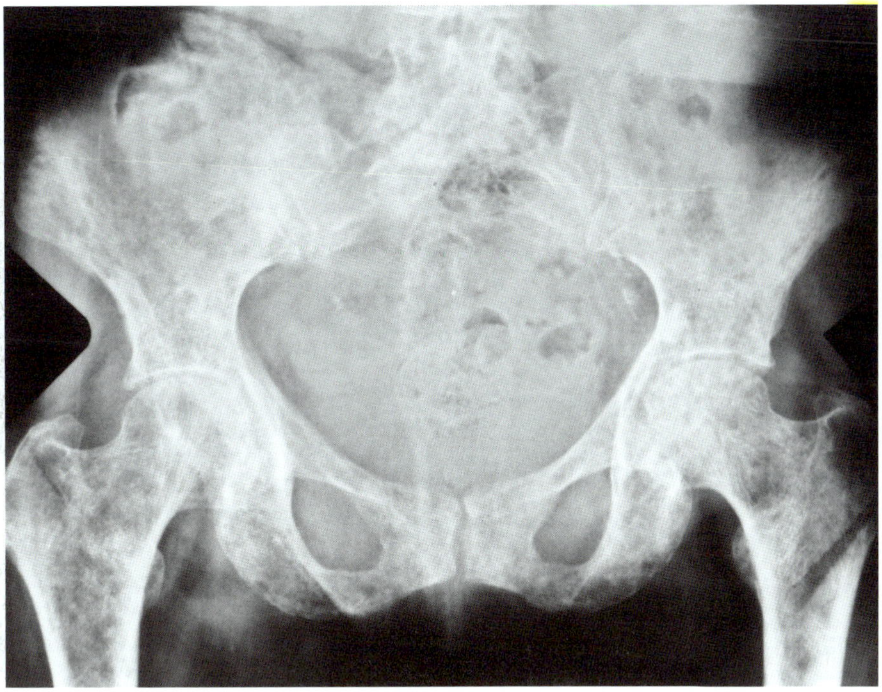

FIGURA 4.37

ACHADOS Radiografia AP da pelve demonstra um processo difuso, misto esclerótico e lítico sem distorção da superfície cortical ou fratura patológica. As radiografias das partes torácica e lombar da coluna verbetral (não apresentadas) são semelhantes.

DIAGNÓSTICO DIFERENCIAL Metástases, mieloma múltiplo, osteomalacia.

DIAGNÓSTICO Metástases difusas de câncer de mama.

DISCUSSÃO A distribuição difusa de alterações osteolíticas e osteoblásticas mistas é característica do câncer disseminado. O esqueleto é o local mais comum de doença metastática no corpo, particularmente de tumores primários que se originam na próstata, mama, tireoide, pulmões e rins.[76] O carcinoma metastático de mama comumente se dissemina para o osso sem envolvimento visceral. O tempo médio de sobrevivência nos pacientes com câncer de mama com somente metástases ósseas é de aproximadamente 2 a 3 anos. Complicações de metástases ósseas e seu tratamento frequentemente são a causa principal de morbidade e a causa proximal da morte nas pacientes com câncer de mama. O sintoma mais comum é dor óssea pelo dano estrutural, irritação periosteal e envolvimento nervoso. Um aumento da reabsorção óssea levando a hipercalcemia também pode causar dor óssea, e essa dor geralmente melhora com o tratamento utilizando bifosfonatos. Fraturas patológicas representam complicações tardias. O rastreamento intensivo para doença metastática nos pacientes com câncer de mama sem sintomas ósseos não tem efeito no índice de sobrevivência para 5 anos, mesmo que mais metástases possam ser detectadas precocemente.[77]

Caso 4.38

HISTÓRIA CLÍNICA Homem de 29 anos com dor óssea e massa inguinal à direita.

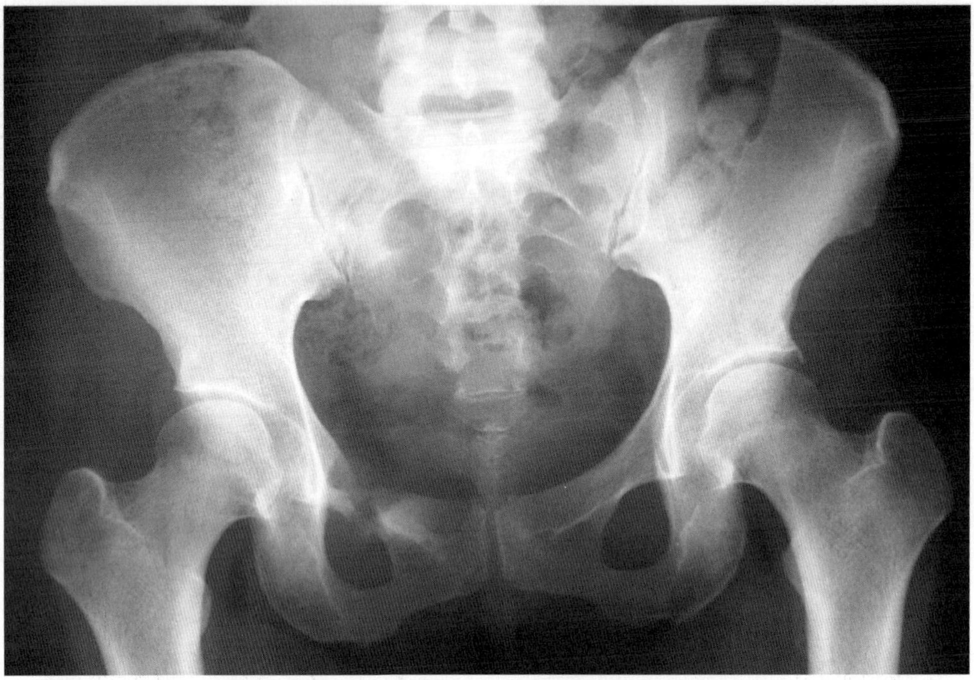

FIGURA 4.38A

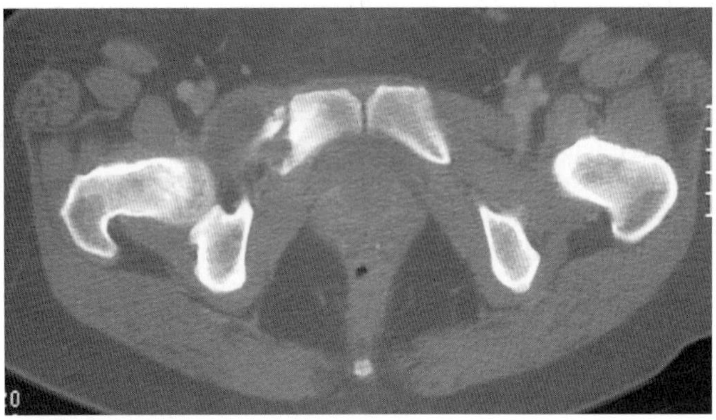

FIGURA 4.38B

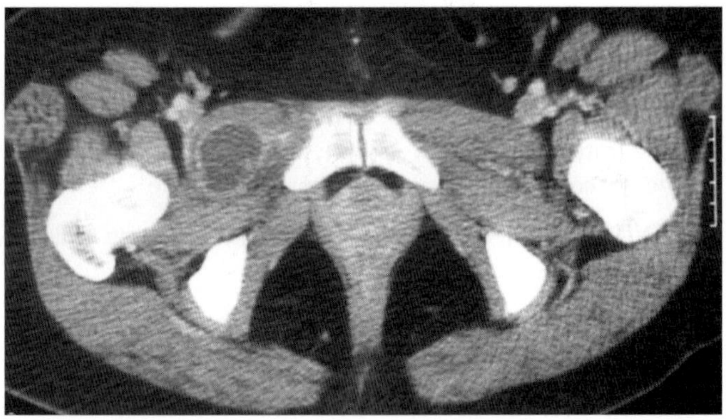

FIGURA 4.38C

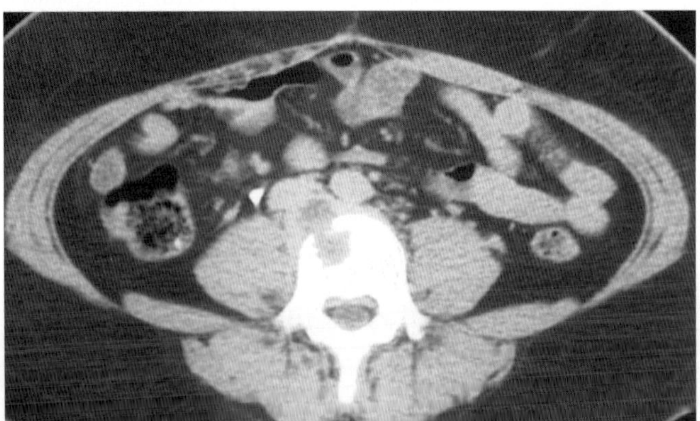

FIGURA 4.38D

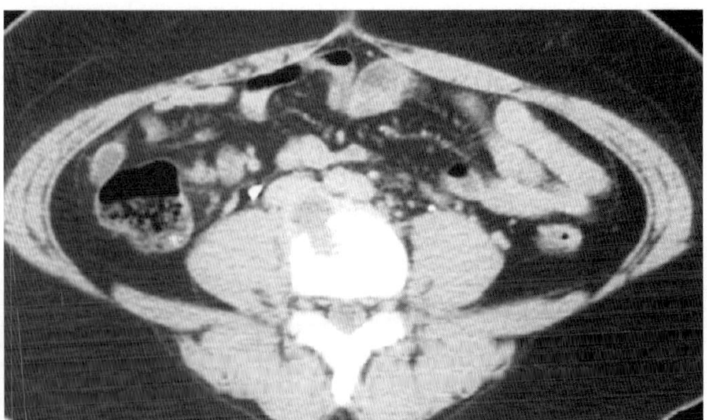

FIGURA 4.38E

ACHADOS Radiografia AP da pelve (A). Um processo lítico envolve o ramo púbico superior direito. Presença de alguma esclerose reativa. Imagens axiais contrastadas de TC nos dois níveis através dos ramos púbicos superiores vistas em ajustes para osso (B) e tecidos moles (C) demonstram destruição óssea no lado direito, com esclerose reativa e massa de tecidos moles com baixa atenuação. A massa de tecidos moles possui uma borda contrastada (D, E). Imagem axial contrastada de TC no nível L5 demonstra uma lesão óssea destrutiva envolvendo a face posterior do corpo vertebral, com extensão para os tecidos moles anteriores. A lesão possui baixa atenuação e uma borda contrastada.

DIAGNÓSTICO DIFERENCIAL Metástases, mieloma múltiplo, tuberculose, osteomielite, linfoma, leucemia.

DIAGNÓSTICO Tuberculose.

DISCUSSÃO Considerações diferenciais incluem outros tipos fúngicos ou piogênicos de osteomielite, bem como neoplasias metastáticas ou multifocais. A presença de formação de osso reativo é muito mais comum nas infecções do que nos tumores. A morfologia do envolvimento ósseo e o grande tamanho das lesões de tecidos moles em relação às lesões ósseas sugerem um agente infeccioso não piogênico, começando no osso, mas causando a formação de abscesso. Os fatores que sugerem o diagnóstico específico incluem uma radiografia positiva de tórax ou teste cutâneo para tuberculina, baixa frequência de sintomas neurológicos na presença de grave envolvimento da coluna, exame de velocidade de hemossedimentação normal e sintomas indolentes desproporcionais a uma aparência radiológica destrutiva.

A prevalência da tuberculose está aumentando na América do Norte após o notável sucesso obtido com as medidas de saúde pública durante o século XX. Ela é observada com maior frequência em pacientes imunocomprometidos e entre populações de imigrantes.[78] O envolvimento esquelético é o resultado da disseminação hematogênica, tipicamente a partir dos pulmões. Entre 25 e 60% dos casos relacionados ao osso compreendem a coluna. O corpo de L1 é, em geral, o local mais afetado na coluna, mas o envolvimento de vários níveis contíguos (classicamente, três níveis) é frequente. O envolvimento de níveis cervicais superiores, junção toracolombar, elementos posteriores e articulações sacroilíacas já foi observado. Abscessos paravertebrais são comuns e podem se estender para a virilha ou coxa. A RM pode ser bastante útil na diferenciação entre espondilite piogênica e espondilite tuberculosa.[79] A tuberculose também pode se disseminar para as articulações,[80] resultando em infecção sinovial granulomatosa que requer biópsia sinovial ou aspiração articular para o diagnóstico. Na situação típica, o processo é monoarticular, com osteomielite adjacente ao nível envolvido.

Caso 4.39

HISTÓRIA CLÍNICA Mulher de 32 anos com dor pélvica.

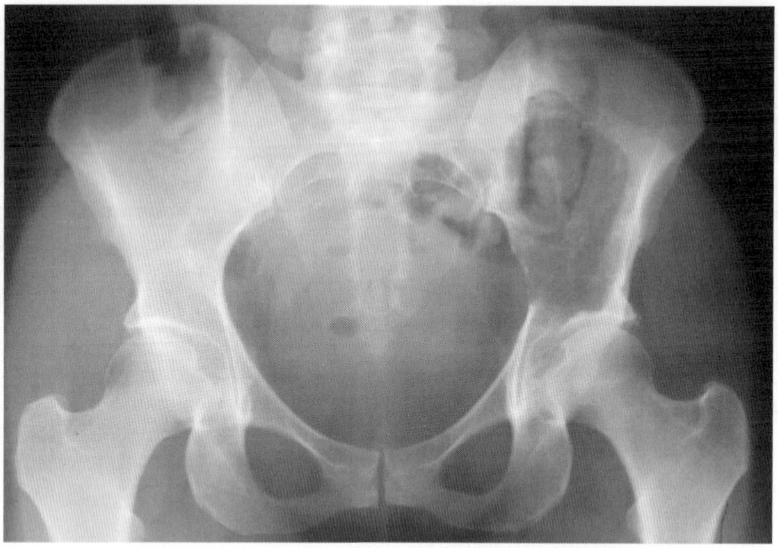

FIGURA 4.39A

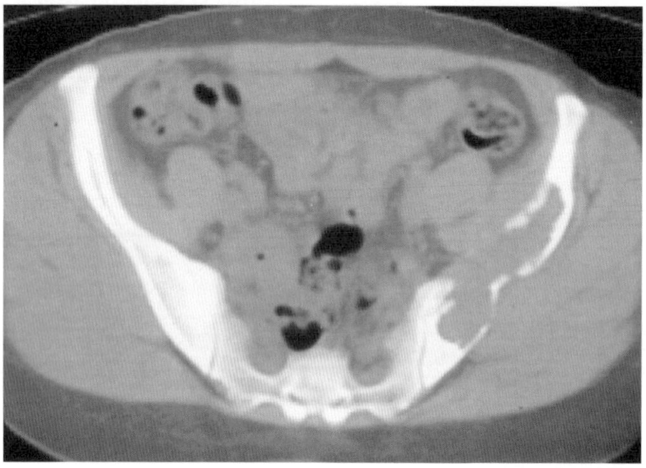

FIGURA 4.39B

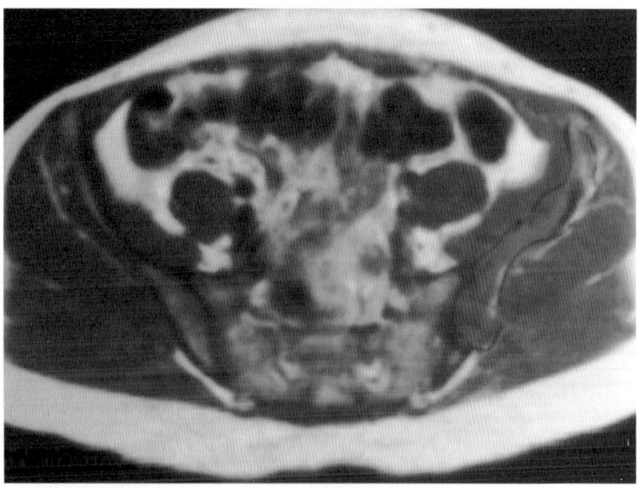

FIGURA 4.39C

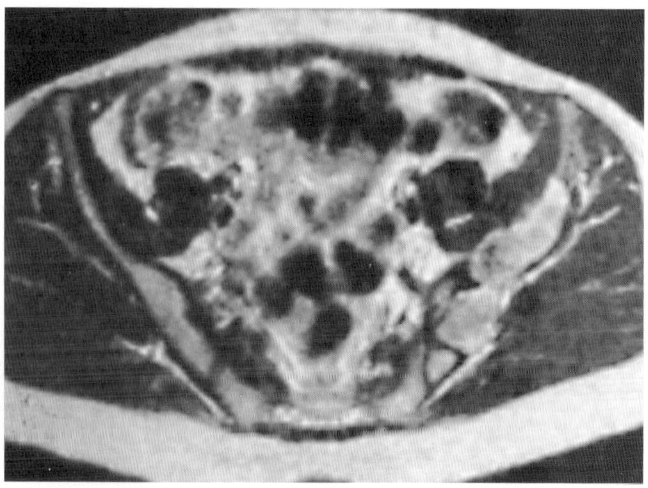

FIGURA 4.39D

ACHADOS

A. Radiografia AP da pelve demonstra uma grande lesão destrutiva na asa do ílio esquerdo, com desaparecimento da linha iliopectínea. A lesão parece não apresentar mineralização da matriz interna. Pode haver certa formação de osso reativo na adjacência.

B. A imagem de TC demonstra uma lesão radioluzente no ílio com afilamento do córtex. Há presença de um bico anterior na córtex mineralizada. A lesão é levemente expansiva, sem massa de tecidos moles evidente. Não se observa mineralização dentro da lesão.

C. RM axial com densidade de prótons demonstra sinal intermediário dentro da lesão, com periósteo aparentemente intacto. Não se observa extensão para os tecidos moles.

D. RM axial ponderada em T2 demonstra alto sinal heterogêneo dentro da lesão. Não se observa edema nos tecidos moles adjacentes ou na medula óssea.

DIAGNÓSTICO DIFERENCIAL Plasmacitoma, linfoma, condrossarcoma, osteossarcoma, cisto ósseo, fibroma, tumor de células gigantes, displasia fibrosa, metástase.

DIAGNÓSTICO Fibroma desmoplásico.

DISCUSSÃO O fibroma desmoplásico é um tumor primário, raro e benigno do osso que é a contraparte óssea do tumor desmoide extra-abdominal dos tecidos moles (fibromatose). Observa-se uma predominância masculina, e a maioria dos pacientes tem entre 20 e 30 anos na apresentação. Os lugares afetados com maior frequência são a pelve e o fêmur. Apesar de a extensão para os tecidos moles poder estar presente no fibroma desmoplásico, as características radiográficas são tipicamente aquelas das lesões não agressivas: padrão geográfico de destruição, margens agudamente definidas e formação de osso reativo nas margens.[81,82]

As características de imagens neste caso não são específicas, mas a ausência de mineralização diminui a possibilidade de displasia fibrosa e os tumores formadores de osso ou de cartilagem. A aparência RM é variável, mas focos de sinal baixo a intermediário nas imagens ponderadas em T2, que não são causadas por calcificação, podem ajudar no diagnóstico.[83] É esperado que plasmacitoma, linfoma e metástases tenham uma aparência mais agressiva, com penetração cortical, massa de tecidos moles e edema de tecidos moles, mas a aparência não é específica o suficiente para eliminar a necessidade de biópsia. Observa-se um grande número de recorrência local após o tratamento do fibroma desmoplásico por curetagem intralesional,[84] mas não foi documentado potencial metastásico.

Caso 4.40

HISTÓRIA CLÍNICA Mulher de 67 anos com artroplastia total de quadril e incapacidade para deambular.

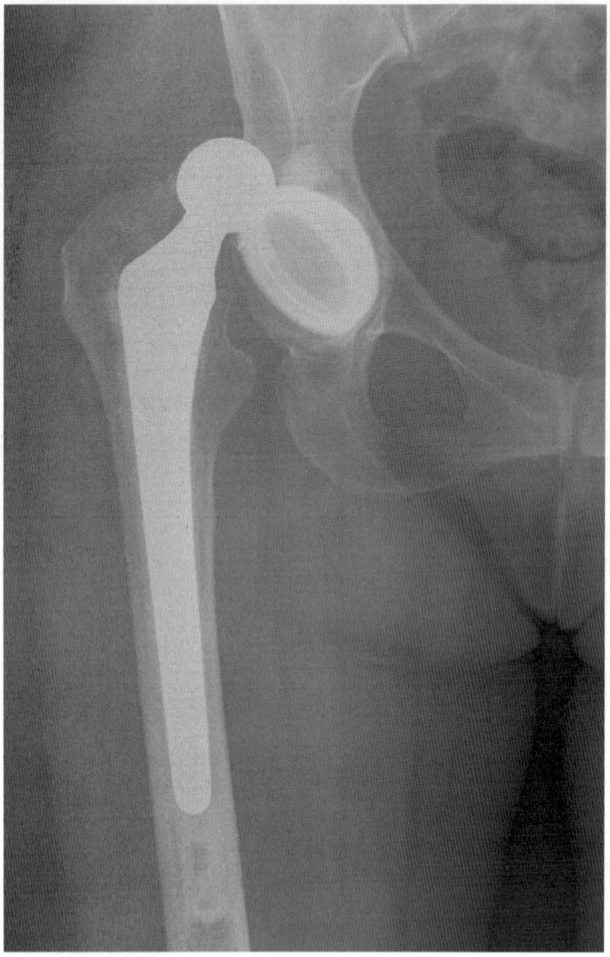

FIGURA 4.40A

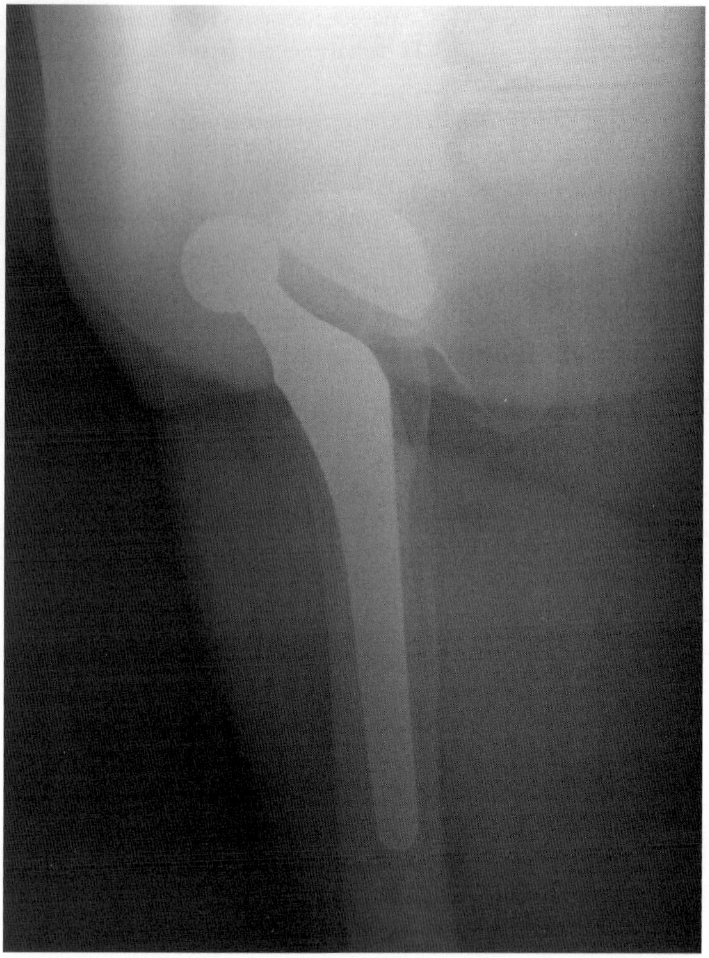

FIGURA 4.40B

ACHADOS

A. Radiografia AP do quadril direito demonstra uma artroplastia total de quadril, com luxação superior e lateral da cabeça femoral protética.

B. Radiografia lateral verdadeira demonstra o posicionamento anterior da cabeça femoral protética. A prótese possui componentes acetabular e femoral cimentados.

DIAGNÓSTICO DIFERENCIAL Nenhum.

DIAGNÓSTICO Luxação de artroplastia total de quadril.

DISCUSSÃO A luxação lateral do quadril é uma complicação comum da artroplastia total de quadril, com uma incidência geral de 2 a 3%. Ela está associada com custo e morbidade significantes. Um aumento da incidência de luxação foi observado entre mulheres, idosos, pacientes com disfunção cerebral, pequenos componentes de cabeça femoral e após procedimentos de revisão.[85-87] Aproximadamente um terço das luxações ocorrerá em algumas semanas após a cirurgia. A maioria dos casos pode ser tratada de modo bem-sucedido com reduções fechadas, mas algumas vezes uma cirurgia é necessária, em particular nos casos de luxação recorrente.

As principais causas de luxação recorrente são posicionamento incorreto e separação dos componentes e não união do trocanter maior.[88] A separação do trocanter maior resulta na falha do mecanismo abdutor, de modo que os músculos adutores sem oposição tendem a tracionar o quadril para fora de seu encaixe.

As artroplastias totais de quadril e de joelho são as cirurgias ortopédicas eletivas mais comuns nos Estados Unidos. A osteoartrite é a indicação mais comum para a artroplastia total de quadril. A relação custo-benefício da artroplastia total de quadril é comparada de modo favorável com o tratamento conservador para a artrite avançada.[89] Mesmo em pacientes idosos, melhoras notáveis na dor e função podem ser obtidas de modo consistente e com baixos índices de complicações, e a duração da estadia hospitalar é comparável à dos pacientes mais jovens.[90]

Caso 4.41

HISTÓRIA CLÍNICA Homem de 73 anos com prótese total de quadril dolorosa. Radiografias na apresentação e 3 meses depois.

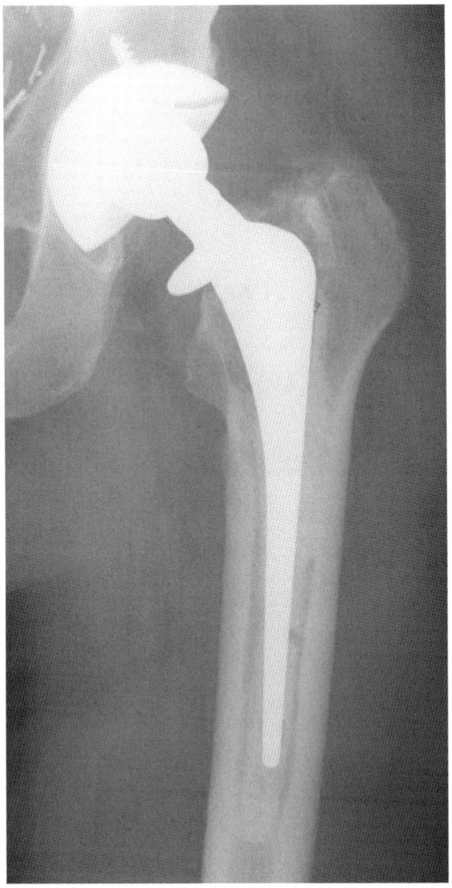

FIGURA 4.41A

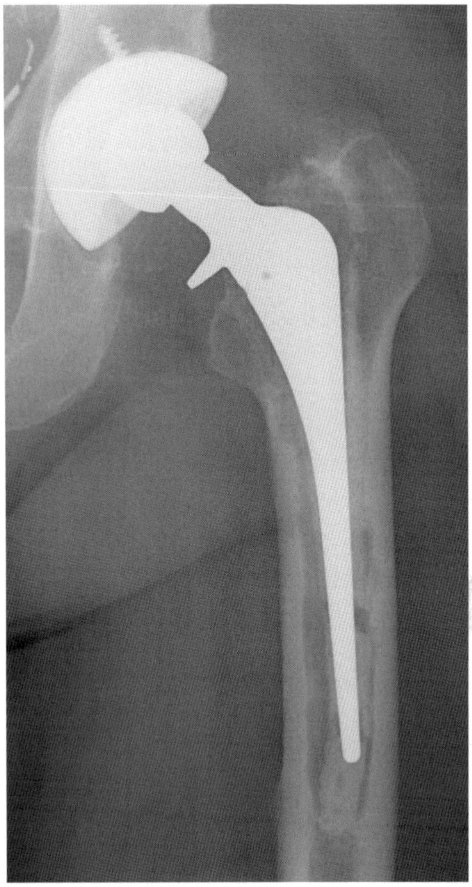

FIGURA 4.41B

ACHADOS

A. Radiografia AP do quadril esquerdo demonstra uma prótese total de quadril híbrida com um componente femoral parcialmente cimentado. Observa-se uma zona radioluzente na interface prótese-osso das porções medial e lateral proximais do componente femoral.

B. Três meses depois, a radiografia AP demonstra que as regiões de radiolucência da interface prótese-osso aumentaram, e novas zonas radioluzentes se desenvolveram mais distalmente na interface prótese femoral-osso. A haste femoral também soltou do cimento ósseo ao longo de sua face lateral.

DIAGNÓSTICO DIFERENCIAL Falência da artroplastia total de quadril causada por osteólise ou infecção.

DIAGNÓSTICO Falência da artroplastia total de quadril causada por osteólise.

DISCUSSÃO A perda de osso na interface com a prótese pode causar uma falência catastrófica pela soltura dos componentes. Achados radiológicos[91] que sugerem a soltura dos componentes da prótese incluem alargamento da zona radioluzente na interface prótese-osso ou interface metal-osso de mais de 2 mm, migração dos componentes em relação às suas posições originais, desenvolvimento de um espaço radioluzente entre o metal e o cimento, fratura do cimento, osso periosteal reativo e osteólise. A osteólise nas artroplastias totais geralmente é causada pela reação de corpo estranho granulomatosa. O atrito mecânico nos componentes de polietileno causa abrasão de microscópicas partículas de plástico, que incitam uma reação de corpo estranho granulomatosa osteolítica. A migração dos detritos de polietileno e sua reação consequente ao longo das interfaces cimento-osso ou metal-osso, geralmente na forma de uma fina membrana, finalmente pode causar uma soltura macroscópica. Uma osteólise localizada massiva também pode ocorrer; essas lesões são preenchidas pela mesma reação de corpo estranho ao polietileno que causa a perda do componente.

A osteólise pelo polietileno em geral progride lentamente durante muios anos. Os detritos podem passar através dos vasos linfáticos para linfonodos regionais. Como os revestimentos radioluzentes de polietileno das artroplastias totais são responsáveis pelo espaço articular nas radiografias, o afilamento ou uma falha macroscópica do polietileno é evidente nas radiografias na forma de estreitamento do espaço articular. Muitos componentes de polietileno são envoltos por marcadores metálicos que indicam suas posições nas radiografias.

Caso 4.42

HISTÓRIA CLÍNICA Mulher de 72 anos com dor na virilha direita, encaminhada por uma outra instituição para a remoção de um "tumor". Ela foi submetida a artroplastia total de quadril 5 anos antes.

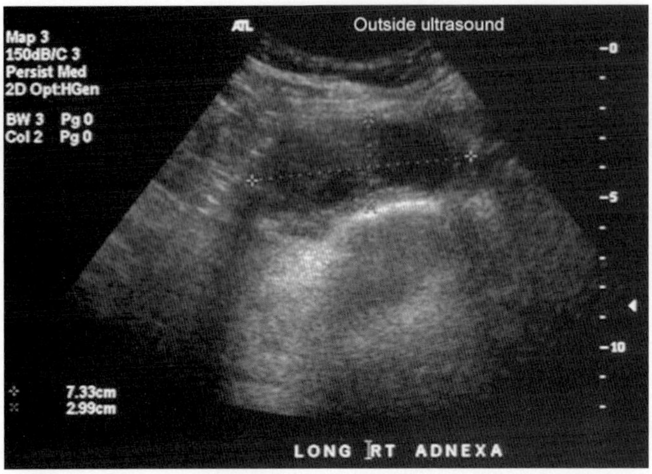

FIGURA 4.42A

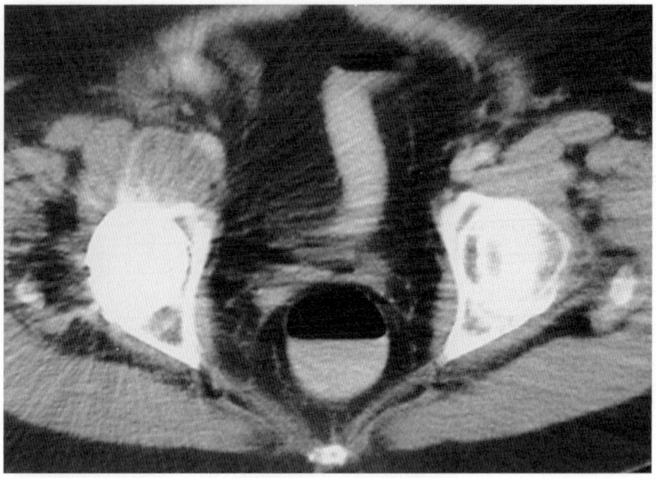

FIGURA 4.42B

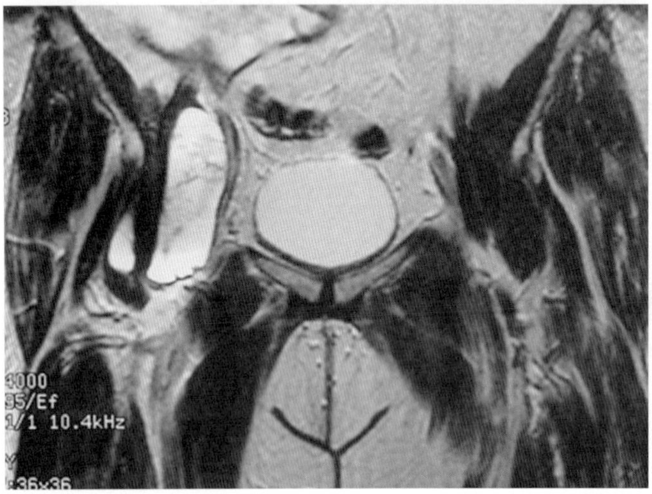

FIGURA 4.42C

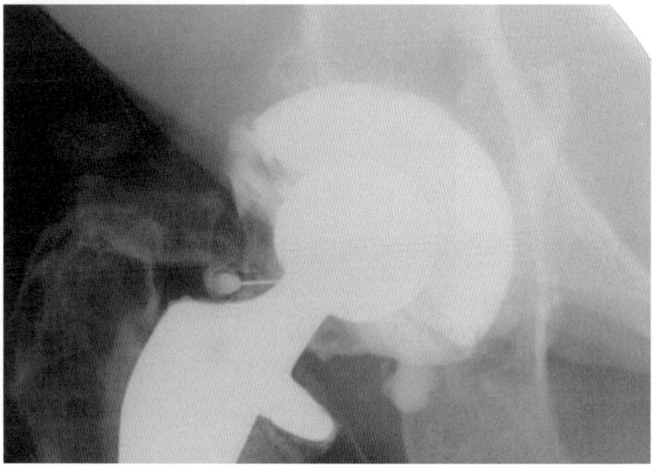

FIGURA 4.42D

ACHADOS

A. Ultrassonografia demonstrando uma massa cística complexa, que foi erroneamente interpretada por uma outra instituição, sendo considerada uma localização anexal.

B, C. Na TC axial e imagem coronal de RM ponderada em T2, uma estrutura cística alongada se estende ao longo da borda anterior do músculo iliopsoas até o nível da artroplastia do quadril distalmente. A massa desloca medialmente a artéria e veia ilíaca externa direita.

D. Artrografia convencional de quadril demonstrando o fluxo do contraste para a articulação do quadril superior e medialmente para a massa cística.

DIAGNÓSTICO DIFERENCIAL Distensão da bursa do iliopsoas, hérnia inguinal, abscesso, sarcoma.

DIAGNÓSTICO Bursite do iliopsoas.

DISCUSSÃO A bursa do iliopsoas é a maior do corpo. Ela se comunica com a articulação do quadril em 15% dos adultos normais. A comunicação da bursa com o quadril é mais comumente observada após as artroplastia de quadril, possivelmente em razão da ruptura cirúrgica da parede da bursa ou do aumento da pressão intra-articular pelo excesso de líquido articular. A bursa do iliopsoas pode se distender secundariamente a qualquer condição que causa excesso de líquido articular ou proliferação sinovial da bursa. As distensões da bursa do iliopsoas estão associadas com artroplastias de quadril, artrites (inflamatórias e degenerativas), trauma, uso excessivo, osteomielite e doença metastática. Um derrame articular é muitas vezes, mas nem sempre, visto na apresentação.

O diagnóstico da distensão da bursa do iliopsoas tipicamente pode ser feito com TC ou RM padrões, tomando cuidado com a localização anatômica e comunicação com a articulação do quadril.[92-94] Na ultrassonografia, a localização e comunicação articular podem ser mais difíceis de avaliar.[95] Entretanto, a ultrassonografia avalia melhor o efeito de massa sobre estruturas adjacentes.[96] Nos casos em que uma outra instituição classifica a massa como suspeita para neoplasia, ou quando os conteúdos bursais são de natureza complexa, pode ser útil realizar um estudo contrastado para excluir uma neoplasia sólida. Como alternativa, uma artrografia convencional do quadril pode ser realizada para comprovar que a bursa se comunica com a articulação do quadril. Geralmente, o tratamento somente é necessário se a bursa distendida é dolorosa ou comprime as estruturas adjacentes. Opções terapêuticas incluem o tratamento da causa do excesso de líquido articular (substituição de próteses soltas, medicamentos anti-inflamatórios), uso de agentes esclerosantes e bursectomia cirúrgica.

Caso 4.43

HISTÓRIA CLÍNICA Homem de 56 anos com dor no quadril esquerdo. Sem histórico informado.

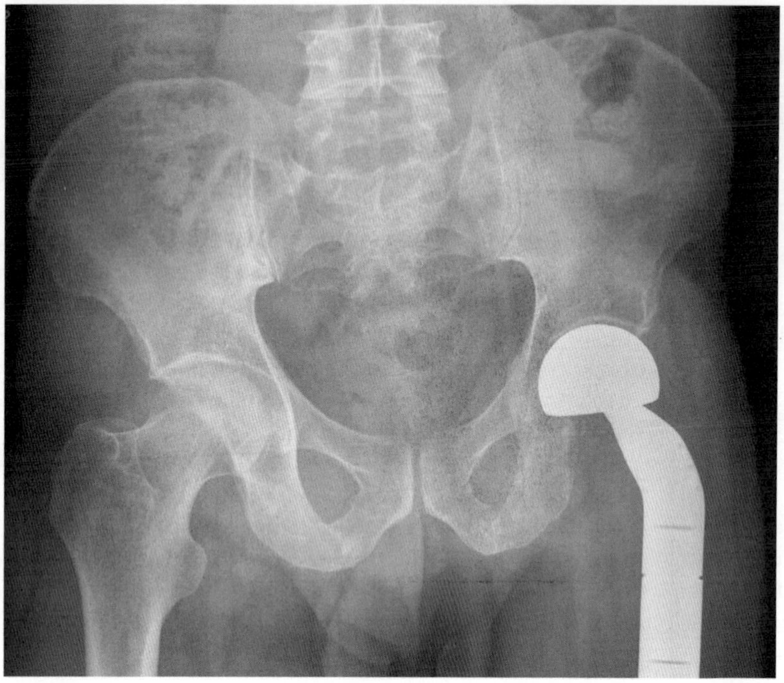

FIGURA 4.43A

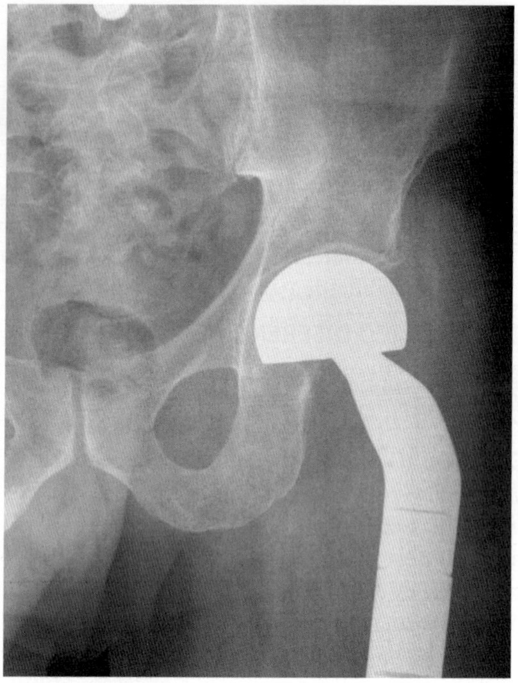

FIGURA 4.43B

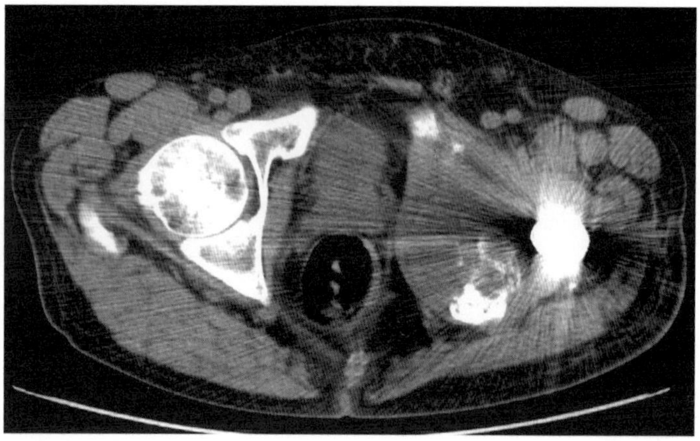

FIGURA 4.43C

ACHADOS

A. Radiografia AP da pelve demonstra uma endoprótese femoral modular bipolar à esquerda. Em comparação com o lado contralateral, a região periacetabular esquerda está osteopênica. A perda do córtex na face lateral do ísquio esquerdo sugere um processo destrutivo.

B. Radiografia AP do quadril esquerdo obtida 4 meses antes não demonstra perda óssea e córtex intacto.

C. Imagem de TC da pelve obtida 2 meses depois demonstra alterações destrutivas avançadas ao redor do acetábulo.

DIAGNÓSTICO DIFERENCIAL Metástase, infecção, sarcoma ósseo primário, síndrome da dor regional complexa, osteólise.

DIAGNÓSTICO Metástase (de um carcinoma de pulmão).

DISCUSSÃO A comparação da imagem prévia é uma estratégia-chave para o radiologista, em particular na área da imagem pós-cirúrgica. Os componentes modulares de próteses de quadril são utilizados exclusivamente para a reconstrução de grandes porções do fêmur proximal. As hemiartroplastias bipolares e outras são utilizadas com exclusividade para a doença femoral proximal, e não para a doença do quadril. Esses dois fatores sugerem que este paciente pode ter sido submetido à ressecção prévia do fêmur proximal por uma neoplasia maligna. Na realidade, este paciente era portador de carcinoma de pulmão conhecido com ressecção paliativa prévia de uma metástase após uma fratura patológica da porção subtrocantérica do fêmur. Infecção e sarcoma ósseo primário também podem resultar em alterações destrutivas no osso, mas são muito menos prováveis na circunstância clínica.

A síndrome da dor regional complexa tem sido bem descrita após a artroplastia total de joelho,[97] mas também pode ocorrer após a artroplastia total de quadril.[98] Pode-se teorizar que a perda óssea resultava de uma osteoporose regional. A osteólise é um evento comum na artroplastia total de quadril, mas é uma preocupação menor nas hemiartroplastias. Apesar de muitas hemiartroplastias não possuírem componentes de polietileno, as próteses bipolares possuem um revestimento de polietileno entre a cabeça protética e seu colo que permite o movimento entre esses dois componentes (por isso o nome "bipolar"). O movimento também pode ocorrer entre a cabeça protética e o acetábulo nativo, reduzindo o desgaste potencial sobre o polietileno.

Caso 4.44

HISTÓRIA CLÍNICA Homem de 68 anos com dor no quadril esquerdo e artroplastia total em ambos os quadris.

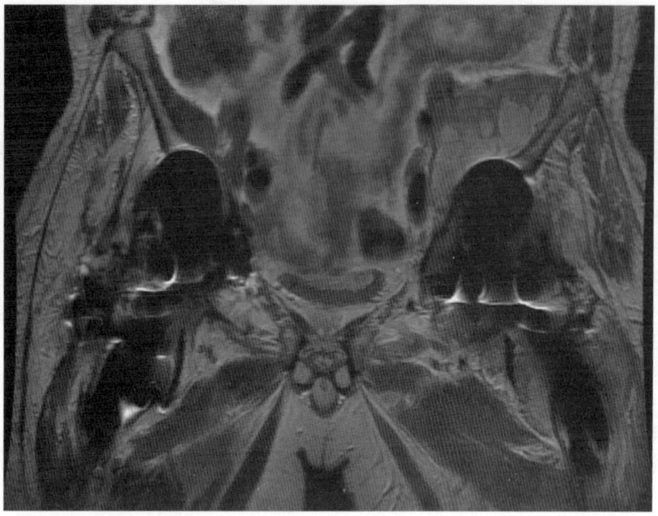

FIGURA 4.44A

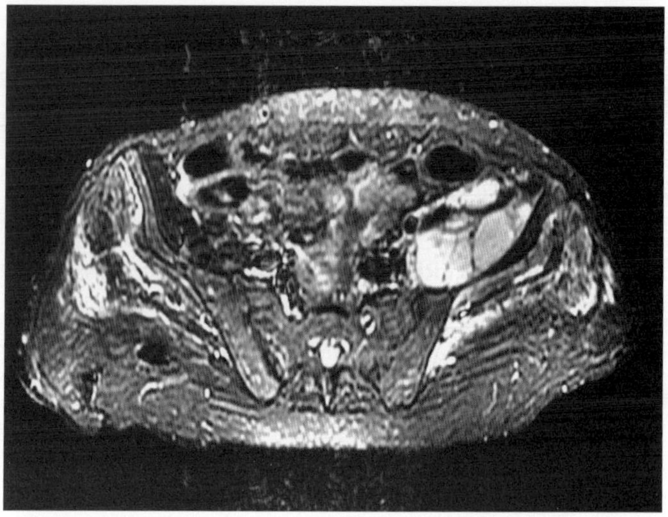

FIGURA 4.44B

ACHADOS

A. Imagem coronal de RM de densidade de próton demonstra baixo sinal e artefatos da prótese de quadril metálica. Uma coleção líquida lobulada é vista adjacente à região supra-acetabular do ílio no lado esquerdo, deslocando superiormente o músculo ilíaco.

B. Imagem axial STIR de RM acima do nível das próteses demonstra septações na coleção líquida. Um sinal anormal alto também é visto posteriormente à asa esquerda do ílio.

DIAGNÓSTICO DIFERENCIAL Abscesso, cisto sinovial, hematoma.

DIAGNÓSTICO Abscesso do quadril séptico.

DISCUSSÃO Coleções líquidas ao redor de uma artroplastia total de quadril podem indicar infecção. Nesse caso, a aspiração percutânea por agulha da coleção produziu pus. O uso das imagens transversais na avaliação das complicações das artroplastias totais do quadril tem adquirido popularidade conforme as técnicas para a redução dos artefatos melhoraram. Em um estudo, a RM foi capaz de visualizar os tecidos moles periprotéticos ao redor de uma artroplastia total de quadril, incluindo a interface prótese-osso, e gerou uma quantidade substancialmente maior de informações sobre a osteólise do que as radiografias.[99] A própria prótese não pode ser avaliada pela RM, e, como um objeto metálico relativamente grande pode resultar em distorção espacial, outros meios de orientação por imagens devem ser utilizados se a coleta de amostra com agulha por via percutânea for realizada. A TC também tem um papel na avaliação da osteólise e outras complicações após a artroplastia total de quadril.[100]

Caso 4.45

HISTÓRIA CLÍNICA Mulher de 32 anos que sofreu uma queda de bicicleta 1 semana antes da realização do exame.

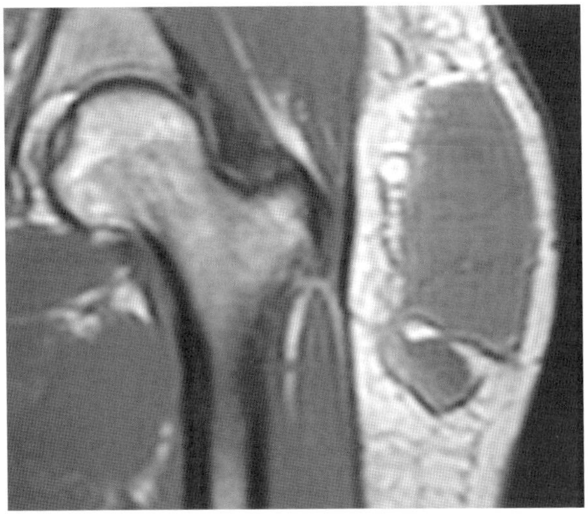

FIGURA 4.45A

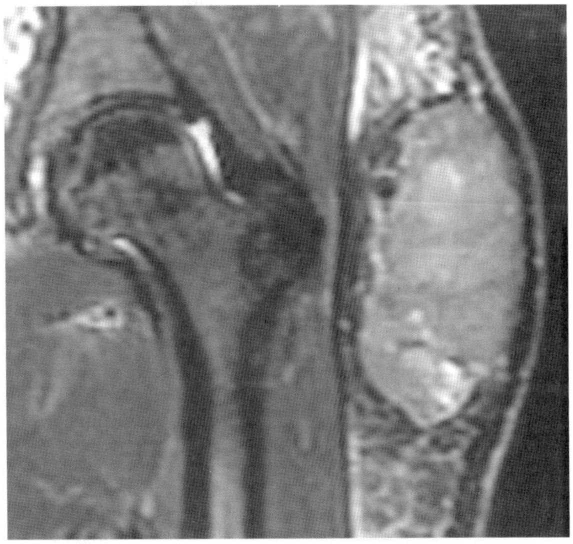

FIGURA 4.45B

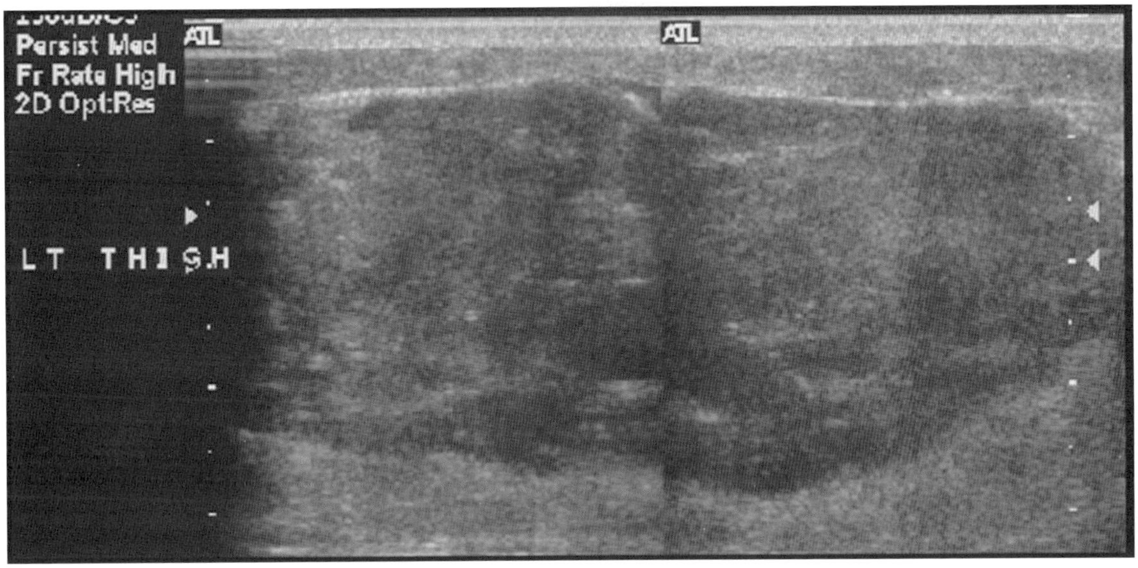

FIGURA 4.45C

ACHADOS

A. Imagem coronal de RM ponderada em T1 demonstra uma massa subcutânea de intensidade intermediária de sinal.

B. Imagem coronal de *inversion recovery* demonstra que a massa possui intensidade elevada de sinal heterogêneo.

C. Ultrassonografia demonstra ecogenicidade mista.

DIAGNÓSTICO DIFERENCIAL Hematoma, histiocitoma fibroso maligno, neoplasia de tecidos moles, abscesso.

DIAGNÓSTICO Hematoma.

DISCUSSÃO No contexto clínico de trauma em um paciente jovem com uma nova massa, o hematoma deve ser o diagnóstico mais provável. Entretanto, a partir de uma perspectiva puramente de imagem, os sarcomas e as neoplasias benignas de tecidos moles podem ter uma aparência similar a este caso e podem ser descobertos após traumas. As características que devem indicar malignidade incluem realce após a administração de contraste, fluxo sanguíneo interno no exame Doppler e falha em diminuir de tamanho com o passar do tempo. Um abscesso tipicamente teria uma borda contrastada, líquido e detritos complexos internos e alteração inflamatória adjacente em um paciente com sintomas sistêmicos. Se a etiologia da massa é desconhecida, um acompanhamento de curta duração ou aspiração por agulha deve ser realizado.

Caso 4.46

HISTÓRIA CLÍNICA Adolescente de 17 anos, sexo feminino, com dor óssea e articular episódica.

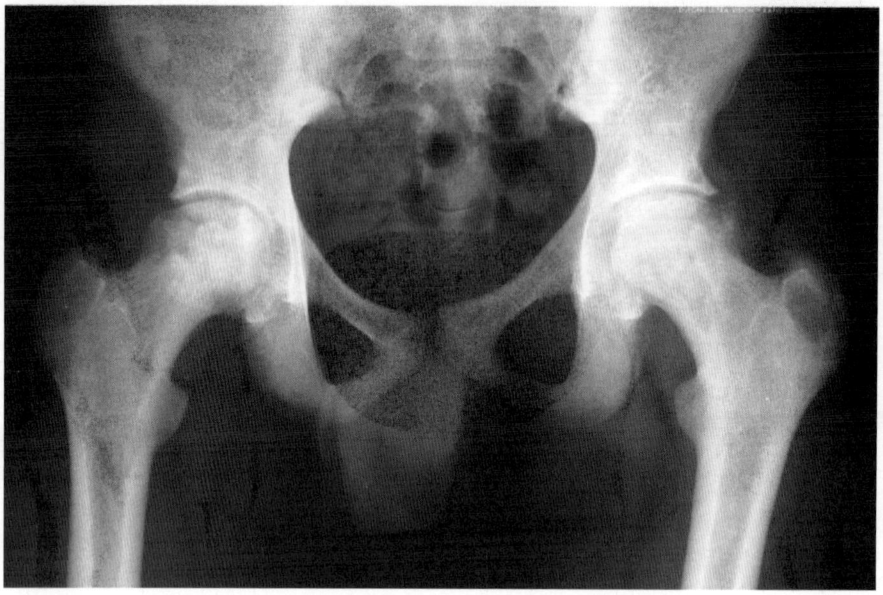

FIGURA 4.46

ACHADOS Radiografia AP da pelve revela osteoesclerose dispersa de todos os ossos visualizados. Observa-se uma densa esclerose de ambas as cabeças femorais, com colapso subcondral.

DIAGNÓSTICO DIFERENCIAL Anemia falciforme, osteopetrose, doença de Gaucher, trauma, lúpus eritematoso sistêmico, osteodistrofia renal, excesso endógeno ou exógeno de corticosteroides.

DIAGNÓSTICO Anemia falciforme.

DISCUSSÃO A osteosclerose dispersa com osteonecrose bilateral das cabeças femorais sugerem uma doença sistêmica levando a infartos ósseos difusos. A anemia falciforme é uma anemia autossômica dominante caracterizada por eritrócitos em formato de foice e hemólise acentuada. Uma única substituição de aminoácido na cadeia beta hemoglobina é a responsável. Episódios de oclusão microvascular ("crises") resultam em dor óssea grave, infartos ósseos e outros efeitos.

Os infartos ósseos se manifestam radiologicamente como regiões de esclerose, nas quais novo osso é aposto sobre o osso infartado quando o local se revasculariza. O processo de substituição *creeping* pode substituir parte do osso infartado, mas, se o reparo é interrompido pelos repetidos episódios de infarto, o osso simplesmente se torna cada vez mais denso. A osteonecrose da cabeça femoral é uma complicação comum da anemia falciforme. Em um estudo, 10% dos pacientes com anemia falciforme demonstraram evidências radiológicas de osteonecrose unilateral ou bilateral da cabeça femoral.[101] O colapso da cabeça femoral necrótica pode levar a artrose degenerativa. O tratamento pode ser feito com artroplastia total de quadril convencional.[102] Por causa do risco elevado de complicações cirúrgicas, como insuficiência congestiva de alto débito, fratura femoral intraoperatória, infecção, perda sanguínea, reação transfusional e afrouxamento da prótese, métodos alternativos de tratamento têm sido empregados com algum sucesso. Esses incluem a descompressão do núcleo e injeção de cimento acrílico.[103,104]

REFERÊNCIAS BIBLIOGRÁFICAS

1. Farsad K, Kattapuram SV, Sacknoff R, Ono J, Nielsen GP. Sacral-chordoma. Radiographics. 2009;29(5):1525–1530.
2. Diel J, Ortiz O, Losada RA, Price DB, Hayt MW, Katz DS. Thesacrum: pathologic spectrum, multimodality imaging, and subspecialty approach. Radiographics. 2001;21(1):83–104.
3. Unni KK, Inwards CY. Dahlin's Bone Tumors: General Aspects and Data on 10,165 Cases. Philadelphia, PA: Lippincott Williams & Wilkins; 2010:248–261.
4. Unni KK, Inwards CY. Dahlin's Bone Tumors: General Aspects and Data on 10,165 Cases. Philadelphia, PA: Lippincott Williams & Wilkins; 2010:7.
5. Mitchell MJ, Logan PM. Radiation-induced changes in bone. Radiographics. 1998;18:1125–1136.
6. Kwon JW, Huh SJ, Yoon YC, et al. Pelvic bone complications after radiation therapy of uterine cervical cancer: evaluation with MRI. AJR Am J Roentgenol. 2008;191(4):987–994.
7. Harkin JC, Reed RJ. Tumors of the Peripheral Nervous System. Washington, DC: Armed Forces Institute of Pathology; 1969:51–97.
8. Siegel MJ. Magnetic resonance imaging of musculoskeletal soft tissue masses. Radiol Clin North Am. 2001;39(4):701–720.
9. Giles FJ, O'Brien SM, Keating MJ. Chronic lymphocytic leukemia in (Richter's) transformation. Semin Oncol. 1998;25:117–125.
10. Bessudo A, Kipps TJ. Origin of high-grade lymphomas in Richter syndrome. Leuk Lymphoma. 1995;18:367–372.
11. Unni KK, Inwards CY. Dahlin's Bone Tumors: General Aspects and Data on 10,165 Cases. Philadelphia, PA: Lippincott Williams & Wilkins; 2010:60–91
12. Murphey MD, Walker EA, Wilson AJ, Kransdorf MJ, Temple HT, Gannon FH. From the archives of the AFIP: imaging of primary chondrosarcoma: radiologic-pathologic correlation. Radiographics. 2003;23(5):1245–1278.
13. Donati D, El Ghoneimy A, Bertoni F, Di Bella C, Mercuri M. Surgical treatment and outcome of conventional pelvic chondrosarcoma. J Bone Joint Surg [Brit]. 2005;87(11):1527–1530
14. Unni KK, Inwards CY. Dahlin's Bone Tumors: General Aspects and Data on 10,165 Cases. Philadelphia, PA: Lippincott Williams & Wilkins; 2010:122–157
15. Eftekhari F. Imaging assessment of osteosarcoma in childhood and adolescence: diagnosis, staging, and evaluating response to chemotherapy. Cancer Treat Res. 2009;152:33–62.
16. Roovers EA, Boere-Boonekamp MM, Geertsma TS, Zielhuis GA, Kerkhoff AH. Ultrasonographic screening for developmental dysplasia of the hip in infants. Reproducibility of assessments made by radiographers. J Bone Joint Surg Br. 2003;85(5):726–730.
17. Mandel DM, Loder RT, Hensinger RN. The predictive value of computed tomography in the treatment of developmental dysplasia of the hip. J Pediatr Orthop. 1998;18:794–798.
18. Murphy SB, Kijewski PK, Millis MB, Harless A. Acetabular dysplasia in the adolescent and young adult. Clin Orthop. 1990;261:214–223.
19. Yasunaga Y, Takahashi K, Ochi M, et al. Rotational acetabular osteotomy in patients forty-six years of age or older: comparison with younger patients. J Bone Joint Surg Am. 2003;85-A(2):266–272.
20. Ganz R, Parvizi J, Beck M, Leunig M, Nötzli H, Siebenrock KA. Femoroacetabular impingement: a cause for osteoarthritis of the hip. Clin Orthop Relat Res. 2003;(417):112–120.
21. Dodds MK, McCormack D, Mulhall KJ. Femoroacetabular impingement after slipped capital femoral epiphysis: does slip severity predict clinical symptoms? J Pediatr Orthop. 2009;29(6):535–539.
22. Nielsen GP, O'Connell JX, Rosenberg AE. Intramuscular myxoma: a clinicopathologic study of 51 cases with emphasis on hypercellular and hypervascular variants. Am J Surg Pathol. 1998;22:1222–1227.
23. Iwasko N, Steinbach LS, Disler D, et al. Imaging findings in Mazabraud's syndrome: seven new cases. Skeletal Radiol. 2002;31(2):81–87.
24. Kaplan FS, Le Merrer M, Glaser DL, et al. Fibrodysplasia ossifi cans progressiva. Best Pract Res Clin Rheumatol. 2008;22(1):191–205.
25. Semonin O, Fontaine K, Daviaud C, Ayuso C, Lucotte G. Identifi cation of three novel mutations of the noggin gene in patients with fi brodysplasia ossifi cans progressiva. Am J Med Genet. 2001; 102(4):314–317.
26. Shore EM, Feldman GJ, Fenstermacher DA, et al. A recurrent mutation in the BMP type I receptor ACVR1 causes inherited and sporadic fi brodysplasia ossifi cans progressiva. Nat Genet. 2006;38(5):525–527.
27. Kocyigit H, Hizli N, Memis A, Sabah D, Memis A. A severely disabling disorder: fi brodysplasia ossifi cans progressiva. Clin Rheumatol. 2001;20(4):273–275.
28. Kussmaul WG, Esmail AN, Sgar Y, Ross J, Gregory S, Kaplan FS. Pulmonary and cardiac function in advanced fi brodysplasia ossifi cans progressiva. Clin Orthop. 1998;346:104–109.
29. Glaser DL, Rocke DM, Kaplan FS. Catastrophic falls in patients who have fi brodysplasia ossifi cans progressiva. Clin Orthop. 1998;356:110–116.
30. Fairbairn KJ, Mulligan ME, Murphey MD, Resnik CS. Gas bubbles in the hip joint on CT: an indication of recent dislocation. AJR Am J Roentgenol. 1995;164:931–934.
31. Yue JJ, Wilber JH, Lipuma JP, et al. Posterior hip dislocations: a cadaveric angiographic study. J Orthop Trauma. 1996;10:447–454.
32. Erb RE, Steele JR, Nance EP Jr, Edwards JR. Traumatic anterior-dislocation of the hip: spectrum of plain fi lm and CT fi ndings. AJR Am J Roentgenol. 1995;165:1215–1219.
33. Mithal A, Trivedi N, Gupta SK, Kumar S, Gupta RK. Radiological spectrum of endemic fl uorosis: relationship with calcium intake. Skeletal Radiol. 1993;22:257–261.
34. Lian ZC, Wu EH. Osteoporosis—an early radiographic sign of endemic fl uorosis. Skeletal Radiol. 1986;15:350–353.
35. Cao J, Bai X, Zhao Y, et al. The relationship of fl uorosis and brick tea drinking in Chinese Tibetans. Environ Health Perspect. 1996;104:1340–1343.
36. Boillat MA, Garcia J, Velebit L. Radiological criteria of industrial fluorosis. Skeletal Radiol. 1980;5:161–165.
37. Czerwinski E, Nowak J, Dabrowska D, Skolarczyk A, Kita B, Ksiezyk M. Bone and joint pathology in fl uoride-exposed workers. Arch Environ Health. 1988;43:340–343.
38. Onur O, Celiker R, Cetin A, Alikasifoglu A, Ugur O, Basgoze O. Hypophosphatemic rickets with sacroiliitis-like presentation in an adolescent. Scand J Rheumatol. 1997;26:332–335.
39. Ecklund K, Doria AS, Jaramillo D. Rickets on MR images. Pediatr Radiol. 1999;29(9):673–675.
40. Pfi rrmann CW, Chung CB, Theumann NH, Trudell DJ, Resnick D. Greater trochanter of the hip: attachment of the abductor mechanism and a complex of three bursae–MR imaging and MR bursography in cadavers and MR imaging in asymptomatic volunteers. Radiology. 2001;221(2):469–477.
41. Kingzett-Taylor A, Tirman PF, Feller J, et al. Tendinosis and tears of gluteus medius and minimus muscles as a cause of hip pain: MR imaging fi ndings. Am J Roentgenol. 1999;173(4):1123–1126.
42. Wick MR, Siegal GP, Unni KK, McLeod RA, Greditzer HC 3rd. Sarcomas of bone complicating osteitis deformans (Paget's disease): fifty years' experience. Am J Surg Pathol. 1981;5:47–59.
43. Lopez C, Thomas DV, Davies AM. Neoplastic transformation and tumour-like lesions in Paget's disease of bone: a pictorial review. Eur Radiol. 2003;13(suppl 4):L151–L163.
44. Carter JD. Reactive arthritis: defi ned etiologies, emergingpathophysiology, and unresolved treatment. Infect Dis Clin North Am. 2006;20(4):827–847.
45. Carter JD, Hudson AP. Reactive arthritis: clinical aspects and medical management. Rheum Dis Clin North Am. 2009;35(1):21–44.
46. McLauchlan GJ, Gardner DL. Sacral and iliac articular cartilage thickness and cellularity: relationship to subchondral bone end-plate thickness and cancellous bone density. Rheumatology (Oxford). 2002;41(4):375–380.

47. Braun J, Sieper J, Bollow M. Imaging of sacroiliitis. Clin Rheumatol. 2000;19(1):51–57.
48. Sturzenbecher A, Braun J, Paris S, Biedermann T, Hamm B, Bollow M. MR imaging of septic sacroiliitis. Skeletal Radiol. 2000;29(8):439–446.
49. Lau SM, Chou CT, Huang CM. Unilateral sacroiliitis as an unusual-complication of acupuncture. Clin Rheumatol. 1998;17(4):357–358.
50. Levine DS, Forbat SM, Saifuddin A. MRI of the axial skeletal manifestations of ankylosing spondylitis. Clin Radiol. 2004;59(5):400–413.
51. Ishida T, Iijima T, Moriyama S, Nakamura C, Katagawa T, Machinami R. Intra-articular calcifying synovial sarcoma mimicking synovial chondromatosis. Skeletal Radiol. 1996;25:766–769.
52. Ekman EF, Cory JW, Poehling GG. Pigmented villonodular synovitis and synovial chondromatosis arthroscopically diagnosed and treated in the same elbow. Arthroscopy. 1997;13:114–116.
53. Sciot R, Dal Cin P, Bellemans J, Samson I, Van den Berghe H, Van Damme B. Synovial chondromatosis: clonal chromosome changes provide further evidence for a neoplastic disorder. Virchows Arch. 1998;433:189–191.
54. Davis RI, Hamilton A, Biggart JD. Primary synovial chondromatosis: a clinicopathologic review and assessment of malignant potential. Hum Pathol. 1998;29:683–688.
55. Hermann G, Klein MJ, Abdelwahab IF, Kenan S. Synovial chondrosarcoma arising in synovial chondromatosis of the right hip. Skeletal Radiol. 1997;26:366–369.
56. Levine DS, Forbat SM, Saifuddin A. MRI of the axial skeletal manifestations of ankylosing spondylitis. Clin Radiol. 2004;59(5):400–413.
57. Jang JH, Ward MM, Rucker AN, et al. Ankylosing spondylitis: patterns of radiographic involvement – a re-examination of accepted principles in a cohort of 769 patients. Radiology. 2011;258(1):192–198.
58. Al-Nakshabandi NA, Ryan AG, Choudur H, et al. Pigmentedvillonodular synovitis. Clin Radiol. 2004;59(5):414–420.
59. Loughlin J, Dowling B, Chapman K, et al. Functional variantswithin the secreted frizzled-related protein 3 gene are associatedwith hip osteoarthritis in females. Proc Natl Acad Sci USA.2004;101(26):9757–9762.
60. Conrozier T, Jousseaume CA, Mathieu P, et al. Quantitative measurement of joint space narrowing progression in hip osteoarthritis: a longitudinal retrospective study of patients treated by total hip arthroplasty.
61. Br J Rheumatol. 1998;37:961–968. Crawford RW, Gie GA, Ling RS, Murray DW. Diagnostic value of intraarticular anaesthetic in primary osteoarthritis of the hip. J Bone Joint Surg Br. 1998;80:279–281.
62. Resnick D. Anatomy of individual joints. In: Resnick D, ed. Diagnosis of Bone and Joint Disorders. 4th ed. Philadelphia, PA: Saunders; 2002;708–792.
63. Damron TA, Heiner JP. Rapidly progressive protrusio acetabuli in patients with rheumatoid arthritis. Clin Orthop. 1993;289:186–194.
64. Johnson K, Gardner-Medwin J. Childhood arthritis: classifi cation and radiology. Clin Radiol. 2002;57(1):47–58.
65. Cohen PA, Job-Deslandre CH, Lalande G, Adamsbaum C. Overview of the radiology of juvenile idiopathic arthritis (JIA). Eur J Radiol. 2000;33(2):94–101.
66. Goshen E, Schwartz A, Zilka LR, Zwas ST. Bilateral accessory iliac horns: pathognomonic fi ndings in nail-patella syndrome. Scintigraphic evidence on bone scan. Clin Nucl Med. 2000;25(6):476–477.
67. Guermazi A, de Kerviler E, Cazals-Hatem D, Zagdanski AM, Frija J. Imaging fi ndings in patients with myelofi brosis. Eur Radiol. 1999;9(7):1366–1375.
68. Lomansey LM, Martinez S, Demos TC, Harrelson JM. Multifocal vascular lesions of bone: imaging characteristics. Skeletal Radiol. 1996;25:255–261.
69. Ishida T, Dorfman HD, Steiner GC, Norman A. Cystic angiomatosis of bone with sclerotic changes mimicking osteoblastic metastases. Skeletal Radiol. 1994;23:247–252.
70. Legeai-Mallet L, Munnich A, Maroteaux P, Le Merrer M. Incomplete penetrance and expressivity skewing in hereditary multiple exostoses. Clin Genet. 1997;52:12–16.
71. Wicklund CL, Pauli RM, Johnston D, Hecht JT. Natural history study of hereditary multiple exostoses. Am J Med Genet. 1995;55(1):43–46.
72. Bernard SA, Murphey MD, Flemming DJ, Kransdorf MJ. Improved differentiation of benign osteochondromas from secondary chondrosarcomas with standardized measurement of cartilage cap at CT and MR imaging. Radiology. 2010;255(3):857–865.
73. Schapira D, Militeanu D, Israel O, Scharf Y. Insuffi ciency fractures of the pubic ramus. Semin Arthritis Rheum. 1996;25:373–382.
74. Pandley R, McNally E, Ali A, Bulstrode C. The role of MRI in the diagnosis of acute hip fractures. Injury. 1998;29:61–63.
75. Hill PF, Chatterji S, Chambers D, Keeling JD. Stress fracture of the pubic ramus in female recruits. J Bone Joint Surg Br. 1996;78:383–386.
76. Roodman GD. Mechanisms of bone metastasis. N Engl J Med. 2004;350(16):1655–1664.
77. Roselli Del Turco M, Palli D, Cariddi A, Ciatto S, Pacini P, Distante V. The effi cacy of intensive follow-up testing in breast cancer cases. Ann Oncol. 1995;6(suppl 2):37–39.
78. Vohra R, Kang HS, Dogra S, Saggar RR, Sharma R. Tuberculous osteomyelitis. J Bone Joint Surg Br. 1997;79:562–566.
79. Jung NY, Jee WH, Ha KY, Park CK, Byun JY. Discrimination of tuberculous spondylitis from pyogenic spondylitis on MRI. AmJ Roentgenol. 2004;182(6):1405–1410.
80. Sawlani V, Chandra T, Mishra RN, Aggarwal A, Jain UK, Gujral RB. MRI features of tuberculosis of peripheral joints. Clin Radiol. 2003;58(10):755–762.
81. Taconis WK, Schutte HE, van der Heul RO. Desmoplastic fi broma of bone: a report of 18 cases. Skeletal Radiol. 1994;23(4):283–288.
82. Bohm P, Krober S, Greschniok A, Laniado M, Kaiserling E. Desmoplastic fi broma of the bone. A report of two patients, review of the literature, and therapeutic implications. Cancer. 1996;78:1011–1123.
83. Vanhoenacker FM, Hauben E, De Beuckeleer LH, Willemen D, Van Marck E, De Schepper AM. Desmoplastic fi broma of bone: MRI features. Skeletal Radiol. 2000;29(3):171–175.
84. Inwards CY, Unni KK, Beabout JW, Sim FH. Desmoplastic fi broma of bone. Cancer. 1991;68:1978–1983.
85. Mahoney CR, Pellicci PM. Complications in primary total hip arthroplasty: avoidance and management of dislocations. Instr Course Lect. 2003;52:247–255.
86. Woolson ST, Rahimtoola ZO. Risk factors for dislocation during the first 3 months after primary total hip replacement. J Arthroplasty. 1999;14(6):662–668.
87. Yuan L, Shih C. Dislocation after total hip arthroplasty. Arch Orthop Trauma Surg. 1999;119(5–6):263–266.
88. Joshi A, Lee CM, Markovic L, Vlatis G, Murphy JC. Prognosis of dislocation after total hip arthroplasty. J Arthroplasty. 1998;13:17–21.
89. Hirsch HS. Total joint replacement: a cost-effective procedure for the 1990s. Med Health R I. 1998;81:162–164.

90. Brander VA, Malhotra S, Jet J, Heinemann AW, Stulberg SD. Outcome of hip and knee arthroplasty in persons aged 80 years and older. Clin Orthop. 1997;345:67–78.
91. Weissman BN. Imaging of total hip replacement. Radiology. 1997;202:611–623.
92. Pritchard RS, Shah HR, Nelson CL, Fitz Randolph RL. MR and CT appearance of iliopsoas bursal distention secondary to diseased hips. J Comput Assist Tomogr. 1990;14(5):797–800.
93. Steinbach LS, Schneider R, Goldman AB, Kazam E, Ranawat CS, Ghelman B. Bursae and abscess cavities communicating with the hip. Diagnosis using arthrography and CT. Radiology. 1985;156(2):303–307.
94. Varma DG, Richli WR, Charnsangavej C, Samuels BI, Kim EE, Wallace S. MR appearance of the distended iliopsoas bursa. Am J Roentgenol. 1991;156(5):1025–1028.
95. Janus C, Hermann G. Enlargement of the iliopsoas bursa: unusual cause of cystic mass on pelvic sonogram. J Clin Ultrasound. 1982;10(3):133–135.
96. Bianchi S, Martinoli C, Keller A, Bianchi-Zamorani MP. Giant iliopsoas bursitis: sonographic fi ndings with magnetic r sonance correlations. J Clin Ultrasound. 2002;30(7):437–441.
97. Katz MM, Hungerford DS, Krackow KA, Lennox DW. Refl ex sympathetic dystrophy as a cause of poor results after total knee arthroplasty. J Arthroplasty. 1986;1:117–124.
98. Robbins GM, Masri BA, Garbuz DS, Duncan CP. Evaluation of pain in patients with apparently solidly fi xed total hip arthroplasty components. J Am Acad Orthop Surg. 2002;10:86–94.
99. Potter HG, Nestor BJ, Sofka CM, Ho ST, Peters LE, Salvati EA. Magnetic resonance imaging after total hip arthroplasty: evaluation of eriprosthetic soft tissue. J Bone Joint Surg Am. 2004;86-A:1947–1954.
100. Puri L, Wixson RL, Stern SH, Kohli J, Hendrix RW, Stulberg SD. Use of helical computed tomography for the assessment of acetabular osteolysis after total hip arthroplasty. J Bone Joint Surg Am. 2002;84-A:609–614.
101. Milner PF, Kraus AP, Sebes JI, et al. Sickle cell disease as a cause of osteonecrosis of the femoral head. N Engl J Med. 1991;325:1476–1481.
102. Al-Mousawi F, Malki A, Al-Aradi A, Al-Bagali M, Al-Sadadi A, Booz MM. Total hip replacement in sickle cell disease. Int Orthop. 2002;26(3):157–161.
103. Styles LA, Vichinsky EP. Core decompression in avascular necrosis of the hip in sickle-cell disease. Am J Hematol. 1996;52:103–107.
104. Hernigou P, Bachir D, Galacteros F. Avascular necrosis of the femoral head in sickle cell disease. Treatment of collapse by injection of acrylic cement. J Bone Joint Surg Br. 1993;75:875–880.

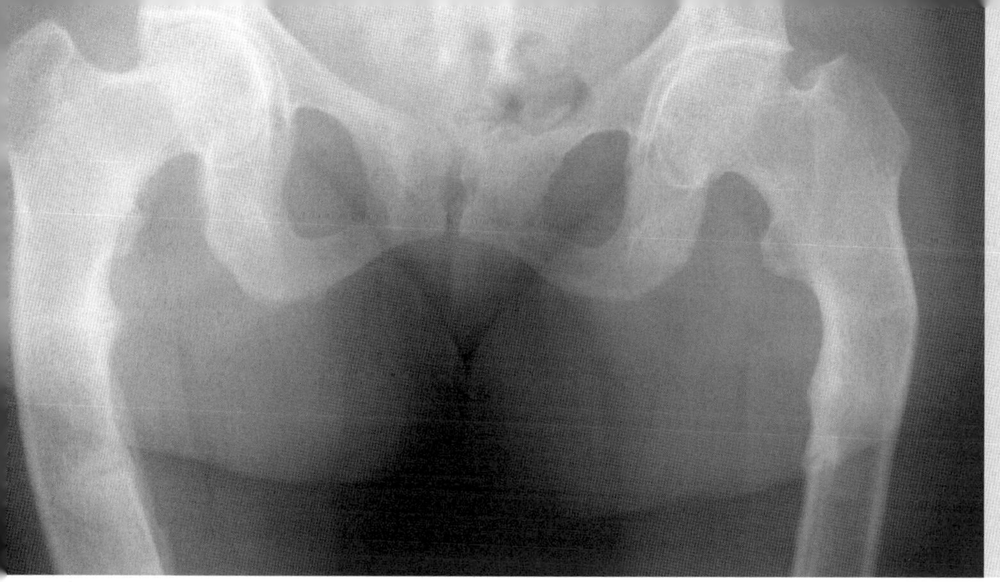

capítulo

5

Fêmur e coxa

Caso 5.1

HISTÓRIA CLÍNICA Homem de 20 anos com dor na região proximal da coxa esquerda após uma lesão sem contato em jogo de futebol.

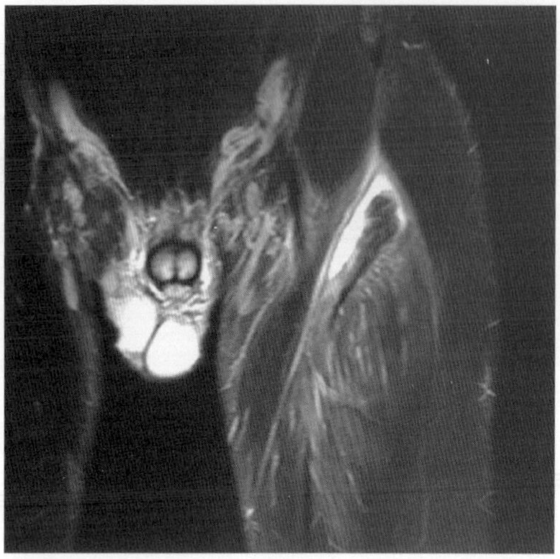

FIGURA 5.1A

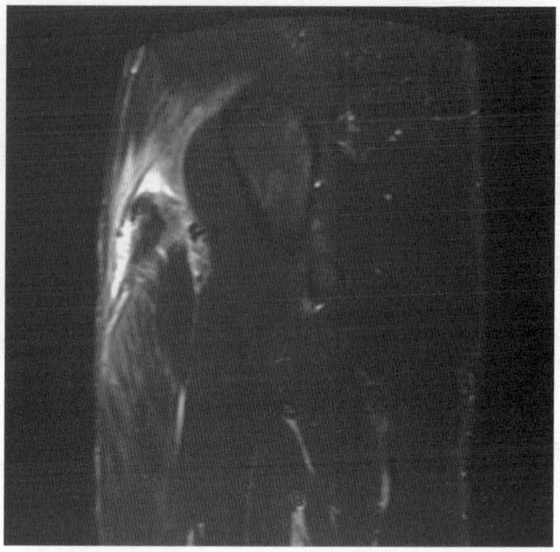

FIGURA 5.1B

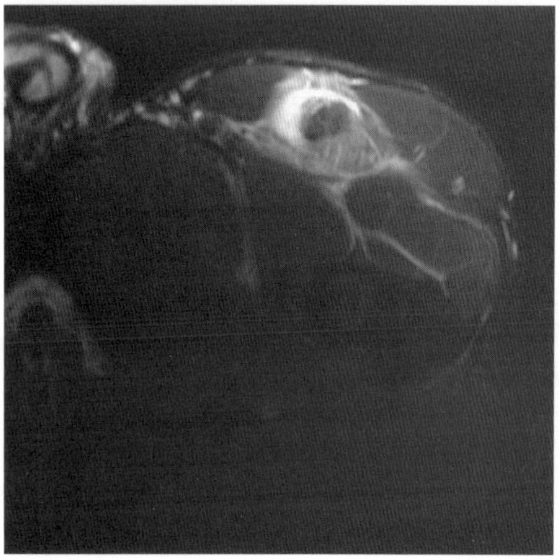

FIGURA 5.1C

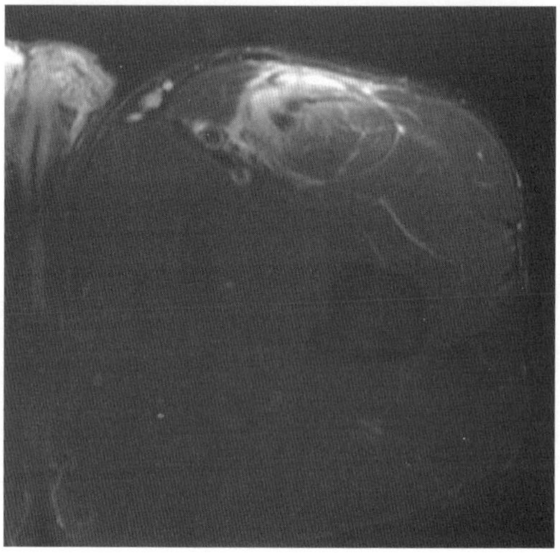

FIGURA 5.1D

ACHADOS

A, B. Imagens coronal e sagital de RM ponderadas em T2 com supressão de gordura demonstram descontinuidade e retração distal do tendão proximal do reto femoral. O tendão está espessado e redundante, cercado por líquido. Um edema de consistência plumosa é visto ao longo da junção musculotendínea do ventre do músculo reto femoral.

C. Imagem axial de RM ponderada em T2 com supressão de gordura no nível do colo femoral demonstra um tendão espessado e retraído do reto femoral, cercado por líquido e edema.

D. Imagem axial de RM ponderada em T2 com supressão de gordura no nível do trocanter menor demonstra edema ao longo da junção musculotendínea do reto femoral.

DIAGNÓSTICO DIFERENCIAL Nenhum.

DIAGNÓSTICO Distensão do reto femoral, grau 3.

DISCUSSÃO O músculo reto femoral possui duas origens: cabeça direta ou reta que se origina na espinha ilíaca anteroinferior, e a cabeça indireta ou rebatida que se origina na borda acetabular. A avulsão da cabeça direta é mais comum do que a da cabeça indireta porque a cabeça direta fica tensionada no início da flexão do quadril.[1] Neste caso, ambas as cabeças estão rompidas em suas origens, com uma retração inferior do ventre muscular e hematoma associado. Ao contrário dos outros músculos do quadríceps, o reto femoral é flexor do quadril e extensor do joelho; dessa forma, ele é mais vulnerável a lesão quando está sob tensão.

Caso 5.2

HISTÓRIA CLÍNICA Homem de 60 anos que caiu enquanto fazia um trabalho de jardinagem.

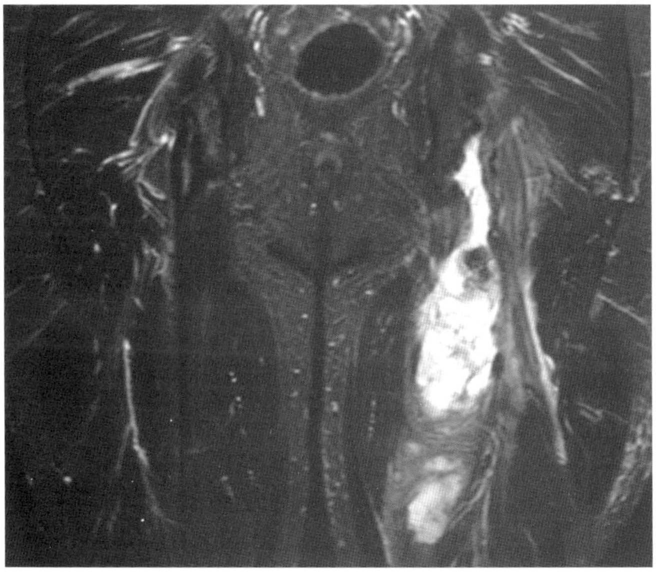

FIGURA 5.2A

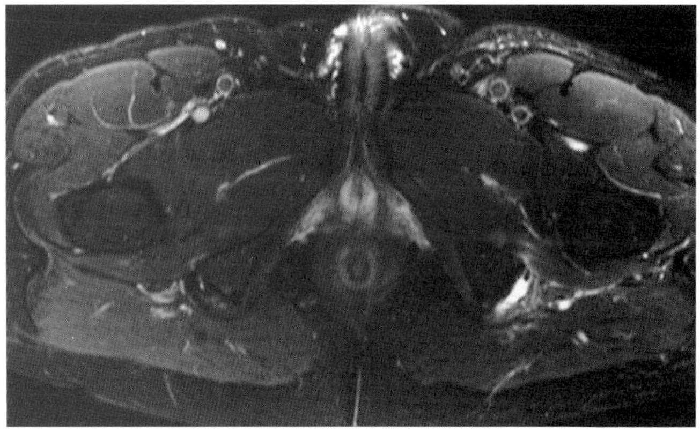

FIGURA 5.2B

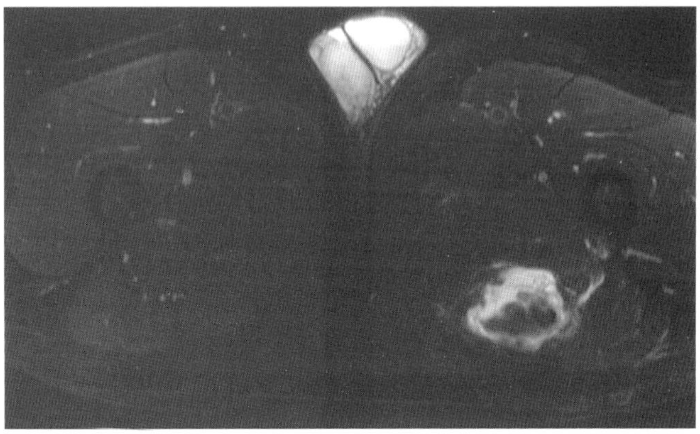

FIGURA 5.2C

ACHADOS

A. Imagem coronal de RM ponderada em T2 com saturação de gordura demonstra uma longa coleção líquida com detritos na região medial da coxa esquerda, inferior à tuberosidade isquiática. Observa-se um tendão normal da musculatura dos isquiotibiais à direita.

B. Imagem axial STIR no nível da inserção da musculatura dos isquiotibiais em suas tuberosidades isquiáticas demonstra inserção normal à direita, mas não se observam os tendões à esquerda.

C. Imagem axial STIR no nível do meio da coxa demonstra o hematoma e a retração da musculatura dos isquiotibiais à esquerda.

DIAGNÓSTICO DIFERENCIAL Nenhum.

DIAGNÓSTICO Ruptura da musculatura dos isquiotibiais com hematoma associado.

DISCUSSÃO Os músculos isquiotibiais, localizados na face posterior da coxa, incluem a cabeça longa do bíceps femoral, o semimembranáceo e o semitendíneo. Eles são os principais flexores do joelho e também auxiliam na extensão do quadril. Os tendões do semitendíneo e bíceps femoral se originam na forma de um tendão conjunto, enquanto o tendão do semimembranoso se origina em uma posição imediatamente lateral ao tendão conjunto na tuberosidade isquiática. Vários fatores podem lesionar as porções proximais dos músculos isquiotibiais e afetar suas origens, incluindo a entese tendinosa, a tuberosidade isquiática subjacente e os tecidos vizinhos.[2,3] O atrito crônico pode resultar em tendinose na origem e/ou em pequenas rupturas parciais. Nos pacientes jovens, pode ocorrer apofisite após repetidas lesões por tração. A lesão abrupta na origem após hiperflexão do quadril e extensão do joelho resulta em avulsões ósseas da apófise em crianças e rupturas do tendão proximal em adultos.

Caso 5.3

HISTÓRIA CLÍNICA Homem de 62 anos com insuficiência renal crônica tratada por hemodiálise de longo prazo.

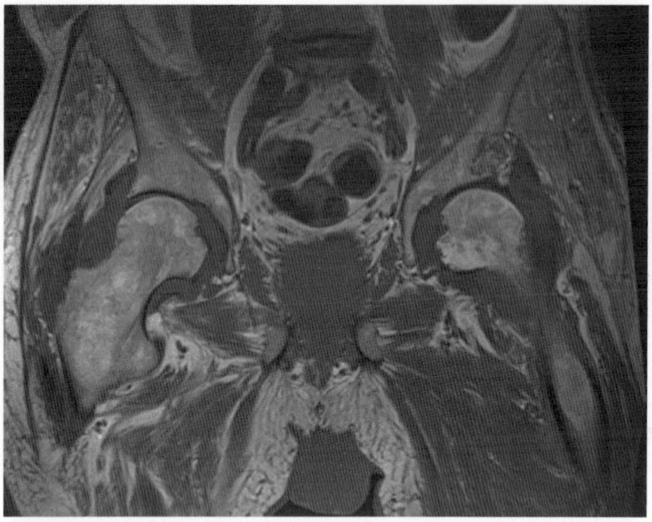

FIGURA 5.3A

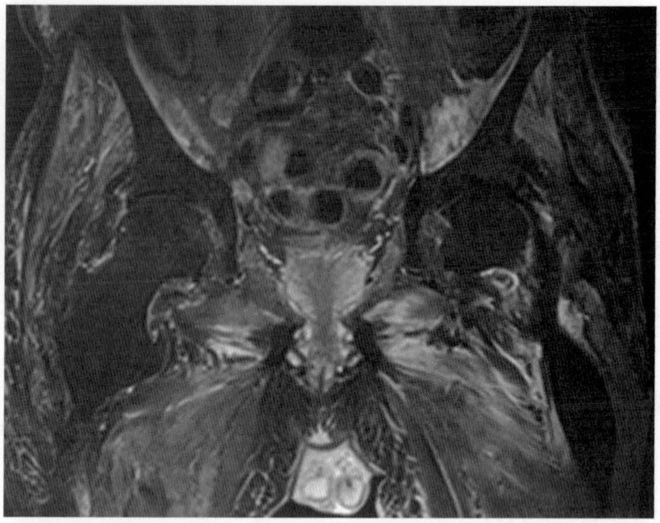

FIGURA 5.3B

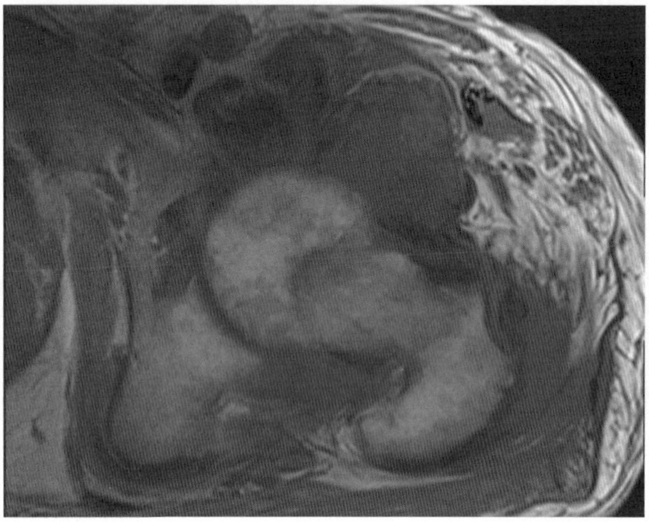

FIGURA 5.3C

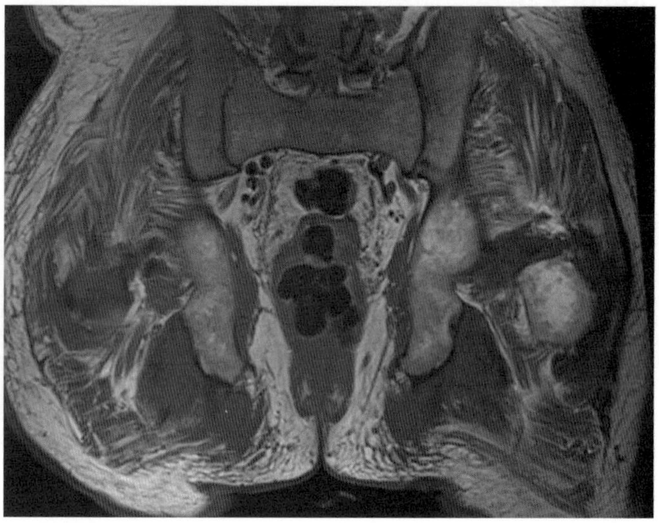

FIGURA 5.3D

ACHADOS

A. Imagem coronal de RM ponderada em T1 através de ambos os quadris demonstra massas de sinal intermediário ao redor de ambas as cabeças e colos do fêmur. Os ossos subjacentes aparecem intactos. Há presença de atrofia muscular difusa.

B. Imagem coronal de RM ponderada em T2 com supressão de gordura demonstra que as massas ao redor dos quadris possuem sinal baixo a intermediário. Não se observa edema de medula óssea.

C. Imagem axial de RM ponderada em T1 do quadril esquerdo demonstra massas de sinal intermediário ao redor da cabeça e do colo do fêmur, com particular proeminência anteriormente. Massas similares envolvem as inserções do tendão no trocanter maior.

D. Imagem coronal de RM ponderada em T1 através das tuberosidades isquiáticas demonstra massas envolvendo ambas as origens das musculaturas dos isquiotibiais.

DIAGNÓSTICO DIFERENCIAL Amiloidose.

DIAGNÓSTICO Amiloidose relacionada à diálise.

DISCUSSÃO O diagnóstico diferencial concentra-se na distribuição das anormalidades. A simetria bilateral torna improvável a presença de infecções e neoplasias. O sinal T2 baixo a intermediário das massas sugere um processo não inflamatório, e se fosse administrado gadolínio por via intravenosa (contraindicado na insuficiência renal), não se observaria contraste; um contraste intenso seria esperado em doenças como a artrite reumatoide. Essas características e o envolvimento das articulações e tendões sugerem uma forma de doença de deposição crônica. A prevalência de amiloidose relacionada à diálise está relacionada ao número de anos de hemodiálise e está presente em quase todos os pacientes com 20 ou mais anos de hemodiálise.[4] A fisiopatologia subjacente é o acúmulo de proteína nas camadas pregueadas beta ou configurações similares. Ao contrário de outras formas de amiloidose, a amiloidose relacionada à diálise primariamente afeta o sistema musculoesquelético e tende a preservar os órgãos viscerais até uma fase tardia do curso. As características das imagens incluem massas periarticulares de sinal baixo a intermediário nas RMs ponderadas em T1 e T2, erosões por pressão do osso adjacente e massas no tendão e músculo.[5] Outras manifestações comuns incluem espondiloartropatia destrutiva e síndrome do túnel do carpo.

Caso 5.4

HISTÓRIA CLÍNICA Homem alcoólatra de 54 anos com piora da dor bilateral em quadris.

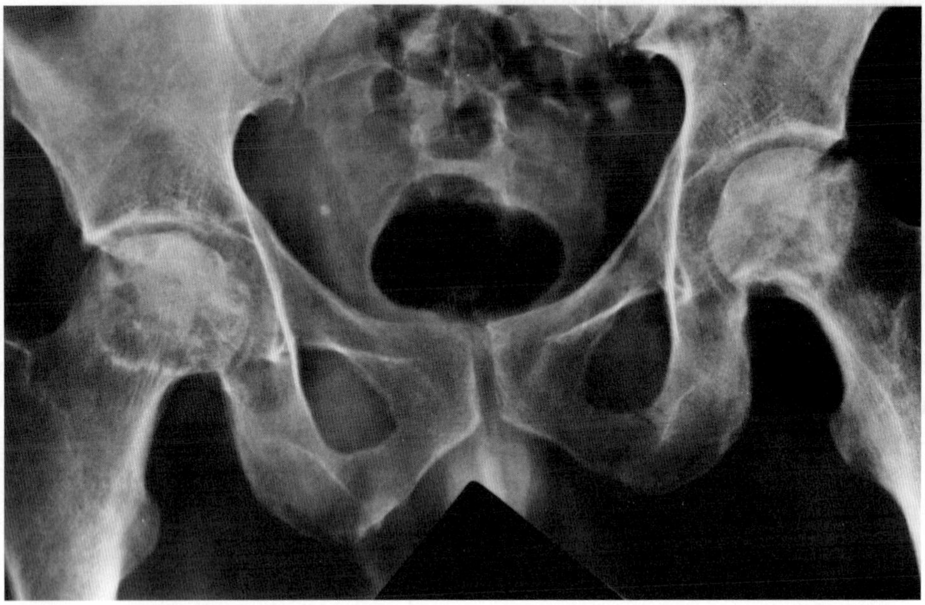

FIGURA 5.4

ACHADOS Radiografia anteroposterior (AP) de ambos os quadris. Ambas as cabeças femorais estão escleróticas e demonstram fraturas subcondrais nos quadrantes superiores de sustentação de carga. A proeminência das margens laterais de ambas as superfícies articulares indica o grau do colapso – alguns milímetros neste caso. Observa-se relativamente pouca doença acetabular.

DIAGNÓSTICO DIFERENCIAL Osteonecrose, osteoartrite.

DIAGNÓSTICO Osteonecrose.

DISCUSSÃO A principal consideração diagnóstica diferencial é osteoartrite. A severidade do envolvimento da cabeça femoral com relativa preservação do acetábulo indica que o processo primário ocorre na cabeça femoral em vez da articulação do quadril. A osteoartrite secundária se desenvolve logo após o colapso da cabeça femoral na osteonecrose, mas ainda não é observada neste caso. Alguns pacientes com osteonecrose apresentam início abrupto de dor no quadril, mas a fratura do colo femoral geralmente não é uma consideração sem uma história de queda ou trauma. A maioria dos ossos possui um suprimento ósseo dual através da rica rede de vasos que supre o periósteo e as ramificações das artérias nutrientes que suprem o endósteo. Porções do osso que são cobertas com cartilagem articular, ou que estão envoltas pelas cápsulas articulares, não possuem periósteo e, portanto, possuem somente suprimento sanguíneo endosteal, deixando-as vulneráveis ao infarto isquêmico. A cabeça femoral é o local de osteonecrose mais importante, em razão de sua importantíssima função de sustentação de carga.

Homens são mais afetados pela osteonecrose da cabeça femoral do que as mulheres em uma proporção de 4:1, e a variação etária de pacientes na apresentação é de 30 a 70 anos. Causas conhecidas de osteonecrose incluem anemia falciforme, doença de Gaucher, uso de corticosteroides, trauma, alcoolismo, doenças do colágeno vascular, transplante renal e pancreatite, mas muitos casos são idiopáticos.[6] A queixa clínica típica é dor em quadril de início abrupto sem trauma. Em 50% dos casos, o envolvimento é bilateral; a doença bilateral geralmente é assimétrica. Após o evento isquêmico, a região avascular infartada se torna revascularizada, ocorrendo substituição desorganizada do osso desvitalizado. Quando o reparo se inicia, as radiografias simples podem demonstrar um aumento na densidade óssea ao redor da periferia do infarto. Esse aumento da densidade periférica pode progredir lentamente na direção central, conforme o reparo prossegue. Algumas vezes, o osso desvitalizado é reabsorvido de modo incompleto, e uma zona esclerótica permanece indefinidamente. Como esse processo de reparo envolve reabsorção e substituição óssea, a resistência mecânica pode diminuir de modo transitório, podendo ocorrer fraturas por insuficiência mecânica. As fraturas por insuficiência do osso subcondral podem ser reconhecidas por uma zona radioluzente em formato de crescente que separa o fragmento. Esse colapso segmentar tardio da cabeça femoral pode levar rapidamente a deformidade e osteoartrose secundária do quadril.

Caso 5.5

HISTÓRIA CLÍNICA Menina de 3 anos com discrepância no comprimento dos membros inferiores e distúrbios da marcha.

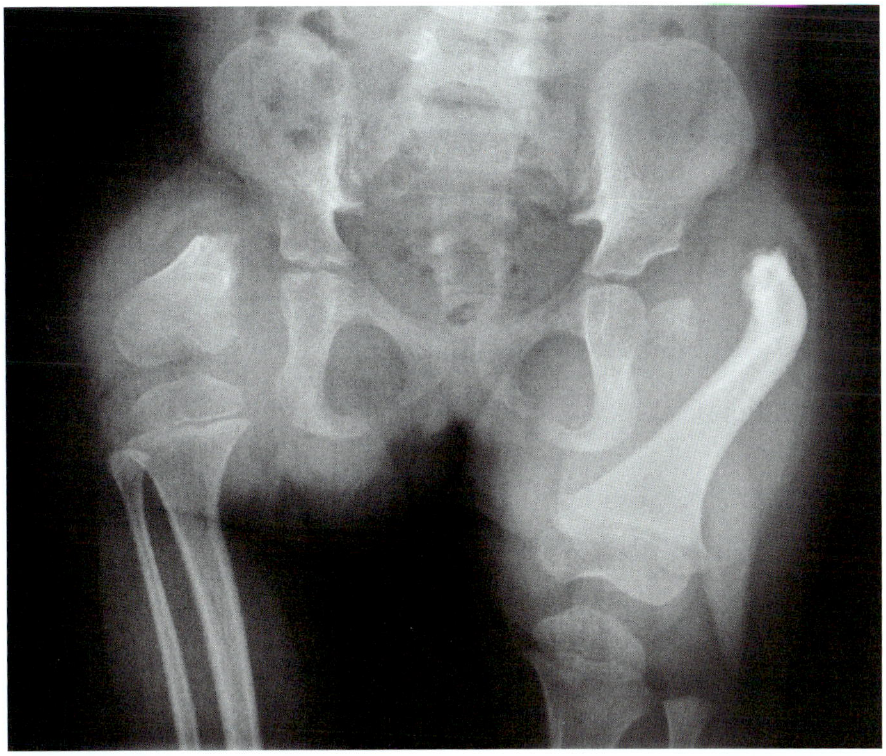

FIGURA 5.5

ACHADOS Radiografia AP da pelve demonstra deficiência bilateral dos fêmures proximais. No lado direito, o fêmur é muito curto, com presença somente da porção distal. O acetábulo não se desenvolveu. No lado esquerdo, uma pequena cabeça femoral está presente dentro de um acetábulo raso. O colo femoral e a diáfise proximal estão ausentes, e a porção da diáfise presente é displásica.

DIAGNÓSTICO DIFERENCIAL Displasia do desenvolvimento do quadril, deficiência proximal focal femoral (DPFF), estado pós-cirúrgico.

DIAGNÓSTICO Deficiência proximal focal femoral.

DISCUSSÃO A aplasia, presente neste caso à direita, não é um aspecto da displasia do desenvolvimento do quadril. Não se observa o desenvolvimento normal do acetábulo ou presença de porções do fêmur, sugerindo que a anormalidade não é pós-cirúrgica ou adquirida por outras causas.

A DPFF designa um espectro de deficiências de desenvolvimento do fêmur proximal, variando desde o encurtamento e deformidade em varo da diáfise até uma aplasia da cabeça, do colo e da diáfise proximal do fêmur. As alterações displásicas no acetábulo se correlacionam com o grau de deformidade ou hipoplasia da cabeça femoral e representam os efeitos secundários do crescimento na ausência de uma cabeça femoral normal e estresses de carga normais. A epífise femoral superior normal é tipicamente móvel dentro do acetábulo, mas em alguns casos pode estar fixa e fundida como parte da anormalidade.[11] Congênita, mas não hereditária, a causa da DPFF é desconhecida. A condição unilateral é mais frequente. Quando bilateral, geralmente é assimétrica.

Caso 5.6

HISTÓRIA CLÍNICA Mulher de 38 anos com dor no quadril direito. A, radiografia; B, cintilografia; e C, RM na apresentação.

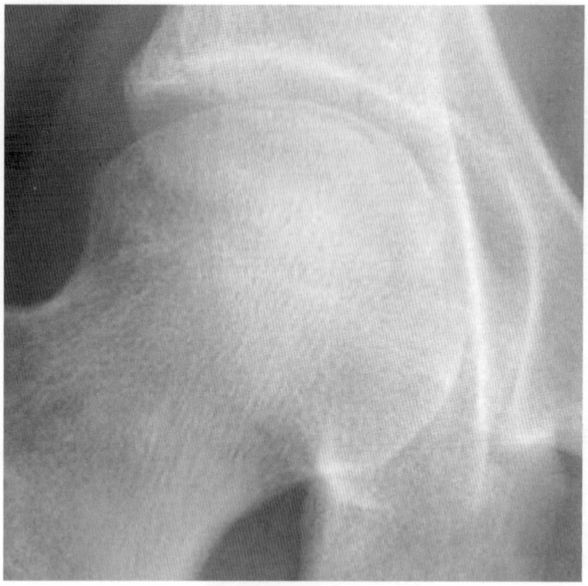

FIGURA 5.6A

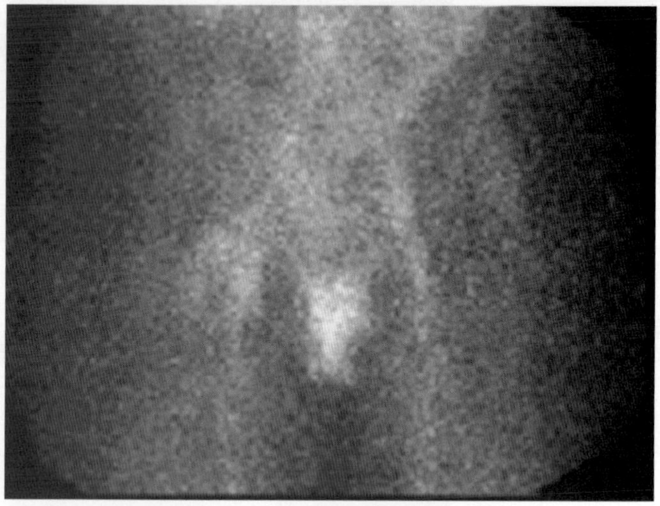

FIGURA 5.6B

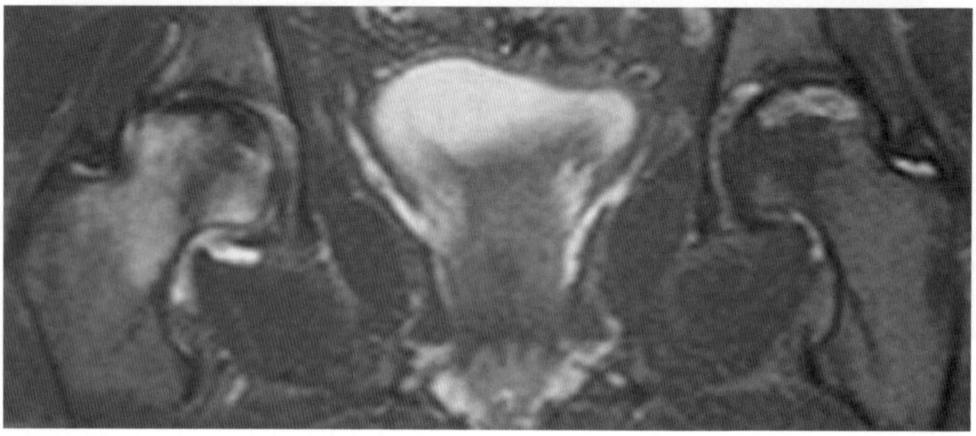

FIGURA 5.6C

ACHADOS

A. Vista AP da cabeça femoral direita demonstrando uma radiolucência subcondral em formato crescente.

B. Cintilografia óssea anterior de represamento sanguíneo demonstra aumento de captação do radioindicador no quadril direito.

C. Imagem coronal de RM ponderada em T2 com supressão de gordura através de ambos os quadris demonstra anormalidades bilaterais. No lado direito, a medula óssea normalmente adiposa de baixo sinal da cabeça e do colo do fêmur demonstram extenso edema de medula óssea. A linha crescente com sinal muito baixo ao longo da superfície de sustentação de carga corresponde à fratura subcondral observada na radiografia. Observa-se um pequeno derrame articular no quadril direito. No lado esquerdo, se observa uma linha serpiginosa de alto sinal ao longo da porção de sustentação de carga da cabeça femoral, com baixo sinal normal da medula óssea adiposa normal em ambos os lados da linha.

DIAGNÓSTICO DIFERENCIAL Osteonecrose, fratura, artrite séptica, osteomielite, osteoporose transitória.

DIAGNÓSTICO Osteonecrose.

DISCUSSÃO Neste caso, a cabeça femoral esquerda demonstra uma região de osteonecrose prévia com reparo. A cabeça femoral direita apresenta osteonecrose aguda, com extenso edema de medula óssea. A osteonecrose começa com a interrupção do suprimento sanguíneo para a cabeça femoral. O evento preciso que inicia a perda da circulação pode ser desconhecido, apesar de diversas condições clínicas parecerem estar associadas. Um evento possível é o aumento na pressão intraóssea dentro da cabeça femoral; quando esta pressão excede a pressão de perfusão, o fluxo sanguíneo para. A necrose isquêmica da medula e do osso é acompanhada pelo início da dor, mas as radiografias serão normais. As mensurações da pressão intramedular do fêmur proximal serão elevadas. A distribuição típica do infarto é uma região em formato de cunha sob a superfície de carga da cabeça femoral. A cartilagem articular propriamente dita permanece viável, porque sua nutrição deriva do líquido sinovial. A RM demonstra melhor os estágios iniciais da osteonecrose.[6] A região do infarto é evidente na forma de uma perda do sinal claro normal da medula óssea nas imagens ponderadas em T1. A cintilografia óssea pode demonstrar alterações na perda inicial de acúmulo do radionuclídeo no estágio avascular, com elevações variáveis subsequentes no estágio reparativo. A cintilografia é menos sensível do que a RM e gera um detalhamento anatômico fraco. A bilateralidade assimétrica frequente da osteonecrose da cabeça femoral pode complicar a interpretação da cintilografia.

O tratamento inicial da osteonecrose é controverso. O tratamento da osteonecrose da cabeça femoral foca na preservação da superfície articular normal, tipicamente com a descompressão do núcleo da cabeça e do colo do fêmur, ou a colocação de um enxerto fibular vascularizado.[7] Como é de se esperar, quanto mais cedo o tratamento for instituído, melhor será o resultado no longo prazo.[8]

Caso 5.7

HISTÓRIA CLÍNICA Mulher de 44 anos com dor grave no quadril direito. A, radiografia; B, cintilografia; C-D, RM na apresentação; E, RM após 6 semanas.

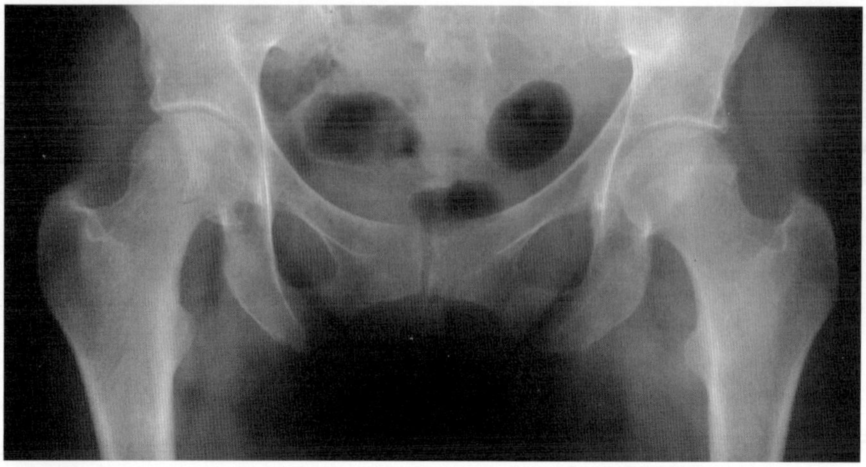

FIGURA 5.7A

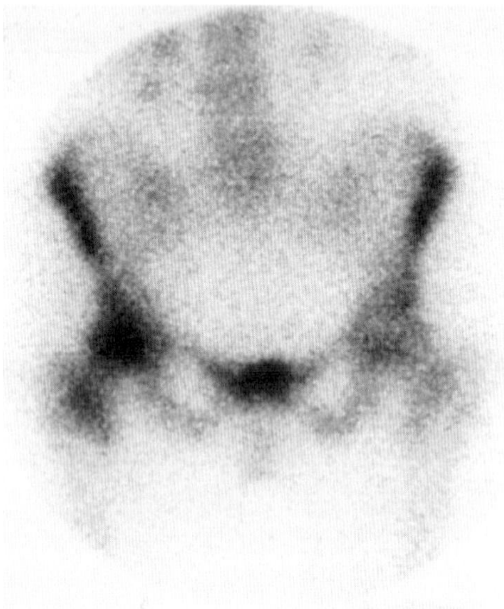

FIGURA 5.7B

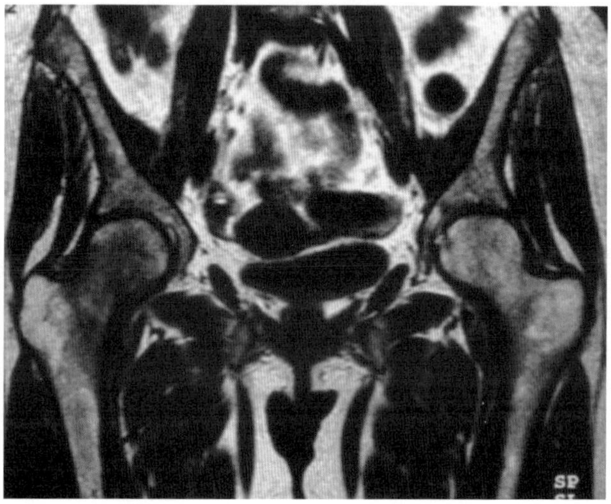

FIGURA 5.7C

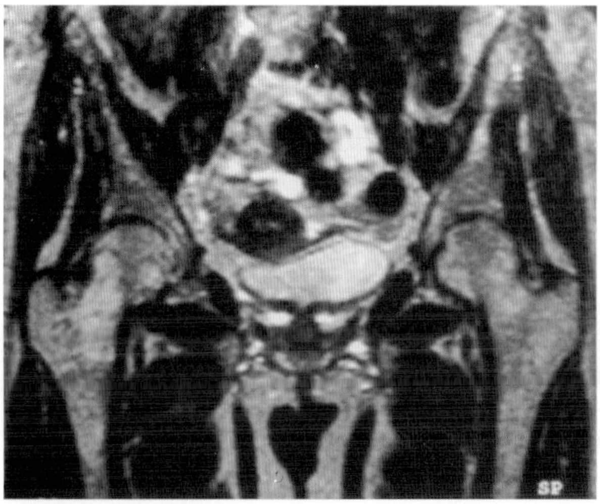

FIGURA 5.7D

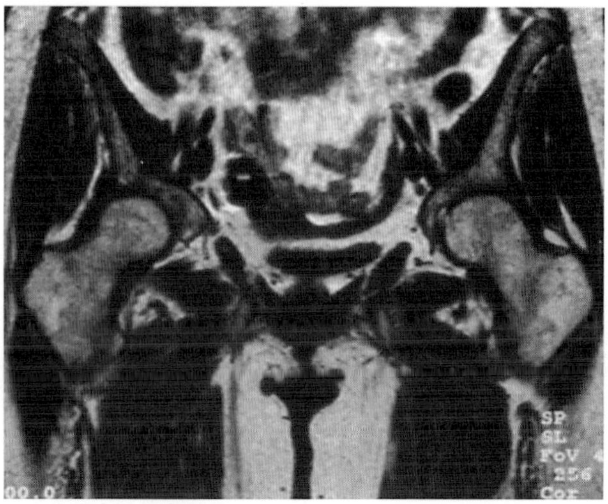

FIGURA 5.7E

ACHADOS

A. A radiografia AP da pelve é normal.

B. A cintilografia demonstra aumento da captação do radiotraçador na cabeça e no colo do fêmur direitos.

C. Imagem coronal de RM ponderada em T1 dos quadris demonstra perda do sinal claro normal da medula óssea no fêmur proximal direito, incluindo toda a cabeça e o colo.

D. Imagem coronal de RM ponderada em T2 demonstra edema na medula óssea de todo o fêmur proximal direito. Não se observa derrame articular no quadril direito.

E. Imagem coronal de RM ponderada em T1 feita 6 semanas depois demonstra uma normalização quase completa do sinal da medula óssea, indicando resolução do edema.

DIAGNÓSTICO DIFERENCIAL Osteonecrose, edema transitório de medula óssea, distrofia simpático-reflexa, osteomielite, fratura.

DIAGNÓSTICO Edema transitório de medula óssea.

DISCUSSÃO Na ausência de fratura, o principal diagnóstico diferencial radiológico e clínico fica entre osteonecrose, que tipicamente necessitaria de intervenção cirúrgica, e edema transitório de medula óssea ou distrofia simpático-reflexa, que não necessitam de cirurgia. A distinção é clara na RM. O edema transitório de medula óssea é uma condição caracterizada por um edema de medula óssea e osteoporose, que se desenvolvem rapidamente, afetando o osso periarticular que é autolimitado, reversível e não possui um evento desencadeador claro. Afeta homens de meia-idade e mulheres no terceiro mês de gestação previamente saudáveis. Sua etiologia ainda é desconhecida, mas em vista das similaridades com a osteoporose migratória regional e a distrofia simpático-reflexa, distúrbios vasculares e neurológicos foram propostos como possíveis mecanismos patogenéticos.

A dor na área do quadril e a incapacidade funcional do membro afetado são os principais sinais clínicos. O diagnóstico é apoiado por uma osteopenia radiológica local cujo desaparecimento gradual ocorre em paralelo com a recuperação espontânea. O edema transitório de medula óssea costuma se apresentar com dor monoarticular.[9] Tipicamente pode envolver qualquer um dos quadris em homens ou o quadril esquerdo de mulheres. Autolimitada, mas agravada pela atividade, a dor regride em 2 a 6 meses, sem sequelas permanentes. Em geral, as radiografias são normais, mas podem demonstrar uma osteoporose periarticular que se desenvolve rapidamente, sobretudo na cabeça femoral, que retorna ao normal após a resolução dos sintomas. A RM demonstra edema difuso e derrame articular, mas não demonstra infartos.[10] As cintilografias ósseas demonstram aumento de atividade consistente com o edema de medula óssea. O sítio inicial de envolvimento da osteoporose migratória regional pode ser o quadril, caso em que a apresentação inicial pode ser chamada de edema transitório da medula óssea (osteoporose) do quadril.

Caso 5.8

HISTÓRIA CLÍNICA Adolescente de 14 anos, sexo feminino, com problemas na marcha.

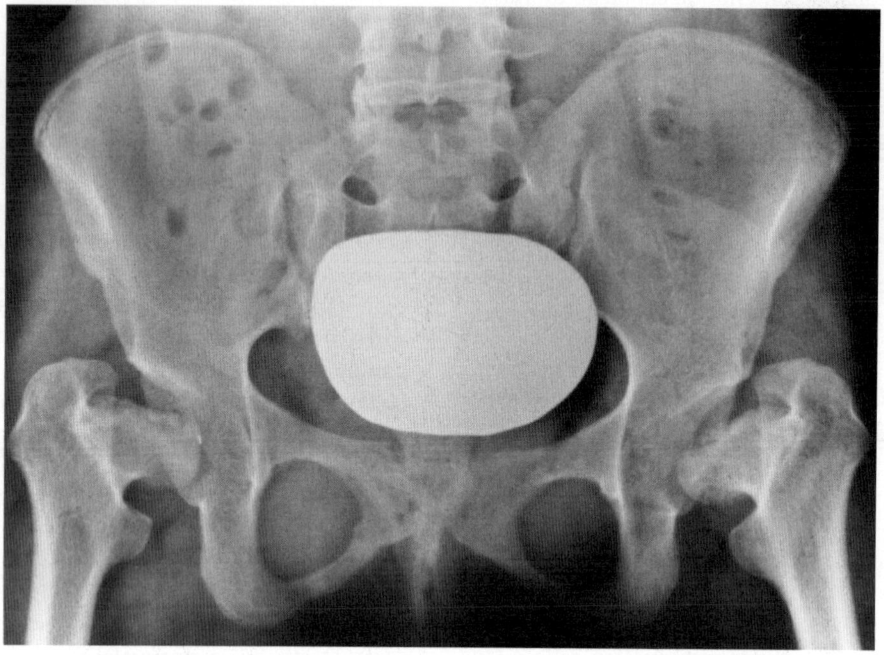

FIGURA 5.8

ACHADOS Radiografia AP da pelve demonstra cabeças femorais bilateralmente pequenas com uma morfologia achatada. Ambos os quadris estão localizados de forma normal, mas os acetábulos são rasos, inclinados e displásicos, para acomodar o formato anormal das cabeças femorais. Os colos femorais assumem uma orientação horizontal, mas não parecem ser particularmente anormais em tamanho ou formato, dada a deformidade das cabeças. O restante dos ossos tem aparência relativamente normal.

DIAGNÓSTICO DIFERENCIAL Displasia epifisária múltipla, displasia espondiloepifisária, doença de Legg-Calvé-Perthes, displasia do desenvolvimento do quadril, deslizamento da epífise da cabeça femoral (DECF), acondroplasia, artrite juvenil crônica, mucopolissacaridose.

DIAGNÓSTICO Displasia epifisária múltipla (displasia epifisária multiplex).

DISCUSSÃO A doença bilateral do quadril durante a infância pode envolver todas as entidades no diagnóstico diferencial. A doença de Legg-Calvé-Perthes está associada à dilatação displásica e ao achatamento das cabeças femorais, enquanto a artrite juvenil crônica está associada à proliferação epifisária, perda da cartilagem e anquilose. Os quadris estão normalmente localizados, eliminando a displasia do desenvolvimento do quadril de maiores considerações, e apesar de a idade da paciente ser típica para DECF, a aparência radiológica não corresponde. Alterações esqueléticas nas mucopolissacaridoses podem incluir epífises irregulares, mas anormalidades biomecânicas estarão presentes clinicamente, com o envolvimento frequente do tórax e crânio, regiões que não são afetadas na displasia epifisária múltipla. As cabeças femorais na acondroplasia costumam ser pequenas e displásicas, com colos curtos e desproporcionalmente largos, mas a ausência de anormalidades ósseas na pelve e na parte lombar da coluna vertebral excluem acondroplasia como diagnóstico neste caso. A displasia epifisária múltipla e a displasia espondiloepifisária podem ser indistinguíveis radiologicamente, exceto pela presença ou ausência de displasia da coluna vertebral. As radiografias da coluna não foram inclusas neste caso porque estão normais.

A displasia epifisária múltipla é um termo utilizado para designar um grupo heterogêneo de distúrbios que parecem ter em comum uma anormalidade dos condrócitos epifisários.[12] Os condrócitos nas placas de crescimento parecem ser defeituosos quanto à morfologia e organização, além de serem deficientes em número, com produção anormal de matriz, levando a um crescimento retardado e desordenado, com ossificação das extremidades dos ossos. Quando os quadris são envolvidos, a profunda perda de crescimento das cabeças femorais resulta em uma amplitude de movimentos acentuadamente reduzida e uma marcha oscilante.

Caso 5.9

HISTÓRIA CLÍNICA Homem de 21 anos com deformidade de membro inferior.

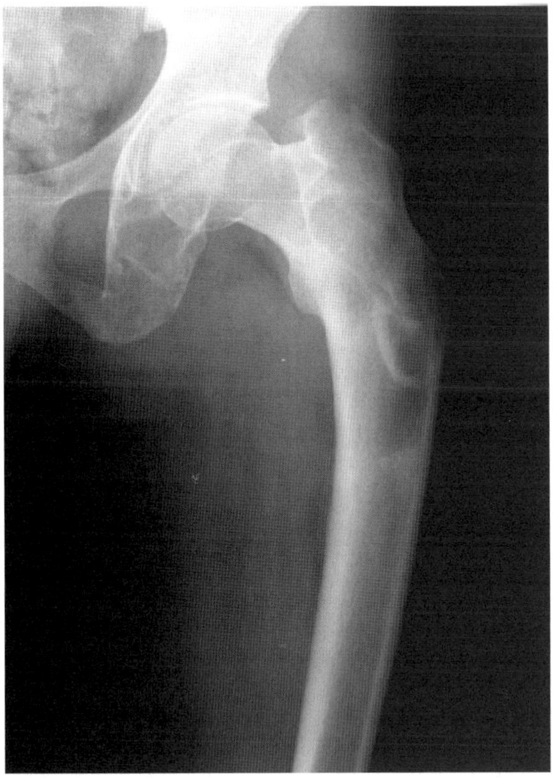

FIGURA 5.9A

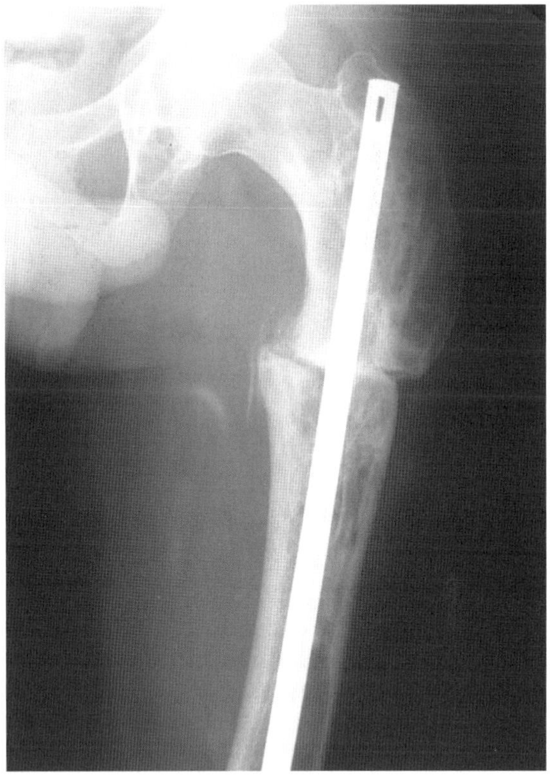

FIGURA 5.9B

ACHADOS

A. Radiografia AP do quadril esquerdo. Observam-se lesões expansíveis no ísquio. Além disso, observam-se alterações displásicas no fêmur proximal esquerdo, com leve expansão e mineralização. A mineralização possui uma aparência em vidro fosco; algumas porções são curvilineares e densamente escleróticas. Observa-se uma deformidade em curvatura do fêmur proximal.

B. Radiografia AP de acompanhamento do quadril esquerdo após o tratamento demonstra uma osteotomia da diáfise femoral proximal, fixada com haste intramedular. A deformidade arqueada foi corrigida.

DIAGNÓSTICO DIFERENCIAL Displasia fibrosa, doença de Paget, osteogênese imperfeita, osteomalacia.

DIAGNÓSTICO Displasia fibrosa (com deformidade do bastão do pastor).

DISCUSSÃO As deformidades em curvatura do fêmur proximal de adultos incluem os itens do diagnóstico diferencial. A doença de Paget pode ser eliminada em razão da idade do paciente e ausência de espessamento cortical e dilatação óssea. A osteogênese imperfeita afetaria todos os ossos e incluiria osteoporose como uma característica. Osteomalacia, sobretudo na presença de osteodistrofia renal, poderia resultar em deformidade com arqueamento, mas outras características radiológicas estariam presentes. Displasia fibrosa, tanto monostótica como poliostótica, costuma envolver o fêmur proximal, e a deformidade em curvatura distintiva em bastão do pastor da displasia fibrosa está ilustrada neste caso.

A displasia fibrosa é uma lesão fibro-óssea benigna que não é familiar nem hereditária, mas parece ser uma anormalidade do desenvolvimento que envolve a proliferação e maturação dos fibroblastos.[13] As deformidades em curvatura resultam de um osso biomecanicamente insuficiente e da consolidação viciosa de fraturas patológicas. O tratamento ortopédico tipicamente se restringe à abordagem das complicações. Os resultados da curetagem, enxertia óssea e realinhamento mecânico das fraturas proximais do fêmur são muito melhores nas formas monostóticas da doença.[14] O acompanhamento de longa duração demonstrou que o enxerto ósseo é reabsorvido e remodelado na displasia fibrosa.

A transformação maligna foi documentada mas é rara e, em alguns casos, pode ter ocorrido em decorrência de um tratamento prévio com radiação. Sua ocorrência foi documentada tanto nas variedades monostóticas como nas poliostóticas da displasia fibrosa.[15] Esses sarcomas secundários registrados foram principalmente osteossarcomas, mas fibrossarcoma, condrossarcoma e sarcoma de células gigantes também foram registrados.

Caso 5.10

HISTÓRIA CLÍNICA Menino com problemas nos quadris.

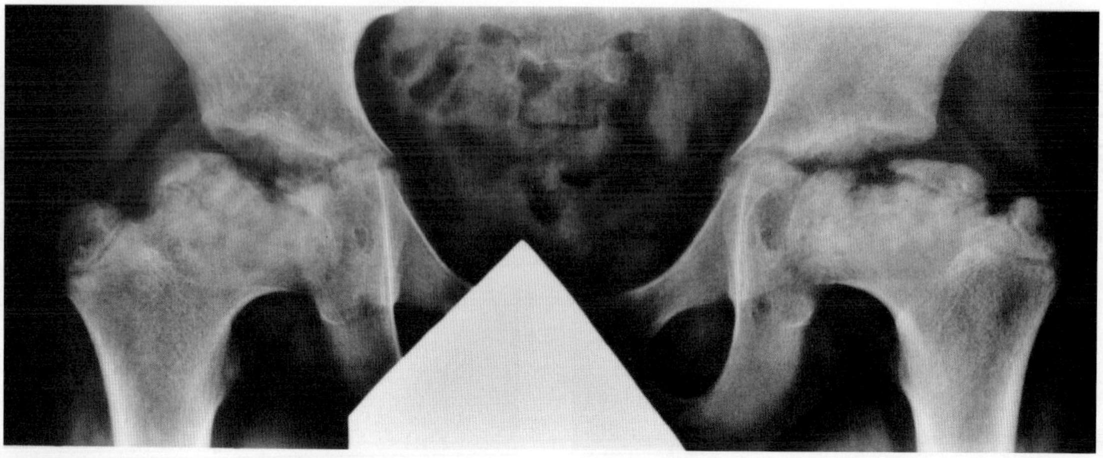

FIGURA 5.10

ACHADOS Radiografia AP de ambos os quadris demonstra grandes cabeças femorais com colos largos e curtos (coxa magna). As cabeças femorais são muito grandes para se encaixar totalmente nos acetábulos. As epífises das cabeças femorais estão alargadas e se ossificam a partir de múltiplos centros.

DIAGNÓSTICO DIFERENCIAL Displasia do desenvolvimento do quadril, displasia epifisária, doença de Legg-Calvé-Perthes, deslizamento da epífise da cabeça femoral (DECF), artrite idiopática juvenil.

DIAGNÓSTICO Doença de Legg-Calvé-Perthes.

DISCUSSÃO As anormalidades são bilaterais e quase simétricas, caracterizadas por cabeças femorais alargadas e deformadas. As alterações relativamente leves dos acetábulos sugerem que a doença ocorre em primeiro lugar nas cabeças femorais. O crescimento excessivo das cabeças femorais pode ocorrer na artrite idiopática juvenil, mas não se observa doença articular aparente neste caso. A displasia do desenvolvimento do quadril costuma se apresentar na infância, enquanto o DECF em geral surge na adolescência.

A doença de Legg-Calvé-Perthes é uma osteonecrose idiopática da epífise da cabeça femoral em uma criança esqueleticamente imatura. Meninos são mais afetados do que meninas em uma proporção de 4:1. A média de idade para o início é de 7 anos, com variação entre 2 e 13 anos. Em 20% dos casos, a condição é bilateral. A idade óssea da criança afetada geralmente está de 1 a 3 anos atrás da idade cronológica. A interrupção do suprimento sanguíneo para a cabeça femoral leva a uma osteonecrose parcial ou total. A ossificação encondral da epífise da cabeça femoral e a atividade da placa de crescimento param. A cartilagem articular, nutrida pelo líquido articular, continua a crescer. Se a doença for detectada nesse estágio, o núcleo de ossificação da epífise da cabeça femoral será menor do que o normal, e o crescimento excessivo da cartilagem articular será aparente na forma de alargamento do espaço articular. O paciente pode ser assintomático.

A revascularização das cabeças femorais leva a uma ossificação centrípeta, geralmente a partir de várias regiões que não são contíguas com o núcleo de ossificação original, resultando na aparência que costuma ser descrita como fragmentação da ossificação. A aposição de osso novo sobre o osso morto pode aumentar a densidade óssea da cabeça. A reabsorção do osso subcondral pode levar à fratura do osso subcondral e ao início dos sintomas clínicos: dor no quadril e claudicação. A severidade dos achados clínicos é muito variável e não necessariamente se correlaciona com os achados radiográficos. O resultado final é um colo femoral curto e grosso e uma cabeça femoral alargada (coxa magna). O fechamento prematuro da placa de crescimento acentua a deformidade. Osteoartrite secundária é uma complicação no início da vida adulta.

Caso 5.11

HISTÓRIA CLÍNICA Homem de 65 anos com câncer de próstata recém-diagnosticado.

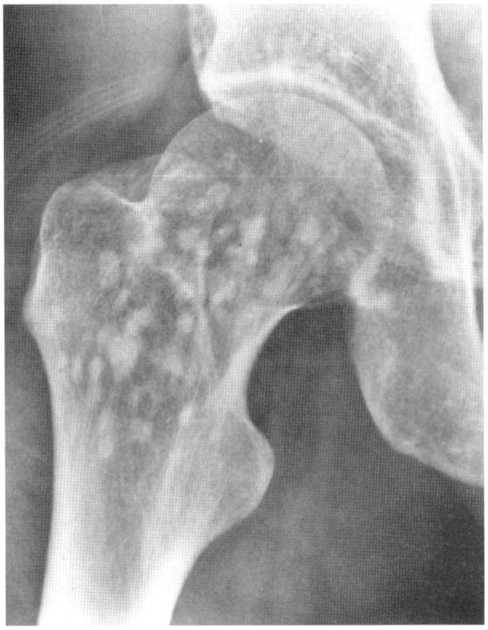

FIGURA 5.11A

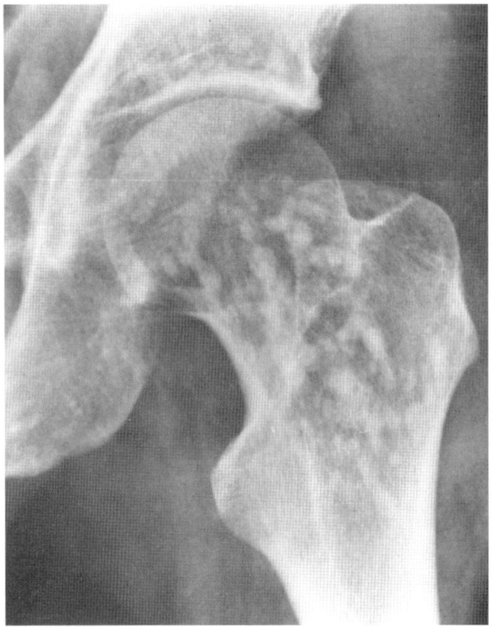

FIGURA 5.11B

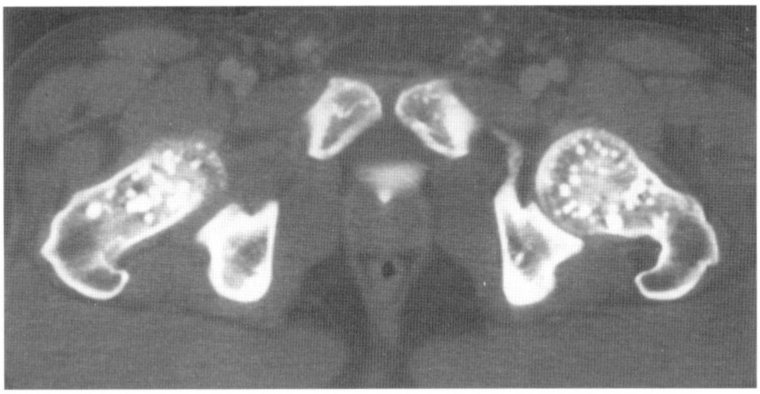

FIGURA 5.11C

ACHADOS

A, B. Radiografias AP dos quadris demonstram múltiplos focos escleróticos ovais presentes na cabeça, no colo e na região intertrocantérica dos fêmures. Alguns são observados nos acetábulos.

C. Tomografia computadorizada axial (TC) (janelas ósseas) obtida após a injeção de contraste. Observam-se várias densidades ósseas focais nos acetábulos e fêmures proximais em ambos os lados.

DIAGNÓSTICO DIFERENCIAL Osteopoiquilose, doença metastática.

DIAGNÓSTICO Osteopoiquilose.

DISCUSSÃO Múltiplas lesões escleróticas podem ser vistas na doença metastática, na mastocitose e, ocasionalmente, no linfoma. Entretanto, a distribuição periarticular simétrica das lesões escleróticas, suas bordas bem definidas, tamanho uniforme, formato oval e orientação em relação ao eixo longo do osso apoiam o diagnóstico de osteopoiquilose. A osteopoiquilose (ossos pontilhados, osteopatia condensante disseminada) é uma displasia osteoesclerótica incomum com ocorrência esporádica e familiar. As lesões podem aumentar ou diminuir em tamanho ou número. Em geral, os sintomas são ausentes ou leves, e sua descoberta com frequência é acidental. Histologicamente idênticas às ilhas ósseas, as lesões não possuem significado clínico além da confusão com doença óssea metastática.[16] A osteopoiquilose pode demonstrar atividade elevada nas cintilografias ósseas.[17]

Caso 5.12

HISTÓRIA CLÍNICA Adolescente de 15 anos, sexo masculino, com dor no quadril direito.

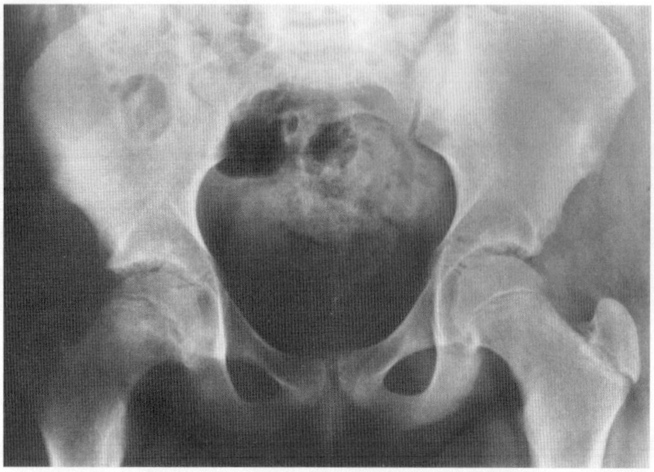

FIGURA 5.12A

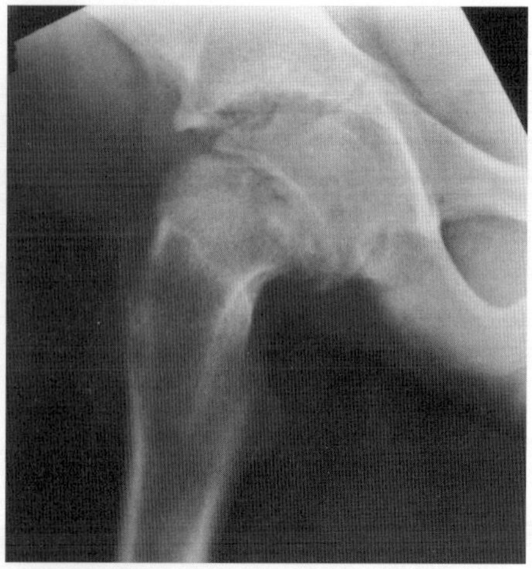

FIGURA 5.12B

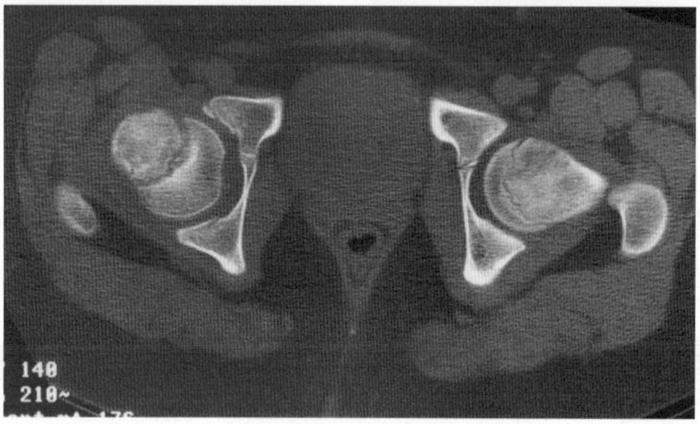

FIGURA 5.12C

ACHADOS

A. Radiografia AP da pelve demonstra um fêmur proximal direito anormal. A placa de crescimento parece alargada, com irregularidade da margem metafisária. O colo femoral parece estar um pouco desviado lateralmente em comparação com a epífise da cabeça femoral, e uma linha imaginária traçada ao longo do córtex superior do colo femoral não faria intersecção com a cabeça femoral (como ocorreria no lado esquerdo normal).

B. Radiografia lateral demonstra melhor o desvio anormal e a angulação do colo femoral em relação à cabeça femoral. Uma linha imaginária traçada ao longo do córtex anterior do colo passaria totalmente por fora da cabeça, em vez de fazer intersecção com sua margem.

C. TC axial demonstra a placa de crescimento alargada e anormal e alinhamento anormal entre o colo e a diáfise. A placa de crescimento possui um contorno arredondado.

DIAGNÓSTICO DIFERENCIAL Deslizamento da epífise da cabeça femoral (DECF), fratura de Salter tipo 1 em consolidação.

DIAGNÓSTICO Deslizamento da epífise da cabeça femoral.

DISCUSSÃO O DECF é o desvio da cabeça femoral em relação ao colo femoral através da placa de crescimento aberta de um adolescente. A cabeça permanece no acetábulo conforme o colo se desvia progressivamente em direção anterior e superior (a cabeça se posiciona inferior e posteriormente). O DECF ocorre em meninos e meninas de aproximadamente a mesma idade esquelética um pouco antes do fechamento da placa de crescimento (idade cronológica de aproximadamente 11 anos nas meninas e 14 anos nos meninos). Os meninos são mais afetados do que as meninas em uma proporção de 2,5:1. Muitos pacientes apresentam sobrepeso e possuem idades esqueléticas levemente atrasadas. O envolvimento bilateral está presente em aproximadamente metade dos pacientes, e alguns casos são hereditárias. A etiologia é desconhecida; a fisiopatologia pode estar relacionada a um processo endócrino ou um problema biomecânico.

O deslizamento entre a cabeça e o colo femorais ocorre entre as zonas proliferativa e hipertrófica da cartilagem de crescimento, e as anormalidades iniciais da placa de crescimento podem ser observadas nas imagens de RM antes das alterações nas radiografias.[18] O DECF é diferente de uma fratura de Salter tipo 1, que ocorre entre as zonas hipertrófica e de calcificação provisória da cartilagem. O DECF pode ser um processo crônico e lento que permite a remodelagem óssea da cabeça e do colo conforme a deformidade progride, ou pode ser um processo relativamente agudo (em geral com duração menor que 3 semanas) cuja apresentação não é diferente de uma fratura por estresse. O DECF é tratado com estabilização da cabeça sem tentativa de redução anatômica. Pinos podem ser utilizados para fixar a posição da cabeça e promover o fechamento da placa de crescimento. A displasia do quadril e a osteoartrite precoce podem se desenvolver, e osteonecrose é uma complicação devastadora, mais comum nos deslizamentos agudos.

Caso 5.13

HISTÓRIA CLÍNICA Menino de 5 anos com dor no quadril e claudicação.

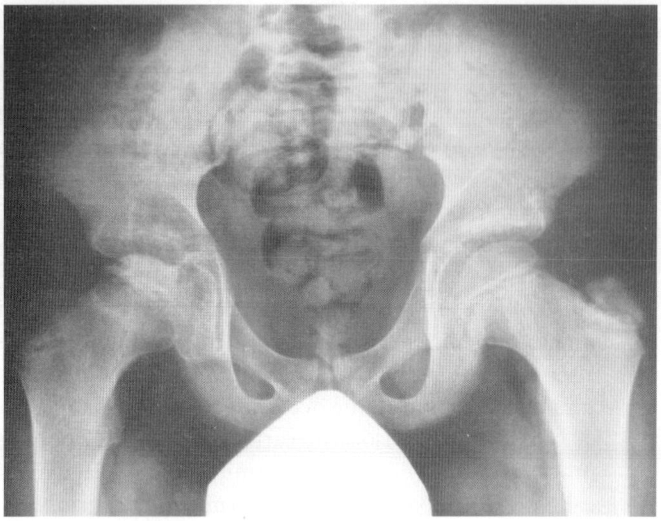

FIGURA 5.13A

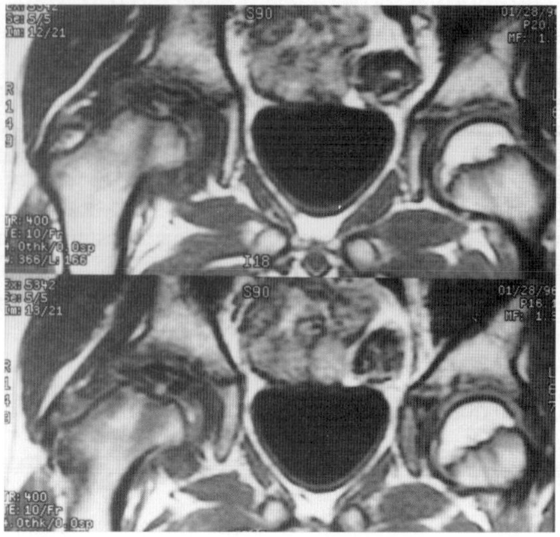

FIGURA 5.13B

ACHADOS

A. Radiografia AP de ambos os quadris. A cabeça femoral direita está esclerosada e reduzida. Há presença de osteoporose periarticular.

B. Imagem coronal ponderada em T1 demonstra uma cabeça femoral pequena e achatada com baixa intensidade de sinal. Edema associado de medula óssea (escuro na RM ponderada em T1) se estende para o colo femoral. O quadril oposto está normal.

DIAGNÓSTICO DIFERENCIAL Doença de Legg-Calvé-Perthes, outras causas de osteonecrose da cabeça femoral.

DIAGNÓSTICO Doença de Legg-Calvé-Perthes.

DISCUSSÃO O objetivo da terapia para doença de Legg-Calvé-Perthes é prevenir o desenvolvimento de deformidade da cabeça femoral e subsequente osteoartrite. A centralização da cabeça femoral dentro do acetábulo durante os estágios de revascularização e ossificação da cicatrização presumivelmente permite que o acetábulo atue como molde para a cabeça femoral, evitando o desenvolvimento da deformidade. A cobertura acetabular para a cabeça femoral pode ser obtida com a abdução da cabeça femoral em relação ao acetábulo com um imobilizador, osteotomia em varo do fêmur proximal ou osteotomia da pelve. A RM do quadril pode ser útil para a estimativa da extensão da necrose epifisária e o delineamento da morfologia da porção não coberta e não ossificada da cabeça femoral para fins de planejamento do tratamento.[19,20] O grau de deformidade final depende da idade de início da patologia e do potencial de crescimento restante do fêmur. O grau de sinovite que acompanha a doença de Legg-Calvé-Perthes parece estar correlacionado com a extensão da necrose epifisária e o resultado clínico.[21] A osteonecrose da cabeça femoral e outras epífises de crescimento podem ocorrer como resultado de trauma, infecção, anemia falciforme ou outras condições. A fisiopatologia e os achados radiológicos são similares aos da doença de Legg-Calvé-Perthes.

Caso 5.14

HISTÓRIA CLÍNICA Mulher de 45 anos com fraqueza muscular.

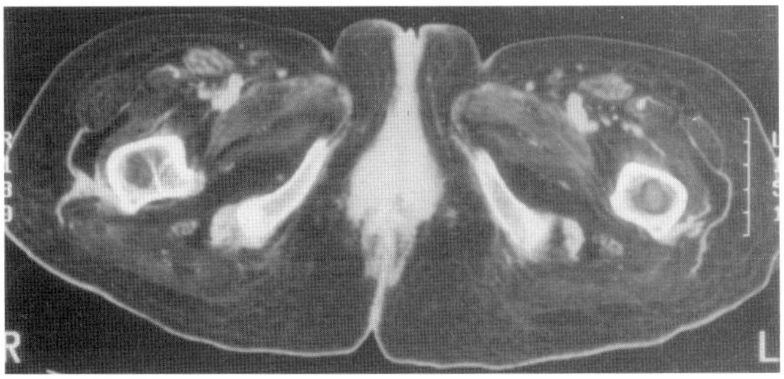

FIGURA 5.14A

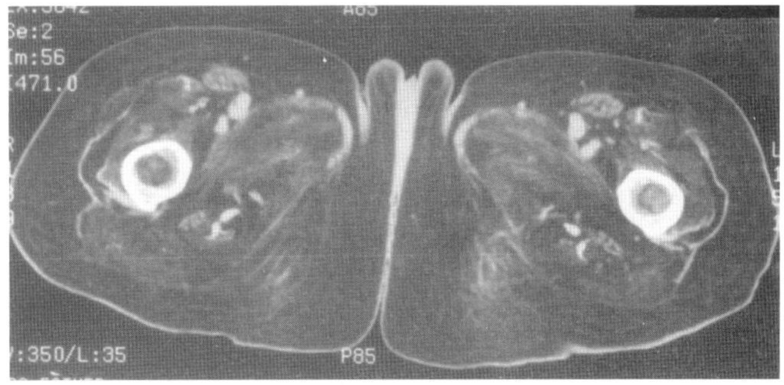

FIGURA 5.14B

ACHADOS

A, B. TC axial através da região proximal das coxas demonstra acentuada substituição adiposa de toda a musculatura visualizada. Os ossos estão normais, com medula hematopoiética nos fêmures proximais.

DIAGNÓSTICO DIFERENCIAL Polimiosite, paralisia, excesso de corticosteroides, artrogripose, distrofia muscular.

DIAGNÓSTICO Polimiosite.

DISCUSSÃO A substituição adiposa da musculatura pode ocorrer em uma base neuropática ou miopática. Neste caso em particular, o diagnóstico é de polimiosite e não existem características distintivas específicas. Não se observa displasia óssea e alterações articulares comuns da artrogripose e distrofia muscular, sugerindo um processo patológico adquirido na vida adulta. A presença de calcificações dos tecidos moles poderia implicar fortemente em dermatomiosite ou polimiosite, mas não se observam calcificações nessas imagens.

Clinicamente, os pacientes com polimiosite demonstram fraqueza muscular proximal e dor, que pode ser progressiva ou autolimitada. Essa entidade pode ocorrer com um eritema de pele (dermatomiosite), fenômeno de Raynaud, outras doenças do tecido conjuntivo (síndromes superpostas) e cânceres. A última associação é observada com maior frequência em homens idosos; entretanto, em geral, a polimiosite é encontrada mais frequentemente em mulheres.

A polimiosite é caracterizada por uma inflamação muscular seguida por atrofia e fibrose. Calcificações dos tecidos moles podem ocorrer nos tecidos subcutâneos e profundos e, quando presentes, podem ajudar a distinguir essa entidade de outras causas de atrofia muscular. Observa-se uma atrofia progressiva com substituição adiposa, como visto aqui, que pode ser demonstrada pela TC ou RM.[22,23] As alterações de tecidos moles são mais bem avaliadas com a RM, que demonstra aumento da intensidade de sinal nas imagens ponderadas em T2 dentro do músculo nos casos agudos, e substituição adiposa nos casos crônicos. Apesar de as alterações ósseas não serem uma característica, artralgias, contraturas e osteoporose justarticular podem se desenvolver. Quando os achados ósseos como alterações erosivas ocorrem, uma síndrome superposta ou outros distúrbios do tecido conjuntivo devem ser considerados. Apesar de o alvo primário dessa entidade ser a musculatura esquelética, fibrose pulmonar, pericardite, disfasia e disfagia também podem estar presentes.

Caso 5.15

HISTÓRIA CLÍNICA Incômodo agudo no quadril de um bebê do sexo feminino com febre. A, radiografia; B-C, RM na apresentação; D, radiografia 6 meses depois.

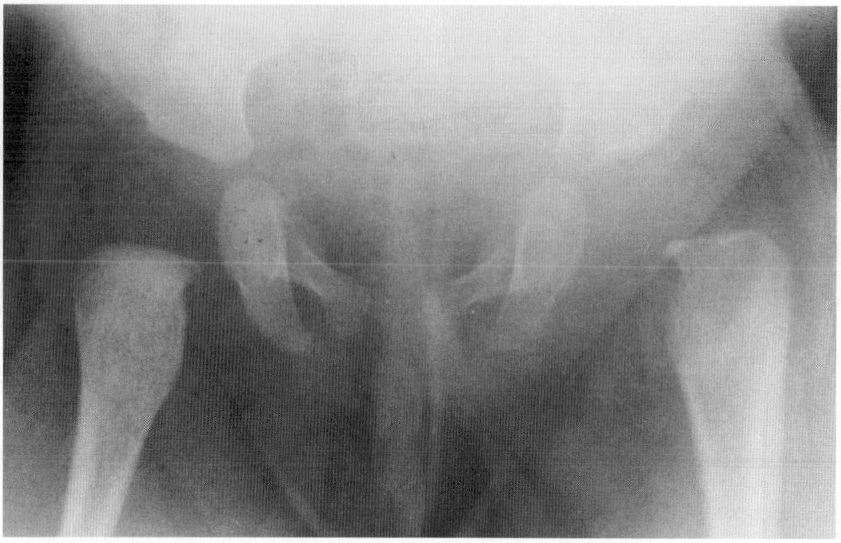

FIGURA 5.15A

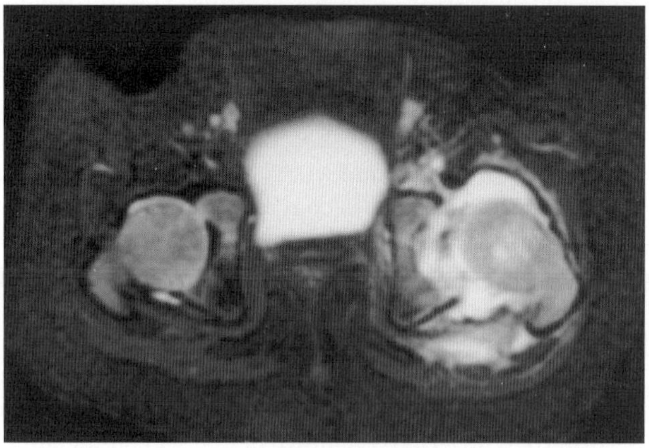

FIGURA 5.15B

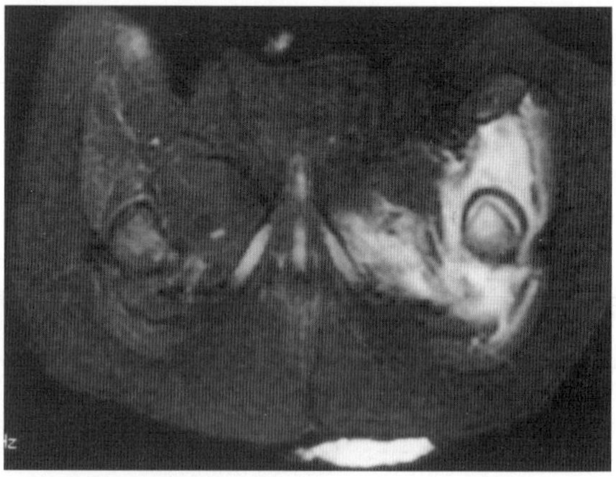

FIGURA 5.15C

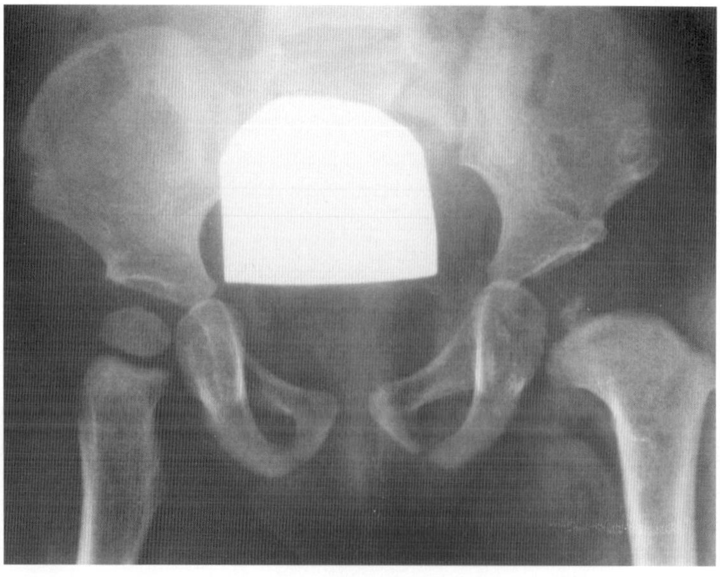

FIGURA 5.15D

ACHADOS

A. Radiografias AP da pelve e fêmures demonstram a subluxação lateral do quadril esquerdo e reação periosteal no fêmur.

B, C. Imagem axial de RM ponderada em T2 demonstra líquido com sinal acentuado na articulação do quadril esquerdo, misturado com detritos de baixo sinal. Isso causa uma subluxação lateral secundária do quadril esquerdo. Observa-se edema na musculatura e nos tecidos moles ao redor do quadril.

D. Radiografia AP feita 6 meses depois demonstra retardo de ossificação da epífise da cabeça femoral, com subdesenvolvimento associado da concavidade do acetábulo e alargamento do colo femoral.

DIAGNÓSTICO DIFERENCIAL Artrite séptica, displasia do desenvolvimento do quadril, doença de Legg-Calvé-Perthes.

DIAGNÓSTICO Artrite séptica, com osteonecrose secundária da epífise da cabeça femoral.

DISCUSSÃO Os dados históricos neste caso tornam a etiologia clara. A subluxação lateral do quadril pode ser o resultado de uma leve displasia do desenvolvimento do quadril, mas a apresentação clínica e a reação periosteal ao longo do fêmur proximal são indicativas de infecção. Nas radiografias de acompanhamento, o fêmur proximal esquerdo demonstra alterações características de osteonecrose da epífise da cabeça do fêmur em crescimento: retardo de ossificação (a ser acompanhada pela ossificação de vários centros separados), dilatação displásica e um colo curto e largo. Algumas vezes, a distinção entre essa enfermidade e a doença de Legg-Calvé-Perthes ou artrite idiopática juvenil pode ser difícil, e imagens adicionais devem ser direcionadas pela apresentação clínica de cada criança.[24,25]

A artrite séptica em crianças pequenas pode resultar da contaminação da articulação por via hematogênica de uma fonte remota, disseminação contígua por osteomielite ou introdução direta por trauma penetrante. O joelho e o quadril são os locais mais afetados, e o *Staphylococcus aureus* é o microrganismo mais comum. O sinal de apresentação mais comum é o do derrame articular. Na ultrassonografia, as estruturas capsulares vizinhas podem estar edemaciadas. A osteoporose justarticular rapidamente surge pela hiperemia agressiva. O *pannus* desencadeado de forma rápida causa a erosão da cartilagem e depois do osso, levando à perda do espaço articular e erosões associadas.

As complicações da artrite séptica podem incluir fibrose ou anquilose óssea, cistos sinoviais, celulite ou abscesso dos tecidos vizinhos, osteomielite, necrose avascular e doença articular degenerativa secundária. Neste caso, a necrose avascular presumivelmente era o resultado de um aumento na pressão capsular combinada com trombose séptica dos capilares.

Caso 5.16

HISTÓRIA CLÍNICA Homem de 75 anos com dor no quadril esquerdo após queda.

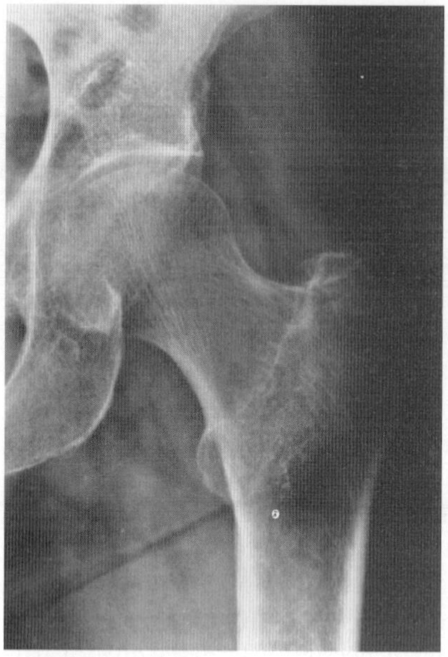

FIGURA 5.16A

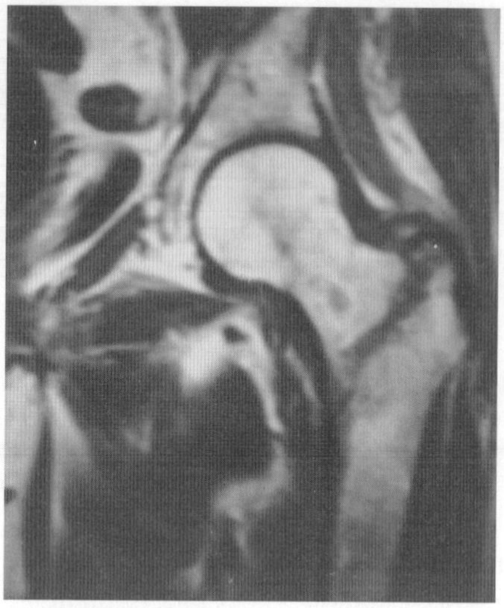

FIGURA 5.16B

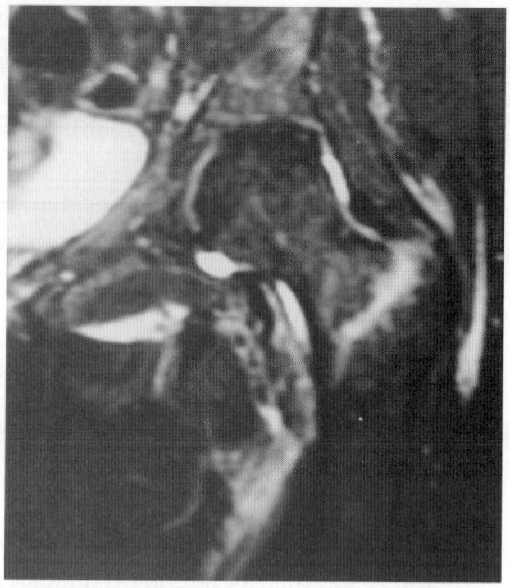

FIGURA 5.16C

ACHADOS

A. Radiografia AP do quadril esquerdo bem posicionada (o quadril não está em rotação lateral). A presença de uma zona leve de esclerose na região intertrocantérica é equívoca e não identificada prospectivamente como uma fratura.

B. Imagem coronal de RM ponderada em T1 demonstra uma linha de hipointensidade se estendendo no plano sagital entre os trocanteres maior e menor.

C. Imagem coronal de RM ponderada em T2 com supressão de gordura demonstra uma linha de hiperintensidade na região intertrocantérica, mas espessa superiormente e quase não atingindo o córtex medial.

DIAGNÓSTICO DIFERENCIAL Nenhum.

DIAGNÓSTICO Fratura intertrocantérica do fêmur.

DISCUSSÃO A principal linha de fratura nas fraturas intertrocantéricas se estende diagonalmente da região superolateral (trocanter maior) para a inferomedial (trocanter menor). A análise biomecânica da fratura sugere um movimento de arqueamento com o trocanter menor atuando como um fulcro, como pode ocorrer ao tropeçar em uma calçada ou em uma queda sobre o joelho. A maioria das fraturas intertrocantéricas é cominutiva, com os trocanteres maior e menor algumas vezes presentes como fragmentos separados; o fragmento do trocanter menor seria o equivalente ao fragmento em borboleta. Ao contrário das fraturas intracapsulares do colo femoral, essas lesões tendem a se consolidar rapidamente e sem complicações. A incidência de necrose avascular da cabeça femoral é de cerca de 1%.

As fraturas intertrocantéricas ocorrem com frequência quase igual entre homens e mulheres. Elas ocorrem mais em idosos acima de 75 anos, apesar de poderem ocorrer em qualquer grupo etário como consequência de trauma massivo, como acidentes automobilísticos. As fraturas sem desvio, como a deste caso, em geral são em duas partes e podem não ser evidentes nas radiografias; mesmo incidências laterais verdadeiras ou oblíquas podem não demonstrar a fratura. A RM é altamente sensível e específica na identificação de fraturas intertrocantéricas ocultas, e o risco de necrose avascular como complicação algumas vezes pode ser estimado.[26,27] A cintilografia óssea pode não ser positiva até 4 dias após a lesão[38,39] e não é mais considerada a opção apropriada nestas situações clínicas. O tratamento consiste na redução aberta e fixação interna com um parafuso dinâmico para quadril.

Caso 5.17

HISTÓRIA CLÍNICA Mulher de 56 anos com doença metabólica.

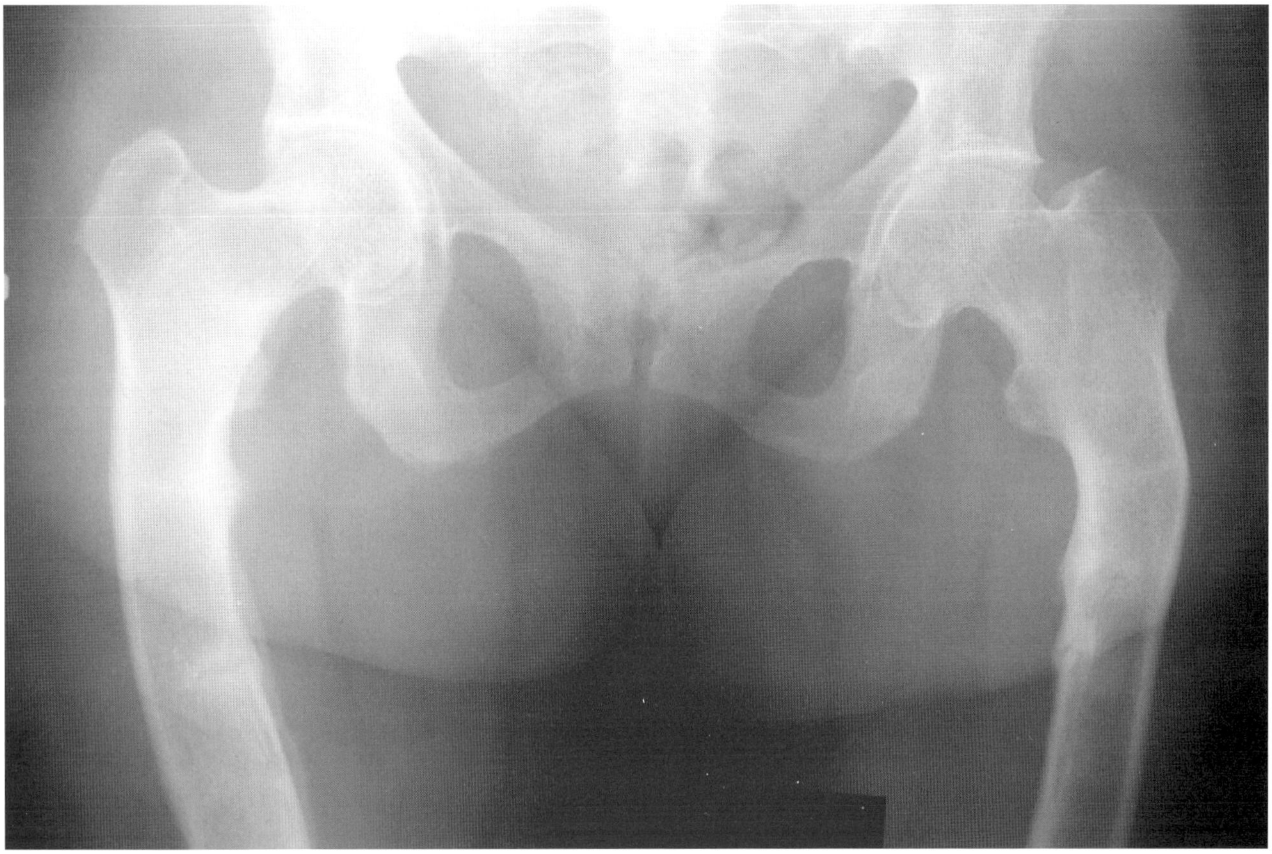

FIGURA 5.17A

ACHADOS Radiografia AP da pelve demonstra osteopenia. As diáfises femorais apresentam deformidade em curvatura, com linhas horizontais de osso periosteal reativo ao longo das faces mediais.

DIAGNÓSTICO DIFERENCIAL Osteomalacia, osteoporose, fraturas por insuficiência.

DIAGNÓSTICO Osteomalacia, com zonas de Looser.

DISCUSSÃO A osteomalacia é a manifestação adulta de uma doença sistêmica na qual se observa deficiência da calcificação do osteoide; a contraparte na infância é o raquitismo. A via final comum em ambas as condições é a ausência de cálcio ou fósforo disponível (ou ambos) para a mineralização do osteoide. No raquitismo, o efeito predominante ocorre nas placas de crescimento; na osteomalacia, o efeito predominante ocorre na remodelagem do osso maduro. A deficiência de vitamina D na dieta, geralmente conjugada à exposição inadequada à luz do sol, de modo que a síntese fotomecânica da vitamina D na pele não ocorre, resulta em menor absorção gastrintestinal de cálcio, hipocalcemia e hiperparatireoidismo secundário para mobilizar o cálcio do esqueleto.

Raquitismo e osteomalacia induzidos pela deficiência pura de vitamina D são relativamente raros nos Estados Unidos, exceto entre imigrantes, pessoas com dietas inadequadas e idosos institucionalizados, bem como pacientes em nutrição parenteral total. Outras causas incluem insuficiência da conversão enzimática da 25-hidroxivitamina D em seu metabólito fisiologicamente mais ativo a 1,25 di-hidroxivitamina D, insensibilidade do órgão-alvo a 1,25 di-hidroxivitamina D, defeitos genéticos e adquiridos da reabsorção tubular renal e má absorção gastrintestinal do cálcio ou fósforo da dieta.

Nos Estados Unidos, a má absorção gastrintestinal por uma variedade de etiologias é a causa mais comum de osteomalacia. Ela também pode ser causada pelo uso crônico de anticonvulsivantes ou antiácidos que contêm alumínio. Na osteomalacia, os achados radiológicos são mais sutis do que no raquitismo, porque o esqueleto adulto é menos ativo metabolicamente. A osteopenia é a aparência predominante, e pode ser indistinguível da osteoporose a menos que zonas de Looser ou deformidades em curvatura sejam detectadas. Em alguns casos, a textura óssea pode ser reconhecida como sutilmente grosseira. Assim como na osteoporose, o risco de fraturas por trauma aumenta com a deterioração da resistência óssea.

Caso 5.18

HISTÓRIA CLÍNICA Menino com dor na região distal da coxa direita por duas semanas.

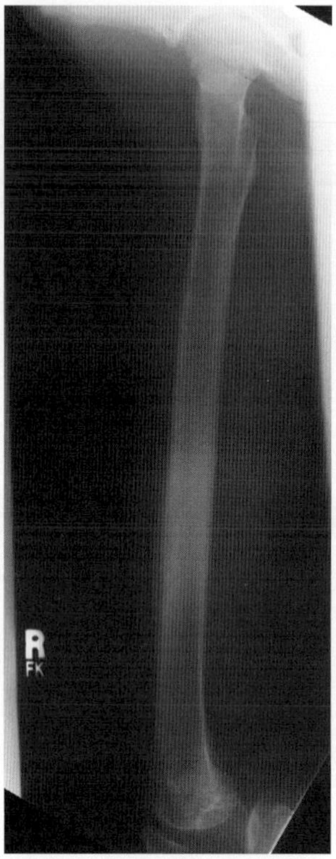

FIGURA 5.18A

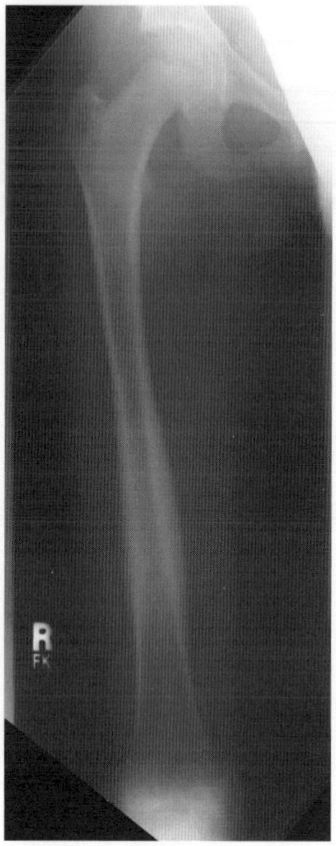

FIGURA 5.18B

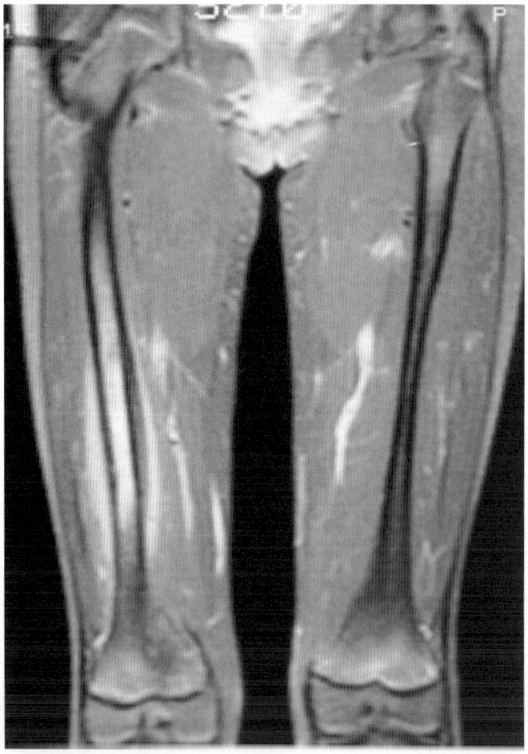

FIGURA 5.18C

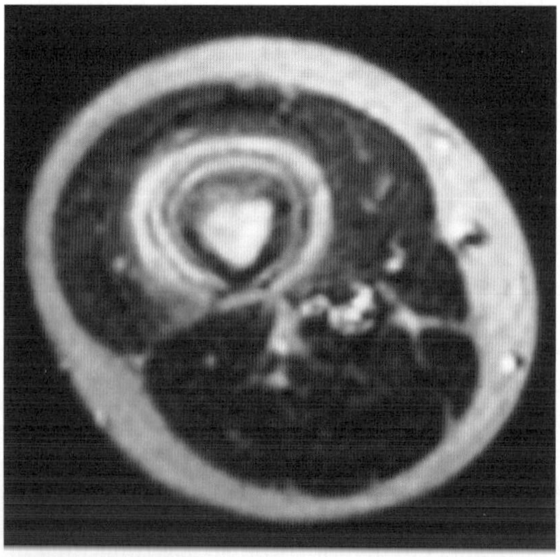

FIGURA 5.18D

ACHADOS

A, B. Radiografias AP e lateral do fêmur direito demonstram uma região de espessamento cortical e esclerose envolvendo o terço médio da diáfise. Uma leve elevação periosteal está presente em uma única camada.

C. Imagem coronal *inversion recovery* de RM de ambos os fêmures demonstra uma anormalidade com alta intensidade de sinal na diáfise femoral direita e edema vizinho. A anormalidade da medula óssea possui uma margem difusa, com medula óssea normal na diáfise proximal e distal. A anormalidade de tecidos moles possui margens afiladas proximal e distalmente. Ela parece apresentar morfologia simétrica e fusiforme.

D. Imagem axial de RM ponderada em T2 através do meio da lesão demonstra alta intensidade de sinal no espaço medular, no córtex femoral anterior e nos tecidos moles vizinhos. O fêmur é circundado por duas camadas de osso periosteal escuro novo.

DIAGNÓSTICO DIFERENCIAL Sarcoma de Ewing, osteossarcoma, linfoma, osteomielite, fratura por estresse.

DIAGNÓSTICO Fratura por estresse.

DISCUSSÃO A extrema sensibilidade da RM para alterações na medula óssea e tecidos moles pode levar a uma estimativa exagerada da agressividade e extensão de algumas lesões ósseas benignas, particularmente em crianças.[30,31] Essas lesões incluem o condroblastoma, osteoma osteoide, granuloma eosinofílico (GE) e fraturas por estresse. Características de RM comumente enganadoras incluem edema proeminente de medula óssea, edema de tecidos moles e aparente efeito em massa adjacente à lesão óssea. Características comuns dessas lesões, que possam explicar os achados da RM, incluem reações inflamatórias associadas causadas pelas lesões e sua ocorrência na infância, quando o periósteo está mais frouxamente fixado.

Caso 5.19

HISTÓRIA CLÍNICA Homem de 58 anos com episódios recorrentes de dor e drenagem pela coxa, separados por décadas de boa saúde após uma fratura aos 22 anos de idade.

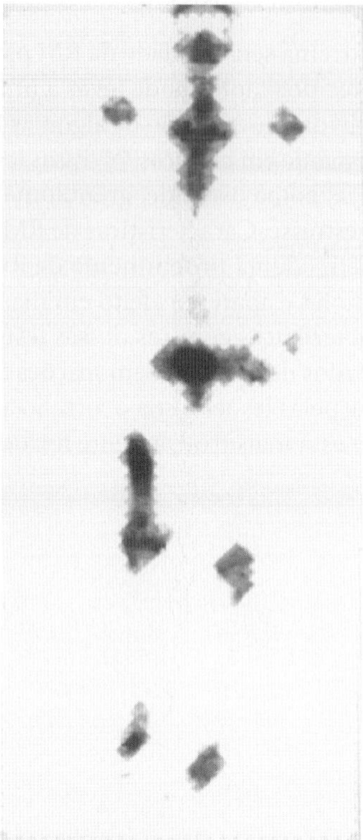

FIGURA 5.19A

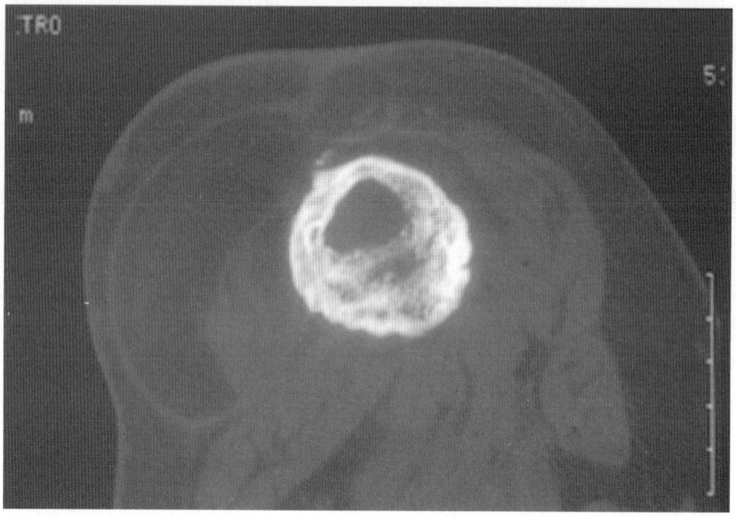

FIGURA 5.19B

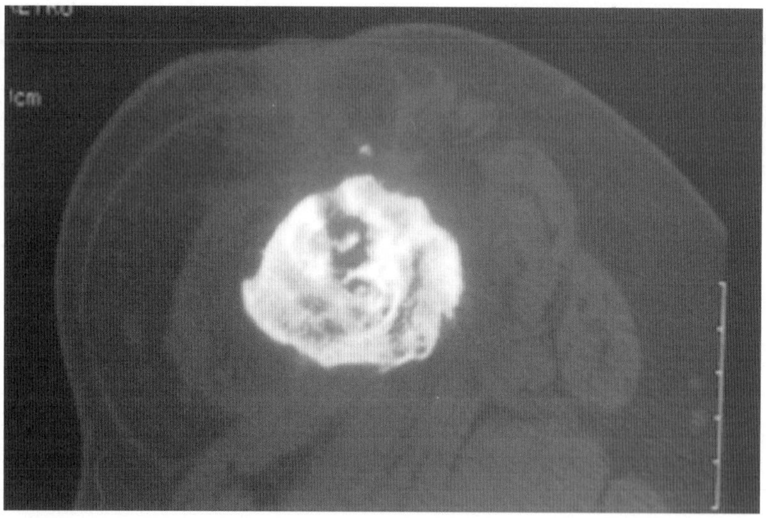

FIGURA 5.19C

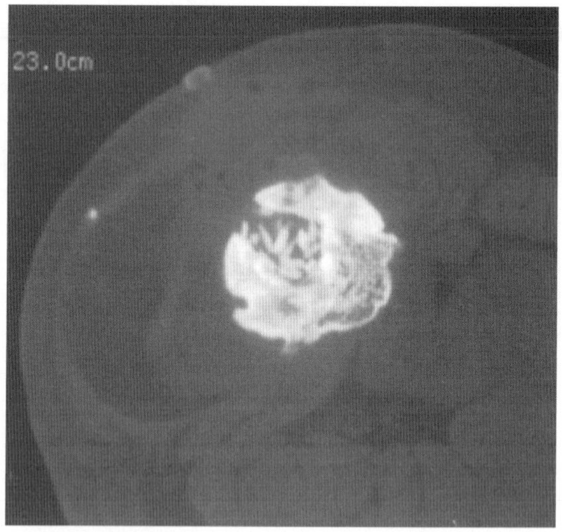

FIGURA 5.19D

ACHADOS

A. Cintilografia óssea demonstra intenso acúmulo de radionuclídeos na diáfise femoral distal à direita.

B. TC através do fêmur demonstra uma fratura consolidada com um espaço medular central remodelado que não possui medula óssea adiposa normal.

C. Corte de TC vizinho demonstra uma pequena abertura no córtex femoral com margens lisas, remodeladas e corticadas. Um trato de seio que leva à superfície da pele se estende desde a abertura no córtex.

D. TC após o tratamento demonstra o desbridamento da cavidade femoral e preenchimento com enxerto ósseo.

DIAGNÓSTICO DIFERENCIAL Osteomielite crônica, carcinoma de células escamosas.

DIAGNÓSTICO Osteomielite crônica.

DISCUSSÃO A osteomielite crônica é extremamente difícil de erradicar, e períodos quiescentes e minimamente sintomáticos de muitos anos não são raros entre episódios de formação de tratos de seios e drenagem purulenta. Os patógenos podem persistir indefinidamente dentro dos interstícios dos sequestros, inacessíveis aos antibióticos administrados de forma sistêmica, de modo que o tratamento da osteomielite crônica é cirúrgico. A principal implicação de um trato de seio crônico é a potencial complicação de carcinoma de células escamosas.[32,33] A epitelização do revestimento do trato do seio pode ser o evento inicial, e a transformação maligna pode levar ao carcinoma de células escamosas.[34] A extremidade inferior é uma região favorável para a osteomielite crônica com formação de trato de seio.

Caso 5.20

HISTÓRIA CLÍNICA Homem de 44 anos que imigrou recentemente do Sudeste Asiático com dor e edema em membro inferior.

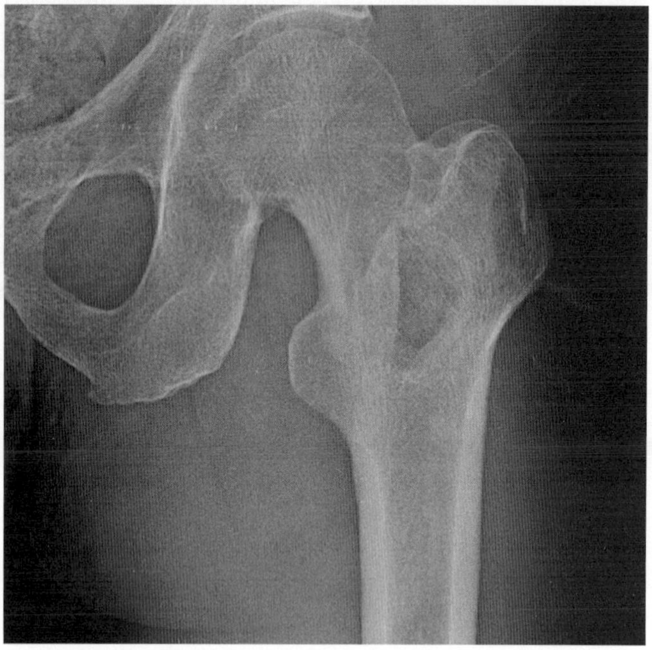

FIGURA 5.20A

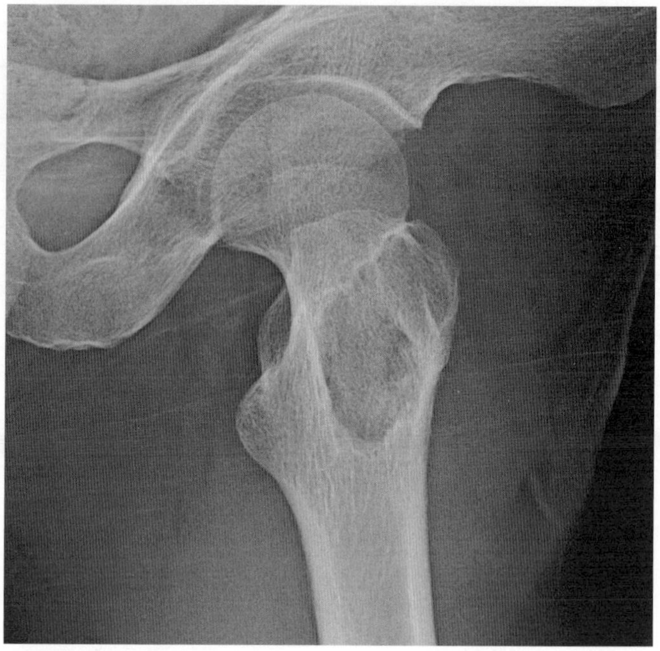

FIGURA 5.20B

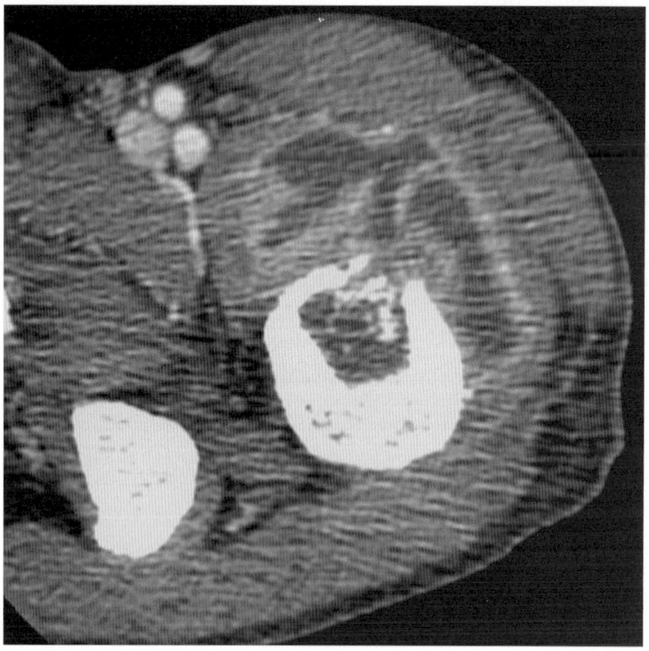

FIGURA 5.20C

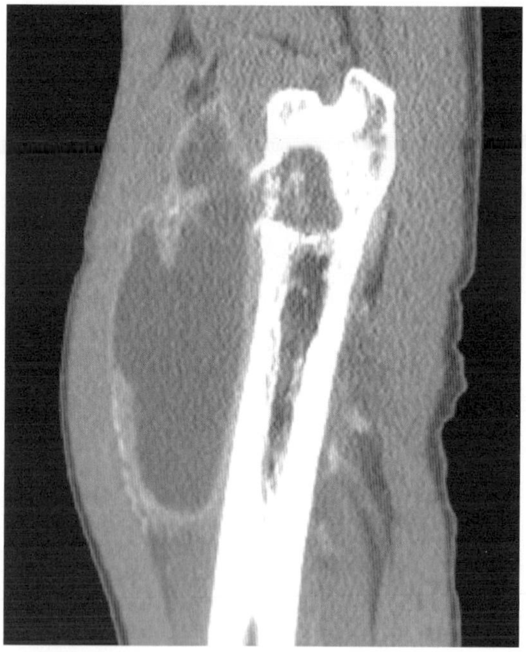

FIGURA 5.20D

ACHADOS Radiografias AP (A) e oblíqua (B) do fêmur proximal esquerdo demonstram uma lesão lítica geográfica na região intertrocantérica. Observa-se um edema proeminente dos tecidos moles ao redor do fêmur proximal. Imagens coronal (C) e sagital (D) contrastadas de tomografia computadorizada demonstram uma grande coleção líquida com borda contrastada na face anterior da coxa, fazendo contato com a cavidade intramedular através da lesão lítica no fêmur proximal. Dentro da lesão lítica, observam-se pequenos focos de ossificações, representando sequestro.

DIAGNÓSTICO DIFERENCIAL Osteomielite crônica, sarcoma cístico de tecidos moles.

DIAGNÓSTICO Osteomielite crônica (bacilo da tuberculose).

DISCUSSÃO Na osteomielite crônica, sequestro, osso necrótico circundado por material purulento e de granulação, pode servir como um ninho contínuo para as bactérias.[35] A cloaca é o defeito cortical e periosteal através do qual o pus drena da cavidade medular.

A tuberculose esquelética é rara e geralmente observada em países endêmicos, sobretudo em crianças (50% dos casos em crianças entre 1 e 10 anos de idade). Apesar de a tuberculose apresentar menor incidência nos Estados Unidos e na Europa, a tuberculose osteoarticular sempre deve ser considerada em pacientes muito jovens (menos de 10 anos) ou idosos (mais de 80 anos de idade) ou nos imunocomprometidos, especialmente nas populações de imigrantes.[36] Noventa a noventa e cinco por cento dos casos envolve um osso; casos multifocais são raros. De modo geral, a osteomielite é observada com infecção pulmonar disseminada.[37] As lesões mais comuns (50%) são encontradas na coluna; 30% no quadril ou joelho e 10% nas articulações sacroilíacas.

Este caso de tuberculose femoral isolada em um homem imunocompetente de 44 anos sem doença pulmonar ou na coluna foi tratado de maneira bem-sucedida com a drenagem do abscesso, curetagem da lesão femoral e fixação com haste intramedular juntamente com farmacoterapia padrão para a tuberculose.

Caso 5.21

HISTÓRIA CLÍNICA Mulher de 64 anos com dor na coxa direita durante vários meses. Em uso de bifosfonatos há vários anos.

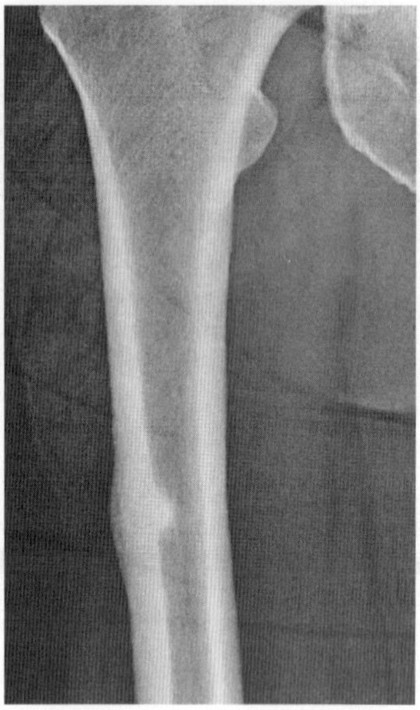

FIGURA 5.21A

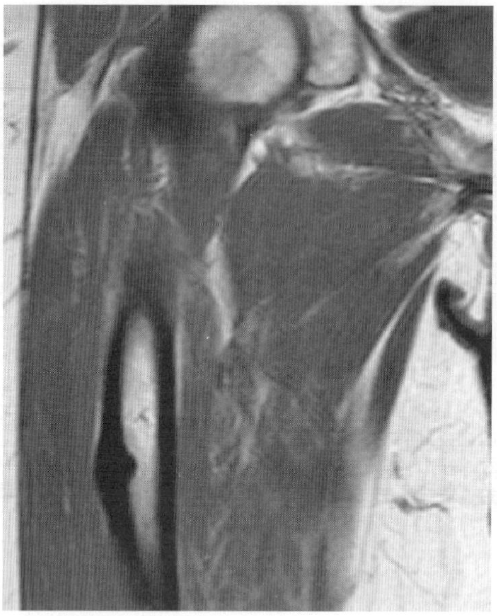

FIGURA 5.21B

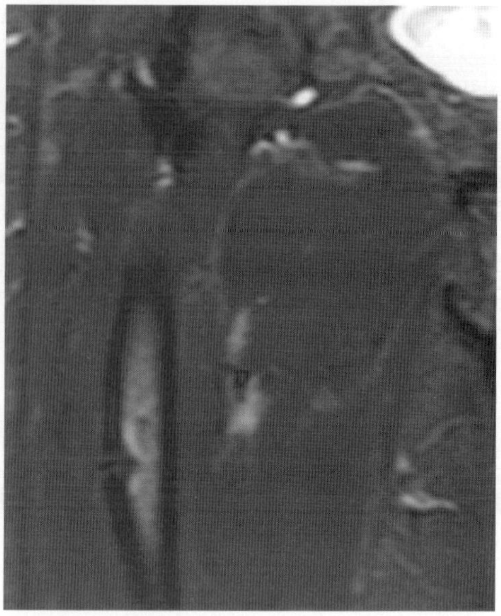

FIGURA 5.21C

ACHADOS

A. Radiografia AP do quadril direito demonstra um espessamento cortical focal em formato triangular no córtex femoral lateral na região subtrocantérica.

B. RM coronal ponderada em T1 demonstra espessamento cortical anormal no córtex femoral lateral subtrocantérico que se estende periosteal e endostealmente.

C. RM coronal ponderada em T2 demonstra alto sinal endosteal adjacente ao espessamento cortical.

DIAGNÓSTICO DIFERENCIAL Fratura por estresse, fratura relacionada aos bifosfonatos.

DIAGNÓSTICO Fratura relacionada aos bifosfonatos.

DISCUSSÃO Observa-se um número cada vez maior de registros de fraturas subtrocantéricas atípicas do fêmur em mulheres que estão utilizando bifosfonatos, ironicamente para osteoporose pós-menopausa, em geral por mais de 3 anos.[38] Os bifosfonatos inibem a atividade osteoclástica, e acredita-se que também inibam a remodelagem óssea normal. Especula-se que essa ausência de remodelagem óssea normal leva a um osso cortical anormal no córtex lateral do fêmur subtrocantérico.[39] Com um trauma de baixa intensidade ou mesmo na ausência de trauma, esses pacientes podem desenvolver fraturas transversas por insuficiência (osso anormal fraturado sob estresse normal) no local onde fraturas por estresse tipicamente não ocorrem. Cinquenta a sessenta por cento dos pacientes apresentam doença bilateral. A progressão súbita e catastrófica dessas fraturas pode ocorrer com mínima provocação. As fraturas atípicas por insuficiência também foram observadas em pacientes que recebiam bifosfonatos para o tratamento de metástases osteolíticas.[40] Houve controvérsias após artigos publicarem casos de fraturas relacionadas aos bifosfonatos.[41]

Caso 5.22

HISTÓRIA CLÍNICA Mulher de 54 anos em hemodiálise crônica para insuficiência renal. A, radiografia na apresentação; B, radiografia após duas semanas de tratamento.

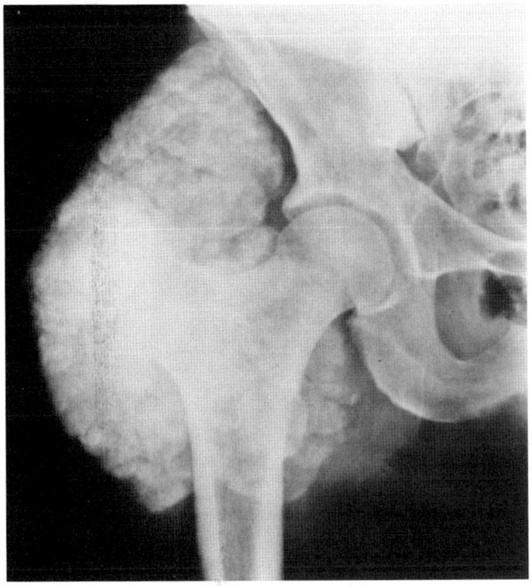

FIGURA 5.22A

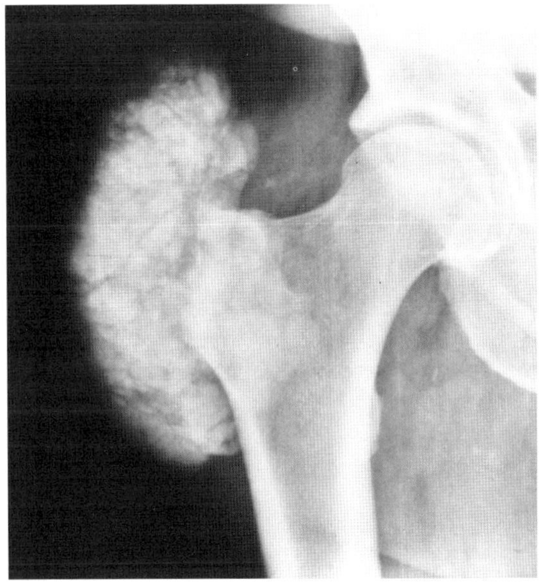

FIGURA 5.22B

ACHADOS

A. Radiografia AP do quadril demonstra uma massa calcificada amorfa sobre o trocanter maior.

B. Radiografia de acompanhamento realizada duas semanas após o tratamento.

DIAGNÓSTICO DIFERENCIAL Calcinose tumoral, condrossarcoma, sarcoma sinovial, osteossarcoma, miosite ossificante, osteocondromatose sinovial.

DIAGNÓSTICO Calcinose periarticular (calcinose tumoral, calcificação metastática).

DISCUSSÃO Se for considerada somente a radiografia inicial e ignorada a história clínica, o diagnóstico diferencial seria de uma lesão de tecidos moles densamente mineralizada ao redor do fêmur proximal. O osso subjacente está intacto, e a morfologia das calcificações não é a de osteoide (que seria muito densa e semelhante a uma nuvem), cartilagem (anéis e arcos), miosite ossificante (periférica) nem sarcoma (distrófica). Ao contrário, as calcificações em agregado possuem uma estrutura multilocular como um cacho de uvas, e os grumos individuais possuem uma aparência cística semelhante ao leite de cálcio. A história clínica e a melhora rápida após o tratamento (pela modificação do dialisado) fecham o diagnóstico. Depósitos metastáticos de cálcio nos tecidos moles ao redor de articulações de pacientes em diálise para insuficiência renal crônica ocorrem na forma de hidroxiapatita. Como os cristais geralmente são suspensões aquosas (leite de cálcio), a TC e as radiografias com o paciente em pé podem demonstrar níveis de líquido-sedimentos.[42]

Caso 5.23

HISTÓRIA CLÍNICA Mulher de 64 anos com fadiga e perda de peso.

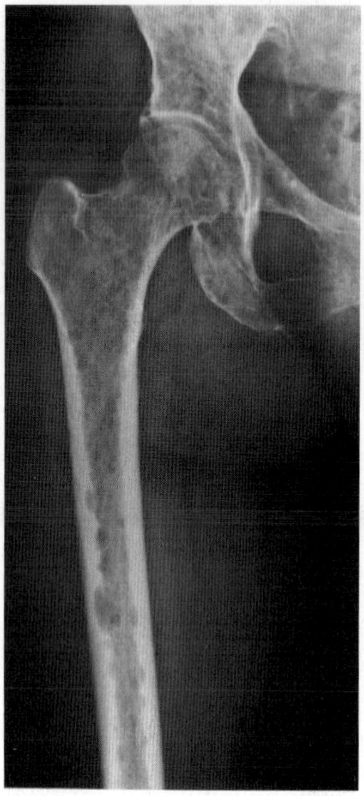

FIGURA 5.23A

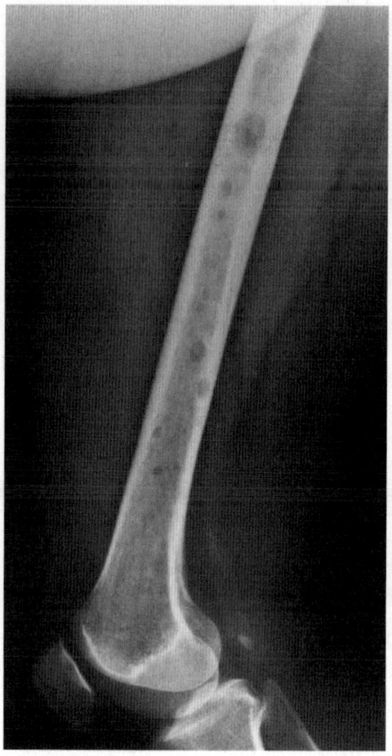

FIGURA 5.23B

ACHADOS Radiografias AP (A) e lateral (B) do fêmur demonstram múltiplas lesões líticas de tamanho variável.

DIAGNÓSTICO DIFERENCIAL Mieloma múltiplo, metástases, linfoma.

DIAGNÓSTICO Mieloma múltiplo.

DISCUSSÃO O mieloma múltiplo é uma neoplasia maligna dos plasmócitos, as células da medula óssea que fabricam as imunoglobulinas. O mieloma se origina na medula óssea e envolve-a difusamente. As anormalidades ósseas costumam ocorrer em vários locais, incluindo as vértebras em 66% dos pacientes, costelas em 45%, crânio em 40%, cíngulo do membro superior em 40%, pelve em 30% e ossos longos em 25% dos pacientes. As lesões do mieloma são áreas de destruição óssea puramente lítica e agudamente definida, sem formação de osso reativo. O padrão de destruição pode ser geográfico, mosqueado ou permeado; o envolvimento pode ser tão difuso que os ossos parecerão simplesmente osteopênicos ou mesmo normais na aparência radiológica. As lesões podem ser expansíveis, podem penetrar o córtex e formar grandes massas extraósseas de tecidos moles. Fraturas patológicas são comuns. Radiografias ósseas do esqueleto são um método melhor para o rastreamento de regiões de destruição óssea do que a cintilografia óssea, mas a RM demonstra a substituição da medula óssea normal pelo tecido do mieloma em um padrão difuso ou multifocal, e atualmente é o estudo mais sensível para a detecção das lesões do mieloma múltiplo no osso.[43,44]

Vários pontos podem ajudar a distinguir o mieloma múltiplo das metástases ósseas em um paciente com múltiplas lesões ósseas destrutivas. O tecido do mieloma produz vários fatores estimulantes de osteoclastos que resultam em destruição óssea, que é nitidamente marginada e puramente lítica. Apesar de as metástases também produzirem fatores estimulantes de osteoclastos, elas tendem a provocar osso reativo, com frequência resultando em uma aparência mais irregular. O mieloma pode envolver os discos intervertebrais e a mandíbula, mas as metástases raramente são encontradas nesses locais. As metástases costumam envolver os pedículos vertebrais, o que em raros casos o mieloma faz. Existe uma maior probabilidade de encontrar uma grande massa de tecidos moles no mieloma do que nas metástases. A cintilografia óssea em geral é positiva na presença de metástases ósseas e em geral negativa no mieloma. Os bifosfonatos foram recomendados para a redução da incidência de fraturas patológicas e dor esquelética em pacientes com mieloma múltiplo.[45] Os bifosfonatos estabilizam a estrutura cristalina da hidroxiapatita do osso recém-formado e interferem na reabsorção osteoclástica.

Caso 5.24

HISTÓRIA CLÍNICA Adolescente de 15 anos, sexo feminino, com dor em membro inferior.

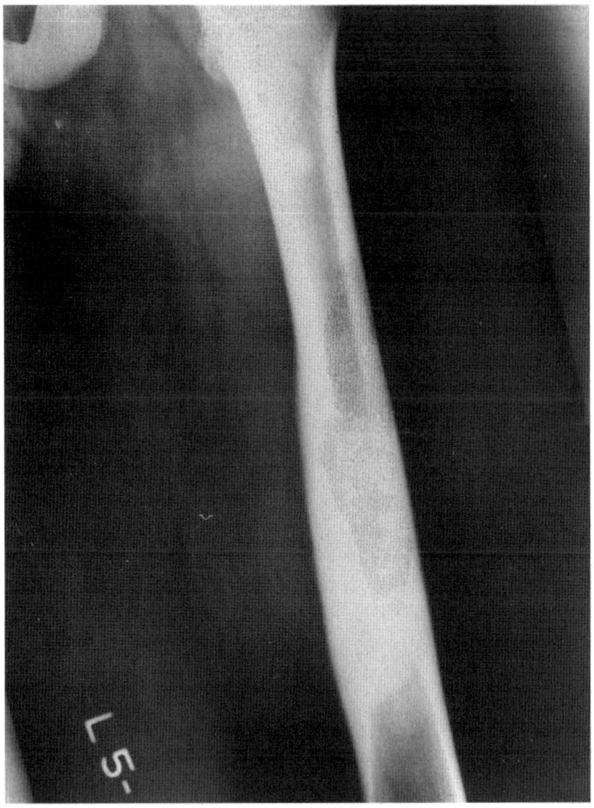

FIGURA 5.24A

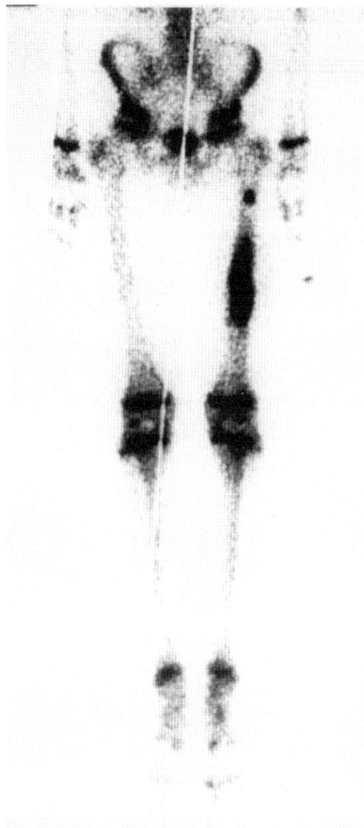

FIGURA 5.24B

ACHADOS

A. Radiografia AP do fêmur. O terço médio da diáfise do fêmur está envolvido por uma lesão densamente mineralizada que preenche a cavidade medular. Mais proximalmente, observa--se uma segunda, pequena e arredondada lesão intramedular na região subtrocantérica. Não existe evidência de expansão ou colapso cortical nem reação periosteal.

B. Detalhe de uma cintilografia óssea corporal total anterior. Observa-se uma captação acentuadamente elevada do rádio marcador nestas duas áreas, em relação ao córtex normal e ao espaço medular.

DIAGNÓSTICO DIFERENCIAL Osteossarcoma, sarcoma de Ewing, linfoma.

DIAGNÓSTICO Osteossarcoma, com metástases salteadas.

DISCUSSÃO Qualquer lesão óssea blástica no fêmur de uma criança ou adolescente deve levantar suspeitas de osteossarcoma. Apesar de osteossarcomas serem relativamente incomuns, eles podem apresentar uma variedade de aparências radiológicas que podem ser confundidas com diversas lesões benignas, e vice-versa. A presença de uma pequena lesão satélite proximal no mesmo osso levanta a possibilidade de lesão blástica em crianças que produzam metástases salteadas. Além do osteossarcoma, o diagnóstico diferencial inclui sarcoma de Ewing e linfoma. Tanto o sarcoma de Ewing como o linfoma tendem a causar destruição óssea permeada e levantar sucessivas camadas de periósteo em sua penetração do córtex, para formar massas de tecidos moles, características que estão ausentes neste caso. Além disso, a densa aparência blástica desta lesão seria incomum tanto para sarcoma de Ewing como para linfoma.

O osteossarcoma é a neoplasia maligna primária formadora de osso mais comum. As regiões metafisárias ao redor do joelho são as localizações mais comuns, mas o envolvimento diafisário ou epifisário é visto em aproximadamente 20 a 30% dos casos, e o tumor diafisário ou epifisário sem envolvimento metafisário pode ser visto em 10 a 20% dos casos. Este tumor demonstra ávida captação de radionuclídeo nas cintilografias ósseas convencionais, mesmo nos focos metastáticos fora do osso. As lesões salteadas não são consideradas metastáticas *per se*, mas representam uma disseminação intramedular do tumor. A frequência de lesões salteadas foi registrada em um intervalo de menos de 2% a até aproximadamente 20%.[48] As metástases salteadas também podem ocorrer no sarcoma de Ewing.[49] A extensão do envolvimento tumoral é mais bem avaliada com imagens de RM.[50]

 HISTÓRIA CLÍNICA Mulher de 49 anos com dor no membro inferior direito.

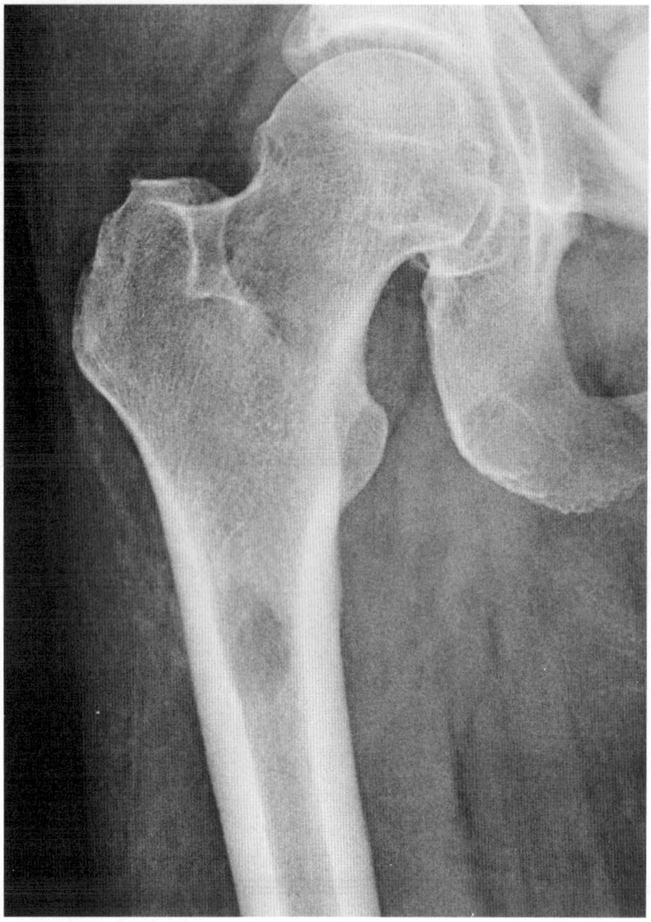

FIGURA 5.25A

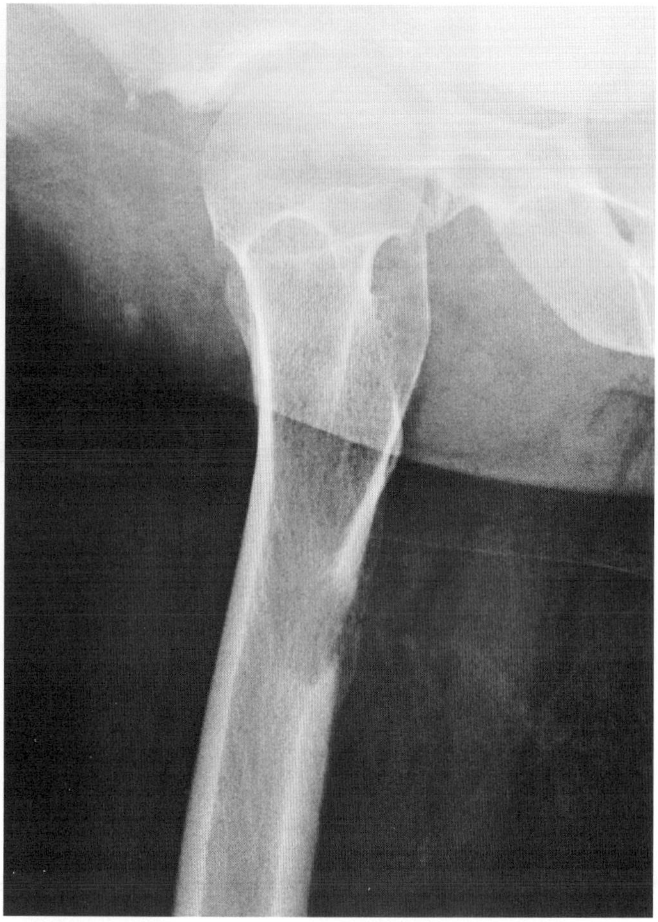

FIGURA 5.25B

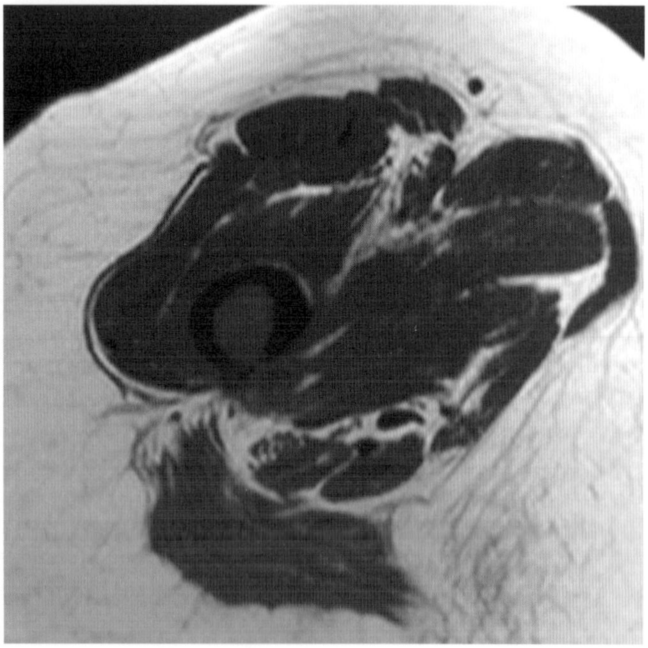

FIGURA 5.25C

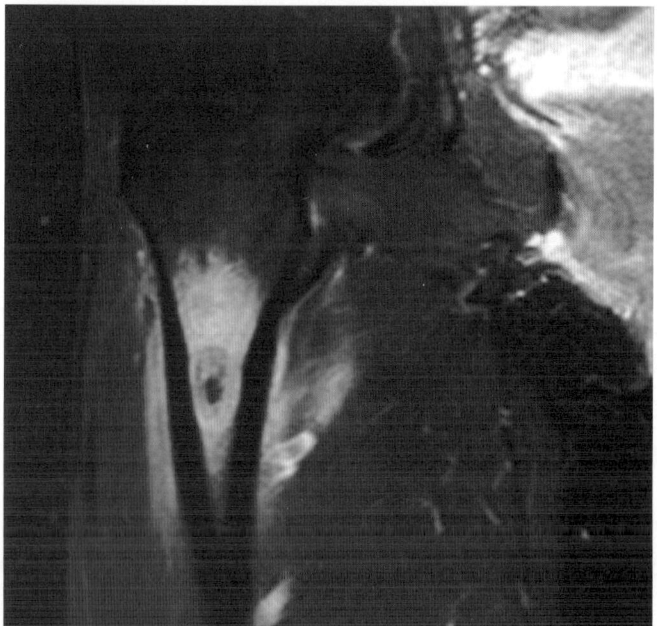

FIGURA 5.25D

ACHADOS Radiografias AP (A) e "rã" (B) do quadril direito demonstram uma lesão lítica geográfica sem margem esclerótica na diáfise proximal do fêmur na região subtrocantérica. Observa-se uma violação cortical focal no fêmur posteromedial. Na imagem axial de RM ponderada em T1 (C), a lesão é isointensa para o músculo sem massa de tecidos moles associada. (D) Imagem STIR coronal demonstra extenso edema de medula óssea ao redor desta lesão. Observa-se um pequeno grau de edema adjacente de tecidos moles sem uma coleção líquida drenável.

DIAGNÓSTICO DIFERENCIAL Osteomielite, metástase, mieloma múltiplo, linfoma, granuloma eosinofílico (GE).

DIAGNÓSTICO Granuloma eosinofílico.

DISCUSSÃO A histiocitose de células de Langerhans (HCL), previamente chamada de histiocitose X, inclui um espectro de doenças que envolve a proliferação idiopática anormal dos histiócitos. Mais comumente, essa doença se apresenta na forma de uma lesão óssea lítica focal, também chamada GE, que constitui 1% dos tumores ósseos primários biopsiados.[46] O GE ocorre sobretudo em pacientes jovens (menos de 30 anos de idade) com leve preferência masculina. As lesões ósseas do GE ocorrem principalmente nos ossos planos como os do crânio, costelas e pelve. Cerca de 30% das lesões do GE ocorrem em ossos longos. Nos ossos longos, o GE pode aparecer como lesões líticas geográficas bem definidas. As lesões do GE podem ter aparência mais permeativa nas costelas, enquanto as lesões no crânio apresentam a aparência da borda em bisel. Nas lesões em ossos longos, pode haver reação periosteal lamelada associada.

Em geral, os pacientes com HCL são categorizados como aqueles com doença em uma única região e um único sistema, aqueles com doença multifocal em um único sistema (p. ex., osso, pulmões) ou aqueles com doença multissistêmica.[47] As formas sistêmicas de HCL incluem doença de Letterer-Siwe (forma aguda disseminada responsável por 10% dos casos de HCL) em lactentes com linfadenopatia, esplenomegalia e eritema e doença de Hand-Schuller-Christian (forma crônica disseminada responsável por 20% dos casos de HCL) em crianças jovens (1 a 5 anos) com exoftalmia e diabetes insípido.

Caso 5.26

HISTÓRIA CLÍNICA Menina de 10 anos com edema e dor na coxa.

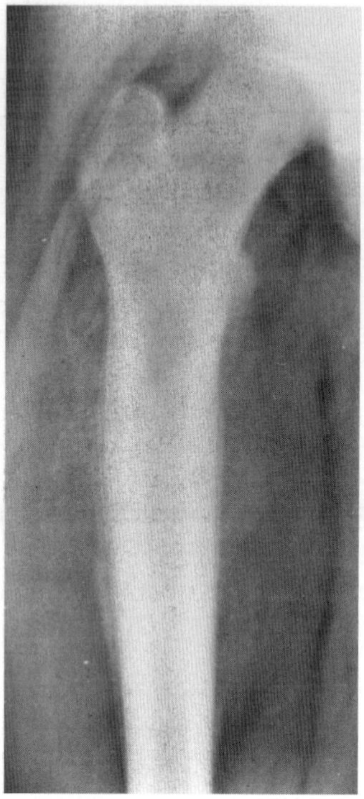

FIGURA 5.26A

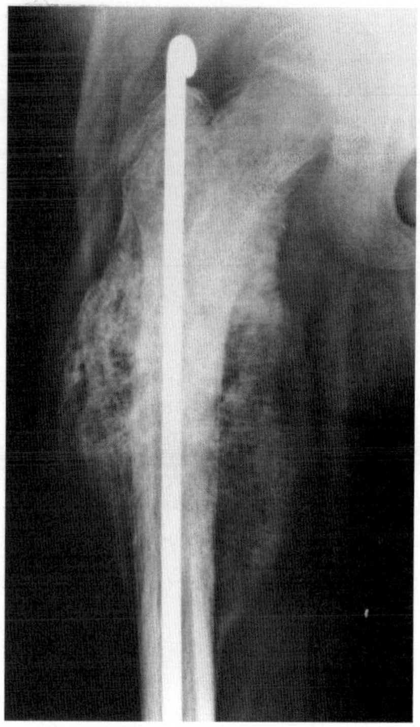

FIGURA 5.26B

ACHADOS

A. Radiografia AP do fêmur na apresentação demonstra uma reação periosteal em camadas e espessamento do córtex femoral. Uma massa de tecidos moles circunda o fêmur.

B. Radiografia AP do fêmur após o tratamento demonstra uma haste intramedular inserida no local. Uma grande massa óssea fusiforme circunda o fêmur, com reação periosteal em camadas e em explosão solar.

DIAGNÓSTICO DIFERENCIAL Sarcoma de Ewing, osteossarcoma, linfoma, osteomielite, fratura por estresse.

DIAGNÓSTICO Sarcoma de Ewing.

DISCUSSÃO A aparência agressiva desta lesão sugere uma lesão maligna como um tumor de células redondas, osteossarcoma ou linfoma, ou uma lesão benigna com características agressivas como em uma osteomielite aguda. As fraturas por estresse dos ossos longos em crianças consolidam-se com calo periosteal que pode ser confundido com reação periosteal a tumor ou infecção. A osteomielite hematogênica se dissemina através do osso de um modo semelhante ao sarcoma de Ewing, levando a uma aparência radiológica superficialmente similar, mas a localização diafisária em vez de metafisária favorece fortemente o tumor e não a infecção. Ambos ocorrem no mesmo grupo etário e possuem apresentações clínicas semelhantes.

O sarcoma de Ewing é um tumor que consiste em células pequenas, arredondadas e não diferenciadas, provavelmente de histogênese neuroectodérmica. Apesar de 75% dos sarcomas de Ewing ocorrerem em pacientes com menos de 20 anos, essas lesões podem se desenvolver em qualquer idade. O sarcoma de Ewing é o tumor ósseo primário mais comum na primeira década de vida e o segundo mais comum (atrás do osteossarcoma) na segunda década. Os pacientes apresentam dor e edema local, febre, anemia e aumento da velocidade de hemossedimentação; a impressão clínica geralmente é de osteomielite. Até 30% dos pacientes terão metástases na apresentação. O sarcoma de Ewing pode se desenvolver praticamente em qualquer osso, apesar de a maioria dos casos envolver o sacro, o osso inominado e os ossos longos das extremidades inferiores. Somente 3% dos tumores afetam mãos e pés. A maioria dos sarcomas é encontrada na metadiáfise dos ossos longos, sobretudo os fêmures, mas também ocorrem na diáfise e metáfise. Nos ossos longos, a aparência radiológica típica é a de destruição intramedular óssea permeada com osso periosteal reativo. O tratamento é tipicamente feito com radioterapia, em geral combinada com cirurgia e quimioterapia. Após o tratamento, a resposta à radioterapia pode ser acompanhada por RM contrastada ou tomografia de emissão de pósitrons (PET),[51] apesar de o papel da PET ainda estar sob investigação.[52]

Caso 5.27

HISTÓRIA CLÍNICA Homem de 22 anos com massa que se dilata na coxa esquerda.

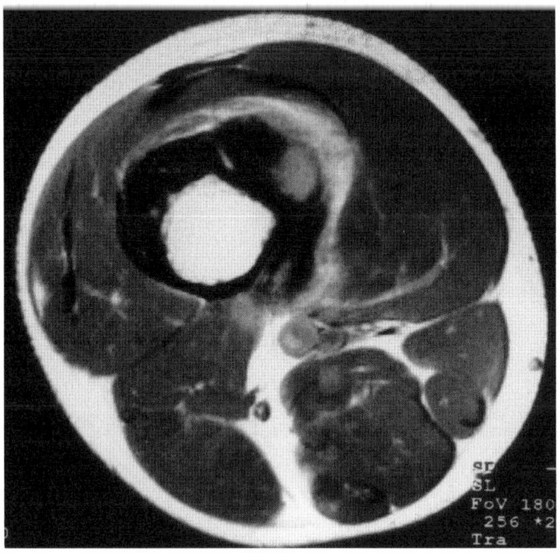

FIGURA 5.27A

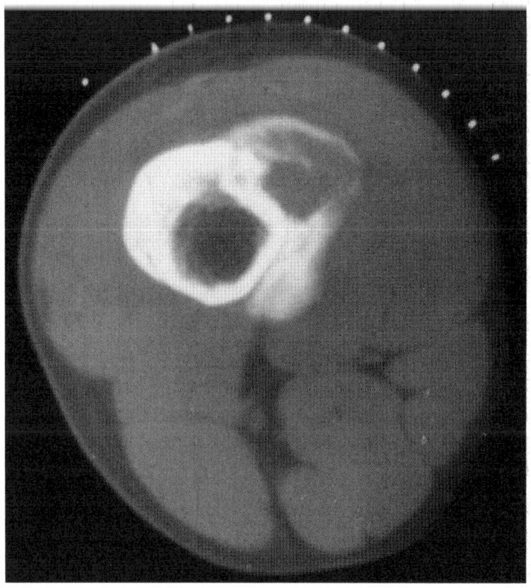

FIGURA 5.27B

ACHADOS

A. Imagem axial de RM ponderada em T1 demonstra uma massa na superfície anteromedial da diáfise femoral. A massa possui regiões de lacunas de sinal, bem como regiões de sinal intermediário. A interface da lesão com o tecido vizinho é irregular. O espaço da medula óssea não está envolvido.

B. TC axial demonstra uma massa densamente ossificada na superfície do osso com um pedículo largo. A massa possui um plano de clivagem posterior, mas uma região não mineralizada significante. Não se observa envolvimento do espaço medular.

DIAGNÓSTICO DIFERENCIAL Cisto ósseo aneurismático, condroma periosteal, osteossarcoma parosteal ou outra variante de superfície, sarcoma de Ewing, linfoma, osteocondroma.

DIAGNÓSTICO Osteossarcoma de superfície com alto grau.

DISCUSSÃO A imagem demonstra uma lesão formadora de osso na superfície cortical, fazendo com que a consideração primária seja uma variante de superfície de osteossarcoma. Espera-se que os outros itens do diagnóstico diferencial, apesar de ocorrerem na superfície cortical, não formem osso. A mineralização amorfa envolvendo parcialmente o córtex é distinguível da reação periosteal ou expansão cortical. A ausência de envolvimento do espaço medular indica que esta não é uma lesão que penetra no córtex por dentro para formar uma massa de tecidos moles.

Foram reconhecidas diversas variantes de osteossarcomas que se originam na superfície do osso, com características radiológicas e patológicas distintivas.[53,54] Os osteossarcomas parosteais são massas da superfície densamente ossificadas, que podem ter porções não ossificadas. Os osteossarcomas pariosteais são lesões condroblásticas, e os osteossarcomas de superfície de alto grau são como osteossarcomas intramedulares de alto grau clássicos, exceto os que se originam nas superfícies. Histologicamente, os osteossarcomas parosteais costumam ser de baixo grau, enquanto os osteossarcomas periosteais e de superfície de alto grau são, em geral, tumores de alto grau. A massa densamente ossificada que envolve parcialmente o córtex com um plano de clivagem é característica do osteossarcoma parosteal, mas a margem infiltrativa e a proporção não mineralizada significante devem ser consideradas características agressivas.

Caso 5.28

HISTÓRIA CLÍNICA Homem de 41 anos com uma massa na coxa.

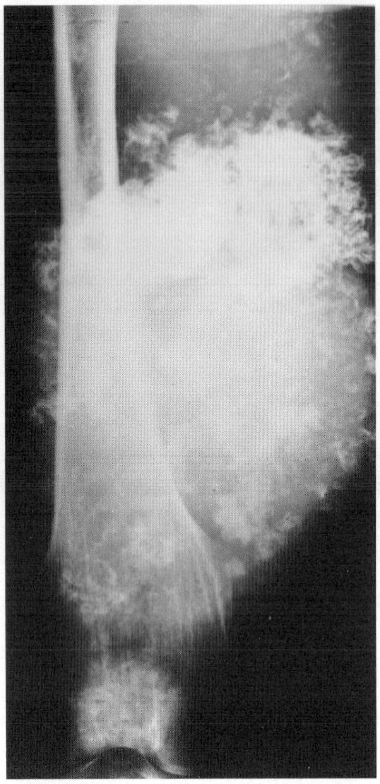

FIGURA 5.28A

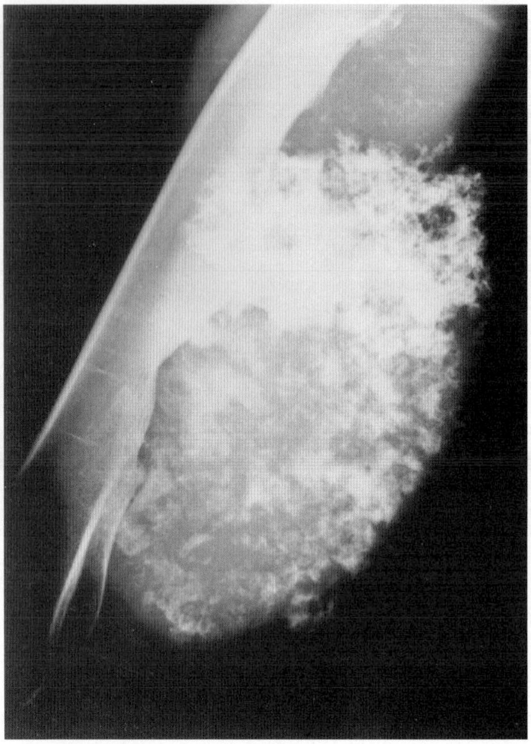

FIGURA 5.28B

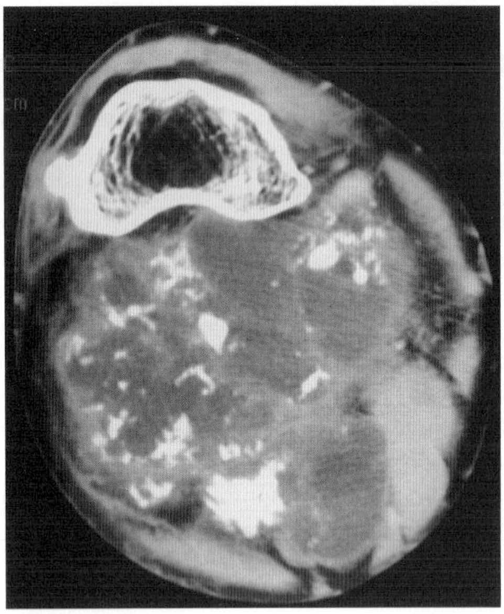

FIGURA 5.28C

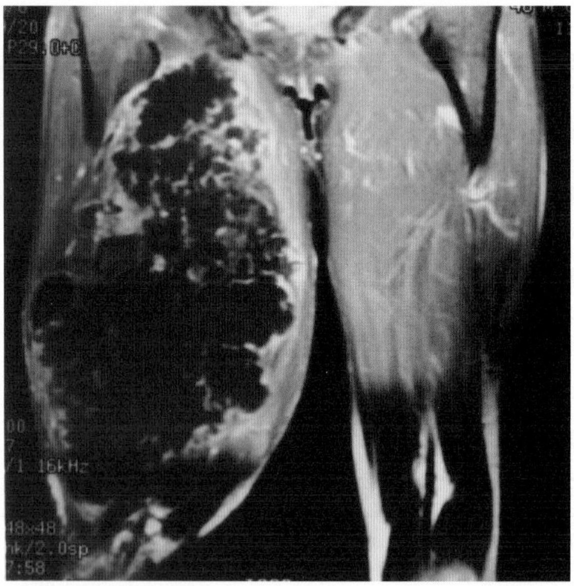

FIGURA 5.28D

ACHADOS

A, B. Radiografias AP e lateral da coxa distal demonstram uma massa ao longo da face posterior do fêmur distal, com mineralização na forma de anéis e arcos.

C. Imagem coronal de RM ponderada em T1 com saturação de gordura após a injeção intravenosa de gadolínio demonstra regiões lobulares da lesão com matriz de baixa atenuação e calcificações periféricas. Estas calcificações periféricas superpostas sobre a estrutura lobular resultam na aparência radiográfica de anéis e arcos. A lesão é exostótica.

D. Imagem coronal de RM ponderada em T1 com contraste demonstra uma massa de tecidos moles com baixa intensidade de sinal com realce periférico em uma configuração lobular.

DIAGNÓSTICO DIFERENCIAL Condrossarcoma, osteocondroma.

DIAGNÓSTICO Condrossarcoma.

DISCUSSÃO A morfologia e as características específicas desta lesão não deixam dúvidas de que representa uma lesão cartilaginosa exostótica. O grande tamanho e a calcificação relativamente esparsa sugerem ser uma lesão maligna e, nessa circunstância, a lesão deve ser tratada como um sarcoma até que se prove o contrário. A biópsia com agulha pode ser enganosa porque a possibilidade de erro é grande em uma lesão deste tamanho; em geral, o comportamento biológico de um sarcoma é o de sua parte de alto grau, a despeito de a parte ter um tamanho grande ou pequeno em relação ao restante da lesão.

Anéis e arcos calcificados, calcificações puntiformes densas ou calcificações floculentas (pequenas massas frouxamente agregadas) são padrões de mineralização da matriz condroide, formados por lesões formadoras de cartilagens tanto benignas como malignas. A configuração de anéis e arcos da mineralização corresponde à calcificação e ossificação ao redor da periferia de lóbulos cartilaginosos. A matriz condroide que não é mineralizada costuma ter atenuação na TC, que é mais baixa do que a do músculo, mas maior do que a da água. Na RM, a matriz condroide possui baixo sinal nas imagens ponderadas em T1 e alto sinal na RM ponderada em T2, similar à cartilagem hialina.[55]

Caso 5.29

HISTÓRIA CLÍNICA Homem de 18 anos com dor súbita e intensa no quadril esquerdo.

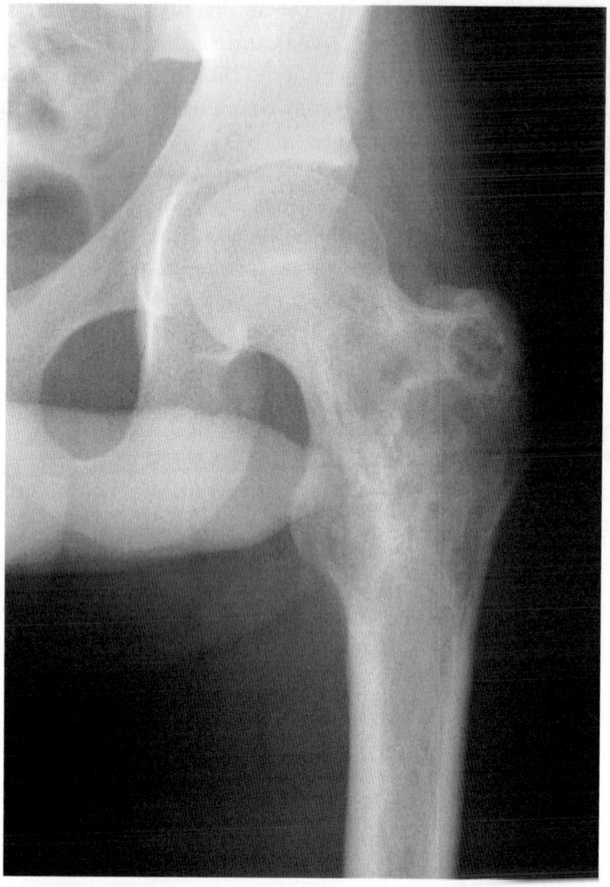

FIGURA 5.29A

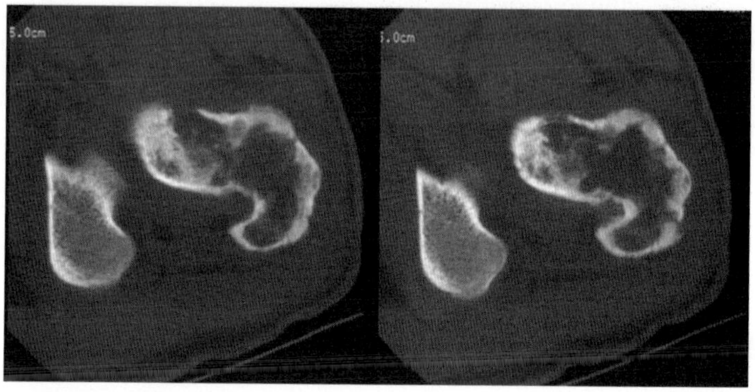

FIGURA 5.29B

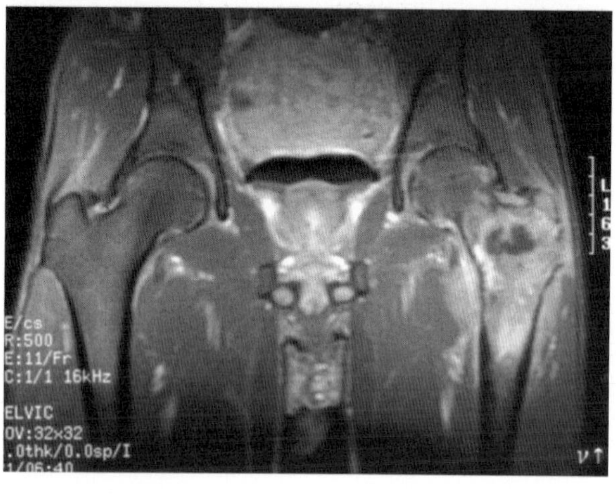

FIGURA 5.29C

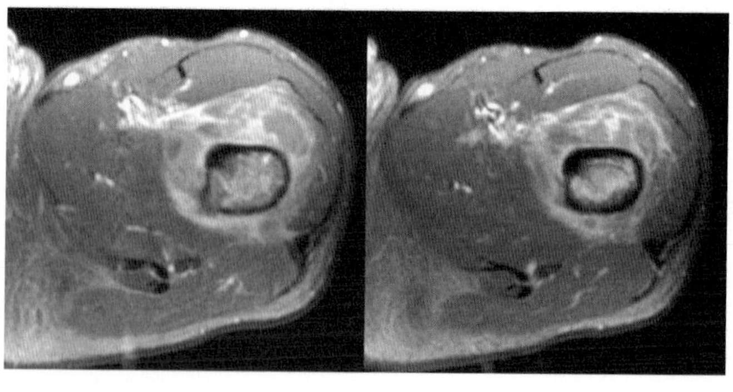

FIGURA 5.29D

ACHADOS

A. Radiografia AP do quadril esquerdo demonstra uma destruição permeada do osso envolvendo o colo femoral e a região intertrocantérica.

B. TC axial consecutiva demonstra destruição óssea permeada com fratura patológica mais bem observada na face lateral do trocanter menor, mas que se estende lateralmente através do trocanter maior. Uma mineralização irregular dentro da lesão intramedular pode representar osso reativo ou osso trabecular residual. Não se observa mineralização nos tecidos moles.

C, D. Imagens coronal e axial de RM ponderadas em T1 com saturação de gordura após a injeção intravenosa de gadolínio demonstram alto sinal nos tecidos moles imediatamente ao redor do fêmur proximal, com efeito de massa circunferencial e contraste heterogêneo dentro da lesão femoral com porções interiores que não realçam.

DIAGNÓSTICO DIFERENCIAL Osteossarcoma, linfoma, sarcoma de Ewing, osteomielite.

DIAGNÓSTICO Linfoma não Hodgkin de célula B envolvendo o osso secundariamente.

DISCUSSÃO O linfoma não Hodgkin envolvendo o osso costuma ocorrer na presença de doença disseminada, tipicamente aparecendo primeiro no abdome. O linfoma não Hodgkin apresenta maior probabilidade de envolver o osso do que o linfoma de Hodgkin, e o esqueleto axial é a região predominante de ocorrência. As formas indiferenciada e histiocítica envolvem mais comumente o osso, e grandes lesões com frequência possuem porções necróticas. O envolvimento do osso e da medula óssea frequentemente é oculto e mais bem demonstrado pela RM.[56]

O mecanismo da destruição óssea no linfoma é similar ao do mieloma múltiplo, com as células do linfoma produzindo fatores ativadores de osteoclastos que mediam a destruição óssea.[57] As lesões, portanto, são líticas e podem apresentar uma aparência mosqueada ou permeada. Um componente de tecidos moles não é incomum. Reação periosteal e esclerose são vistas mais comumente no linfoma de Hodgkin, mas também podem ser uma característica do linfoma não Hodgkin. A fratura patológica é observada em aproximadamente 25% dos casos. Foi sugerido que a tomografia de emissão de pósitrons com 18F-fluorodeoxiglicose (FDG-PET) pode ser mais precisa do que as imagens com 67 Ga no estadiamento da extensão da doença.[58]

Caso 5.30

HISTÓRIA CLÍNICA Menino de 2 anos com déficit de desenvolvimento.

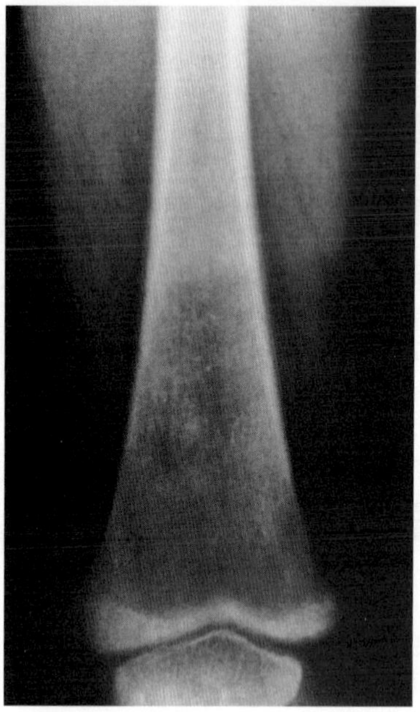

FIGURA 5.30A

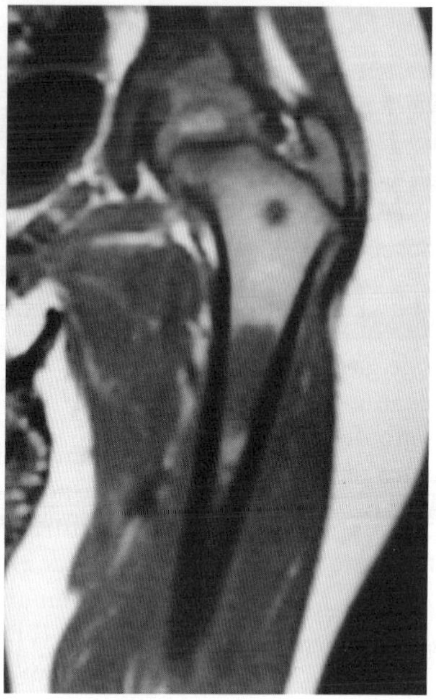

FIGURA 5.30B

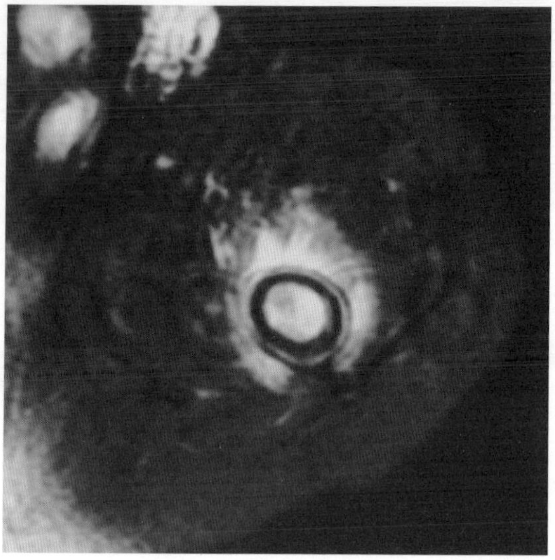

FIGURA 5.30C

ACHADOS

A. Radiografia AP demonstra uma radiolucência fraca na metadiáfise femoral distal, com uma borda fina de reação periosteal diafisária suave.

B. Imagem coronal de RM ponderada em T1 do fêmur proximal demonstra a substituição da hiperintensidade da medula óssea normal com áreas geográficas de baixa intensidade de sinal.

C. Imagem axial de RM ponderada em T2 demonstra alto sinal da medula envolvida. Alterações edematosas associadas são observadas nos tecidos moles adjacentes. A reação periosteal é evidente na forma de um círculo fino, bem definido e de baixa intensidade de sinal ao redor do osso.

DIAGNÓSTICO DIFERENCIAL Osteomielite, linfoma, leucemia, metástases, fratura por estresse, granuloma eosinofílico.

DIAGNÓSTICO Leucemia.

DISCUSSÃO O envolvimento esparso do espaço medular elimina a possibilidade de osteomielite e fratura por estresse, apesar de ambos poderem causar reação periosteal sutil. A leucemia é uma neoplasia dos leucócitos que pode envolver o osso de forma secundária e é a malignidade mais comum em crianças. A infiltração leucêmica de muitos órgãos e tecidos, incluindo os espaços medulares, estará presente e poderá apresentar uma característica difusa ou nodular. O preenchimento dos espaços da medula óssea com células leucêmicas causa atrofia por pressão das trabéculas esponjosas e é vista radiologicamente como uma osteopenia difusa. Em crianças, bandas metafisárias radioluzentes podem ocorrer, refletindo zonas de trabéculas que são mais finas e esparsas do que o normal em áreas de crescimento ósseo rápido. Coleções nodulares de células leucêmicas causam áreas focais de destruição óssea medular, cortical ou subperiosteal. A infiltração leucêmica pode se estender pelo córtex através dos sistemas harvesianos, dilatando-os pela erosão do osso. Isso faz o córtex parecer desordenado e osteopênico, geralmente com faixas radioluzentes. A infiltração dos espaços subperiosteais eleva o periósteo e estimula a formação de osso. O envolvimento disseminado da medula óssea é a regra, e pode ser confirmado pela RM ou aspiração da medula óssea.[59,60] Em pacientes com leucemia tratados de modo bem-sucedido com quimioterapia, pode ser difícil distinguir fibrose de lesões residuais na medula óssea por qualquer método de imagens que seja diferente de uma biópsia.[61]

Caso 5.31

HISTÓRIA CLÍNICA Homem de 19 anos com fraqueza muscular.

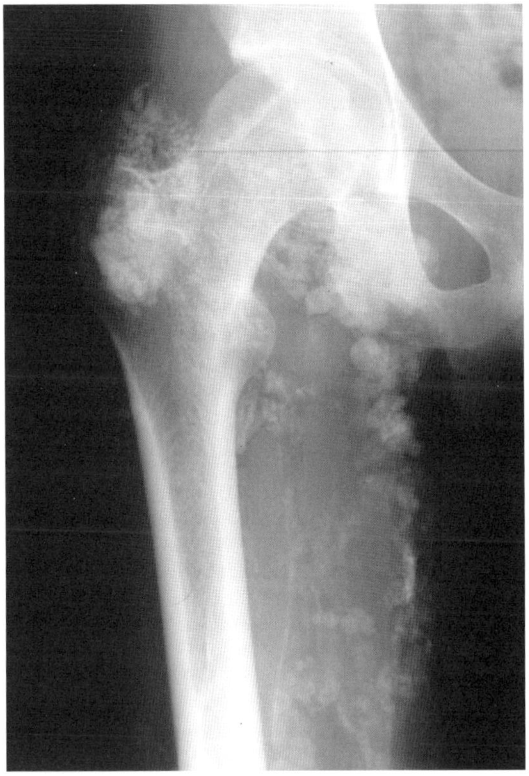

FIGURA 5.31A

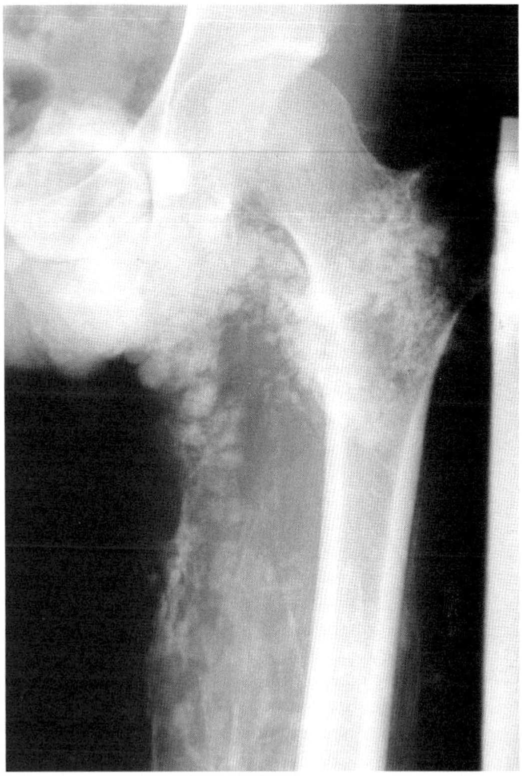

FIGURA 5.31B

ACHADOS Radiografias AP dos quadris direito (A) e esquerdo (B) demonstram extensas calcificações de tecidos moles nos quadris e coxas. As calcificações são arredondadas, densas e amorfas, mas parte das calcificações nas coxas mediais tem aparência semelhante a de uma folha de papel. Os ossos parecem relativamente normais.

DIAGNÓSTICO DIFERENCIAL Dermatomiosite, polimiosite, esclerodermia, infestação por parasita, doença mista do tecido conjuntivo, fibrodisplasia ossificante progressiva, queimaduras, mionecrose calcificante, hemangiomatose, calcinose tumoral.

DIAGNÓSTICO Doença mista do tecido conjuntivo (calcinose universal).

DISCUSSÃO O diagnóstico diferencial é o de calcificação extensa dos tecidos moles. Muitas dessas possibilidades podem ser descartadas com base na história clínica, e a morfologia e distribuição das calcificações podem ser úteis.[72] A calcinose universal diz respeito a uma distribuição disseminada de calcificações nos tecidos moles. É um termo inespecífico e descritivo, não uma entidade patológica. Ao considerar a morfologia das calcificações de tecidos moles como um meio de reduzir as opções de diagnóstico diferencial, alguns padrões gerais podem ser aplicáveis.

- Radiolucências centrais seriam típicas de flebólitos.
- Massas ósseas com córtex e espaço medular seriam típicas da fibrodisplasia ossificante progressiva e das queimaduras.
- Calcificações periféricas ao redor de massas de tecidos moles seriam típicas da miosite ossificante pós-traumática.
- Calcificações de tamanho e formato uniforme seriam típicas da infecção por parasitas.
- Calcificações císticas seriam típicas de calcinose tumoral.
- Calcificações de tecidos moles reticuladas ou lineares seriam típicas da dermatomiosite ou doença do colágeno vascular.

As calcificações periarticulares estão associadas a estados hipercalcêmicos e doenças do colágeno vascular. A distribuição bilateral das calcificações favorece uma doença sistêmica em vez de um processo localizado. A história clínica pode ser utilizada para eliminar possibilidades diagnósticas adicionais, particularmente calcinose tumoral (sem história de hemodiálise para insuficiência renal), mionecrose calcificante (ausência de história de síndrome compartimental) e miosite ossificante (ausência de história de trauma). A doença mista do tecido conjuntivo está relacionada a síndromes de doença reumática com características que se superpõem àquelas da doença mais bem definida, incluindo artrite reumatoide, esclerodermia, lúpus eritematoso sistêmico e dermatomiosite.

Caso 5.32

HISTÓRIA CLÍNICA Trabalhador de 23 anos com desconforto no quadril esquerdo por aproximadamente um ano.

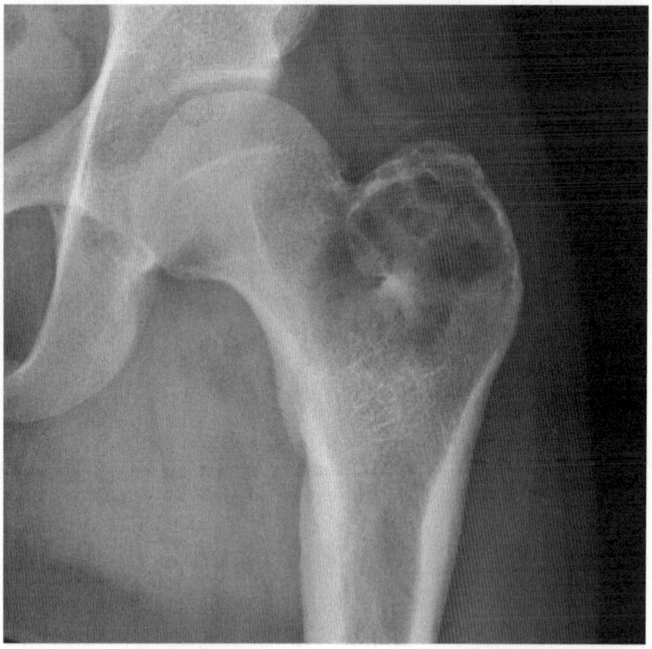

FIGURA 5.32A

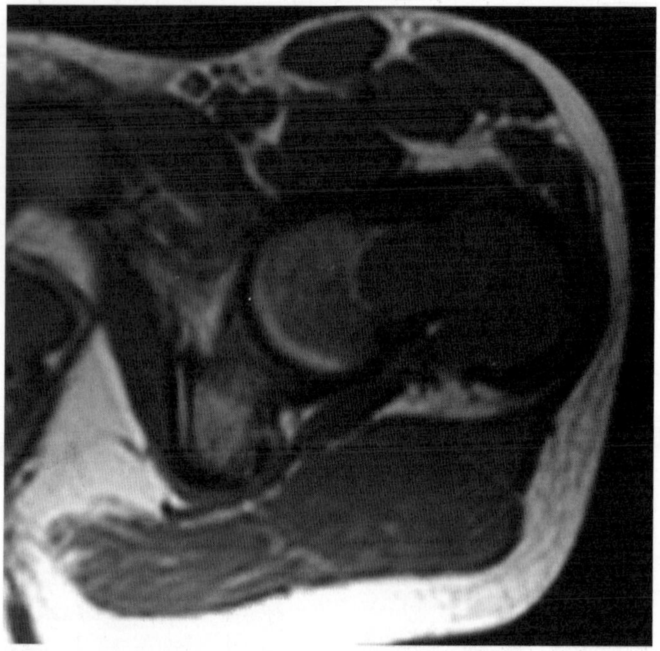

FIGURA 5.32B

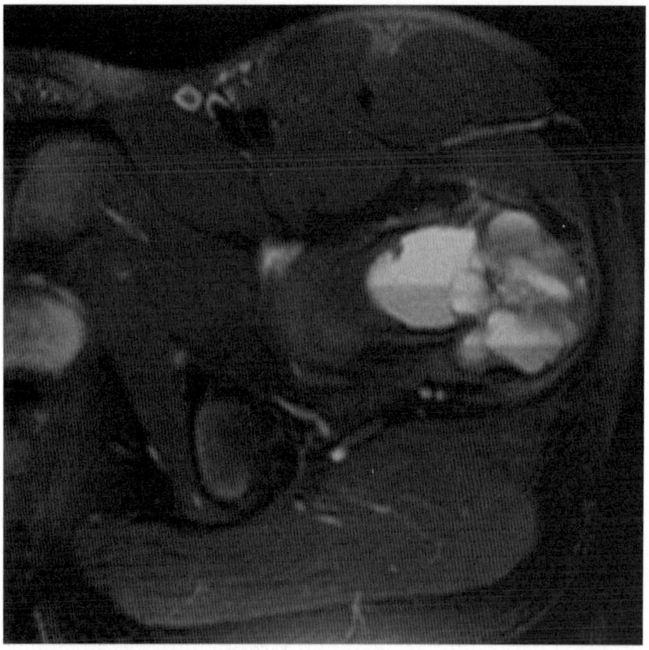

FIGURA 5.32C

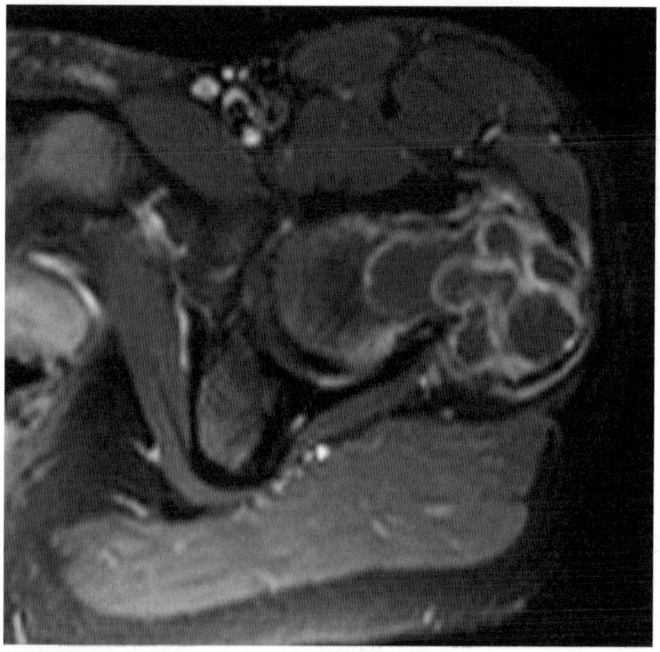

FIGURA 5.32D

ACHADOS

A. Radiografia AP do quadril esquerdo demonstra uma lesão radioluzente expansível com finas septações no trocanter maior do fêmur proximal, estendendo-se para o colo e para a região intertrocantérica.

B. Imagem axial ponderada em T1 demonstra uma lesão lobulada com intensidade intermediária de sinal. Observa-se uma expansão do córtex, mas sem componente de tecidos moles ou reação periosteal.

C. Imagem axial ponderada em T2 com supressão de gordura demonstra vários níveis líquido-líquido dentro da lesão principalmente clara T2.

D. Imagem axial de RM ponderada em T1 com supressão de gordura, após a injeção intravenosa de gadolínio, demonstra septações contrastadas separando compartimentos líquidos.

DIAGNÓSTICO DIFERENCIAL Cisto ósseo aneurismático, osteossarcoma teleangiectásico, tumor de células gigantes, linfoma, condroblastoma.

DIAGNÓSTICO Cisto ósseo aneurismático.

DISCUSSÃO Os cistos ósseos aneurismáticos (COA) são lesões líticas, excêntricas, expansíveis e preenchidas por sangue com septações incompletas que permitem a comunicação dos compartimentos. O pico de idade para ocorrência é em crianças e adultos jovens. As localizações de escolha são metáfises de ossos longos e elementos posteriores da coluna. Acredita-se que os COA primários se formem após um trauma. Uma hipótese pressupõe que fístulas arteriovenosas se formam como sequela de trauma e dão origem a esta lesão não neoplásica.[62] Os COA podem simular lesões malignas e agressivas com rápida expansão e que demonstram colapso cortical pelo componente de tecidos moles. Os COA secundários podem compreender um terço destas lesões e ocorrer em associação com as seguintes lesões: condroblastoma, fibroma condromixoide, displasia fibrosa, tumor de células gigantes, osteoblastoma, cisto ósseo solitário, tumor marrom, angiossarcoma, fibroma não ossificante, granuloma reparativo de células gigantes, histiocitoma fibroso maligno (HFM) e osteossarcoma teleangiectásico.[63,64] Níveis líquidos, refletindo seus conteúdos hemorrágicos, podem ser vistos com a TC ou RM, mas não são patognomônicos. Níveis líquidos também podem ser vistos no tumor de células gigantes, cisto ósseo solitário, condroblastoma, HFM, hemangioma de tecidos moles, sarcoma sinovial e osteossarcoma teleangiectásico. Ao contrário do tumor de células gigantes e condroblastoma, os COA raramente envolvem a extremidade do osso. Componentes fibrosos sólidos podem ser vistos no exame histológico.

Caso 5.33

HISTÓRIA CLÍNICA Homem de 41 anos com dor no quadril.

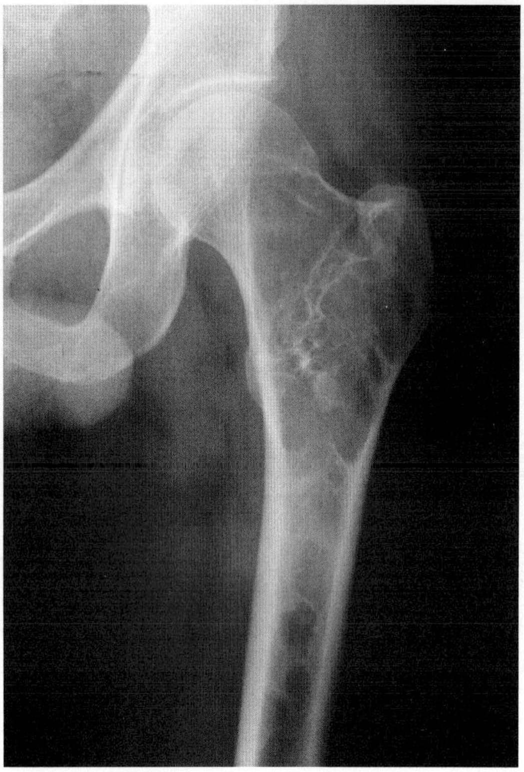

FIGURA 5.33A

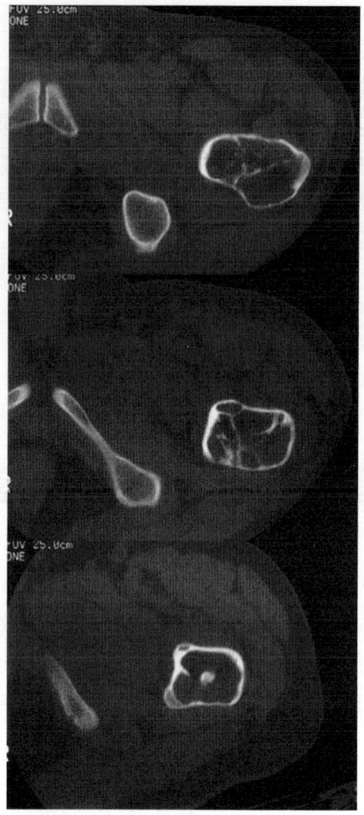

FIGURA 5.33B

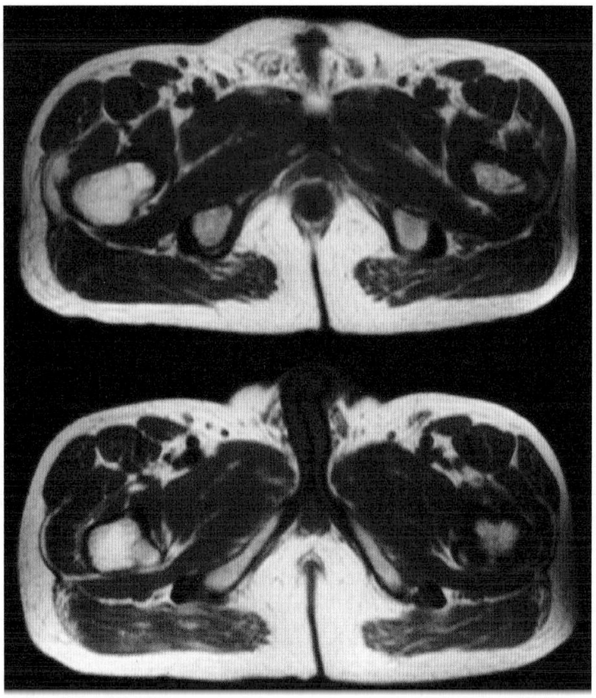

FIGURA 5.33C

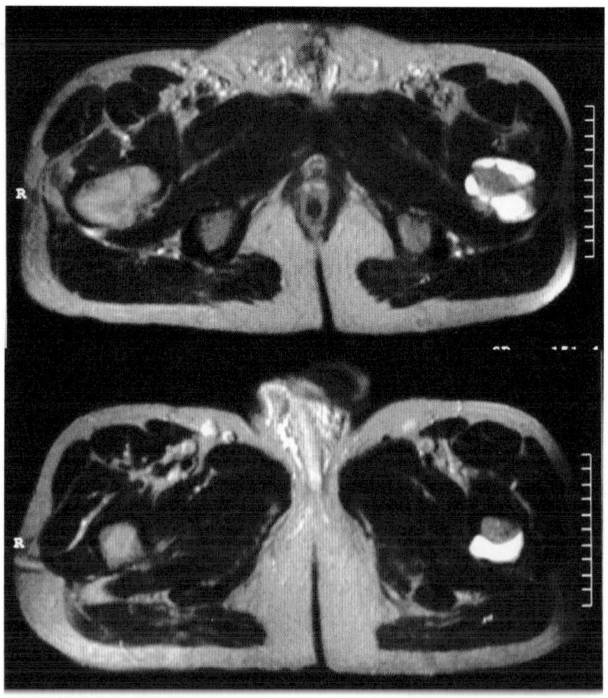

FIGURA 5.33D

ACHADOS

A. Radiografia AP do fêmur proximal demonstra septos espessados em uma lesão geográfica no colo femoral, estendendo-se pela diáfise proximal. Não se observa periostite, mas porções da lesão parecem escleróticas. Não se observa colapso cortical aparente ou massa de tecidos moles.

B. Corte axial de TC define melhor os septos espessados. As loculações contêm densidade líquida e não são expansíveis. A distribuição novamente é notada no colo femoral e na diáfise femoral proximal.

C, D. Imagem axial de RM de densidade de próton e ponderada em T2 demonstra regiões heterogêneas da intensidade de sinal dentro da lesão.

DIAGNÓSTICO DIFERENCIAL Displasia fibrosa, cisto ósseo unicameral, lipoma intraósseo, fibroma não ossificante, osteoblastoma, fibroma desmoplásico, deformidade pós-traumática, infarto ósseo, doença de Paget, tumor mixofibroso lipoesclerosante.

DIAGNÓSTICO Tumor mixofibroso lipoesclerosante do osso.

DISCUSSÃO A lesão possui uma característica radiológica benigna e, por uma perspectiva de tratamento clínico, é direta. Por uma perspectiva de imagens, os múltiplos constituintes da lesão sugerem uma variedade de possibilidades, nenhuma delas completamente satisfatória para explicar todas as características.

As lesões fibro-ósseas atípicas como esta, quase sempre no fêmur proximal, são um problema diagnóstico comum. A presença de uma variedade de padrões individualmente reminiscentes de displasia fibrosa, fibroxantoma (fibroma não ossificante), mixofibroma, lipoma, cisto, infarto ósseo, doença de Paget e, às vezes, condroma, indicam um processo benigno, mas de difícil definição. A mesma variedade de padrões também é evidente no exame histológico, e o termo tumor mixofibromatoso lipoesclerosante foi aplicado a estas lesões heterogêneas com características clínicas, radiológicas e histológicas consistentes.[65,66]

Descobertos acidentalmente na maioria dos casos, os tumores mixofibrosos lipoesclerosantes ocorrem em uma ampla gama etária em adultos, mas acredita-se que representam hamartromas na infância, em vez de neoplasias verdadeiras, e que as alterações graduais na aparência conforme o corpo envelhece podem ser responsáveis, em parte, pela variabilidade das lesões. Na maioria dos casos, a descoberta assintomática, a ausência de distorção do delineamento ósseo e as bordas escleróticas são indicações de estabilidade durante muitos anos. Não parece haver uma predileção particular para fratura patológica, e é evidente nas imagens que o osso se remodelou ao redor dessas lesões para acumular estresses de carga normais. A transformação maligna registrada varia de 10 a 16%,[67] mas provavelmente é uma estimativa exagerada do risco.

Caso 5.34

HISTÓRIA CLÍNICA Adolescente de 15 anos, sexo masculino, com dor na coxa que piora à noite e que alivia com aspirina e medicamentos anti-inflamatórios não esteroidais.

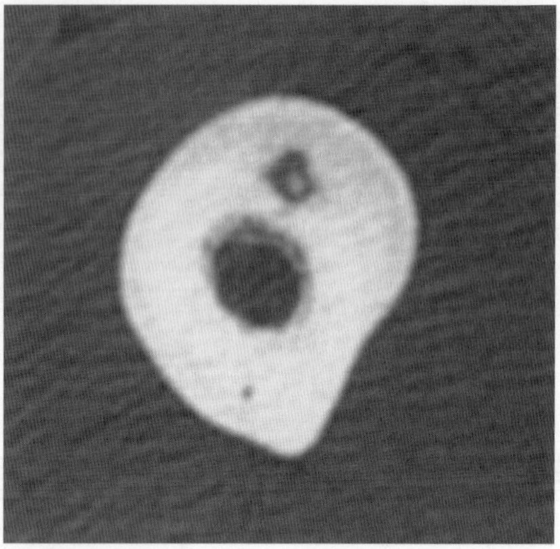

FIGURA 5.34A

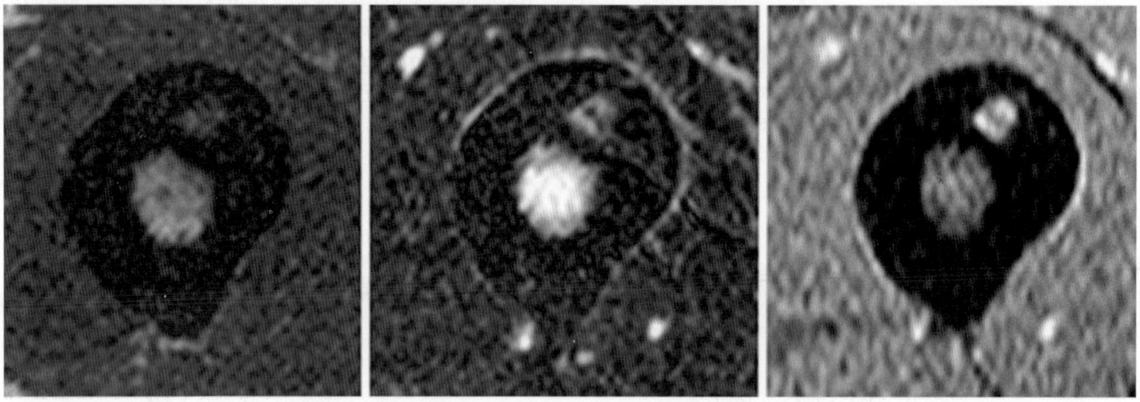

FIGURA 5.34B

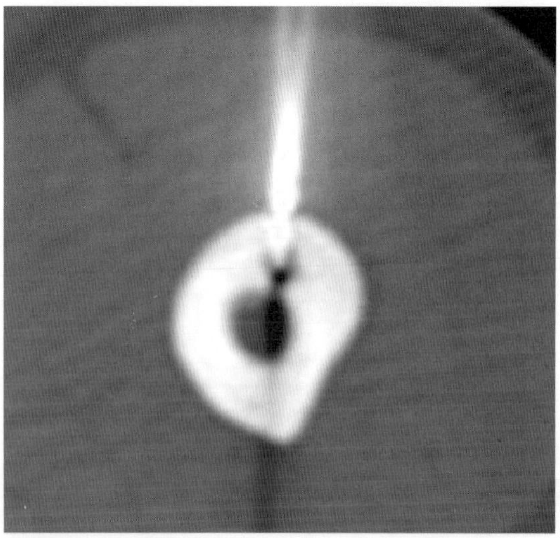

FIGURA 5.34C

ACHADOS

A. Imagem axial de TC demonstra uma lesão arredondada no córtex femoral circundada por osso cortical denso. Observa-se uma densa calcificação central pontuada no ninho.

B. Imagens de RM (sequências axial ponderada em T1, ponderada em T2 com supressão de gordura e ponderada em T1 com supressão de gordura e contrastada com gadolínio) demonstram que o ninho possui baixo sinal T1, alto sinal T2 e intenso contraste arterial. Um edema proeminente de medula óssea também é observado na sequência ponderada em T2.

C. Imagem fluoroscópica de TC durante a ablação por radiofrequência.

DIAGNÓSTICO DIFERENCIAL Osteoma osteoide, fratura por estresse, osteossarcoma, abscesso de Brodie.

DIAGNÓSTICO Osteoma osteoide.

DISCUSSÃO Apesar de qualquer lesão formadora de osso no fêmur de um adolescente indicar osteossarcoma, embora breve, a história e a aparência radiológica desta lesão são praticamente diagnósticas de osteoma osteoide. Fraturas por estresse também podem ocorrer nesta localização em particular e podem ser evidentes na forma de espessamento cortical, mas não deve haver uma lesão focal no centro da reação cortical, e a dor deve ser aliviada à noite, mas piorar com atividade durante o dia. Os osteomas osteoides são neoplasias formadoras de osso relativamente comuns que consistem em um nódulo circunscrito de osso reticulado e osteoide (chamado ninho) e uma zona reativa vizinha de espessamento cortical ou osso trabecular e tecido fibrovascular frouxo. Os pacientes se queixam de uma síndrome dolorosa peculiar que é praticamente única entre tumores ósseos: dor noturna que alivia com aspirina e outros inibidores das prostaglandinas. Ao contrário de outros tumores ósseos, os osteomas osteoides possuem abundantes fibras nervosas, particularmente na zona reativa, e essa inervação parece estar correlacionada com a síndrome dolorosa.[68] A zona reativa resulta em uma dilatação do osso e edema de tecidos ósseos na RM, tipicamente com uma resposta periosteal intensa e reativa que é desproporcional ao pequeno tamanho do ninho (1 cm ou menos). Nas imagens de RM com contraste, os osteomas osteoides demonstram intenso contraste na fase arterial com desaparecimento na fase retardada.[69] O tratamento do osteoma osteoide é feito por ablação, seja percutânea[70] ou por cirurgia. O custo e a morbidade são menores com o uso da ablação percutânea guiada por TC quando comparados com a cirurgia aberta.

Caso 5.35

HISTÓRIA CLÍNICA Mulher de 63 anos com uma massa dilatada na coxa.

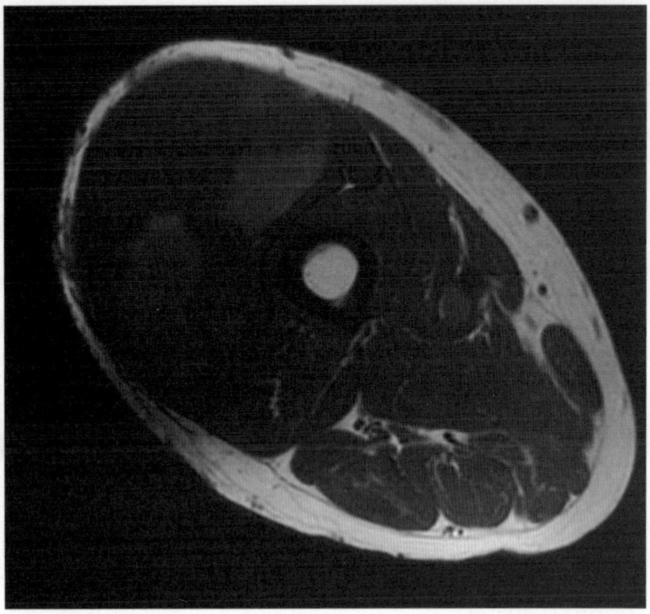

FIGURA 5.35A

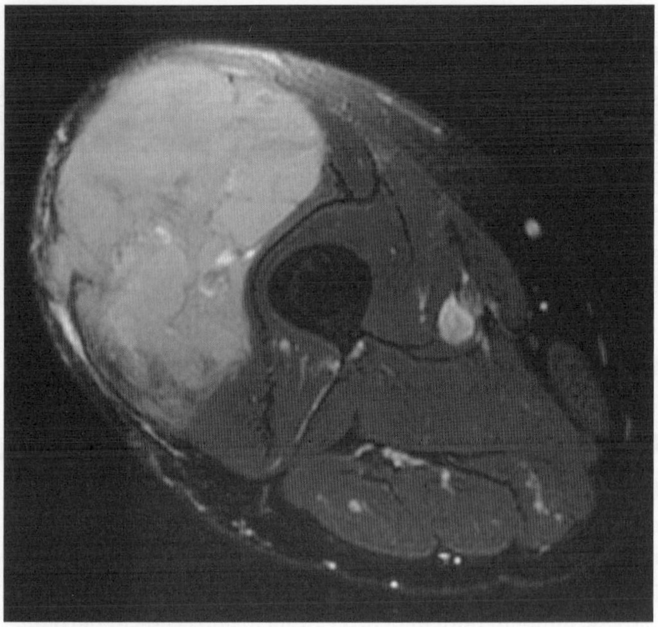

FIGURA 5.35B

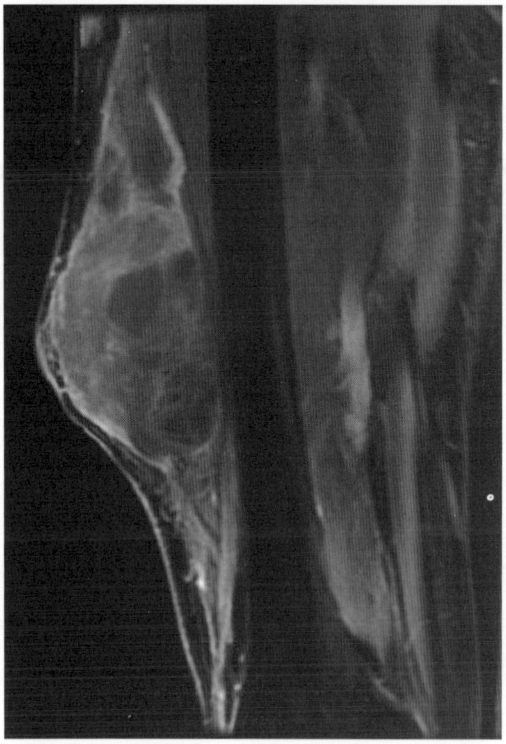

FIGURA 5.35C

ACHADOS

A, B. Imagens axiais de RM ponderadas em T1 e T2 com supressão de gordura demonstram uma grande massa de tecidos moles na face anterolateral da coxa direita. A lesão possui formato ovoide com intensidade de sinal heterogênea. Regiões de alta intensidade de sinal ponderado em T1 dentro da massa sugerem hemorragia.

C. Imagem coronal de RM ponderada em T1 contrastada com gadolínio com supressão de gordura demonstra a lesão com contraste heterogêneo.

DIAGNÓSTICO DIFERENCIAL Sarcoma de tecidos moles, osteossarcoma extraesquelético, condrossarcoma extraesquelético, miosite ossificante, linfoma.

DIAGNÓSTICO Sarcoma de tecidos moles (histiocitoma fibroso maligno – HFM).

DISCUSSÃO Uma grande massa necrótica nos tecidos moles profundos de uma extremidade, sobretudo na coxa, deve ser considerada maligna até que se prove o contrário. A grande maioria dos sarcomas de tecidos moles é observada em adultos. Os pacientes tipicamente se queixam de uma massa palpável de crescimento lento de longa duração e dor ou sensibilidade com início insidioso. Os pacientes podem demorar para procurar atenção médica, e essa longa cronicidade pode falsamente sugerir um processo indolente. A paciente apresentada fez 6 meses de terapia de acupuntura antes de procurar um médico para avaliar a massa. Os sarcomas de tecidos moles metastatizam para pulmão, fígado ou osso. Eles possuem aparências inespecíficas nas imagens, e não existem critérios confiáveis para sua distinção.

Assim que massas de tecidos moles com características específicas, como lipoma, miosite ossificante, aneurisma, bursite e hematoma forem eliminadas como possibilidades, fatores que sugerem sarcoma incluem idade avançada, localização na coxa, tamanho elevado, formato arredondado ou ovoide e envolvimento do osso adjacente. As massas malignas de tecidos moles geralmente apresentam áreas de heterogeneidade e densidade menor na TC ou alta intensidade de sinal na RM ponderada em T2, que corresponde a regiões de necrose e hemorragia. Sarcomas que calcificam ou ossificam incluem sarcoma sinovial, osteossarcoma extraesquelético, condrossarcoma extraesquelético, rabdomiossarcoma, HFM e lipossarcoma. O destaque com contraste intravenoso pode ser esperado na TC e RM. O tratamento dos sarcomas de tecidos moles é cirúrgico, algumas vezes com radioterapia adjuvante/neoadjuvante e/ou quimioterapia. Foram observados índices de sobrevivência de cinco anos de 25 a 60% dos casos. O HFM é um sarcoma pleomórfico que se origina com mais frequência nos tecidos moles das extremidades e menos comumente no osso. O HFM é o sarcoma de tecidos moles mais comum na vida adulta tardia. O envolvimento cortical pelo HFM primário de tecidos moles é mais comum do que nos outros sarcomas.[71]

Caso 5.36

HISTÓRIA CLÍNICA Jogador de hóquei de 22 anos com massa na face posterior da coxa e história prévia de massa na face anterior da coxa contralateral.

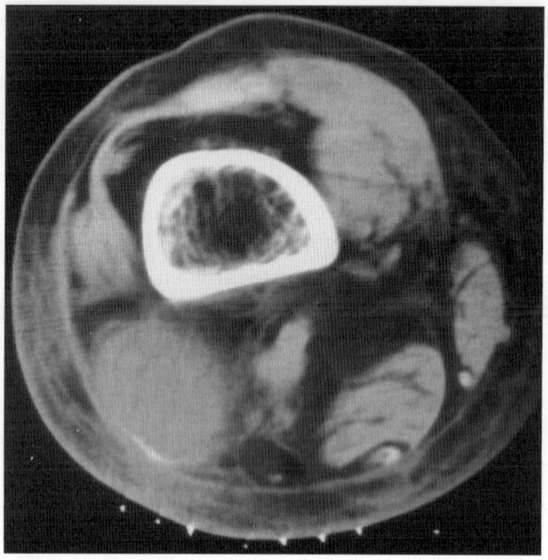

FIGURA 5.36A

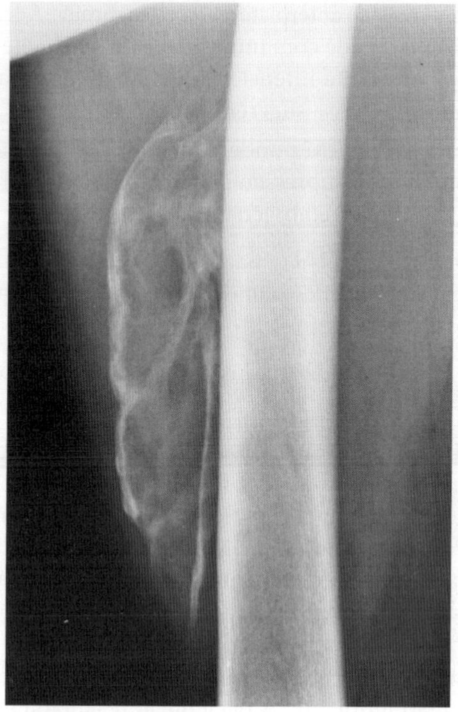

FIGURA 5.36B

ACHADOS

A. TC axial através da coxa direita distal demonstra edema nos tecidos subcutâneos laterais, com edema nos bíceps femorais e marcação em faixa do tecido adiposo adjacente. Uma borda fina de calcificação é observada ao longo da face posterolateral deste músculo.

B. Radiografia lateral da coxa esquerda demonstra uma massa ossificada nos tecidos moles anteriores que parece estar presa ao osso. A ossificação dos tecidos moles parece madura, com um córtex e padrão trabecular. O fêmur subjacente está intacto.

DIAGNÓSTICO DIFERENCIAL Miosite ossificante, sarcoma de tecidos moles, osteossarcoma de superfície, osteocondroma.

DIAGNÓSTICO Miosite ossificante.

DISCUSSÃO A aparência radiológica do lado direito pode levantar a possibilidade de sarcoma de tecidos moles, e o sarcoma de tecidos moles mais comum neste grupo etário tende a calcificar (sarcoma sinovial). Entretanto, a calcificação periférica (em vez de central) e a história clínica (contusão em um jogador de hóquei) levam ao diagnóstico correto. No lado esquerdo, uma massa óssea nos tecidos moles adjacentes ao fêmur inicialmente pode indicar osteossarcoma. Entretanto, a ausência de destruição e o córtex bem formado indicam um processo benigno. De maneira geral, os osteocondromas não se localizam na diáfise de um osso longo.

Miosite ossificante é comumente uma ossificação heterotópica pós-traumática em músculos e outros tecidos moles após trauma fechado e hemorragia. Mais comum nos músculos do quadríceps ou ao redor do cotovelo, progride durante algumas semanas do hematoma para uma calcificação mal definida, terminando em osso cortical e trabecular bem organizado. O processo é similar à formação e maturação do calo de fratura, e inicialmente pode ser confundido com sarcoma. Entretanto, a miosite ossificante evolui durante um período de semanas para uma massa organizada e perifericamente calcificada que começa a ossificar. O osso ectópico pode se fundir ao osso subjacente, podendo causar problemas mecânicos. A miosite ossificante pode complicar traumas ósseos ou de tecidos moles agudos ou crônicos. Pode ocorrer em associação com doenças neurológicas de uma ampla variedade, incluindo paralisia e coma. Uma forma localizada que ocorre sem história de trauma significante é chamada miosite ossificante circunscrita. A miosite ossificante pode ser confundida com sarcoma na RM,[73] mas a presença de uma borda ossificada na TC ou radiografia é diagnóstica. A aparência na RM depende do estágio de maturação.[74]

Caso 5.37

HISTÓRIA CLÍNICA Mulher de 35 anos com massa de tecido mole indolor na região medial da coxa.

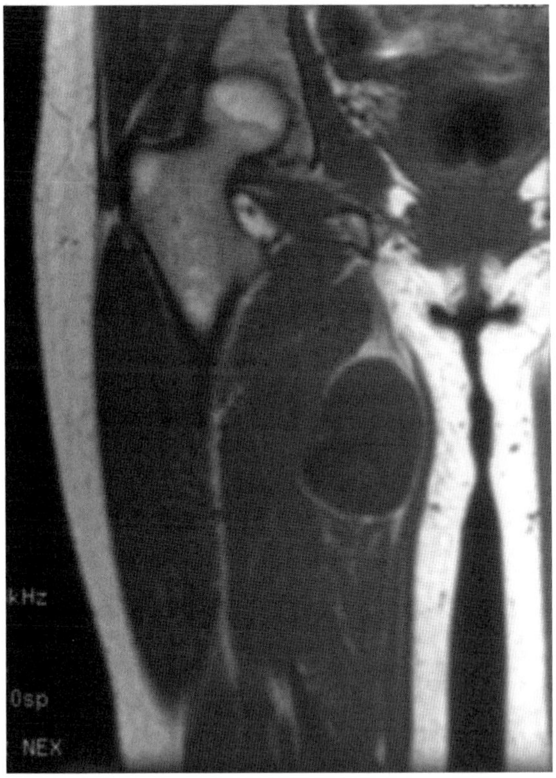

FIGURA 5.37A

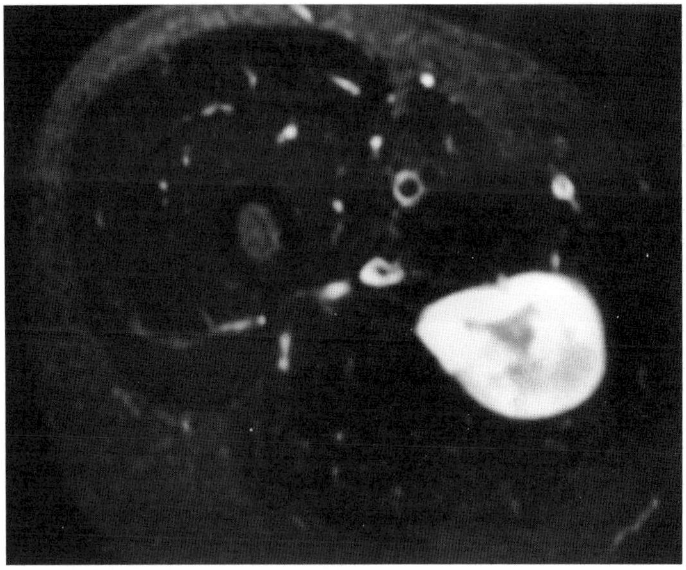

FIGURA 5.37B

ACHADOS

A. Imagem coronal de RM ponderada em T1 demonstra uma massa no compartimento do músculo adutor com intensidade de sinal similar à do músculo. Os músculos adjacentes parecem estar deslocados ao redor da lesão.

B. Imagem axial de RM ponderada em T2 com saturação de gordura demonstra uma massa bem definida e hiperintensa de tecidos moles. A lesão possui regiões centrais de baixa intensidade de sinal.

DIAGNÓSTICO DIFERENCIAL Sarcoma de tecidos moles, tumor de bainha nervosa (neurofibroma ou schwannoma), mixoma.

DIAGNÓSTICO Neurofibroma.

DISCUSSÃO Os achados das imagens neste caso são bastante inespecíficos, e massas benignas e malignas de tecidos moles devem ser consideradas. Tanto tumores malignos como benignos de tecidos moles tendem a apresentar uma aparência bem encapsulada. Os sarcomas de tecidos moles tendem a ser muito grandes no momento da apresentação e, quando são heterogêneos na RM, a porção central tende a apresentar alta intensidade (da necrose liquefativa), e não a porção periférica. A aparência da RM ponderada em T2 fornece uma pista para o diagnóstico neste caso.

Os neurofibromas são vistos mais comumente ao redor da coluna, mas podem ocorrer em qualquer nervo periférico e favorecer os compartimentos flexores quando presentes nas extremidades. Radiograficamente, eles podem demonstrar erosão do osso adjacente, mas nesse caso a lesão não é adjacente ao osso. Na RM, uma lesão bem definida costuma ser vista com uma intensidade de sinal elevada nas imagens ponderadas em T2 e geralmente uma intensidade de sinal reduzida no centro, ou aparência de alvo, que é, em parte, específica para essas lesões.[75] O realce com contraste costuma ser observado. Quando a presença de neurofibromatose já está estabelecida, o diagnóstico dessas lesões é muito direto, apesar da possibilidade de degeneração maligna de um neurofibroma para neurofibrossarcoma sempre dever ser considerada.

Caso 5.38

HISTÓRIA CLÍNICA Homem de 43 anos com massa de tecido mole indolor na face medial da coxa.

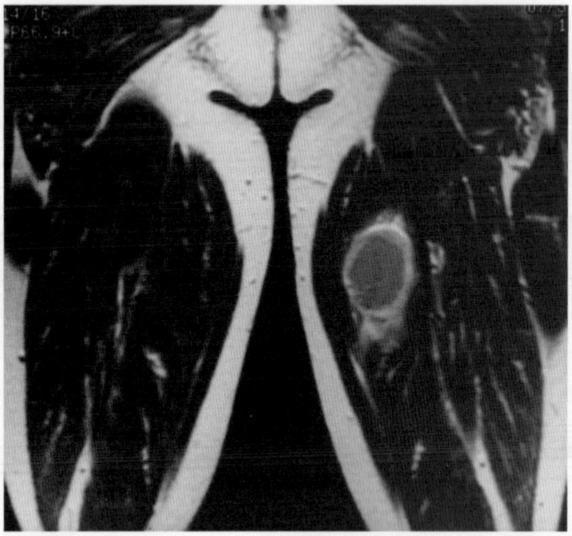

FIGURA 5.38A

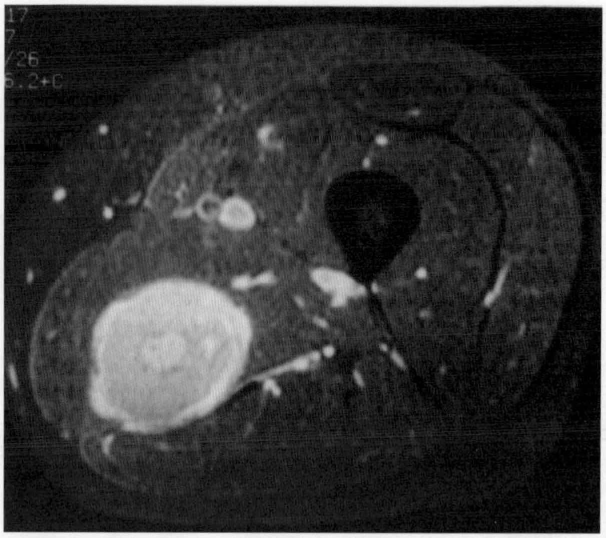

FIGURA 5.38B

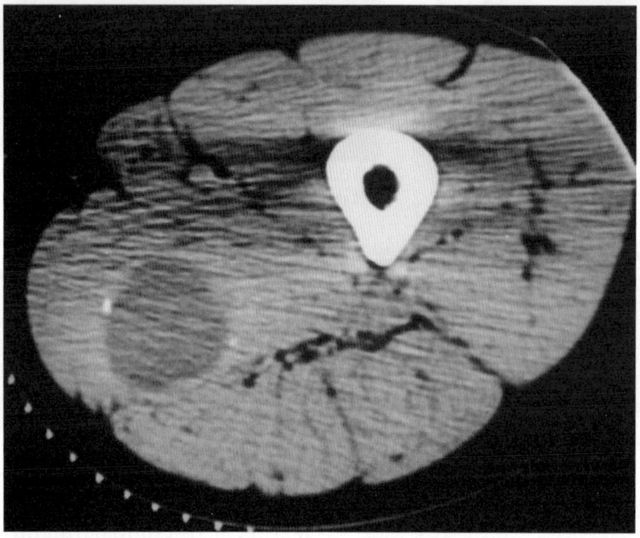

FIGURA 5.38C

ACHADOS

A. Imagem coronal de RM ponderada em T1 após injeção de gadolínio demonstra uma massa ovoide no músculo adutor magno com realce da borda.

B. Imagem axial de RM ponderada em T1 com saturação de gordura após injeção de gadolínio demonstra realce e aparência de alvo.

C. Imagem de TC demonstra uma massa bem definida com baixos coeficientes de atenuação e um floco de calcificação com borda distrófica.

DIAGNÓSTICO DIFERENCIAL Sarcoma de tecidos moles, tumor mesenquimal benigno, tumor de bainha nervosa.

DIAGNÓSTICO Tumor glômico.

DISCUSSÃO As características das imagens deste caso não são específicas, e uma biópsia é obrigatória. Os tumores glômicos são neoplasias benignas cujas células de origem parecem ser do glomo neuromioarterial; elas são consideradas um subtipo de hemangiopericitoma benigno. Essas lesões ocorrem em igual incidência entre homens e mulheres e envolvem principalmente os tecidos moles. Em geral, o envolvimento ósseo ocorre como resultado de infiltração dos tecidos moles adjacentes, com a localização mais comum sendo a região subungueal das falanges distais das mãos. As lesões ósseas primárias são incomuns.[76] Outras regiões de tecidos moles são as palmas das mãos, punhos, parede torácica, pés e pálpebras. Múltiplas lesões são mais comuns em crianças do que em adultos. O tratamento é feito por excisão cirúrgica; não há potencial metastático ou maligno.

Caso 5.39

HISTÓRIA CLÍNICA Mulher de 33 anos com dor óssea e fraqueza muscular.

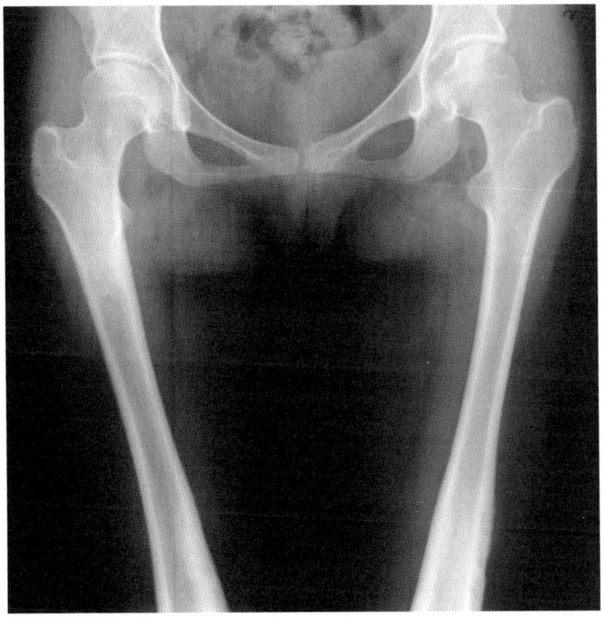

FIGURA 5.39A

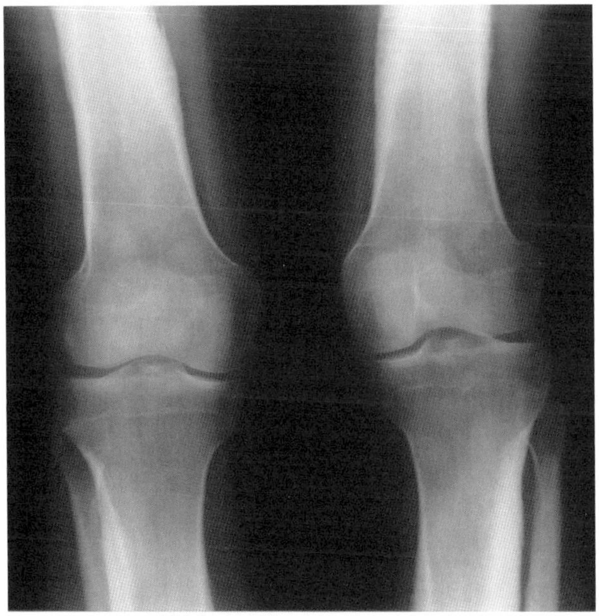

FIGURA 5.39B

ACHADOS Radiografias AP dos fêmures superiores (A) e joelhos (B) demonstram espessamento cortical acentuado ao longo das diáfises femorais distais e diáfises tibiais e fibulares proximais bilateralmente. O espessamento inclui as superfícies periosteal e endosteal. Não se observam anormalidades associadas em tecidos moles ou articulações.

DIAGNÓSTICO DIFERENCIAL Fraturas consolidadas, fraturas por estresse, infecção crônica, melorreostose, doença de Paget, osteoartropatia hipertrófica, osteopetrose, doença de Camurati-Engelmann.

DIAGNÓSTICO Doença de Camurati-Engelmann (displasia diafisária progressiva).

DISCUSSÃO A simetria absoluta dos achados sugere uma doença sistêmica, eliminando a maioria dos itens do diagnóstico diferencial, apesar de todos poderem resultar em espessamento cortical. A osteoartropatia hipertrófica não resultaria em estreitamento da cavidade medular, e a doença de Paget começaria nas extremidades dos ossos em vez de nas diáfises. A osteopetrose deve envolver todas as porções de todos os ossos.

A doença de Camurati-Engelmann é uma condição displásica caracterizada radiologicamente por um espessamento cortical fusiforme das diáfises de ossos longos, resultante da deposição óssea endosteal e periosteal. A cavidade medular está estreitada, e a hiperostose é bilateralmente simétrica. Na histologia, o osso espessado demonstra elevações intensas e simultâneas nas atividades osteoblástica e osteoclástica. O aumento do *turnover* ósseo pode ser refletido na atividade aumentada encontrada nas imagens de cintilografia óssea e marcadores bioquímicos.[81] Apesar de a causa e a patogênese serem incertas, foi proposto que a doença resulta de uma formação defeituosa do osso harvesiano ou deficiências no suprimento vascular cortical. No último caso, uma hipóxia cortical localizada seria o estímulo para a formação óssea. A condição pode ocorrer esporadicamente ou na forma de uma condição hereditária autossômica dominante com expressividade variável.[82]

Caso 5.40

HISTÓRIA CLÍNICA Homem de 18 anos com acentuado edema de tecidos moles na coxa.

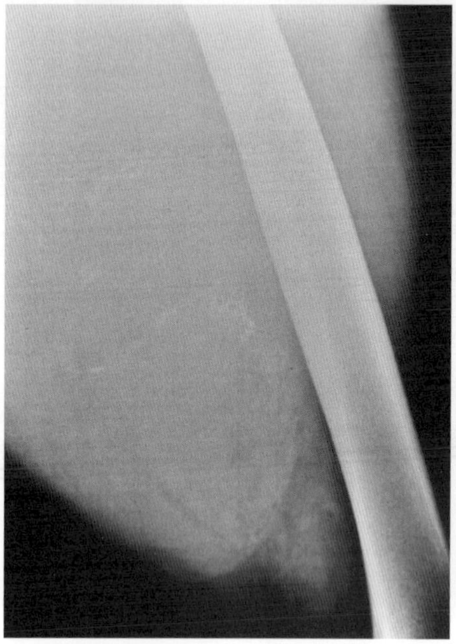

FIGURA 5.40A

FIGURA 5.40B

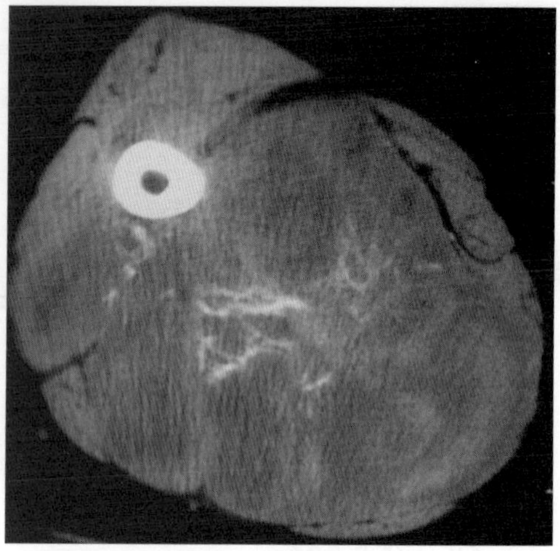

FIGURA 5.40C

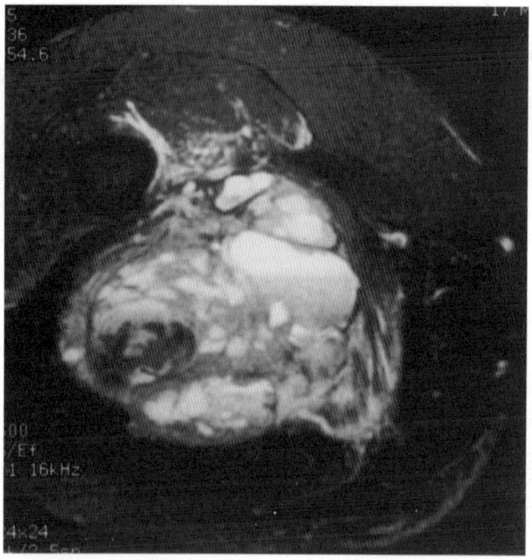

FIGURA 5.40D

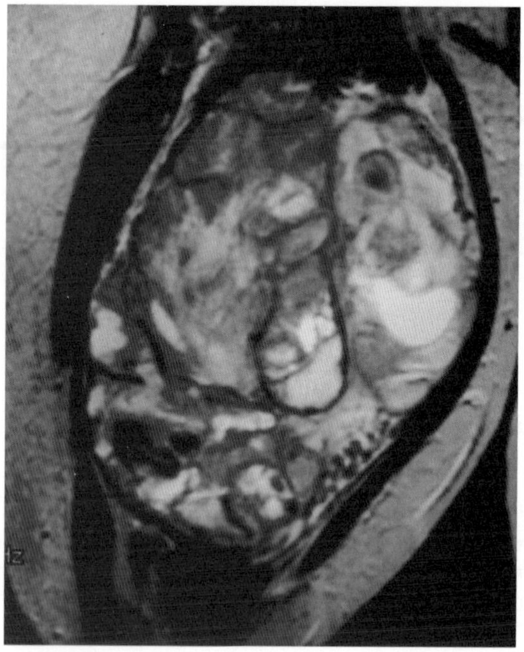

FIGURA 5.40E

ACHADOS

A, B. Radiografias lateral e AP demonstram calcificação mal definida em uma enorme massa de tecidos moles na face posterior da coxa. O fêmur subjacente parece normal.

C. TC sem injeção de contraste demonstra que a massa no compartimento posterior tem uma atenuação predominantemente baixa, mas possui septações calcificadas. Ela substituiu grande parte dos músculos e pode se estender para os compartimentos anterior e adutor. O fêmur subjacente parece intacto.

D, E. Imagem axial e coronal de RM ponderada em T2 com saturação de gordura demonstra acentuada heterogeneidade com níveis líquido líquido compartimentalizados, sugerindo um componente hemorrágico.

DIAGNÓSTICO DIFERENCIAL Sarcoma de tecidos moles, miosite ossificante, osteossarcoma extraesquelético, calcinose tumoral.

DIAGNÓSTICO Sarcoma sinovial.

DISCUSSÃO Esta enorme massa heterogênea de tecidos moles é bastante suspeita de malignidade e deve ser considerada um sarcoma até que se prove o contrário. A biópsia é necessária. A malignidade primária mais comum dos tecidos moles musculoesqueléticos é o HFM, mas no adulto jovem, o sarcoma sinovial é mais comum. Os sarcomas sinoviais apresentam maior probabilidade de serem calcificados em comparação com outros tipos de sarcomas mesenquimais (sarcomas sinoviais apresentam uma incidência aproximada de 30% de calcificação radiográfica). Outros sarcomas malignos que podem calcificar incluem o condrossarcoma extraesquelético e o osteossarcoma, bem como o ocasional sarcoma de tecidos moles. As características de RM destas lesões são multiformes e inespecíficas,[77] e a calcificação é difícil de ser reconhecida na RM. Os sarcomas sinoviais possuem uma semelhança superficial com as células sinoviais na microscopia comum, mas na realidade eles não são considerados originários da sinóvia. Apesar de os sarcomas sinoviais frequentemente surgirem a alguns centímetros das articulações, o envolvimento real da sinóvia pelo sarcoma sinovial é raro. O pico etário de incidência é entre os 20 e 49 anos. Os sarcomas sinoviais são lesões de crescimento lento, mas recorrência local e metástases podem ocorrer. O tratamento é feito por ressecção ampla.

Caso 5.41

HISTÓRIA CLÍNICA Homem de 39 anos com massa indolor na face posterior da coxa.

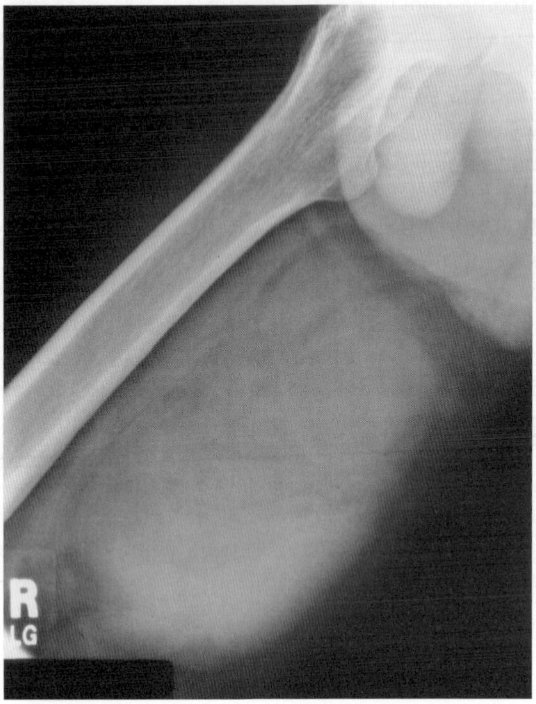

FIGURA 5.41A

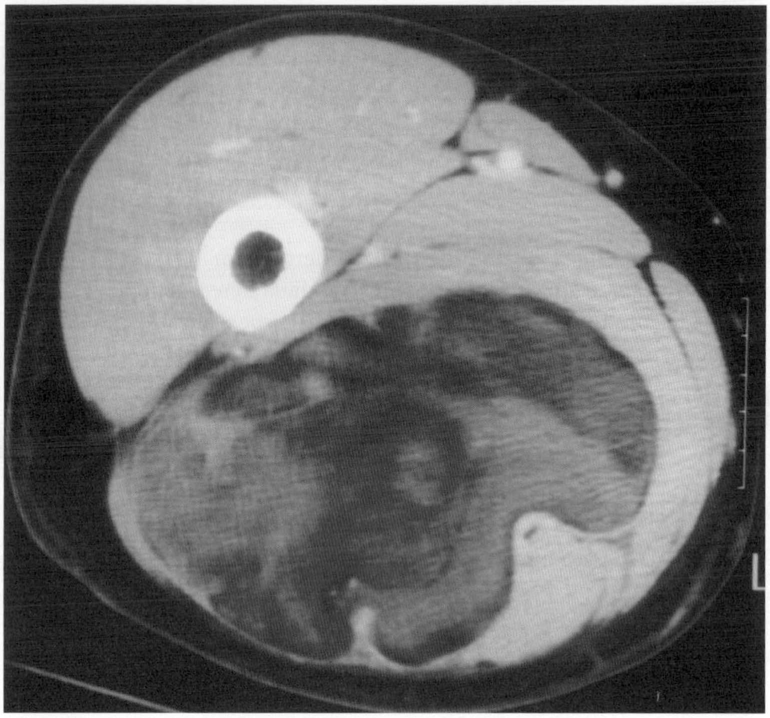

FIGURA 5.41B

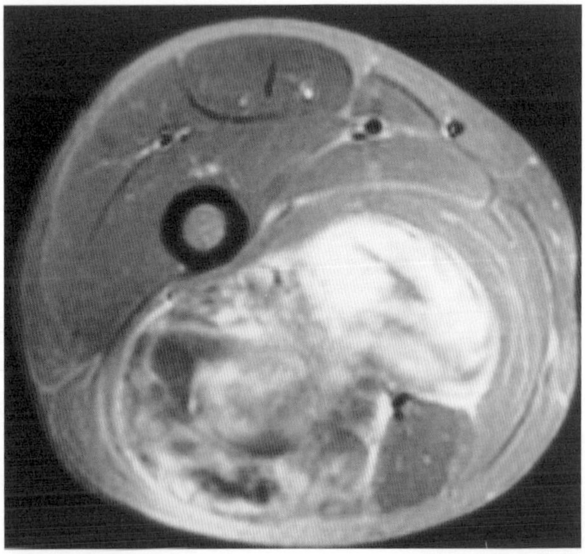

FIGURA 5.41C

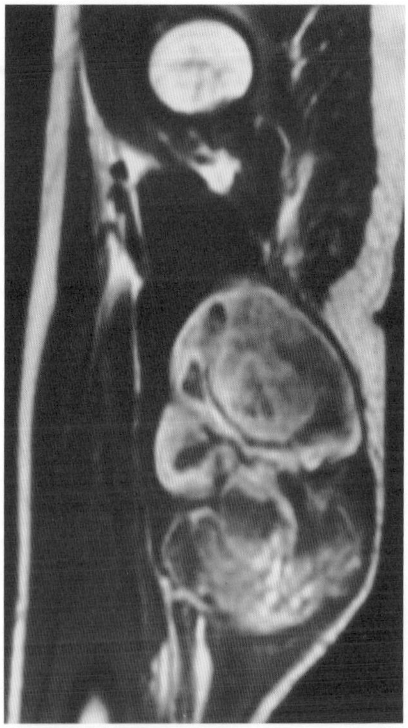

FIGURA 5.41D

ACHADOS

A. Radiografia lateral da coxa demonstra uma grande lesão com tecido adiposo na musculatura posterior da coxa.

B. TC através da porção média da lesão demonstra uma lesão heterogênea, com algumas regiões de atenuação de gordura. A lesão ocupa o compartimento muscular posterior e não envolve o osso.

C. Imagem axial de RM ponderada em T2 com saturação de gordura demonstra que algumas porções da imagem possuem alto sinal, enquanto outras porções possuem baixo sinal, o que é consistente com tecido adiposo.

D. Imagem sagital de RM ponderada em T1 demonstra uma lesão lobular heterogênea com tecido adiposo.

DIAGNÓSTICO DIFERENCIAL Sarcoma de tecidos moles, lipoma, tumor de bainha do tendão, miosite ossificante.

DIAGNÓSTICO Lipossarcoma.

DISCUSSÃO Uma grande massa nos tecidos moles profundos da coxa sempre é preocupante. As características específicas de imagens da lesão sugerem um sarcoma que contém tecido adiposo, mas a biópsia é necessária. Os lipomas benignos podem ser brandos com tecido adiposo quase homogêneo, refletindo a escassez de componentes celulares. Espera-se que a miosite ossificante apresente uma calcificação ao redor da periferia e não contenha tecido adiposo. Os tumores de bainha nervosa contêm lipídios, mas tipicamente encontram-se em um volume muito menor por causa da compressão nervosa precoce.

O lipossarcoma é o sarcoma de tecidos moles mais comum das extremidades inferiores em adultos entre 26 e 45 anos de idade; entretanto, a maioria dos lipossarcomas é encontrada em pacientes na quinta e sexta décadas de vida.[78] O lipossarcoma geralmente se origina nos tecidos moles profundos, e os pacientes apresentam uma grande massa indolor. Os lipossarcomas se originam a partir de uma célula mesenquimal primitiva (não do tecido adiposo maduro), e existem vários subtipos morfológicos, todos com evidência histológica de diferenciação adiposa. Os subtipos bem diferenciados e mixoides têm gradação baixa ou intermediária. De modo geral, eles apresentam grandes quantidades de tecido adiposo grosseiro ou material mixoide extracelular, enquanto os subtipos de célula arredondada, pleomórfico e desdiferenciado são considerados de alto grau e tipicamente muito celularizados, com pouco ou sem tecido adiposo grosseiro.

A radiografia geralmente apresenta uma massa inespecífica de tecidos moles, mas na TC e RM a aparência do lipossarcoma tende a refletir o grau de diferenciação adiposa. As lesões de menor grau costumam parecer gordura, com baixa atenuação na TC e características de sinal similares ao tecido adiposo subcutâneo na RM. As lesões de mais alto grau, com frequência, não possuem tecido adiposo radiologicamente evidente.[79] Tamanho grande, formato lobular, circunscrição, heterogeneidade, contraste, hemorragia e necrose são características comuns dos lipossarcomas. Os sarcomas de tecidos moles de outros tipos histológicos também podem conter tecido adiposo como resultado do engolfamento, em especial nas lesões recorrentes. Os lipossarcomas são tratados cirurgicamente com amplas margens. A maioria dos pacientes é candidata para cirurgia de preservação de membro.[80]

Caso 5.42

HISTÓRIA CLÍNICA Mulher de 32 anos com sintomas pulmonares.

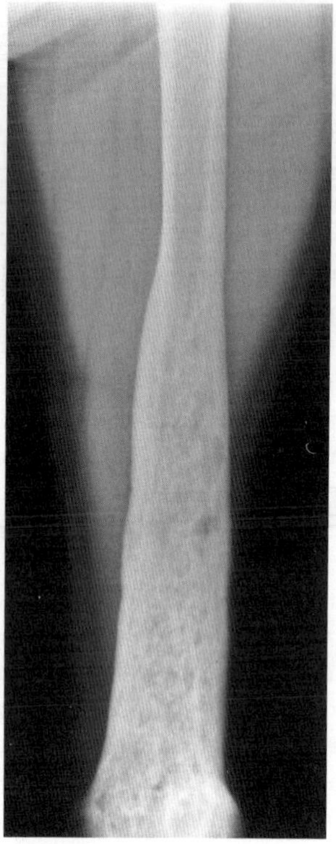

FIGURA 5.42A

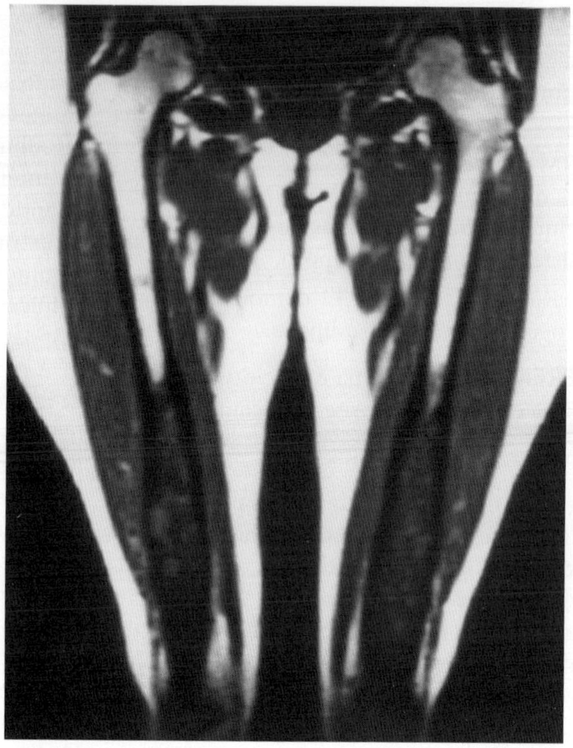

FIGURA 5.42B

ACHADOS

A. Radiografia AP do fêmur distal demonstra anormalidade envolvendo a metade distal do fêmur. O osso está levemente expandido, e o espaço medular é irregularmente esclerótico com algumas lesões radioluzentes. Não se observa reação periosteal em camadas ou massa de tecidos moles. A morfologia do fêmur proximal parece normal.

B. Imagem coronal de RM ponderada em T1 de ambos os fêmures demonstra sinal normal do osso e medula óssea proximalmente. As metades distais dos fêmures, incluindo os côndilos, demonstram córtex expandido, mas não afilado, e baixo sinal, substituindo o sinal normal alto de medula adiposa. A musculatura vizinha parece normal. As lesões demonstram alto sinal heterogêneo nas imagens ponderadas em T2 (não demonstrado).

DIAGNÓSTICO DIFERENCIAL Osteonecrose, granuloma eosinofílico (GE), doença metastática, osteomielite crônica multifocal, encondromatose, doença de Camurati-Engelmann, trauma cicatrizado, alteração por radiação, doença de Paget, doença de Gaucher, doença de Erdheim-Chester.

DIAGNÓSTICO Doença de Erdheim-Chester.

DISCUSSÃO Áreas dispersas de escleroses com componente intramedular podem ser vistas com infartos, mas o padrão laceado típico da calcificação não é observado neste caso, e a expansão cortical seria inexplicável. A doença de Paget pode demonstrar esclerose e dilatação óssea, mas geralmente em uma distribuição cortical. Alterações por radiação podem demonstrar áreas dispersas de esclerose, similares aos infartos ósseos, e a expansão do córtex pode ser explicada por qualquer que seja o processo subjacente tratado pela radiação, mas não se tem história de radiação, e a distribuição bilateral seria um enigma. A doença de Gaucher pode produzir expansão cortical e infartos, mas não espessamento cortical. Osteomielite crônica, doença metastática, encondromatose e GE podem apresentar algumas características radiológicas semelhantes, mas a distribuição simétrica seria incomum. Outras doenças sistêmicas que resultam em hiperostose ou lesões osteoescleróticas múltiplas tenderiam a se distribuir de modo mais amplo.

A granulomatose lipídica, ou doença de Erdheim-Chester, é uma condição extremamente rara que demonstra áreas esparsas de esclerose com ou sem regiões osteolíticas focais.[83,84] Alterações predominantes ocorrem em regiões diametafisárias e envolvem esclerose corticomedular. Observa-se um aumento da captação de radionuclídeos na cintilografia óssea e imagens com gadolínio. A deposição de colesterol em macrófagos esponjosos, fibrose, granulomas lipídicos e infiltração de linfócitos e plasmócitos são os achados histológicos. Uma relação com a histiocitose de células de Langerhans foi sugerida.[85] Manifestações extraesqueléticas podem afetar o sistema cardiopulmonar e os rins.

Caso 5.43

HISTÓRIA CLÍNICA Mulher de 41 anos com dor no joelho.

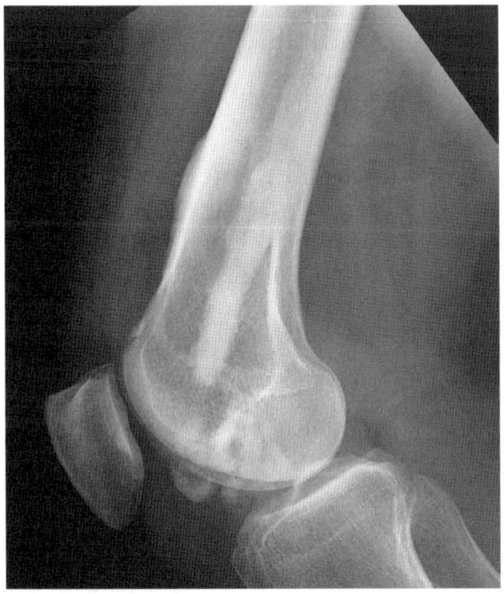

FIGURA 5.43A

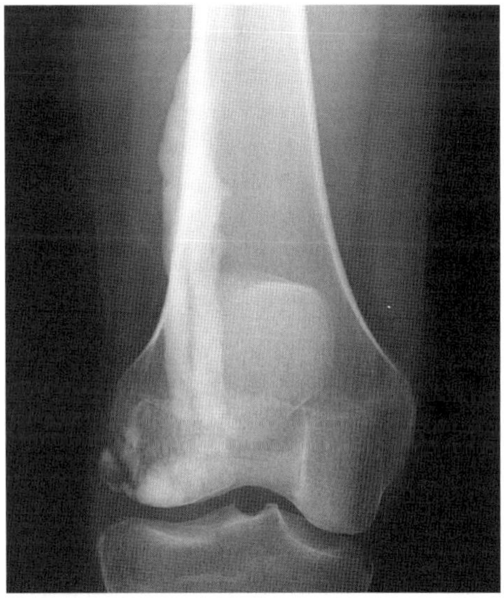

FIGURA 5.43B

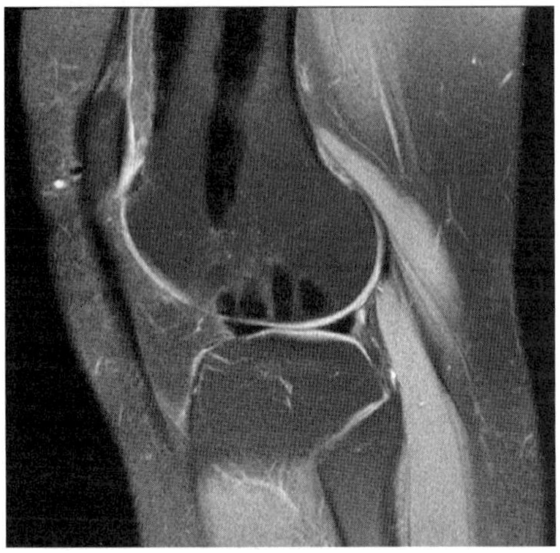

FIGURA 5.43C

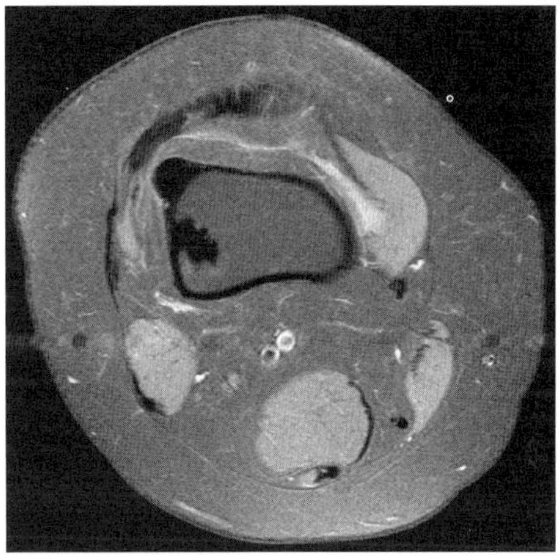

FIGURA 5.43D

ACHADOS

A, B. Radiografias lateral e AP do joelho direito demonstram várias densidades escleróticas longitudinais baseadas corticalmente ao longo do fêmur direito distal. As densidades se estendem para fora da superfície da face lateral da diáfise e do côndilo.

C. Imagem sagital de RM de densidade de próton com supressão de gordura demonstra estruturas de baixo sinal ao longo do córtex da diáfise femoral anterior e dentro do espaço medular da metáfise e da epífise.

D. Imagem axial de RM de densidade de próton com supressão de gordura através da metáfise demonstra os componentes periosteal e endosteal do processo patológico.

DIAGNÓSTICO DIFERENCIAL Trauma prévio, metástases escleróticas, melorreostose, osteossarcoma multicêntrico, osteopatia estriada.

DIAGNÓSTICO Melorreostose.

DISCUSSÃO A melorreostose é uma displasia mesodérmica benigna não hereditária e rara que se apresenta como uma hiperostose cortical dos ossos tubulares, geralmente descrita como "gota de vela derretida" em aparência e prevista para seguir um padrão esclerotomal. De maneira geral, a melorreostose ocorre unilateralmente nas extremidades inferiores. A maioria dos pacientes é assintomática, mas os sintomas iniciais podem incluir dor articular, contratura ou edema.[93] A osteopatia estriada não é um diagnóstico diferencial provável, já que essa é uma doença mais difusa.

Caso 5.44

HISTÓRIA CLÍNICA Homem de 50 anos com dor no joelho.

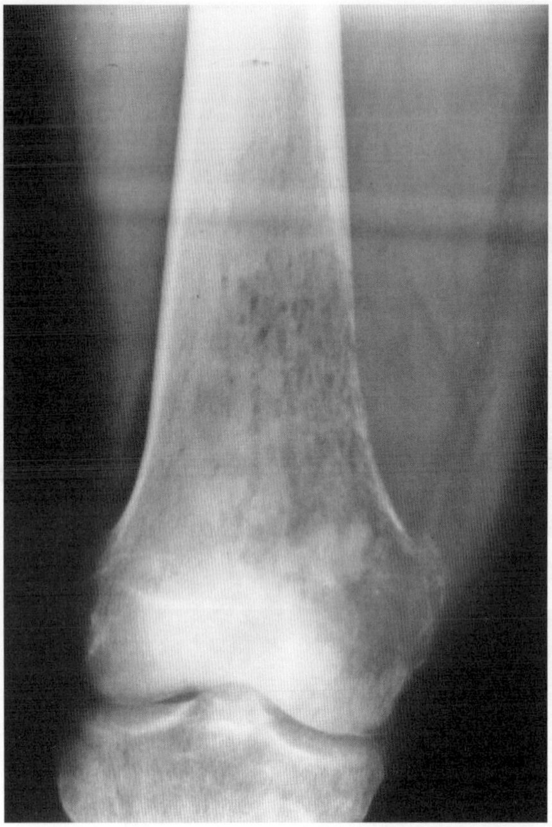

FIGURA 5.44A

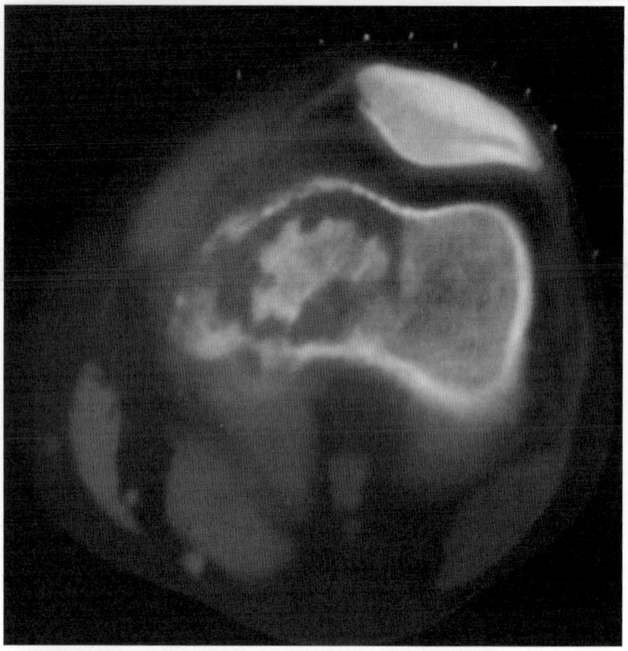

FIGURA 5.44B

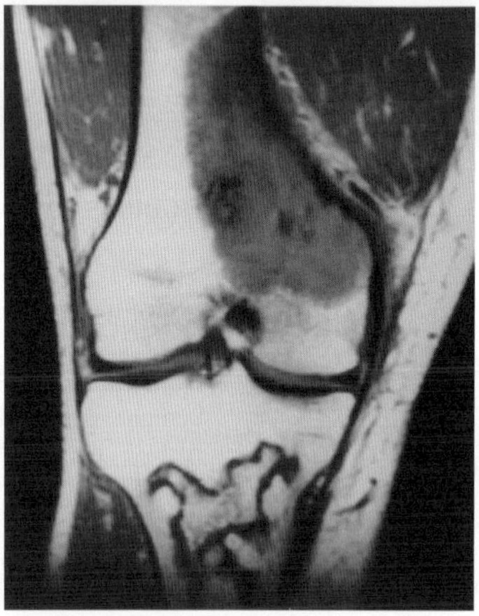

FIGURA 5.44C

ACHADOS

A. Radiografia AP do fêmur distal demonstra destruição óssea permeada sem formação de osso reativo ou mineralização.

B. TC axial demonstra a substituição do fêmur medial com uma lesão radioluzente. O córtex está violado em várias áreas, com extensão extraóssea para tecidos moles associada e derrame articular. Um sequestro gigante do osso medular com margens irregulares está presente centralmente.

C. Imagem coronal de RM ponderada em T1 demonstra uma lesão de intensidade intermediária de sinal na metadiáfise femoral medial com penetração cortical. Várias lacunas de sinal de formato irregular estão presentes dentro da lesão. Infartos medulares estão presentes na tíbia.

DIAGNÓSTICO DIFERENCIAL Osteossarcoma, histiocitoma fibroso maligno (HFM), osteomielite, metástases, linfoma.

DIAGNÓSTICO HFM, se originando em um infarto ósseo.

DISCUSSÃO A destruição cortical aqui implica um processo agressivo. O sequestro central pode representar uma calcificação distrófica ou da matriz ou um resquício de processo preexistente, como degeneração maligna em um infarto ósseo preexistente com um sequestro ósseo, agora englobado pelo tumor. O último é mais provável, em razão da natureza focal do componente calcificado e seu formato irregular. A HFM pode ocorrer na forma de lesões primárias ou secundárias à desdiferenciação de condrossarcomas ou degeneração maligna em um infarto, radiação ou doença de Paget. Quinze por cento das lesões primárias podem demonstrar calcificação distrófica ou sequestros. As lesões que se originam de infartos ósseos podem demonstrar calcificação retida no infarto subjacente. Características radiográficas típicas incluem lise óssea com um padrão permeativo. Regiões diametafisárias nos ossos longos são localizações favorecidas. Elas tendem a ser lesões de tamanho considerável com uma ampla zona de transição. A reação periosteal pode acompanhar ou não esses achados. Essas lesões possuem uma maior incidência em homens. A variação de idade é ampla, com um pico aproximadamente aos 50 anos de idade. Essas lesões possuem um prognóstico ruim, com metástases nos pulmões, ossos e linfonodos.

O HFM do osso é uma entidade rara.[86,87] Como neste caso, ele costuma ser visto em homens entre 40 e 60 anos de idade. Aproximadamente metade dos pacientes apresentará uma fratura patológica. O HFM pode se desenvolver em um infarto ósseo, lipoma, doença de Paget ou radioterapia preexistentes. A distribuição ocorre nas metáfises de ossos longos, geralmente nas extremidades inferiores. A apresentação radiológica é a de uma lesão agressiva, geralmente osteolítica, com uma periostite reativa limitada e uma massa de tecidos moles associada. A aparência é difícil de distinguir de um fibrossarcoma; o HFM tende a apresentar uma aparência mais agressiva, enquanto o fibrossarcoma apresenta maior probabilidade de ter um sequestro. Outras considerações incluem metástases osteolíticas não expansíveis (como pulmão ou mama), mieloma múltiplo, linfoma e osteossarcoma. As infecções devem ser mencionadas sempre que um tumor de pequena célula é incluído.

Patologicamente, o HFM se caracteriza por uma aparência estoriforme que o distingue da aparência em ziguezague vista no fibrossarcoma. A forma óssea dessa doença apresenta recorrências locais em até 80% dos pacientes nos estudos iniciais, mas é atualmente comparável ao osteossarcoma primário do osso. As metástases ocorrem por via hematogênica, bem como pelos linfáticos. O sarcoma associado a infarto ósseo é raro, com a maioria dos casos registrados sendo HFM, fibrossarcoma ou osteossarcoma.[88,89] A patogênese do sarcoma que se origina no infarto ósseo é desconhecida, mas as regiões mais comuns são tíbia, fêmur e úmero. A maioria dos pacientes apresenta infartos múltiplos de causa desconhecida com grandes componentes medulares. O prognóstico para pacientes com esses sarcomas é ruim.[90]

Caso 5.45

HISTÓRIA CLÍNICA Menina de 3 anos com edema no membro inferior esquerdo.

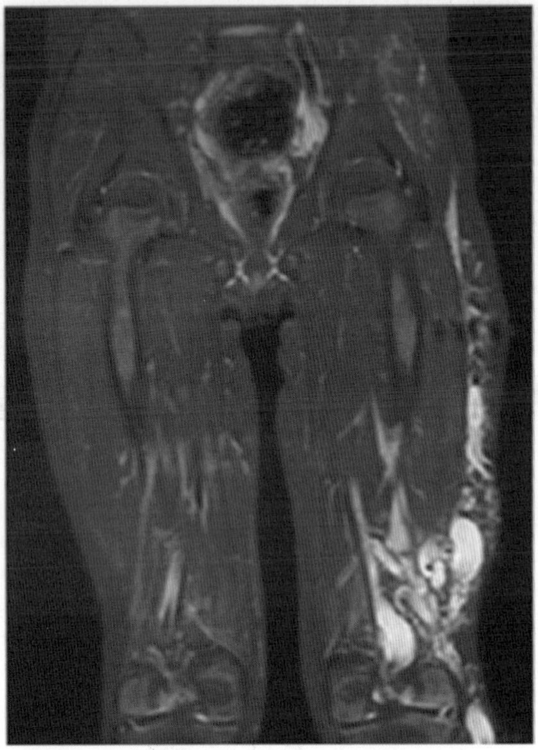

FIGURA 5.45A

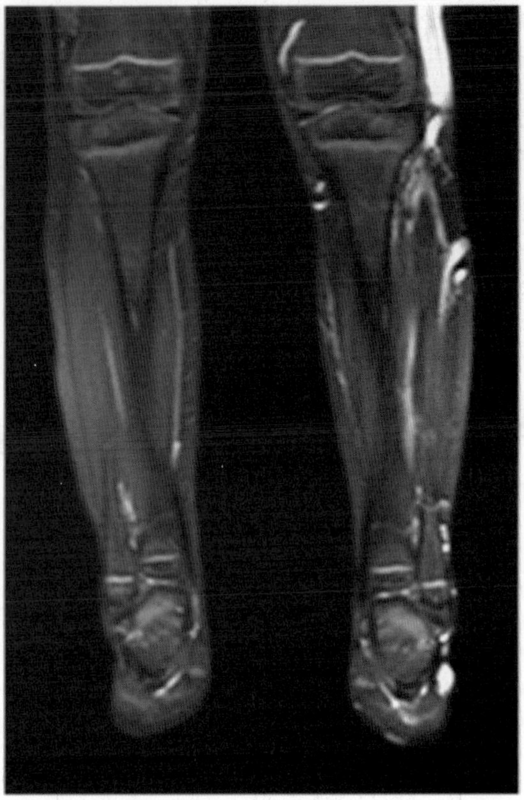

FIGURA 5.45B

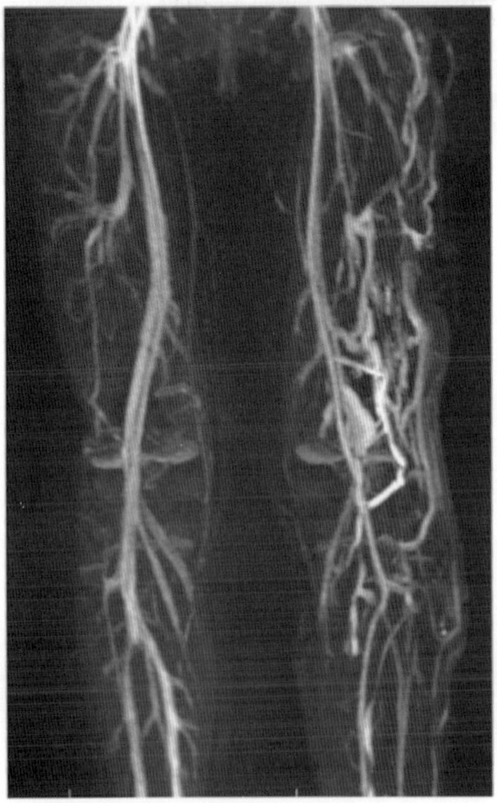

FIGURA 5.45C

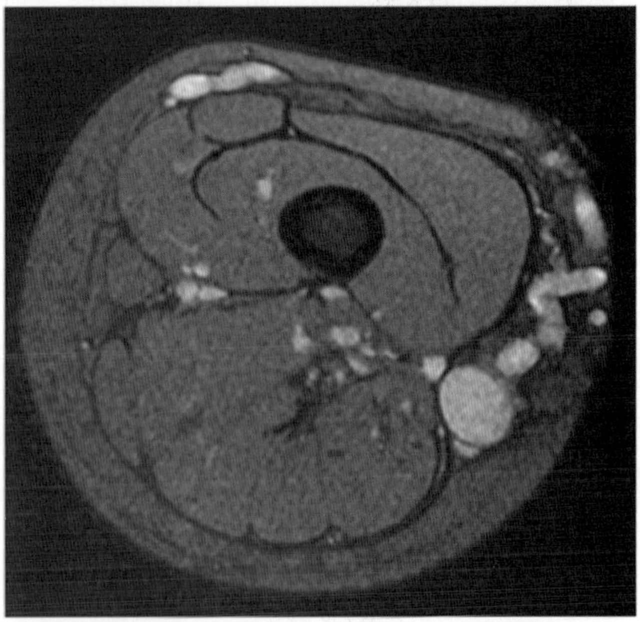

FIGURA 5.45D

ACHADOS (A, B) RM coronal ponderada em T1 pós-contraste e saturação de gordura demonstra grandes lesões tubulares tortuosas contrastadas ao longo de todo o membro inferior esquerdo. Na imagem reformatada de angiorressonância (C), estas estruturas serpiginosas se comunicam com vasos internos. Na imagem axial ponderada em T1 pós-contraste com saturação de gordura (D), as lesões contrastadas serpiginosas localizadas no tecido subcutâneo representam grandes varizes. Observa-se a presença de veias de drenagem profundas normais.

DIAGNÓSTICO DIFERENCIAL Síndrome Proteus, síndrome de Maffucci, síndrome de Klippel-Trenaunay.

DIAGNÓSTICO Síndrome de Klippel-Trenaunay.

DISCUSSÃO A síndrome de Klippel-Trenaunay se caracteriza por uma tríade de (1) coloração de vinho do porto, (2) malformações linfovenosas e (3) hipertrofia óssea e de tecidos moles do membro afetado, inicialmente caracterizada por Klippel e Trenaunay em 1900.[91] A se destacar, Parkes Weber descreveu dois pacientes com a tríade de sintomas mais malformações arteriovenosas nos membros afetados. Existem debates quanto a combinar a síndrome em um nome (síndrome de Klippel-Trenaunay-Weber). Ambas as síndromes são igualmente observadas entre pacientes do sexo masculino e feminino de modo esporádico. Este caso demonstra extensas veias varicosas na perna esquerda, que é maior do que a direita, representando uma leve hipertrofia assimétrica. Antes do tratamento das varicosidades, a presença de veias de drenagem profundas deve ser confirmada, pois alguns pacientes com a síndrome de Klippel-Trenaunay possuem somente essas veias superficiais para a drenagem venosa da extremidade em decorrência de atresia ou agenesia das veias profundas.[92] Alguns casos são acompanhados por linfedema e dor.

Caso 5.46

HISTÓRIA CLÍNICA Homem de 34 anos com história de queda de bicicleta.

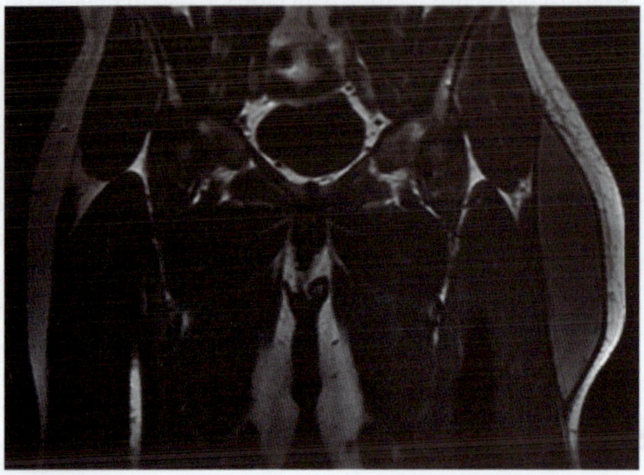

FIGURA 5.46A

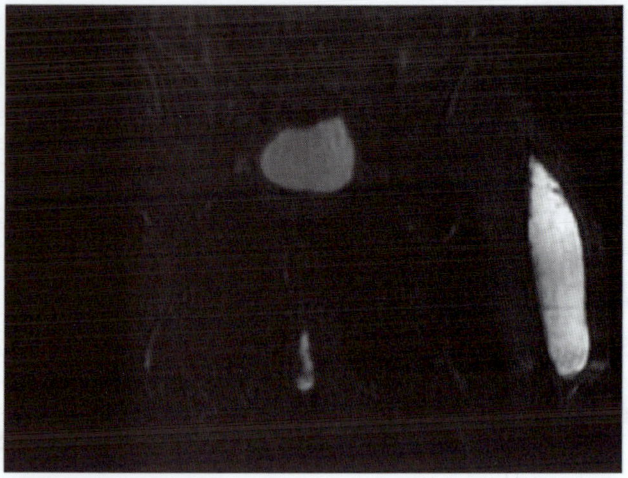

FIGURA 5.46B

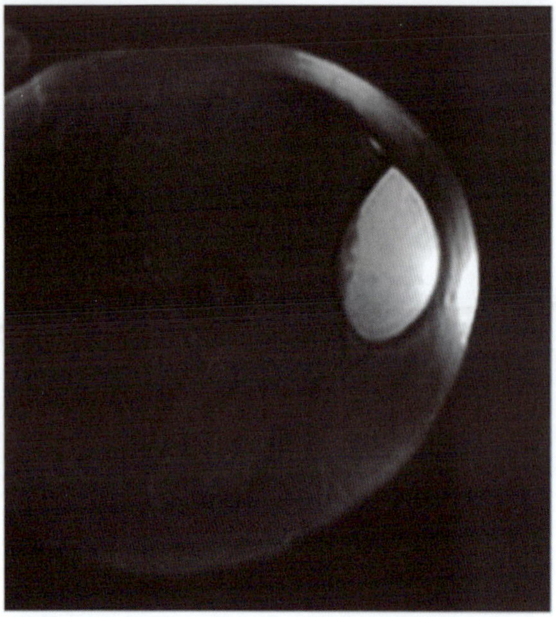

FIGURA 5.46C

ACHADOS

A. RM coronal ponderada em T1 através da pelve demonstra uma coleção líquida lentiforme sobre a face lateral do quadril esquerdo.

B, C. Nas imagens STIR coronal (B) e axial (C), esta coleção demonstra alto sinal T2 uniforme com poucos focos periféricos de detritos. A coleção se localiza entre o tecido adiposo subcutâneo e os músculos glúteos subjacentes. Não se observa edema na pele sobrejacente ou músculos subjacentes.

DIAGNÓSTICO DIFERENCIAL Hematoma, lesão de Morel-Lavallée, sarcoma cístico.

DIAGNÓSTICO Lesão de Morel-Lavallée.

DISCUSSÃO A lesão de Morel-Lavallée é uma sequela de lesão de desenluvamento interno em que a hipoderme se separa da fáscia subjacente. Nesse espaço, observa-se uma coleção que contém sangue, líquido linfático e tecido adiposo. Dependendo do tempo de evolução da lesão, essa coleção pode demonstrar diversos sinais de RM causados pela degradação da hemoglobina ou presença de glóbulos de gordura.[94] Com o passar do tempo, as lesões de Morel-Lavallée tendem a desenvolver uma fina parede epitelial e conter solução serosa, como neste caso. As opções de tratamento incluem aspirações seriadas e, se necessário, esclerodese.[95] Complicações incluem infecções secundárias destas coleções.

REFERÊNCIAS BIBLIOGRÁFICAS

1. Ouellette H, Thomas BJ, Nelson E, Torriani M. MR imaging of rectus femoris origin injuries. Skeletal Radiol. 2006;35(9):665–672.
2. Davis KW. Imaging of the hamstrings. Semin Musculoskelet Radiol. 2008;12(1):28–41.
3. Lempainen L, Sarimo J, Heikkilä J, Mattila K, Orava S. Surgical treatment of partial tears of the proximal origin of the hamstring muscles. Br J Sports Med. 2006;40(8):688–691. Epub 2006 Jun 21.
4. Nangaku M, Miyata T, Kurokawa K. Pathogenesis and management of dialysis-related amyloid bone disease. Am J Med Sci. 1999;317(6):410–415.
5. Kiss E, Keusch G, Zanetti M, et al. Dialysis-related amyloidosis revisited. AJR Am J Roentgenol. 2005;185(6):1460–1467.
6. Watson RM, Roach NA, Dalinka MK. Avascular necrosis and bone marrow edema syndrome. Radiol Clin North Am. 2004;42(1):207–219.
7. Scully SP, Aaron RK, Urbaniak JR. Survival analysis of hips treated with core decompression or vascularized fi bular grafting because of avascular necrosis. J Bone Joint Surg Am. 1998;80:1270–1275.
8. Iorio R, Healy WL, Abramowitz AJ, Pfeifer BA. Clinical outcome and survivorship analysis of core decompression for early osteonecrosis of the femoral head. J Arthroplasty. 1998;13:34–41.
9. Schapira D. Transient osteoporosis of the hip. Semin Arthritis Rheum. 1992;22:98–105.
10. Froberg PK, Braunstein EM, Buckwalter KA. Osteonecrosis, transient osteoporosis, and transient bone marrow edema: current concepts. Radiol Clin North Am. 1996;34(2):273–291.
11. Court C, Carlioz H. Radiological study of severe proximal femoral focal defi ciency. J Pediatr Orthop. 1997;17:520–524.
12. Goldman AB. Heritable diseases of connective tissue, epiphysea dysplasias, and related conditions. In: Resnick D, ed. Diagnosis of Bone and Joint Disorders. 4th ed. Philadelphia, PA: WB Saunders; 2002:4382–4448.
13. Smith SE, Kransdorf MJ. Primary musculoskeletal tumors of fibrous origin. Semin Musculoskelet Radiol. 2000;4(1):73–88.
14. Guille JT, Kumar SJ, MacEwen GD. Fibrous dysplasia of the proximal part of the femur. Long-term results of curettage and bone-grafting and mechanical realignment. J Bone Joint Surg Am. 1998;80:648–658.
15. Kaushik S, Smoker WR, Frable WJ. Malignant transformation of fibrous dysplasia into chondroblastic osteosarcoma. Skeletal Radiol. 2002;31(2):103–106.
16. Ghandur-Mnaymneh L, Broder LE, Mnaymneh W. Lobular carcinoma of the breast metastatic to bone with unusual clinical, radiologic, and pathologic features mimicking osteopoikilosis. Cancer. 1984;53:1801–1803.
17. Mungovan JA, Tung GA, Lambiase RE, Noto RB, Davis RP. Tc-99m MDP uptake in osteopoikilosis. Clin Nucl Med. 1994;19(1):6–8.
18. Umans H, Liebling MS, Moy L, Haramati N, Macy NJ, Pritzker HA. Slipped capital femoral epiphysis: a physeal lesion diagnosed by MRI, with radiographic and CT correlation. Skeletal Radiol. 1998;27:139–144.
19. Lahdes-Vasama T, Lamminen A, Merikanto J, Marttinen E. The value of MRI in early Perthes' disease: an MRI study with a 2-year followup. Pediatr Radiol. 1997;27:517–522.
20. Lamer S, Dorgeret S, Khairouni A, et al. Femoral head vascularisation in Legg-Calvé-Perthes disease: comparison of dynamic gadolinium enhanced subtraction MRI with bone scintigraphy. Pediatr Radiol. 2002;32(8):580–585.
21. Hochbergs P, Eckerwall G, Egund N, Jonsson K, Wingstrand H. Synovitis in Legg-Calvé-Perthes disease. Evaluation with MR imaging in 84 hips. Acta Radiol. 1998;39:532–537.
22. Swash M, Brown MM, Thakkar C. CT muscle imaging and the clinical assessment of neuromuscular disease. Muscle Nerve. 1995;18:708–714.
23. Vliet AM, Thijssen HO, Joosten E, Merx JL. CT in neuromuscular disorders: a comparison of CT and histology. Neuroradiology. 1988;30:421–425.
24. Buchmann RF, Jaramillo D. Imaging of articular disorders in children. Radiol Clin North Am. 2004;42(1):151–168.
25. Gash A, Walker CR, Carty H. Case report: complete photopenia of the femoral head on radionuclide bone scanning in septic arthritis of the hip. Br J Radiol. 1994:67:816–818.
26. Oka M, Monu JU. Prevalence and patterns of occult hip fractures and mimics revealed by MRI. AJR Am J Roentgenol. 2004;182(2):283–288.
27. Hirata T, Konishiike T, Kawai A, Sato T, Inoue H. Dynamic magnetic resonance imaging of femoral head perfusion in femoral neck fracture. Clin Orthop. 2001;(393):294–301.
28. Scott SM, Manaster BJ, Alazraki N, Wooten WW, Murphy K. Technetium 99m imaging of bone trauma: reduced sensitivity caused by hydrocortisone in rabbits. AJR Am J Roentgenol. 1987;148:1175–1178.
29. Hetsroni I, Shabat S, Mann G. A false negative technetium 99m bone scan in a 53-year-old man with a fractured tibia and fractured clavicles conducted 88 h after the accident. Injury. 2004;35(2):199–202.
30. Tuite MJ, De Smet AA, Gaynon PS. Tibial stress fracture mimicking neuroblastoma metastasis in two young children. Skeletal Radiol. 1995;24:287–290.
31. Hayes CW, Conway WF, Sundaram M. Misleading aggressive MR imaging appearance of some benign musculoskeletal lesions.Radiographics. 1992;12:1119–1134.
32. Sankaran-Kutty M, Corea JR, Ali MS, Kutty MK. Squamous cell carcinoma in chronic osteomyelitis. Report of a case and review of the literature. Clin Orthop Relat Res. 1985;198:264–267.
33. McGrory JE, Pritchard DJ, Unni KK, Ilstrup D, Rowland CM. Malignant lesions arising in chronic osteomyelitis. Clin Orthop. 1999;(362):181–189.
34. Wuk K. Squamous cell carcinoma arising from chronic osteomyelitis of the ankle region. J Foot Ankle Surg. 1990;29:608–612.
35. Jennin F, Bousson V, Parlier C, Jomaah N, Khanine V, Laredo JD. Bony sequestrum: a radiologic review. Skeletal Radiol. 2011;40:963–975.
36. Gelal F, Sabah D, Dogan R, Avci A. Multifocal skeletal tuberculosis involving the lumbar spine and a sacroiliac joint: MR imaging findings. Diagn Interv Radiol. 2006;12:139–141.
37. Capuani C, Accadbled F, Delisle M-B, Gomez-Brouchet A. Multifocal skeletal tuberculosis in 2 immunocompetent children. J Rheumatol. 2010;37(11):2441–2442.
38. Porrino JA Jr, Kohl CA, Taljanovic M, Rogers LF. Diagnosis of proximal femoral insuffi ciency fractures in patients receiving bisphosphonate therapy. AJR Am J Roentgenol. 2010;194(4):1061–1064.
39. Bush LA, Chew FS. Subtrochanteric femoral insuffi ciency fracture in woman on bisphosphonate therapy for glucocorticoid-induced osteoporosis. Radiol Case Rep. 2009;4:261 [Online].
40. Bush LA, Chew FS. Subtrochanteric femoral insuffi ciency fracture following bisphosphonate therapy for osseous metastases. Radiol Case Rep. 2008;3:232 [Online].
41. Rogers LF, Taljanovic M. FDA statement on relationship betweenbisphosphonate use and atypical subtrochanteric and femoral shaft fractures: a considered opinion. AJR Am J Roentgenol. 2010,195:563–566
42. Olsen KM, Chew FS. Tumoral calcinosis: pearls, polemics, and alternative possibilities. Radiographics 2006;26:871–885.
43. Daffner RH, Lupetin AR, Dash N, Deeb ZL, Sefczek RJ, Schapiro RL. MRI in the detection of malignant infi ltration of bone marrow. AJR Am J Roentgenol. 1986;146:353–358.
44. Uetani M, Hashmi R, Hayashi K. Malignant and benign compression fractures: differentiation and diagnostic pitfalls on MRI. Clin Radiol. 2004;59(2):124–131.
45. Terpos E, Rahemtulla A. Bisphosphonate treatment for multiple myeloma. Drugs Today (Barc). 2004;40(1):29–40.
46. Stull MA, Kransdorf MJ, Devaney KO. Langerhans cell histiocytosis of bone. Radiographics. 1992;12:801–823.
47. Abbott GF, Rosado-de-Christenson ML, Franks TJ, Frazier AA,-Galvin JR. Pulmonary langerhans cell histiocytosis. Radiographics. 2004;24:821–841.
48. Enneking WF, Kagan A. Skip metastases in osteosarcoma. Cancer. 1975;36:2192–2205.
49. Davies AM, Makwana NK, Grimer RJ, Carter SR. Skip metastases in Ewing's sarcoma: a report of three cases. Skeletal Radiol. 1997;26:379–384

50. Saifuddin A. The accuracy of imaging in the local staging of appendicular osteosarcoma. Skeletal Radiol. 2002;31(4):191–201.
51. Bredella MA, Caputo GR, Steinbach LS. Value of FDG positron emission tomography in conjunction with MR imaging for evaluting therapy response in patients with musculoskeletal sarcomas. AJR Am J Roentgenol. 2002;179:1145–1150.
52. Bastiaannet E, Groen H, Jager PL, et al. The value of FDG-PET in the detection, grading and response to therapy of soft tissue and bone sarcomas: a systematic review and meta-analysis. Cancer Treat Rev. 2004;30:83–101.
53. Levine E, De Smet AA, Huntrakoon M. Juxtacortical osteosarcoma: a radiologic and histologic spectrum. Skeletal Radiol. 1985;14:38–46.
54. Murphey MD, Robbin MR, McRae GA, Flemming DJ, Temple HT, Kransdorf MJ. The many faces of osteosarcoma. Radiographics. 1997;17:1205–1231.
55. Cohen EK, Kressel HY, Frank TS, et al. Hyaline cartilage origin of bone and soft tissue neoplasms: MR appearance and histologic correlation. Radiology. 1988;167:477–481.
56. Rahmouni A, Montazel JL, Divine M, et al. Bone marrow with diffuse tumor infi ltration in patients with lymphoproliferative diseases: dynamic gadolinium-enhanced MR imaging. Radiology. 2003;229(3):710–717.
57. Roodman GD. Mechanisms of bone lesions in multiple myeloma and lymphoma. Cancer. 1997;80(suppl 8):1557–1563.
58. Hong SP, Hahn JS, Lee JD, Bae SW, Youn MJ. 18F-fl uorodeoxyglucose-positron emission tomography in the staging of malignant lymphoma compared with CT and 67Ga scan. Yonsei Med J. 2003;44(5):779–786.
59. States LJ. Imaging of metabolic bone disease and marrow disorders in children. Radiol Clin North Am. 2001;39(4):749–772.
60. Deely DM, Schweitzer ME. MR imaging of bone marrow disorders. Radiol Clin North Am. 1997;35:193–212.
61. Tardivon AA, Vanel D, Munck JN, Bosq J. Magnetic resonance imaging of the bone marrow in lymphomas and leukemias. Leuk Lymphoma. 1997;25:55–68.
62. Biesecker JL, Marcove RC, Huvos AG, Mike V. Aneurysmal bone cysts. A clinicopathologic study of 66 cases. Cancer. 1970;26:615–625.
63. Hudson TM. Radiologic-Pathologic Correlation of Musculoskeletal Lesions. Baltimore, MD: Williams & Wilkins; 1987;261–285.
64. Kransdorf MJ, Sweet DE. Aneurysmal bone cyst: concept, controversy, clinical presentation, and imaging. AJR Am J Roentgenol. 1995;164:573–580.
65. Ragsdale BD. Polymorphic fi bro-osseous lesions of bone: an almost site-specific diagnostic problem of the proximal femur. Hum Pathol. 1993;24:505–512.
66. Gilkey FW. Liposclerosing myxofi brous tumor of bone. Hum Pathol. 1993;24:1264.
67. Kransdorf MJ, Murphey MD, Sweet DE. Liposclerosing myxofi brous tumor: a radiologic-pathologic-distinct fi bro-osseous lesion of bone with a marked predilection for the intertrochanteric region of the femur. Radiology. 1999;212(3):693–698.
68. O'Connell JX, Nanthakumar SS, Nielsen GP, Rosenberg AE. Osteoid osteoma: the uniquely innervated bone tumor. Mod Pathol. 1998;11:175–180.
69. Liu PT, Chivers FS, Roberts CC, Schultz CJ, Beauchamp CP. Imaging of osteoid osteoma with dynamic gadolinium-enhanced MR imaging. Radiology. 2003;227(3):691–700.
70. Rosenthal DI, Hornicek FJ, Torriani M, Gebhardt MC, Mankin HJ. Osteoid osteoma: percutaneous treatment with radiofrequency energy. Radiology. 2003;229(1):171–175.
71. Murphey MD, Gross TM, Rosenthal HG. Musculoskeletal malignant fibrous histiocytoma: radiologic-pathologic correlation. Radiographics. 1994;14:807–826.
72. Banks KP, Bui-Mansfi eld LT, Chew FS, Collinson F. A compartmental approach to the radiographic evaluation of soft-tissue calcifi cations. Semin Roentgenol. 2005;40(4):391–407.
73. Jelinek J, Kransdorf MJ. MR imaging of soft-tissue masses. Masslike lesions that simulate neoplasms. Magn Reson Imaging Clin N Am. 1995;3:727–741.
74. Parikh J, Hyare H, Saifuddin A. The imaging features of posttraumatic myositis ossifi cans, with emphasis on MRI. Clin Radiol. 2002;57(12):1058–1066.
75. Varma DG, Moulopoulos A, Sara AS, et al. MR imaging of extracranial nerve sheath tumors. J Comput Assist Tomogr. 1992;16:448–453.
76. Wold LE, Swee RG, Sim FH. Vascular lesions of bone. Pathol Ann. 1985;20:101–137.
77. Jones BC, Sundaram M, Kransdorf MJ. Synovial sarcoma: MR imaging findings in 34 patients. AJR Am J Roentgenol. 1993;161:827–830.
78. Kransdorf M, Murphey MD. Imaging of Soft Tissue Tumors. Philadelphia, PA: WB Saunders; 1997:79–94.
79. Jelinek JS, Kransdorf MJ, Shmookler BM, Aboulafi a AJ, Malewer MM. Liposarcoma of the extremities: MR and CT fi ndings in the histologic subtypes. Radiology. 1993;186:455–459.
80. Peterson JJ, Kransdorf MJ, Bancroft LW, O'Connor MI. Malignant fatty tumors: classifi cation, clinical course, imaging appearance and treatment. Skeletal Radiol. 2003;32(9):493–503.
81. Hernandez MV, Peris P, Guanabens N, et al. Biochemical markers of bone turnover in Camurati-Engelmann disease: a report on four cases in one family. Calcif Tissue Int. 1997;61:48–51.
82. Saraiva JM. Progressive diaphyseal dysplasia: a three-generation family with markedly variable expressivity. Am J Med Genet. 1997;71:348–352.
83. Veyssier-Belot C, Cacoub P, Caparros-Lefebvre D, et al. Erdheim-Chester disease. Clinical and radiologic characteristics of 59 cases. Medicine (Baltimore). 1996;75(3):157–169.
84. Evans S, Williams F. Case report: Erdheim-Chester disease: polyostotic sclerosing histiocytosis. Clin Radiol. 1986;37(1):93–96.
85. Brower AC, Worsham GF, Dudley AH. Erdheim-Chester disease: a distinct lipoidosis or part of the spectrum of histiocytosis? Radiology. 1984;151(1):35–38.
86. Hoekstra HJ, Ham SJ, van der Graaf WT, Kamps WA, Molenaar WM, Schraffordt Koops H. Malignant fi brous histiocytoma of bone: a clinicopathologic study of 81 patients. Cancer. 1998;82:993–994.
87. Picci P, Bacci G, Ferrari S, Mercuri M. Neoadjuvant chemotherapy in malignant fibrous histiocytoma of bone and in osteosarcoma located in the extremities: analogies and differences between the two tumors. Ann Oncol. 1997;8:1107–1115.
88. Galli SJ, Weintraub HP, Proppe KH. Malignant fi brous histiocytoma and pleomorphic sarcoma in association with medullary bone infarcts. Cancer. 1978;41:607–609.
89. Desai P, Perino G, Present D, Steiner GC. Sarcoma in association with bone infarcts. Report of fi ve cases. Arch Pathol Lab Med. 1996;120:482–489.
90. Gaucher AA, Regent DM, Gillet PM, Pere PG, Aymard BM, Clement V. Case report 656: malignant fi brous histiocytoma in a previous bone infarct. Skeletal Radiol. 1991;20(2):137–140.
91. Servelle M. Klippel and Trenaunay's syndrome. 768 operated cases. Ann Surg. Mar 1985;201(3):365–373.
92. Samuel M, Spitz L. Klippel-Trenaunay syndrome: clinical features, complications and management in children. Br J Surg. 1995;82(6):757–761.
93. Brown RR, Steiner GC, Lehman WB. Melorheostosis: case report with radiologic–pathologic correlation. Skeletal Radiol. 2000;29(9):548–552.
94. Mellado JM, Bencardino JT. Morel-Lavallée lesion: review with emphasis on MR imaging. Magn Reson Imaging Clin N Am. 2005;13(4):775–782.
95. Tejwani SG, Cohen SB, Bradley JP. Management of Morel-Lavallee lesion of the knee: twenty-seven cases in the national football league. Am J Sports Med. 2007;35(7):1162–1167.

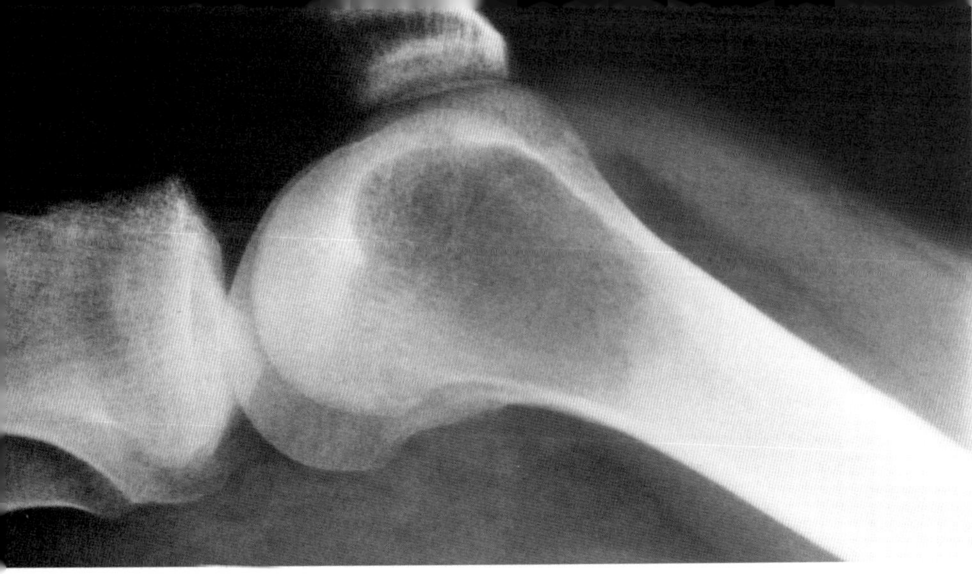

capítulo

6

Joelho

Caso 6.1

HISTÓRIA CLÍNICA Menino de 3 anos com edema no joelho esquerdo. A, radiografia do joelho direito assintomático; B-C, radiografia do joelho esquerdo; D-F, imagem sagital de RM do joelho esquerdo.

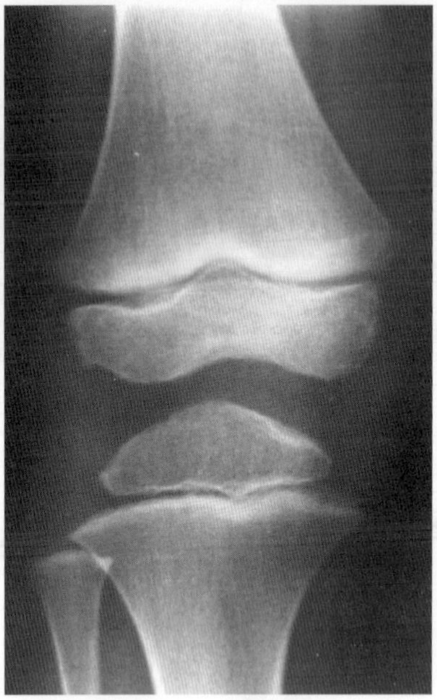

FIGURA 6.1A

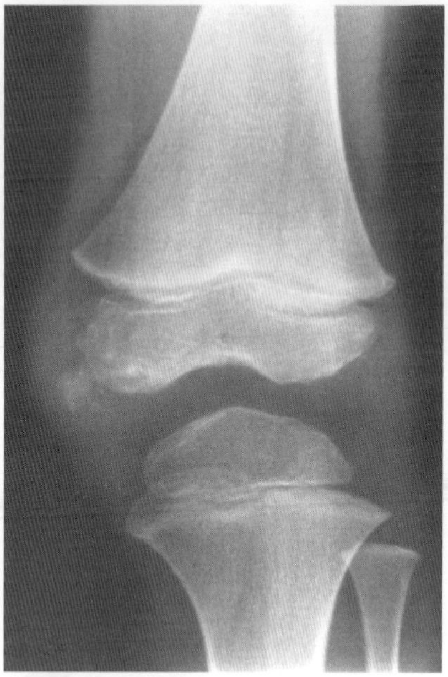

FIGURA 6.1B

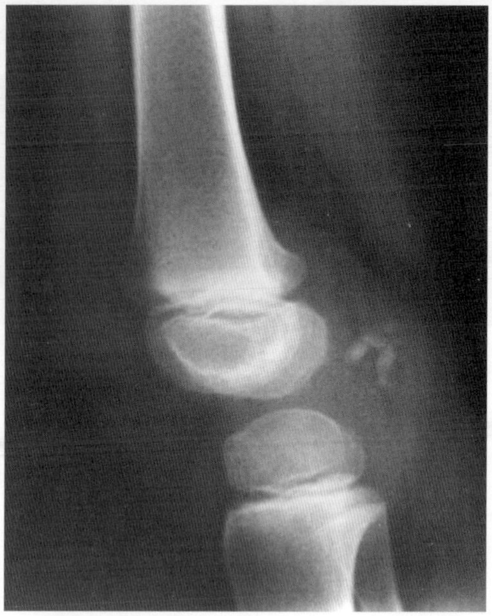

FIGURA 6.1C

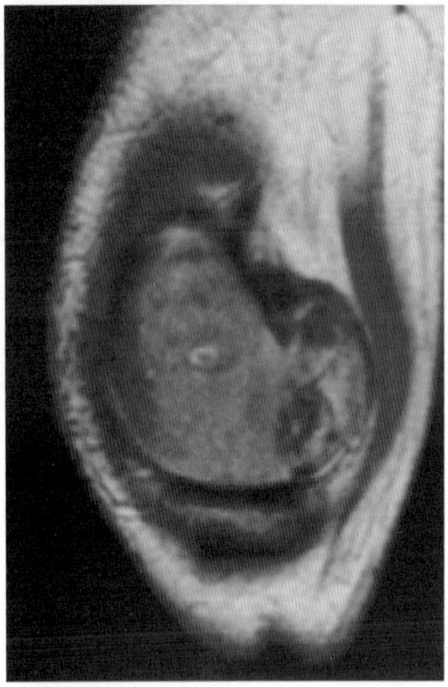

FIGURA 6.1D

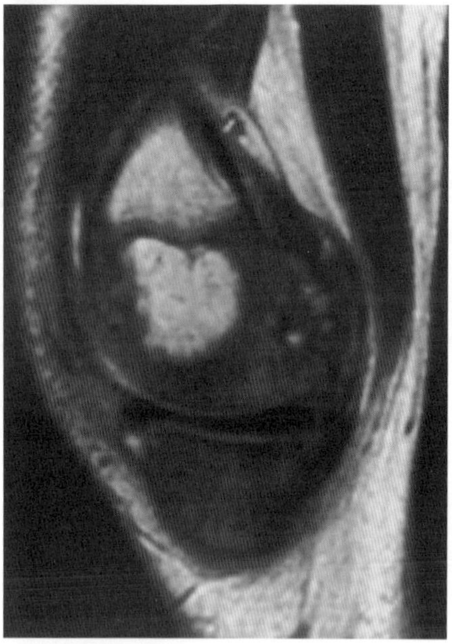

FIGURA 6.1E

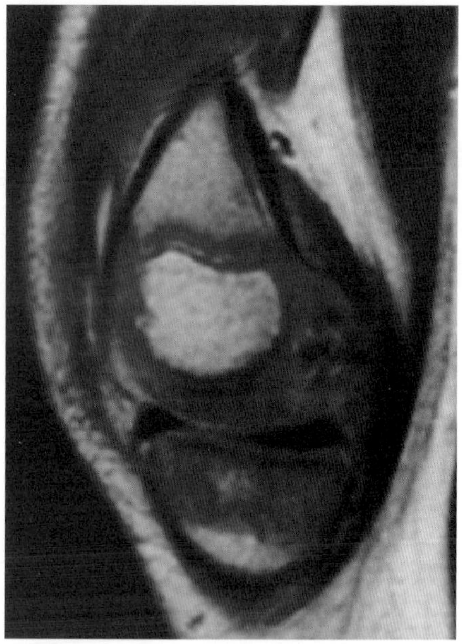

FIGURA 6.1F

ACHADOS

A. Radiografia anteroposterior (AP) normal do joelho direito.

B, C. Radiografias AP e lateral do joelho esquerdo demonstram pequenas ossificações multifocais observadas nas faces medial e posterior da epífise normal.

D-F. Imagem sagital de ressonância magnética (RM) através do côndilo femoral medial utilizando ponderação T1, densidade de prótons e ponderação T1 após aplicação intravenosa de gadolínio demonstra a proliferação cartilaginosa da face posterior da epífise femoral, com um centro secundário de ossificação. Não existe lesão na massa separada desta proliferação epifisária.

DIAGNÓSTICO DIFERENCIAL Condroma articular, corpo livre, osteocondrite dissecante.

DIAGNÓSTICO Condroma articular (displasia epifisária hemimélica).

DISCUSSÃO O condroma articular, também chamado displasia epifisária hemimélica ou doença de Trevor,[1] histologicamente consiste em cartilagem hialina. Pode ser considerado uma forma epifisária de osteocondroma. É unilateral e costuma afetar somente a metade da epífise de um osso longo (em geral a porção medial), como observado neste caso. A localização mais comum é na extremidade inferior, sobretudo ao redor do tornozelo, o que explica o termo alternativo aclasia tarsal. Pode ou não estar associado a exostoses múltiplas. De modo geral, se manifesta na infância. Complicações incluem dano ao crescimento e anormalidades articulares, particularmente deformidades do alinhamento por um crescimento assimétrico. A RM é o estudo de imagens mais útil na avaliação dessas lesões.[2]

Caso 6.2

HISTÓRIA CLÍNICA Homem de 22 anos com dor no joelho.

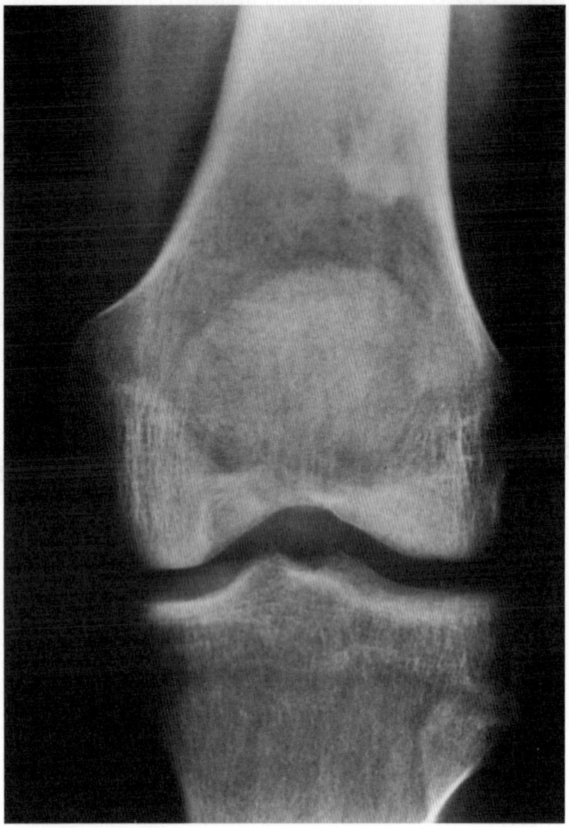

FIGURA 6.2A

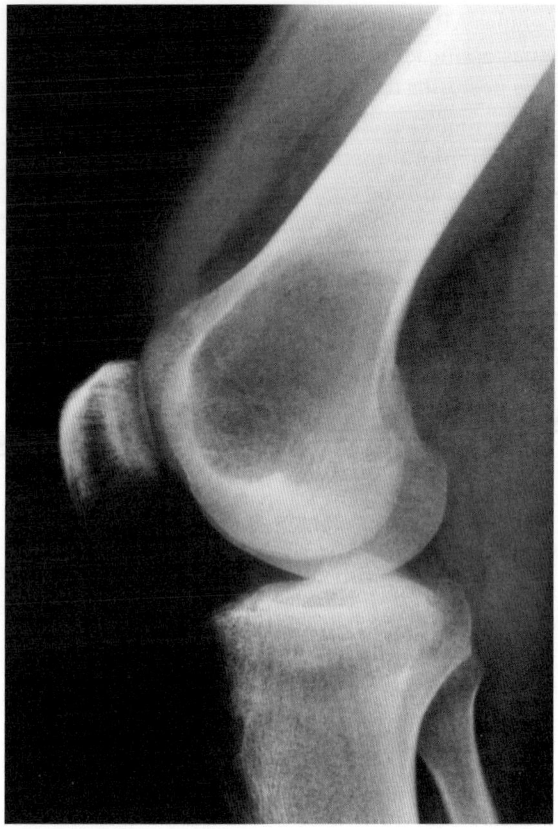

FIGURA 6.2B

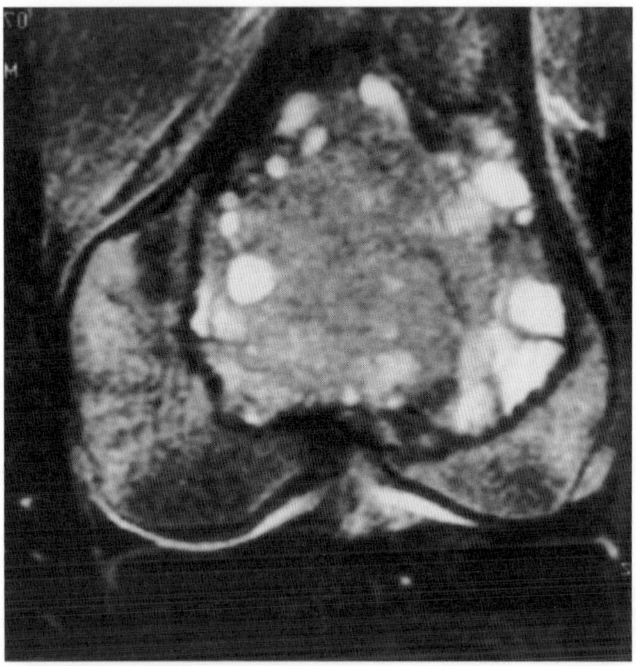

FIGURA 6.2C

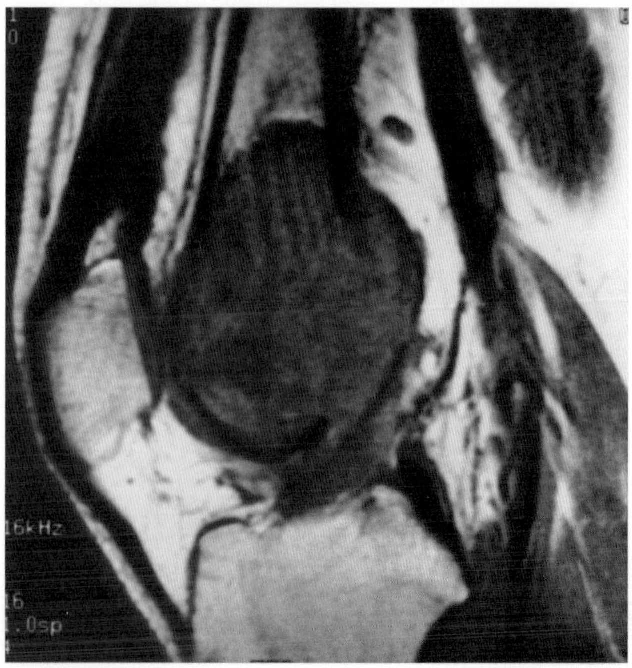

FIGURA 6.2D

ACHADOS

A, B. Radiografias AP e lateral do joelho. Observa-se uma lesão radioluzente no côndilo femoral lateral. Presença de pouco osso reativo, se houver. O córtex posterior pode estar violado na imagem lateral.

C, D. Imagem de RM coronal ponderada em T2 e sagital ponderada em T1 demonstram hipointensidade em T1 e isointensidade em T2 para músculo, com diversas áreas arredondadas de hiperintensidade T2 nas margens.

DIAGNÓSTICO DIFERENCIAL Tumor de células gigantes, condroblastoma, condrossarcoma de células claras.

DIAGNÓSTICO Tumor de células gigantes.

DISCUSSÃO As possibilidades diagnósticas para uma grande lesão epifisária solitária em um adulto incluem tumor de células gigantes, condroblastoma e condrossarcoma de células claras. Em geral, os condroblastomas possuem bordas escleróticas. A calcificação é observada em 50% dos pacientes, e a reação periosteal é observada em 50% dos pacientes. O condrossarcoma de células claras tipicamente ocorre no fêmur proximal ou úmero proximal. Portanto, o diagnóstico mais provável é tumor de células gigantes.

O tumor de células gigantes do osso (osteoclastoma) é uma lesão incomum considerada originária dos osteoclastos. A presença de células gigantes é somente um dos componentes histológicos do tumor, e outros tipos de tumores podem ter células gigantes. Os tumores de células gigantes podem ocorrer em qualquer idade, mas o paciente típico é um adulto jovem. A localização quase invariavelmente ocorre na epífise, com extensão para o córtex subcondral e para a metáfise. Menos de 2% desses tumores ocorrem na região adjacente a placas de crescimento abertas. Os tumores de células gigantes provavelmente surgem na zona de transição da metáfise, onde os osteoclastos são numerosos e ativos. Cerca de 50% dos tumores se localizam ao redor do joelho, mas outros ossos longos e o sacro são comumente envolvidos.

A aparência radiográfica típica é a de um tumor lítico geográfico próximo à extremidade de um osso longo, estendendo-se para o córtex subarticular. As regiões líticas correspondem a um tumor de tecido não mineralizado, destruindo e substituindo o osso esponjoso. Um padrão de crescimento lobular pode deixar cristas ou trabeculações no osso circundante. Os tumores de células gigantes geralmente são expansíveis e podem apresentar regiões císticas repletas de sangue similares aos cistos ósseos aneurismáticos. A zona de transição do tumor para o osso normal, com frequência, é aguda e abrupta, mas sem uma margem esclerótica (velocidade de crescimento I-B). Algumas lesões causam a erosão da epífise para a cavidade articular e provocam sinovite. Aproximadamente 10% dos pacientes se apresentam com uma fratura patológica. A tomografia computadorizada (TC) ou RM pode ser necessária para demonstrar a extensão do tumor e a relação com a articulação adjacente. Os tumores de células gigantes aparecem como áreas de captação intensa do isótopo na cintilografia óssea e algumas vezes possuem uma aparência de *donut*, com maior atividade nas margens.

O tratamento típico do tumor de células gigantes é a curetagem; o tratamento adjuvante do leito cirúrgico é feito com uma broca de alta velocidade, fenol ou crioterapia; e preenchimento com metilmetacrilato. O índice de recorrência geral publicado é de aproximadamente 25%. Existem casos de metástases pulmonares e cutâneas pelos tumores de células gigantes.[3,4] A literatura mais antiga sugere a existência de tumores malignos de células gigantes, mas esses podem representar lesões malignas primárias, como um osteossarcoma ou histiocitoma fibroso maligno (HFM), que apresentam células gigantes em sua histologia. A transformação maligna espontânea de um tumor convencional de células gigantes é rara.[5]

Caso 6.3

HISTÓRIA CLÍNICA Menino de 6 anos com dor e edema no joelho com vários meses de evolução.

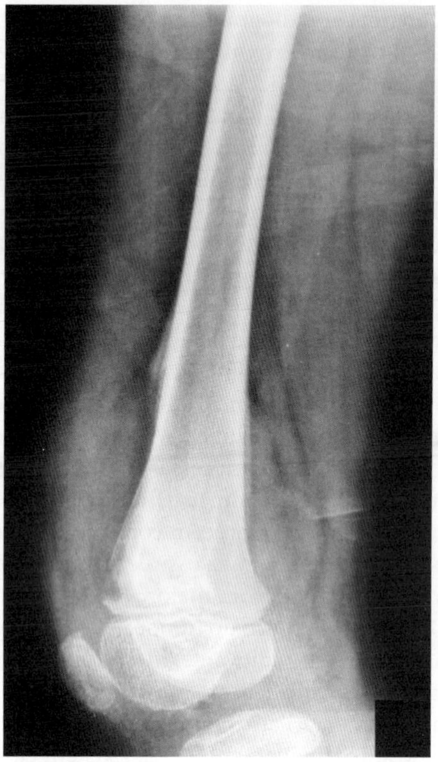

FIGURA 6.3A

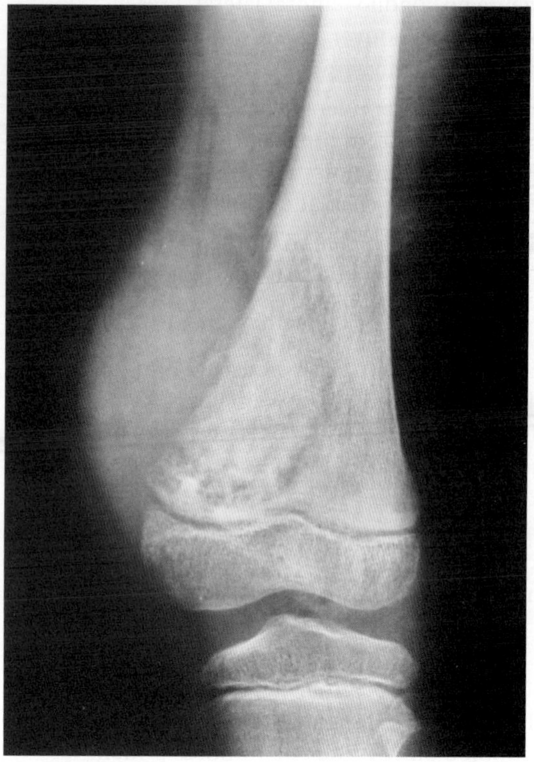

FIGURA 6.3B

ACHADOS Radiografias lateral (A) e AP (B) do joelho. Observa-se uma grande lesão destrutiva envolvendo a face medial da metáfise femoral distal, com destruição cortical e grande massa de tecidos moles. A lesão se estende para a placa de crescimento, mas não parece cruzar para a epífise. Uma reação periosteal interrompida e laminada é observada na margem superior do tumor. As margens da lesão são mal definidas. Regiões densas e amorfas de mineralização estão presentes dentro da lesão.

DIAGNÓSTICO DIFERENCIAL Osteossarcoma, sarcoma de Ewing, linfoma, metástase.

DIAGNÓSTICO Osteossarcoma, tipo intramedular de alto grau.

DISCUSSÃO A lesão destrutiva deve ser inconfundivelmente um tumor ósseo. A lesão está moderadamente mineralizada, e a mineralização possui um padrão denso, amorfo e semelhante a uma nuvem, característico de matriz osteoide. A localização da lesão e a idade do paciente são típicas para o diagnóstico. A distribuição etária do osteossarcoma possui um pico agudo (46% dos casos) entre os 10 e 20 anos de idade, mas foi descrito em crianças muito novas e idosos. Os osteossarcomas foram descritos em praticamente todas as partes do esqueleto, mas é provável que os locais menos comuns sejam as mãos e os pés.

Nos dados da Mayo Clinic sobre tumores ósseos,[6] as regiões anatômicas mais comuns de osteossarcomas foram o fêmur distal (31%), tíbia proximal (15%), úmero proximal (8%), pelve (7%), fêmur proximal (5%) e diáfise femoral (4%). Dos osteossarcomas que ocorrem nos ossos longos, somente cerca de 10% se encontram na diáfise, sem extensão para a metáfise ou epífise. A maioria dos osteossarcomas não possui causa conhecida, mas, nessa série, mais de 5% se encontravam no osso irradiado e mais de 3% em regiões da doença de Paget. Pacientes com mais de 60 anos de idade apresentam maior probabilidade de uma condição preexistente (38%).

Caso 6.4

HISTÓRIA CLÍNICA Mulher adulta jovem com cefaleias, vertigens, tempo de sangramento prolongado e hipertensão.

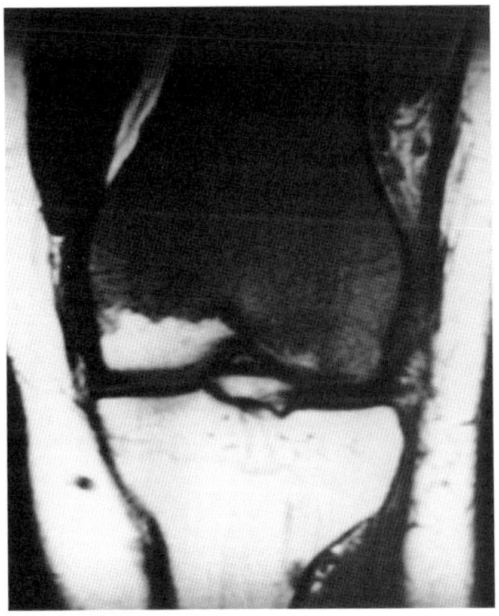

FIGURA 6.4A

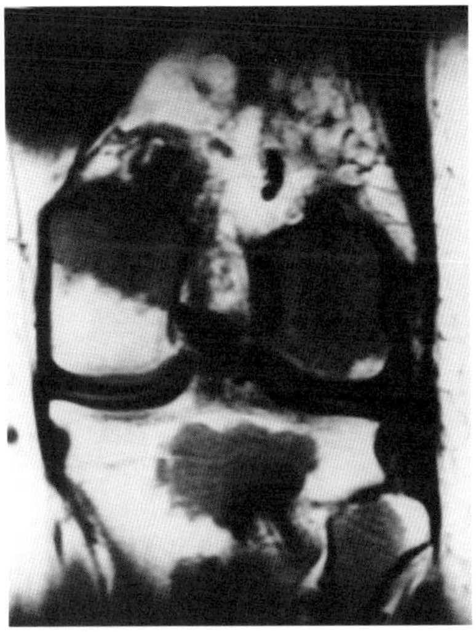

FIGURA 6.4B

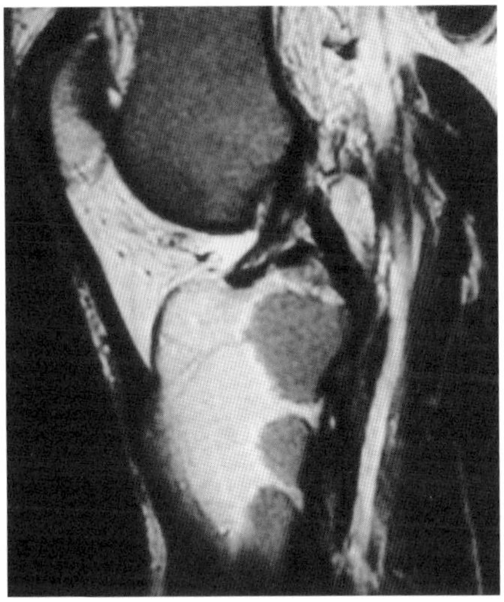

FIGURA 6.4C

ACHADOS (A, B) Imagens de RM coronal e (C) sagital ponderadas em T1 demonstram a substituição da medula óssea adiposa normal de alto sinal com depósitos conglomerados de material de baixa intensidade no fêmur e na tíbia. As superfícies articulares visualizadas são normais.

DIAGNÓSTICO DIFERENCIAL Policitemia vera, mieloma múltiplo, linfoma, leucemia, hemoglobinopatias.

DIAGNÓSTICO Policitemia vera.

DISCUSSÃO A policitemia vera é um processo idiopático proliferativo monoclonal da medula óssea. A hiperplasia é mais pronunciada nos constituintes das hemácias da medula óssea. As principais complicações são trombose e diátese hemorrágica. Múltiplas lesões líticas focais são características. Na RM, a substituição da medula óssea adiposa normal é refletida pela diminuição da intensidade de sinal nas imagens ponderadas em T1, conforme visto aqui, demonstrando uma intensidade intermediária de sinal na RM ponderada em T2 entre músculo e tecido adiposo.[7] Mais adiante na evolução da doença, a medula pode ser substituída por fibrose e produzir uma aparência clínica e radiológica de mielofibrose com hematopoiese extramedular. Nessa fase, observa-se uma intensidade de sinal diminuída na medula óssea nas imagens ponderadas em T1 e T2.[8,9] Formas secundárias de policitemia vera podem ocorrer e dar origem a características similares. Gota, decorrente de hiperuricemia, pode complicar os achados radiográficos. O diagnóstico definitivo é feito por biópsia da medula óssea.

Caso 6.5

HISTÓRIA CLÍNICA Mulher de 20 anos com dor no joelho e edema por 3 meses.

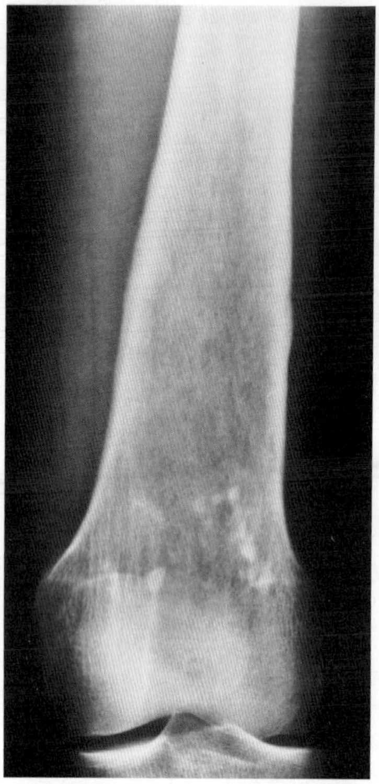

FIGURA 6.5A

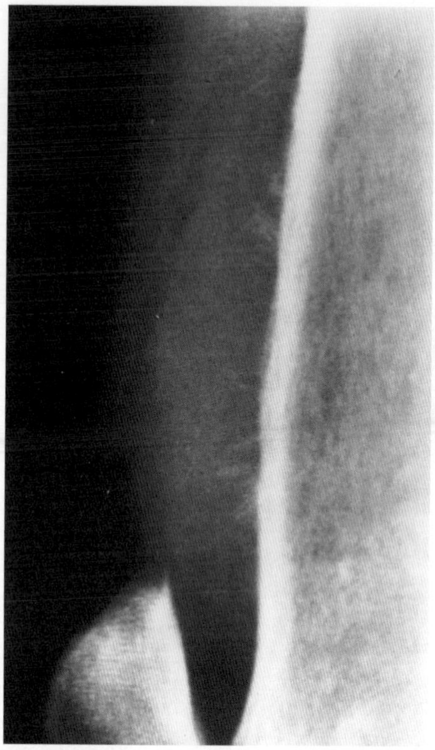

FIGURA 6.5B

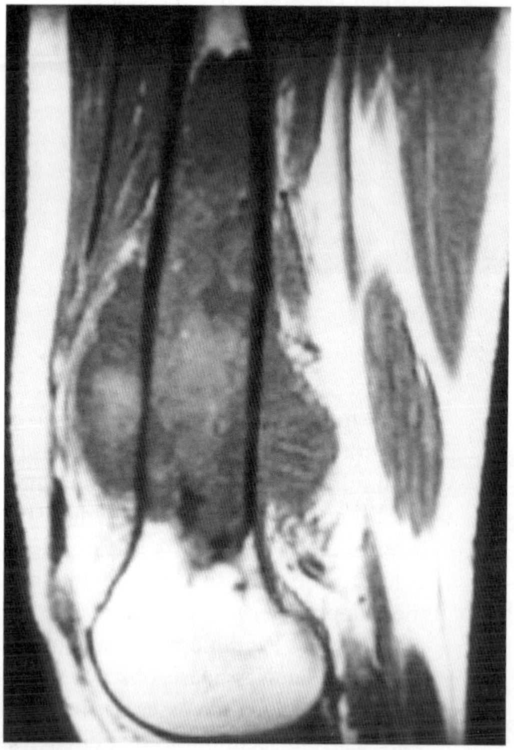

FIGURA 6.5C

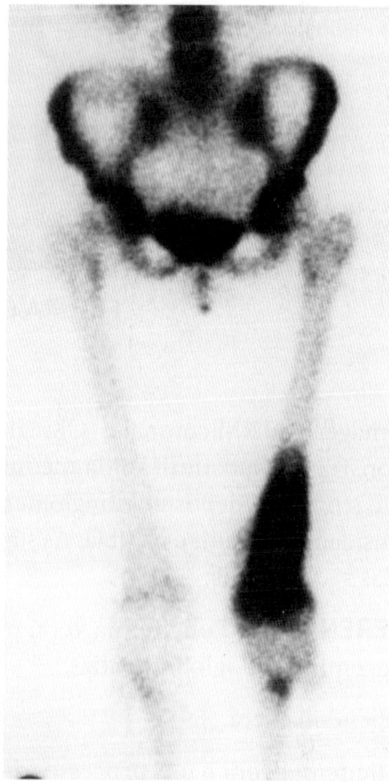

FIGURA 6.5D

ACHADOS

A. Radiografia AP do fêmur distal. Observa-se uma lesão levemente expansível no fêmur distal, causando leve irregularidade da textura do osso cortical, com poucas áreas localizadas de mineralização amorfa distalmente. Observa-se uma elevação periosteal sutil medial e lateralmente na diáfise distal. As extensões intramedulares proximal e distal da lesão são imperceptíveis.

B. Radiografia lateral do fêmur distal, detalhe fotográfico. Observa-se permeação do tumor através do córtex femoral anterior na direção dos tecidos moles, com reação periosteal em explosão solar e massa de tecidos moles. A destruição do córtex é evidente pela irregularidade de suas margens e vaga radiolucência; a estrutura geral do córtex permanece intacta.

C. Imagem sagital de RM ponderada em T1 demonstra uma extensa lesão intramedular com sinal heterogêneo. A lesão penetra no córtex anterior e posteriormente para formar grandes massas de tecidos moles. Pequenas regiões de sinal muito baixo na extensão inferior do tumor correspondem à matriz mineralizada vista na radiografia AP.

D. Cintilografia óssea. Imagem corporal total anterior (detalhe fotográfico) demonstra intensa atividade no fêmur distal, correspondente ao tumor. Observa-se ainda um aumento regional modesto da atividade no fêmur proximal e tíbia proximal.

DIAGNÓSTICO DIFERENCIAL Osteossarcoma, sarcoma de Ewing, linfoma, metástase.

DIAGNÓSTICO Osteossarcoma, tipo intramedular de alto grau.

DISCUSSÃO Este caso ilustra um osteossarcoma intramedular de alto grau cujas características radiológicas são mais sutis, mas altamente agressivas. A extensão verdadeira da lesão é demonstrada de forma eficiente pela RM. A cintilografia óssea radionuclídea demonstra um padrão de captação falsamente estendida que corresponde a hiperemia e osteoporose no osso normal adjacente.[10] Em comparação com casos anteriores, a lesão neste caso está um pouco ossificada.

Caso 6.6

HISTÓRIA CLÍNICA Mulher de 24 anos com massa atrás do joelho esquerdo.

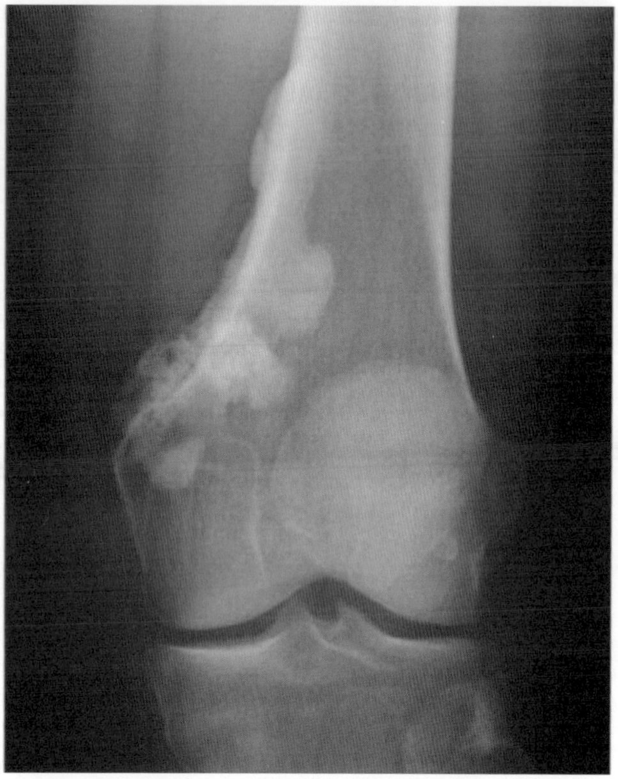

FIGURA 6.6A

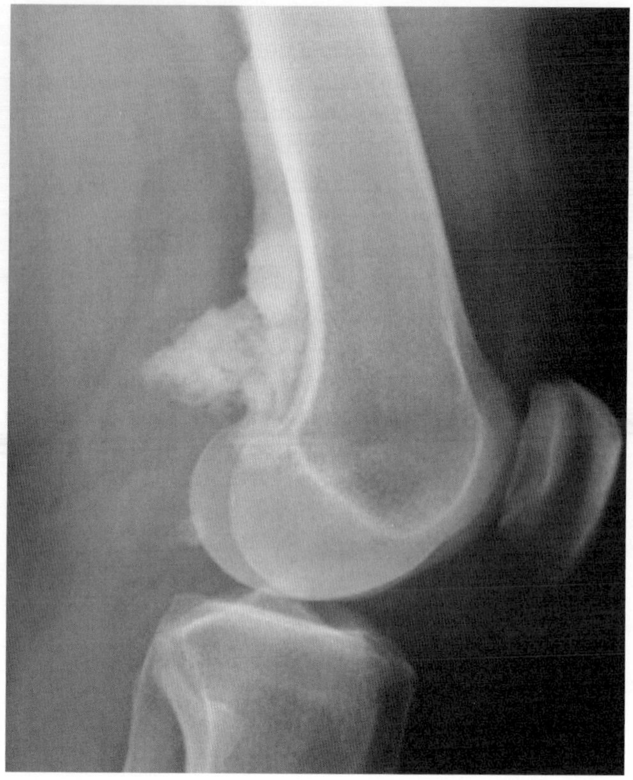

FIGURA 6.6B

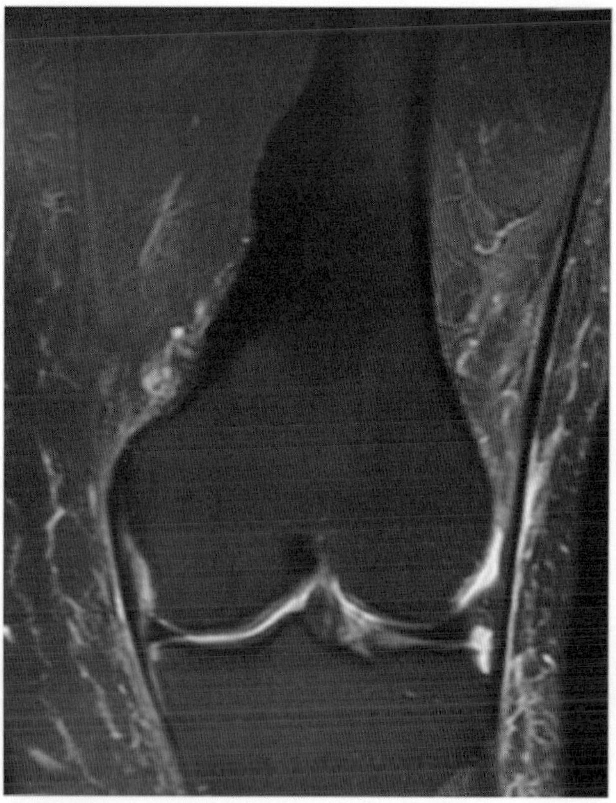

FIGURA 6.6C

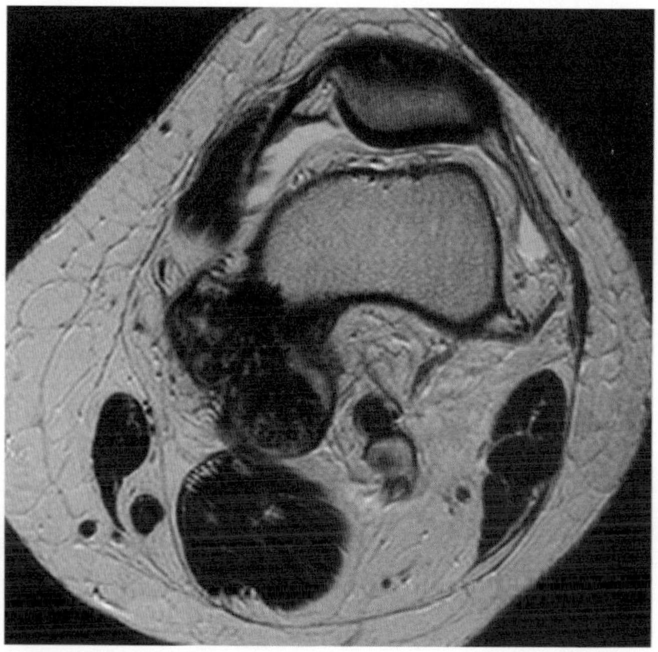

FIGURA 6.6D

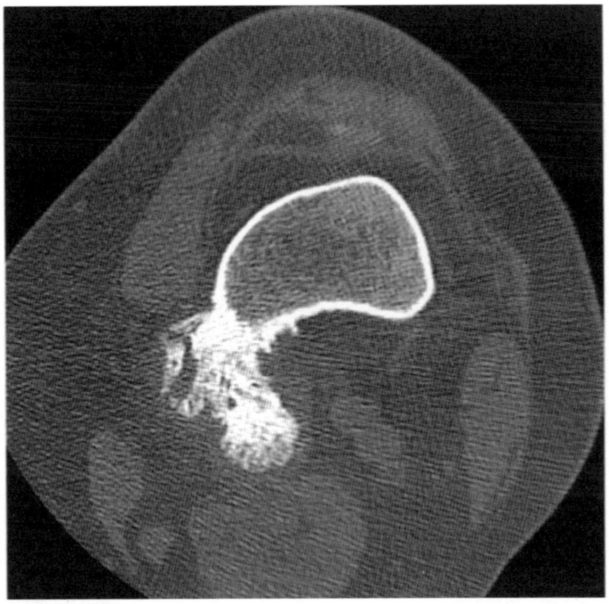

FIGURA 6.6E

ACHADOS

A, B. Radiografias AP e lateral do joelho esquerdo demonstram densidades osteoides densas mal definidas centralizadas ao redor do córtex posteromedial da metadiáfise femoral distal.

C, D. Imagem de RM coronal ponderada em T2 com saturação de gordura e axial ponderada em T2 demonstram uma massa corticalmente baseada e escura em T2 sem extensão intramedular.

E. TC axial (janelas ósseas) demonstra uma lesão densa que se origina do córtex posterior do joelho esquerdo. A lesão destruiu o córtex na margem medial posterior da diáfise femoral, mas sem extensão aparente do tumor para o espaço medular. O volume do tumor parece ser densamente mineralizado.

DIAGNÓSTICO DIFERENCIAL Osteossarcoma parosteal, osteocondroma, osteossarcoma periosteal, osteossarcoma de superfície de alto grau, miosite ossificante.

DIAGNÓSTICO Osteossarcoma parosteal (osteossarcoma justacortical).

DISCUSSÃO Os osteossarcomas parosteais representam aproximadamente 5% dos osteossarcomas. Eles diferem do osteossarcoma intramedular convencional de alto grau de várias formas significativas. O osteossarcoma parosteal se origina na superfície cortical, e não de dentro do espaço medular, e praticamente todos são encontrados na metáfise de um osso longo, em especial na superfície posterior da metáfise femoral distal (66% dos casos). O pico etário do diagnóstico é na terceira década, com mais de 80% dos pacientes com mais de 20 anos. A apresentação não é específica – em geral uma dor de baixa intensidade ou dificuldades mecânicas causadas pela massa propriamente dita. As lesões costumam ser diagnosticadas e tratadas de maneira incorreta durante anos como osteocondromas atípicos que de alguma forma recidivam localmente. Mesmo com o diagnóstico tardio, o prognóstico em geral é melhor do que para o osteossarcoma convencional porque são, por definição, de baixo grau histológico (um osteossarcoma de grau mais alto que se origina na superfície do osso seria classificado pelo patologista como osteossarcoma periosteal ou osteossarcoma de superfície de alto grau).

A aparência radiológica é a de uma massa justacortical lobulada com tecido tumoral densamente ossificado preso ao córtex, em geral por uma haste. Graus variáveis de tecido radioluzente não ossificado estão presentes com frequência, tornando a lesão maior do que o aparente nas radiografias simples. As porções periféricas da lesão tendem a apresentar o menor grau de ossificação. Um plano de clivagem entre o tumor e o osso subjacente pode ser visível na borda da haste em aproximadamente dois terços dos casos, e é característico de um crescimento lobular lento do tumor conforme ele se torna maior do que sua fixação ao osso. A invasão tumoral da cavidade medular pode ocorrer por extensão direta através da haste. Essa invasão é encontrada na minoria dos casos e geralmente pode ser documentada pela TC ou RM.[11] Regiões localizadas de desdiferenciação histopatológica para sarcoma de células fusiformes de alto grau não são incomuns (28%), seja na apresentação ou como uma recorrência local.[12] A presença de um componente de tecidos moles mal definido distinto da matriz mineralizada é sugestiva de um foco de alto grau.[13] O osteossarcoma parosteal é o único tumor maligno primário que é mais comum em mulheres do que em homens (em uma proporção de quase 2:1 nos dados da Mayo Clinic).[12] O tratamento do osteossarcoma parosteal é cirúrgico. Recorrências com a curetagem simples são comuns, mas a excisão ampla com margens cirúrgicas livres pode ser curativa. Índices de sobrevivência de longo prazo de 80 a 90% podem ser esperados para pacientes sem regiões de desdiferenciação.

Caso 6.7

HISTÓRIA CLÍNICA Homem de 35 anos com dor crônica e de baixa intensidade no joelho.

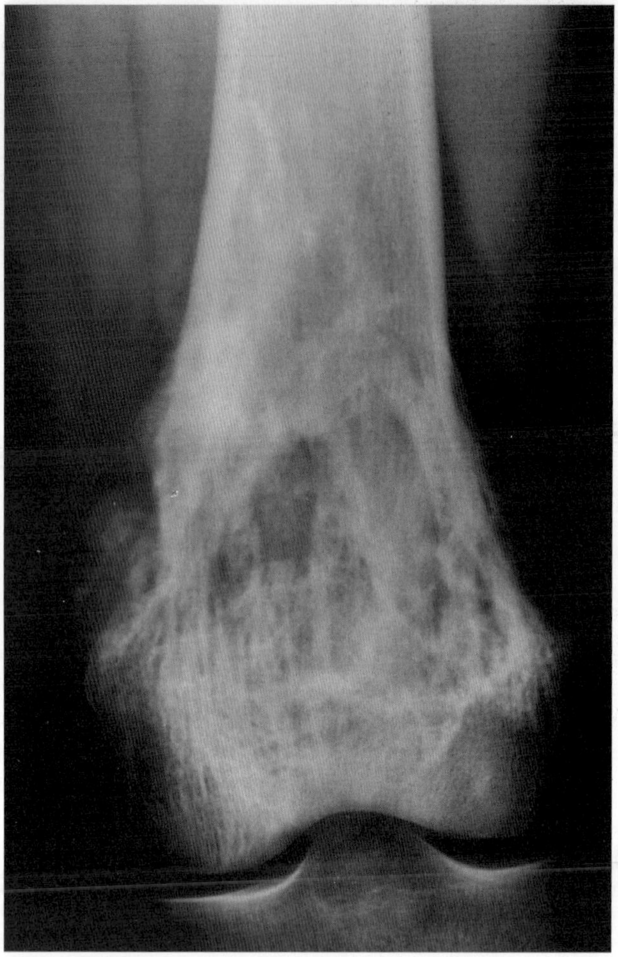

FIGURA 6.7A

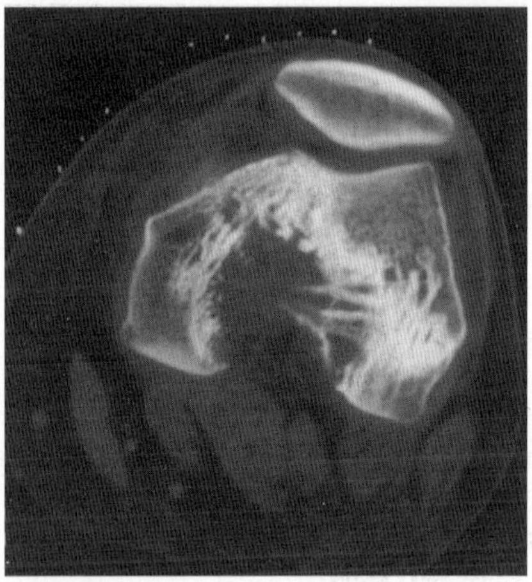

FIGURA 6.7B

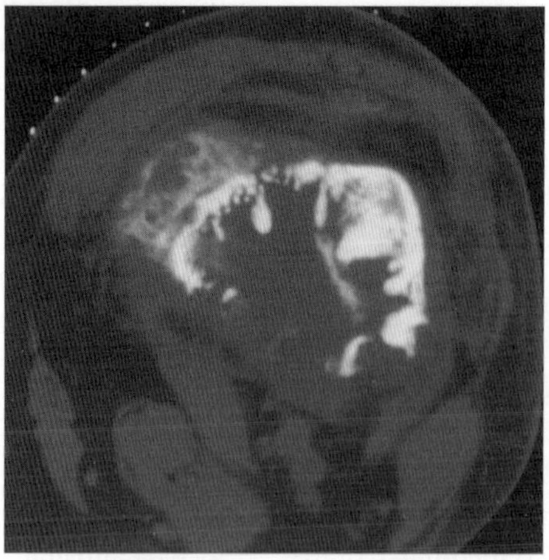

FIGURA 6.7C

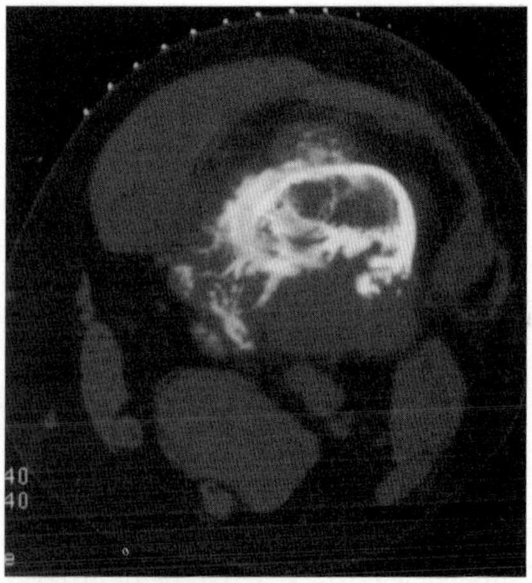

FIGURA 6.7D

ACHADOS

A. Radiografia AP do joelho. Perda óssea presente na porção intercondilar do fêmur distal, provavelmente se estendendo para o córtex medial, com proeminente reforço das trabéculas restantes. Observa-se esclerose amorfa na borda medial do fêmur e ao longo da porção mais superior do córtex adjacente ao defeito ósseo intercondilar.

B. TC axial sem contraste no nível dos côndilos femorais demonstra uma lesão destrutiva central com osso trabecular reforçado e esclerótico ao redor da lesão. No córtex anteromedial, observa-se uma massa de tecidos moles fracamente mineralizada.

C. TC na diáfise distal demonstra extensa destruição do osso cortical com reforço proeminente do osso trabecular. Uma densa mineralização amorfa é observada na superfície endosteal do córtex anterior. Presença de massa mineralizada de tecidos moles.

D. TC mais proximalmente ao longo da diáfise femoral demonstra uma grande massa de tecidos moles parcialmente mineralizada.

DIAGNÓSTICO DIFERENCIAL Osteossarcoma, condrossarcoma, linfoma, metástase, fibroma desmoplásico.

DIAGNÓSTICO Osteossarcoma, tipo intramedular de baixo grau.

DISCUSSÃO Este caso tem características de uma lesão agressiva, bem como de uma lesão indolente. A presença de destruição cortical, penetração cortical e formação de massa de tecidos moles sugere um processo agressivo. A presença de reforço trabecular compensando estruturalmente as regiões de destruição cortical sugere a presença desta lesão por algum tempo. A mineralização da porção de tecidos moles da lesão sugere um tumor formador de osso.

Os osteossarcomas de baixo grau são malignidades ósseas bem diferenciadas, cujas aparências radiológicas e histopatológicas são desafiadoras para o diagnosticador.[12,14] Raras lesões, elas ocorrem em adultos e tipicamente se encontram ao redor do joelho. O prognóstico para a sobrevivência de longo prazo é excelente, mas recorrências locais podem ser acompanhadas por desdiferenciação para tumor de alto grau e disseminação metastática.

Caso 6.8

HISTÓRIA CLÍNICA Homem de 47 anos com dor no joelho.

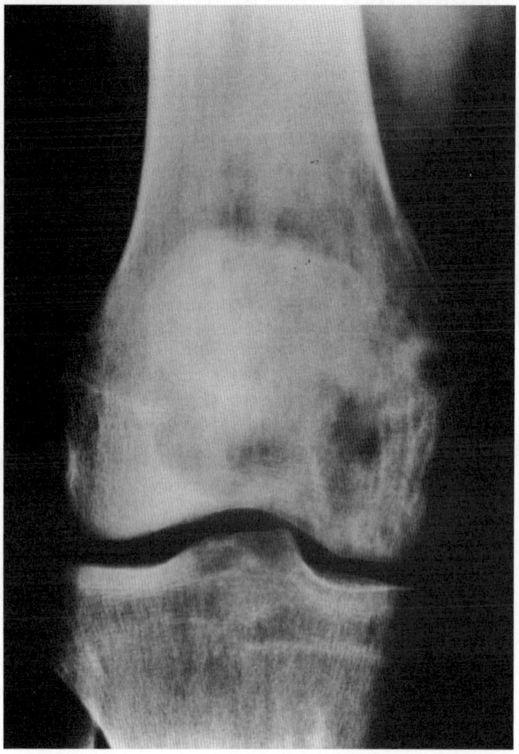

FIGURA 6.8A

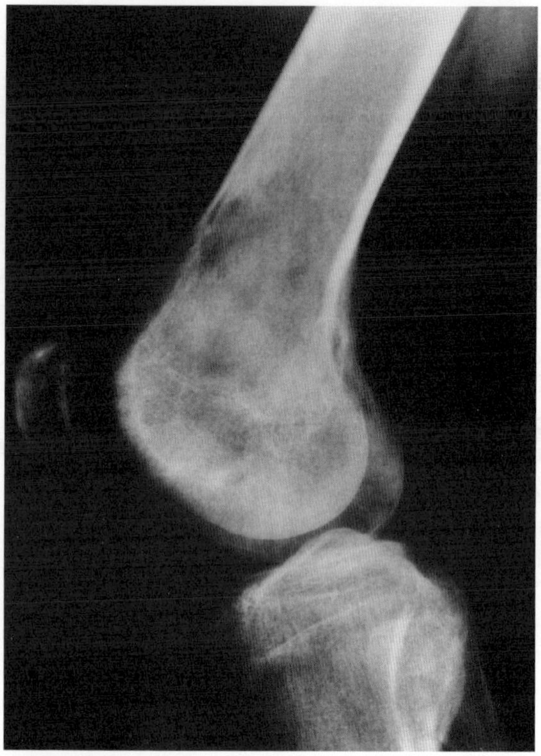

FIGURA 6.8B

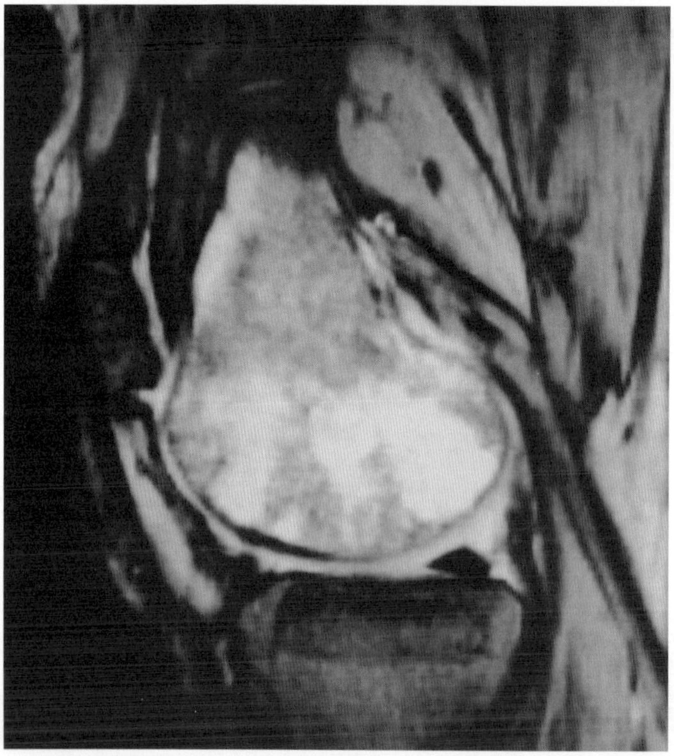

FIGURA 6.8C

ACHADOS

A, B. Radiografias AP e lateral demonstram uma lesão lítica no côndilo femoral medial com bordas mal definidas, mas que se estende para a superfície articular. Não se observa uma massa associada de tecidos moles e nem periostite associada.

C. Imagem sagital de RM ponderada em T2 demonstra intensidade de sinal alto nesta lesão, sem violação cortical definida.

DIAGNÓSTICO DIFERENCIAL Histiocitoma fibroso maligno (HFM) do osso, metástase, osteossarcoma, fibrossarcoma, condrossarcoma, linfoma.

DIAGNÓSTICO HFM do osso.

DISCUSSÃO O HFM é uma lesão que pode ocorrer nos tecidos moles ou no osso. Considera-se que o HFM tenha origem histiocítica. Histologicamente, as lesões demonstram diferenciação fibrogênica, e células gigantes malignas multinucleadas podem ser uma característica proeminente. O HFM que se origina no osso é relativamente raro, compreendendo apenas 1% dos tumores ósseos malignos primários.[12] Em geral, o HFM se origina nos tecidos moles. A variação etária dos pacientes é ampla, mas a maioria deles é adulta. Apesar de a maioria das lesões ocorrer ao redor do joelho, também já foram observadas lesões nas extremidades, coluna vertebral e crânio. Nos ossos longos, as lesões costumam ser metafisárias. Assim como nos outros tipos de tumores ósseos, a apresentação clínica típica é de dor e edema. Cerca de 25% dos HFM do osso são secundários a um processo patológico preexistente, mais comumente radioterapia prévia, doença de Paget ou infarto ósseo. Implantes articulares ou suas ligas também foram considerados como fatores incitantes para o HFM do osso.[15]

De modo geral, a aparência radiológica é de destruição óssea agressiva com um padrão mosqueado ou permeativo, como o observado aqui. O osso reativo tende a ser esparso e não se observa matriz tumoral mineralizada. O diagnóstico diferencial inclui metástase, osteossarcoma, fibrossarcoma, condrossarcoma e linfoma. A distinção patológica entre HFM e outros sarcomas do osso pode ser difícil. A presença de até mesmo microscópicos focos de osteoide ou condroide neoplásico fará com que a lesão seja classificada como um osteossarcoma ou condrossarcoma, respectivamente. A distinção entre HFM e fibrossarcoma é considerada por alguns especialistas como arbitrária, e elas são radiologicamente indistinguíveis.

Caso 6.9

HISTÓRIA CLÍNICA Mulher de 52 anos com dor no joelho durante várias semanas, sem um episódio precipitante de trauma.

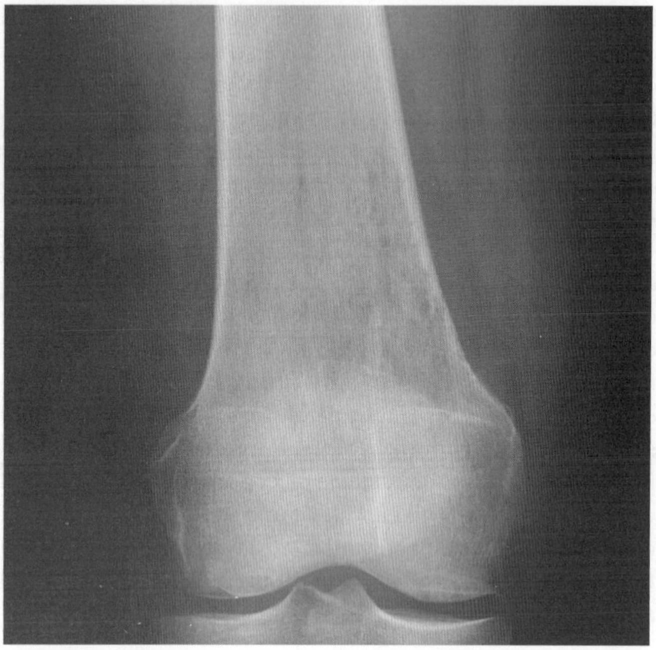

FIGURA 6.9A

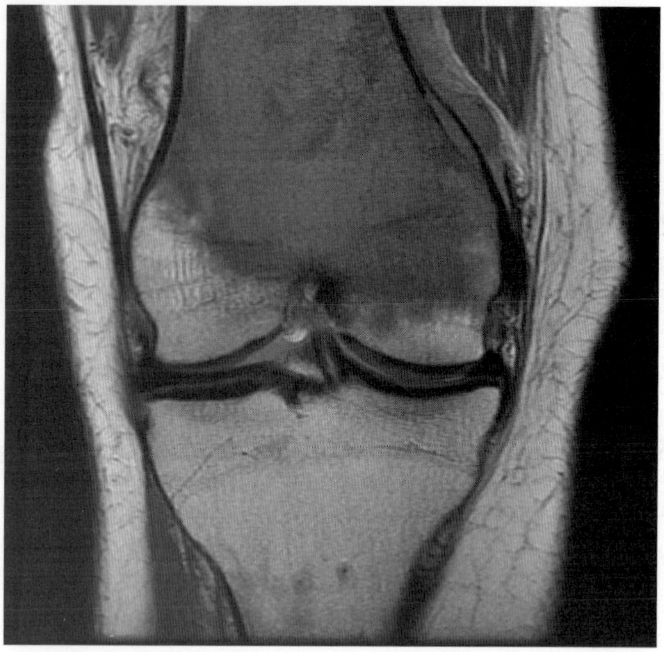

FIGURA 6.9B

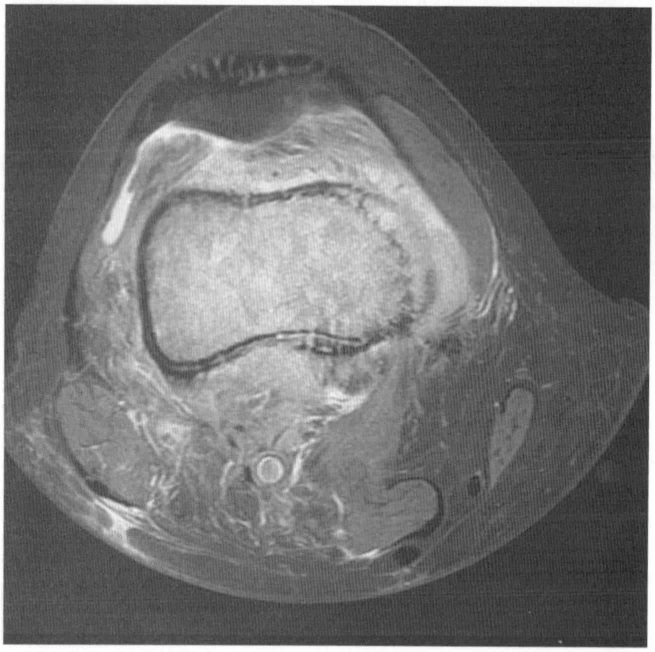

FIGURA 6.9C

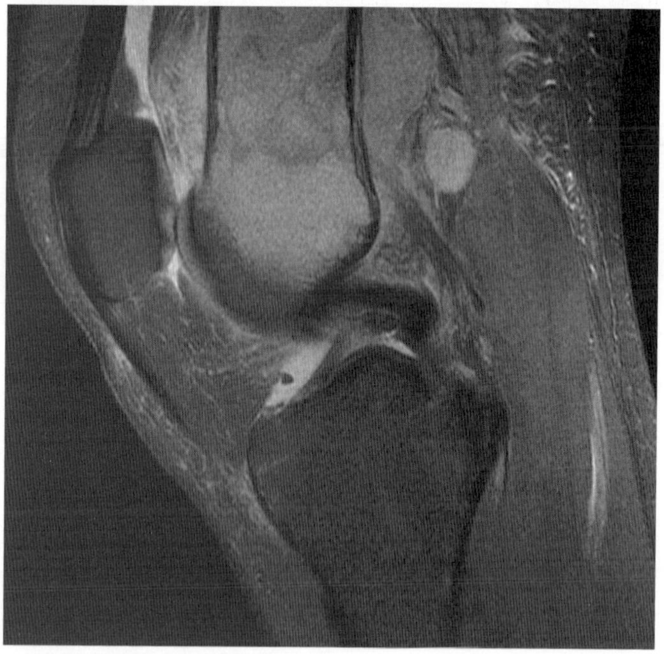

FIGURA 6.9D

ACHADOS

A. Radiografia AP do joelho demonstra uma destruição permeada muito sutil ao longo do córtex medial da metáfise femoral.

B. Imagem coronal de RM ponderada em T1 demonstra uma grande lesão substituindo a medula óssea adiposa normal, estendendo-se da diáfise femoral para o côndilo medial. O periósteo está elevado pela lesão, e observa-se extensão para tecidos moles.

C. Imagem axial de RM ponderada em T2 com supressão de gordura demonstra alto sinal na lesão, destruição cortical medial e posterior, extensão para tecidos moles e edema no entorno.

D. Imagem sagital de RM de densidade de próton com supressão de gordura demonstra envolvimento dos tecidos moles anteriores e posteriores e um linfonodo poplíteo dilatado.

DIAGNÓSTICO DIFERENCIAL Linfoma, metástases, plasmacitoma, osteossarcoma, infecção.

DIAGNÓSTICO Linfoma primário do osso.

DISCUSSÃO O linfoma primário do osso pode ter uma aparência quase normal nas radiografias.[16] A RM, conforme visto neste caso, pode demonstrar uma grande anormalidade. Neste caso, o diagnóstico foi feito com o uso da biópsia por agulha guiada por TC. O linfoma esclerótico do osso é uma circunstância na qual a biópsia percutânea guiada por agulha pode ser falsamente negativa. A natureza infiltrativa da doença e a fragilidade das células podem resultar em artefatos de esmagamento tão graves que a evidência de malignidade pode ser destruída durante o processo de obtenção do espécime.

Pacientes com linfoma que envolvem o osso podem se apresentar com sintomas relacionados a uma lesão óssea, ou as lesões ósseas podem ser descobertas durante o estadiamento após a realização do diagnóstico a partir de uma região extraesquelética. Pacientes que apresentam linfoma do osso são considerados como portadores de linfoma primário do osso se não apresentarem evidência de doença em outros locais. O linfoma primário do osso constituiu 3,9% dos casos de lesões ósseas malignas nos dados da Mayo Clinic.[17] Observa-se uma ampla variação etária no momento do diagnóstico, e a maioria dos linfomas envolve a porção do esqueleto que contém medula vermelha. A destruição óssea é a característica radiológica primária do linfoma primário e geralmente resulta em uma destruição permeativa do osso cortical e trabecular. Uma aparência mosqueada e esparsa é típica. Aproximadamente 50% dos casos podem apresentar evidências de osso reativo ou espessamento do córtex, mas esse osso reativo costuma ser esparso, e a formação de osso periosteal, conforme pode ser visto no sarcoma de Ewing, é notavelmente incomum. A extensão para tecidos moles pode ser óbvia, grande e assimétrica. A fratura patológica é comum. Na minoria dos casos, uma esclerose irregular está presente na região afetada, em vez de uma mistura de lise e esclerose.

Caso 6.10

HISTÓRIA CLÍNICA Jogadora de futebol feminino universitário com dor persistente no joelho após trauma. O médico do time solicitou uma RM.

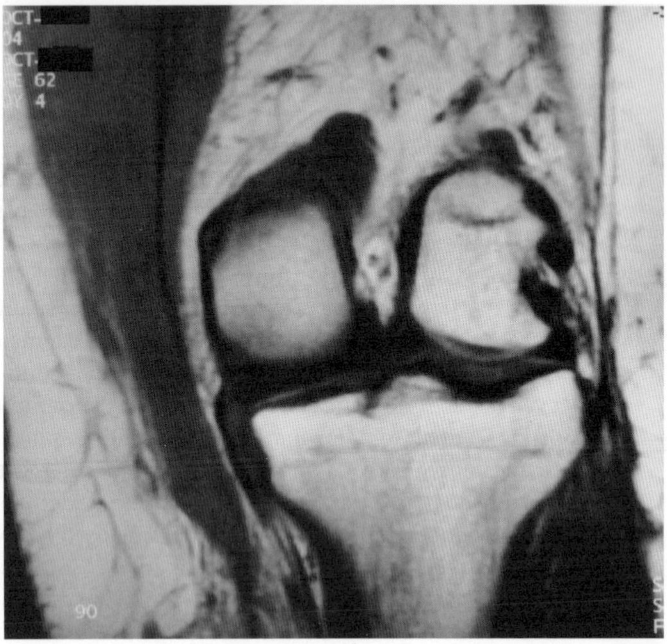

FIGURA 6.10A

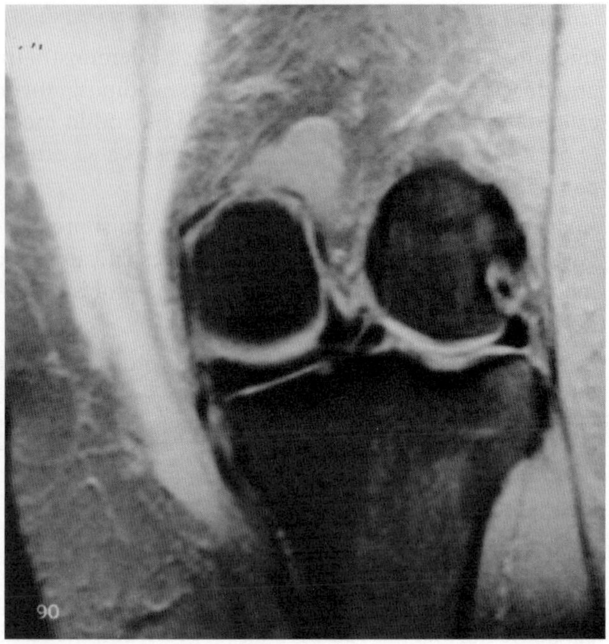

FIGURA 6.10B

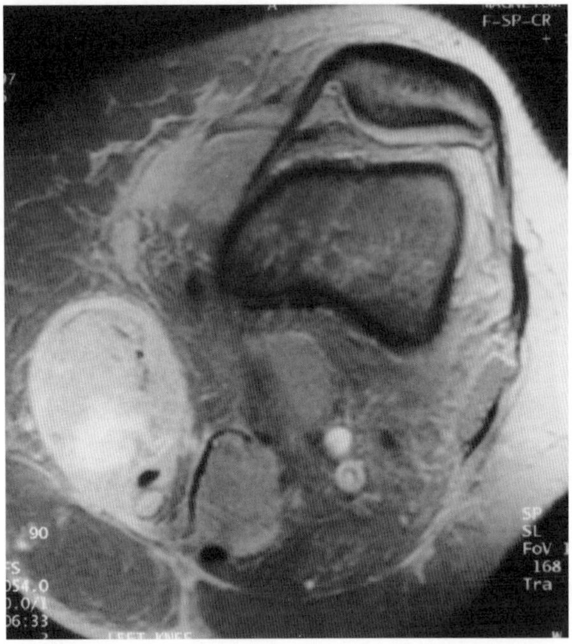

FIGURA 6.10C

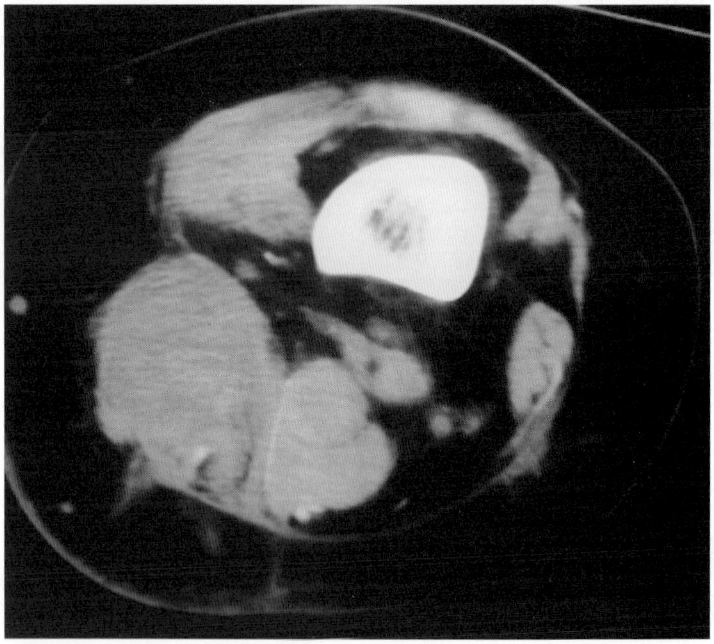

FIGURA 6.10D

ACHADOS

A. Imagem coronal de RM ponderada em T1 demonstra dilatação do músculo sartório. As margens do músculo estão levemente irregulares, com presença de edema subcutâneo.

B. Imagem coronal de RM ponderada em T2 demonstra alta intensidade de sinal no músculo sartório.

C. Imagem axial de RM ponderada em T2 demonstra uma dilatação do sartório com alta intensidade de sinal e edema no entorno.

D. TC axial no momento da biópsia por agulha demonstra dilatação do sartório.

DIAGNÓSTICO DIFERENCIAL Linfoma não Hodgkin, metástase intramuscular, sarcoma de tecidos moles, doença inflamatória, ruptura intramuscular e/ou hemorragia.

DIAGNÓSTICO Linfoma não Hodgkin.

DISCUSSÃO Fatores que favorecem a malignidade em uma massa de tecidos moles são tamanho grande, localização profunda (p. ex., intramuscular) e edema no entorno. A anormalidade do sartório neste caso possui uma aparência agressiva em decorrência da natureza difusa da dilatação e das margens acentuadamente irregulares ao redor do ventre muscular. O diagnóstico diferencial inclui doença inflamatória, ruptura e/ou hemorragia intramuscular, metástase intramuscular e sarcoma de tecidos moles. Linfoma, apresentando-se como uma massa intramuscular sem evidência de doença em outros locais, é distintamente rara. O linfoma de Hodgkin intramuscular primário possui um bom prognóstico e, como o tratamento não é cirúrgico, a biópsia percutânea com agulha é um procedimento diagnóstico-chave nesta circunstância.[18]

Caso 6.11

HISTÓRIA CLÍNICA Menino de 9 anos com inchaço e dor no joelho. A-B, radiografias na apresentação; C-D, radiografias após um ano.

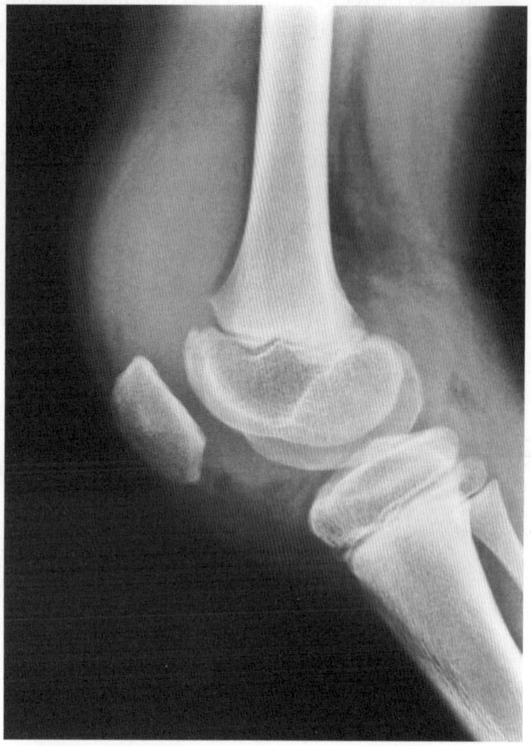

FIGURA 6.11A

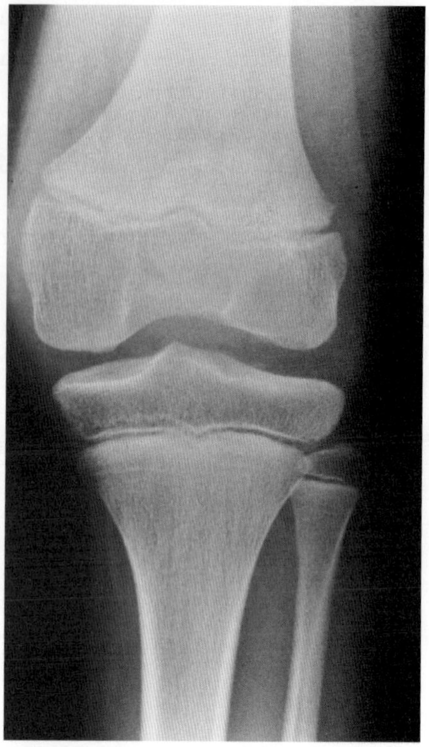

FIGURA 6.11B

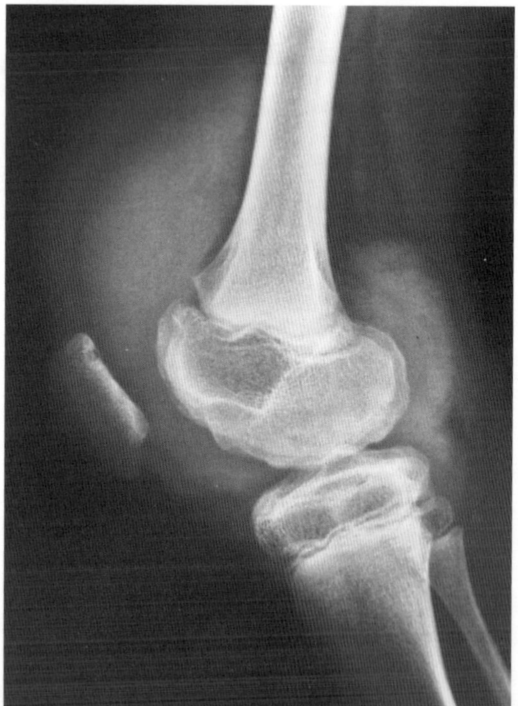

FIGURA 6.11C

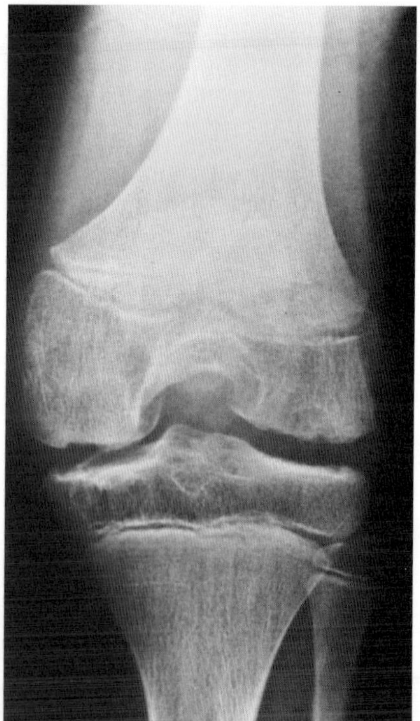

FIGURA 6.11D

ACHADOS

A. Radiografia lateral do joelho demonstra acentuada hipertrofia sinovial e derrame articular, com proliferação epifisária.

B. Radiografia AP demonstra retificação dos côndilos e alterações degenerativas.

C, D. Um ano depois. Radiografias lateral e AP demonstram a progressão dos achados, com a característica adicional de erosões da superfície articular.

DIAGNÓSTICO DIFERENCIAL Hemofilia, artrite idiopática juvenil, artropatia pós-infecciosa.

DIAGNÓSTICO Joelho hemofílico.

DISCUSSÃO Os primeiros achados neste caso podem ser atribuíveis a artrite idiopática juvenil ou hemofilia. A artrite idiopática juvenil é mais comum em mulheres e geralmente demonstra osteoporose como um dos achados iniciais. Alterações erosivas são frequentes na artrite idiopática juvenil e não são notadas na imagem inicial, apesar de a destruição articular já ser evidente.

A hemofilia A é um distúrbio da coagulação relacionado a uma deficiência do fator VIII. Ela é transmitida na forma de um distúrbio ligado ao X e, portanto, ocorre quase exclusivamente em homens. Apesar de existirem outras variedades de hemofilia, este é o tipo mais comum. A característica radiográfica primária deste distúrbio é a hemartrose, conforme observado nas radiografias laterais neste caso, com destruição articular após episódios repetidos.[19] Algumas características cardeais incluem a retificação do polo inferior da patela e alargamento da incisura intercondilar. Entretanto, esses achados também podem ser observados na artrite idiopática juvenil.[20] As características distintivas incluem hemorragia subperiosteal e lesões císticas intraósseas que não são subarticulares. O último achado está relacionado com a hemorragia intraóssea e, quando apresenta tamanho substancial, é considerado um pseudotumor. Esses são vistos com maior frequência no ílio e calcâneo. Pode ocorrer um crescimento excessivo ou reduzido da extremidade, dependendo do efeito predominante do distúrbio, que pode ser uma hiperemia ou fusão precoce da placa de crescimento. A necrose avascular da epífise pode ocorrer secundariamente a uma elevação das pressões intra-articulares causada pela hemartrose.[21] A necrose avascular pode ocorrer na artrite idiopática juvenil como resultado do tratamento com esteroides.

Caso 6.12

HISTÓRIA CLÍNICA Menina de 7 anos com edema articular. A, radiografia na apresentação; B, radiografia 7 meses depois.

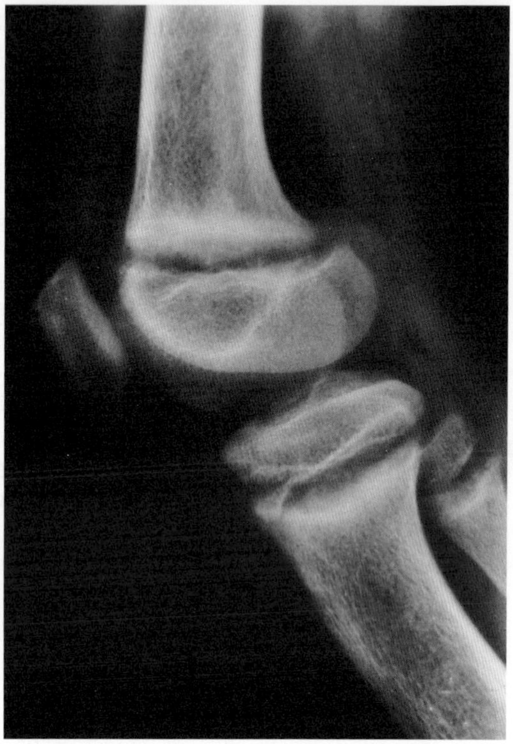

FIGURA 6.12A

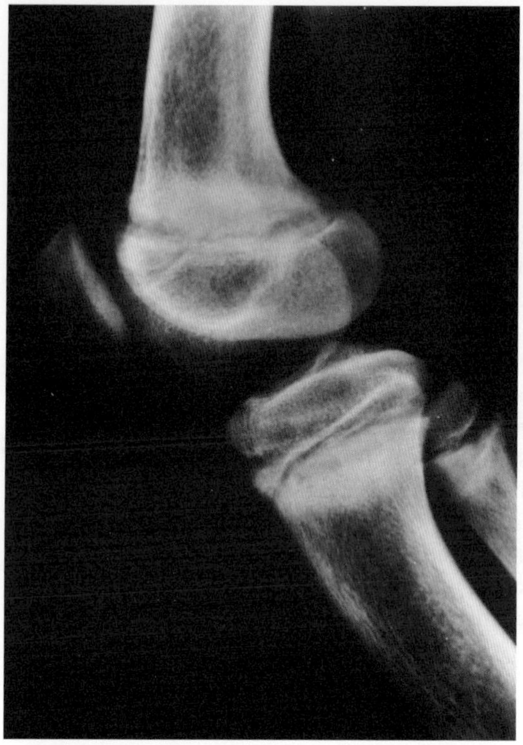

FIGURA 6.12B

ACHADOS

A. Radiografia lateral do joelho na apresentação. Observa-se o alargamento e esgarçamento das fises do fêmur distal e da fíbula e tíbia proximais.

B. Radiografia lateral do joelho feita 7 meses depois. Observa-se esclerose no intervalo e preenchimento do alargamento fisário.

DIAGNÓSTICO DIFERENCIAL Raquitismo, displasia metafisária.

DIAGNÓSTICO Raquitismo.

DISCUSSÃO Raquitismo e osteomalacia são manifestações da infância e do adulto, respectivamente, de uma doença sistêmica na qual a calcificação do osteoide é deficiente. A via final comum em ambas as condições é a ausência de cálcio e/ou fósforo disponível para a mineralização do osteoide. No raquitismo, o efeito predominante ocorre nas placas de crescimento; na osteomalacia, o efeito predominante ocorre na remodelagem do osso maduro. Quando o raquitismo ou osteomalacia ocorre em combinação com insuficiência renal crônica, a condição é chamada osteodistrofia renal.

A deficiência dietética de vitamina D, geralmente conjugada com a exposição inadequada à luz do sol de modo que a síntese fotoquímica de vitamina D na pele não ocorre, resulta em redução da absorção gastrintestinal de cálcio, hipocalcemia e hiperparatireoidismo secundário para mobilizar o cálcio do esqueleto. Raquitismo e osteomalacia induzidos pela deficiência de vitamina D pura são relativamente raros nos Estados Unidos, exceto entre imigrantes, fadistas alimentares, idosos internados em asilos e pacientes em uso de nutrição parenteral total. Outras causas incluem falha da conversão enzimática da 25-hidroxivitamina D em seu metabólito fisiologicamente mais ativo, a 1,25 di-hidroxivitamina D, e insensibilidade do órgão terminal a 1,25 di-hidroxivitamina D, defeitos da reabsorção tubular renal genéticos e adquiridos, e absorção gastrintestinal inadequada do cálcio ou fósforo da dieta. Nos Estados Unidos, as deficiências de absorção gastrintestinal causadas por diversas etiologias são a causa mais comum de raquitismo e osteomalacia. O raquitismo e a osteomalacia podem ocorrer em associação com displasia fibrosa poliostótica e neurofibromatose e podem ser causados pelo uso crônico de medicamentos anticonvulsivantes ou antiácidos que contenham alumínio.

No raquitismo, observa-se o alargamento da placa de crescimento causada pelo crescimento continuado da cartilagem na ausência de mineralização e ossificação normais. Os achados radiográficos são mais aparentes nas regiões de crescimento mais ativo, e a cartilagem não calcificada pode se tornar muito volumosa. Regiões que frequentemente apresentam anormalidades radiológicas incluem as junções costocondrais das costelas, fêmur distal, ambas as extremidades da tíbia, úmero proximal, rádio distal e ulna. A mineralização irregular e desorganizada da zona de calcificação provisória cria uma aparência desgastada. O estresse mecânico sobre a placa de crescimento espessada pode levar ao alargamento, abaulamento e deformidades de arqueamento. A textura óssea (padrão trabecular) é grosseira, com o aparecimento tardio dos centros de ossificação. O osso raquítico é menos resistente às cargas de arqueamento e cisalhamento, e fraturas por estresse e deformidades em curvatura são comuns. Zonas transversas de radiolucência no lado côncavo dos ossos longos, chamadas pseudofraturas de Milkman ou zonas Looser, são coleções focais de osteoide não mineralizado; elas provavelmente não representam lesões por insuficiência. Após o início de um tratamento bem-sucedido do raquitismo, o osteoide não calcificado se calcifica, de modo que a zona de calcificação provisória aparece como uma ampla banda que estreita a placa de crescimento até sua espessura normal. A ossificação do osteoide subperiosteal não mineralizado é observada na forma de osso novo periosteal.

A displasia metafisária é um distúrbio raro causado por um erro inato da ossificação encondral que resulta em placas de crescimento alargadas e de aparência irregular. Entretanto, os valores laboratoriais são normais.

Caso 6.13

HISTÓRIA CLÍNICA Menino de 3 anos com anemia e um caso semelhante. A, radiografia aos 3 anos; B, radiografia aos 12 anos de idade; C, caso semelhante.

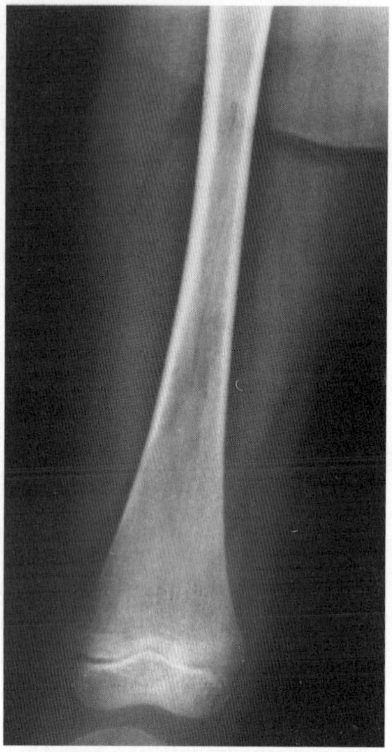

FIGURA 6.13A

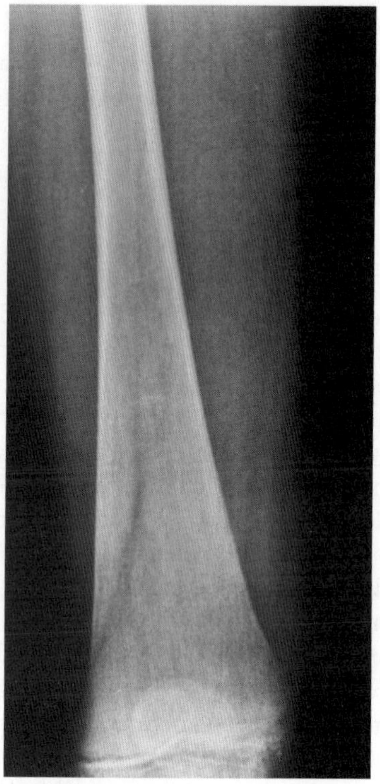

FIGURA 6.13B

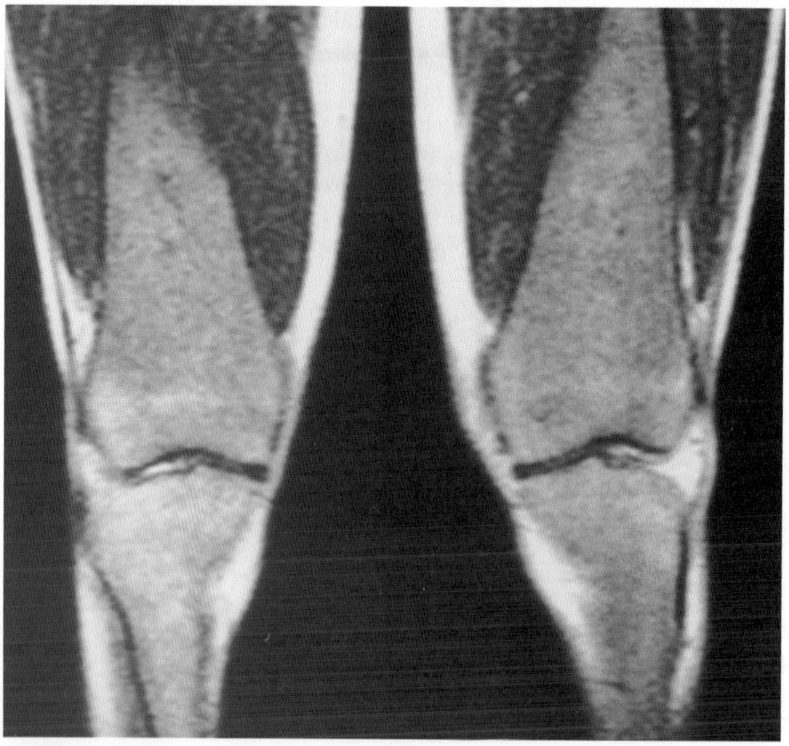

FIGURA 6.13C

ACHADOS

A. Radiografia AP do joelho feita aos 3 anos demonstra deformidades em frasco de Erlenmeyer no fêmur e na tíbia.

B. Radiografia do joelho feita aos 12 anos demonstra uma deformidade em frasco de Erlenmeyer progressiva.

C. Caso semelhante. Imagem coronal de RM ponderada em T1 de um adulto jovem demonstra a substituição difusa da medula adiposa com sinal intermediário e deformidades em frasco de Erlenmeyer.

DIAGNÓSTICO DIFERENCIAL Doença de Gaucher, anemias crônicas, doença de Pyle, doença de Niemann-Pick.

DIAGNÓSTICO Doença de Gaucher.

DISCUSSÃO Anemias, doença de Pyle, doença de Niemann-Pick e doença de Gaucher podem produzir deformidades em frasco de Erlenmeyer. A medula óssea é um dos maiores órgãos do corpo. Confinada no espaço intramedular do osso, ela consiste em uma rede de osso trabecular com células adiposas, células mieloide, células reticulares e estruturas de suporte. Ao nascer, as cavidades medulares dos ossos tubulares, os ossos planos e as vértebras possuem uma predominância de células hematopoiéticas. Com o avanço da idade, a medula hematopoiética regride e é substituída por medula adiposa, começando distalmente nas extremidades e progredindo para envolver de forma incompleta a pelve, coluna vertebral e crânio. O processo pode reverter (a chamada reconversão da medula) quando ocorre uma demanda elevada pela hematopoiese, como pode ocorrer na anemia ou substituição da medula normal hematopoiética por um processo patológico. Os achados radiográficos dos distúrbios da medula óssea são indiretos e inespecíficos.

Quando ocorre a expansão crônica do espaço da medula óssea no esqueleto em crescimento, alterações ósseas adaptativas podem ocorrer durante o desenvolvimento do osso. A dilatação real do espaço medular altera os contornos ósseos normais; essas alterações não ocorrem agudamente, nem ocorrem no adulto. A RM é o melhor método para as imagens diretas da medula óssea. Como a medula óssea é uma conglomeração de tecidos diferentes, a aparência da RM pode variar, tanto com a composição da medula óssea quanto nos parâmetros técnicos particulares. Em geral, a medula adiposa possui características de sinal predominantes de gordura, e a medula hematopoiética possui características de sinal mais similares ao músculo. Imagens nucleares com coloide de enxofre marcado com tecnécio Tc-99m ou metilenodifosfonato marcado com tecnécio Tc 99mTc podem gerar avaliações fisiológicas dos elementos reticuloendoteliais da medula óssea e do osso circundante, respectivamente.

O protótipo para as doenças de armazenagem de tecido adiposo é a doença de Gaucher (lipidose de glicocerebrosídeo). Na condição autossômica recessiva, a deficiência de glicocerebrosídeo resulta no acúmulo progressivo de histiócitos carregados com lipídios glicocerebrosídeos na medula óssea e em outros órgãos e tecidos. São observadas alterações secundárias no osso.[22] O achado radiográfico clássico é a deformidade em frasco de Erlenmeyer, que é a submodelagem da metáfise causada pelo empacotamento do espaço da medula óssea. O afilamento cortical por erosão endosteal e osteopenia são anormalidades radiográficas adicionais que podem ser evidentes. A osteonecrose da cabeça femoral é uma associação comum, e geralmente é bilateral. Após a terapia prolongada de reposição enzimática com glicocerebrosidase direcionada para macrófagos (glicosilceramidase), a composição da medula óssea, massa óssea e morfologia óssea revertem para a normalidade.

Caso 6.14

HISTÓRIA CLÍNICA Homem de 38 anos com dor na face lateral do joelho.

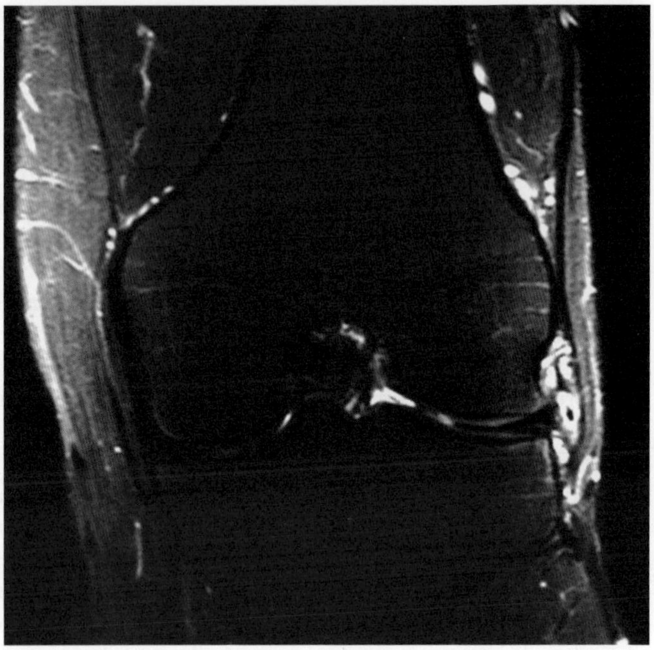

FIGURA 6.14A

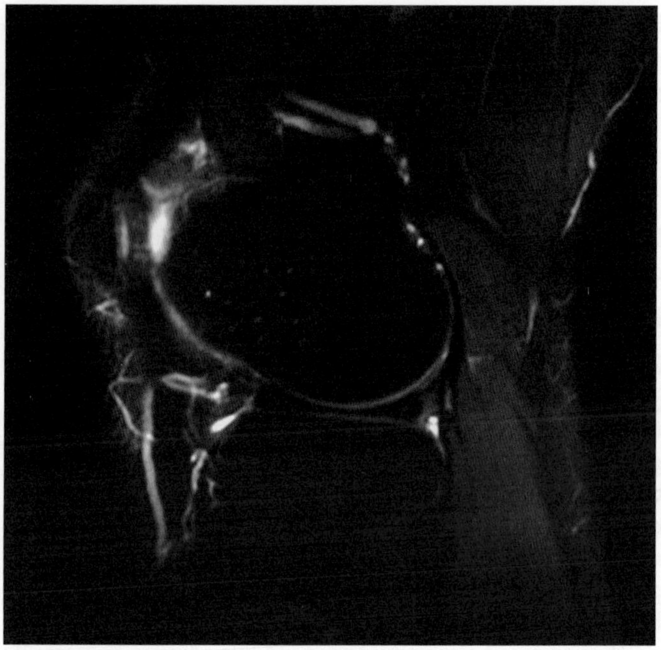

FIGURA 6.14B

ACHADOS (A, B) Imagens de RM coronal *inversion recovery* e sagital de densidade de próton com supressão de gordura demonstram um grande menisco lateral com sinal difusamente anormal.

DIAGNÓSTICO DIFERENCIAL Menisco discoide, ruptura do menisco complexa.

DIAGNÓSTICO Menisco discoide, com ruptura complexa.

DISCUSSÃO O menisco discoide é uma anomalia do desenvolvimento que predispõe o paciente a rupturas. Em vez de um menisco em formato de C, ele tem o formato de um disco. Com o tecido meniscal agora presente no espaço articular, é mais provável que ele degenere e se rompa. A maioria dos pacientes adolescentes com ruptura do menisco possui esta anomalia. Um menisco discoide aparece anormalmente grande na RM. Ele medirá pelo menos 12 mm de largura nas imagens coronais, apresentando três ou mais imagens sagitais (4 mm de espessura cada) com uma aparência de gravata-borboleta. O menisco discoide tipicamente tem uma localização lateral e não predispõe o paciente a rupturas do menisco medial não discoide.[23] O tratamento dos pacientes sintomáticos inclui o reparo da ruptura, se presente, e saucerização do excesso meniscal.[24]

Caso 6.15

HISTÓRIA CLÍNICA Menino de 8 anos com dor no joelho; radiografias com intervalo de 5 meses. A, radiografia na apresentação; B, radiografia 5 meses após a apresentação; C, radiografia 10 meses após a apresentação.

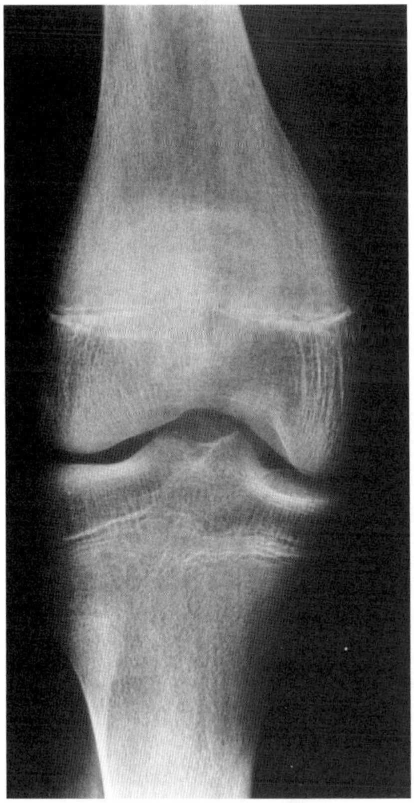

FIGURA 6.15A

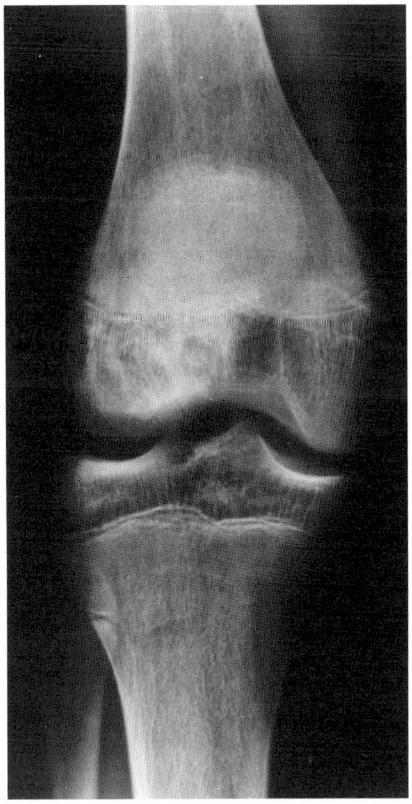

FIGURA 6.15B

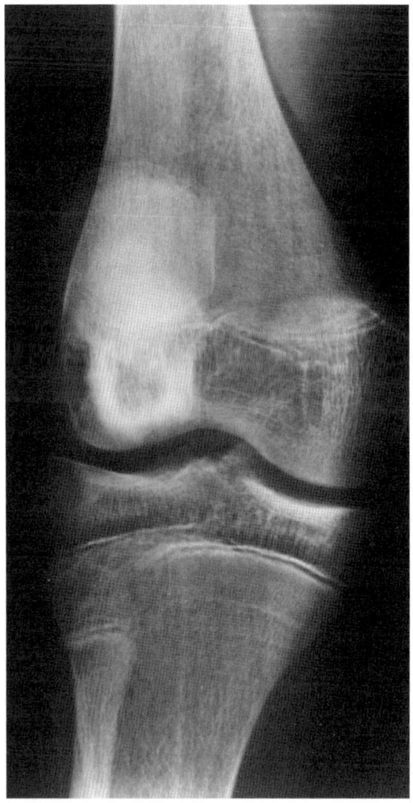

FIGURA 6.15C

ACHADOS

A. Radiografia AP do joelho direito demonstra superfícies articulares normais, mas com crescimento exagerado do côndilo femoral medial.

B. Radiografia AP do joelho direito feita 5 meses depois demonstra aumento da densidade no côndilo femoral lateral, com uma banda subarticular suave.

C. Radiografia AP do joelho direito feita 10 meses depois demonstra uma banda sólida mais definida de esclerose dentro do côndilo femoral.

DIAGNÓSTICO DIFERENCIAL Infarto ósseo causado por hemoglobinopatias, doença de Gaucher, medicação esteroide, trauma, pancreatite.

DIAGNÓSTICO Anemia falciforme.

DISCUSSÃO A anemia falciforme ocorre quando a valina é substituída pelo glutamato na cadeia beta da hemoglobina. O resultado é uma forma anormal de hemoglobina que é menos efetiva no transporte do oxigênio e que predispõe a tromboses. As manifestações esqueléticas desse processo incluem alargamento do espaço medular, infartos ósseos e uma aparência densa geral dos ossos. Vértebra em formato de H e uma aparência coberta de neve das cabeças umerais são clássicas. A osteomielite não é incomum, e a diáfise representa uma região comum para a ocorrência dessa condição. A salmonela é o patógeno mais frequente nesses casos. A principal complicação é o infarto causado pela configuração anormal da hemoglobina, como visto neste caso.

Caso 6.16

HISTÓRIA CLÍNICA Mulher de 38 anos tratada com corticosteroides para artrite inflamatória.

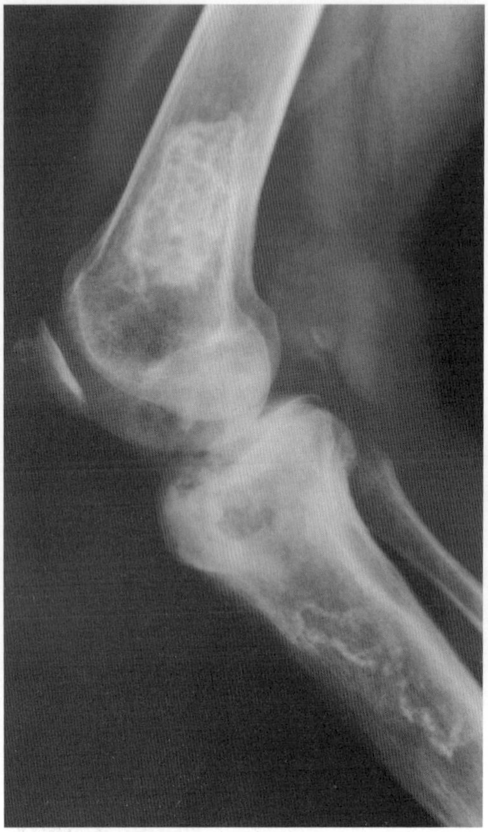

FIGURA 6.16A

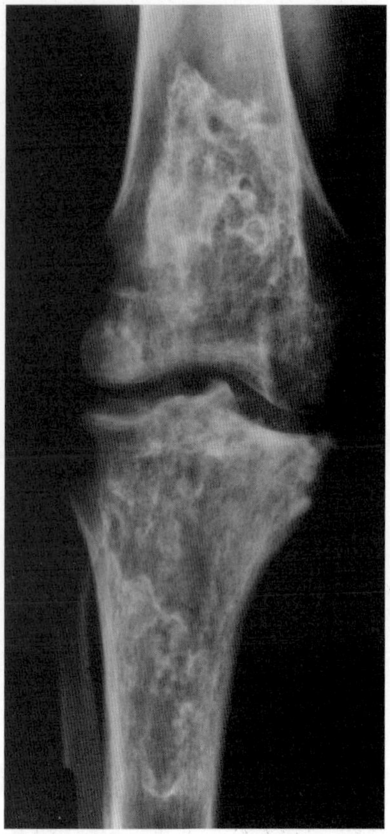

FIGURA 6.16B

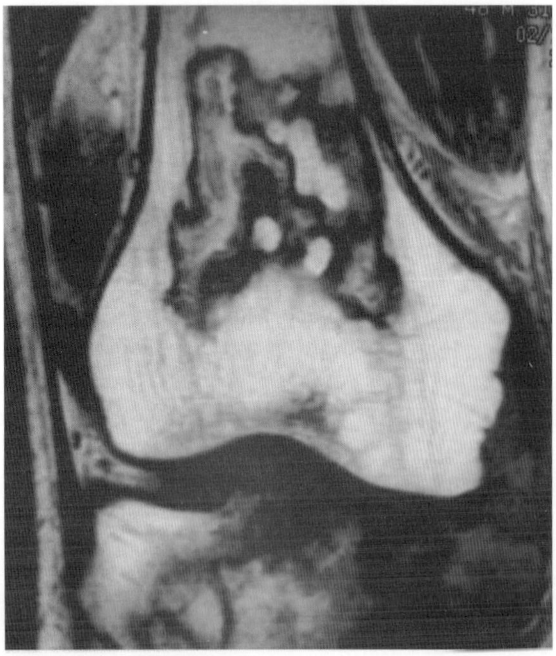

FIGURA 6.16C

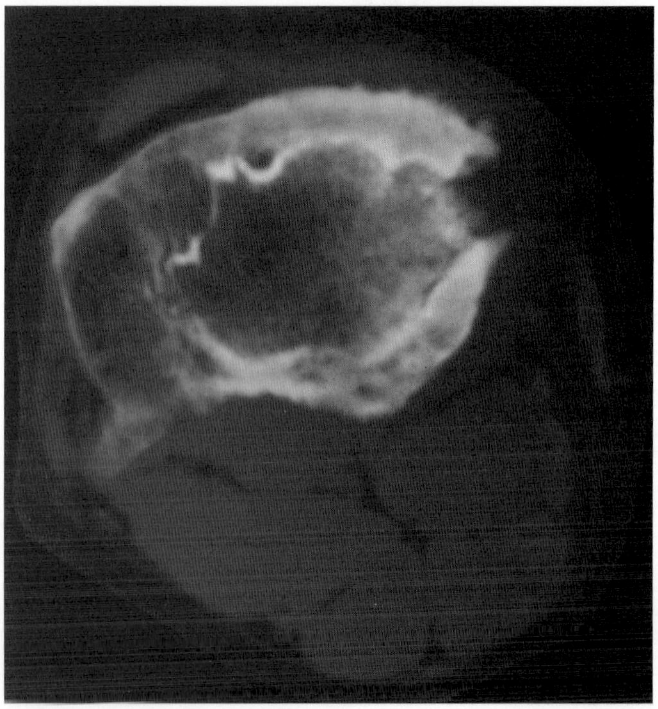

FIGURA 6.16D

ACHADOS

A, B. Radiografias AP e lateral do joelho. Observam-se regiões extensas de calcificação irregular no fêmur distal e tíbia proximal. Não se observa efeito em massa ou destruição óssea.

C. Imagem coronal de RM ponderada em T1 demonstra as lesões com bordas de baixa intensidade de sinal e centros adiposos.

D. TC axial através da epífise tibial demonstra uma lesão central calcificada com bordas escleróticas em serpentina bem definidas e esclerose mais irregular no osso circundante.

DIAGNÓSTICO DIFERENCIAL Nenhum.

DIAGNÓSTICO Infartos medulares calcificados com colapso subcondral da superfície articular da tíbia.

DISCUSSÃO A ossificação ao redor das margens de infartos medulares ocorre após revascularização e reparo. O reparo ósseo ocorre como um processo de substituição "*creeping*", e a margem esclerótica representa a porção que está sendo reparada. Osso novo é empilhado nas trabéculas infartadas, que são então removidas de modo muito lento e substituídas por osso vivo. Esse processo geralmente é muito lento para se observar a progressão em radiografias seriadas. Complicações relacionadas ao infarto ósseo incluem colapso subcondral, osteoartrose secundária e sequelas relacionadas, e o raro desenvolvimento de sarcomas, como o osteossarcoma ou HFM.[25]

Caso 6.17

HISTÓRIA CLÍNICA Mulher de 30 anos com história de linfoma.

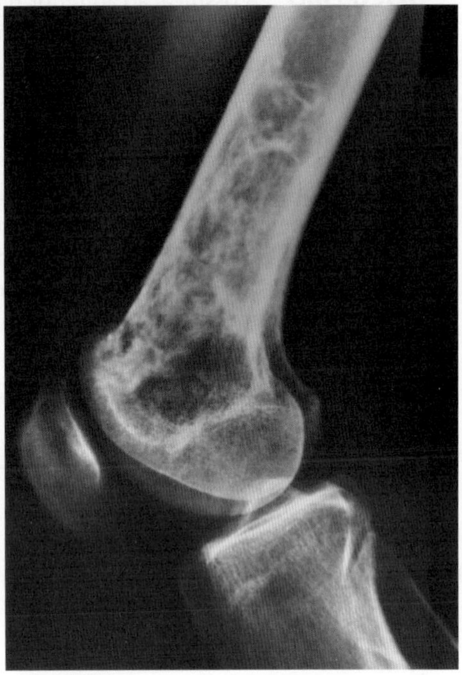

FIGURA 6.17A

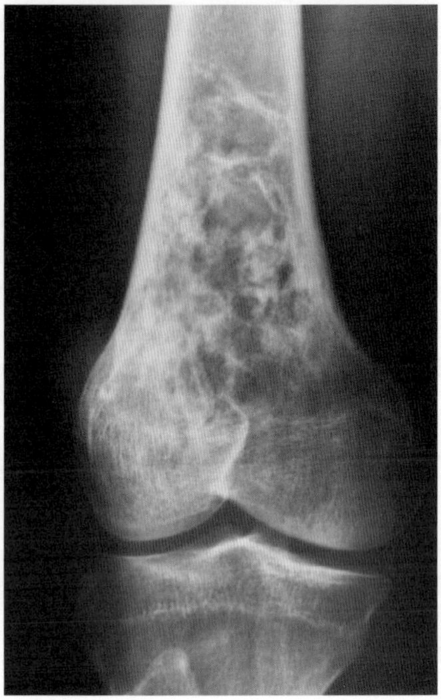

FIGURA 6.17B

ACHADOS A, B. Radiografias lateral (A) e AP (B) do joelho. Observam-se alterações escleróticas e de aparência cística na metáfise femoral distal. O padrão trabecular é grosseiro. Não se observa destruição cortical, osso periosteal reativo ou envolvimento dos tecidos moles.

DIAGNÓSTICO DIFERENCIAL Alterações pela radiação, infartos da medula óssea, doença de Paget, metástases, osteossarcoma, linfoma, infecção.

DIAGNÓSTICO Alterações pela radiação.

DISCUSSÃO Um padrão lítico e esclerótico misto pode ser visto na doença de Paget, metástases, certos tumores ósseos primários, infecção e radiação. Não se observa espessamento cortical, entretanto, o que torna a doença de Paget menos provável. Não se observa destruição cortical para sugerir tumor ou infecção.

A irradiação terapêutica é um tratamento comum para as metástases ósseas. Regiões de dor óssea confirmadas como anormais pelas radiografias ou cintilografias ósseas em pacientes com metástases conhecidas geralmente são irradiadas na forma de tratamento paliativo. As lesões ósseas irradiadas cicatrizam por esclerose e preenchimento das áreas líticas. Os efeitos da radiação são independentes da fonte de radiação. No esqueleto imaturo, a radiação em doses totais de 2.000 cGy ou mais danifica o crescimento ósseo. A epífise é particularmente sensível, já que a radiação causa lesão celular direta dos condrócitos e possivelmente dano vascular dos finos vasos sanguíneos fisários. Quanto maior o potencial de crescimento no momento da irradiação, mais profundo será o efeito. Se a totalidade de um osso em crescimento for irradiada, a perda de crescimento ósseo em todo o osso resulta em um osso pequeno. Doses focais afetam a porção irradiada; por exemplo, deformidades angulares podem resultar de uma placa de crescimento assimetricamente irradiada. A radioterapia também aumenta o risco de trauma da placa epifisária, incluindo a ocorrência de deslizamento da epífise da cabeça femoral e necrose avascular. Escoliose pode ocorrer após a irradiação da coluna.

No esqueleto maduro, a complicação primária é a osteonecrose por radiação. Esse é um efeito relacionado à dose e ocorre como consequência da sua ação sobre os osteoblastos. A mandíbula é um local comum de envolvimento, e a osteonecrose por irradiação ocorre mais frequentemente após o tratamento para cânceres orais, ao contrário de outros tumores da cabeça e pescoço.[26] O tratamento da osteonecrose induzida pela radiação com oxigênio hiperbárico pode ser benéfico.[27] Radiografias e TC demonstrarão esclerose irregular no osso irradiado. A osteíte por radiação demonstra predominantemente esclerose e periostite, e predispõe o paciente a necrose isquêmica, infecção e fratura.

Na cintilografia óssea, o osso irradiado pode a princípio demonstrar aumento do acúmulo de radionuclídeos pela hiperemia e formação de osso novo. Após várias semanas ou meses, a cintilografia óssea demonstrará diminuição do acúmulo de radionuclídeos em decorrência da menor formação óssea e menor vascularidade. Na RM, o osso irradiado possui características de sinal de medula óssea adiposa. A localização anatômica e a extensão dessas alterações estão relacionadas ao tamanho e formato do portal de radiação.

Caso 6.18

HISTÓRIA CLÍNICA Mulher de 33 anos com dor no joelho de início agudo.

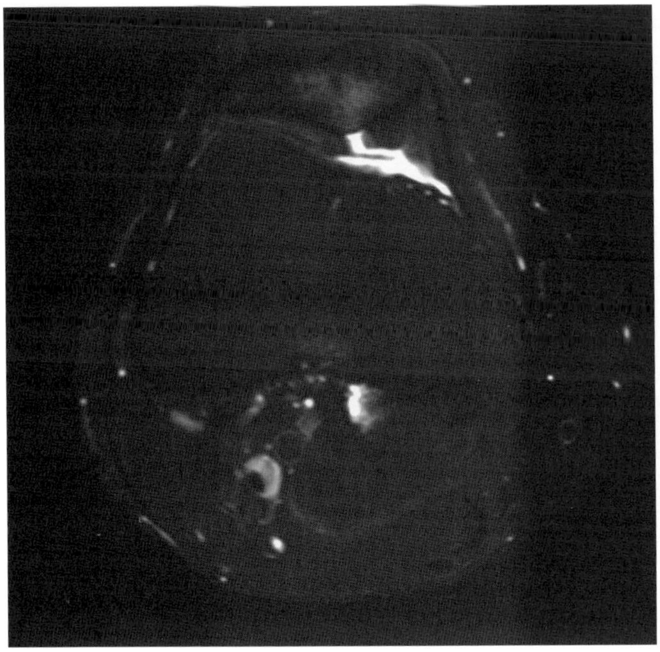

FIGURA 6.18A

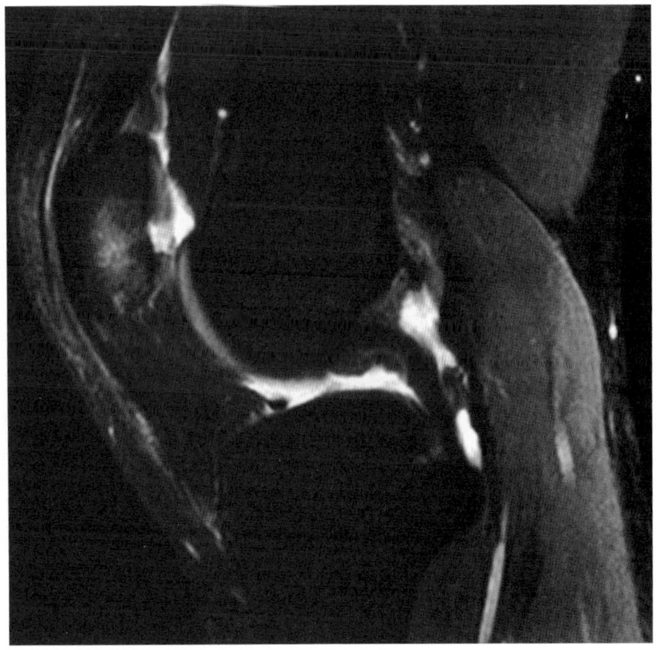

FIGURA 6.18B

ACHADOS (A, B) Imagens axial e sagital de RM de densidade de próton, com saturação de gordura, demonstra uma fissura e perda de toda a espessura da cartilagem articular ao longo da crista patelar associada com edema subcondral.

DIAGNÓSTICO DIFERENCIAL Nenhum.

DIAGNÓSTICO Condromalacia patelar.

DISCUSSÃO A condromalacia patelar é o dano da cartilagem patelar associada à dor. Muitos métodos diferentes de estadiamento foram propostos. Um método descrito por Outerbridge[28] é comumente utilizado.

Estágio 1: Amolecimento ou edema da cartilagem, observada como alterações na intensidade de sinal na RM.

Estágio 2: Fragmentação ou fissura da cartilagem menor do que 1,30 cm.

Estágio 3: Fragmentação ou fissura da cartilagem maior do que 1,30 cm.

Estágio 4: Perda de toda a espessura da cartilagem.

Podem ser observadas alterações no osso subcondral. A RM e a correlação por artroscopia são melhores nos estágios mais avançados.[29] A faceta medial, conforme visto neste caso, é uma localização comum.[30] Causas incluem distúrbios da trilha patelar e trauma.

Caso 6.19

HISTÓRIA CLÍNICA Mulher de 55 anos com dor no joelho.

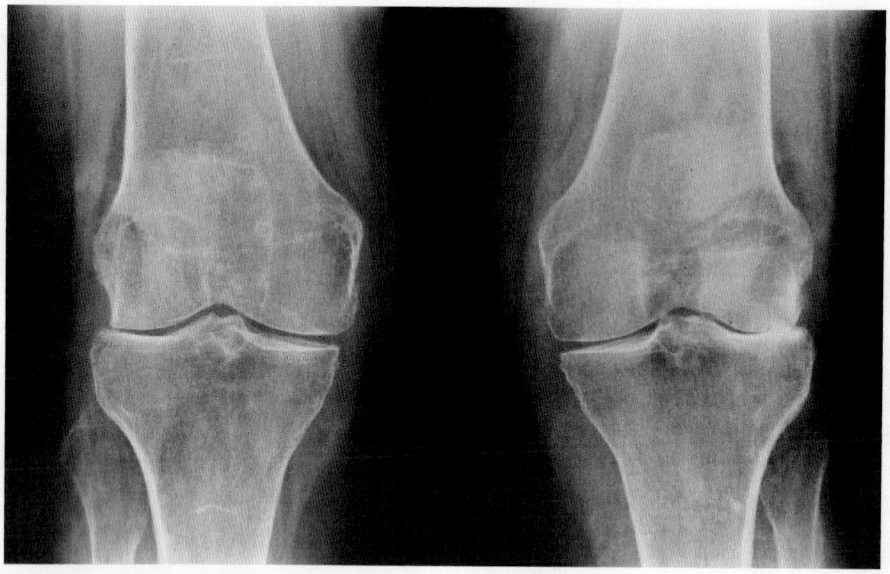

FIGURA 6.19

ACHADOS Radiografia AP de ambos os joelhos, em pé. Os ossos estão osteoporóticos. Observa-se diminuição uniforme do espaço articular com mínimas alterações ósseas proliferativas. Presença de alterações osteoartríticas secundárias no compartimento lateral do joelho esquerdo, mas essas são modestas em comparação com o grau de diminuição do espaço articular.

DIAGNÓSTICO DIFERENCIAL Artrite reumatoide, osteoartrite, artropatia por pirofosfato.

DIAGNÓSTICO Artrite reumatoide.

DISCUSSÃO Este caso demonstra características de uma artrite inflamatória sistêmica, com perda uniforme do espaço articular e osteoporose. A presença de esclerose subcondral e formação modesta de osteófitos é indicativa de alterações degenerativas secundárias, uma característica comum na artrite reumatoide que envolve os quadris e os joelhos.

A artrite reumatoide é uma doença autoimune sistêmica que se manifesta no sistema musculoesquelético com poliartrite inflamatória nas pequenas articulações sinoviais. A patogênese não é compreendida e nenhum agente causal foi isolado. Fatores genéticos afetam a suscetibilidade e a expressão da doença. A artrite reumatoide geralmente é distinguida de outras artrites pela presença do fator reumatoide (FR) no soro. A artrite reumatoide tem a prevalência de 1% na população geral, sendo as mulheres mais afetadas que os homens, em uma proporção de 3:1. De modo geral, altas titulações do FR se correlacionam com uma doença mais grave.

A idade típica da apresentação é entre 25 e 55 anos. Em 70% dos casos, o início é insidioso e ocorre durante semanas a meses, em 20% dos casos o início ocorre durante dias ou semanas e em 10% dos casos o início é agudo e ocorre durante horas a dias. O início agudo simula o início de uma artrite séptica. O curso clínico da artrite reumatoide é progressivo em 70% dos casos, levando a uma doença destrutiva e incapacitante. A progressão clínica pode ser rápida ou lenta. Em 20% dos casos a doença é intermitente, com as remissões geralmente durando mais do que as exacerbações, mas em 10% dos casos as remissões duram vários anos. O diagnóstico clínico se baseia em critérios que incluem rigidez matinal; edema simétrico das articulações interfalângicas proximais, metacarpofalângicas ou do punho; nódulos reumatoides; FR no soro; e achados radiológicos específicos. No joelho, as alterações inflamatórias típicas costumam ser superpostas nas alterações degenerativas secundárias, mas a resposta óssea proliferativa tende a ser desproporcionalmente modesta em comparação com a perda do espaço articular.

Caso 6.20

HISTÓRIA CLÍNICA Homem de 56 anos com episódios recorrentes de dor no joelho e um caso semelhante.

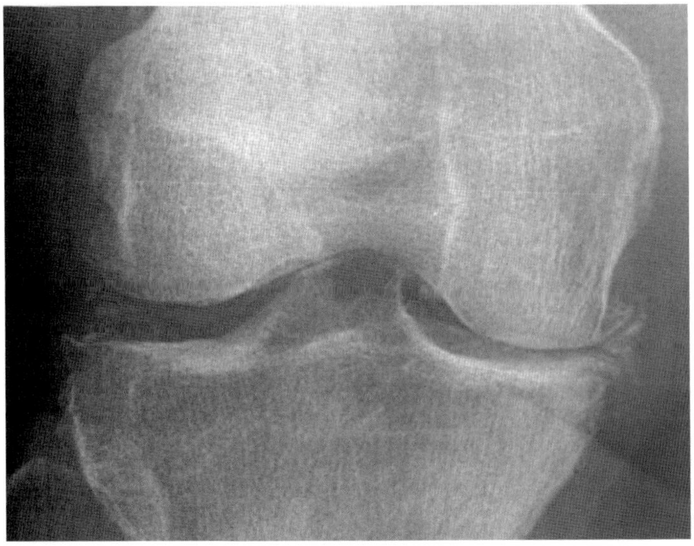

FIGURA 6.20A

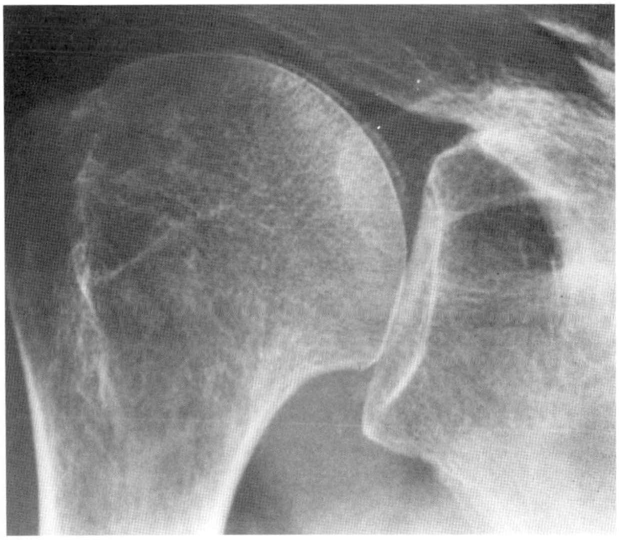

FIGURA 6.20B

ACHADOS

A. Radiografia do joelho demonstra condrocalcinose dos meniscos medial e lateral. A condrocalcinose da cartilagem articular também é evidente, particularmente no fêmur. Presença de estreitamento do espaço articular medial e formação de osteófitos.

B. Caso semelhante. Radiografia do ombro demonstra condrocalcinose na cartilagem articular do úmero.

DIAGNÓSTICO DIFERENCIAL Nenhum.

DIAGNÓSTICO Doença de deposição de cristais de di-hidrato pirofosfato de cálcio (CPPD).

DISCUSSÃO A doença por deposição de cristais de CPPD é uma artrite poliarticular com deposição de cristais de CPPD nos tecidos articulares. Sua apresentação inicial pode ser monoarticular. O diagnóstico clínico definitivo requer a identificação dos cristais CPPD no líquido articular, mas os achados radiológicos podem ser diagnósticos. A doença de deposição de cristais de CPPD foi associada com hiperparatireoidismo, hemocromatose, envelhecimento e osteoartrite. Foi fracamente associada com hipotireoidismo, ocronose, doença de Paget, doença de Wilson, acromegalia, diabetes e gota. A doença de deposição de cristais de CPPD tem três manifestações: condrocalcinose, sinovite induzida por cristais e artropatia por pirofosfato.

Os cristais de CPPD são gerados localmente nos tecidos articulares, onde depósitos assintomáticos podem se acumular na cartilagem, cápsulas articulares, discos intervertebrais, tendões e ligamentos. Na cartilagem, esses depósitos podem ser evidentes radiologicamente como uma condrocalcinose. A condrocalcinose é mais comum nos joelhos, punhos, cotovelos e quadris. Ela é encontrada tanto na fibrocartilagem como na cartilagem hialina.

A disseminação dos cristais pelo espaço articular após a ruptura de um depósito causa uma sinovite induzida pelos cristais, que é aguda e autolimitada. Essa sinovite aguda é clinicamente similar à artrite gotosa e era conhecida como pseudogota. Assim como na artrite gotosa, episódios agudos de sinovite inflamatória podem recidivar de modo intermitente. Durante um episódio agudo, os cristais de CPPD podem ser recuperados por aspiração articular e identificados por microscopia com luz polarizada ou meios físicos mais definidos. Em raros casos, esses episódios podem cursar juntamente com uma sinovite subaguda ou crônica por cristais que se assemelha à artrite reumatoide, exceto pelo envolvimento das grandes articulações dos membros, em vez de pequenas articulações das mãos e pés.

Caso 6.21

HISTÓRIA CLÍNICA Mulher de 23 anos com dor no joelho por 2 meses.

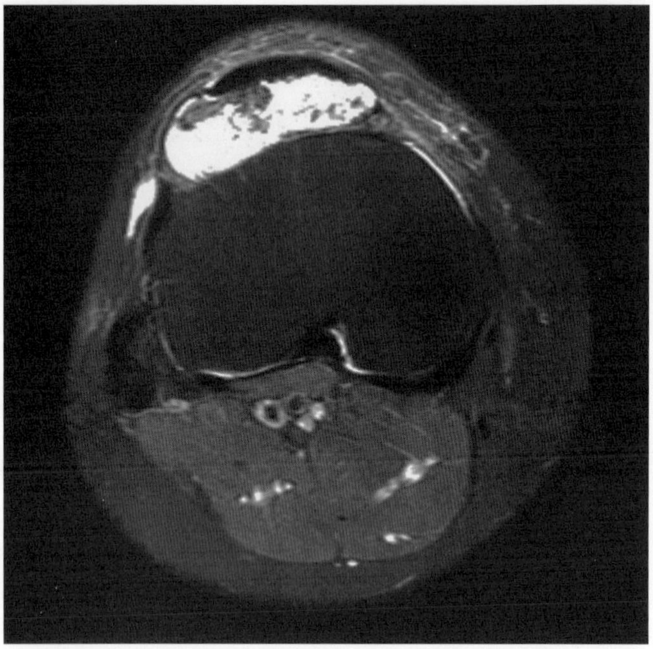

FIGURA 6.21A

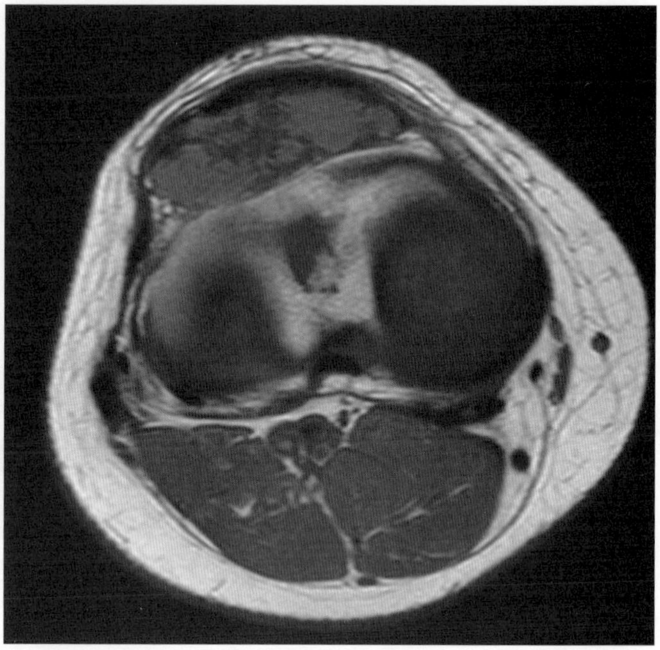

FIGURA 6.21B

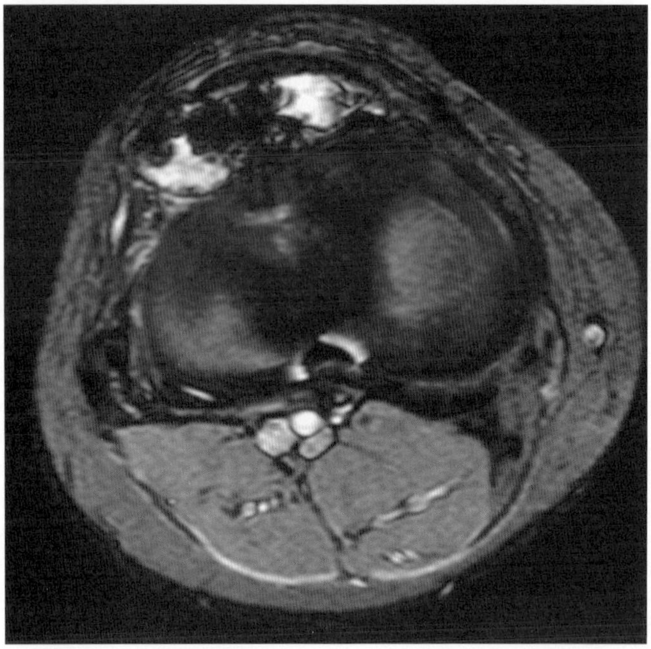

FIGURA 6.21C

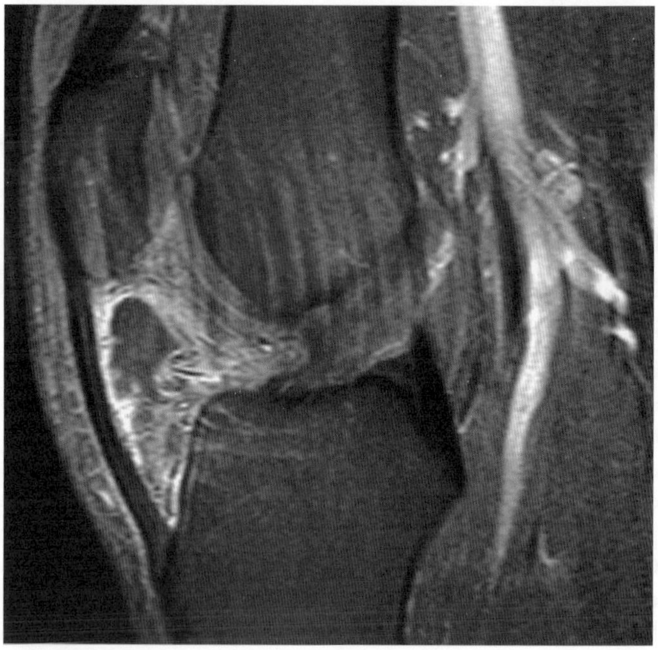

FIGURA 6.21D

ACHADOS

A. Imagem axial de RM ponderada em T2 com supressão de gordura demonstra um grande derrame articular e uma baixa intensidade de sinal nodular intra-articular, lesão extrasinovial comprimindo a face posterior do tendão da patela no coxim adiposo infrapatelar.

B. Imagem axial de RM ponderada em T1 demonstra isossinal da lesão nodular.

C. Imagem axial de RM ponderada em T2* gradiente eco demonstra baixo sinal florescendo de porções da lesão.

D. Imagem sagital de RM ponderada em T1 com supressão de gordura após o uso de gadolínio demonstra realce sinovial.

DIAGNÓSTICO DIFERENCIAL Sinovite vilonodular pigmentada (SVNP), hemofilia, hemangiomatose sinovial.

DIAGNÓSTICO SVNP, forma difusa.

DISCUSSÃO O joelho é a localização mais comum para a SVNP. Ela pode estar presente na forma difusa ou localizada (nodular). O diagnóstico diferencial inclui outras causas de deposição sinovial de hemossiderina que podem ser facilmente ignoradas neste caso. A hemofilia causa uma artropatia degenerativa que deve ser avançada na vida adulta, o que não é observado aqui. Os espaços venosos de fluxo lento e preenchidos por sangue da hemangiomatose sinovial devem ser evidentes, mas estão ausentes aqui também.[31] Uma artropatia degenerativa que se assemelha à hemofilia também foi descrita na hemangiomatose sinovial.[32] A SVNP geralmente não causa erosões ósseas no joelho porque este possui uma cápsula articular frouxa, ao contrário da maioria das outras articulações em que as erosões são comuns. As imagens de RM revelam características de um espessamento heterogêneo tipo placa, baseado sinovialmente, que costuma estar associado à nodularidade. A intensidade de sinal do espessamento sinovial é intermediário a baixo nas imagens ponderadas em T1 e baixo nas imagens ponderadas em T2. O encurtamento preferencial do tempo de relaxamento T2 causado pela hemossiderina é particularmente pronunciado nas imagens gradiente eco, que demonstram uma dilatação das áreas com baixa intensidade de sinal ("florescimento") que é causada por artefato de suscetibilidade magnética. O efeito do florescimento, que especificamente significa a presença de hemossiderina como a causa da baixa intensidade de sinal, é quase patognomônico da SVNP nas imagens de RM. Apesar de o hemangioma sinovial e a artropatia hemofílica poderem demonstrar achados de RM similares (causados pela hemorragia intra-articular de repetição e deposição sinovial de hemossiderina), a SVNP intra-articular difusa pode ser distinguida dessas condições porque não está associada com canais vasculares em serpentina (hemangioma) ou história clínica de hemofilia.[33]

Caso 6.22

HISTÓRIA CLÍNICA Menino de 8 anos com inchaço no joelho (as outras articulações são assintomáticas) e um caso semelhante. A, radiografia lateral; B, radiografia AP; C, caso semelhante com radiografia de ambos os joelhos.

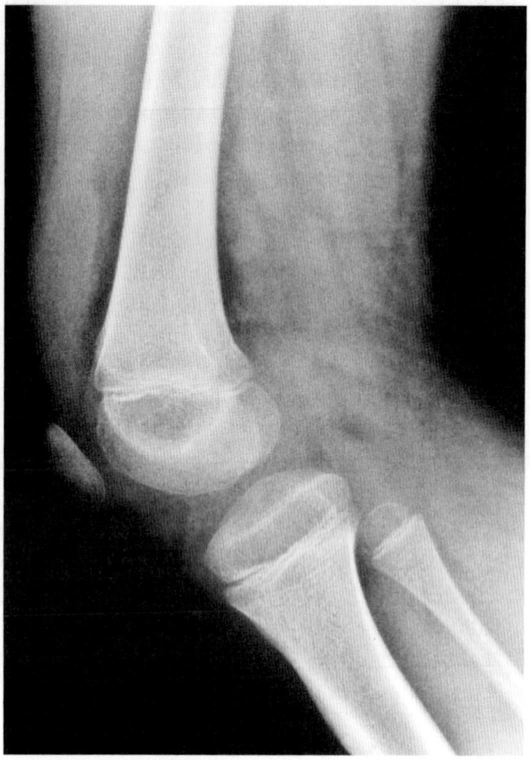

FIGURA 6.22A

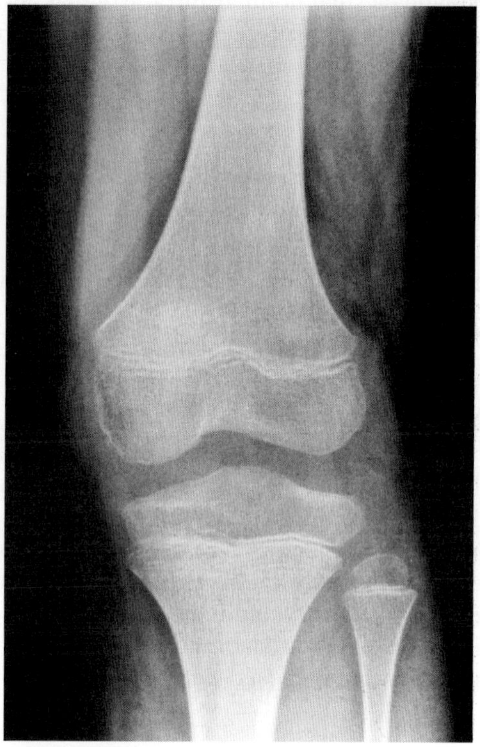

FIGURA 6.22B

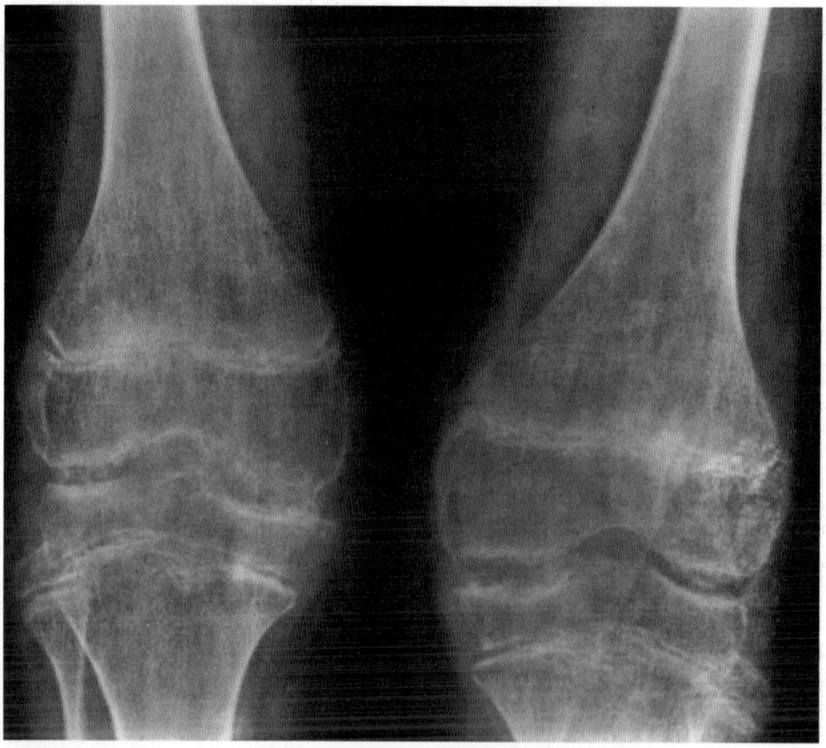

FIGURA 6.22C

ACHADOS

A, B. Radiografias lateral e AP do joelho demonstram somente derrame articular.

C. Caso semelhante: menino com a mesma doença por 2 anos. Radiografia AP de ambos os joelhos demonstra osteopenia profunda. As epífises apresentam crescimento excessivo simétrico, além da presença de irregularidade do osso subcondral.

DIAGNÓSTICO DIFERENCIAL Artrite idiopática juvenil, hemofilia, trauma, infecção.

DIAGNÓSTICO Artrite idiopática juvenil.

DISCUSSÃO Os achados neste caso, uma artrite monoarticular de grande articulação que se manifesta por derrame articular em uma criança, representa a apresentação inicial da artrite idiopática juvenil e é totalmente inespecífica. O diagnóstico diferencial deve incluir trauma e infecção, bem como doenças sistêmicas como artrite idiopática juvenil e hemofilia. O caso semelhante demonstra o mesmo processo patológico em um estágio mais avançado, em que a natureza sistêmica da condição é evidente no envolvimento bilateral simétrico de ambos os joelhos. Também evidente é a superposição da artrite inflamatória sobre articulações em crescimento.

A artrite idiopática juvenil era chamada no passado de artrite crônica juvenil e artrite reumatoide juvenil.[34,35] Ao contrário da artrite reumatoide do adulto, a artrite idiopática juvenil tem uma predileção por grandes articulações. Como a doença tem seu início na criança esqueleticamente imatura, distúrbios de crescimento costumam estar presentes, seja por crescimento excessivo ou deficiência de crescimento. Se a hiperemia for o efeito predominante, como tipicamente é o caso nos joelhos, o crescimento excessivo dos côndilos femorais e da tíbia proximal ocorre e é reconhecido radiologicamente por uma dilatação desproporcional dos ossos no joelho em comparação com as larguras das diáfises femoral e tibial. Se a erosão da cartilagem pelo *pannus* inflamatório e, em consequência, a destruição epifisária forem o efeito predominante, ocorre uma deficiência de crescimento. Uma localização comum para essa deficiência é a ulna distal, resultando em variância ulnar negativa.

Caso 6.23

HISTÓRIA CLÍNICA Homem de 18 anos com doença crônica e baixa estatura, e um caso semelhante.

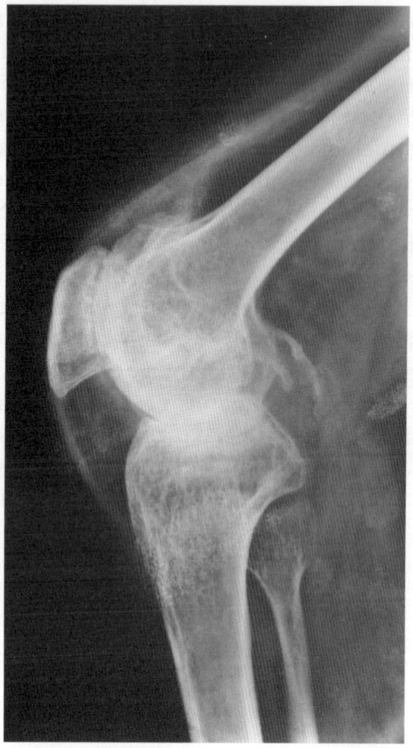

FIGURA 6.23A

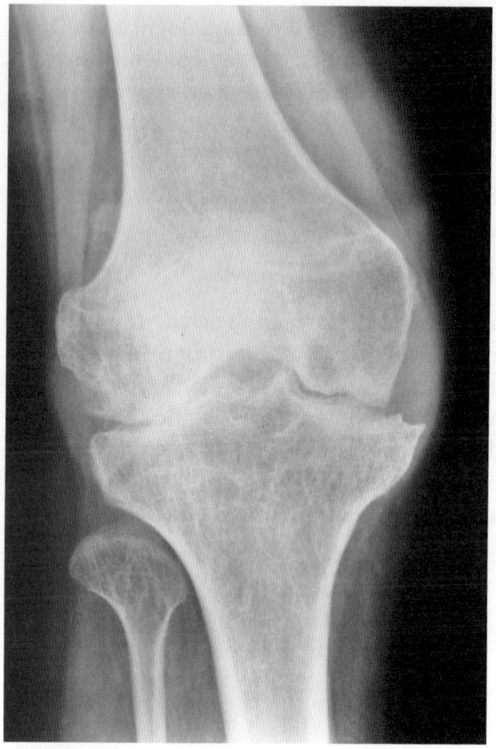

FIGURA 6.23B

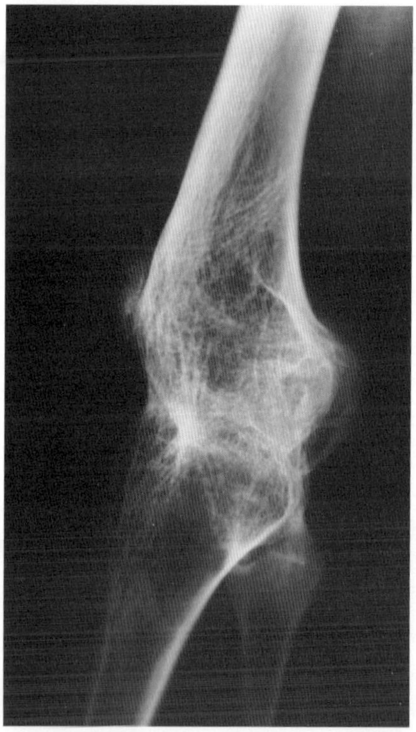

FIGURA 6.23C

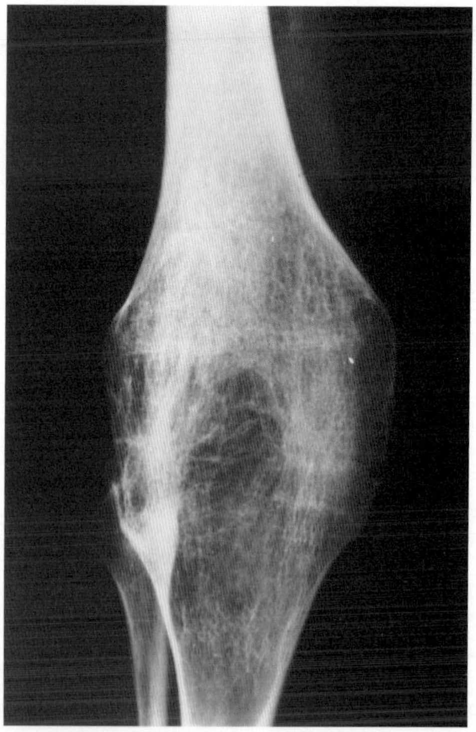

FIGURA 6.23D

ACHADOS

A, B. Radiografias AP e lateral do joelho. Observa-se um crescimento exagerado da epífise femoral, epífise tibial, epífise fibular e patela. Observa-se uma osteoporose. Os espaços cartilaginosos estão difusamente estreitados e observa-se uma esclerose subcondral e irregularidade das superfícies articulares. Observa-se atrofia muscular e um pequeno derrame articular.

C, D. Caso semelhante. Radiografias lateral e AP do joelho. Observa-se uma anquilose da articulação, com remodelagem do osso trabecular seguindo continuamente através do local da articulação. Presença de osteoporose difusa.

DIAGNÓSTICO DIFERENCIAL Artrite idiopática juvenil, hemofilia, artrite séptica.

DIAGNÓSTICO Artrite idiopática juvenil.

DISCUSSÃO Neste caso, o estigma de doença articular inflamatória no esqueleto em crescimento – crescimento exagerado e acentuado causado pela hiperemia prolongada – está presente. Uma perda difusa da cartilagem articular é resultado da doença inflamatória articular propriamente dita, seguida por alterações degenerativas secundárias. Osteoporose e atrofia muscular podem ser resultantes de hiperemia, doença crônica e desuso, mas também podem resultar do uso sistêmico de corticosteroides para o tratamento da doença. Outras complicações esqueléticas do tratamento incluem osteonecrose e fraturas por insuficiência.

O caso semelhante demonstra uma das sequelas terminais da artrite idiopática juvenil: anquilose óssea. A anquilose óssea é uma característica comum do estágio terminal da artrite idiopática juvenil, mas é pouco comum na artrite reumatoide do adulto. Outros achados, similares aos da artrite reumatoide convencional do adulto, não são incomuns, como formação de cisto da bursa, cistos subcondrais, atrofia muscular e ligamentar, erosões corticais nas regiões de fixação capsular, acetábulos protrusos e edema de tecidos moles.

Caso 6.24

HISTÓRIA CLÍNICA Mulher de 81 anos com joelhos doloridos e inchados. A, radiografias AP dos joelhos direito e esquerdo; B, radiografia lateral do joelho direito; C, radiografia lateral do joelho esquerdo.

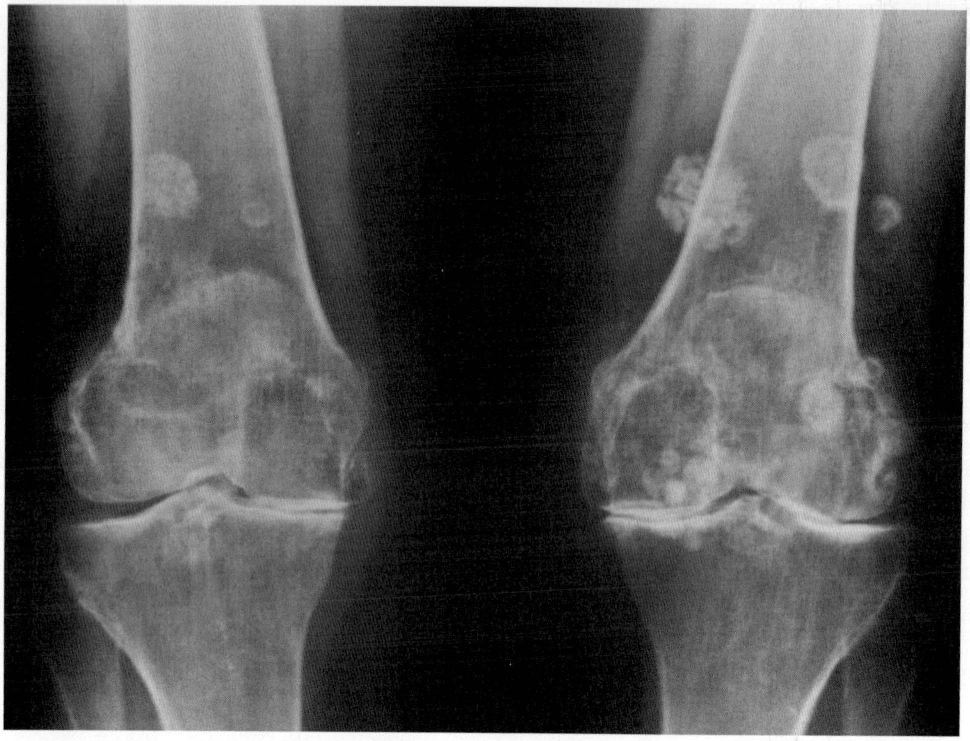

FIGURA 6.24A

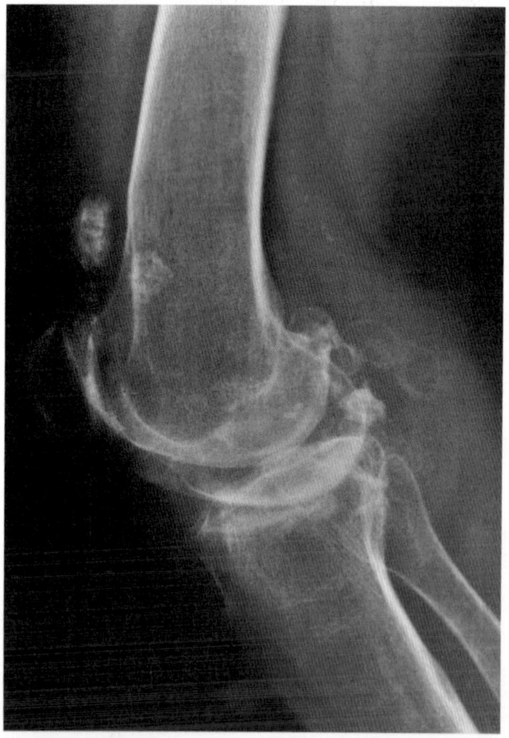

FIGURA 6.24B

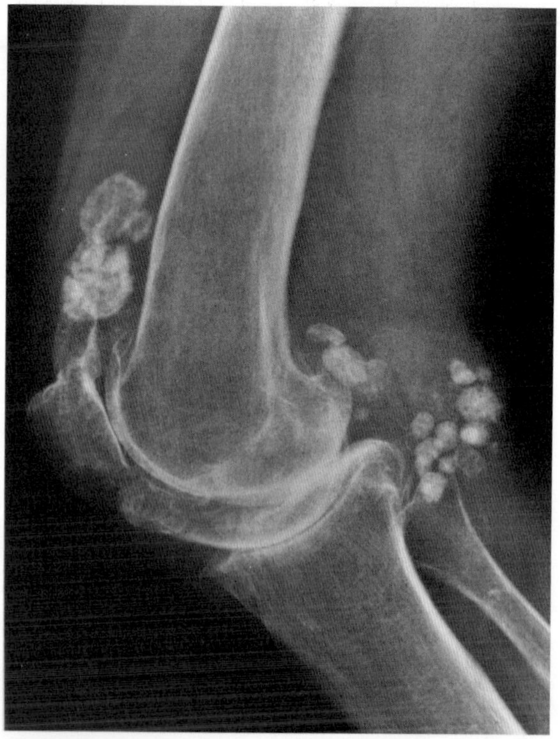

FIGURA 6.24C

ACHADOS Radiografias AP (A) e laterais (B e C) de ambos os joelhos. Observam-se vários corpos livres densos e arredondados dentro da articulação, com uma aparência lamelada. Ambos os joelhos demonstram alterações degenerativas, com estreitamento assimétrico do espaço articular, esclerose subcondral e formação de osteófitos.

DIAGNÓSTICO DIFERENCIAL Osteocondromatose sinovial primária ou secundária, trauma.

DIAGNÓSTICO Osteocondromatose sinovial secundária.

DISCUSSÃO A presença de corpos livres calcificados bilaterais juntamente com osteoartrite é sugestiva de osteocondromatose sinovial secundária. Nesta circunstância, fragmentos de osso e cartilagem das margens das superfícies articulares, onde ocorre formação de osteófitos, se soltam. Soltos na cápsula articular, as porções cartilaginosas podem continuar crescendo. Outros desarranjos articulares preexistentes que podem estar associados com a osteocondromatose secundária incluem necrose avascular, osteocondrite dissecante, artropatia neuropática, trauma e artrite reumatoide.[36] A osteocondromatose sinovial da bursa se desenvolve secundariamente aos osteocondromas subjacentes.[37] Na forma secundária, corpos livres tendem a ser altamente variáveis em tamanho e relativamente poucos em número, como neste caso.

A osteocondromatose sinovial primária ocorre por metaplasia sinovial que dá origem a corpos cartilaginosos que frequentemente calcificam. Os corpos livres tendem a ser mais ou menos uniformes em tamanho e, em geral, se apresentam em grandes números. O processo evolui em estágios, da metaplasia sinovial para metaplasia sinovial com corpos intra-articulares. No estágio inativo, os corpos estão presentes sem metaplasia sinovial.[38] Os joelhos e quadris são os locais de predileção e, em geral, só uma articulação está envolvida. Apesar de ser um processo principalmente intra-articular, formas da bursa e tenossinovial foram documentadas.[39,40]

Radiografias simples falham em demonstrar calcificação em 5 a 30% dos casos.[41] Podem ocorrer erosões do osso adjacente, e a TC pode demonstrar os últimos achados de modo mais preciso. Nos primeiros estágios, o espaço articular pode estar aumentado. Tardiamente, alterações degenerativas secundárias podem predominar, causando estreitamento do espaço articular. Os sintomas clínicos incluem limitação do movimento e dor. Após a ressecção, podem ocorrer recorrências, e casos raros de transformação maligna para condrossarcoma foram descritos.[42] Com a forma intra-articular, os homens são afetados duas vezes mais do que as mulheres, enquanto a variedade extra-articular não demonstra predileção sexual.

Caso 6.25

HISTÓRIA CLÍNICA Mulher de 43 anos com episódios recorrentes de dor no joelho.

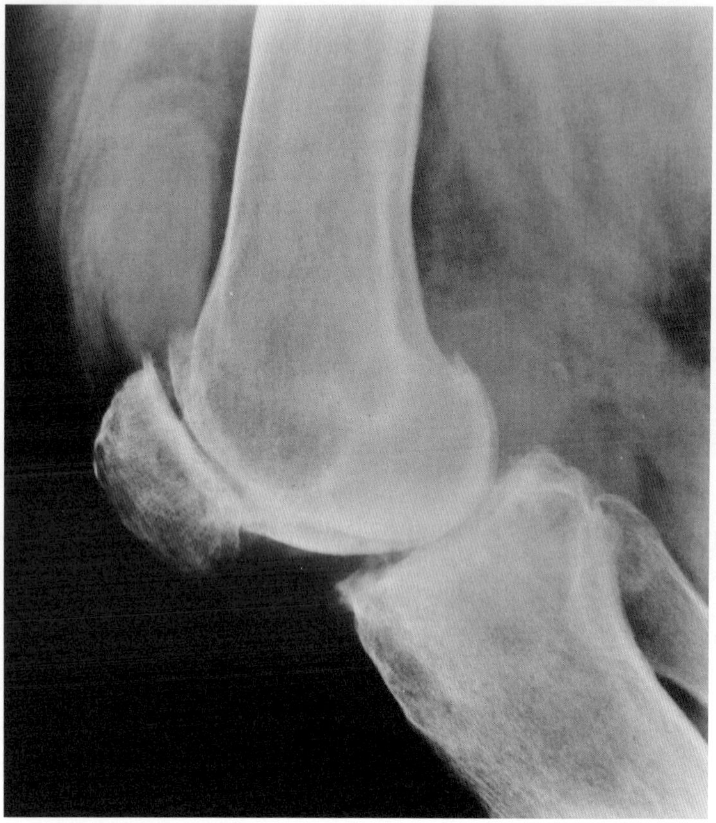

FIGURA 6.25A

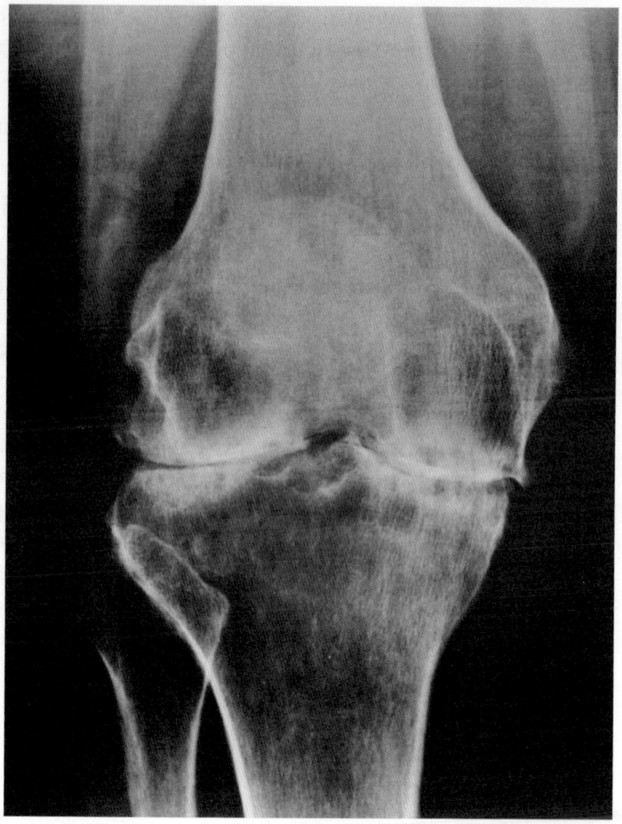

FIGURA 6.25B

ACHADOS Radiografias lateral (A) e AP (B) do joelho demonstram um grande derrame articular. Observa-se uma perda uniforme do espaço cartilaginoso nos compartimentos medial e lateral, esclerose subcondral, formação de osteófitos e formação de cisto subcondral. A mineralização geral dos ossos está normal. A mineralização geral dos ossos está normal. O envolvimento dos compartimentos medial, lateral e patelofemoral é mais ou menos simétrico.

DIAGNÓSTICO DIFERENCIAL Osteoartrite primária ou secundária, artropatia por pirofosfato, artrite reumatoide.

DIAGNÓSTICO Artropatia por pirofosfato.

DISCUSSÃO A artropatia por pirofosfato diz respeito ao padrão de doença articular degenerativa que resulta da doença por deposição de cristais de CPPD.[43] A deposição dos cristais de CPPD na cartilagem (condrocalcinose) e episódios recorrentes de artrite inflamatória induzida por cristais leva a doença articular degenerativa. Ao contrário da osteoartrite primária, a artropatia por pirofosfato do joelho tipicamente envolve de modo uniforme os compartimentos medial, lateral e patelofemoral. Alterações ósseas hipertróficas tendem a ser floridas, com extensa esclerose subcondral, formação proeminente de osteófitos e formação de cisto subcondrais. Fragmentação semelhante a artropatia neuropática pode ocorrer. O envolvimento não costuma ser bilateralmente simétrico. Como a condrocalcinose não estará presente na artropatia por pirofosfato avançada (a cartilagem terá sido destruída), o diagnóstico diferencial radiológico da alteração degenerativa dos três compartimentos no joelho é osteoartrite primária, ou osteoartrite secundária após uma artrite inflamatória, como em uma infecção.

Caso 6.26

HISTÓRIA CLÍNICA Mulher de 43 anos com dor e rigidez no joelho esquerdo.

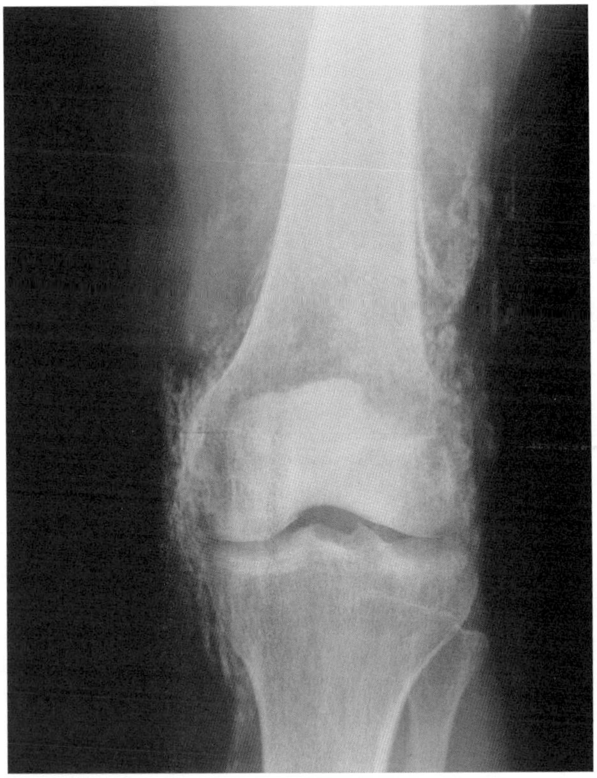

FIGURA 6.26A

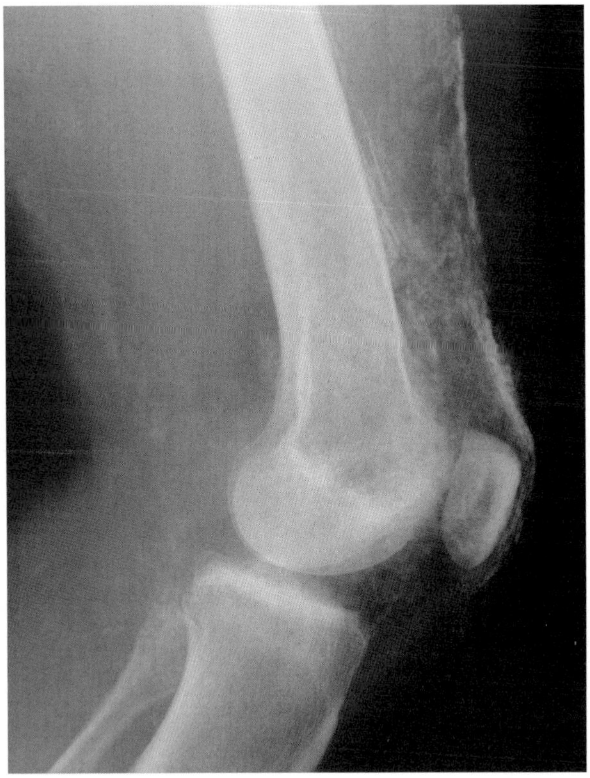

FIGURA 6.26B

ACHADOS Radiografias lateral (A) e AP (B) do joelho esquerdo demonstra calcificação de tecidos moles ao longo da coxa e da perna, além de leve atrofia dos tecidos moles.

DIAGNÓSTICO DIFERENCIAL Dermatomiosite, polimiosite, esclerodermia, queimaduras.

DIAGNÓSTICO Dermatomiosite.

DISCUSSÃO A dermatomiosite e polimiosite são doenças de etiologia desconhecida, consideradas de base autoimune, afetando o músculo estriado por inflamação e degeneração difusa e não supurativa. A patogênese envolve um mecanismo autoimune. Pode haver alguma sobreposição com distúrbios do colágeno vascular, que é considerado um subtipo específico de polimiosite e é mais notável na síndrome de Sjögren. Na dermatomiosite, a pele também está envolvida. Muitas classificações clínicas se baseiam em diversas características, particularmente fraqueza muscular e eritema progressivos. Observa-se um risco associado de malignidade nos pacientes com dermatomiosite que têm mais de 40 anos, particularmente os homens. O diagnóstico é feito por meio do estudo das enzimas séricas, eletromiografia e biópsia muscular. A RM pode ser mais sensível, apesar de ser menos específica do que a biópsia.[44,45]

No início, as manifestações incluem edema dos tecidos moles superficiais e profundos. O processo pode ser interrompido com o tratamento ou pode progredir para mais alterações. Isso demonstrará aumento da intensidade de sinal nas imagens de RM ponderadas em T2 e STIR. Os estágios avançados se caracterizam por atrofia muscular e fibrose. Apesar de não serem comuns, anormalidades articulares também podem ser observadas. A anormalidade radiológica característica é calcificação disseminada dos tecidos moles, particularmente planos fasciais intermusculares entre grandes músculos proximais dos membros. Pode haver calcificações subcutâneas similares às da esclerodermia. A cintilografia óssea pode detectar a captação de radionuclídeos.

A localização e distribuição podem ajudar a diferenciar esta enfermidade de outras formas de miopatias autoimunes. Alterações na dermatomiosite tipicamente são simétricas em uma distribuição proximal, com predileção particular pelos músculos vastos, glúteos, adutores e musculatura dos isquiotibiais.[46,47]

Caso 6.27

HISTÓRIA CLÍNICA Menino de 6 anos com discrepância no comprimento dos membros inferiores.

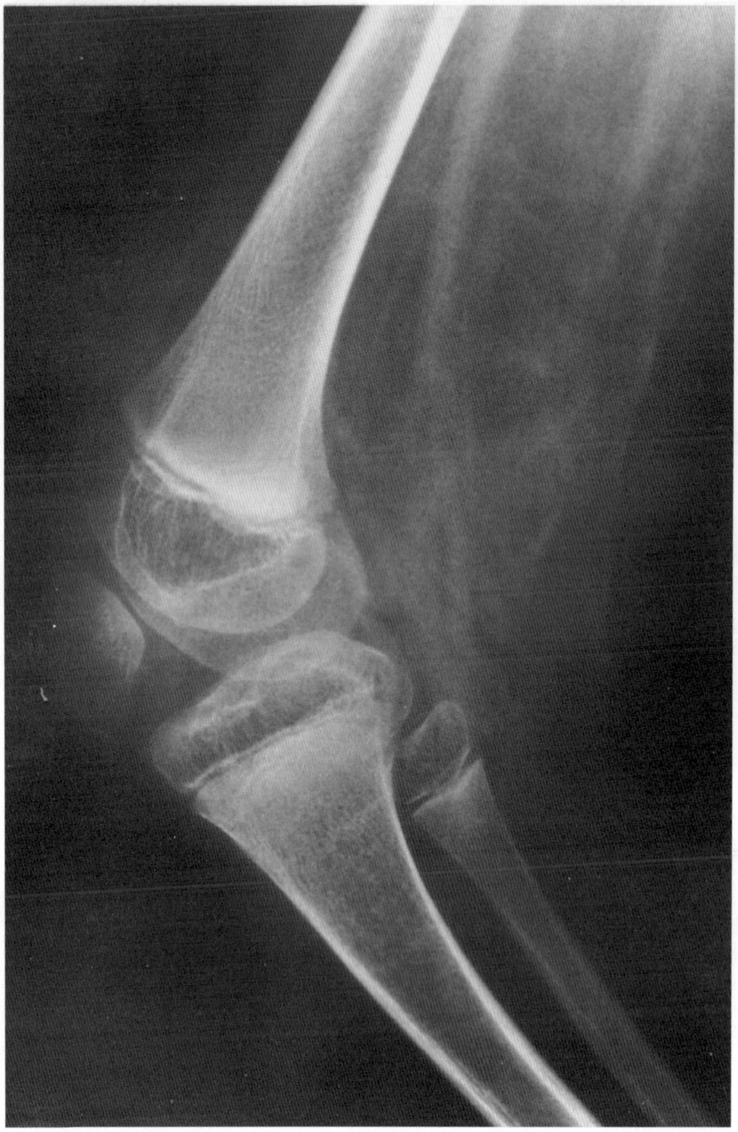

FIGURA 6.27A

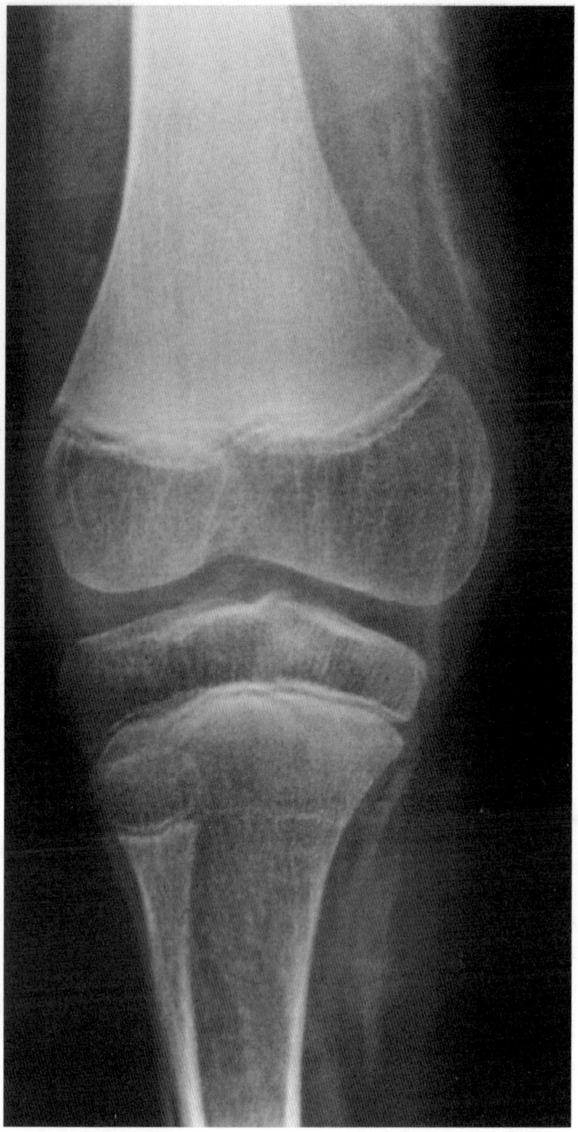

FIGURA 6.27B

ACHADOS Radiografias lateral (A) e AP (B) do joelho direito demonstram osteopenia com atrofia dos tecidos moles. As diáfises são gráceis. Não são identificados estreitamento do espaço articular ou erosões articulares.

DIAGNÓSTICO DIFERENCIAL Poliomielite, paralisia (de qualquer causa), osteogênese imperfeita.

DIAGNÓSTICO Poliomielite.

DISCUSSÃO A poliomielite é uma infecção viral que causa paralisia flácida aguda. No passado uma doença epidêmica comum na infância, de proporções mundiais, a pólio endêmica foi eliminada do hemisfério ocidental desde 1991. A erradicação global é considerada possível, mas a doença permanece epidêmica no Afeganistão e Paquistão.[48] Muitos pacientes que se recuperam da poliomielite continuarão a apresentar sequelas musculoesqueléticas. A poliomielite classicamente demonstra hipoplasia unilateral da extremidade inferior. Observa-se atrofia dos músculos circundantes com infiltração adiposa. Outras manifestações esqueléticas incluem pés tortos, luxações de quadril e escoliose. A síndrome pós-poliomielite é uma fraqueza descrita em pacientes que se recuperaram da paralisia inicial por 10 a 15 anos. O joelho é uma articulação particularmente sintomática nesta condição.[49]

Caso 6.28

HISTÓRIA CLÍNICA Adolescente de 15 anos, sexo masculino, lesionado durante a prática de esportes.

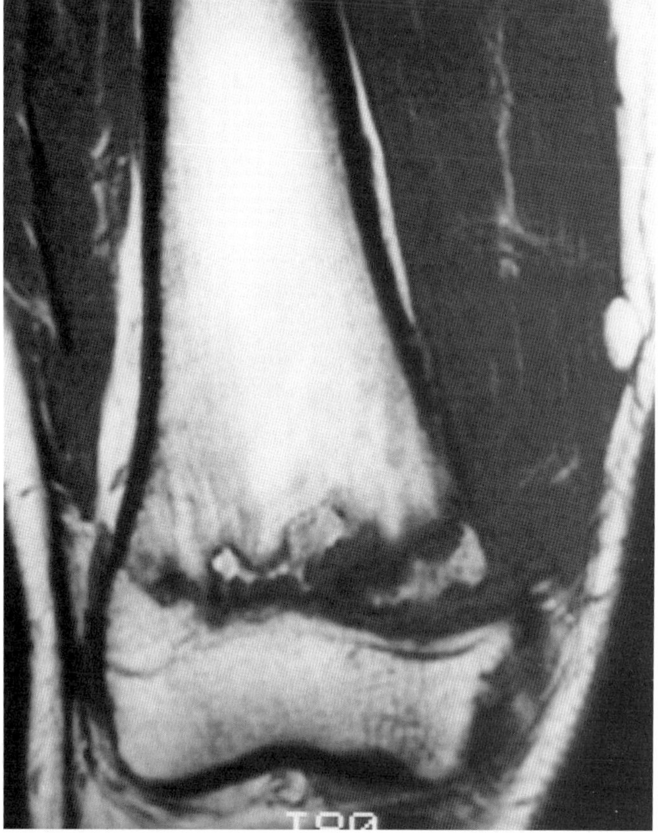

FIGURA 6.28

ACHADOS Imagem coronal de RM ponderada em T1 demonstra alargamento da placa de crescimento medial do fêmur distal com material de baixa densidade e continuação com extensão linear para a metáfise femoral medial.

DIAGNÓSTICO DIFERENCIAL Nenhum.

DIAGNÓSTICO Fratura de Salter tipo II.

DISCUSSÃO As lesões da placa de crescimento foram categorizadas em cinco tipos básicos no sistema de Salter-Harris.

1. As lesões Salter tipo I são observadas radiologicamente por um alargamento da placa de crescimento e edema de tecidos moles. Com frequência, a lesão é causada por um mecanismo de cisalhamento através da zona de hipertrofia. Estas lesões tipicamente ocorrem em crianças com menos de 5 anos de idade.
2. As lesões Salter tipo II são o tipo mais comum, em geral ocorrem na extremidade de ossos longos. A avulsão da placa de crescimento ocorre com a linha da fratura e depois se estende através da metáfise, como visto aqui. O prognóstico para estas lesões é bom.
3. As lesões Salter tipo III envolvem um componente vertical através da epífise e placa de crescimento, e separação da placa de crescimento com preservação da metáfise adjacente.
4. As lesões Salter tipo IV são similares ao tipo III, mas também rompem a metáfise subjacente.
5. Lesões Salter tipo V constituem uma compressão isolada da placa de crescimento. Como resultado destas lesões da placa de crescimento, barras fisárias podem se formar e interferir no crescimento subsequente nesta localização. Esta complicação costuma ser mais comum com as lesões de Salter de nível mais alto.

A RM pode demonstrar uma classe Salter-Harris diferente da detectada radiologicamente em até 50% dos casos de trauma fisário.[54]

Caso 6.29

HISTÓRIA CLÍNICA Homem de 89 anos com dor no joelho.

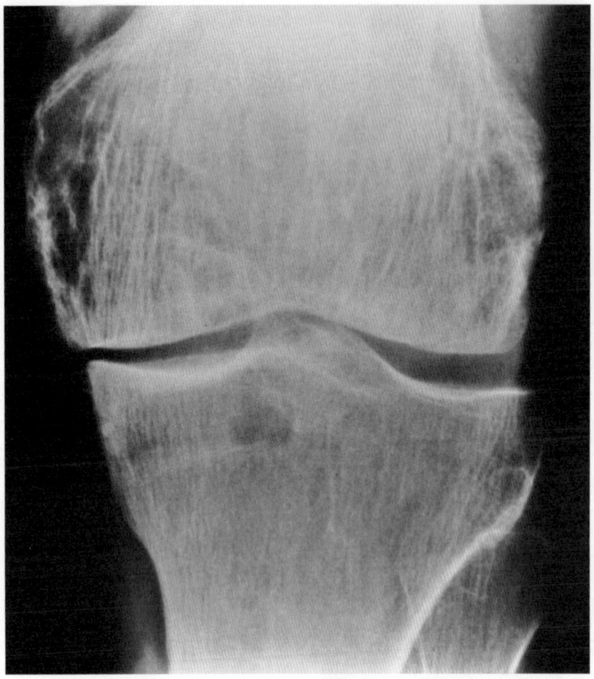

FIGURA 6.29A

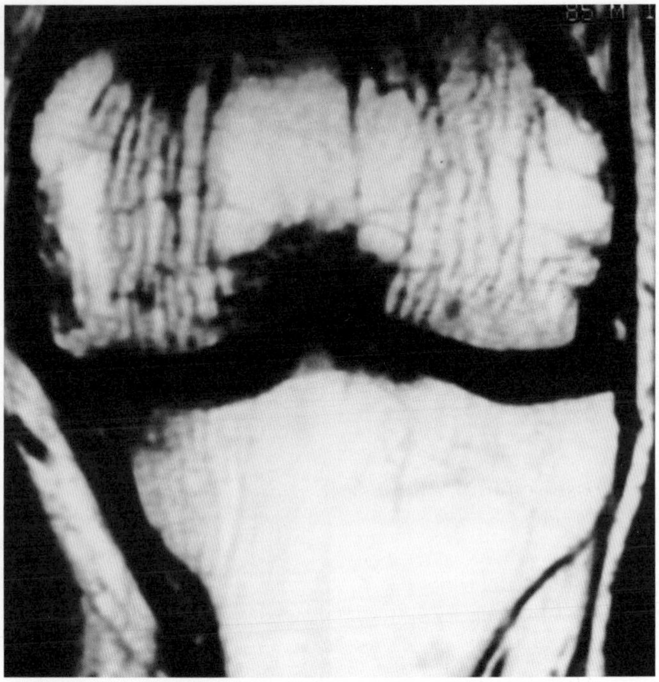

FIGURA 6.29B

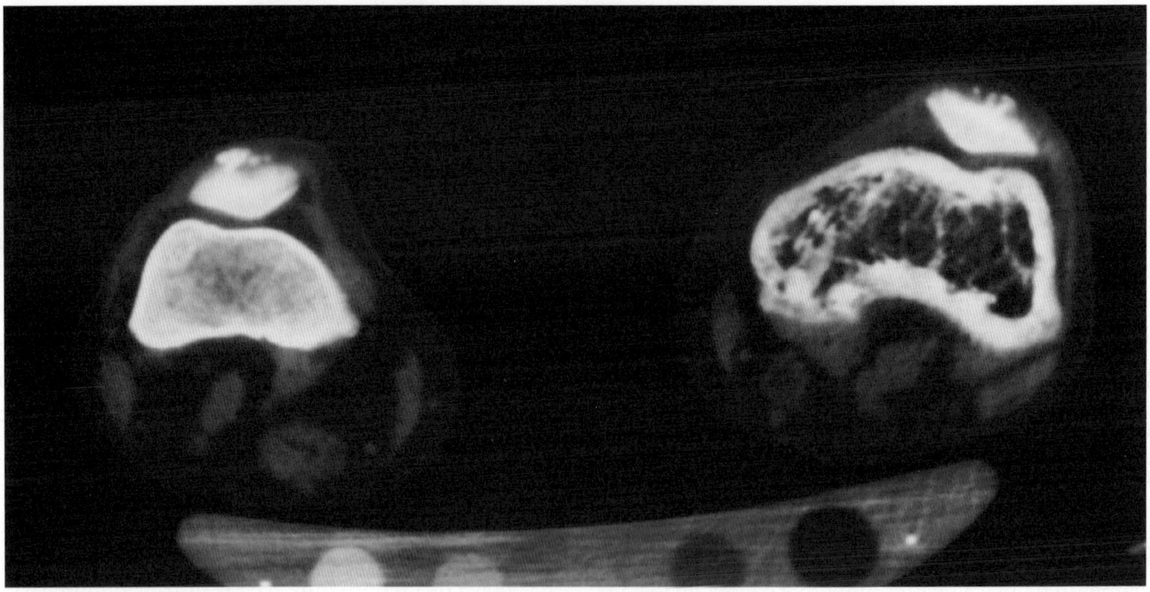

FIGURA 6.29C

ACHADOS

A. Radiografia AP do joelho demonstra um enrugamento do padrão trabecular vertical, com obliteração da incisura intercondilar.

B. Imagem coronal de RM ponderada em T1 do joelho demonstra a dilatação de todo o fêmur distal. O padrão de osso trabecular é proeminente e delineado pelo sinal claro da medula óssea adiposa. Alterações degenerativas estão presentes no compartimento medial do joelho.

C. TC axial demonstra uma dilatação do fêmur distal envolvido em comparação com o lado oposto. O espessamento cortical é bastante intenso.

DIAGNÓSTICO DIFERENCIAL Nenhum.

DIAGNÓSTICO Doença de Paget do fêmur, com osteoartrite secundária.

DISCUSSÃO A doença de Paget (osteíte deformante) é uma doença óssea em indivíduos de meia-idade e idosos. Ela se caracteriza por uma remodelagem excessiva e anormal do osso. Geralmente assintomática, a doença de Paget possui uma prevalência de 3% na população adulta com mais de 40 anos. Na maioria dos casos, o envolvimento é poliostótico. Apesar de qualquer osso poder estar envolvido, a maioria dos casos envolve a pelve, coluna vertebral, crânio, fêmur ou tíbia.

Evidências atuais sugerem que a doença de Paget é uma infecção viral dos osteoclastos de desenvolvimento lento. A doença possui fases ativa e quiescente (inativa). A fase ativa começa com um foco de atividade osteoclástica excessiva, resultando em uma área localizada de osteólise, onde o osso é substituído por tecido fibrovascular não ossificado. A demarcação entre o osso não envolvido normal e a área de osteólise costuma ser muito definida. Subsequentemente, as áreas de osteólise são preenchidas com osso pagético, mesmo se a atividade osteoclástica continuar. O osso pagético consiste em camadas de osso reticulado e desorganizado separado por cavidades de reabsorção e tecido fibrovascular não ossificado. O osso é formado por via endosteal e periosteal. A combinação de atividade osteoclástica e osteoblástica resulta no rápido remodelamento e *turnover* do osso. Por fim, por motivos desconhecidos, a atividade osteoclástica fica moderada e, depois que áreas osteolíticas são preenchidas por osso, a taxa de *turnover* ósseo diminui. Com a diminuição do *turnover*, o osso entra na fase quiescente da doença de Paget. Áreas focais de osso pagético podem ser substituídas por ilhas de osso lamelar, mas os sistemas harvesianos e a remodelagem ao longo das linhas de estresse não ocorre. A lenta aposição endosteal e periosteal do osso pode continuar espessando o córtex e dilatando o osso, algumas vezes destruindo o espaço medular.

Considera-se que a doença de Paget envolvendo o osso subcondral resulta em osteoartrite acelerada na articulação adjacente,[50] apesar de a magnitude da associação ser incerta.[51] A modificação biomecânica da superfície articular é considerada a patogênese da degeneração articular inicial. Microfraturas por insuficiência do osso subcondral também podem contribuir, já que o osso pagético não remodela ao longo das linhas de estresse e é mais fraco do que o osso normal.

Caso 6.30

HISTÓRIA CLÍNICA Homem de 27 anos que teve uma torção de joelho durante um jogo de futebol.

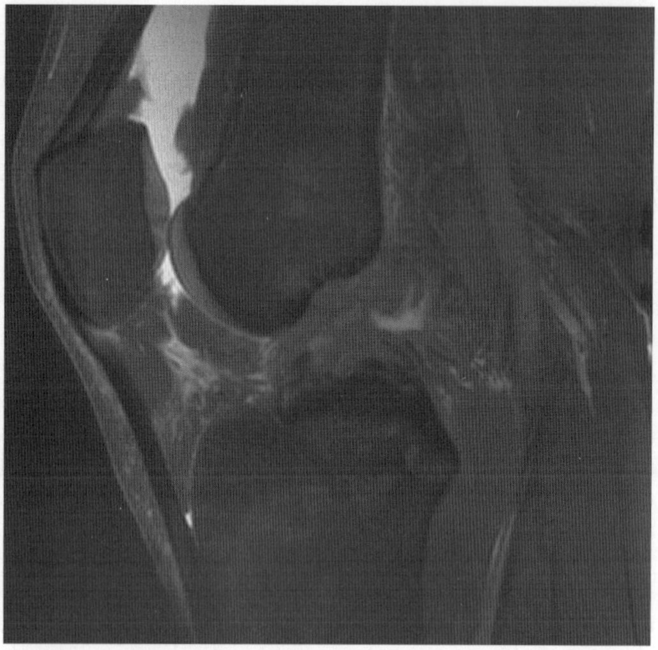

FIGURA 6.30A

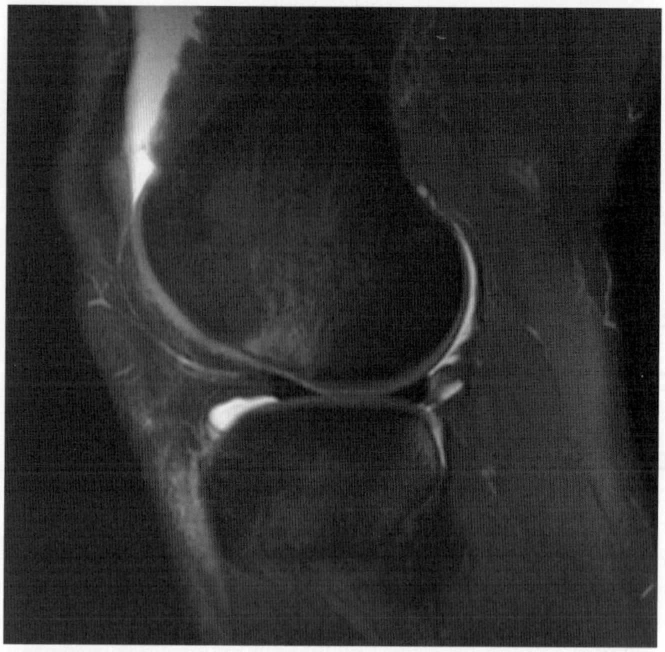

FIGURA 6.30B

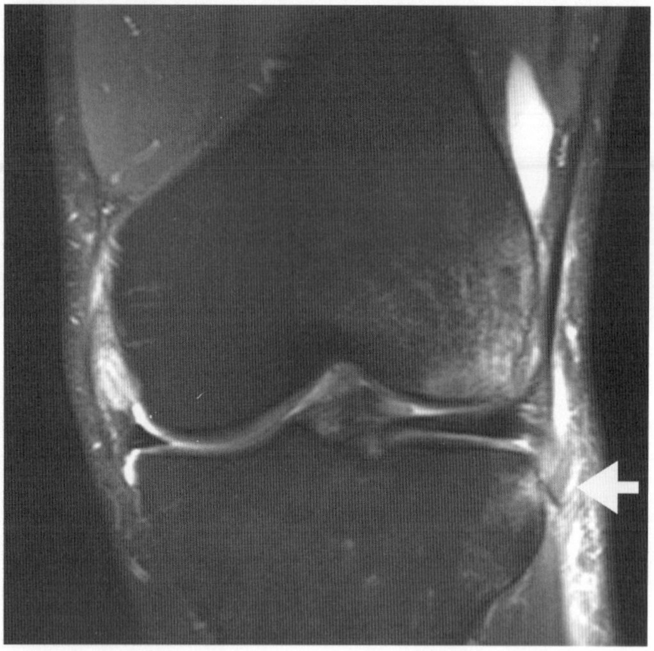

FIGURA 6.30C

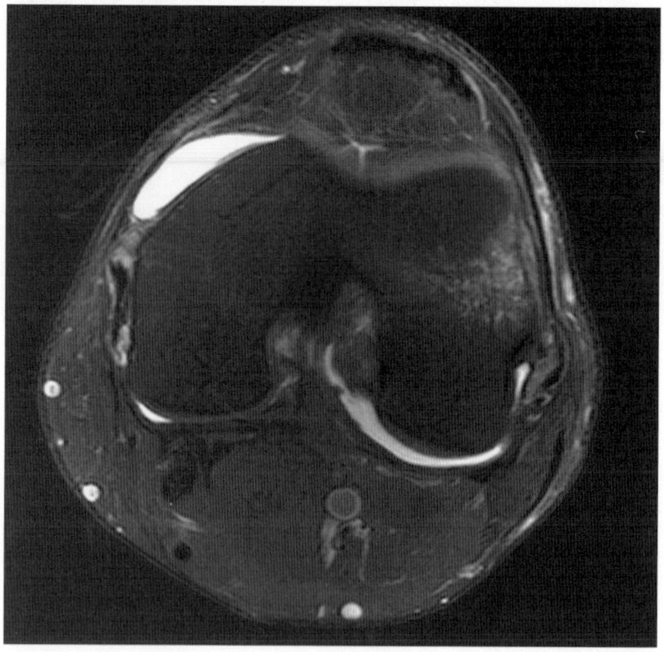

FIGURA 6.30D

ACHADOS Imagens de RM sagital (A, B), coronal (C) e axial (D) de densidade de prótons e supressão de gordura demonstram material de intensidade moderada dentro da incisura intercondilar. As imagens sagitais demonstram ausência de fibras normais do ligamento cruzado anterior (LCA) dentro da incisura intercondilar (A) e padrão de edema de medula óssea por desvio de eixo no côndilo femoral lateral e platô tibial lateral (B). A imagem coronal demonstra um fragmento avulsionado da cápsula articular lateral no platô tibial lateral (*seta* em C). Esta avulsão é chamada de fratura de Segond. A imagem axial demonstra um ligamento cruzado posterior (LCP) normal sem a visualização das fibras normais do LCA (D).

DIAGNÓSTICO DIFERENCIAL Nenhum.

DIAGNÓSTICO Entorse do LCA, grau 3.

DISCUSSÃO O LCA é um ligamento reto com sinal predominantemente baixo que se alarga distalmente em sua inserção no platô tibial anterior. De modo geral, quando se observa uma ruptura completa do LCA, ele simplesmente não é visualizado. As rupturas do LCA são mecanicamente causadas por uma força em valgo com um movimento de rotação que resulta em uma instabilidade rotacional anteromedial. Em geral, as rupturas do LCA ocorrem em sua fixação femoral proximal; entretanto, elas também podem ocorrer em sua porção média e raramente em sua fixação tibial distal. O característico padrão de contusão óssea inclui edema de medula óssea no platô tibial posterolateral e porção média do côndilo femoral lateral.[52] Uma condição associada importante é a fratura de Segond.[53] Essa fratura é uma fratura por avulsão do platô tibial lateral na inserção da porção meniscotibial do ligamento capsular lateral.

Caso 6.31

HISTÓRIA CLÍNICA Mulher de 78 anos com dor no joelho.

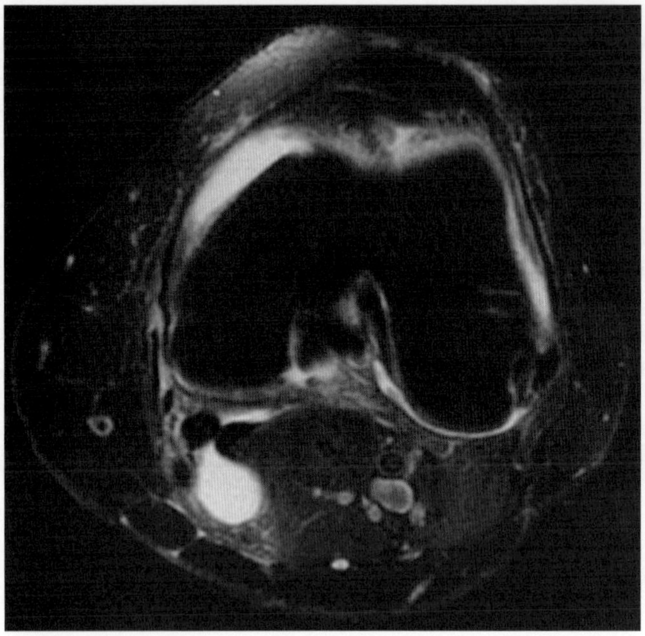

FIGURA 6.31A

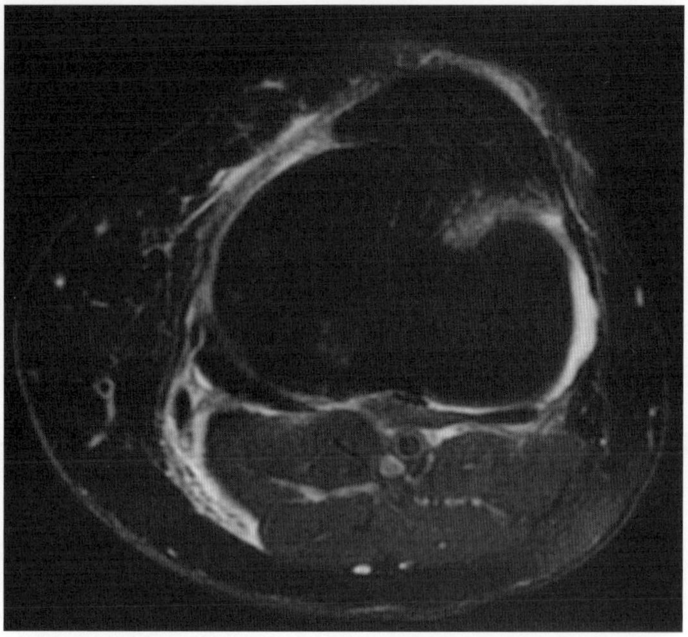

FIGURA 6.31B

ACHADOS Imagem axial de RM ponderada em T2 (A, B) demonstra um pequeno derrame articular com líquido cursando entre o semimembranáceo e a cabeça medial do gastrocnêmio. A segunda imagem demonstra o líquido cursando no plano fascial medial, distal a esta coleção.

DIAGNÓSTICO DIFERENCIAL Ruptura de cisto de Baker, tromboflebite, celulite, fascite, miosite.

DIAGNÓSTICO Ruptura de cisto de Baker.

DISCUSSÃO O prolongamento do revestimento sinovial para uma bursa causa o cisto de Baker. A localização mais comum para esta ocorrência é na bursa do semimembranáceo-gastrocnêmio. Classicamente o cisto se situa, como visto aqui, entre o tendão do semimembranáceo e a cabeça medial do gastrocnêmio. Com frequência, o colo do cisto pode ser visto na RM, confirmando a comunicação com o espaço articular. Cistos poplíteos podem ser prontamente detectados com o uso do ultrassom ou RM, demonstrando uma coleção de líquido envolta por uma parede fina que pode conter septações, tecidos sinoviais ou corpos livres. O ponto de comunicação pode se tornar constrito ou obliterado, e uma clara comunicação com a articulação pode não ser demonstrada. Condições inflamatórias como a artrite reumatoide e osteoartrite são fatores predisponentes comuns. Rupturas ligamentares e meniscais, derrames crônicos e idade avançada são outras associações.

Algumas vezes, como neste caso, o cisto pode se romper e uma coleção bem definida pode não ser avaliada. Líquido nestes casos pode ser detectado na bursa e nos tecidos intersticiais adjacentes. O líquido pode cursar extensamente ao longo dos planos fasciais, via de regra em direção inferior, em razão do efeito da gravidade. O diagnóstico diferencial primário de um cisto poplíteo não rompido é o cisto ganglionar. Estes costumam estar relacionados com os ligamentos cruzados, mais frequentemente o LCP do que o LCA.[55] A principal característica distintiva de um cisto poplíteo é sua predileção pela bursa do semimembranáceo-gastrocnêmio. Um cisto rompido pode demonstrar edema nos tecidos moles mediais, o que pode ser visto no trauma; entretanto, a preponderância do líquido juntamente com a ausência de contusões ósseas ou lesão muscular/ligamentar sugere que este processo se originou na bursa e favorece o diagnóstico de cisto de Baker.

Caso 6.32

HISTÓRIA CLÍNICA Mulher de 28 anos com edema e dor severa no joelho após queda.

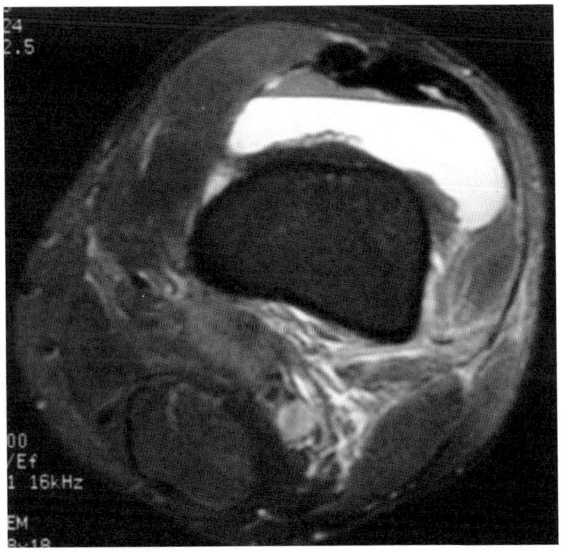

FIGURA 6.32A

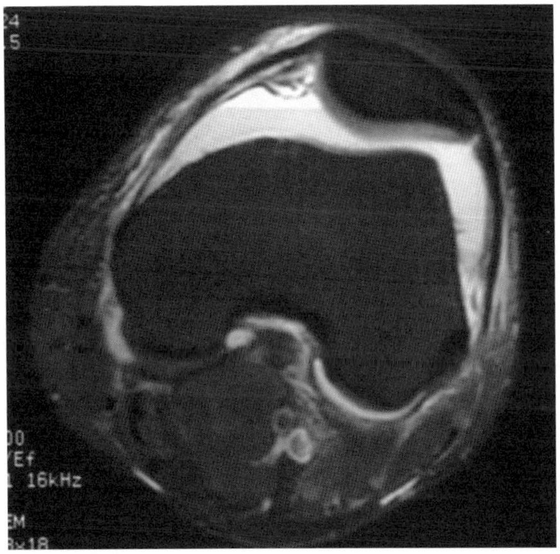

FIGURA 6.32B

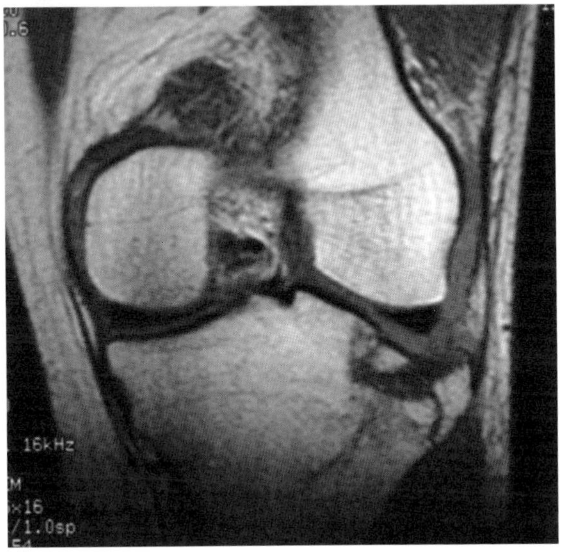

FIGURA 6.32C

ACHADOS

A. Imagem axial de RM ponderada em T2 do joelho no nível do recesso suprapatelar demonstra um grande derrame articular distendendo o recesso suprapatelar. Níveis líquido-líquido estão presentes, estendendo-se horizontalmente através do recesso, com líquido de intensidade de sinal suprimida em camadas com líquido com alta intensidade de sinal.

B. Imagem axial de RM ponderada em T2 do joelho no nível da patela demonstra um grande derrame com um nível horizontal com soro-sedimentos.

C. Imagem coronal de RM ponderada em T1 demonstra uma fratura em depressão do platô tibial lateral.

DIAGNÓSTICO DIFERENCIAL Nenhum.

DIAGNÓSTICO Fratura do platô tibial lateral.

DISCUSSÃO As fraturas do platô tibial são resultado de carga compressiva da tíbia. Cerca de 76% dos casos envolvem somente o platô tibial lateral, 11% envolvem apenas o côndilo medial, 10% envolvem os dois côndilos e 3% dos casos envolvem a margem posterior. A lipo-hemartrose é uma manifestação de uma fratura intra-articular e, no joelho, ocorre com maior frequência nas fraturas do platô tibial. A ruptura traumática do córtex permite que o líquido medular seja lançado para a articulação, onde se acumula sobre o sangue, em razão de sua menor densidade. Um segundo nível líquido-líquido pode ser visto conforme os elementos celulares do sangue sedimentam de forma dependente e se separam do soro, mas isso não é evidente neste caso.

Uma demarcação linear entre as células adiposas e o sangue pode ser vista na radiografia se a exposição for feita com um feixe horizontal. Como o recesso suprapatelar é a parte mais anterior de uma distensão da cápsula articular do joelho quando o joelho está estendido, as células adiposas se acumularão nessa localização específica. Na RM, uma demarcação similar é vista como um nível líquido-líquido, com o componente adiposo ocupando a porção não dependente da cápsula articular. A camada adiposa deve seguir as características de sinal do tecido adiposo da medula óssea ou do tecido subcutâneo nos vários parâmetros de imagens. Artefato de desvio químico, visto aqui como uma linha escura entre as células adiposas e o sangue, pode contrastar a separação. A distinção é feita mais facilmente nas imagens sagitais ou axiais. Somente um terço das fraturas intra-articulares do joelho estará associado com uma lipo-hemartrose.

Caso 6.33

HISTÓRIA CLÍNICA Homem de 25 anos com lesão no joelho.

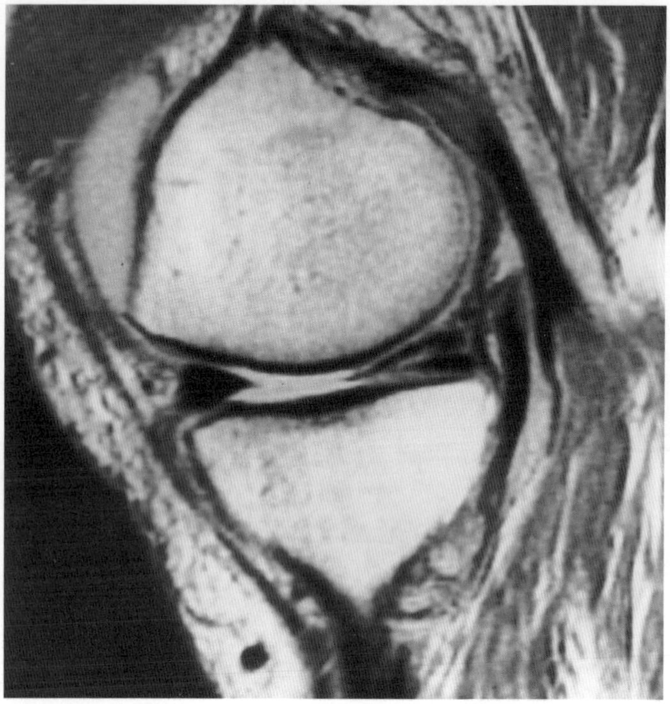

FIGURA 6.33A

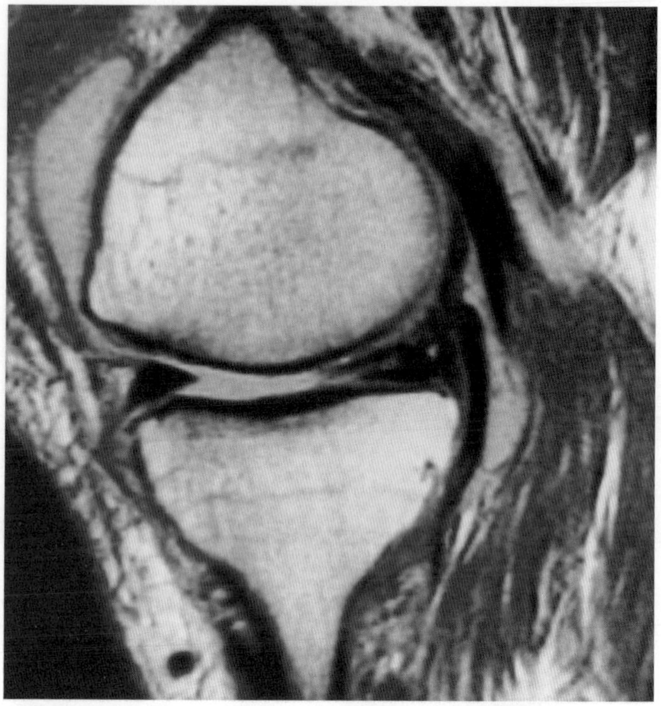

FIGURA 6.33B

ACHADOS Imagem sagital de RM de densidade de próton (A, B) do joelho através do compartimento medial. O corno posterior do menisco medial apresenta uma banda de alto sinal se estendendo horizontal e obliquamente para a superfície articular inferior. O corno anterior está normal. Observa-se um grande derrame articular.

DIAGNÓSTICO DIFERENCIAL Ruptura do menisco, degeneração do menisco.

DIAGNÓSTICO Ruptura do menisco medial.

DISCUSSÃO Na RM, os meniscos e ligamentos normais são visualizados como estruturas de baixo sinal. As rupturas meniscais são evidentes como regiões de alto sinal nas imagens de RM ponderadas em T1 ou de densidade de prótons que envolvem uma margem articular. Distorções macroscópicas do formato do menisco ou coleções líquidas intrameniscais indicam rupturas meniscais com fragmentos desviados. Fragmentos meniscais rompidos podem interferir no movimento, causando bloqueio, e podem causar a erosão da cartilagem articular, levando à artrite degenerativa precoce. As rupturas meniscais traumáticas agudas geralmente ocorrem em pessoas jovens quando o menisco é comprimido entre o côndilo femoral e o platô tibial durante lesões por esmagamento ou torção. Em indivíduos mais velhos, as rupturas meniscais degenerativas são resultado de diversos episódios traumáticos subagudos que levam à morte dos condrócitos, aumento de substância fundamental mucinosa (degeneração mixoide) e perda da integridade mecânica.

A aparência da intensidade de sinal intrameniscal elevada da RM foi dividida em três graus, com correlação histológica.[56] O menisco normal possui uma intensidade de sinal uniformemente baixa.

1. Na RM grau 1, região globular de aumento de intensidade de sinal está presente dentro do menisco e corresponde histologicamente a uma degeneração mucinosa inicial.
2. Na RM grau 2, uma região horizontal linear de aumento de sinal está presente, sem envolvimento de uma superfície articular, e corresponde a uma degeneração do menisco mais avançada.
3. Na RM grau 3, a região de intensidade de sinal aumentada se comunica com pelo menos uma superfície articular e corresponde a uma ruptura; em 5 a 6% dos casos, as rupturas são consideradas rupturas em clivagem intrassubstanciais e podem não ser visíveis na artroscopia.

Caso 6.34

HISTÓRIA CLÍNICA Homem de 55 anos com lesão no joelho há 6 meses.

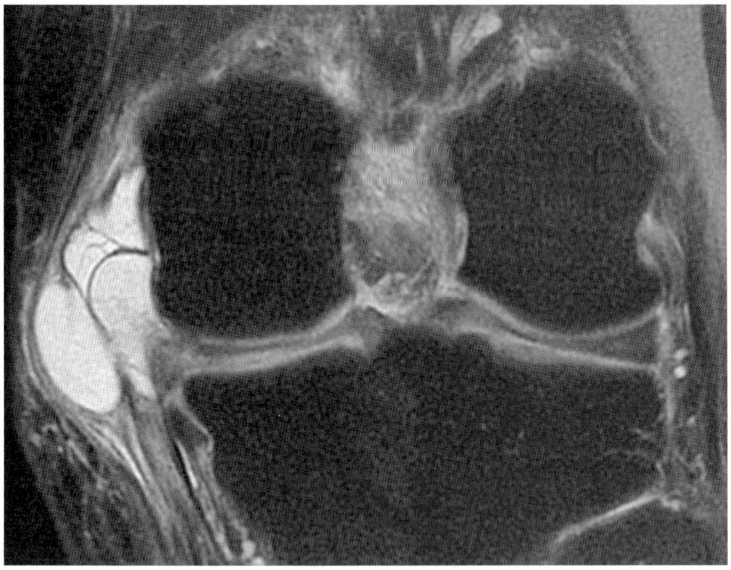

FIGURA 6.34A

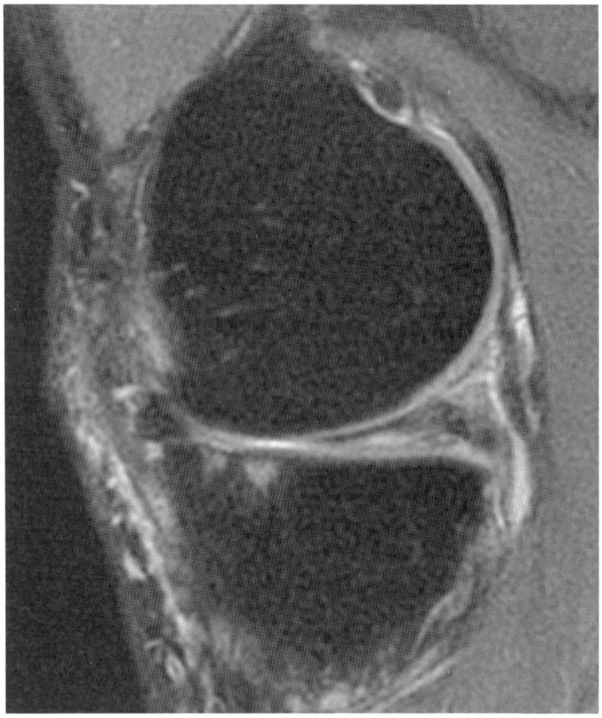

FIGURA 6.34B

ACHADOS Imagens de RM coronal e sagital (A, B) de densidade de prótons e supressão de gordura do joelho demonstram uma estrutura cística multilobulada adjacente ao menisco medial. Essa estrutura desvia o LCM. Observa-se alto sinal no corno posterior do menisco medial.

DIAGNÓSTICO DIFERENCIAL Nenhum.

DIAGNÓSTICO Ruptura complexa do menisco medial com cisto parameniscal.

DISCUSSÃO O menisco normal permanece com baixo sinal em todas as sequências de pulso. O alto sinal nas imagens ponderadas em T2 dentro do menisco devem chegar até a superfície articular para preencher os critérios de ruptura do menisco. Áreas de alto sinal nas imagens ponderadas em T2 dentro da substância do menisco que não atingem a superfície articular geralmente são classificadas como degeneração mucoide.

Uma complicação da ruptura do menisco é o cisto parameniscal. A comunicação entre o cisto e a ruptura permite que o líquido entre, utilizando um mecanismo de bola e válvula; portanto, o cisto continua crescendo e pode se tornar sintomático. O corno posterior do menisco medial e o corno anterior do menisco lateral são locais comuns para o desenvolvimento de um cisto parameniscal. Os cistos parameniscais que se localizam medialmente tendem a ser mais sintomáticos em razão da proximidade do LCM. Os cistos parameniscais mediais são duas vezes mais comuns do que os cistos parameniscais laterais.[57] Os cistos parameniscais podem ser assintomáticos.[58]

Caso 6.35

HISTÓRIA CLÍNICA Homem de 35 anos com trauma no joelho, bloqueio e derrame articular.

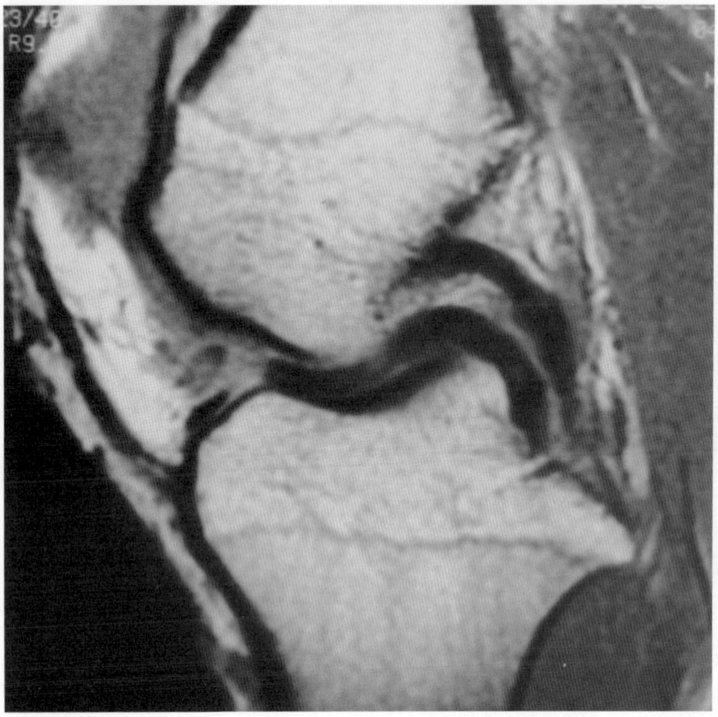

FIGURA 6.35A

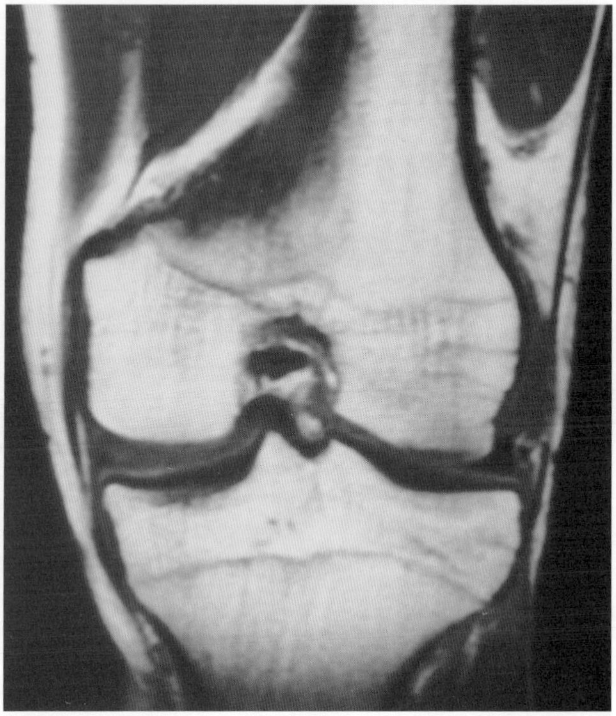

FIGURA 6.35B

ACHADOS

A. Imagem sagital de RM ponderada em T1 demonstra sinal do LCP duplo.

B. Imagem coronal de RM ponderada em T1 demonstra uma densidade extra inferior à origem do LCA.

DIAGNÓSTICO DIFERENCIAL Ruptura do LCA, lesão em alça de balde do menisco.

DIAGNÓSTICO Lesão em alça de balde do menisco medial.

DISCUSSÃO O diagnóstico diferencial para o sinal do LCP duplo inclui a ruptura do LCA e a ruptura em alça de balde do menisco. O LCA neste caso está intacto.

As rupturas em alça de balde consistem em rupturas verticais do menisco com translocação do fragmento medial. Esta é uma lesão instável. O fragmento meniscal geralmente demonstra baixa intensidade de sinal em todas as sequências de pulso. Quando o fragmento medial se localiza na região intercondilar, pode se posicionar em paralelo ao curso do LCP, como visto aqui. Sinais adicionais de ruptura em alça de balde incluem um fragmento meniscal girado anteriormente, um fragmento girado para a incisura intercondilar e a ausência da imagem em gravata-borboleta nas imagens sagitais.[59]

As rupturas meniscais traumáticas ocorrem em pacientes mais jovens, basicamente por um mecanismo compressivo na articulação tibiofemoral. As rupturas meniscais traumáticas geralmente ocorrem em pessoas jovens quando o menisco é comprimido entre os côndilos femorais e platôs tibiais durante lesões por esmagamento ou torção. Em indivíduos mais velhos, as rupturas meniscais degenerativas resultam de múltiplos episódios traumáticos subagudos que levam à morte dos condrócitos, aumento de substância fundamental mucinosa e perda da integridade mecânica. A RM e a artroscopia dominam a avaliação dos desarranjos internos do joelho. Na RM, os meniscos e ligamentos normais são visualizados como estruturas de baixo sinal. As rupturas meniscais são evidentes como regiões de alto sinal nas sequências T1 e de densidade de prótons que envolvem uma margem articular. Distorções macroscópicas do formato do menisco ou coleções líquidas intrameniscais indicam rupturas meniscais com desvio dos fragmentos.

Caso 6.36

HISTÓRIA CLÍNICA Mulher de 24 anos com lesão em torção do joelho.

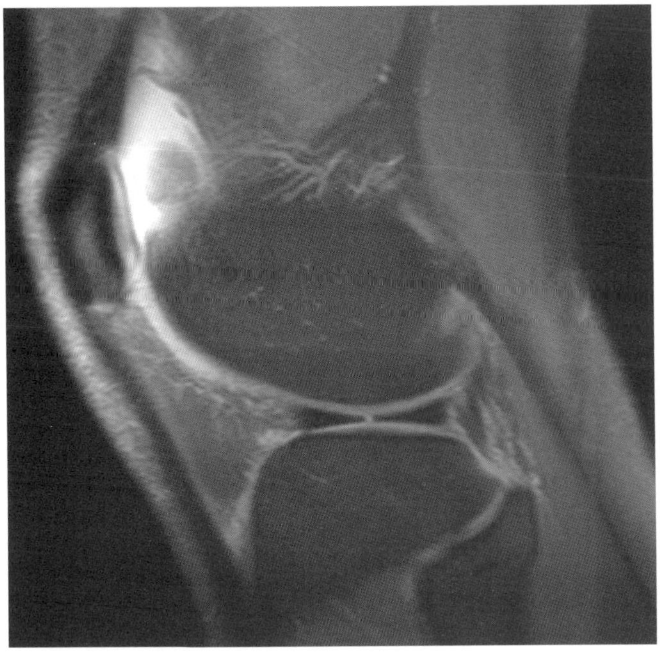

FIGURA 6.36A

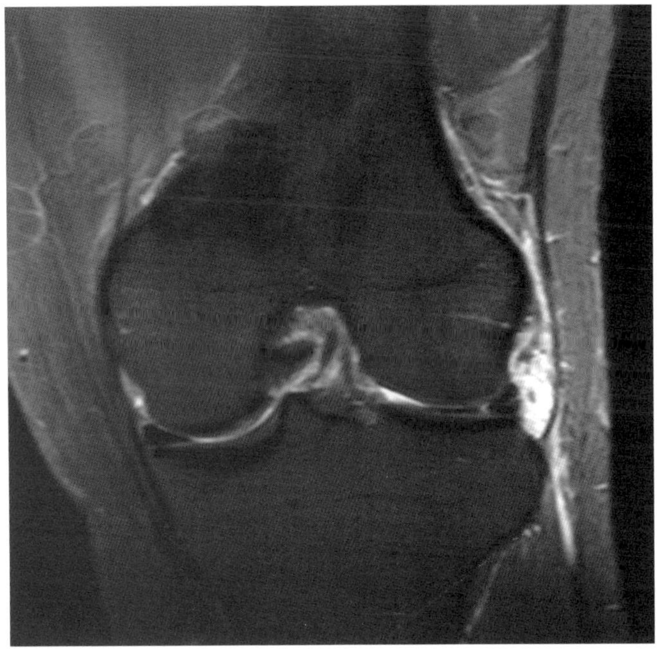

FIGURA 6.36B

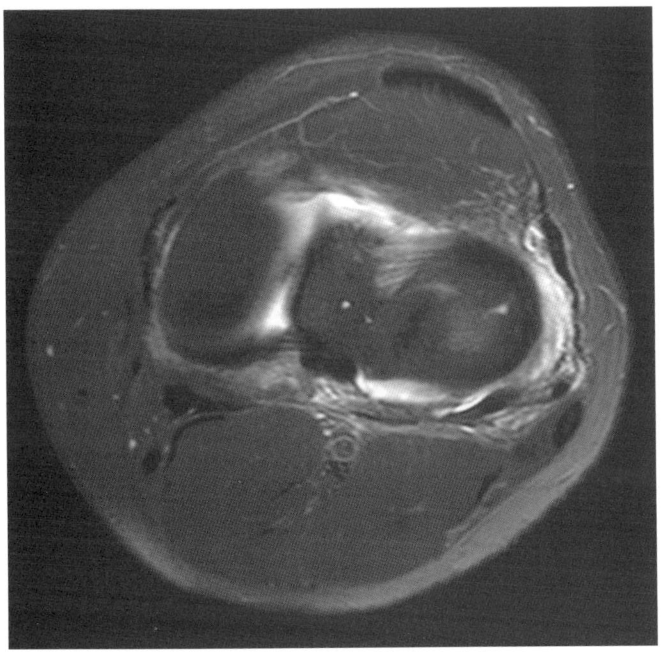

FIGURA 6.36C

ACHADOS Imagem de RM sagital de densidade de prótons com supressão de gordura e imagens coronal (A) e axial (B, C) ponderadas em T2 com supressão de gordura demonstram pequenas áreas verticais de alto sinal dentro do corpo do menisco lateral. O terço médio do menisco lateral tem formato irregular e não se assemelha à configuração normal em gravata-borboleta. A imagem axial demonstra uma área oblíqua irregular de alto sinal que se estende perpendicularmente para o eixo horizontal do menisco.

DIAGNÓSTICO DIFERENCIAL Nenhum.

DIAGNÓSTICO Ruptura radial do menisco lateral.

DISCUSSÃO Uma ruptura radial é definida como uma ruptura perpendicular à borda livre do menisco. Quando uma ruptura possui um componente radial e outro longitudinal é denominada como uma ruptura em *flap*. Nas sequências sagitais, uma ruptura radial pode se manifestar por algumas estriações verticais de alto sinal nos cortes periféricos. Quando uma ruptura radial ocorre no menisco medial, o corno posterior geralmente é envolvido. Isso costuma ser comum em pacientes mais velhos. Entretanto, a localização mais comum de uma ruptura radial é o terço médio do menisco, provavelmente em decorrência da grande curvatura nessa região. As rupturas radiais são mais comuns em pacientes que já se submeteram a meniscectomias parciais prévias.[60] As rupturas do LCA podem estar associadas com rupturas radiais que ocorrem no corno posterior do menisco lateral.

Caso 6.37

HISTÓRIA CLÍNICA Mulher de 21 anos com lesão no joelho, e um caso semelhante (D).

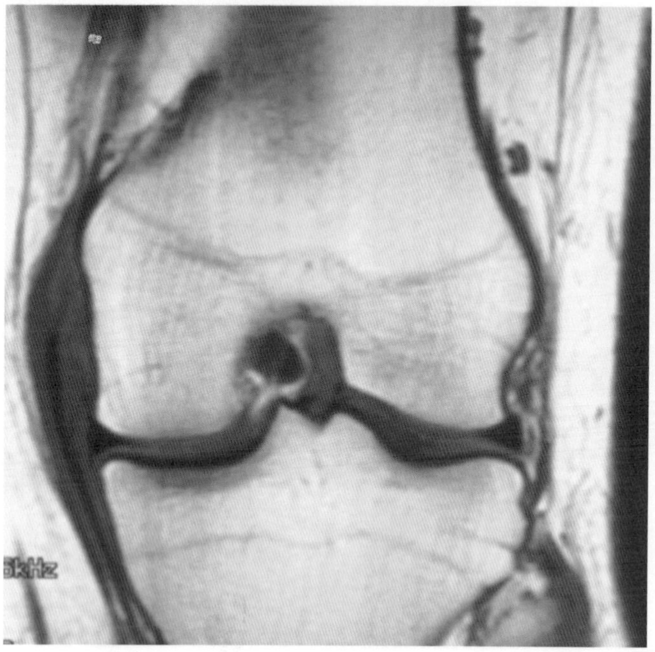

FIGURA 6.37A

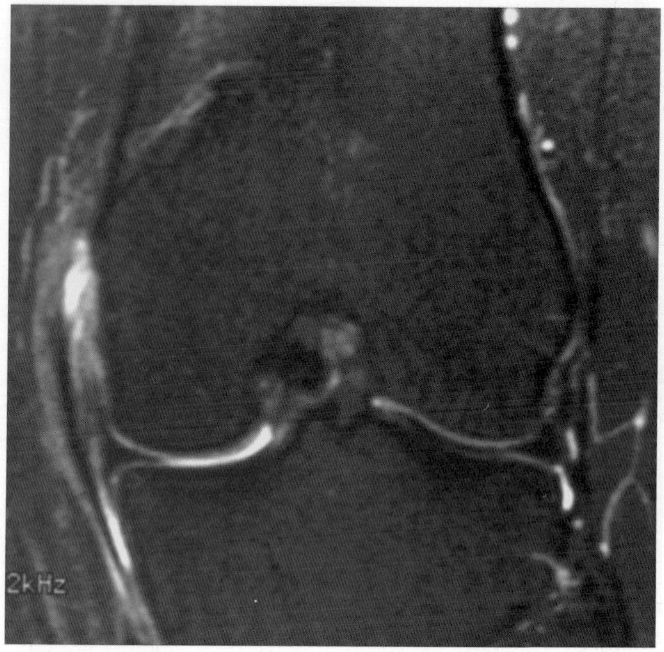

FIGURA 6.37B

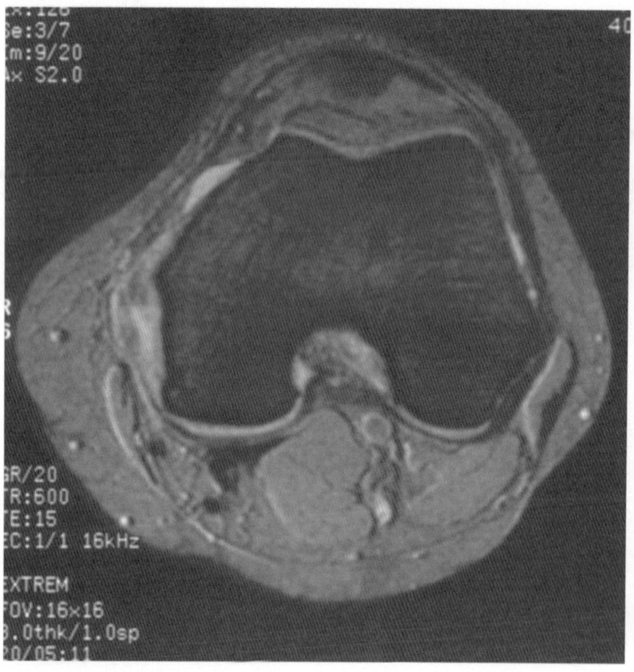

FIGURA 6.37C

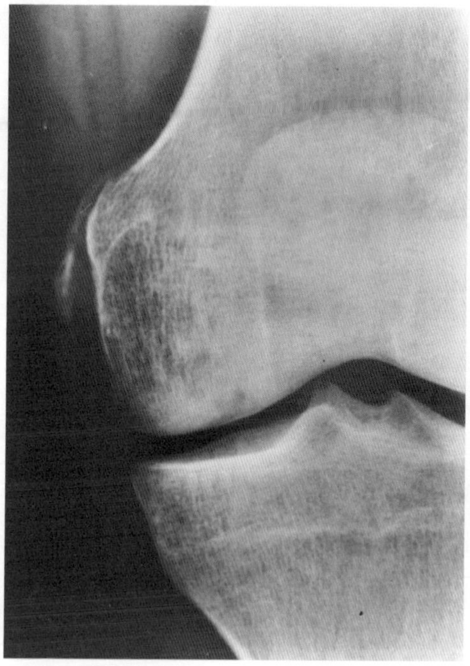

FIGURA 6.37D

ACHADOS

A, B. Imagens de RM coronais ponderadas em T1 e ponderadas em T2 demonstram hemorragia no ligamento colateral medial (LCM) com ruptura através da origem proximal. Sinal anormal presente na localização esperada do LCA.

C. Imagem axial de RM ponderada em T2 demonstra edema e hemorragia na face medial do fêmur distal onde o LCM deve se originar.

D. Caso semelhante. Detalhe de radiografia AP do joelho demonstra calcificação da porção proximal do LCM.

DIAGNÓSTICO DIFERENCIAL Nenhum.

DIAGNÓSTICO Entorse aguda do LCM. Presença de entorse do LCA. Apesar de não estar visível, há ruptura do corno posterior do menisco medial. O caso semelhante apresenta uma entorse antiga do LCM com ossificação heterotópica (doença de Pellegrini-Stieda).

DISCUSSÃO A lesão dos ligamentos colaterais pode ser avaliada diretamente com RM, que demonstra uma precisão de 87% na identificação dessas lesões.[61] Rupturas parciais são espessadas e edemaciadas, e podem conter hemorragia, enquanto as rupturas completas são descontínuas. O LCM é composto por fibras superficiais e profundas, com a última tenazmente fixada à cápsula e menisco medial. Isso gera um grau de rigidez a essa estrutura, que a deixa mais suscetível a rupturas com lesões associadas do que sua contraparte lateral. O estresse em valgo com flexão é um mecanismo comum desencadeador da lesão do LCM. A tríade infeliz de O'Donoghue, presente neste caso em particular, é um conjunto comum de lesões associadas que consiste em ruptura do menisco medial, ruptura do LCA e ruptura do LCM.[62]

O tratamento conservador é aconselhado para as rupturas isoladas do LCM, enquanto o tratamento cirúrgico é recomendado na presença de lesões associadas. O LCM pode calcificar como uma sequela do trauma, que é radiologicamente detectável como uma densidade curvilínea. Pode ocorrer maturação com formação de osso trabecular e ossificação franca, resultando na aparência chamada doença de Pellegrini-Stieda. Esporões ósseos nas regiões de inserção tendinosa e ligamentar, ou entesopatias, devem ser distinguidos desta entidade. De maneira geral, as entesopatias não cursam por todo o trajeto do ligamento, e frequentemente ocorrem em várias regiões simétricas em conjunto com uma condição subjacente, como espondiloartropatia ou hiperostose esquelética idiopática difusa.

Caso 6.38

HISTÓRIA CLÍNICA Mulher de 25 anos que torceu o joelho em um jogo de futebol.

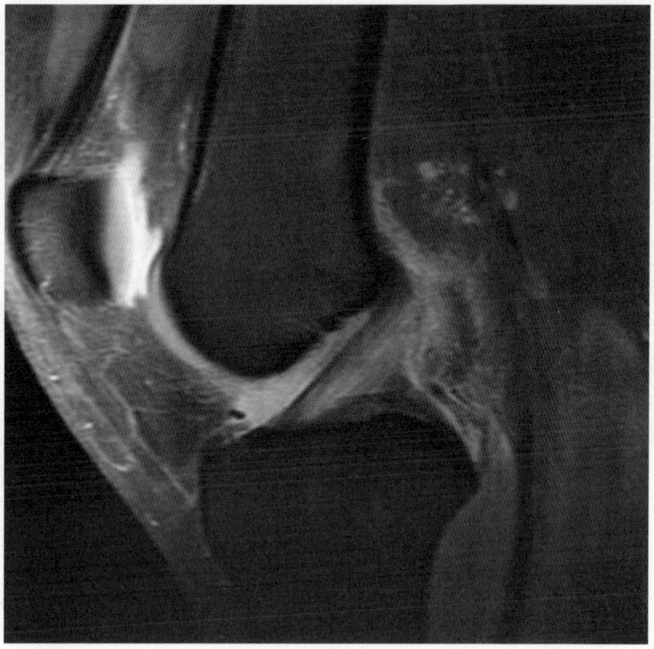

FIGURA 6.38A

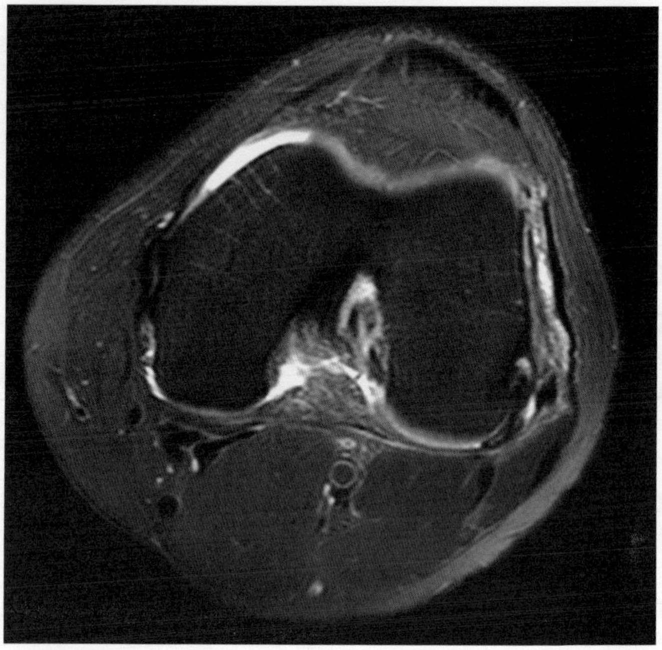

FIGURA 6.38B

ACHADOS Imagem de RM sagital de densidade de prótons (A) e imagem axial ponderada em T2 com supressão de gordura (B) demonstram aumento de sinal anormal no LCA com ruptura parcial. Observa-se pequeno derrame articular.

DIAGNÓSTICO DIFERENCIAL Nenhum.

DIAGNÓSTICO Entorse do LCA, grau 2.

DISCUSSÃO Como o LCA é ativo durante toda a amplitude de movimento do joelho, ele pode ser lesionado por uma variedade de mecanismos sem contato, de desaceleração, de hiperextensão, de torção e de mudança de direção. O LCA é o ligamento lesionado no joelho com maior frequência, que comumente está associado com rupturas do menisco medial, rupturas capsulares e fraturas transcondrais por impactação.

A tríade de O'Donoghue, uma associação frequente de lesões, consiste em ruptura do LCA, ruptura do LCM e lesão do menisco medial.[63,64] Em alguns casos, a sobrecarga no LCA resultará em uma fratura por avulsão de sua inserção na espinha tibial medial. Uma fratura por avulsão na margem do platô tibial lateral, onde a cápsula do joelho se fixa (fratura de Segond), é indicativa de grave desarranjo interno, incluindo ruptura do LCA. A entorse do LCP é menos comum do que a do LCA em pelo menos um décimo. Microfraturas trabeculares (também chamadas contusões ósseas) são observadas na RM como regiões de edema localizado, com cartilagem articular sobrejacente e osso subcortical intactos. Elas ocorrem pelo trauma por impactação e comumente estão associadas com rupturas meniscais e entorses do LCA.

Caso 6.39

HISTÓRIA CLÍNICA Mulher de 38 anos com sinal da gaveta posterior positivo após seu joelho bater no painel de um carro em um acidente automobilístico recente.

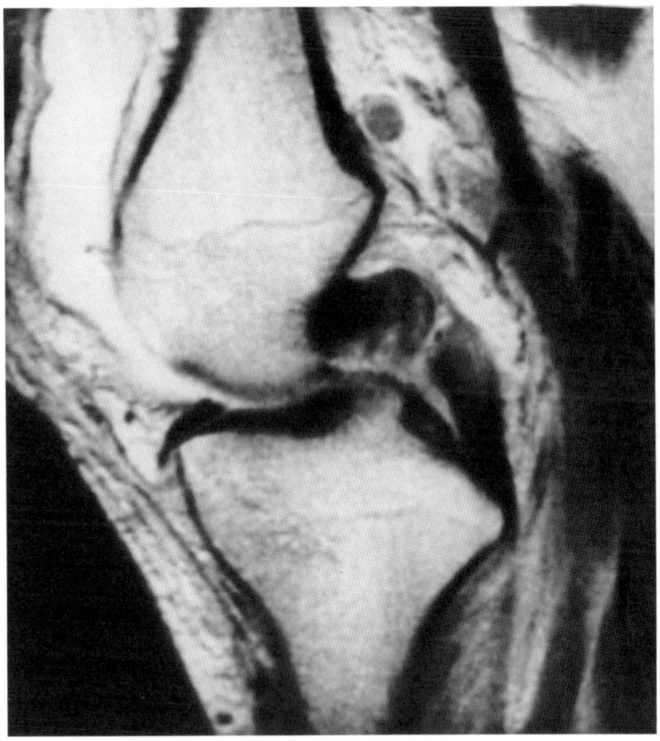

FIGURA 6.39

ACHADOS Imagem sagital de RM ponderada em T2 demonstra descontinuidade focal da porção média do LCP. Presença de derrame articular moderado.

DIAGNÓSTICO DIFERENCIAL Nenhum.

DIAGNÓSTICO Entorse do LCP, grau 3.

DISCUSSÃO A ruptura aguda do LCP se caracteriza por um aumento da intensidade de sinal e ruptura das fibras do LCP. O LCP está rompido em sua substância média neste caso, a localização mais comum para sua ocorrência.[65] Essas rupturas geralmente são precipitadas por uma hiperextensão ou um impacto posterior durante a flexão. O sinal da gaveta posterior nas rupturas do LCP diz respeito à translação posterior da tíbia em relação ao fêmur, vista com a ruptura do LCP. O LCP é um ligamento muito mais resistente e espesso do que o LCA; portanto, as rupturas do LCP geralmente são acompanhadas por outras lesões ligamentares e meniscais, incluindo a lesão do LCA. Cerca de 50% das entorses do LCP são isoladas e sofridas em um impacto contra o painel do carro ou trauma direto sobre o joelho flexionado em uma queda. O restante das entorses do LCP possui mecanismos complexos de lesão e está associado com lesões do LCA, LCM, menisco medial ou outras estruturas.

Caso 6.40

HISTÓRIA CLÍNICA Mulher de 21 anos com dor na face anterior do joelho.

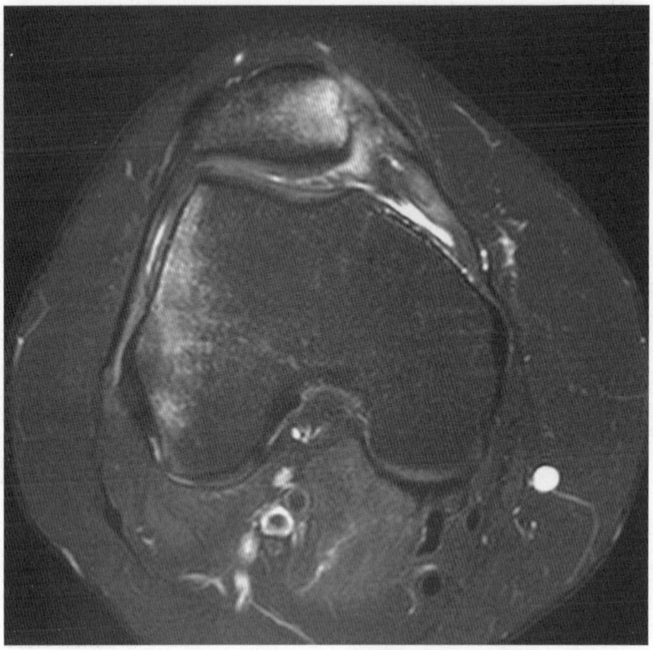

FIGURA 6.40A

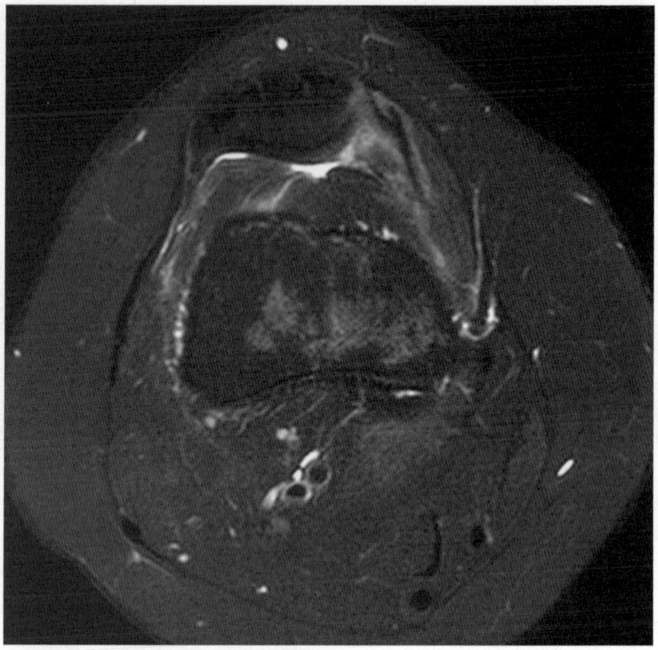

FIGURA 6.40B

ACHADOS Imagem axial de RM ponderada em T2 com supressão de gordura (A) demonstra edema de medula óssea na patela medial e face anterolateral do côndilo femoral lateral. Observa-se uma lesão osteocondral na patela medial e uma ruptura do retináculo patelar medial. Uma imagem mais proximal (B) demonstra um ligamento patelofemoral (LPFM) ondulado rompido.

DIAGNÓSTICO CLÍNICO Nenhum.

DIAGNÓSTICO Luxação lateral transitória da patela.

DISCUSSÃO A luxação lateral transitória da patela tipicamente ocorre em adultos jovens envolvidos em atividades atléticas e resulta de um movimento de torção do joelho. O fêmur roda internamente sobre a tíbia fixa enquanto o joelho é flexionado, e ocorre contração do quadríceps, resultando em luxação lateral da patela para fora do sulco troclear. O padrão clássico de contusão óssea observado após a luxação patelar lateral inclui o envolvimento da face anterolateral do côndilo femoral lateral e face inferomedial da patela. As lesões associadas dos tecidos moles incluem a entorse ou ruptura das estruturas de restrição dos tecidos moles mediais. Essas estruturas incluem o retináculo medial, o LPFM e o ligamento patelotibial medial. O LPFM é a estrutura estabilizadora mais importante da patela, impedindo a subluxação lateral. Localiza-se imediatamente abaixo da parte oblíqua do músculo vasto medial e possui uma banda de baixa intensidade de sinal que se estende do polo superior da patela para o tubérculo adutor. O retináculo medial se origina no polo médio da patela e se localiza distalmente ao LPFM. No nível do retináculo medial, a parte oblíqua do músculo vasto medial não deve ser mais visualizado.[66] O tratamento das fraturas osteocondrais da patela ou do côndilo lateral do fêmur permanece controverso. Hoje, recomenda-se o reparo dos fragmentos osteocondrais que tenham um tamanho maior que 1,5 cm, que possuam superfície óssea suficiente e façam parte da área de sustentação de carga da articulação patelofemoral.[67]

Caso 6.41

HISTÓRIA CLÍNICA Homem de 77 anos com dor crônica no joelho.

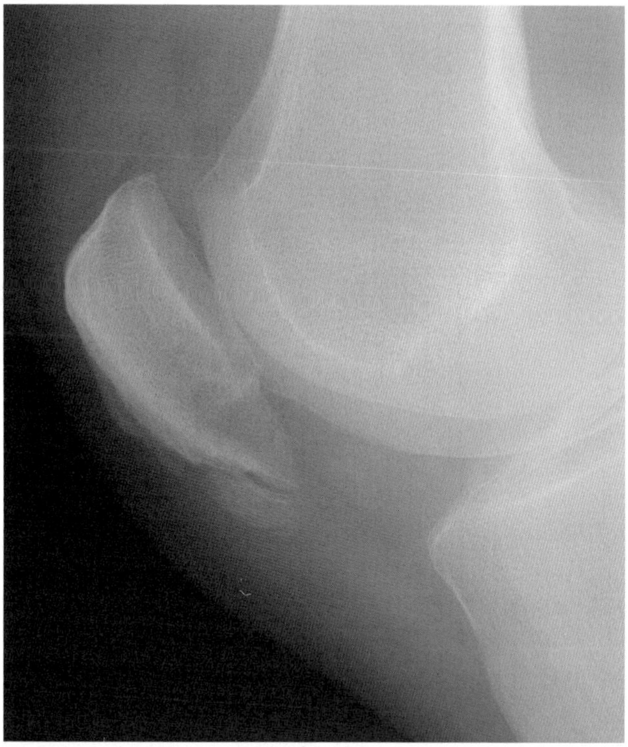

FIGURA 6.41A

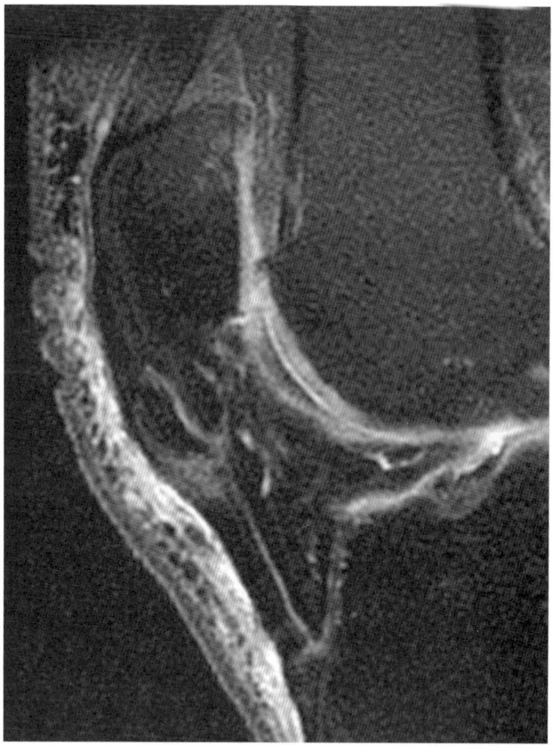

FIGURA 6.41B

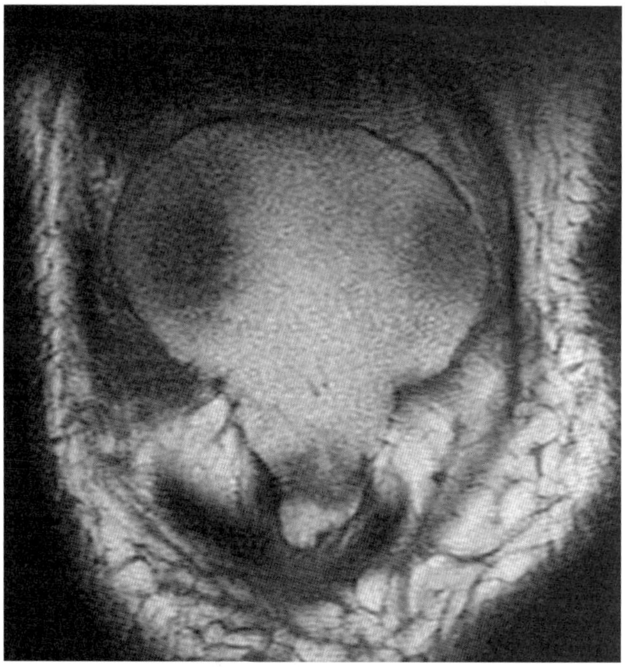

FIGURA 6.41C

ACHADOS

A. Radiografia lateral da parte anterior do joelho demonstra o alongamento e a fragmentação do polo distal da patela.

B. Imagem sagital de RM de densidade de prótons com supressão de gordura, demonstra a deformidade da patela com baixo sinal. O aumento de sinal na região proximal do tendão da patela provavelmente é causado pelo artefato do ângulo mágico.

C. Imagem coronal de RM ponderada em T1 demonstra o alongamento do polo distal da patela.

DIAGNÓSTICO DIFERENCIAL Doença de Sinding-Larsen-Johansson (SLJ) crônica, fratura antiga da patela.

DIAGNÓSTICO Doença de SLJ.

DISCUSSÃO A doença de SLJ é uma osteocondrose do polo distal da patela. Ela ocorre como resultado de repetitivos microtraumas por tração pelo tendão da patela. A doença de SLJ algumas vezes é denominada como joelho do saltador. A doença de Osgood-Schlatter é um distúrbio similar localizado no tubérculo tibial. A doença de SLJ aparece radiograficamente como uma fragmentação do centro de ossificação, com subsequente formação de fragmentos ósseos separados e alongamento do polo distal da patela. Na RM e no ultrassom, edema de tecidos moles, edema do tendão da patela e bursite podem ser observados, além do centro de ossificação fragmentado.[68] Este é um processo autolimitado que não necessita de tratamento.[69]

Caso 6.42

HISTÓRIA CLÍNICA Adolescente de 19 anos, sexo feminino, com dor no joelho após lesão.

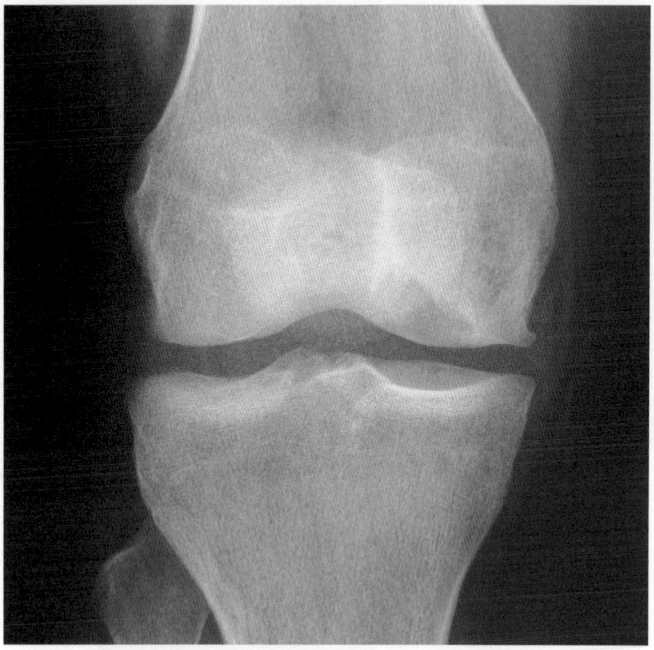

FIGURA 6.42A

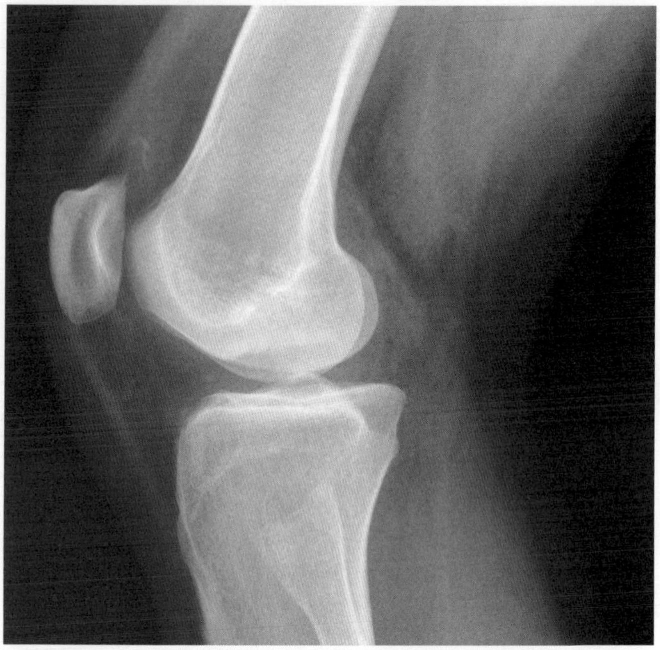

FIGURA 6.42B

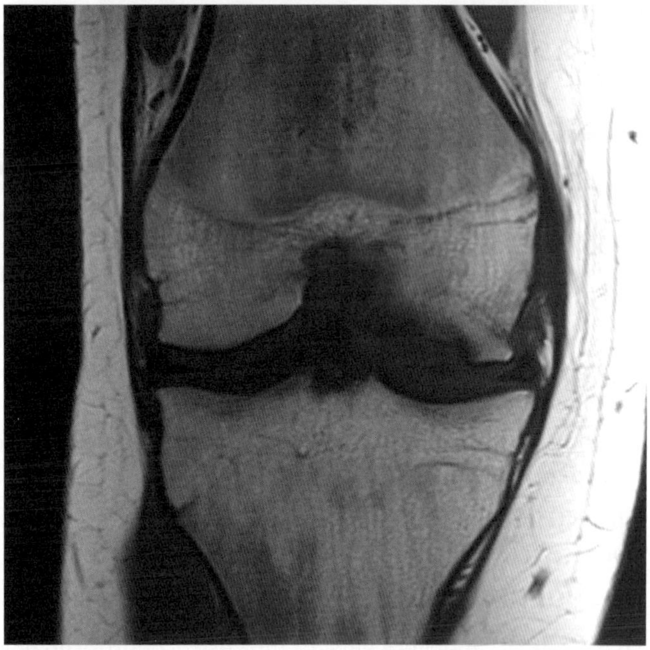

FIGURA 6.42C

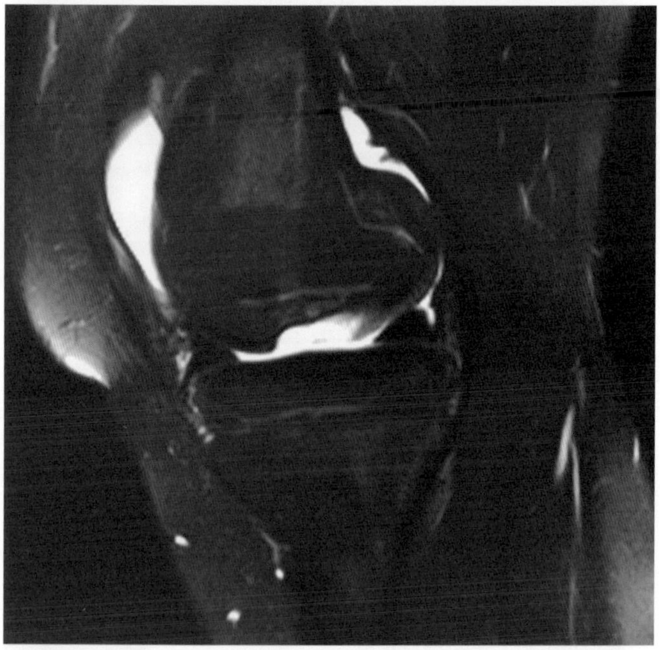

FIGURA 6.42D

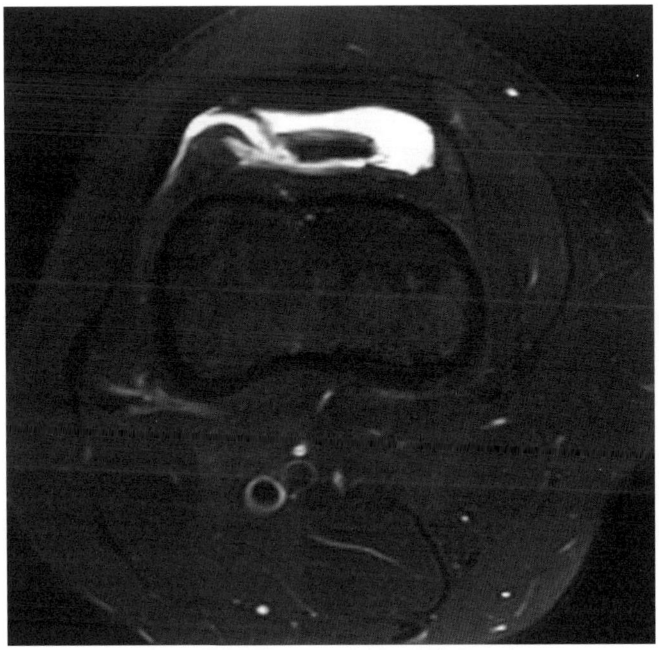

FIGURA 6.42E

ACHADOS Radiografias (A, B) do joelho demonstram uma lesão esclerótica focal na superfície articular da face lateral do côndilo femoral medial. Um corpo intra-articular de aparência pálida está presente na bursa suprapatelar. Imagens de RM coronal ponderada em T1 (C) e sagital ponderada em T2 com supressão de gordura (D) através dos côndilos femorais demonstram uma lesão osteocondral no côndilo femoral medial. Imagem axial de RM ponderada em T2 com supressão de gordura (E) através da bursa suprapatelar demonstra o fragmento solto.

DIAGNÓSTICO DIFERENCIAL Nenhum.

DIAGNÓSTICO Fratura osteocondral (osteocondrite dissecante).

DISCUSSÃO A face lateral do côndilo femoral medial é a localização principal para osteocondrite dissecante. A irregularidade da superfície articular nessa localização é típica para esse distúrbio. Apesar de a fratura subcondral por insuficiência do joelho (FSIJ) poder produzir achados similares, ela tende a envolver a porção de sustentação de carga do côndilo femoral medial e a ocorrer em uma população mais idosa.

A osteocondrite dissecante é agrupada sob a categoria mais geral das lesões osteocondrais. A etiologia primária para sua ocorrência é o trauma. Ela é observada com maior frequência em homens, com um pico de incidência na secunda década, podendo ser bilateral em 25% dos casos. A aparência histológica pode ser confusa; portanto, os achados radiológicos podem ser mais confiáveis. Irregularidade e fragmentação da superfície articular do côndilo femoral medial em sua face lateral são achados típicos.[70] O côndilo femoral lateral e a patela são outros locais favorecidos. Na ocasião, uma radiolucência subcondral curvilínea ou fratura podem ser observadas. Quando a lesão é estritamente condral, as radiografias aparecerão normais. Semelhantemente, uma lesão subcondral pode ocorrer sem dano à cartilagem sobrejacente.

O fragmento pode estar *in situ* ou solto. Sinais secundários incluem edema de tecidos moles e derrame articular. Na RM, quando se observa líquido ao redor de um fragmento *in situ*, ele é considerado instável. Fragmentos soltos podem ser reabsorvidos ou persistir como corpos intra-articulares. No último caso, o fragmento pode crescer por aposição de cartilagem e osso. O tratamento é determinado pelos sintomas presentes. Dor e instabilidade podem indicar a necessidade de cirurgia. O tamanho da lesão pode prever instabilidade – lesões com mais de 8 por 8 mm estão associadas com instabilidade.[71] Complicações de longo prazo incluem osteoartrite.[72]

Caso 6.43

HISTÓRIA CLÍNICA Adolescente de 16 anos, sexo masculino, com trauma no joelho.

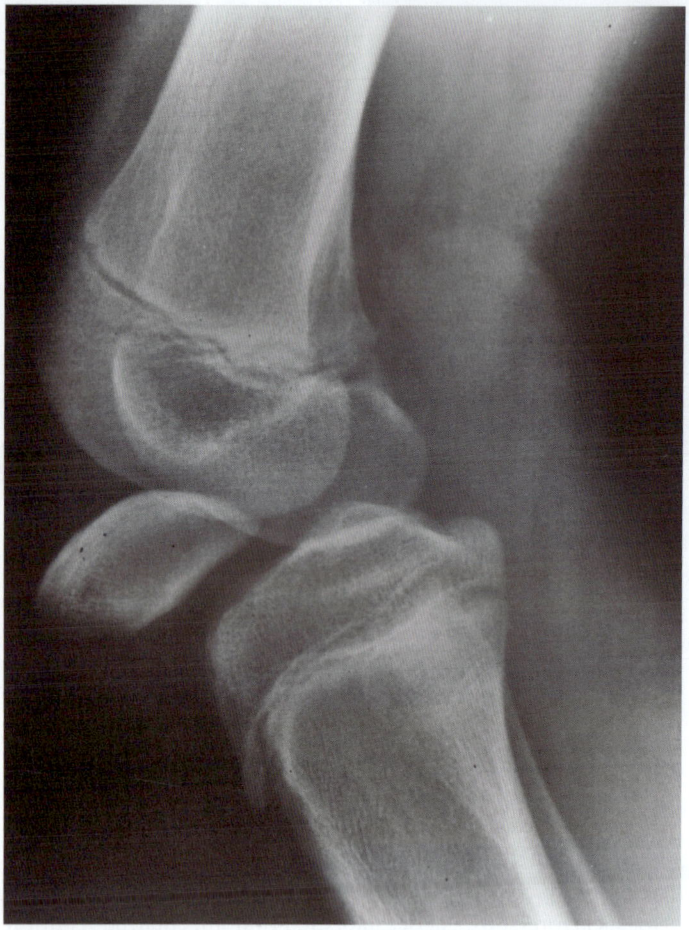

FIGURA 6.43A

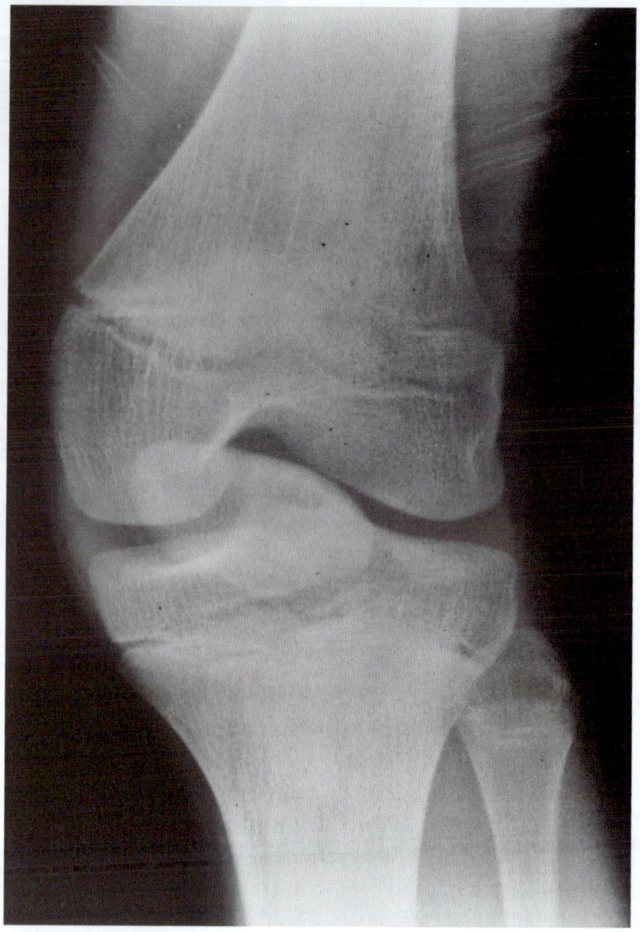

FIGURA 6.43B

ACHADOS Radiografias lateral (A) e AP (B) do joelho demonstram que a patela assumiu uma orientação horizontal dentro da articulação. Não se observam fraturas.

DIAGNÓSTICO DIFERENCIAL Nenhum.

DIAGNÓSTICO Luxação horizontal intercondilar da patela.

DISCUSSÃO As luxações da patela geralmente são resultado de um impacto direto sobre a patela. A luxação patelar comum ocorre para a face lateral, com a patela permanecendo em sua orientação normal em relação ao joelho. Existem formas incomuns de luxação patelar, incluindo luxação horizontal,[73] rotação no eixo vertical e luxação superior. A luxação intercondilar horizontal da patela ocorre quando o osso rotaciona em 90 graus ao longo de seu eixo horizontal, de modo que a superfície articular fica voltada inferiormente (como na maioria dos casos observados) ou superiormente (raríssimo).

Acredita-se que o mecanismo de lesão seja o impacto direto sobre o polo superior da patela em um joelho flexionado, com força suficiente para deslocar a margem óssea superior da patela para o sulco intercondilar do fêmur. Quando o joelho é subsequentemente estendido, o fêmur atua como um abridor de garrafa para separar por avulsão a patela da sua inserção no mecanismo do quadríceps. A luxação da patela ocorre entre o fêmur e a tíbia na direção do sulco intercondilar, com a superfície articular voltada inferiormente e o polo superior voltado posteriormente. A patela costuma se soltar de forma incompleta do mecanismo do quadríceps, forçando-o a manter sua orientação anormal. Adolescentes do sexo masculino são os mais propensos a sofrer esse tipo de lesão.

Na luxação no eixo vertical, um impacto direto sobre a patela com o joelho estendido rotaciona a patela ao longo de seu eixo longo (vertical), de modo que a borda medial fica alojada no sulco patelofemoral.[74-76] Na luxação vertical da patela, um impacto direto sobre o polo inferior da patela com o joelho estendido pode deslocar a patela superiormente na direção do sulco patelofemoral. Na presença de alterações degenerativas preexistentes, os osteófitos podem impedir que a patela retorne à sua posição normal.[77]

Caso 6.44

HISTÓRIA CLÍNICA Menina de 6 meses de vida com falha de desenvolvimento. A, radiografia do joelho direito. B, radiografia do joelho esquerdo.

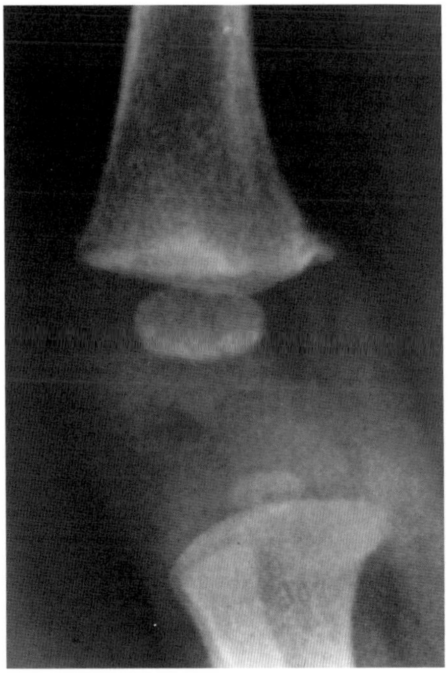

FIGURA 6.44A

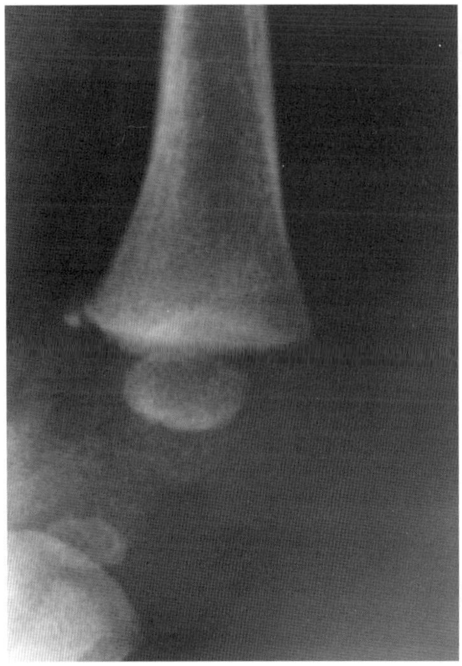

FIGURA 6.44B

ACHADOS

A. Radiografia AP do joelho direito. Observa-se uma pequena excrescência óssea que se estende medialmente a partir da metáfise femoral distal.

B. Radiografia AP do joelho esquerdo. Observa-se um fragmento triangular de osso adjacente à face medial da metáfise distal do fêmur. O fragmento está levemente desviado e possui margens mal definidas.

DIAGNÓSTICO DIFERENCIAL Nenhum.

DIAGNÓSTICO Criança agredida.

DISCUSSÃO Fraturas de cantos dos ossos em bebês são praticamente características de maus-tratos. Entretanto, as fraturas mais comuns observadas nesses casos[85] são fraturas espirais de ossos longos dos membros inferiores em crianças pequenas, fraturas da clavícula e fraturas lineares simples do crânio fora do occipital. Essas fraturas não são específicas de maus-tratos e podem ocorrer após trauma acidental. A violência contra a criança é comprovável quando existem lesões mais extensas ou mais graves do que a história relatada; quando as lesões possuem idades diferentes, indicando episódios prévios de trauma; ou quando se observa uma fratura sem explicação adequada.

As fraturas de cantos dos ossos são causadas por forças torcionais indiretas, forças de aceleração e desaceleração geradas quando a criança é sacudida violentamente. Forças massivas se desenvolvem conforme a cabeça e os membros balançam. Nos ossos longos dos membros, estudos radiológicos-patológicos demonstraram que a lesão fundamental é composta por uma série de microfraturas que ocorrem em um plano através da esponjosa primária metafisária imatura, que é a zona de crescimento ósseo onde trabéculas delicadas são inicialmente apostas sobre núcleos centrais calcificados. O fragmento da fratura consiste em uma fina placa de osso, cartilagem calcificada, a placa de crescimento e a epífise presa à placa. Essa fratura é reconhecida como uma radiolucência subepifisária transversa, com uma densidade linear adjacente comprimindo a placa de crescimento. Se o fragmento estiver inclinado ou for visto obliquamente, ele terá uma aparência em alça de balde. Se a periferia for mais espessa do que a porção central, terá uma aparência de fratura de cantos dos ossos. Essas lesões metafisárias são achados altamente específicos de agressão intencional e diferem dos tipos de fraturas da placa de crescimento descritas por Salter, nos quais o plano de fratura se localiza entre as zonas calcificada e não calcificada de cartilagem. O ato de chacoalhar a criança pode separar um osso longo de seu envelope periosteal, levando à hemorragia subperiosteal e elevação do periósteo. Assim que o periósteo começa a formar um osso novo reativo, sua posição desviada ficará evidente.

É importante estabelecer a idade da fratura pela aparência radiológica em relação ao momento histórico do trauma. A determinação desse momento por imagens radiológicas é imprecisa. Em geral, uma fratura com osso novo periosteal definido, mas leve, pode ter entre 4 e 7 dias de evolução; a menos que seja imobilizada ou fixada internamente, uma fratura com 20 dias de evolução quase sempre apresentará um novo osso periosteal e calo fibroso bem definido. Uma fratura com grande quantidade de osso novo periosteal ou calo tem mais de 14 dias de evolução. As fraturas de ossos longos em bebês se consolidam com formação disseminada de um novo osso periosteal.

Caso 6.45

HISTÓRIA CLÍNICA Homem de 40 anos com grande derrame articular e dor por vários anos.

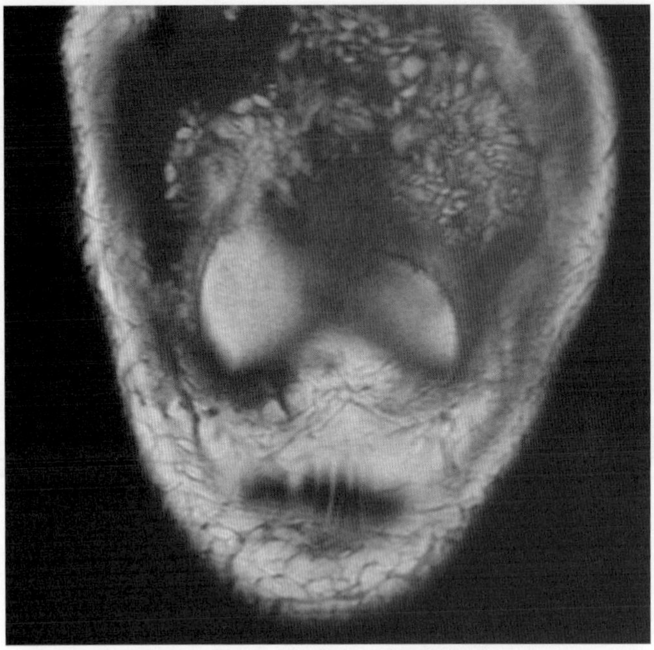

FIGURA 6.45A

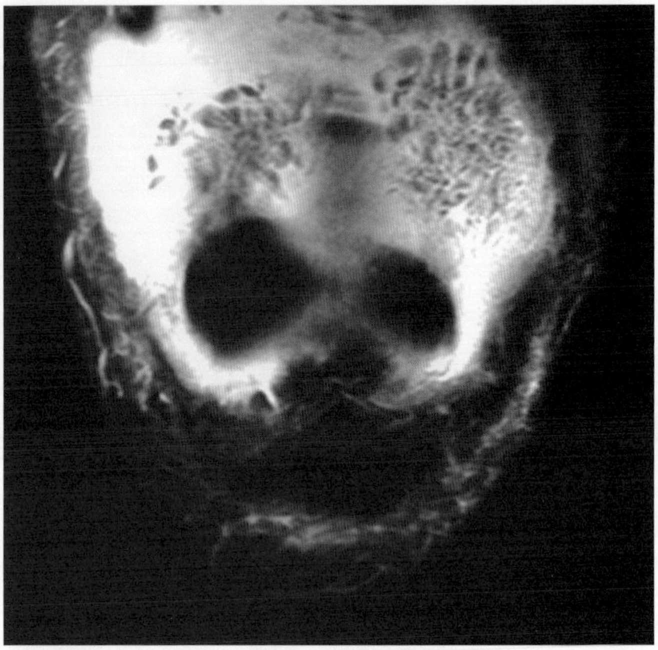

FIGURA 6.45B

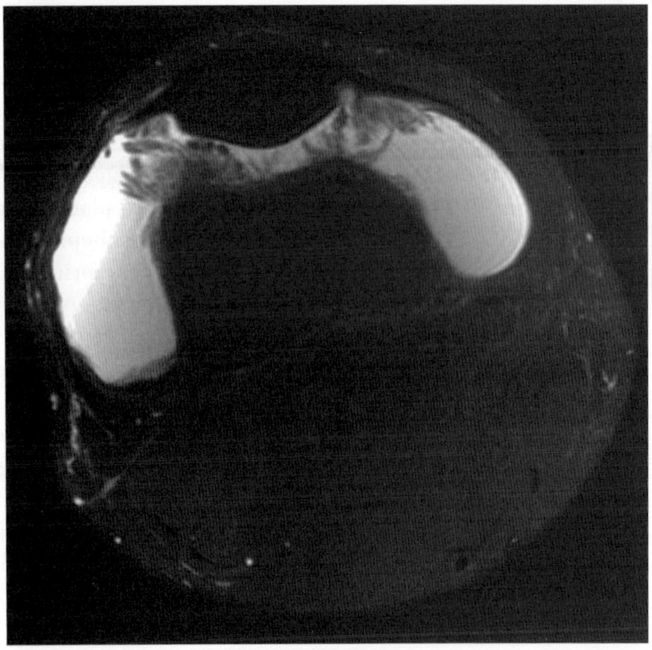

FIGURA 6.45C

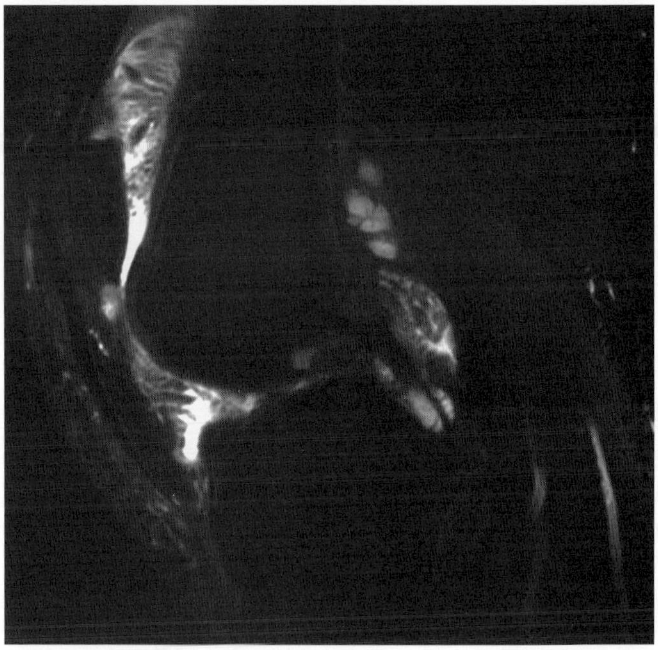

FIGURA 6.45D

ACHADOS

A. Imagem coronal de RM ponderada em T1 através do sulco patelofemoral do fêmur distal demonstra proliferação adiposa arborizante e vilosa da sinóvia.

B. RM coronal de densidade de prótons com supressão de gordura demonstra um derrame articular delineando a proliferação sinovial adiposa. O sinal dentro da proliferação foi suprimido de modo similar ao tecido adiposo subcutâneo.

C, D. Imagens de RM axial (C) e sagital (D) ponderada em T2 com supressão de gordura demonstra proliferação adiposa arborizante da sinóvia com um grande derrame articular.

DIAGNÓSTICO DIFERENCIAL Lipoma arborescente, sinovite vilonodular pigmentada, condromatose sinovial, artrite reumatoide, hemangiomatose sinovial, artropatia amiloide.

DIAGNÓSTICO Lipoma arborescente.

DISCUSSÃO Apesar de o diagnóstico diferencial para massas sinoviais incluir várias possibilidades, a composição adiposa da lesão leva ao diagnóstico correto. Lipoma arborescente (lipomatose da sinóvia) se caracteriza por múltiplas projeções vilosas sinoviais edemaciadas de tecido adiposo com um padrão ramificante tipo árvore que dá origem ao nome. A substituição difusa do tecido subsinovial por células adiposas maduras produz uma transformação vilosa da sinóvia. Pode começar *de novo*, mas também foi associada com doença articular degenerativa, artrite reumatoide e condições pós-traumáticas.[78] Apesar de a etiologia ser desconhecida, a condição é considerada um processo reativo não neoplásico. A condição tipicamente é monoarticular e envolve o joelho, mas o envolvimento de várias articulações e o envolvimento do punho, ombro e quadril já foram descritos.

Os pacientes apresentam edema articular de longa duração e lentamente progressivo associado com dor. Em geral, as radiografias demostram derrame e qualquer doença articular associada. A RM sempre demonstra derrames e proliferações lipomatosas com uma morfologia vilosa; a intensidade de sinal é similar à de tecido adiposo nas imagens ponderadas em T1 e T2.[79-82] A proliferação pode apresentar morfologia polipoide de base ampla ou uma base fina e papilar. A deposição subsinovial de tecido adiposo com aspecto de massa, alterações ósseas erosivas nas margens articulares, cistos sinoviais e alterações degenerativas podem ser observados na minoria dos casos. O tratamento é feito com excisão local da lesão.

Caso 6.46

HISTÓRIA CLÍNICA Homem de 37 anos com dor e edema no joelho.

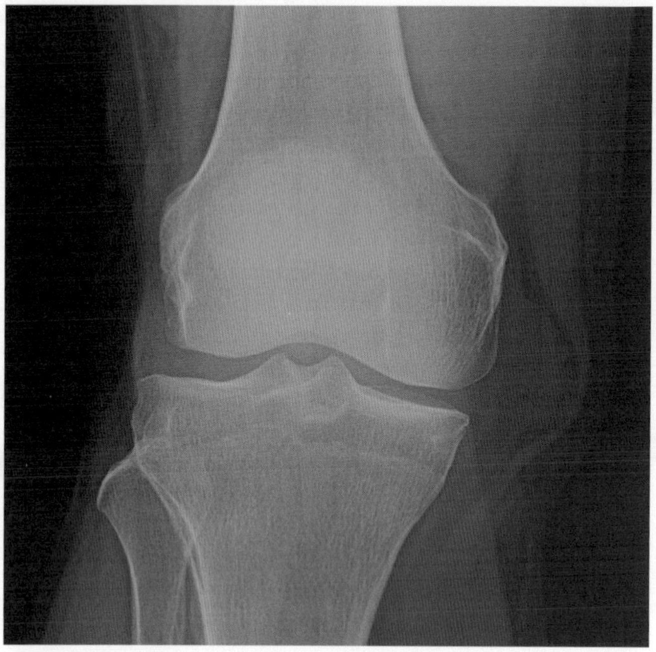

FIGURA 6.46A

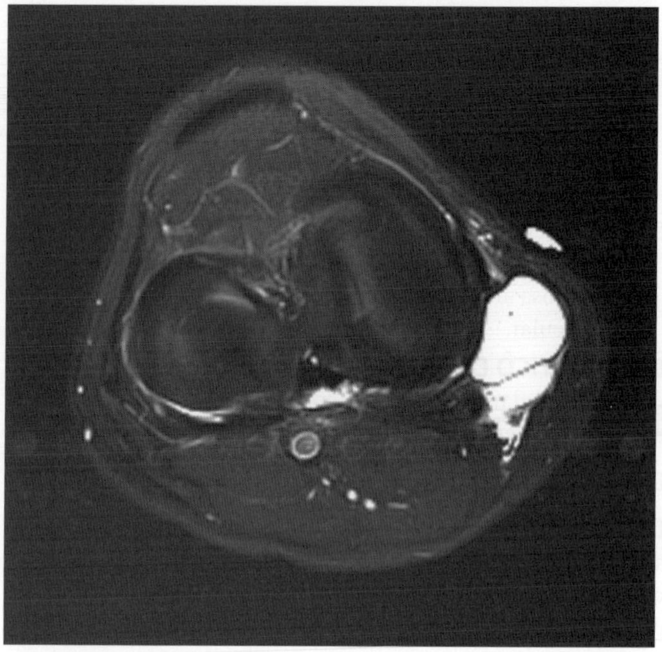

FIGURA 6.46B

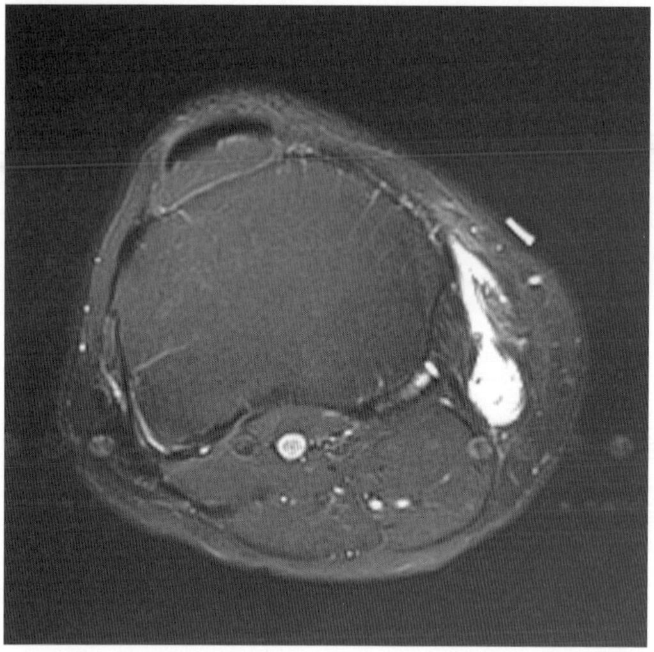

FIGURA 6.46C

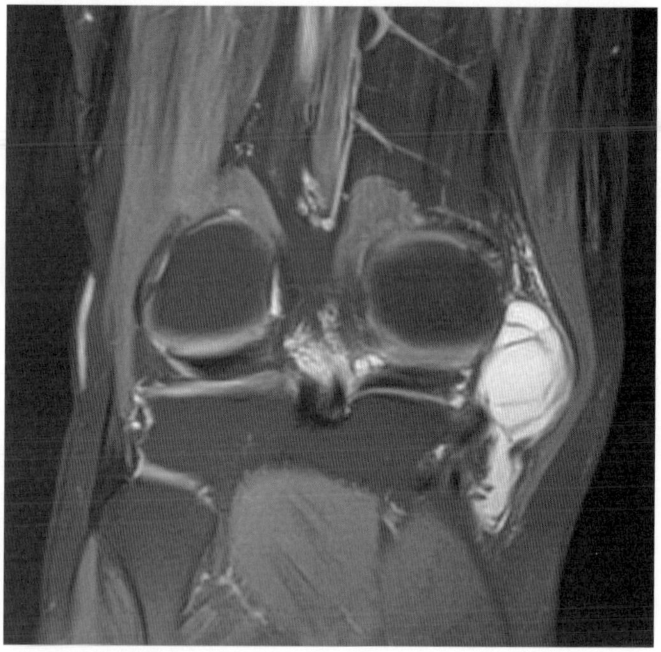

FIGURA 6.46D

ACHADOS Radiografia AP do joelho demonstra uma densidade de massa focal de tecidos moles na face medial (A). Imagem axial de RM ponderada em T2 com supressão de gordura (B, C) e imagem coronal de densidade de prótons com supressão de gordura (D) demonstram estruturas císticas multilobuladas adjacentes ao côndilo femoral medial e platô tibial medial. Essa estrutura é superficial ao LCM e desloca os tendões da pata de ganso.

DIAGNÓSTICO DIFERENCIAL Bursite da pata de ganso, bursite do LCM, cisto parameniscal.

DIAGNÓSTICO Bursite da pata de ganso.

DISCUSSÃO A bursa da pata de ganso se localiza abaixo da pata de ganso, superficial à inserção tibial do LCM e côndilo tibial medial e levemente distal à inserção do tendão semimembranoso. A pata de ganso é formada pelos tendões do sartório, grácil e semitendíneo e se insere ao longo da superfície anteromedial da tíbia. A bursite da pata de ganso é o resultado do atrito por uso excessivo da bursa causado por excessivos estresses em valgo ou rotacionais sobre o joelho ou por contusão direta.[83]

Os pacientes podem apresentar sintomas clássicos de sensibilidade e edema ao longo da tíbia medial proximal ou podem se queixar de dor vaga na face medial do joelho, que pode simular uma lesão do menisco medial ou do LCM. A bursa do LCM se localiza ao longo do terço médio da face medial do joelho entre as camadas superficial e profunda do LCM. O diagnóstico de cisto parameniscal é mais provável se a RM demonstrar uma comunicação direta entre a ruptura do menisco e o cisto, e se o cisto estiver centralizado mais focalmente sobre a ruptura.[84]

Caso 6.47

HISTÓRIA CLÍNICA Mulher de 65 anos com dor severa no joelho.

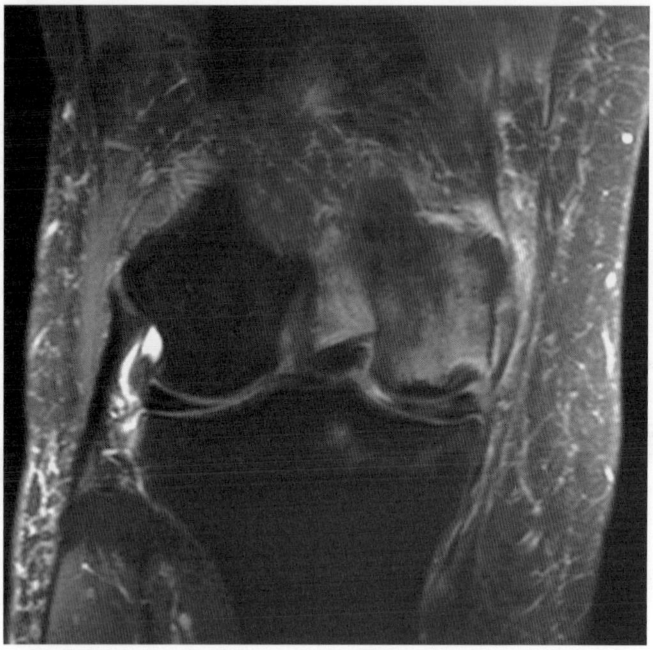

FIGURA 6.47A

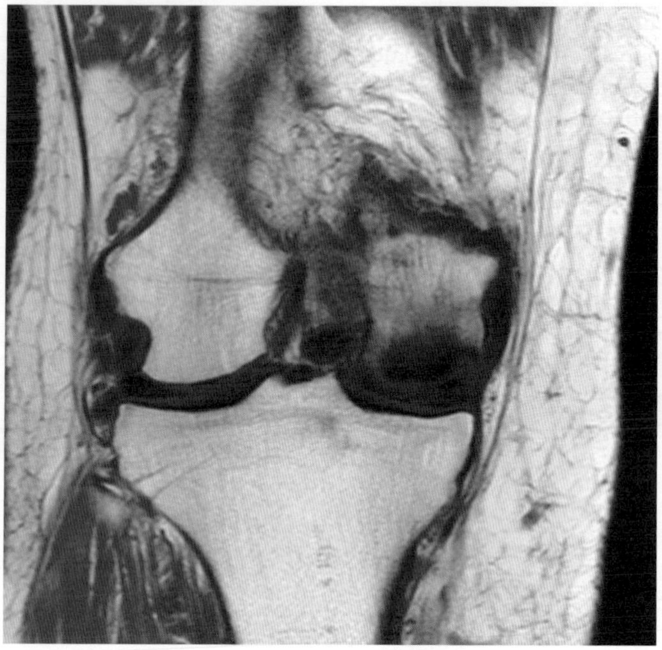

FIGURA 6.47B

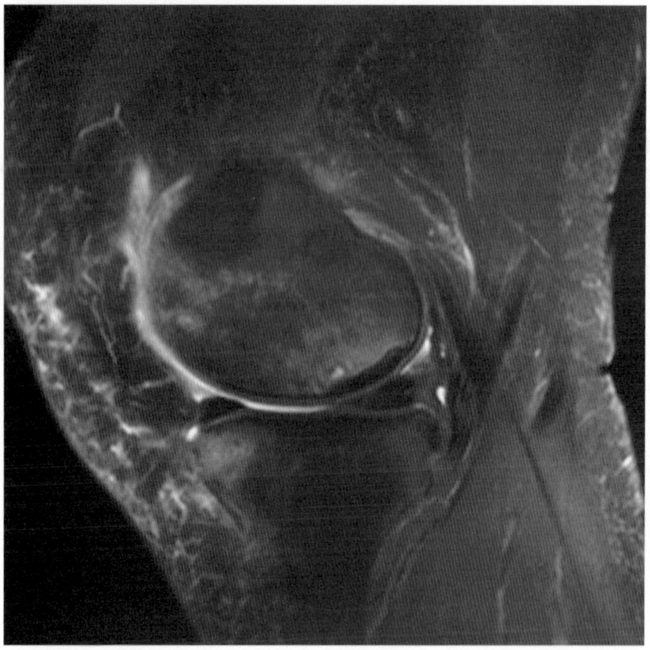

FIGURA 6.47C

ACHADOS Imagem de RM coronal de densidade de próton com supressão de gordura (A), imagem coronal ponderada em T1 (B) e imagem sagital de densidade de próton e supressão de gordura (C) demonstram sinal anormal na superfície de sustentação do peso corporal do côndilo femoral medial. Uma região serpiginosa de baixa intensidade de sinal é circundada por edema. Não se observa colapso da superfície articular.

DIAGNÓSTICO DIFERENCIAL Fratura subcondral por insuficiência, osteonecrose, osteocondrite dissecante, osteoartrite, contusão, edema transitório de medula óssea.

DIAGNÓSTICO Fratura subcondral por insuficiência do joelho (FSIJ).

DISCUSSÃO A FSIJ era originariamente considerada o resultado de insuficiência vascular com oclusão venosa, levando a hipertensão venosa e, por fim, hipóxia. Recentemente foi descoberto que a entidade representa uma fratura subcondral por insuficiência com osteonecrose localizada sendo o resultado da fratura.[86] A patogênese da FSIJ permanece controversa. Várias teorias foram propostas como causas, incluindo rupturas meniscais e/ou condromalacia associada a osteoartrite, cirurgia artroscópica prévia e fraturas por insuficiência associadas a osteoporose.[87] É tipicamente observada em mulheres idosas com dor aguda no joelho. Pode ser vista ao longo da superfície de sustentação do peso corporal de ambos os côndilos femorais. A osteocondrite dissecante é comum em pacientes mais jovens, com uma lesão de aparência similar ao longo da face lateral do côndilo femoral medial. O colapso do osso subcondral pode levar a uma osteoartrite acelerada. Aproximadamente 20% dos casos são resolvidos de forma espontânea.[88]

Caso 6.48

HISTÓRIA CLÍNICA Mulher de 67 anos com artroplastia total de joelho. A, radiografia pós-operatória; B, radiografia 2 anos depois.

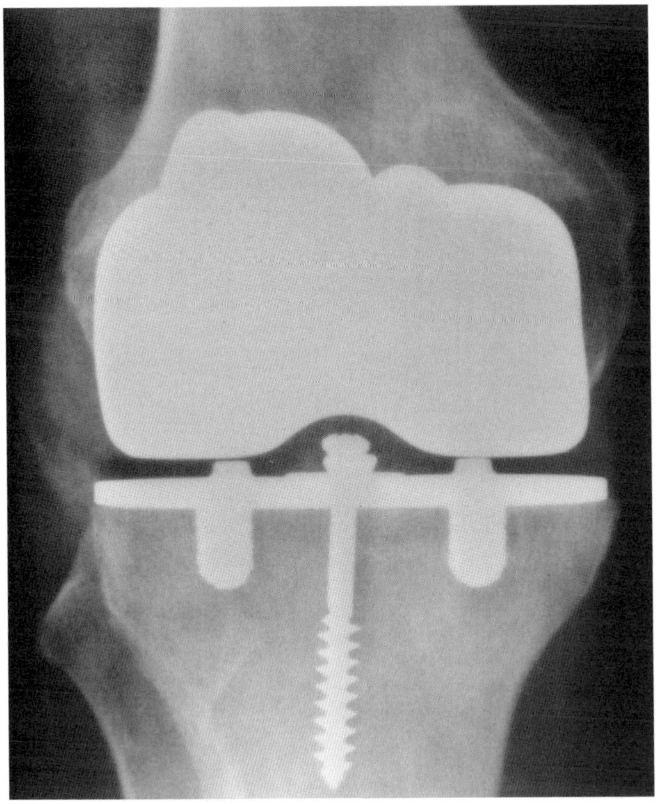

FIGURA 6.48A

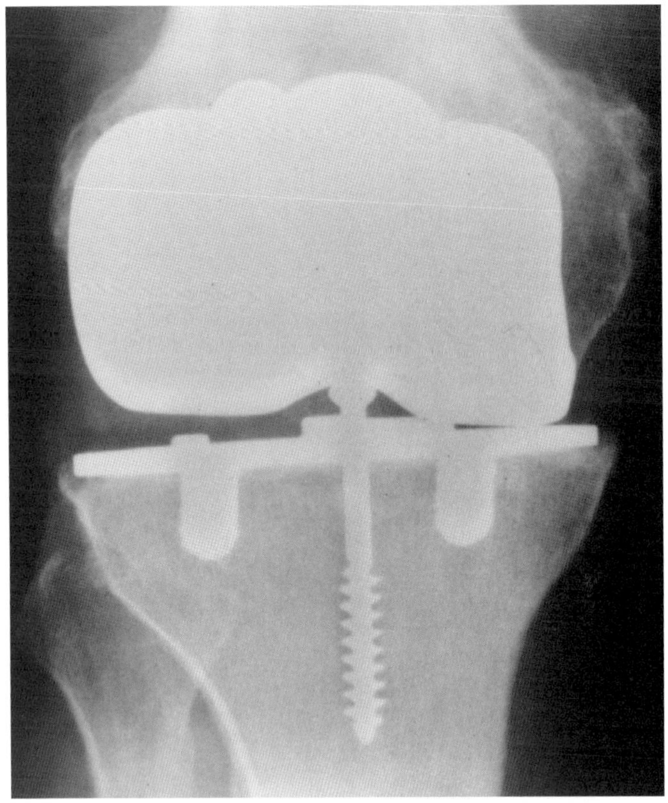

FIGURA 6.48B

ACHADOS

A. Radiografia AP com sustentação do peso corporal logo após a cirurgia inicial para uma artroplastia total de joelho demonstra posição e alinhamento normais dos componentes.

B. Radiografia AP do joelho com sustentação do peso corporal 2 anos depois demonstra um estreitamento acentuado do espaço articular medial, com metal articulando com metal. O resultado é uma deformidade em varo.

DIAGNÓSTICO DIFERENCIAL Nenhum.

DIAGNÓSTICO Artroplastia total de joelho com falência do polietileno tibial.

DISCUSSÃO O espaço articular radiográfico em uma artroplastia total de joelho é o espaço entre os componentes metálicos que normalmente é ocupado pelo revestimento de polietileno. O polietileno, como outros plásticos, é radioluzente nas radiografias e, em geral, pode ser distinguido do líquido articular. O estreitamento do espaço articular em uma artroplastia total de joelho é indicativo de falência do polietileno, em razão do desgaste excessivo da superfície, fragmentação ou mesmo luxação. A perda do polietileno do componente patelar pode ser difícil de demonstrar nas radiografias. Outras complicações que envolvem a artroplastia total do joelho incluem infecção, osteólise e soltura dos componentes, instabilidade e metalose.

Caso 6.49

HISTÓRIA CLÍNICA Mulher de 73 anos de idade 10 anos após uma artroplastia total de joelho.

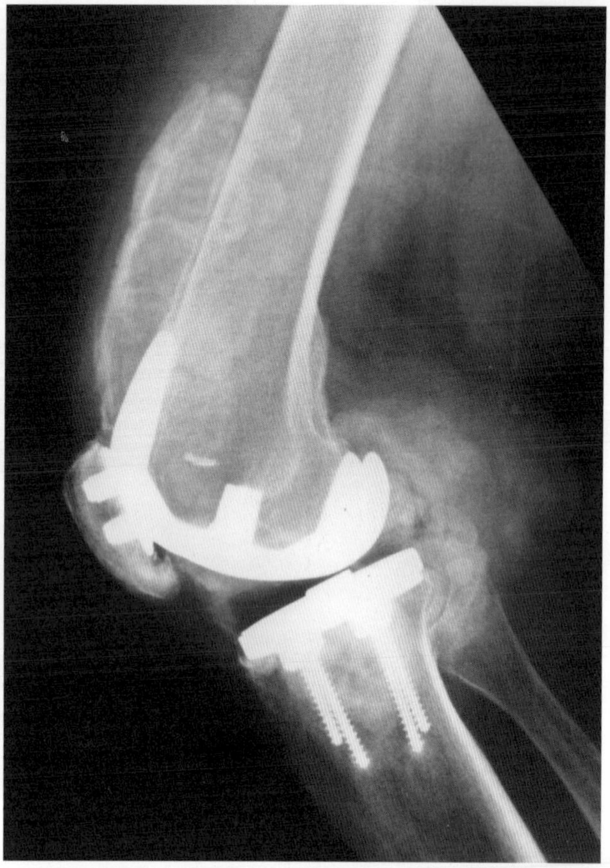

FIGURA 6.49A

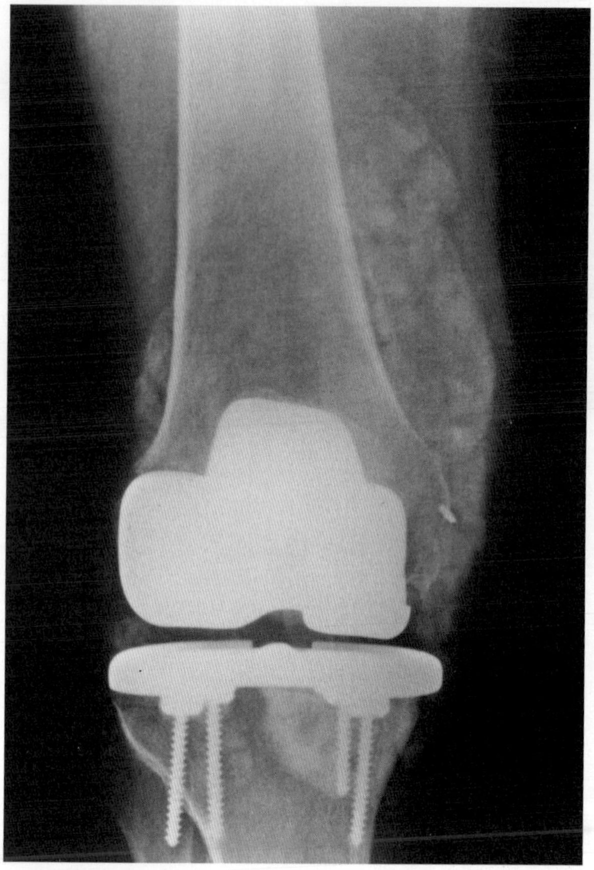

FIGURA 6.49B

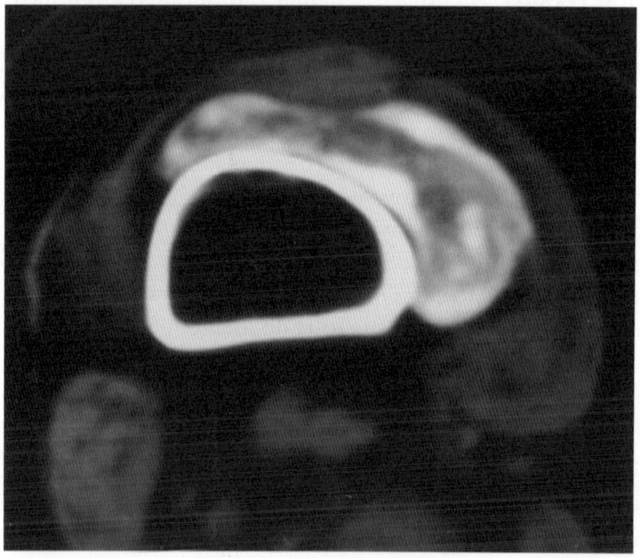

FIGURA 6.49C

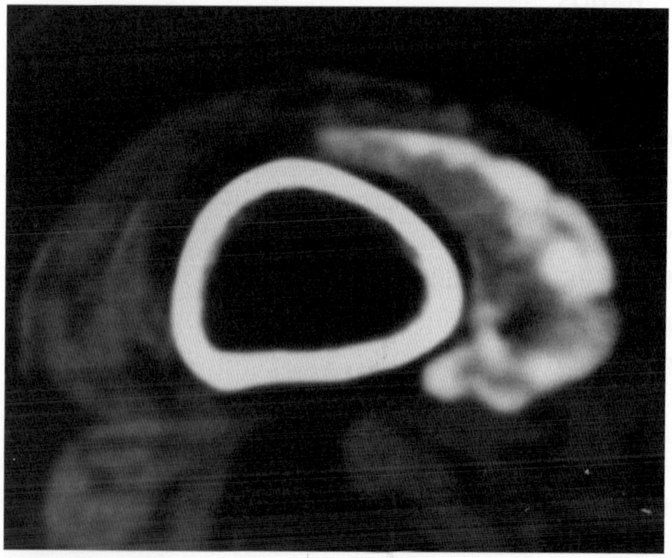

FIGURA 6.49D

ACHADOS

A, B. Radiografias lateral e AP demonstram uma prótese total de joelho. Um material radiodenso delineia uma cápsula articular distendida.

C, D. TC axial sem uso de material de contraste demonstra que o material radiodenso visto nas radiografias é metálico.

DIAGNÓSTICO DIFERENCIAL Nenhum.

DIAGNÓSTICO Metalose.

DISCUSSÃO A consideração inicial quando se observa uma densidade metálica na cápsula articular é que contraste radiológico foi injetado ou secretado na articulação. Quando se estabelece que esse não é o caso, a fonte óbvia da densidade metálica é o metal que já estava presente dentro da articulação, ou seja, os componentes da prótese de joelho.

A metalose é uma complicação das artroplastias totais causada pela abrasão dos componentes metálicos, tipicamente após a falência das superfícies de polietileno interpostas. Em uma série, a metalose estava presente em 7 entre 30 pacientes com artroplastias totais de joelho que utilizavam componentes patelares com revestimento metálico.[89] Partículas microscópicas de abrasão das superfícies de polietileno são conhecidas por provocar uma reação de corpo estranho de células gigantes que resulta em osteólise e soltura do implante, mas um papel central para os histiócitos com detritos metálicos também foi sugerido nesse processo.[90] Partículas de metal e polietileno podem ser transportadas para fora da artroplastia pelos vasos linfáticos,[91] mas com efeitos sistêmicos incertos.

O achado radiográfico característico da metalose após uma artroplastia total de joelho é uma radiodensidade que delineia o recesso suprapatelar da cápsula articular causada pela presença de partículas metálicas.[92] A artrocentese produz um líquido espesso de coloração cinza-escura ou negra. Na cirurgia, a cápsula articular tipicamente está preenchida por líquido escuro e detritos metálicos, com uma sinóvia bastante enegrecida e hipertrófica. A metalose é tratada por sinovectomia e revisão da prótese. Apesar de os componentes patelares revestidos por metal não serem mais utilizados, pacientes com esse implante ainda são comuns, e a metalose pode ocorrer após a falência dos componentes tibiais de polietileno.

Caso 6.50

HISTÓRIA CLÍNICA Mulher de 34 anos com dor no joelho esquerdo semelhante a claudicação intermitente. A-C, RM do joelho esquerdo; D-E, TC bilateral dos joelhos.

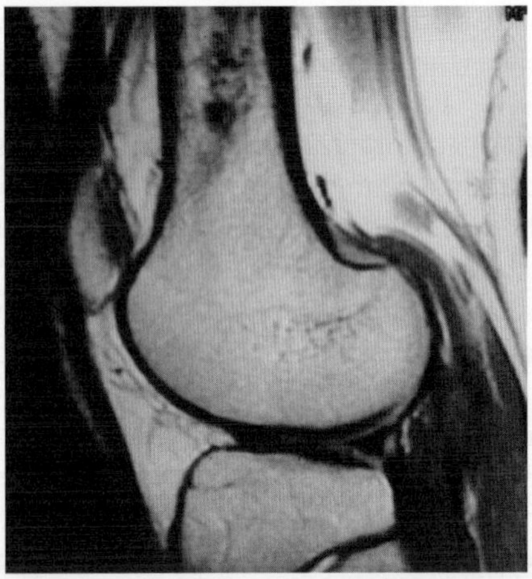

FIGURA 6.50A

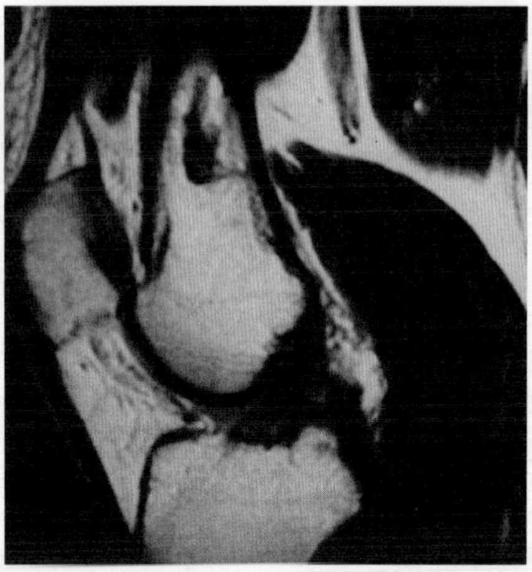

FIGURA 6.50B

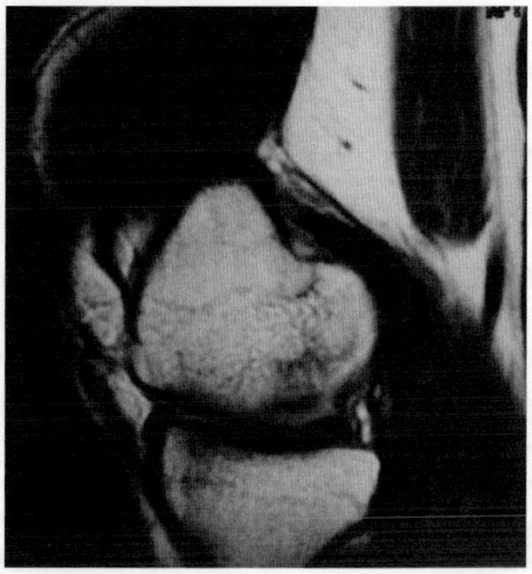

FIGURA 6.50C

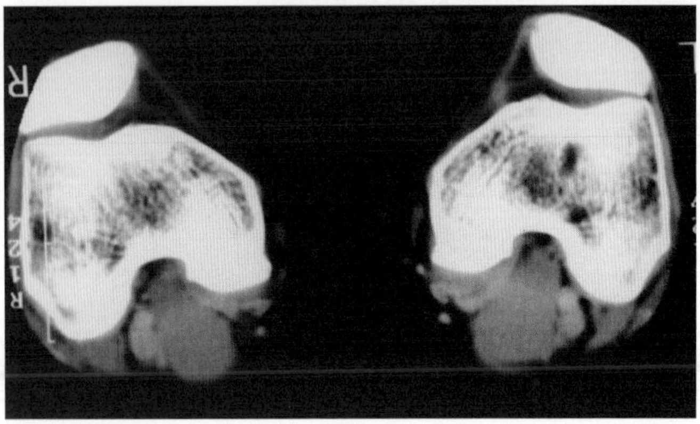

FIGURA 6.50D

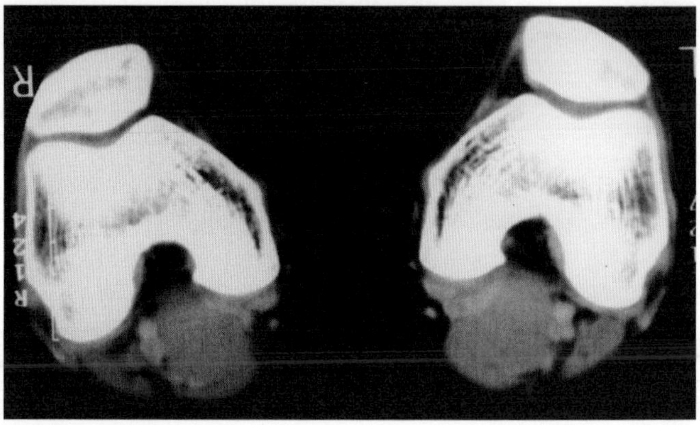

FIGURA 6.50E

ACHADOS

A-C. RM sagital de densidade de prótons do joelho esquerdo através do côndilo femoral lateral, sulco intercondilar e côndilo medial demonstra as diminutas cabeças lateral e medial do músculo gastrocnêmio, com um grande músculo anômalo se originando na face posterior da diáfise femoral distal. Um encondroma incidental está presente na diáfise femoral mais proximal.

D, E. TC axial, após a aplicação de contraste intravenoso médio em ambos os joelhos no nível da fossa poplítea, demonstra dos dois lados um músculo anômalo ocupando a fossa poplítea e desviando os vasos poplíteos lateralmente.

DIAGNÓSTICO DIFERENCIAL Nenhum.

DIAGNÓSTICO Síndrome do encarceramento da artéria poplítea.

DISCUSSÃO Diversas anormalidades da origem da cabeça medial do gastrocnêmio podem resultar na localização aberrante do ventre muscular.[96-98] Em alguns casos, essa localização aberrante pode resultar na compressão dos vasos poplíteos entre as cabeças medial e lateral aberrantes do músculo gastrocnêmio. A oclusão segmentar funcional da artéria poplítea durante a flexão pode causar sintomas isquêmicos nas extremidades inferiores. Na anomalia mais comum, uma porção da cabeça medial do gastrocnêmio se origina ao longo da face posterior da diáfise femoral distal, proximal e lateral à sua origem na face posterior do côndilo femoral medial. Em seguida, esse músculo cursa inferiormente na fossa poplítea para se unir às fibras restantes do gastrocnêmio na panturrilha. As cabeças medial e lateral podem ser menores do que o normal, de modo que o volume geral do músculo é normal. Os sintomas de claudicação podem ser atípicos, estando relacionados mais com o grau de flexão do joelho do que com o esforço propriamente dito.

Complicações trombóticas e embólicas podem ocorrer nas artérias distais. O encarceramento da artéria poplítea pode ocorrer quando a artéria possui um curso atípico, com ou sem uma origem aberrante do gastrocnêmio. Em geral, os pacientes são homens adultos fisicamente ativos. Os sintomas costumam começar quando os pacientes estão no início da década dos 30 anos, com o diagnóstico geralmente feito ao final dessa década. As radiografias são normais, mas imagens transversais demonstrarão a anomalia. Angiogramas podem se apresentar normais se forem realizados com o paciente em repouso e o joelho em extensão. O tratamento é cirúrgico.

Caso 6.51

HISTÓRIA CLÍNICA Adolescente de 16 anos, sexo feminino, com dor no joelho e limitação da extensão. Ela foi submetida à cirurgia de reconstrução do LCA há aproximadamente 3 anos.

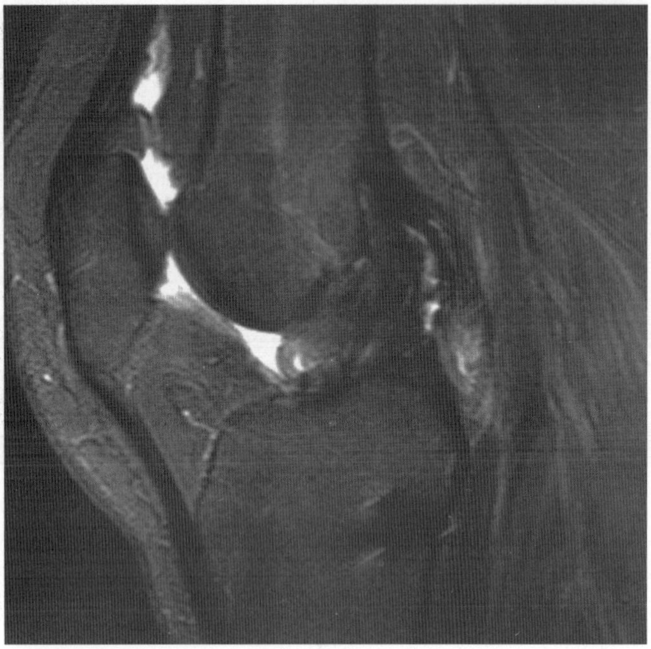

FIGURA 6.51A

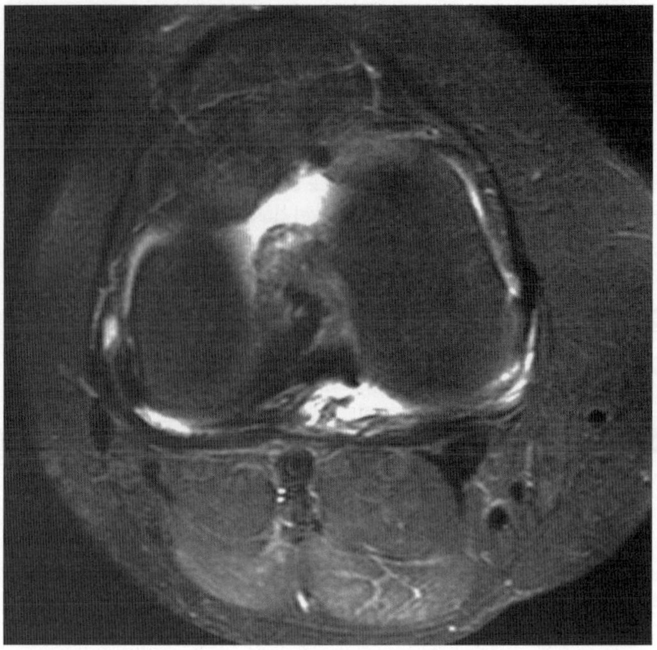

FIGURA 6.51B

ACHADOS RM sagital de densidade de prótons com supressão de gordura (A) e RM axial ponderada em T2 com supressão de gordura (B) demonstram lesão de tecidos moles com intensidade intermediária de sinal anterior ao enxerto intacto do LCA.

DIAGNÓSTICO DIFERENCIAL Nenhum.

DIAGNÓSTICO Artrofibrose.

DISCUSSÃO A lesão em ciclope foi inicialmente descrita em 1990, e consiste em um nódulo focal de tecido fibroso no sulco intercondilar anterior ao enxerto do LCA.[93] Esse nódulo foi considerado uma lesão em ciclope em razão de sua aparência semelhante a uma cabeça e suas características áreas focais vermelho-azuladas de descoloração causadas pelos canais venosos, que se assemelham a um olho na artroscopia. Achados clínicos característicos incluem um ponto terminal com consistência emborrachada ao final da extensão com ou sem um estalido palpável, a mobilização inicial por toda a amplitude de movimento que depois é perdida e um rebote após a manipulação, levando o joelho à extensão total. A origem das lesões em ciclope é incerta. Os tecidos que podem contribuir para a formação das lesões em ciclope incluem tecido fibroso, fibrocartilagem, osso, sinóvia e tecido adiposo oriundo do coxim adiposo infrapatelar.[94] Nas imagens de RM ponderadas em T1, a lesão aparece como uma lesão nodular focal de baixa intensidade de sinal que é anterior ao enxerto no sulco intercondilar. Nas imagens ponderadas em T2, o nódulo é heterogêneo, mas predominantemente de baixa intensidade de sinal, e é bem diferenciado do líquido articular de alta intensidade de sinal.[95] Pacientes com perda da extensão causada pelas lesões em ciclope tipicamente necessitam de uma segunda artroscopia para ressecar o tecido fibroso em formato nodular.

REFERÊNCIAS BIBLIOGRÁFICAS

1. Trevor D. Tarso-epiphyseal aclasis: a congenital error of epiphyseal development. J Bone Joint Surg Br. 1950;32-B:204–213.
2. Schoenberg NY, Lehman WB. Magnetic resonance imaging of pediatric disorders of the ankle and foot. Magn Reson Imaging Clin N Am. 1994;2:109–122.
3. Tyler W, Barrett T, Frassica F, McCarthy E. Skin metastasis from conventional giant cell tumor of bone: conceptual signifi cance. Skeletal Radiol. 2002;31:166–170.
4. Kitano K, Shiraishi T, Okabayashi K, Iwasaki A, Kawahara K, Shirakusa T. A lung metastasis from giant cell tumor of bone at eight years after primary resection. Jpn J Thorac Cardiovasc Surg. 1999;47:617–620.
5. Grote HJ, Braun M, Kalinski T, et al. Spontaneous malignant transformation of conventional giant cell tumor. Skeletal Radiol. 2004;33:169–175.
6. Unni KK, Inwards CY. Dahlin's Bone Tumors: General Aspects and Data on 10,165 Cases. 6th ed. Philadelphia, PA: Lippincott Williams & Wilkins; 2010:122–157.
7. Kaplan PA, Asleson RJ, Klassen CW, Duggan MJ. Bone marrow patterns in aplastic anemia: observations with 1.5 T MRI. Radiology. 1987;164:441–444.
8. Steiner RM, Mitchell DG, Reno VM, et al. MRI of bone marrow: diagnostic value in diffuse hematologic disorders. Mag Res Q. 1990;6:17–34.
9. Jensen KE, Nielssen A, Thomsen C. In vivo measurements of T1 relaxation processes in the bone marrow in patients with myelodysplastic syndrome. Acta Radiol. 1989;30:365–368.
10. Chew FS, Hudson TM. Radionuclide bone scanning of osteosarcoma: falsely extended uptake patterns. AJR Am J Roentgenol. 1982;139:49–54.
11. Yarmish G, Klein MJ, Landa J, Lefkowitz RA, Hwang S. Imaging characteristics of primary osteosarcoma: nonconventional subtypes.Radiographics. 2010; 30:1653–1672.
12. Unni KK, Inwards CY. Dahlin's Bone Tumors: General Aspects and Data on 10,165 Cases. 6th ed. Philadelphia, PA: Lippincott-Williams & Wilkins; 2010.
13. Jelinek JS, Murphey MD, Kransdorf MJ, Shmookler BM, Malawer MM, Hur RC. Parosteal osteosarcoma: value of MR imaging and CT in the prediction of histologic grade. Radiology. 1996;201:837–842.
14. Murphey MD, Robbin MR, McRae GA, Flemming DJ, Temple HT, Kransdorf MJ. The many faces of osteosarcoma. Radiographics. 1997;17:1205–1231.
15. Schuh A, Zeiler G, Holzwarth U, Aigner T. Malignant fi brous histiocytoma at the site of a total hip arthroplasty. Clin Orthop. 2004;425:218–222.
16. Krishnan A, Shirkhoda A, Tehranzadeh J, Armin AR, Irwin R, Les K. Primary bone lymphoma: radiographic-MR imaging correlation. Radiographics. 2003;23:1371–1383.
17. Unni KK, Inwards CY. Dahlin's Bone Tumors: General Aspects an Data on 10,165 Cases. 6th ed. Philadelphia, PA: Lippincott-Williams & Wilkins; 2010:201–209.
18. Hill S, Dunn A, Thomas JM. Lymphoma presenting as an intramuscular mass. Br J Surg. 1997;84:1741–1743.
19. Kerr R. Imaging of musculoskeletal complications of hemophilia. Semin Musculoskelet Radiol. 2003;7:127–136.
20. Boldero JL, Kemp HS. The early bone and joint changes in hemophilia and similar blood dyscrasias. Br J Radiol. 1966;39:172–180.
21. Paton RW, Evans DK. Silent AVN of the femoral head in hemophilia. J Bone Joint Surg. 1988;70B:737–739.
22. McHugh K, Olsen ØE, Vellodi A. Gaucher disease in children: radiology of non-central nervous system manifestations. Clin Radiol. 2004;59:117–123.
23. Rohren EM, Kosarek FJ, Helms CA. Discoid lateral meniscus and the frequency of meniscal tears. Skeletal Radiol. 2001;30:316–320.
24. Youm T, Chen AL. Discoid lateral meniscus: evaluation and treatment. Am J Orthop. 2004;33:234–238.
25. Duong S, Sallis JG, Zee SY. Malignant fi brous histiocytoma arising within a bone infarct in a patient with sickle cell trait. Int J Surg Pathol. 2004;12:67–73.
26. Curi MM, Dib LL. Osteoradionecrosis of the jaws: a retrospective study of the background factors and treatment in 104 cases. Maxillofac Surg. 1997;55:540–546.
27. Wood GA, Liggins SJ. Does hyperbaric oxygen have a role in the management of osteoradionecrosis? Br J Oral Maxillofac Surg. 1996;34:424–427.
28. Outerbridge R. The aetiology of chondromalacia patellae. J Bone Joint Surg Br. 1961;43:752–757.
29. van Leersum M, Schweitzer ME, Gannon F, Finkel G, Vinitski S,Mitchell DG. Chondromalacia patellae: an in vitro study. Comparison of MR criteria with histologic and macroscopic findings. Skeletal Radiol. 1996;25:727–732.
30. Elias DA, White LM. Imaging of patellofemoral disorders. Clin Radiol. 2004;59:543–557.
31. Greenspan A, Azouz EM, Matthews J II, Decarie JC. Synovial hemangioma: imaging features in eight histologically proven cases, review of the literature, and differential diagnosis. Skeletal Radiol. 1995;24:583–590.
32. Price NJ, Cundy PJ. Synovial hemangioma of the knee. J Pediatr Orthop. 1997;17:74–77.
33. Murphey MD, Rhee JH, Lewis RB, Fanburg-Smith JC, Flemming DJ, Walker EA. Pigmented villonodular synovitis: radiologic-pathologic correlation. Radiographics 2008;28:1493–1518.
34. Olson JC. Juvenile idiopathic arthritis: an update. WMJ. 2003;102:45–50.
35. Johnson K, Gardner-Medwin J. Childhood arthritis: classifi cation and radiology. Clin Radiol. 2002;57:47–58.
36. Murphy FP, Dahlin DC, Sullivan CR. Articular synovial chondromatosis. J Bone Joint Surg Am. 1962;44:77–86.
37. Peh WC, Shek TW, Davies AM, Wong JW, Chien EP. Osteochondroma and secondary synovial osteochondromatosis. Skeletal Radiol. 1999;28:169–174.
38. Milgram JW, Dunn EJ. Periarticular chondromas and osteochondromas: a report of three cases. Clin Orthop. 1989;148:147–151.
39. DeBenedetti MJ, Schwinn CP. Tenosynovial chondromatosis in the hand. J Bone Joint Surg Am. 1979;61:898–903.
40. Lynn MD, Lee J. Periarticular tenosynovial chondrometaplasia: report of a case at the wrist. J Bone Joint Surg Am. 1972;54:450–452.
41. Manco LG, DeLuke DM. CT diagnosis of synovial chondromatosis of the TMJ. AJR Am J Roentgenol. 1987;148:574–576.
42. Kenan S, Abdelwahab IF, Klein MJ, Lewis MM. Case report 817: synovial chondrosarcoma secondary to synovial chondromatosis. Skeletal Radiol. 1993;22:623–626.
43. Bencardino JT, Hassankhani A. Calcium pyrophosphate dihydrate crystal deposition disease. Semin Musculoskelet Radiol. 2003;7:175–185.
44. Adams EM, Chow CK, Premkumar A, Plotz PH. The idiopathic inflammatory myopathies: spectrum of MR imaging fi ndings. Radiographics. 1995;15:563–574.
45. Fraser DD, Frank JA, Dalakas M, et al. MRI in the infl ammatory myopathies. J Rheumatol. 1991;18:1693–1700.
46. Hernandez RJ, Keim DR, Sullivan DB, et al. MRI appearance of the muscles in childhood dermatomyositis. J Pediatr. 1990;117:546 550.
47. Christopher-Stine L, Plotz PH. Adult infl ammatory myopathies. Best Pract Res Clin Rheumatol. 2004;18:331–344.
48. Centers for Disease Control and Prevention (CDC). Progress toward poliomyelitis eradication—Afghanistan and Pakistan, January 2003–May 2004. MMWR Morb Mortal Wkly Rep. 2004;53:634–637.
49. Grant AD, Atar D, Lehman WB. Postpoliomyelitis syndrome problems of knee function: a review. Bull Hosp Joint Dis. 1993;53:27–29.
50. Altman RD. Articular complications of Paget's disease of bone. Semin Arthritis Rheum. 1994;23:248–249.

51. Helliwell PS. Osteoarthritis and Paget's disease. Br J Rheumatol. 1995;34:1061–1063.
52. Zeiss J, Paley K, Murray K, Saddemi SR. Comparison of bone contusion seen by MRI in partial and complete tears of the anterior cruciate ligament. J Comput Assist Tomogr. 1995;19:773–776.
53. Goldman AB, Pavlov H, Rubenstein D. The Segond fracture of the proximal tibia: a small avulsion that refl ects major ligamentous damage. AJR Am J Roentgenol. 1988;151:1163–1167.
54. Jaramillo D, Hoffer FA, Shapiro F, Rand F. MRI of fractures of the growth plate. AJR Am J Roentgenol. 1990;155:1261–1265.
55. Recht MP, Applegate G, Kaplan P, et al. The MR appearance of cruciate ganglion cysts: a report of 16 cases. Skeletal Radiol. 1994;23:597–600.
56. Stoller DW, Cannon WD Jr, Anderson LJ. The knee. In: Stoller DW, ed. Magnetic Resonance Imaging in Orthopaedics and Sports Medicine. Philadelphia, PA: Lippincott-Raven Publishers; 1993:177–178.
57. Campbell SE, Sanders TG, Morrison WB. MR imaging of meniscal cysts: incidence, location, and clinical signifi cance. AJR Am J Roentgenol. 2001;177:409–413.
58. Tschirch FT, Schmid MR, Pfi rrmann CW, Romero J, Hodler J, Zanetti M. Prevalence and size of meniscal cysts, ganglionic cysts, synovial cysts of the popliteal space, fl uid-fi lled bursae, and other fluid collections in asymptomatic knees on MR imaging. AJR Am J Roentgenol. 2003;180:1431–1436.
59. Dorsay TA, Helms CA. Bucket-handle meniscal tears of the knee: sensitivity and specifi city of MRI signs. Skeletal Radiol. 2003;32:266–272.
60. Magee T, Shapiro M, Williams D. Prevalence of meniscal radial tears of the knee revealed by MRI after surgery. AJR Am J Roentgenol. 2004;182:931–936.
61. Yao L, Dungan D, Seegar LL. MRI of tibial collateral ligament injury: comparison with clinical examination. Skeletal Radiol. 1994;23:521–524.
62. Staron RB, Haramati N, Feldman F, et al. O'Donoghue's triad: MRI evidence. Skeletal Radiol. 1994;23:633–636.
63. O'Donoghue DH. Surgical treatment of fresh injuries to the major ligaments of the knee. J Bone Joint Surg Am. 1950;32:721–731.
64. Kaplan PA, Dussault RG. MRI of the knee: menisci, ligaments, tendons. Topics Magn Reson Imaging. 1993;5:228–248.
65. Sonin AH, Fitzgerald SW, Friedman H, et al. PCL injury: MRI diagnosis and patterns of injury. Radiology. 1994;190:455–458.
66. Sanders TG, Medynski MA, Feller JF, Lawhorn KW. Bone contusion patterns of the knee at MR imaging: footprint of the mechanism of injury. Radiographics 2000;20 Spec No:S135–S151.
67. Arendt EA, Fithian DC, Cohen E. Current concepts of lateral patella dislocation. Clin Sports Med. 2002;21:499–519.
68. De Flaviis L, Nessi R, Scaglione P, et al. Ultrasonic diagnosis of Osgood-Schlatter and Sinding-Larsen-Johansson diseases of the knee. Skeletal Radiol. 1989;18:193–197.
69. Medlar RC, Lyne ED. Sinding-Larsen-Johansson disease. Its etiology and natural history. J Bone Joint Surg Am. 1978;60:1113–1116.
70. Aichroth P. Osteochondritis dissecans of the knee: a clinical study. J Bone Joint Surg Br. 1971;53:440–447.
71. Mesgarzadeh M, Schneck CD, Bonakdarpour A. MRI of the knee and correlation with normal anatomy. Radiographics. 1988;8:707–733.
72. Linden B. Osteochondritis dissecans of the femoral condyles. A longterm follow up study. J Bone Joint Surg Am. 1977;59:769–776.
73. Brady TA, Russell D. Interarticular horizontal dislocation of the patella. J Bone Joint Surg Am. 1965;47:1393–1396.
74. Corso SJ, Thal R, Forman D. Locked patellar dislocation with vertical axis rotation. A case report. Clin Orthop. 1992;279:190–193.
75. Rao R, Bains RS, Lum G. Acute traumatic vertical axis rotational dislocation of the patella. Orthopedics. 1997;20:713–715.
76. Corfi eld AR, Stevenson J. Vertical patellar dislocation: a case report. Eur J Emerg Med. 2004;11:170–171.
77. Hanspal RS. Superior dislocation of the patella. Injury. 1985;16:487–488.
78. Resnik D. Tumors and tumor-like lesions in or about joints. In: Resnick D, ed. Diagnosis of Bone and Joint Disorders. 4th ed. Philadelphia, PA: WB Saunders; 2002:4160–4161.
79. Martin S, Hernandez L, Romero J, et al. Diagnostic imaging of lipoma arborescens. Skeletal Radiol. 1998;27:325–329.
80. Soler T, Rodriguez E, Bargiela A, Da Riba M. Lipoma arborescens of the knee: MR characteristics in 13 joints. J Comput Assist Tomogr. 1998;22:605–609.
81. Kloen P, Keel SB, Chandler HP, Geiger RH, Zarins B, Rosenberg AE. Lipoma arborescens of the knee. J Bone Joint Surg Br. 1998;80:298–301.
82. Vilanova JC, Barcelo J, Villalon M, Aldoma J, Delgado E, Zapater I. MR imaging of lipoma arborescens and the associated lesions. Skeletal Radiol. 2003;32:504–509.
83. Rennie WJ, Saifuddin A. Pes anserine bursitis: incidence in symptomatic knees and clinical presentation. Skeletal Radiol. 2005;34:395–398.
84. McCarthy CL, McNally EG. The MRI appearance of cystic lesions around the knee. Skeletal Radiol. 2004;33:187–209.
85. Kleinman PK. Diagnostic Imaging of Child Abuse. Baltimore, MD: Williams & Wilkins; 1987:5–28.
86. Yamamoto T, Bullough PG. Spontaneous osteonecrosis of the knee: the result of subchondral insuffi ciency fracture. J Bone Joint Surg Am. 2000;82:858–866.
87. Gil HC, Levine SM, Zoga AC. MRI fi ndings in the subchondral bone marrow: a discussion of conditions including transient osteoporosis, transient bone marrow edema syndrome, SONK, and shiftingbone marrow edema of the knee. Semin Musculoskelet Radiol. 2006;10:177–186.
88. Soucacos PN, Johnson EO, Soultanis K, Vekris MD, Theodorou SJ, Beris AE. Diagnosis and management of the osteonecrotic triad of the knee. Orthop Clin North Am. 2004;35:371–381.
89. Rader CP, Lohr H, Whittmann R, Eulert J. Results of total knee arthroplasty with a metal-backed patellar component: a 6-year follow-up study. J Arthroplasty. 1996;11:923–930.
90. Al Saffar N, Revel PA. Interleukin-1 production by activated macrophages surrounding loosened orthopaedic implants: a potential role in osteolysis. Br J Rheumatol. 1994;33:309–316.
91. Shinto Y, Uchida A, Yoshikawa H, et al. Inguinal lymphadenopathy due to metal release from a prosthesis: a case report. J Bone Joint Surg Br. 1993;75-B:266–269.
92. Weissman BN, Scott RD, Brick GW, Corson JM. Radiographic detection of metal-induced synovitis as a complication of arthroplasty of the knee. J Bone Joint Surg Am. 1991;73-A:1002–1007.
93. Jackson DW, Schaefer RK. Cyclops syndrome: loss of extension following intra-articular anterior cruciate ligament reconstruction. Arthroscopy. 1990;6:171–178.
94. Bradley DM, Bergman AG, Dillingham MF. MR imaging of cyclops lesions. AJR Am J Roentgenol. 2000;174:719–726.
95. Recht MP, Piraino DW, Cohen MA, Parker RD, Bergfeld JA. Localized anterior arthrofi brosis (cyclops lesion) after reconstruction of the anterior cruciate ligament: MR imaging fi ndings. AJR Am J Roentgenol. 1995;165:383–385.
96. Atilla S, Akpek ET, Yucel C, Tali EK, Isik S. MR imaging and MR angiography in popliteal artery entrapment syndrome. Eur Radiol. 1998;8:1025–1029.
97. Hoelting T, Schuermann G, Allenberg JR. Entrapment of the popliteal artery and its surgical management in a 20-year period. Br J Surg. 1997;84:338–341.
98. Murray A, Halliday M, Croft RJ. Popliteal artery entrapment syndrome. Br J Surg. 1991;78:1414–1419.

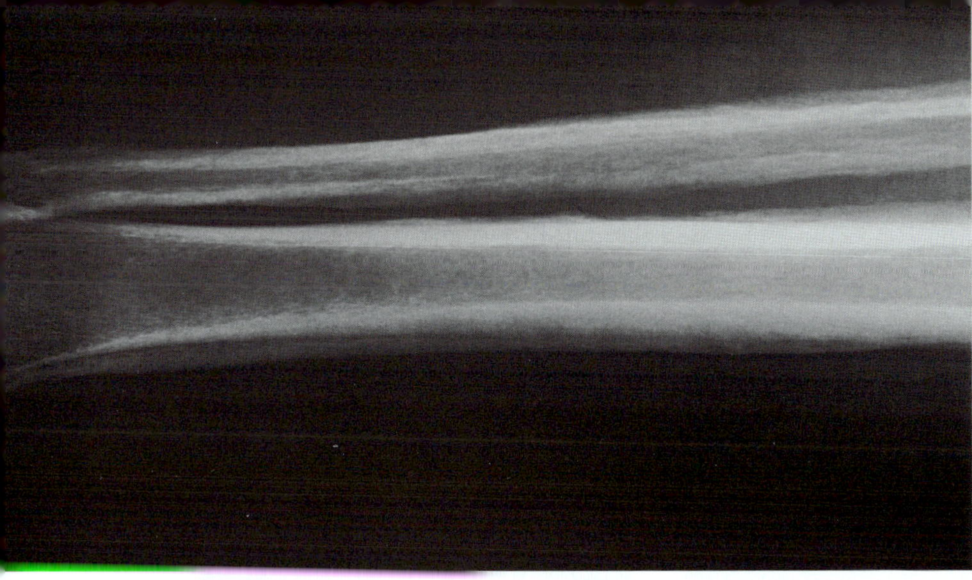

capítulo

7

Perna

Caso 7.1

HISTÓRIA CLÍNICA Arqueamento progressivo dos membros inferiores. A-B: radiografias aos 3 anos; C, radiografia aos 7 anos.

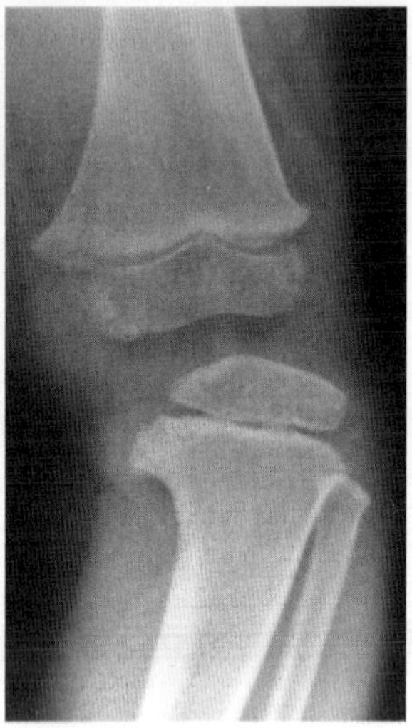

FIGURA 7.1A

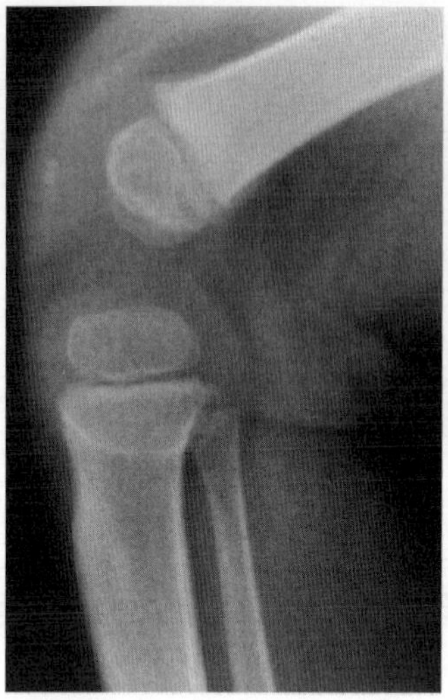

FIGURA 7.1B

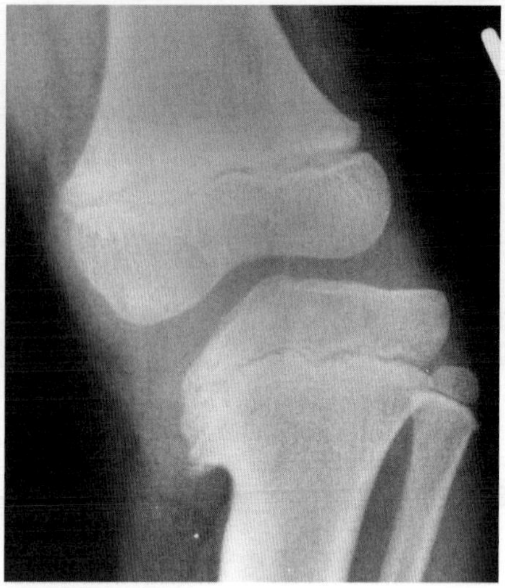

FIGURA 7.1C

ACHADOS

A, B. Radiografias anteroposterior (AP) e lateral do joelho aos 3 anos de idade demonstram uma deformidade em varo da tíbia com um bico metafisário medial proeminente.

C. Radiografia AP do joelho aos 7 anos de idade demonstra progressão da deformidade em varo, com inclinação do platô tibial e persistência do bico metafisário.

DIAGNÓSTICO DIFERENCIAL Doença de Blount, deformidade pós-traumática, raquitismo, arqueamento fisiológico.

DIAGNÓSTICO Doença de Blount (tíbia vara).

DISCUSSÃO O diagnóstico neste caso é feito pelo reconhecimento de uma aparência anormalmente pequena e em bico da porção medial da metáfise tibial, com joelho varo. Esses achados, em conjunto com uma aparência normal da porção lateral da metáfise tibial e da metáfise femoral normal, levam ao diagnóstico correto.

A doença de Blount da tíbia é uma entidade subordinada a um grupo maior de distúrbios conhecidos como osteocondroses, reconhecidas individualmente pela região específica de envolvimento dentro do esqueleto. Outros exemplos de osteocondroses incluem entidades como a doença de Legg-Calvé-Perthes da epífise da cabeça femoral e a doença de Kienböck do semilunar. A doença de Blount afeta especificamente a porção medial da metáfise tibial proximal. A etiologia do desenvolvimento anormal da porção medial da metáfise é desconhecida. O desenvolvimento anormal da metáfise medial resulta no característico bico metafisário e deformidade em joelho varo. As imagens de ressonância magnética (RM) são úteis para avaliar a placa de crescimento em pacientes já afetados e em pacientes em risco, como crianças com retardo da resolução do arqueamento tibial fisiológico.[1,2]

Caso 7.2

HISTÓRIA CLÍNICA (A) Menino de 3 anos com arqueamento tibial progressivo; (B) caso semelhante.

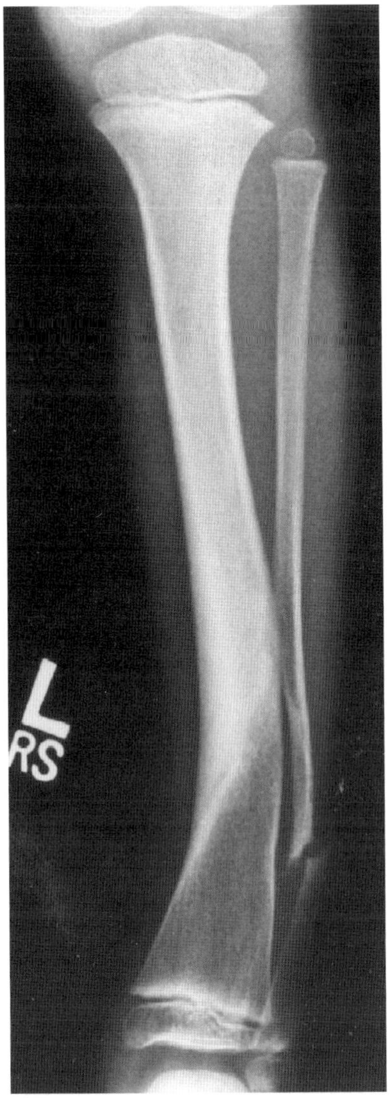

FIGURA 7.2A

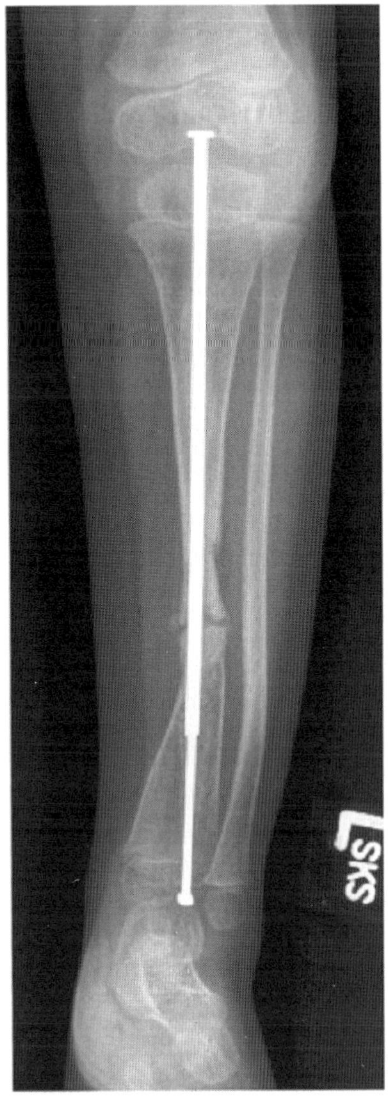

FIGURA 7.2B

ACHADOS

A. Radiografia AP da perna. Observa-se um arqueamento anterolateral da tíbia, com aumento da esclerose da cavidade medular. Uma não união da fíbula é observada distalmente à deformidade angular.

B. Radiografia AP da perna demonstra arqueamento anterolateral das diáfises da tíbia e da fíbula.

DIAGNÓSTICO DIFERENCIAL Neurofibromatose (NF), osteogênese imperfeita, displasia fibrosa, deformidade pós-traumática.

DIAGNÓSTICO Neurofibromatose (tipo 1).

DISCUSSÃO A NF é um distúrbio autossômico dominante que afeta as células da crista neural. Os casos podem ser classificados de acordo com o defeito genético como tipo 1 (NF-1), tipo 2 (NF-2) ou schwannomatose. Entre outras manifestações, a NF-1 está associada com neurofibromas cutâneos e periféricos, deformidades esqueléticas e manchas café com leite. Escoliose e cifose são as anormalidades esqueléticas mais comuns. O arqueamento tibial pode ocorrer em aproximadamente 3% dos casos de NF-1. O arqueamento é anterolateral, em geral envolve a tíbia e a fíbula e está associado com esclerose medular. Esses ossos anormais estão propensos a fraturas e ao desenvolvimento de uma pseudartrose; a intervenção ortopédica pode ser frustrante, já que fraturas e osteotomias costumam não consolidar.[3] A NF-1 é a forma mais comum de NF; pacientes com NF-2 desenvolvem neuromas acústicos bilaterais e não apresentam manifestações musculoesqueléticas.

Caso 7.3

HISTÓRIA CLÍNICA Menina de 4 anos com vários problemas ortopédicos.

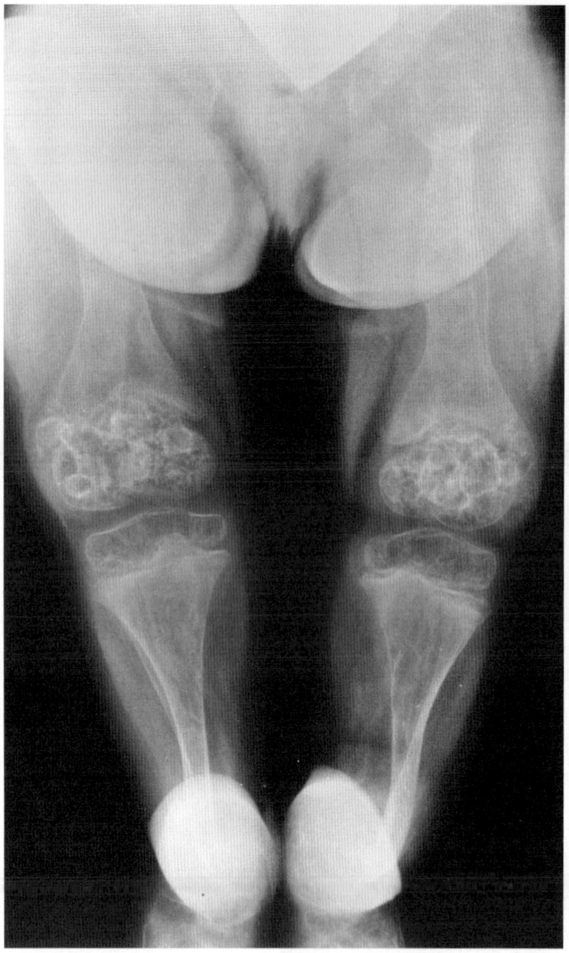

FIGURA 7.3A

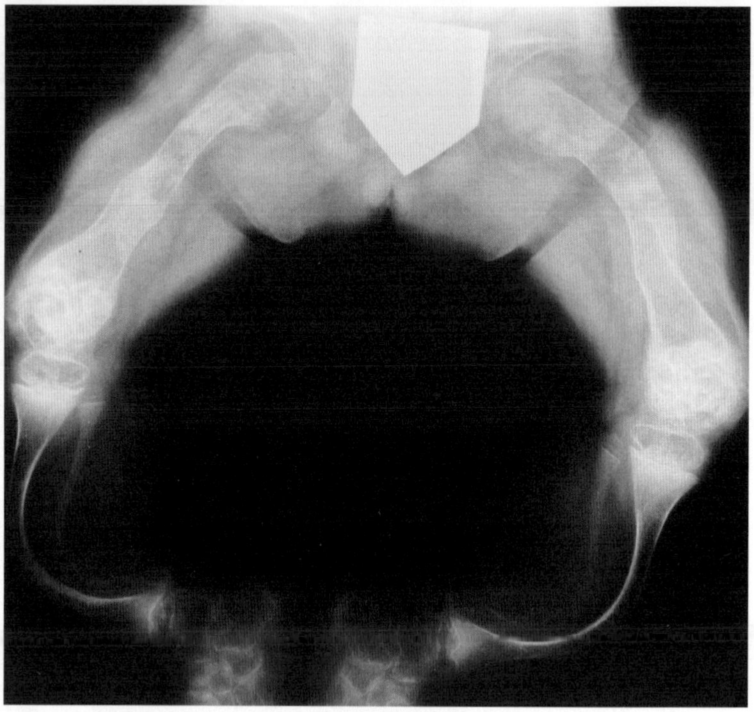

FIGURA 7.3B

ACHADOS

A. Radiografia AP dos membros inferiores. Os ossos estão osteoporóticos. Observam-se várias fraturas consolidadas da diáfise femoral e graves deformidades em arqueamento posterior das pernas. As epífises dos joelhos estão dilatadas e apresentam uma aparência de milho de pipoca.

B. Incidência radiográfica lateral em rã de ambos os membros inferiores demonstra osteoporose, deformidades em arqueamento dos fêmures, tíbias e fíbulas e várias fraturas consolidadas.

DIAGNÓSTICO DIFERENCIAL Osteogênese imperfeita, displasia fibrosa.

DIAGNÓSTICO Osteogênese imperfeita.

DISCUSSÃO A osteogênese imperfeita é um grupo de distúrbios inatos do tecido conjuntivo caracterizados por redução da densidade óssea vista radiologicamente. O problema subjacente é a síntese anormal do colágeno, na qual uma variedade de defeitos moleculares no colágeno produz um espectro contínuo de fenótipos. No esqueleto, a matriz óssea é deficiente, resultando em ossos finos, osteoporóticos e frágeis, que estão sujeitos a repetidas fraturas por insuficiência e consequente deformidade. A condição é hereditária, mas os casos geralmente são esporádicos. Em geral, observam-se formas autossômicas recessivas graves que se apresentam no nascimento e formas autossômicas dominantes que se apresentam tardiamente e possuem um curso leve. A condição varia de grave, envolvimento congênito com múltiplas fraturas *in utero* e morte perinatal a uma manifestação leve e tardia na vida adulta. As formas graves são responsáveis por 10% dos casos, e as formas menos graves por 90% dos casos. A incidência de osteogênese imperfeita é de 1 por 20.000 a 60.000 nascidos vivos. Características clínicas associadas, com expressão variável, incluem escleras azuis (90%); pele fina e translúcida; articulações periféricas frouxas e hipermóveis; dentes anormais (dentinogênese imperfeita); e surdez (ossos óticos frágeis). O bifosfonato é útil para o tratamento da doença moderada ou grave.[4]

 HISTÓRIA CLÍNICA Criança pequena com vários problemas ortopédicos.

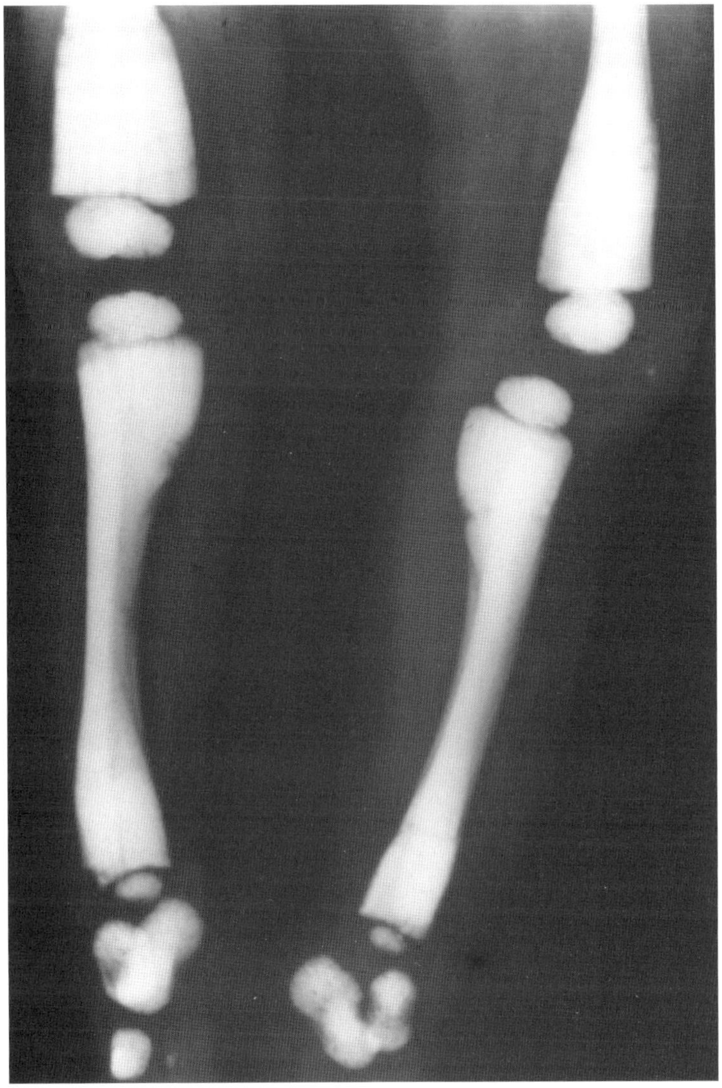

FIGURA 7.4A

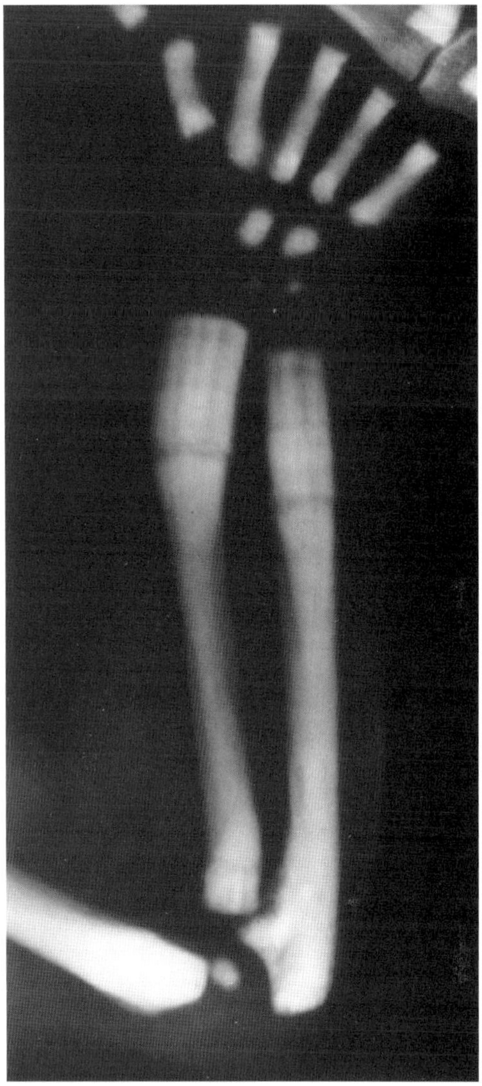

FIGURA 7.4B

ACHADOS

A. Radiografia AP dos membros inferiores demonstra ossos difusamente escleróticos sem desenvolvimento do espaço medular. As metáfises são subtubuladas e têm formato de bastão.

B. Radiografia de um membro superior do mesmo paciente demonstra achados similares.

DIAGNÓSTICO DIFERENCIAL Osteopetrose, picnodisostose.

DIAGNÓSTICO Osteopetrose, forma precoce.

DISCUSSÃO Todos os ossos dessa criança muito nova demonstram uma densidade generalizada branco-giz. A cavidade medular parece obliterada pela densidade uniforme. O osso possui formato similar ao de um bastão de malabares, com uma porção central estreita e uma porção distal mais ampla de diâmetro uniforme. Esse formato é o resultado do crescimento longitudinal da fise sem reabsorção óssea e remodelagem na zona de corte da metáfise, deixando o osso novo com o mesmo diâmetro da fise.

A osteopetrose é um distúrbio causado pela função anormal dos osteoclastos. Observam-se tipos autossômicos recessivo e dominante. A forma autossômica dominante, ou retardada, é a mais comum. A forma precoce (demonstrada neste caso) é herdada como um traço autossômico recessivo e geralmente é letal em consequência da obliteração da medula óssea. Os osteoclastos não são capazes de remodelar normalmente o osso. A atividade osteoblástica sem oposição leva a um aumento generalizado na densidade óssea. A forma autossômica dominante, a qual existe na forma de duas entidades genéticas distintas, antigamente era conhecida como doença do osso em marfim ou doença de Albers-Schonberg.[9]

Caso 7.5

HISTÓRIA CLÍNICA Homem de 18 anos e baixa estatura. A, Radiografia pós-operatória; B, radiografia com 5 meses de pós-operatório; C, radiografia com 7 meses de pós-operatório.

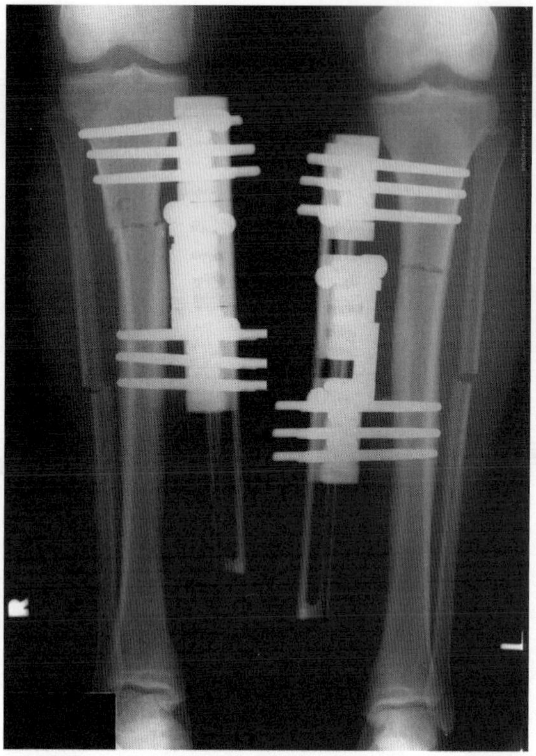

FIGURA 7.5A

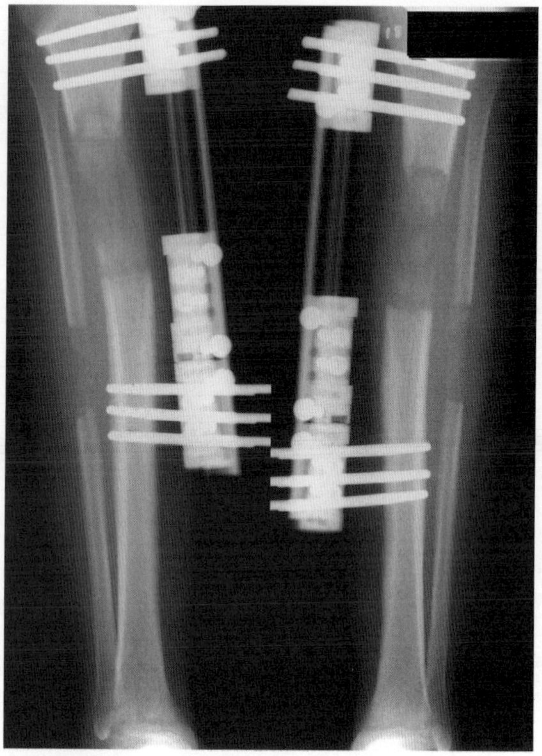

FIGURA 7.5B

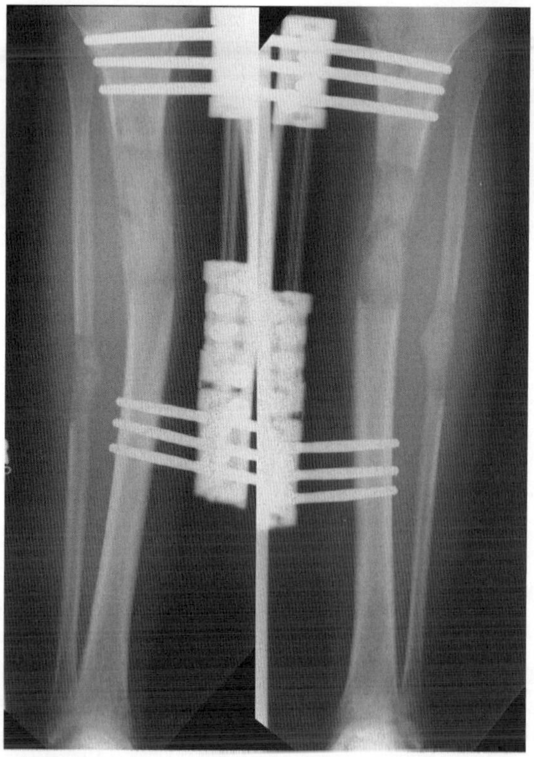

FIGURA 7.5C

ACHADOS

Radiografias AP das pernas.

A. Fixadores externos de pinos e hastes presentes bilateralmente. A osteotomia foi realizada através das diáfises tibiais e fibulares proximais.

B. Após 5 meses de tratamento, observa-se um ganho de 6 cm no comprimento.

C. Após 7 meses de tratamento, os fragmentos distracionados são unidos por osso em remodelagem.

DIAGNÓSTICO DIFERENCIAL Alongamento dos membros para baixa estatura (de qualquer causa).

DIAGNÓSTICO Hiperplasia adrenocortical congênita com alongamento de membros.

DISCUSSÃO A hiperplasia adrenal congênita é um defeito autossômico recessivo que envolve a enzima 21-hidroxilase, resultando na falha da síntese de cortisol. Observa-se uma produção excessiva secundária de hormônios androgênicos que causam puberdade precoce. O efeito sobre o esqueleto em desenvolvimento é o crescimento rápido, mas com o fechamento prematuro das epífises, de modo que uma criança alta se torna um adulto com baixa estatura. A incidência da hipoplasia adrenal congênita é de aproximadamente 1 em 16.000, com uma forma de perda de sal secundária à insuficiência adrenal e uma forma simplesmente virilizante pelo excesso de androgênios.[5] O tratamento convencional consiste em reposição esteroidal com corticosteroides exógenos. O alongamento cirúrgico do membro por meio da distração do calo (calotase) foi aplicado a pacientes com baixa estatura associada ao desenvolvimento, como naqueles com acondroplasia.[6-8] Nessa técnica, o córtex do osso é parcialmente cortado, deixando o conteúdo medular intacto. Após duas semanas, conforme o calo se forma, os dois segmentos ósseos são lentamente tracionados por meio de um fixador externo, alongando o calo conforme o espaço entre os fragmentos aumenta em 1 mm ou mais por dia para alongar o osso. Pode-se ganhar vários centímetros de comprimento, e o índice de complicações é relativamente baixo. Assim que o comprimento desejado é obtido, a consolidação e a remodelagem resultam em formação de osso cortical. Nesse caso, foram utilizados fixadores externos de pinos e hastes, e ambas as tíbias foram alongadas simetricamente.

Caso 7.6

HISTÓRIA CLÍNICA Pernas arqueadas em um bebê.

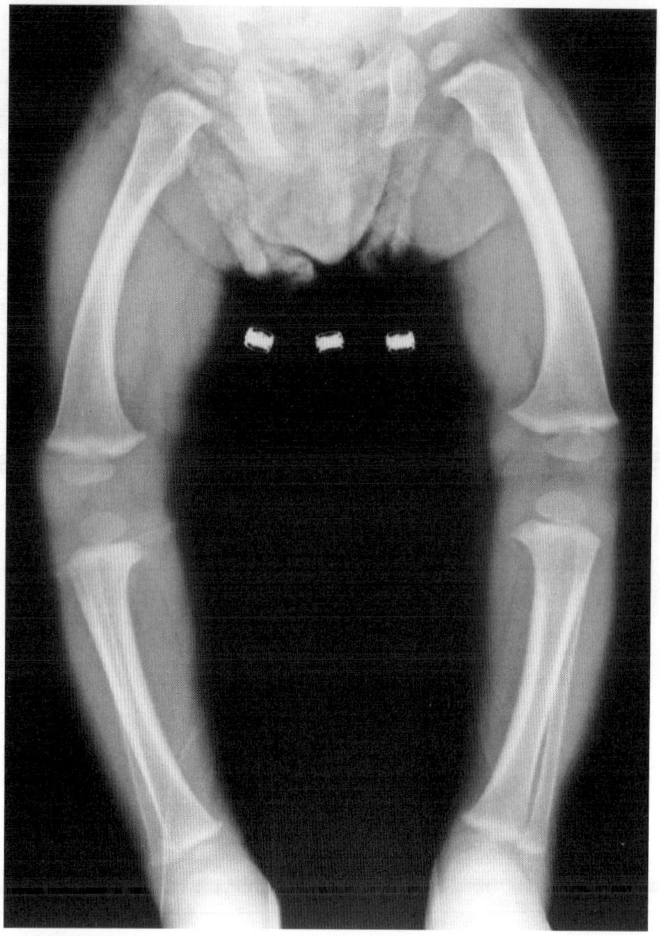

FIGURA 7.6

ACHADOS Radiografia AP de ambos os membros inferiores demonstra uma leve tíbia vara sem formação de bico nas metáfises mediais proximais ou alargamento das fises.

DIAGNÓSTICO DIFERENCIAL Abaulamento fisiológico, doença de Blount, raquitismo.

DIAGNÓSTICO Abaulamento fisiológico.

DISCUSSÃO O diagnóstico neste caso é feito pelo reconhecimento de que se trata de uma criança com leve arqueamento dos fêmures e das tíbias centralizado nos joelhos, sem nenhuma anormalidade intrínseca. Em particular, não se observa fragmentação da metáfise tibial medial. Uma leve dilatação das metáfises tibiais mediais pode estar presente.[10]

Considera-se que o arqueamento fisiológico esteja relacionado à posição fetal dentro do útero. É um achado autolimitado. Os pais geralmente levam as crianças para avaliação entre 1 e 2 anos de idade por causa do arqueamento das pernas. Quando a criança começa a ficar em pé e a andar, as cargas da sustentação do peso corrigem esse leve arqueamento.

Caso 7.7

HISTÓRIA CLÍNICA Menina de 4 anos com baixa estatura.

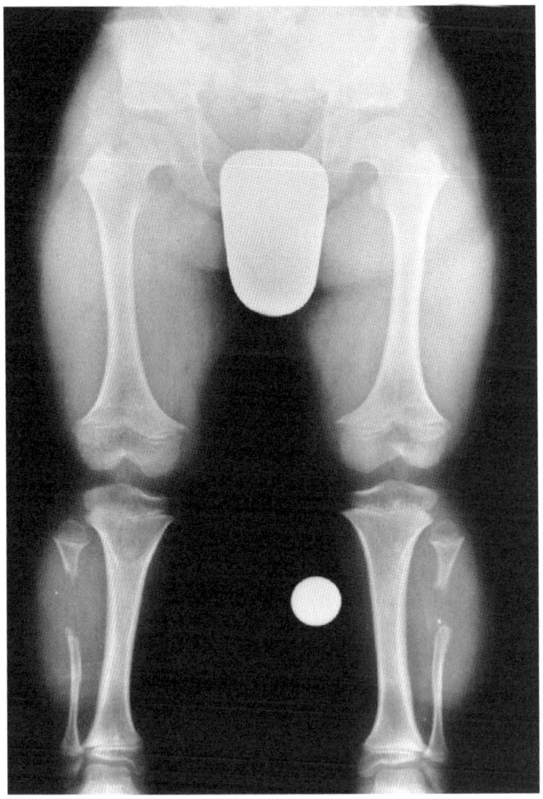

FIGURA 7.7A

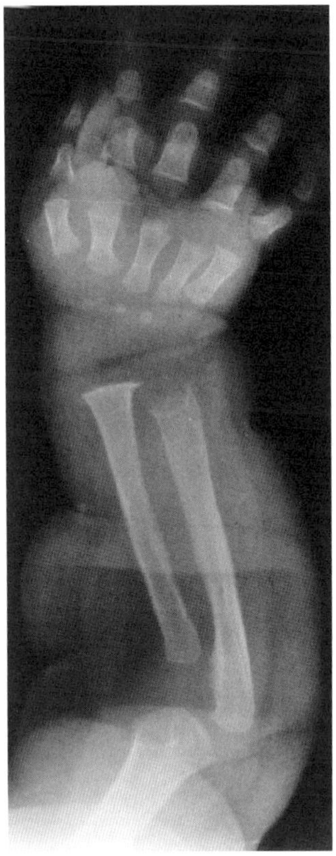

FIGURA 7.7B

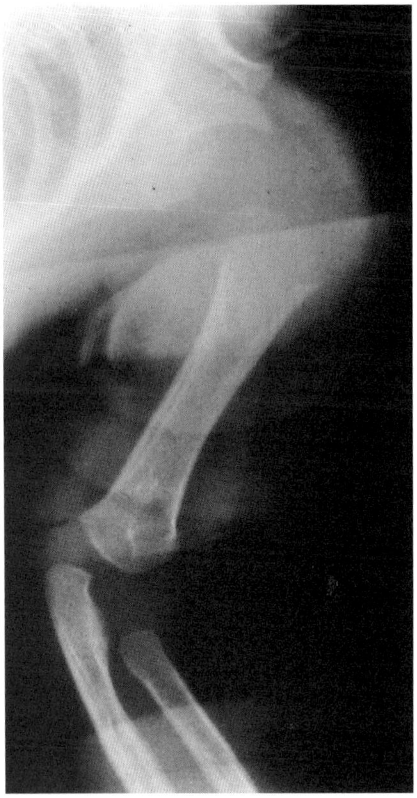

FIGURA 7.7C

ACHADOS

A. Radiografia AP com carga dos membros inferiores. Os ossos longos são curtos e espessos, com metáfises alargadas.

B. Radiografia posteroanterior do antebraço e da mão demonstra ossos curtos, mas espessos. Os quirodáctilos possuem uma aparência atarracada.

C. Radiografia AP do braço demonstra um úmero desproporcionalmente curto. Observe que em todos os ossos existe uma estrutura cortical e trabecular normal, e que os ossos possuem densidade óssea normal.

DIAGNÓSTICO DIFERENCIAL Nenhum.

DIAGNÓSTICO Acondroplasia.

DISCUSSÃO A acondroplasia é um distúrbio genético da ossificação encondral anormal.[11] Os ossos longos são anormalmente curtos com alargamento metafisário. O encurtamento ósseo é mais proeminente na face proximal da extremidade (micromelia rizomélica). Os ossos da mão são curtos e largos, produzindo o que algumas vezes se chama de aparência em tridente. Os acetábulos são planos e os ílios são quadrados. Achados adicionais na acondroplasia (não demonstrados) incluem um crânio grande em comparação com a face, um forame magno pequeno, uma distância interpedicular estreitada na região lombar inferior da coluna vertebral e concavidade dos corpos vertebrais posteriores. O encurtamento dos membros na acondroplasia tem sido tratado cada vez mais com o uso do alongamento cirúrgico (calotase).

Caso 7.8

HISTÓRIA CLÍNICA Homem de 42 anos com história de dor na face anterior da perna direita há 1 mês.

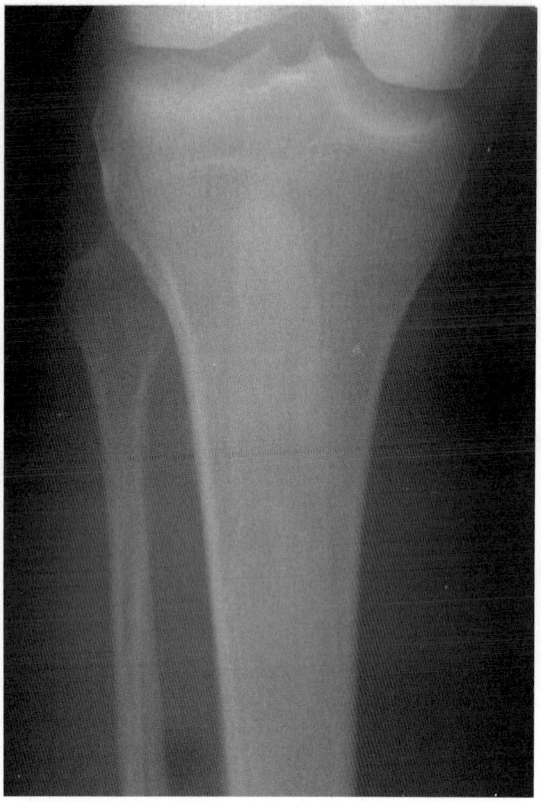

FIGURA 7.8A

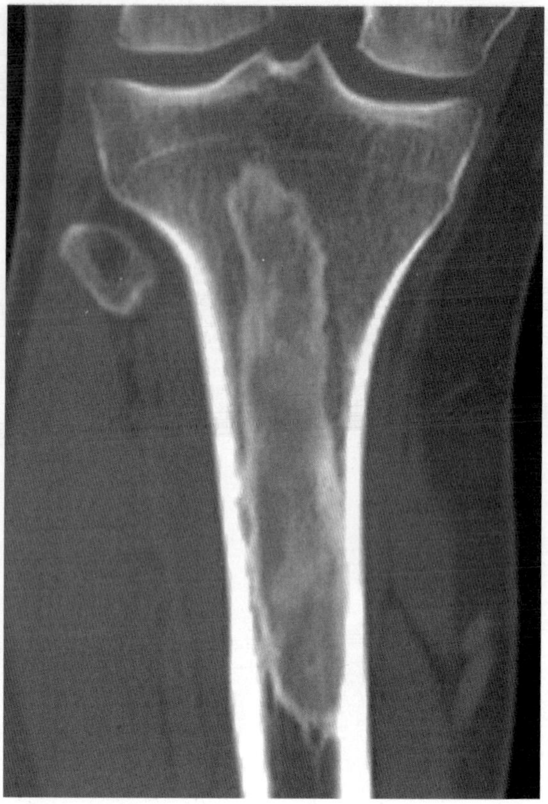

FIGURA 7.8B

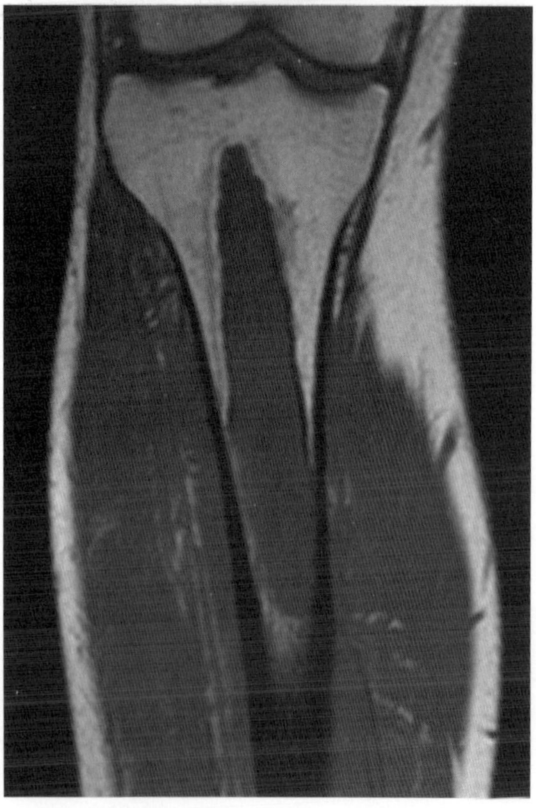

FIGURA 7.8C

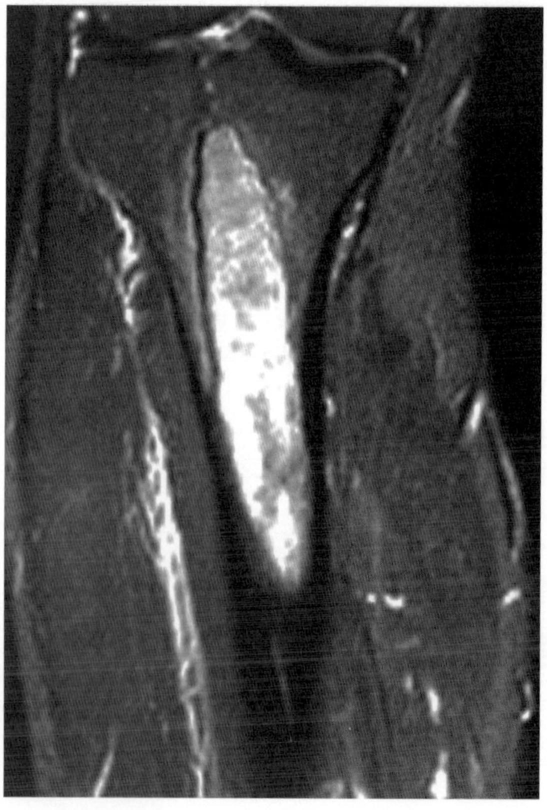

FIGURA 7.8D

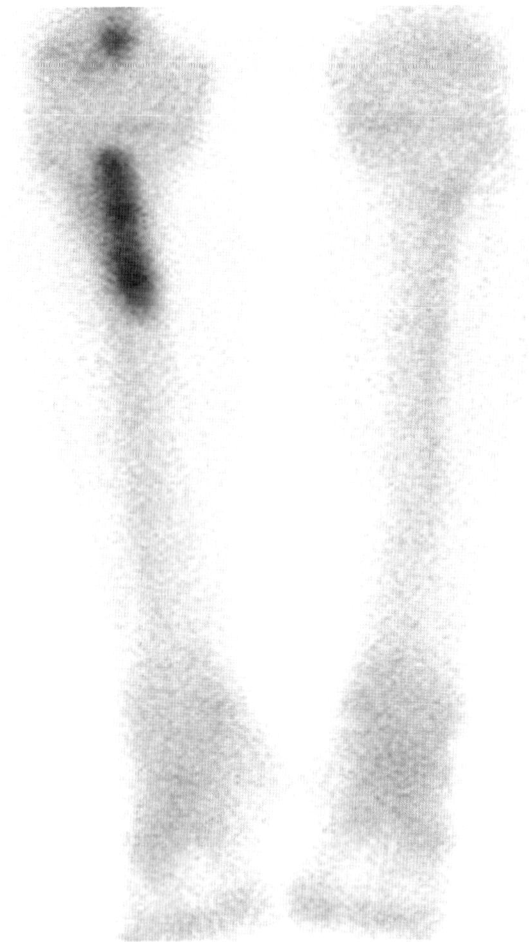

FIGURA 7.8E

ACHADOS Uma radiografia AP (A) e uma tomografia computadorizada coronal reconstruída (B) da diáfise proximal da tíbia demonstram uma lesão focal com mineralização em vidro fosco. A lesão apresenta uma margem esclerótica débil e está orientada ao longo do eixo longo do osso. (C) RM coronal ponderada em T1 demonstra uma lesão intramedular com baixa intensidade de sinal. (D) Imagem coronal de RM ponderada em T2 com supressão de gordura demonstra uma lesão heterogênea de intensidade intermediária e alta com uma margem de baixa intensidade de sinal. Uma captação elevada do radiotraçador é observada na lesão na cintilografia óssea (E).

DIAGNÓSTICO DIFERENCIAL Nenhum.

DIAGNÓSTICO Displasia fibrosa.

DISCUSSÃO A displasia fibrosa é uma lesão fibro-óssea benigna que não é familiar nem hereditária. A displasia fibrosa parece ser uma anormalidade de desenvolvimento que envolve a proliferação e a maturação de fibroblastos, na qual o tecido fibroso benigno, com trabéculas displásicas de osso reticulado imaturo anormalmente dispostas, substituem o osso normal. As trabéculas displásicas não possuem espessura superior a 0,1 mm, de modo que não são individualmente visíveis nas radiografias simples. Se presentes em preponderância suficiente, entretanto, dão às lesões uma densidade em vidro fosco; caso contrário, as lesões são radioluzentes.

As lesões são medulares, mas podem substituir o osso esponjoso e cortical. A área anormal pode ser agudamente circunscrita e marginada por uma espessa camada de osso reativo, ou pode se fundir gradualmente com o osso normal adjacente. O córtex pode estar espessado ou afilado, mas o formato e o tamanho externos do osso afetado não costumam se alterar.

Deformidades em arqueamento resultam do osso biomecanicamente insuficiente e da consolidação viciosa de fraturas patológicas. Em geral, as lesões nos ossos longos são descobertas na ocorrência de fraturas ou deformidades. A terapia se restringe ao tratamento ortopédico das complicações. A forma monostótica não está associada com outras anormalidades ou doenças. Neste caso, o paciente foi submetido a uma curetagem da lesão e enxertia óssea, em razão do risco de fratura patológica.

Caso 7.9

HISTÓRIA CLÍNICA Mulher de 75 anos com uma massa na coxa.

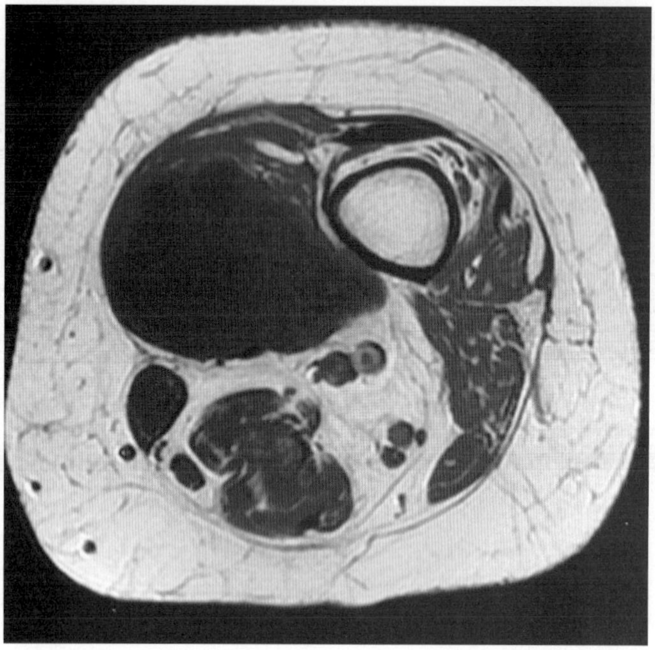

FIGURA 7.9A

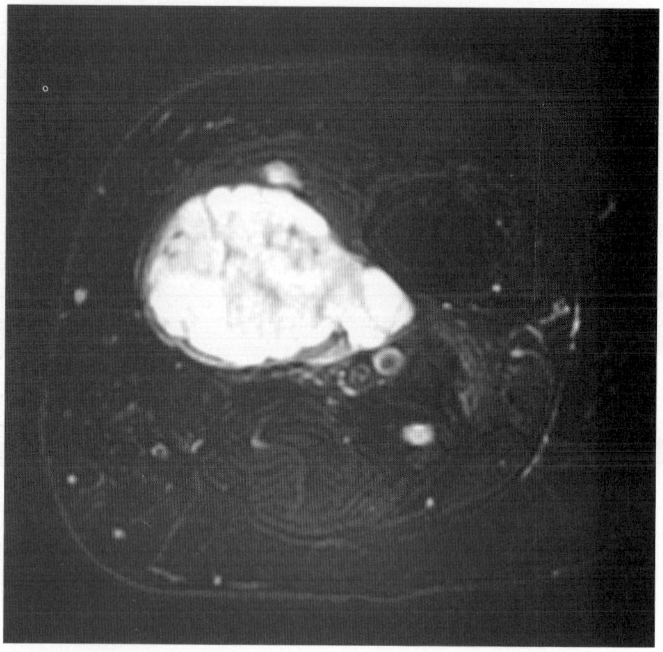

FIGURA 7.9B

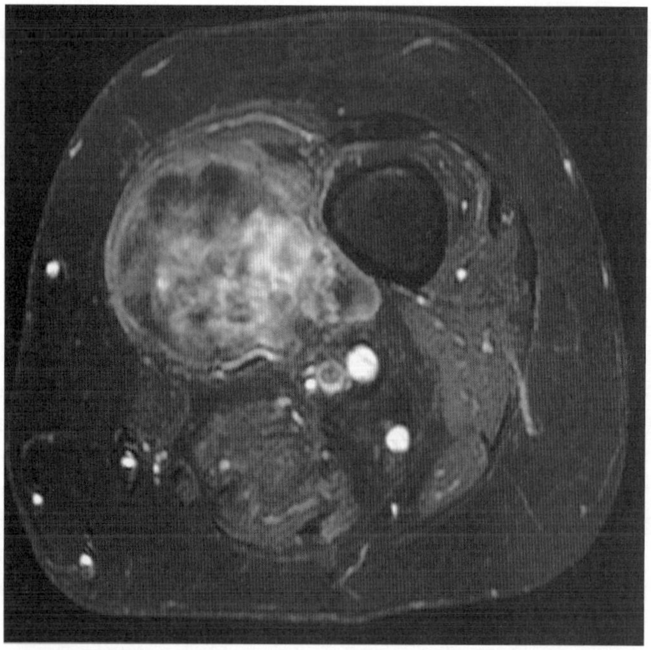

FIGURA 7.9C

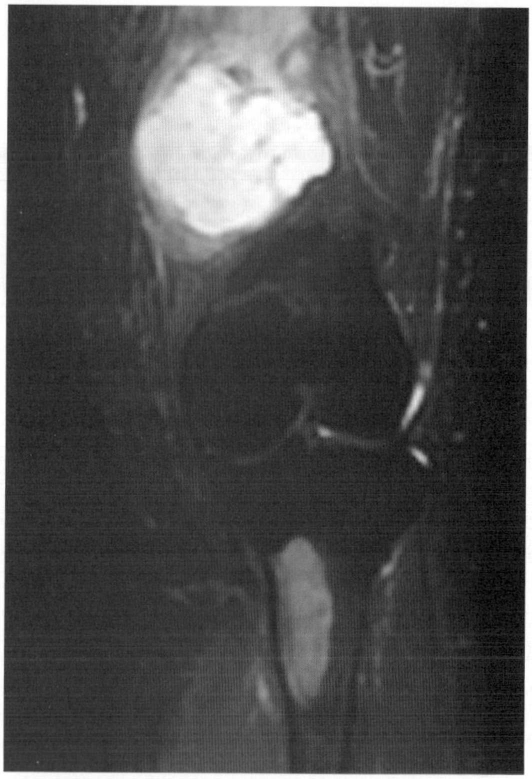

FIGURA 7.9D

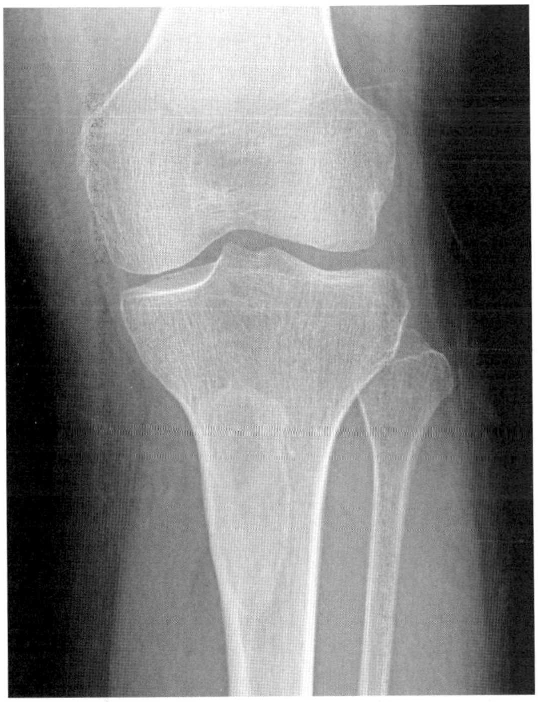

FIGURA 7.9E

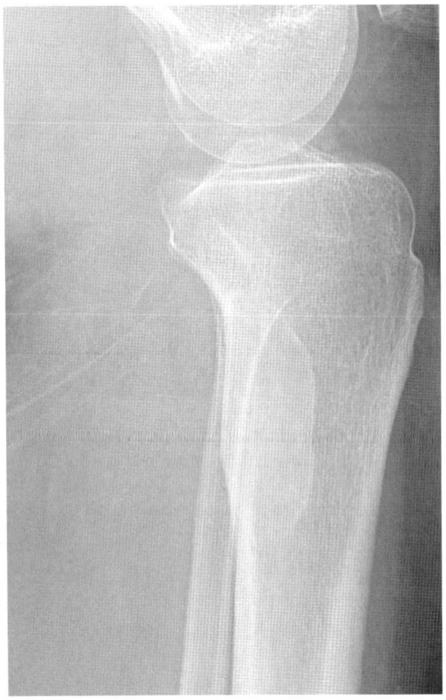

FIGURA 7.9F

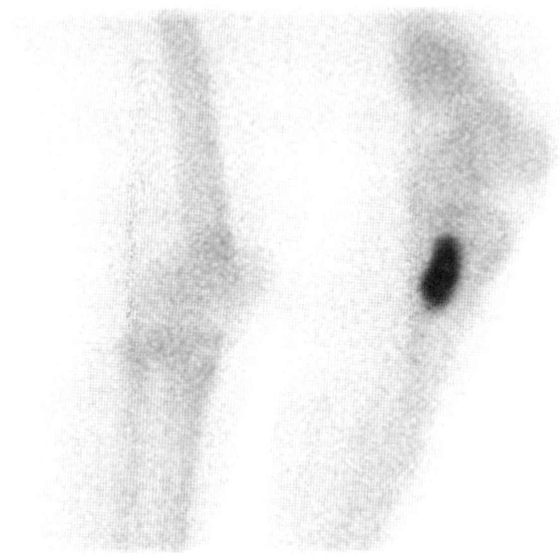

FIGURA 7.9G

ACHADOS (A-C) Imagens de RM axiais ponderada em T1, ponderada em T2, com supressão de gordura e ponderada em T1 após injeção de gadolínio demonstram uma massa lobulada no vasto medial distal. A massa apresenta alta intensidade de sinal na imagem ponderada em T2 e certo realce interno pelo contraste. A RM coronal *inversion recovery* (D) mostra uma massa na coxa distal e uma lesão óssea intramedular bem definida na tíbia proximal, que demonstra alta intensidade de sinal. As radiografias da tíbia proximal (E, F) demonstram uma lesão ovoide com opacidade em vidro fosco com uma fina borda esclerótica. (G) A cintilografia óssea (vista detalhada) apresenta captação elevada na tíbia proximal.

DIAGNÓSTICO DIFERENCIAL Displasia fibrosa com mixoma intramuscular, lesões metastáticas envolvendo o osso e tecidos moles.

DIAGNÓSTICO Síndrome de Mazabraud.

DISCUSSÃO A displasia fibrosa monostótica ou poliostótica associada com um mixoma intramuscular único ou múltiplo é denominada síndrome de Mazabraud. Esta síndrome é rara e não parece ser hereditária. Observa-se uma alta incidência de mixoma na proximidade de um foco de displasia fibrosa. De todos os casos registrados de síndrome de Mazabraud, aproximadamente 70% ocorreram em mulheres e 81% foram displasias fibrosas poliostóticas.[12] A intensidade de sinal na RM das lesões na displasia fibrosa é bastante variável. Nas imagens ponderadas em T2, as lesões são homogêneas a levemente heterogêneas, com cerca de 60% dos casos demonstrando uma intensidade de sinal superior à do tecido adiposo. O restante das lesões demonstrará intensidade de sinal intermediária a baixa nas imagens ponderadas em T2. Todas as lesões demonstram diminuição da intensidade de sinal nas imagens ponderadas em T1. O diagnóstico de displasia fibrosa é prontamente confirmado na radiografia correspondente.[13] O mixoma intramuscular demonstra baixa intensidade de sinal relativa ao músculo esquelético adjacente nas imagens ponderadas em T1 e alta intensidade de sinal nas imagens ponderadas em T2. Após a administração de material de contraste, um realce heterogêneo é aparente com contraste irregular da borda. O grau de realce depende da presença, no exame histológico, de mixoides sólidos e septos fibrosos que unem essas estruturas. Essas características são únicas e ajudam a diferenciar entre um mixoma e um sarcoma.[14]

Caso 7.10

HISTÓRIA CLÍNICA Mulher de 24 anos com uma massa de tecidos moles indolor na panturrilha.

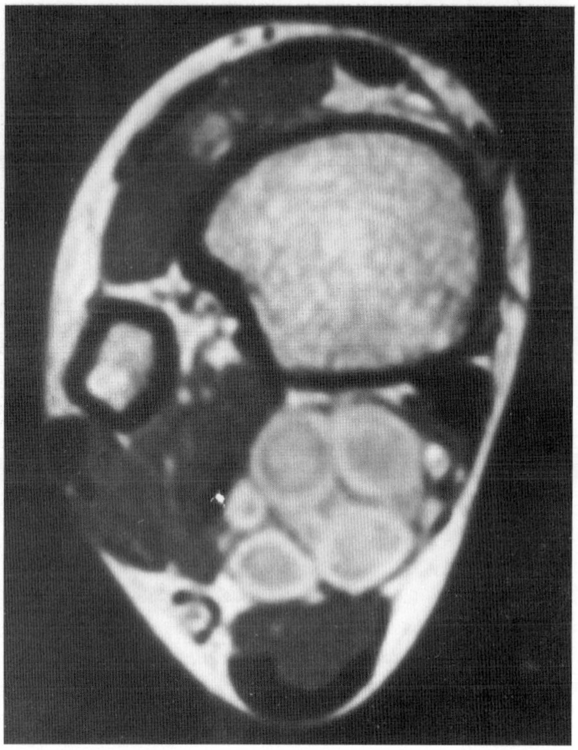

FIGURA 7.10A

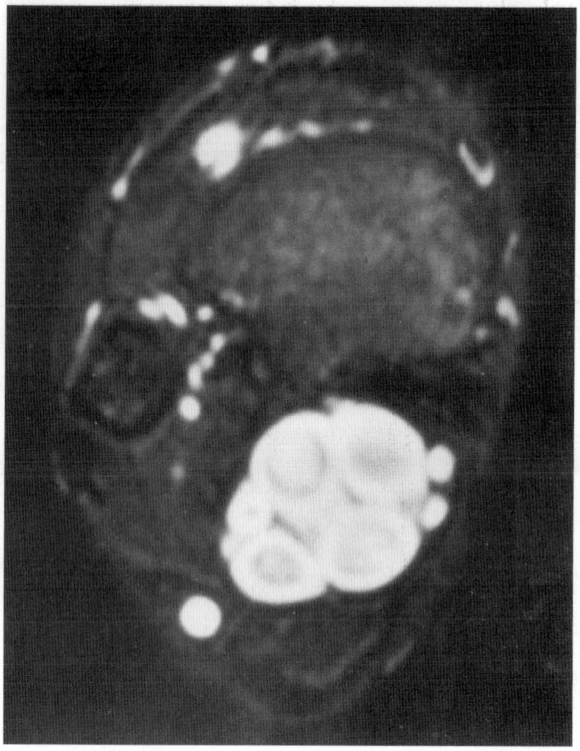

FIGURA 7.10B

ACHADOS RM axial ponderada em T1 (A) e ponderada em T2 (B) demonstram um grupo de estruturas bem definidas, apresentando uma hipointensidade relativa em T1 e T2 com anéis de hiperintensidade. Imagens seriadas estabelecem a natureza cilíndrica dessas estruturas.

DIAGNÓSTICO DIFERENCIAL Neurofibroma ou schwannoma.

DIAGNÓSTICO Neurofibroma.

DISCUSSÃO A morfologia do tipo anel e focos centrais de hipointensidade vistos neste caso são típicos de tumores da bainha de nervos periféricos. Em conjunto com a natureza cilíndrica da lesão nas imagens de eixo longo, o diagnóstico provavelmente é de neurofibroma. A maioria dos neurofibromas (90%) é uma lesão solitária de crescimento lento encontrada em adultos jovens. As lesões podem ser superficiais ou profundas e, em geral, são indolores. Como estão intimamente associadas com o nervo subjacente, o paciente pode apresentar disestesias. Como a lesão não pode ser separada do nervo, este deve ser sacrificado no momento da remoção cirúrgica. Os achados da RM geralmente são característicos. A aparência-alvo com uma borda hiperintensa e uma área interna de baixa intensidade de sinal em T2 é típica de tumores benignos de nervos periféricos. Pode ser vista tanto nos neurofibromas quanto nos schwannomas. Pequenos focos de intensidade de sinal mais brilhante dentro da área-alvo representam feixes nervosos espessados. Essa aparência mosqueada dentro de uma lesão-alvo é característica de um tumor de bainha de nervo periférico.

Caso 7.11

HISTÓRIA CLÍNICA Adolescente de 16 anos, sexo feminino, com edema na perna.

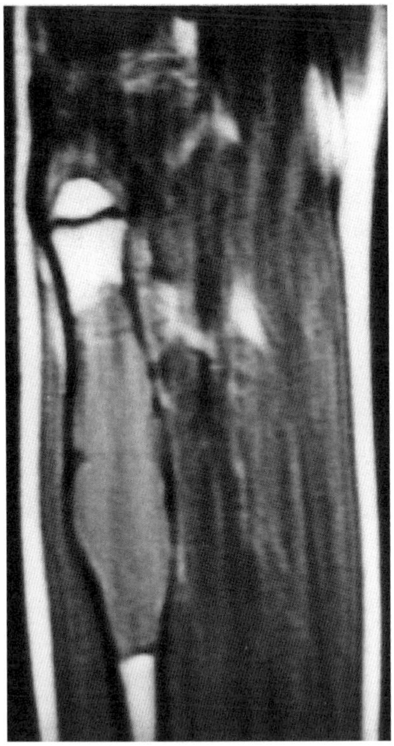

FIGURA 7.11A

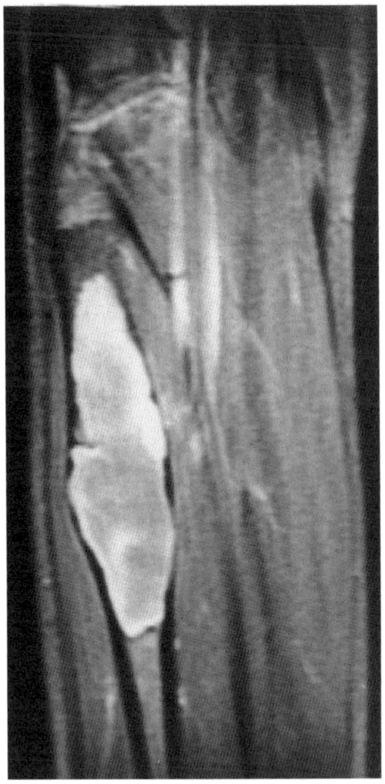

FIGURA 7.11B

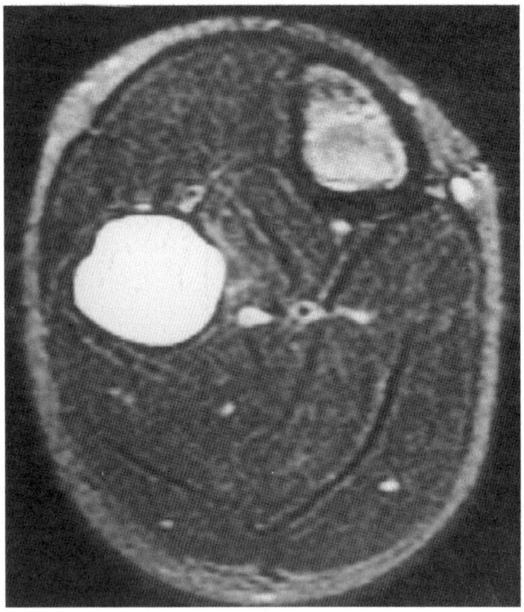

FIGURA 7.11C

ACHADOS

A, B. RM coronal ponderada em T1 sem e com gadolínio demonstra hipointensidade em T1 e realce da borda em um processo geográfico e levemente expansível da diáfise proximal da fíbula.

C. A hiperintensidade T2 é homogênea na imagem axial. A lesão é central em uma localização transversa.

DIAGNÓSTICO DIFERENCIAL Cisto ósseo simples, cisto ósseo aneurismático, displasia fibrosa.

DIAGNÓSTICO Cisto ósseo simples.

DISCUSSÃO O diagnóstico é feito em conjunto com uma radiografia simples (não apresentada). A lesão expansível na metáfise ou diametáfise é homogênea, com características de sinal líquido e sem características agressivas. Não se observam componente sólido ou septações dentro da lesão. A lesão não possui mineralização interna.

Caso 7.12

HISTÓRIA CLÍNICA Mulher de 37 anos com edema, e um caso semelhante.

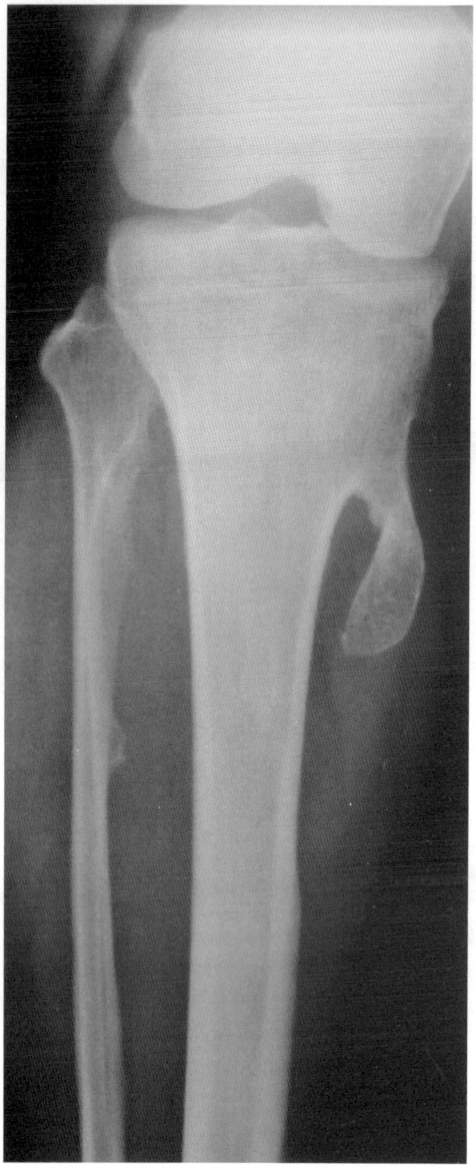

FIGURA 7.12A

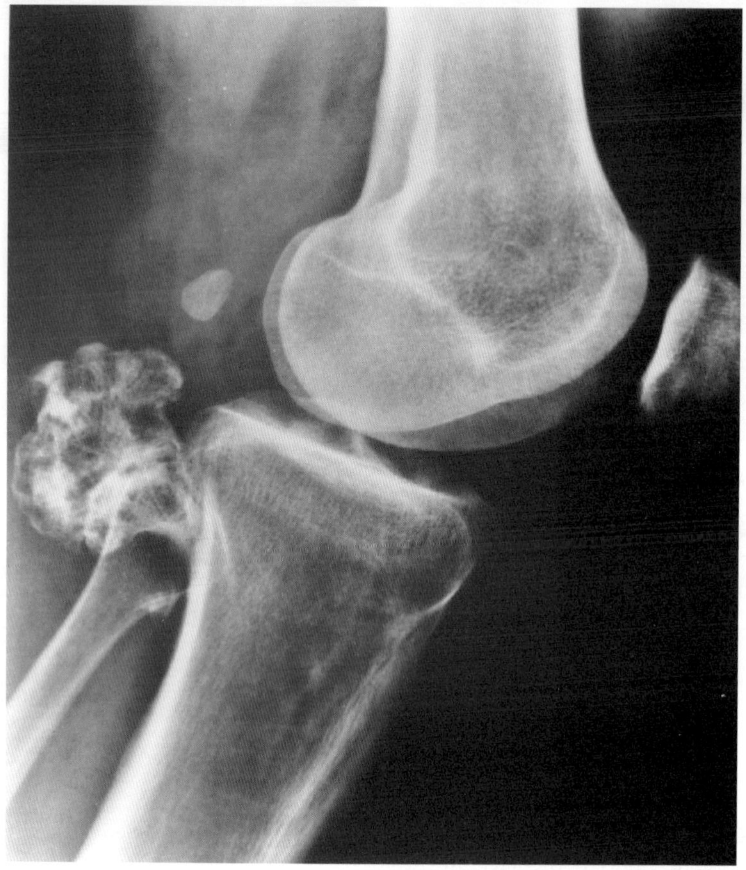

FIGURA 7.12B

ACHADOS

A. Radiografia AP da perna. Observa-se uma lesão óssea exostótica com origem na metáfise tibial medial. O córtex e o espaço medular da lesão são contíguos àqueles do osso subjacente. O alargamento da fíbula proximal representa outra lesão em placa.

B. Caso semelhante. Radiografia lateral do joelho demonstra uma lesão pedunculada que se origina na face posterior do córtex tibial proximal. O córtex e o espaço medular da haste são contíguos com o córtex e o espaço medular da tíbia.

DIAGNÓSTICO DIFERENCIAL Nenhum.

DIAGNÓSTICO Osteocondroma.

DISCUSSÃO O diagnóstico neste caso é feito pelo reconhecimento de que a lesão é composta por osso maduro, com córtex e espaço medular contíguos com o osso subjacente. Este osteocondroma possui uma morfologia em gancho de casaco, enquanto o caso semelhante apresenta uma morfologia mais pedunculada em couve-flor. Os osteocondromas (também conhecidos como exostoses benignas) são proliferações de osso histologicamente normal que se originam no entorno de uma placa de crescimento.

Caso 7.13

HISTÓRIA CLÍNICA Menino de 5 anos com massa na face anterior da perna.

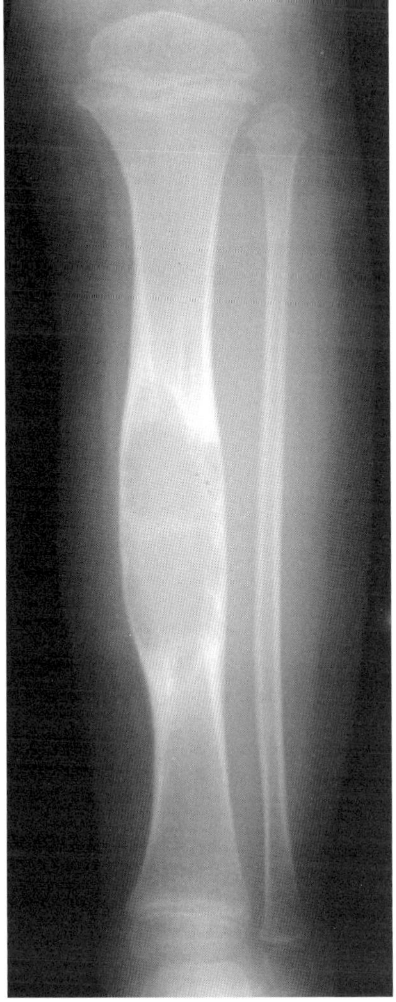

FIGURA 7.13A

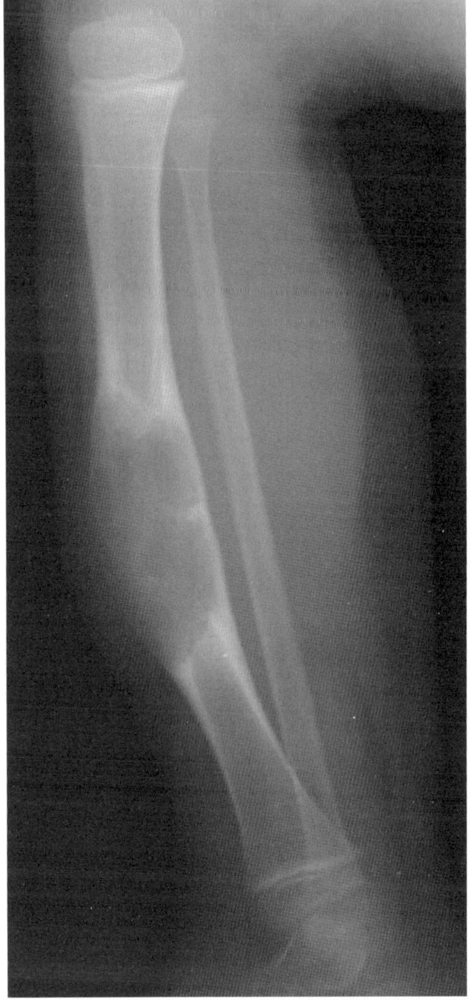

FIGURA 7.13B

ACHADOS Radiografias AP (A) e lateral (B) da perna. Observa-se uma lesão expansível envolvendo um longo segmento da diáfise tibial. A lesão apresenta uma aparência enevoada e uma esclerose circundante bem definida. A lesão é levemente assimétrica. Não se observam penetração cortical, reação periosteal ou massa de tecidos moles.

DIAGNÓSTICO DIFERENCIAL Displasia fibrosa, osteoblastoma, adamantinoma, displasia osteofibrosa.

DIAGNÓSTICO Osteoblastoma.

DISCUSSÃO Não é possível chegar a um diagnóstico específico neste caso, mas uma lesão expansível com mineralização enevoada na diáfise média da tíbia de uma criança leva ao diagnóstico diferencial de displasia fibrosa ou osteoblastoma. Outras lesões da diáfise média da tíbia em crianças incluem o adamantinoma e a displasia osteofibrosa (fibroma ossificante), ambos com uma aparência mais bolhosa ou multilocular e tipicamente encontrados no córtex, e não no espaço medular. Apesar de os osteoblastomas apresentarem uma predileção clara pela coluna, dos aproximadamente 30% que envolvem os ossos longos, a grande maioria envolve os membros inferiores e está centralizada na diáfise. A maioria dos osteoblastomas é radiologicamente radioluzente, mas uma mineralização mosqueada, pontilhada ou enevoada em vidro fosco pode estar presente. O osteoblastoma é incomum em crianças com menos de 5 anos de idade, observando-se uma predileção pelo sexo masculino.

Caso 7.14

HISTÓRIA CLÍNICA Mulher intoxicada de 26 anos que caiu de uma escada.

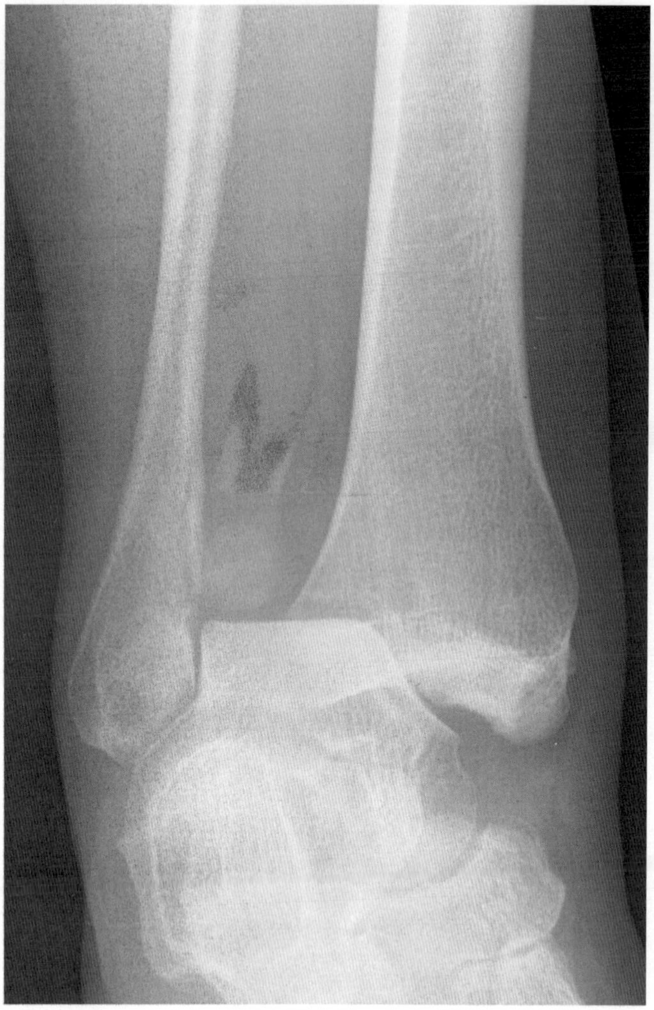

FIGURA 7.14A

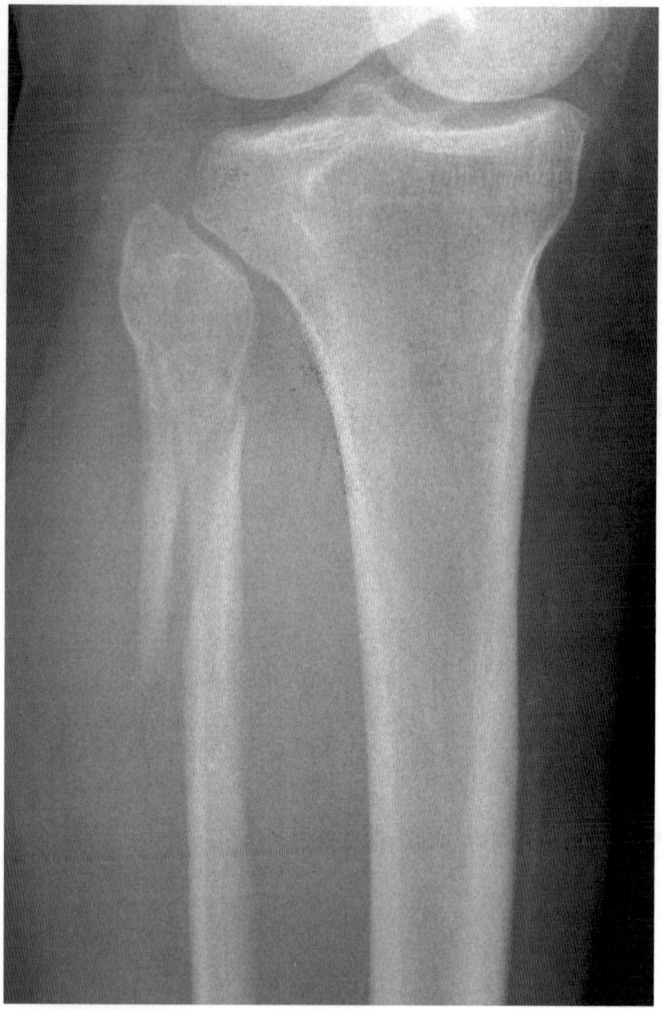

FIGURA 7.14B

ACHADOS

A. Radiografia oblíqua do tornozelo demonstra uma luxação lateral do tálus e do pé com ruptura da sindesmose tibiofibular e separação visível da fíbula distal em relação à tíbia. Um fragmento ósseo representando o maléolo posterior é visto de frente entre a tíbia e a fíbula. A relação entre o tálus e o maléolo lateral foi preservada. O desvio do tálus indica que o ligamento deltoide deve estar rompido.

B. Radiografia oblíqua da região proximal da perna demonstra uma fratura da diáfise proximal da fíbula.

DIAGNÓSTICO DIFERENCIAL Nenhum.

DIAGNÓSTICO Fratura de Maisonneuve.

DISCUSSÃO A fratura de Maisonneuve é uma fratura oblíqua da diáfise fibular proximal que acompanha uma lesão no tornozelo. O mecanismo parece ser o de rotação lateral grave, na qual o tálus e a fíbula distal se separam da tíbia, geralmente acompanhada pela avulsão do maléolo posterior pelos fortes ligamentos posteriores do tornozelo, ruptura da membrana interóssea e fratura do maléolo medial ou ruptura do ligamento deltoide.[15] Neste caso, o tálus está luxado lateralmente e está impactado contra a face lateral da tíbia, mas no caso típico, o tálus retorna para a pinça tibiofibular em rebote, reduzindo o fragmento maleolar posterior. A fratura de Maisonneuve também pode ser encontrada em uma rotação lateral menos grave, na qual a face lateral da pinça tibiofibular está rompida anteriormente, mas as estruturas posteriores e a membrana interóssea permanecem intactas.[16]

Caso 7.15

HISTÓRIA CLÍNICA Mulher de 18 anos com dor no joelho.

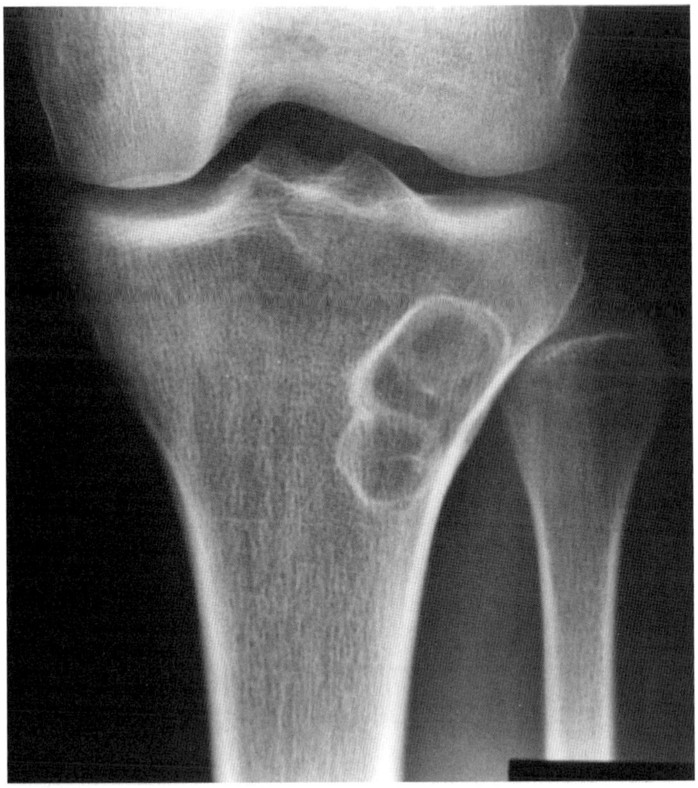

FIGURA 7.15A

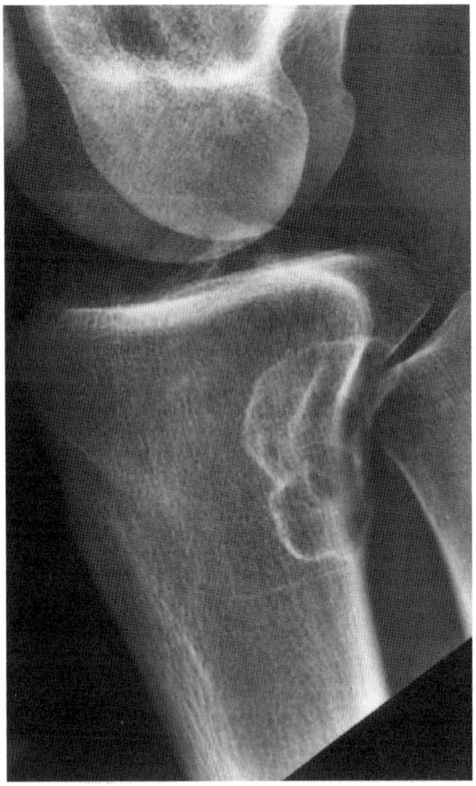

FIGURA 7.15B

ACHADOS Radiografias AP (A) e lateral (B) do joelho demonstram uma lesão radioluzente multiloculada bem definida com bordas escleróticas na metadiáfise. Ela apresenta base cortical e é excêntrica, com extensão para o espaço medular. Observa-se uma expansão mínima da superfície cortical.

DIAGNÓSTICO DIFERENCIAL Nenhum.

DIAGNÓSTICO Fibroma não ossificante (defeito cortical fibroso).

DISCUSSÃO Os fibromas não ossificantes são histologicamente idênticos aos defeitos corticais fibrosos. Ambos são proliferações não neoplásicas de tecido fibroso e de histiócitos que são autolimitadas e sem potencial de crescimento ou disseminação. O uso radiológico comum desses termos dizem respeito a pequenas lesões corticais rasas, que são denominadas defeitos corticais fibrosos, e a lesões maiores e multiloculadas, que são chamadas de fibromas não ossificantes. Essas lesões regridem espontaneamente, preenchendo com osso da periferia e desaparecendo. As lesões estão presentes em algum momento da vida de cerca de um terço de todas as crianças. Os defeitos corticais fibrosos são vistos principalmente em crianças entre 4 e 8 anos de idade. Localizados na superfície cortical da metáfise, na fixação de um tendão ou ligamento, a maioria ao redor do joelho, eles produzem no osso subjacente um defeito de 1 a 4 cm com bordas onduladas. As lesões são arredondadas ou ovais, radioluzentes e agudamente marginadas por uma borda esclerótica. Algumas apresentam aparência bolhosa. Podem ocorrer fraturas patológicas, mas os defeitos corticais fibrosos em geral são clinicamente silenciosos. O fêmur distal, a tíbia distal, a tíbia proximal e a fíbula são as localizações registradas em 90% dessas lesões.

A lesão neste caso apresenta características muito indolentes. O melhor modo de estimar a velocidade de crescimento da lesão óssea focal é avaliar a interface entre a lesão e o osso hospedeiro. A presença de uma borda de osso esclerótico bem definida envolvendo completamente a lesão é indicativa de crescimento lento o suficiente para permitir uma atividade osteoblástica reativa. Essa borda de osso distribui o estresse biomecânico ao redor da lesão e tipicamente é mais bem desenvolvida nos ossos que sustentam o peso. As lesões localizadas na diáfise não costumam apresentar margens escleróticas, independentemente da velocidade de crescimento.

Caso 7.16

HISTÓRIA CLÍNICA Mulher de 49 anos com dor na tíbia direita.

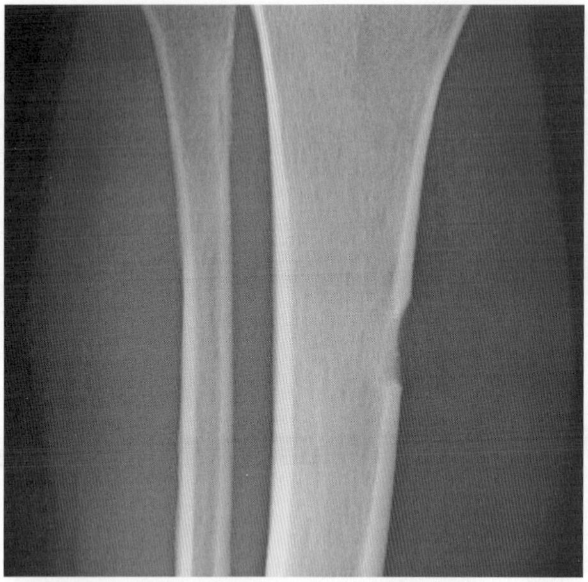

FIGURA 7.16A

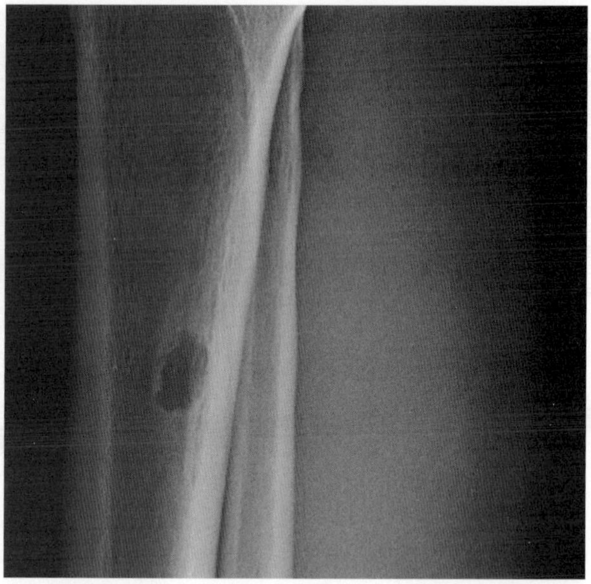

FIGURA 7.16B

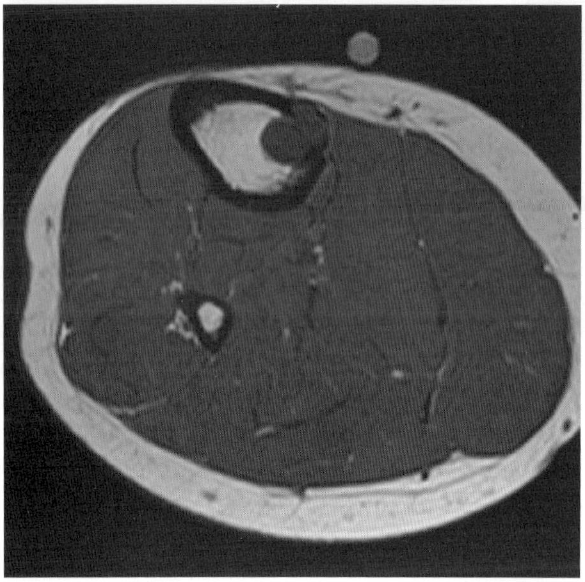

FIGURA 7.16C

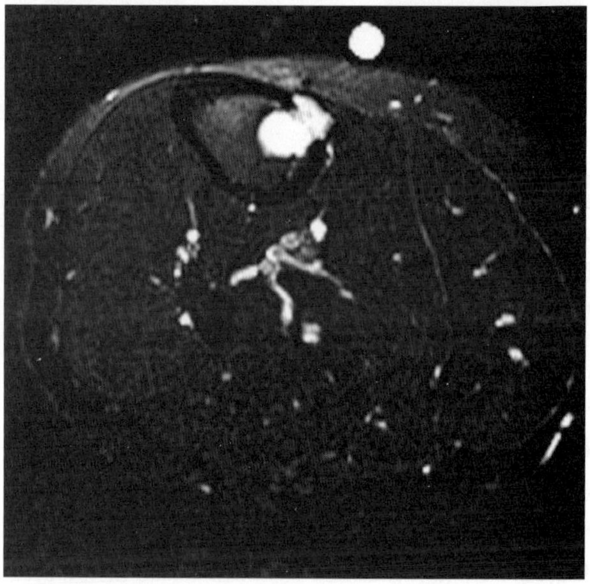

FIGURA 7.16D

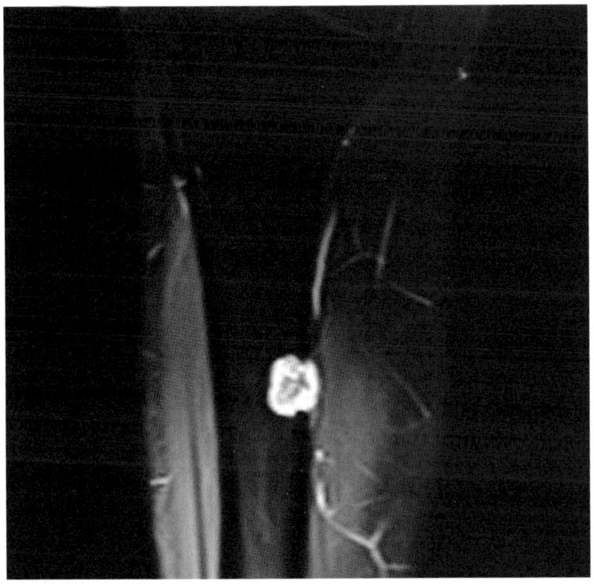

FIGURA 7.16E

ACHADOS

A, B. Radiografias AP (A) e lateral (B) do joelho demonstram uma lesão excêntrica geográfica na diáfise tibial. Observa--se uma pequena área de perfuração cortical medialmente.

C. Imagem de RM axial ponderada em T1 demonstra lesão lobulada com baixa intensidade de sinal que se estende pelo córtex medial da tíbia para os tecidos moles.

D. Imagem de RM axial ponderada em T2 com supressão de gordura demonstra alta intensidade de sinal difuso da lesão.

E. Imagem de RM coronal ponderada em T1 com supressão de gordura após injeção intravenosa de gadolínio demonstra um realce de contraste intenso, mas periférico.

DIAGNÓSTICO DIFERENCIAL Metástase, fibroma condromixoide.

DIAGNÓSTICO Fibroma condromixoide.

DISCUSSÃO O diagnóstico neste caso não é feito com facilidade. O fibroma condromixoide é o mais raro dos tumores cartilaginosos, e os achados das imagens não são específicos, de modo que sempre se espera que a suposição esteja errada ao se propor esse diagnóstico. A localização mais comum para o fibroma condromixoide é a metáfise proximal da tíbia. As lesões são excêntricas e geralmente apresentam uma margem lobulada bem definida, assim como uma borda esclerótica. Não raramente, também parece erodir o córtex. Um defeito hemisférico, que aparece como uma "mordida" no osso, foi descrito por alguns autores.[17] A mineralização da matriz cartilaginosa não é vista com frequência. A reação periosteal não é uma característica evidente. As características internas do fibroma condromixoide em uma imagem avançada refletem o alto conteúdo de água da lesão vista patologicamente, com baixa atenuação na TC e baixa intensidade de sinal nas imagens ponderadas em T1 e alta intensidade de sinal nas imagens de RM ponderadas em T2. Áreas de calcificação fraca são incomuns, mas são mais bem avaliadas na TC.[18]

Conforme o nome indica, histologicamente o fibroma condromixoide é composto de uma mistura de elementos cartilaginosos, mixoides e fibrosos. A lesão comumente afeta os ossos longos, em especial a tíbia. Nas séries da Mayo Clinic,[19] o fibroma condromixoide era o menos comum dos tumores cartilaginosos benignos, compreendendo somente 3% em comparação com 9% para condroblastomas, 24% para condromas (incluindo o encondroma e condroma periosteal) e 64% para osteocondromas.

Caso 7.17

HISTÓRIA CLÍNICA Mulher de 44 anos, corredora entusiasta, com dor na tíbia esquerda ao correr.

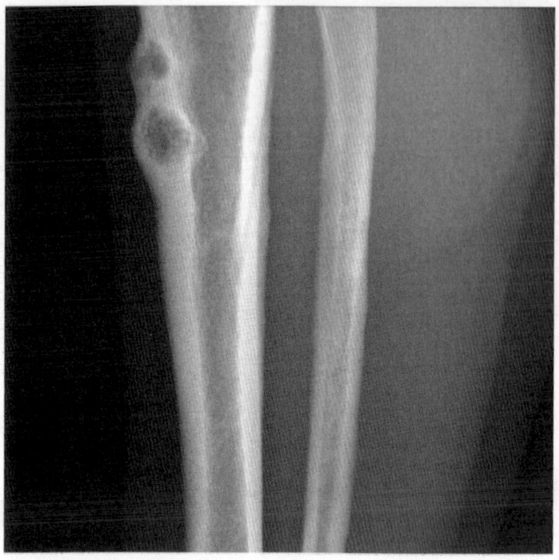

FIGURA 7.17A

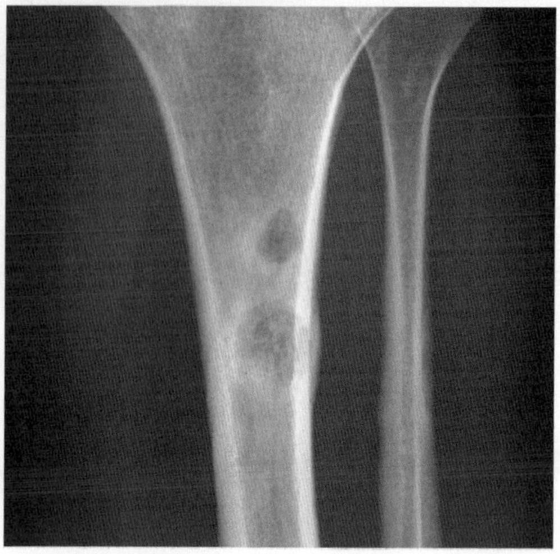

FIGURA 7.17B

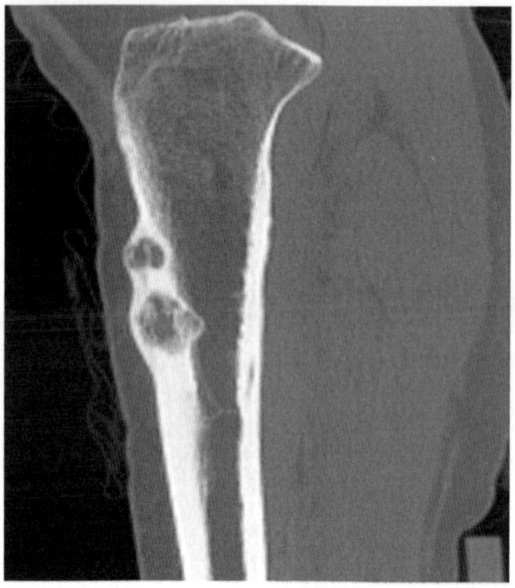

FIGURA 7.17C

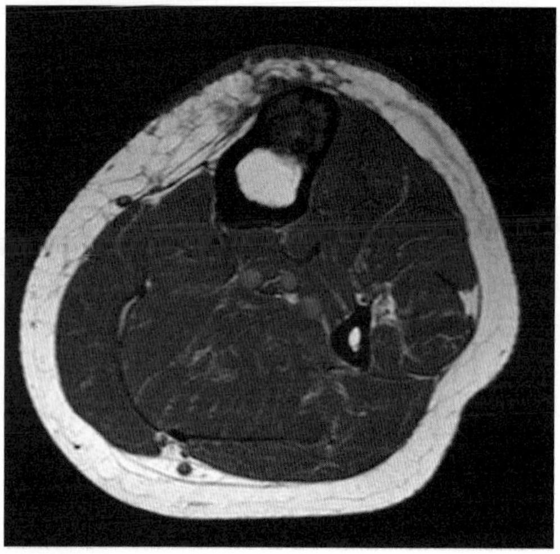

FIGURA 7.17D

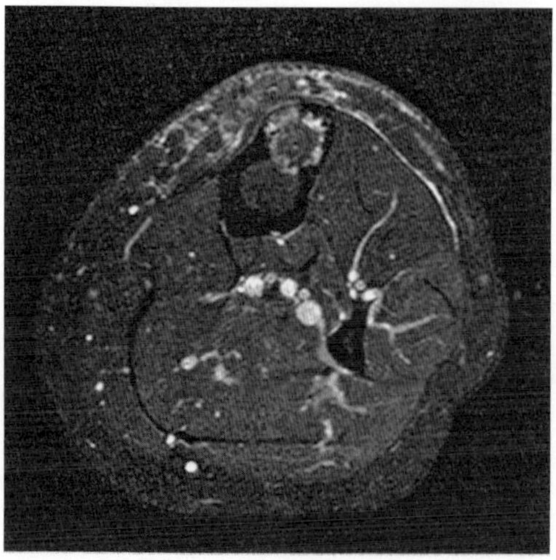

FIGURA 7.17E

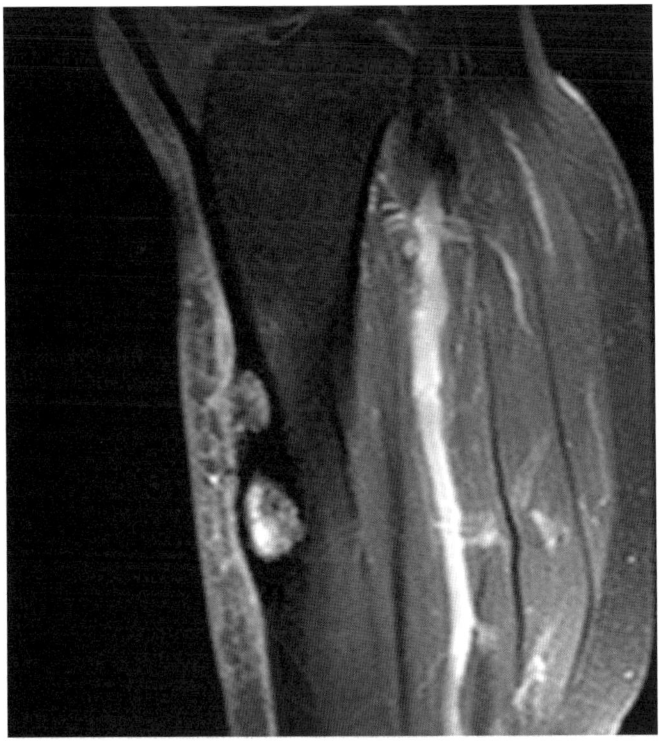

FIGURA 7.17F

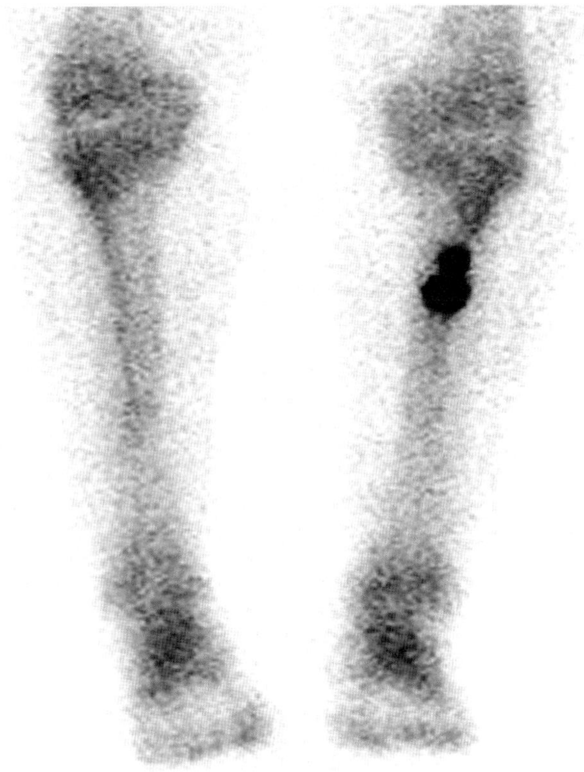

FIGURA 7.17G

ACHADOS Radiografias lateral e AP (A, B) e TC sagital reconstruída (C) da tíbia esquerda demonstram uma lesão no córtex anterior com duas regiões radioluzentes com esclerose ao seu redor.

Observa-se certa trabeculação interna grosseira sem mineralização da matriz interna na TC. Imagens de RM axial ponderada em T1 (D), STIR (*short tau inversion recovery*) (E) e sagital ponderada em T1 pós-contraste com supressão de gordura (F) demonstram baixa intensidade de sinal na imagem ponderada em T1 e intensidade de sinal levemente heterogênea de iso para hipersinal na imagem STIR. Observa-se contraste intenso. As lesões são em grande parte intracorticais, mas a lesão inferior penetra na cavidade medular e o córtex anterior também é rompido com edema subcutâneo. Uma intensa captação do radiotraçador é vista na cintilografia óssea das lesões (G).

DIAGNÓSTICO DIFERENCIAL Adamantinoma, fibroma ossificante, displasia fibrosa.

DIAGNÓSTICO Adamantinoma.

DISCUSSÃO O diagnóstico radiológico pode ser sugerido pela localização particular da lesão no córtex anterior da tíbia na diáfise média. Os adamantinomas são tumores malignos considerados de origem angioblástica ou epitelioide. Observa-se um amplo espectro etário, mas é mais prevalente na segunda e terceira décadas e pode apresentar uma incidência levemente maior entre os homens. Uma característica importante dessa neoplasia é sua predileção pelo envolvimento da diáfise média da tíbia, que é responsável por 80 a 85% dos casos. Lesões multifocais raramente se desenvolvem em um único osso ou em dois ou mais ossos.[20,21] O curso clínico tende a ser longo, e a maioria dos pacientes se apresenta com dor ou edema. A aparência radiológica mais comum é a de múltiplas lesões radioluzentes agudamente circunscritas de diferentes tamanhos e com esclerose ao seu redor. O envolvimento do osso costuma ser assimétrico, com o córtex tibial anterior praticamente sempre sendo o epicentro da lesão. Uma relação com o fibroma ossificante foi postulada, porque algumas regiões dos tumores podem apresentar semelhança histológica e radiológica. Não está estabelecido se o fibroma ossificante representa um precursor do adamantinoma ou se representa uma resposta reparativa; ambas as possibilidades foram sugeridas. O tratamento do adamantinoma é cirúrgico, mas recorrência local, metástases linfáticas e metástases hematogênicas podem ocorrer.

Caso 7.18

HISTÓRIA CLÍNICA Homem de 35 anos com edema intermitente na face posterior da panturrilha.

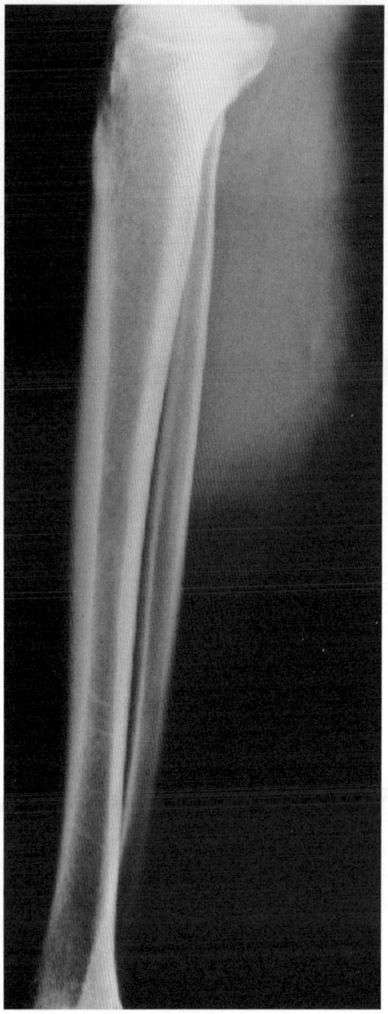

FIGURA 7.18A

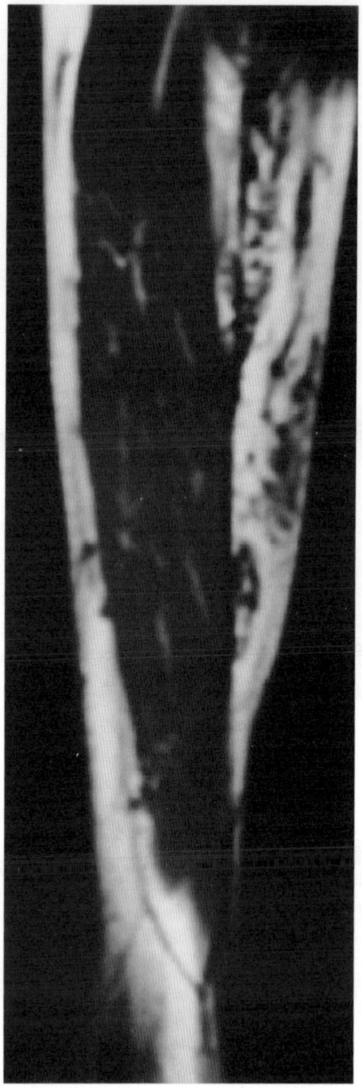

FIGURA 7.18B

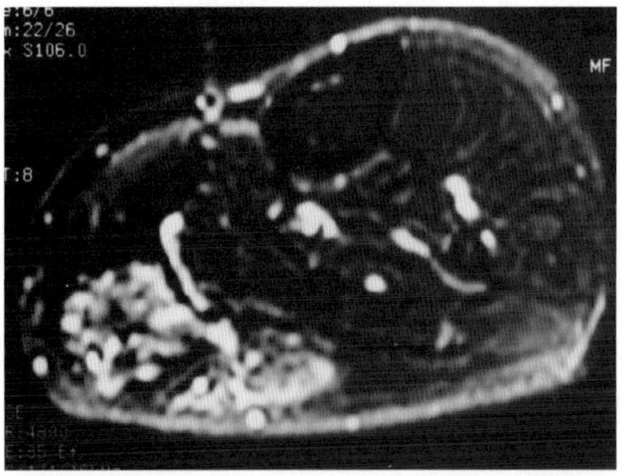

FIGURA 7.18C

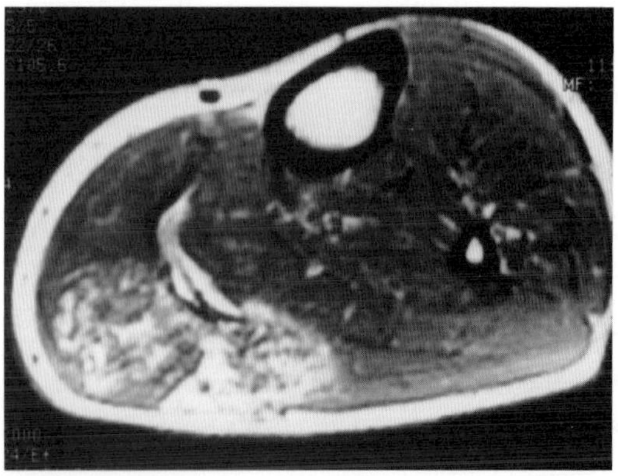

FIGURA 7.18D

ACHADOS

A. Radiografia lateral demonstra edema de tecidos moles com alguns flebólitos. A região de anormalidade demonstra densidades mosqueadas dentro do tecido adiposo e perda da demarcação aguda normal entre o tecido adiposo subcutâneo e a fáscia superficial.

B. Imagem de RM sagital ponderada em T1 demonstra estruturas tubulares com baixa intensidade de sinal em uma base de alta intensidade de sinal (tecido adiposo).

C. Imagem de RM axial ponderada em T2 demonstra estruturas tubulares de alta intensidade de sinal posteriormente.

D. Imagem de RM axial ponderada em T1 após injeção intravenosa de gadolínio demonstra realce da lesão.

DIAGNÓSTICO DIFERENCIAL Hemangioma, celulite.

DIAGNÓSTICO Hemangioma, tecidos moles.

DISCUSSÃO Flebólitos dentro da massa de tecidos moles na panturrilha são sugestivos de uma má formação vascular. Os achados de RM confirmam o diagnóstico. Na RM ponderada em T1, os hemangiomas caracteristicamente apresentam intensidade de sinal heterogêneo com algumas áreas de intensidade de sinal de tecido adiposo. Estruturas tubulares de baixa intensidade de vários tamanhos geralmente são evidentes. A RM ponderada em T2 mostra sinal líquido dentro das estruturas tubulares, correspondente ao fluxo sanguíneo lento. Os hemangiomas podem ser classificados histologicamente com base no tipo predominante de canal vascular.[22] Os três principais tipos são capilares, cavernosos e arteriovenosos. O tipo capilar costuma ser encontrado na derme ou nos tecidos subcutâneos e, geralmente, não são submetidos a exames diagnósticos por imagens. Os tipos arteriovenosos ou venosos são raros. O tipo cavernoso é o que com frequência se apresenta como uma massa de tecidos moles que necessita de imagens diagnósticas. Juntos, os achados radiológicos clássicos e os achados de RM são praticamente diagnósticos do hemangioma cavernoso.

Caso 7.19

HISTÓRIA CLÍNICA Corredor de *cross-country* de 15 anos com dor na perna.

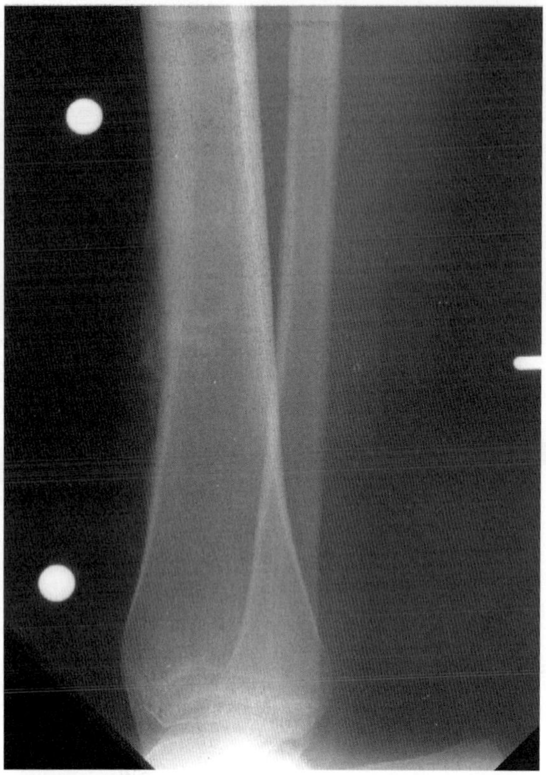

FIGURA 7.19A

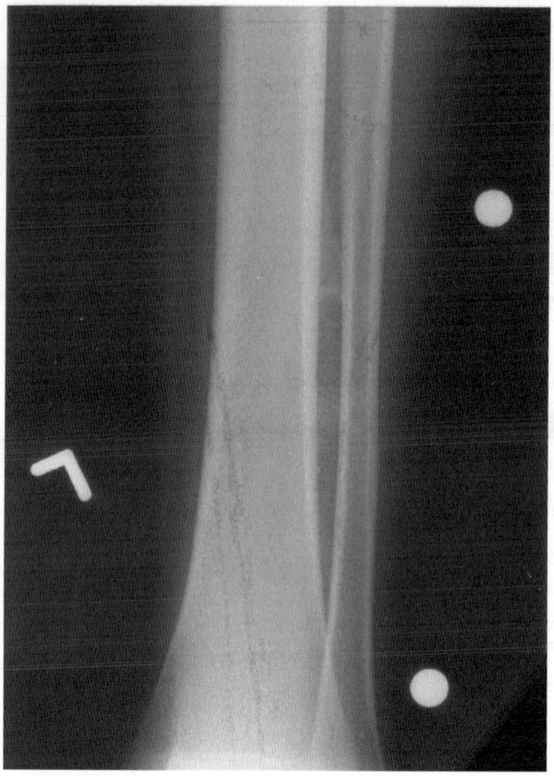

FIGURA 7.19B

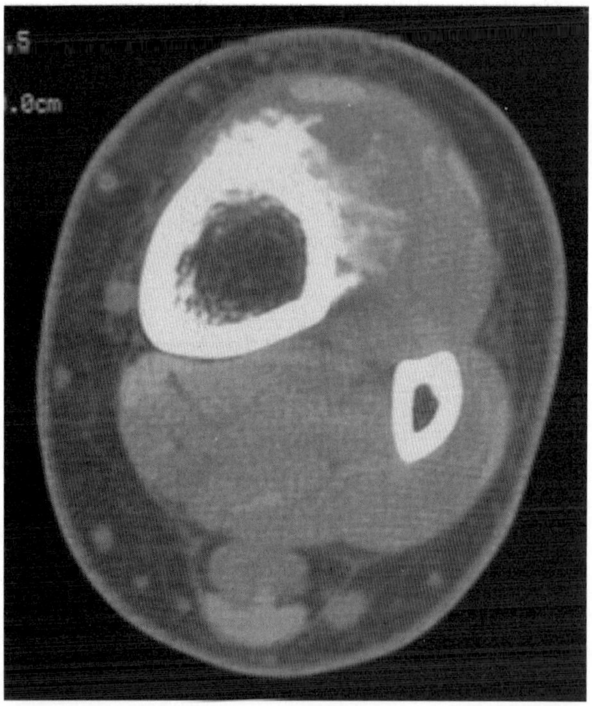

FIGURA 7.19C

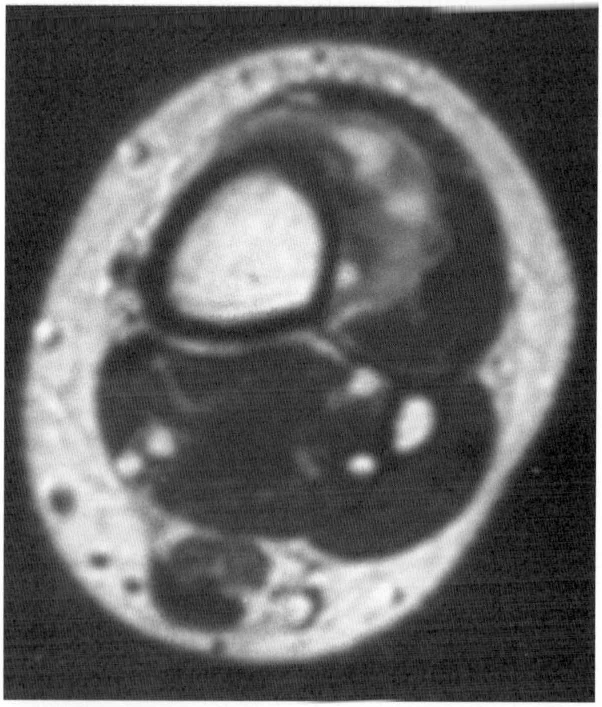

FIGURA 7.19D

ACHADOS

A, B. Radiografias lateral e AP da tíbia inferior demonstram uma massa na superfície cortical da tíbia distal. Observam-se regiões radioluzentes e escleróticas, com espículas de osso se projetando do córtex para os tecidos moles.

C. TC axial com contraste demonstra a massa tumoral se estendendo a partir da superfície cortical.

D. Imagem de RM axial ponderada em T1 após injeção de gadolínio demonstra uma massa contrastada justaposta sobre um córtex intacto, com regiões de baixo sinal dentro dele.

DIAGNÓSTICO DIFERENCIAL Osteossarcoma parosteal, osteossarcoma periosteal, osteossarcoma de superfície de alto grau, linfoma, condroma justacortical.

DIAGNÓSTICO Osteossarcoma periosteal.

DISCUSSÃO O osteossarcoma é um tumor formador de osso maligno incomum com três variantes comumente reconhecidas, mas raras, que se originam na superfície cortical: osteossarcoma parosteal, osteossarcoma periosteal e osteossarcoma de superfície de alto grau.[23] Os osteossarcomas periosteais compreendem cerca de 1,5% de todos os osteossarcomas. Geralmente encontrados na diáfise do fêmur ou tíbia, o pico de idade da descoberta é por volta dos 20 anos, e a maioria dos pacientes se apresenta após algumas semanas ou meses de dor, edema, sensibilidade ou presença de massa.[24] Os osteossarcomas periosteais são moderadamente diferenciados e condroblásticos, ao contrário dos osteossarcomas perosteais mais comuns, que são bem diferenciados e fibroblásticos. A presença de qualquer característica histológica de alto grau classificaria a lesão como um osteossarcoma de superfície de alto grau.[25]

Não está definido se esses osteossarcomas de superfície se originam no periósteo ou nas camadas externas do córtex. Nas imagens, os osteossarcomas periosteais aparecem como massas alongadas e parcialmente mineralizadas na superfície cortical de um osso longo na região diafisária, com córtex subjacente espessado e sólida reação periosteal nas margens. Regiões radioluzentes dentro do tumor correspondem à cartilagem tumoral não mineralizada, e espículas ósseas do tipo escova que se estendem do córtex subjacente para o tumor correspondem principalmente a trabéculas de osso reativo. Densidades manchadas, puntiformes e circulares no tumor representam mineralização de matriz tumoral condroide e osso reativo. A periferia da lesão apresentará menor mineralização. Os osteossarcomas periosteais são muito menos densos radiologicamente do que os osteossarcomas parosteais, refletindo a diferença em sua diferenciação histológica. O envolvimento mínimo do espaço da medula óssea pode ser visto na TC ou RM.[26] Os osteossarcomas periosteais são tratados com excisão ampla. O prognóstico é melhor que o dos osteossarcomas intramedulares de alto grau ou osteossarcomas de superfície de alto grau, mas pior que os dos osteossarcomas parosteais.

Caso 7.20

HISTÓRIA CLÍNICA Menino de 8 anos com edema indolor na perna.

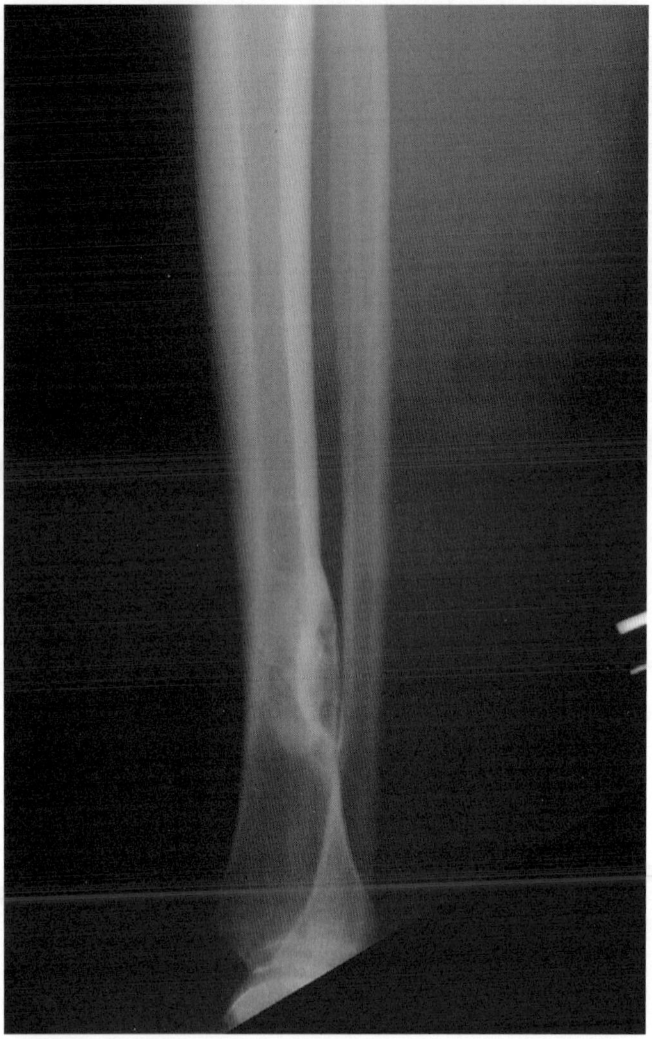

FIGURA 7.20A

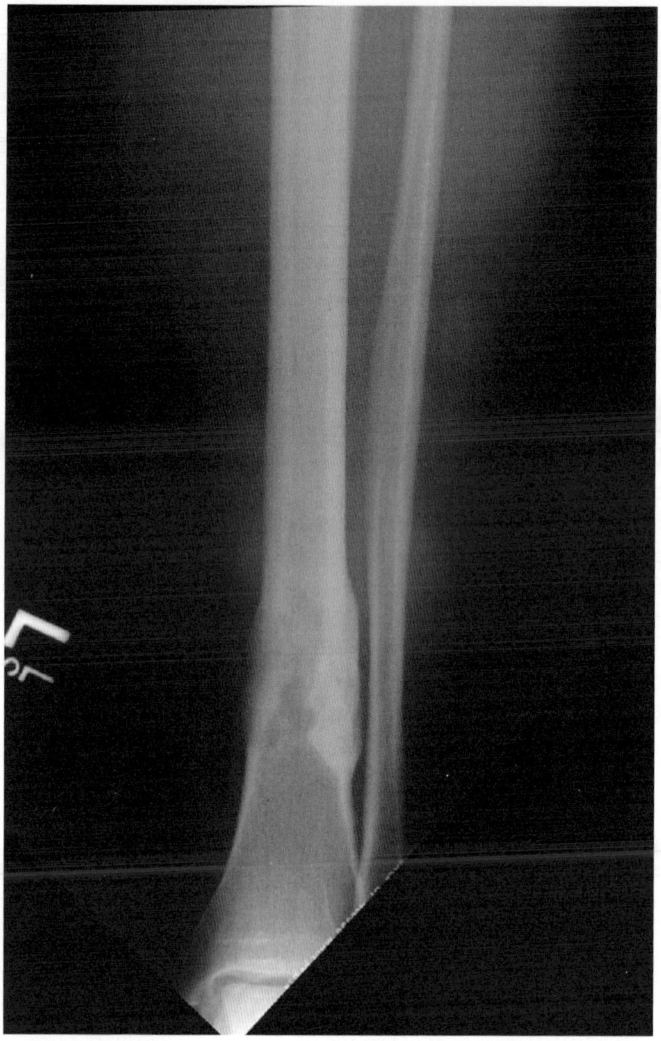

FIGURA 7.20B

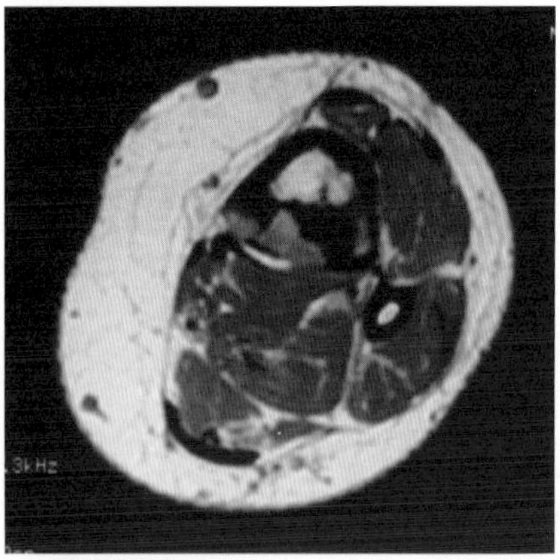

FIGURA 7.20C

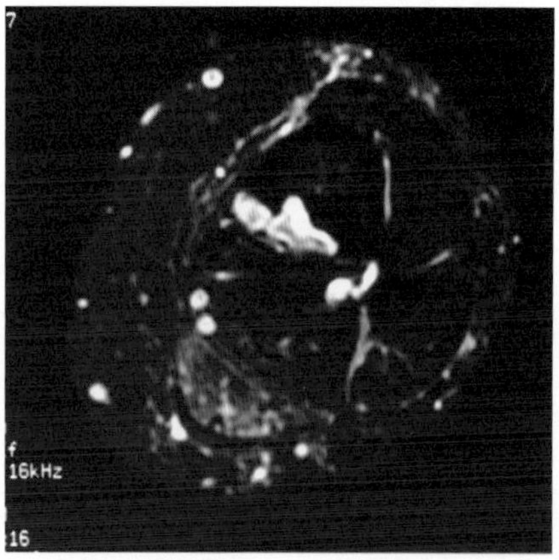

FIGURA 7.20D

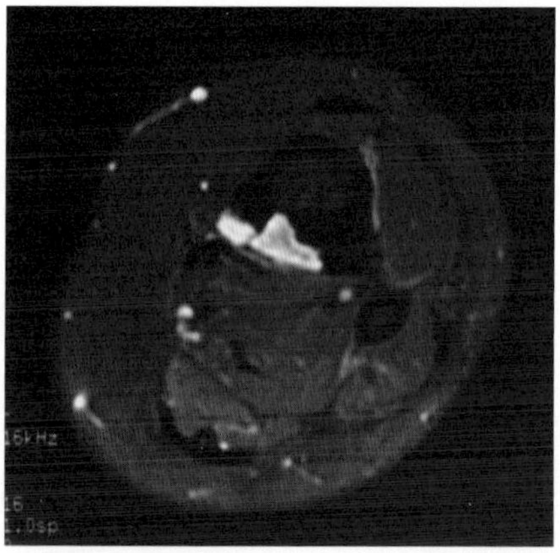

FIGURA 7.20E

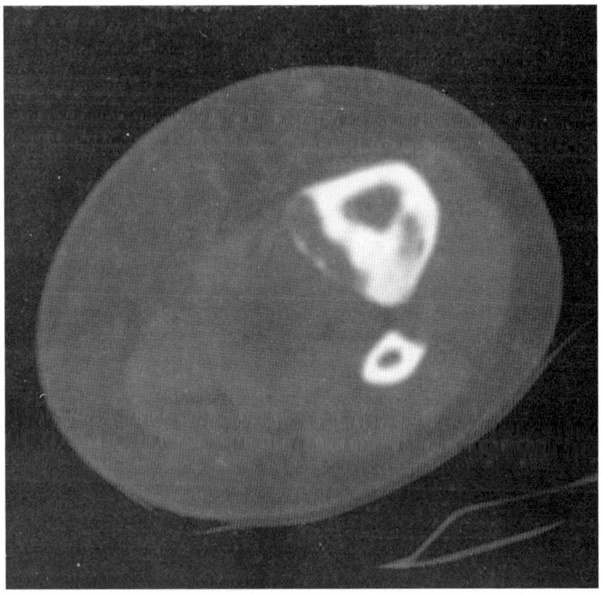

FIGURA 7.20F

ACHADOS

A, B. Radiografias lateral e AP da perna demonstram uma lesão cortical expansível da diáfise tibial distal. Osso periosteal maduro se acumulou ao redor da lesão.

C-E. Imagens de RM axiais da perna, com densidade de prótons (C), ponderada em T2 (D) e ponderada em T1 com contraste de gadolínio (E) demonstram uma lesão cortical heterogênea com sólida reação periosteal ao seu redor e intenso realce. Não se observam componentes extraósseos ou intramedulares.

F. TC axial demonstra uma borda fina de osso intacto circundando a superfície da lesão. A porção lateral da lesão demonstra mineralização em vidro fosco.

DIAGNÓSTICO DIFERENCIAL Adamantinoma, fibroma ossificante, neurofibromatose, displasia fibrosa.

DIAGNÓSTICO Fibroma ossificante (displasia osteofibrosa).

DISCUSSÃO O fibroma ossificante é considerado um distúrbio fibro-ósseo benigno que se assemelha a uma displasia fibrosa patológica e radiológica, exceto por sua localização intracortical. Campanacci publicou a primeira descrição abrangente dessa entidade.[27] As lesões são ligeiramente mais comuns em homens e costumam ocorrer em pacientes com menos de 10 anos de idade. O envolvimento está praticamente isolado à tíbia, em geral na diáfise média. Apesar de raro, pode ser observado o envolvimento fibular. As lesões podem se resolver espontaneamente ou demonstrar algum grau de progressão. Apesar de parecer ser uma entidade distinta, uma relação entre o adamantinoma e a displasia fibrosa foi sugerida. A displasia osteofibrosa pode ser um precursor do adamantinoma maligno, e a ocorrência simultânea de ambas as lesões foi documentada.[28-30] A reabsorção óssea com subsequente reparo fibroso pode ser responsável por essas lesões, ou então podem representar um tipo particular de displasia fibrosa.

Certas trissomias podem estar associadas com a displasia osteofibrosa.[31] Quanto à patologia, a presença de borda osteoblástica e trabéculas lamelares é uma característica histologicamente distintiva em relação à displasia fibrosa convencional.[32] Essas lesões podem demonstrar uma aparência radiológica similar à do adamantinoma; entretanto, características discriminativas incluem textura em vidro fosco do osso, abaulamento anterior e ausência de alterações destrutivas ou periosteais. Além disso, a displasia fibrosa geralmente ocorre em uma população mais jovem. Essas características permitiram a identificação adequada de displasia fibrosa ou osteofibrosa em 87% dos casos e adamantinoma em 95% dos casos, em um estudo.[33] A RM é inespecífica e não é particularmente útil na avaliação dessas lesões,[34] exceto talvez pela extensão anatômica. O tratamento conservador é defendido, já que se observa um alto índice de recorrência pós-cirúrgica.[35] Complicações prevalentes incluem fraturas patológicas e pseudartrose. Em uma série de 11 pacientes, quatro apresentaram fratura patológica, complicada por pseudartrose em dois dos casos.

Caso 7.21

HISTÓRIA CLÍNICA Mulher de 80 anos profundamente doente.

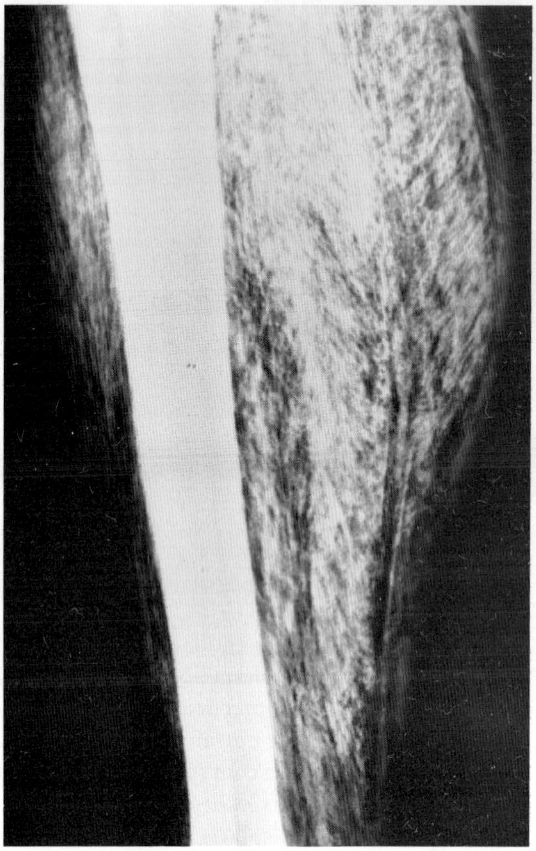

FIGURA 7.21A

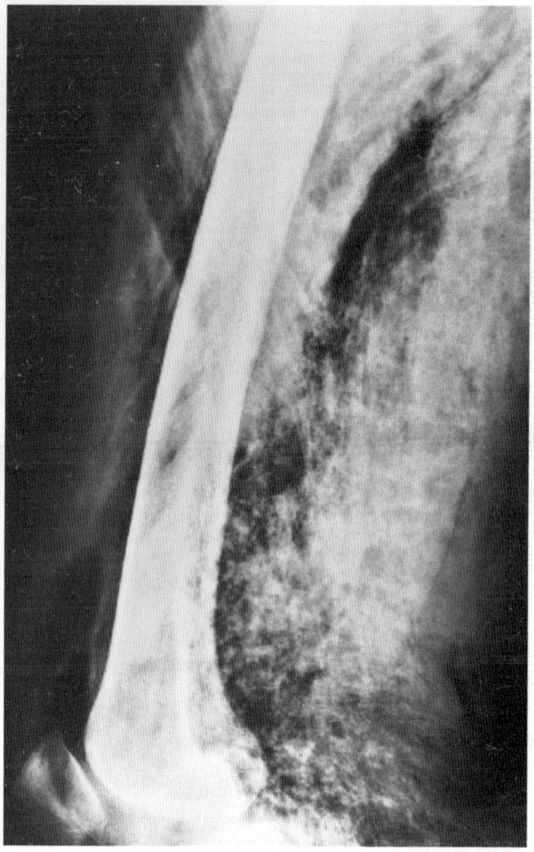

FIGURA 7.21B

ACHADOS Radiografias laterais da perna (A) e coxa (B) no mesmo lado. O gás dissecou para os tecidos moles profundos, delineando feixes musculares e planos fasciais.

DIAGNÓSTICO DIFERENCIAL Infecção, trauma penetrante, ulceração.

DIAGNÓSTICO Mionecrose por clostrídios (gangrena gasosa).

DISCUSSÃO A mionecrose por clostrídios geralmente é resultado de trauma. A contaminação das feridas traumáticas por clostrídios produz extenso dano tecidual e formação de gás nos tecidos desvitalizados (gangrena gasosa). O agente causador mais comum, *Clostridium perfringes*, é amplamente distribuído na natureza. A miosite por clostrídios possui uma aparência radiológica clássica de extensas coleções lineares de gás dispersas amplamente por todos os músculos afetados.

A mionecrose por clostrídios espontânea e não relacionada a trauma foi associada a câncer colorretal, leucemias, diabetes melito e imunossupressão relacionada a medicamentos.[36,37] As principais condições subjacentes na mionecrose espontânea por clostrídios consistem em malignidades hematológicas ou gastrintestinais, e os organismos mais implicados são *C. perfringens* e *C. septicum*.[38] A mortalidade pela mionecrose espontânea por clostrídios é maior do que a que ocorre na presença de trauma, com um índice de sobrevivência de somente 19%.[39]

Os sintomas consistem em dor, edema, bolhas hemorrágicas e crepitação, frequentemente acompanhados por choque. Cepas gram-positivas recuperadas da área infectadas ajudam a estabelecer o diagnóstico. Clostrídios são organismos que produzem gás; e a presença de gás, que é sugerida pela crepitação na área infectada clinicamente e confirmada por radiografia, deve sugerir o diagnóstico.

O tratamento é feito com desbridamento e terapia antibiótica. A terapia com oxigênio hiperbárico pode ser benéfica, demonstrando um efeito sinérgico na diminuição da morbidade e da mortalidade em modelos animais. Estudos retrospectivos em humanos sugerem que essa terapia pode diminuir a mortalidade por um fator de dois.[40]

Caso 7.22

HISTÓRIA CLÍNICA Mulher de 55 anos, e um caso semelhante.

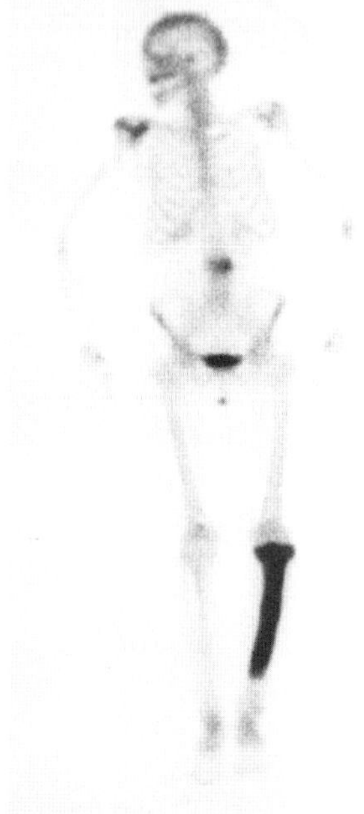

FIGURA 7.22A

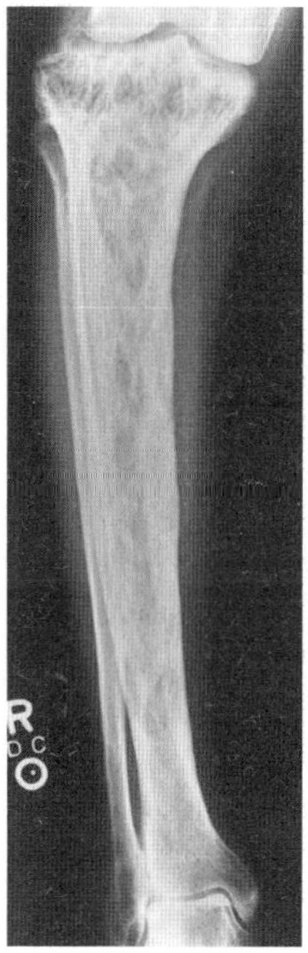

FIGURA 7.22B

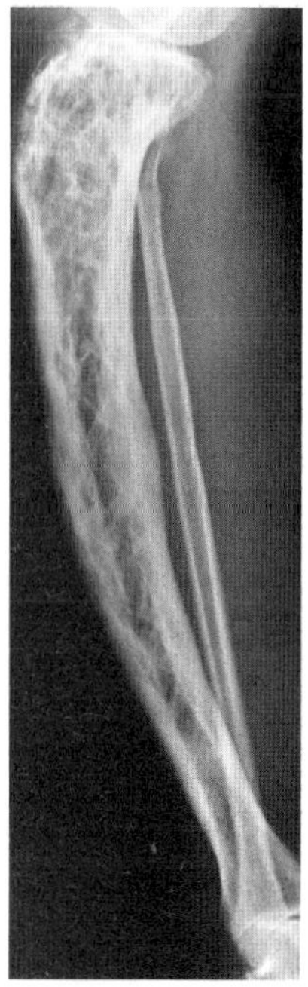

FIGURA 7.22C

ACHADOS

A. Cintilografia óssea de corpo inteiro com radionuclídeos demonstra intensa atividade na tíbia, estendendo-se do joelho até quase o tornozelo. Observa-se uma deformidade em arqueamento. Áreas adicionais de anormalidade são vistas na parte lombar da coluna vertebral e no ombro direito.

B, C. Caso semelhante: Mulher de 78 anos de idade. Radiografias AP e lateral da tíbia demonstram acentuado espessamento cortical e trabecular, começando na extremidade proximal da tíbia e estendendo-se para a metadiáfise distal. Na interface distal entre o osso normal e anormal, há uma região de osteólise em formato de chama.

DIAGNÓSTICO DIFERENCIAL Nenhum.

DIAGNÓSTICO Doença de Paget.

DISCUSSÃO A intensa atividade na cintilografia óssea que envolve um osso longo de uma extremidade até a outra é diagnóstica de doença de Paget. Nas radiografias, o espessamento cortical, o padrão trabecular grosseiro e a osteólise em formato de chama são típicos da doença de Paget.

A doença de Paget comumente começa na extremidade de um osso longo como uma zona de osteólise que, por fim, é substituída por espessamento cortical e trabecular.[41,42] O osso novo é fraco – um mosaico altamente vascularizado de osso reticulado e lamelar –, e ocorre um arqueamento lateral característico do fêmur ou arqueamento anterior da tíbia. Nas regiões das tuberosidades, o envolvimento primário pode começar na diáfise, como neste caso. Isso classicamente é descrito na tuberosidade tibial, mas também está presente nos trocanteres femorais ou nas tuberosidades umerais. Essa forma de doença de Paget é mais comum em pacientes mais jovens com doença monostótica que tendem a apresentar uma fosfatase alcalina normal.

Considerações diferenciais para arqueamento tibial anterior unilateral incluem anormalidade da tíbia em sabre vista na sífilis, neurofibromatose tipo 1 (caso em que o afinamento cortical é mais comum) e síndrome da banda amniótica (óbvia ao nascer). O tratamento geralmente é de suporte e direcionado para as complicações da doença; entretanto, não está claro quem está em risco para complicações ou se a medicação para diminuir o *turnover* ósseo é efetiva na diminuição da progressão da doença.

É interessante destacar que a região inicial da doença de Paget é a extremidade de um osso longo, uma área com extensa vascularidade, mas com pouca medula óssea hematopoiética. Portanto, o evento desencadeador primário parece depender da vascularidade, mas a propagação da doença depende da atividade osteoclástica da medula óssea hematopoiética.

Caso 7.23

HISTÓRIA CLÍNICA Menino de 10 anos com dor e sensibilidade na perna.

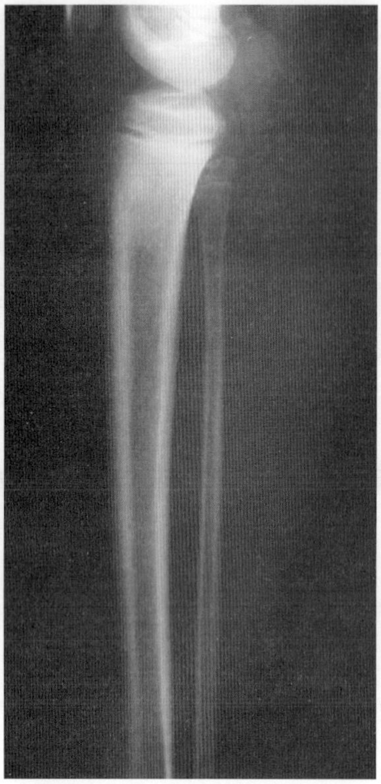

FIGURA 7.23A

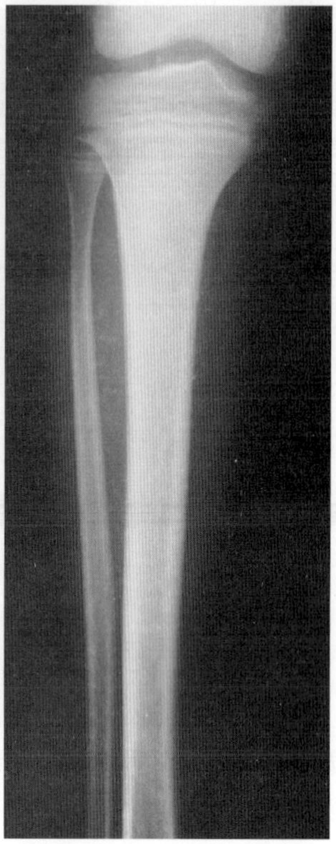

FIGURA 7.23B

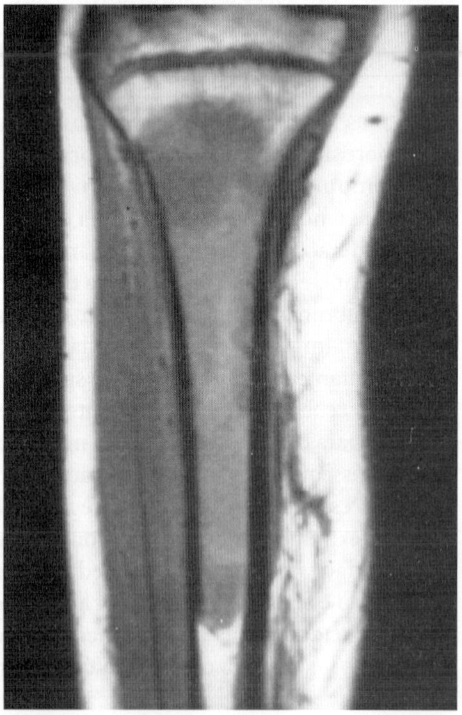

FIGURA 7.23C

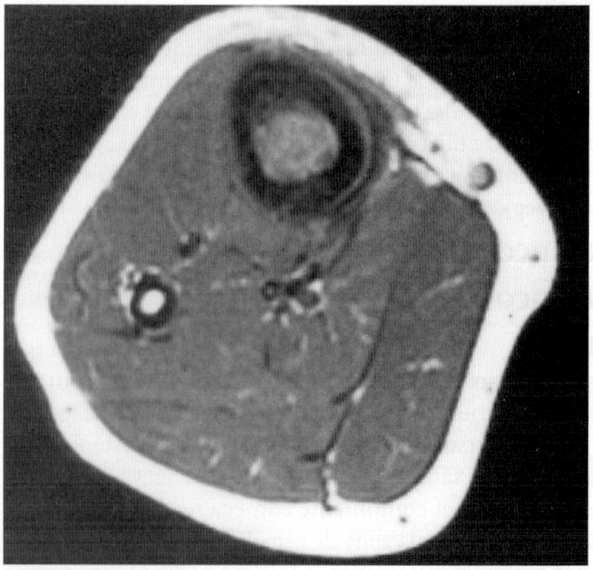

FIGURA 7.23D

ACHADOS

A, B. Radiografias lateral e AP da perna demonstram uma região indefinida de esclerose na tíbia proximal e uma reação periosteal sutil ao longo da diáfise proximal, vista posteriormente na radiografia lateral e lateralmente na radiografia AP.

C. Imagem de RM coronal ponderada em T1 demonstra a substituição da medula óssea adiposa na tíbia proximal. Osso reativo periosteal está presente ao longo de ambos os lados da diáfise, com uma fratura em tórus patológica do córtex lateral da metáfise.

D. Imagem de RM axial com densidade de prótons demonstra o processo intramedular permeando através do córtex para os tecidos moles vizinhos. Diminutas regiões focais de sinal intermediário dão uma aparência mosqueada e borrada ao osso cortical normalmente de baixo sinal homogêneo. Uma camada de osso periosteal circunda parte da tíbia.

DIAGNÓSTICO DIFERENCIAL Osteossarcoma, sarcoma de Ewing, linfoma.

DIAGNÓSTICO Sarcoma de Ewing.

DISCUSSÃO As radiografias são muito sutis e podem facilmente ser consideradas normais. A RM demonstra uma extensa lesão intramedular com um padrão de crescimento permeativo, característico de um processo de crescimento rápido. O diagnóstico diferencial é de lesão intramedular agressiva, e inclui neoplasia, bem como infecção. A localização é comum para osteossarcoma, sarcoma de Ewing e linfoma, que são os tumores ósseos mais comuns no grupo etário pediátrico. A osteomielite hematogênica começa na região metafisária da placa de crescimento e é improvável por esse motivo. A ausência de ossificação do tumor favorece o sarcoma de Ewing e linfoma, mas não foi obtida TC, e pequenas regiões podem não ser detectadas nas radiografias ou RM. Claramente, o diagnóstico definitivo deve ser feito por meio de biópsias.

Caso 7.24

HISTÓRIA CLÍNICA Menina de 13 anos com dor no joelho, e um caso semelhante.

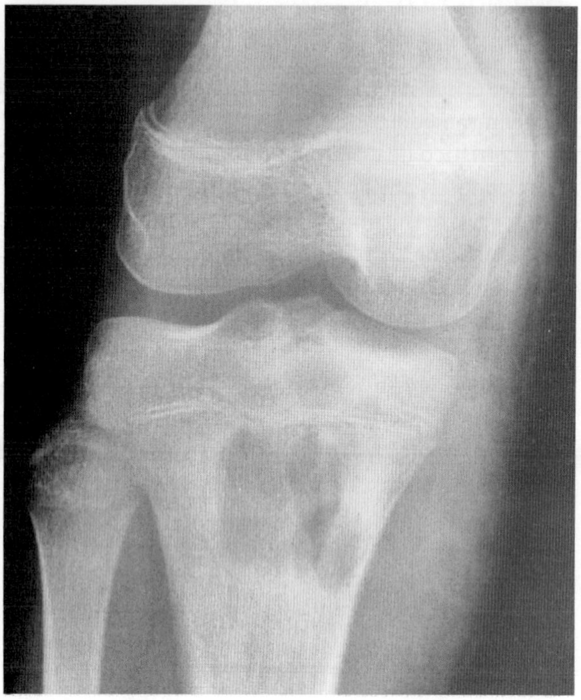

FIGURA 7.24A

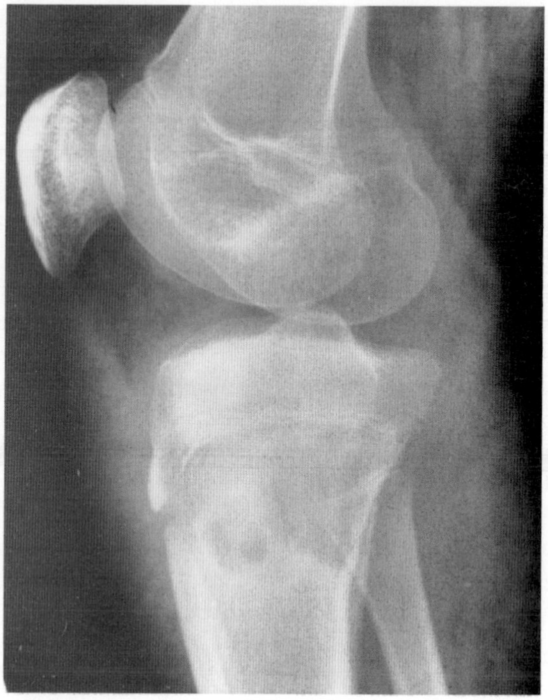

FIGURA 7.24B

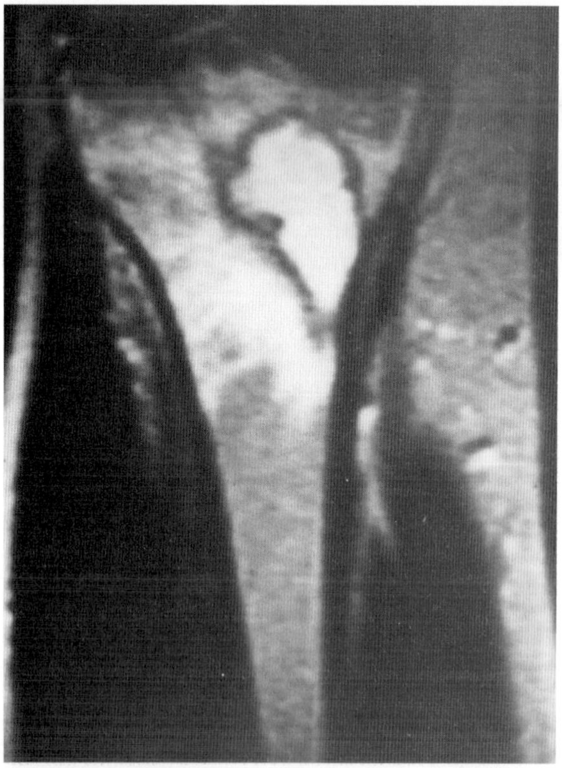

FIGURA 7.24C

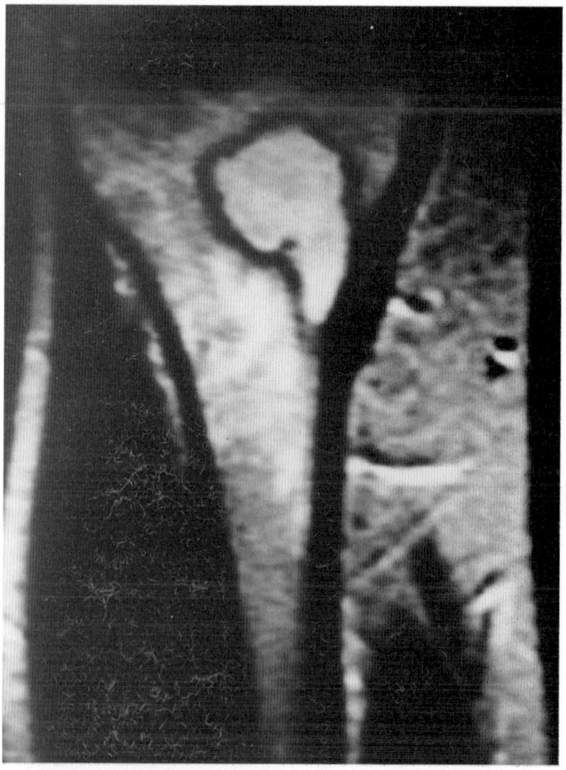

FIGURA 7.24D

ACHADOS

A, B. Radiografias AP e lateral do joelho. Uma lesão radioluzente na metáfise tibial proximal, ao lado da placa de crescimento, com um contorno ligeiramente lobular e esclerose circundante. A esclerose se funde de modo imperceptível ao osso adjacente. Há edema de tecidos moles, e posteriormente há presença de uma camada única de osso periosteal reativo sólido. Não se observa derrame articular no joelho.

C, D. Caso semelhante: homem jovem com dor no joelho. RM coronal ponderada em T2 demonstra uma área geográfica com alta intensidade de sinal, com borda de baixa intensidade na metadiáfise da tíbia e extensão para a superfície cortical. Presença de edema extenso ao redor da medula óssea.

DIAGNÓSTICO DIFERENCIAL Granuloma eosinofílico, infecção, linfoma, metástase.

DIAGNÓSTICO Abscesso de Brodie.

DISCUSSÃO O abscesso de Brodie é um abscesso ósseo local e subagudo que pode se apresentar na forma de lesão óssea solitária. Sintomas de dor recorrente e sensibilidade local com edema e eritema podem estar presentes por meses ou anos. A maioria dos casos ocorre em adolescentes e adultos jovens, mas a variação etária registrada é de 6 a 61 anos. Homens são mais afetados que mulheres, em uma proporção de 2:1. A localização típica é na metáfise ou diáfise do fêmur ou tíbia. O abscesso de Brodie pode surgir *de novo*, pode se desenvolver no mesmo local de um episódio agudo de osteomielite ou pode seguir um episódio agudo de osteomielite em outro local. Apenas 25% dos pacientes apresentam história de infecção antecedente ou demonstram sinais sistêmicos de infecção. *Staphylococcus aureus* é o organismo agressor mais comum.

Radiograficamente, o abscesso de Brodie aparece como uma área radioluzente bem definida no osso esponjoso, com margens lisas, arredondadas, geográficas e uma borda esclerótica espessa que pode se fundir de modo imperceptível com o osso circundante. A lesão pode parecer lobulada, com tratos radioluzentes em serpentina se estendendo ao longo do osso, algumas vezes levando a um seio de drenagem na pele. A TC é valiosa para a definição da esclerose reativa e pode permitir a identificação dos tratos no osso. A patologia correspondente é uma cavidade avascular, tipicamente de 1 a 4 cm de tamanho, revestida com tecido de granulação e preenchida com líquido, mas geralmente não por pus franco. O espessamento das trabéculas adjacentes à lesão pela formação de osso endosteal reativo pode formar uma borda esclerótica ao redor da cavidade.

Apesar de os abscessos de Brodie terem uma aparência característica, eles podem ser confundidos com outras lesões ósseas focais, incluindo tumores. A característica radiológica principal do abscesso de Brodie é a formação extensa de osso reativo que apresenta uma interface aguda com a lesão, mas que se funde gradualmente com o osso normal circundante.

Caso 7.25

HISTÓRIA CLÍNICA Homem de 47 anos com dor nos joelhos durante várias semanas.

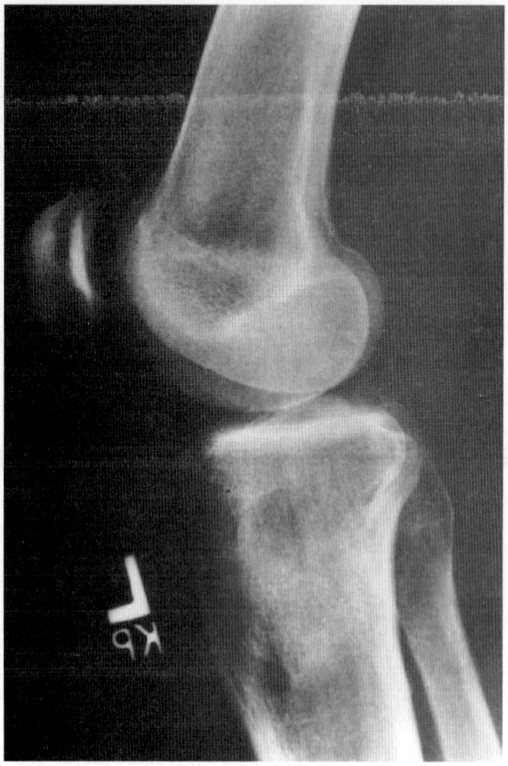

FIGURA 7.25A

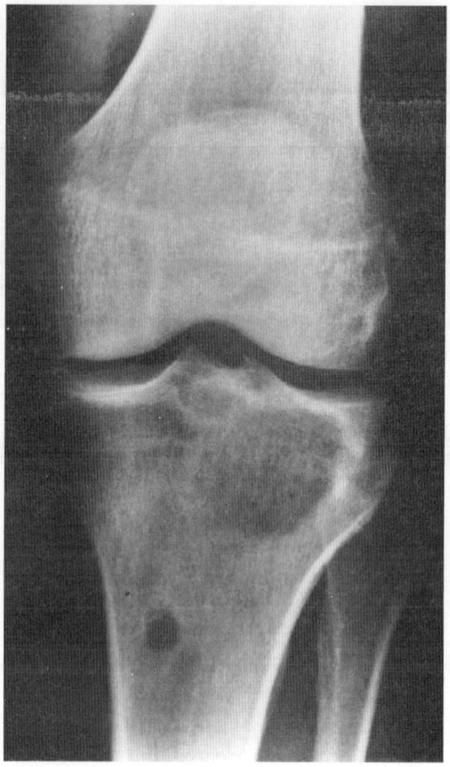

FIGURA 7.25B

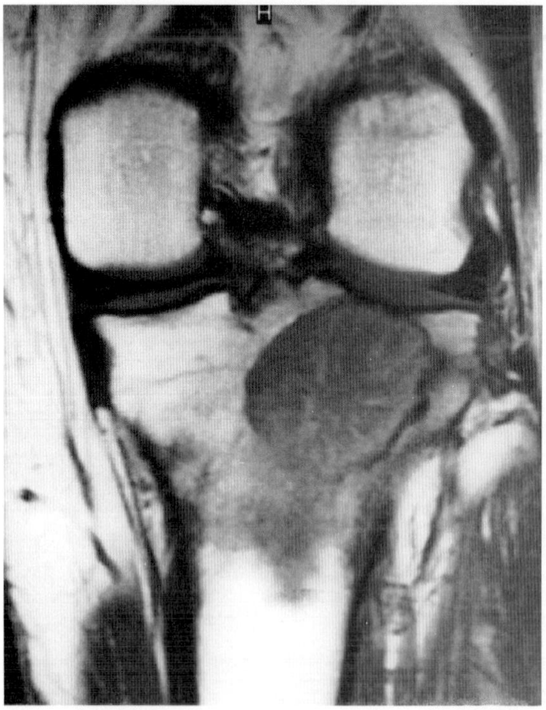

FIGURA 7.25C

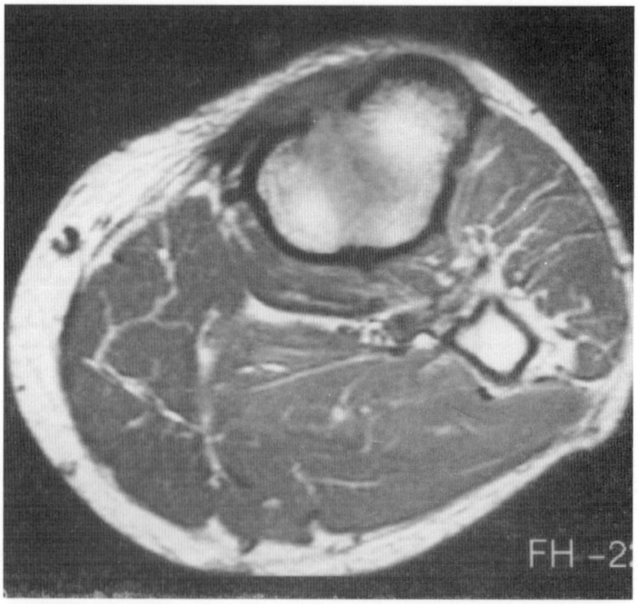

FIGURA 7.25D

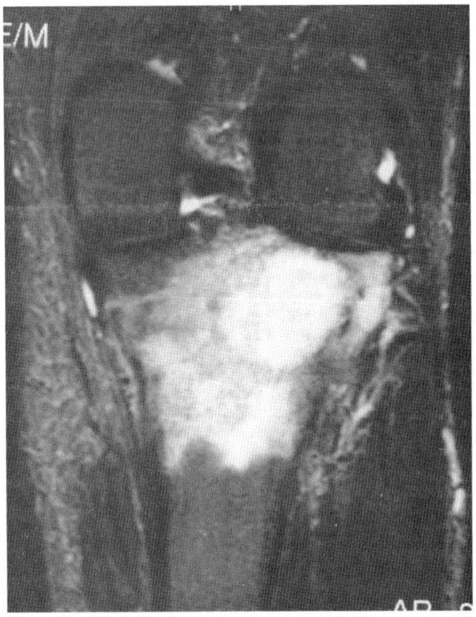

FIGURA 7.25E

ACHADOS

A, B. Radiografias lateral e AP do joelho demonstram um processo destrutivo na tíbia proximal com uma lesão proximal arredondada maior e uma lesão distal menor. Pode haver uma vaga rarefação conectando essas lesões, com algumas áreas de esclerose circunjacente. A esclerose não circunda completamente as áreas de destruição. Não se observa formação de osso periosteal. Não se observa derrame articular no joelho.

C. RM coronal ponderada em T1 demonstra a lesão proximal se estendendo para a superfície articular da tíbia, com uma borda parcial de osso reativo de baixo sinal.

D. RM axial ponderada em T1 através da porção mais distal da lesão demonstra um defeito no córtex tibial anterior, com extensão bem localizada para os tecidos moles.

E. RM coronal ponderada em T2 com supressão de gordura demonstra sinal brilhante dentro da tíbia proximal. Não se observa envolvimento da articulação do joelho.

DIAGNÓSTICO DIFERENCIAL Infecção, metástase, linfoma, adamantinoma, transformação maligna na doença de Paget, radiação ou osteonecrose.

DIAGNÓSTICO Osteomielite tuberculosa.

DISCUSSÃO Presença de extensa destruição óssea com mínima formação de osso reativo. A aparência é mais sugestiva de infecção do que de neoplasia, em razão da morfologia de destruição, mas a ausência de formação de osso reativo seria inesperada para um patógeno piogênico.

A osteomielite tuberculosa que não envolve uma articulação é incomum. Nas radiografias, lesões avançadas como essas podem simular uma osteomielite piogênica crônica, abscesso de Brodie, tumor ou lesões granulomatosas.[43] Não existem características de imagens particulares que permitam um diagnóstico radiológico conclusivo. A biópsia é mandatória para confirmar o diagnóstico. Em um estudo, a prevalência dos envolvimentos osteoarticulares periféricos em pacientes com tuberculose conhecida foi de 0,05%, com a maioria desses casos envolvendo a articulação e as epífises adjacentes.[44] Casos que envolveram as articulações se apresentaram na forma de artrite destrutiva, enquanto casos que envolveram somente o osso apresentaram aparência de tumor lítico.

A tuberculose demonstra uma ressurgência nos últimos anos. Regiões de predileção incluem a coluna, quadril e joelho. O modo de disseminação da infecção micobacteriana para o osso é hematogênico. Ao chegar ao osso, o hospedeiro desencadeia uma resposta antigênica, que consiste na reação de células gigantes multinucleadas e linfócitos. Ocorre uma necrose caseosa, resultando em destruição óssea e reação do hospedeiro similar à osteomielite piogênica. Alterações da medula óssea, conforme observadas na RM, são similares às da infecção piogênica, mas as alterações na tuberculose geralmente progridem em um ritmo mais lento. Pode-se notar a presença de bursite, como observado aqui, e tendinose. A tríade de Phemister na tuberculose consiste em osteoporose justarticular, erosões periféricas e ausência evidente de alteração no espaço articular até estágios tardios do curso da doença. Quando ocorre a obliteração do espaço articular, geralmente isso acontece por fibrose e não por anquilose óssea. Observe a preservação relativa do espaço cartilaginoso neste caso. Nas radiografias, a osteomielite tuberculosa avançada pode simular uma osteomielite piogênica crônica, abscesso de Brodie, tumores ou outras lesões granulomatosas.

Caso 7.26

HISTÓRIA CLÍNICA Pedestre de 53 anos atingido por um carro.

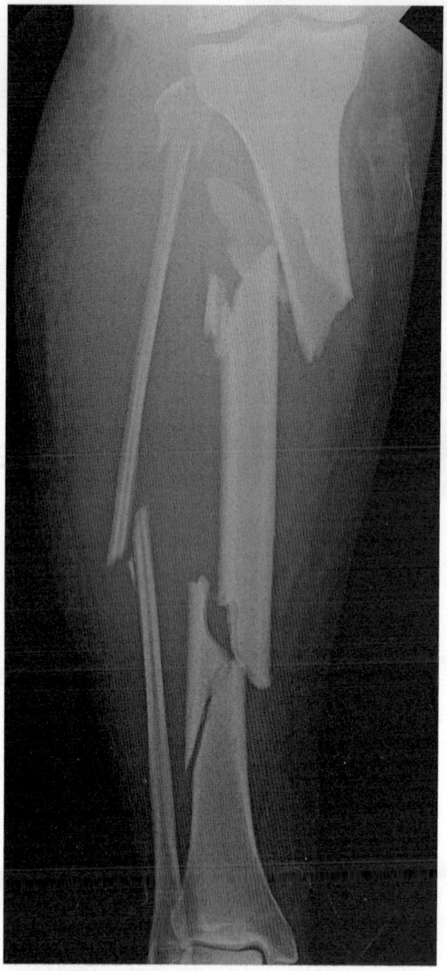

FIGURA 7.26A

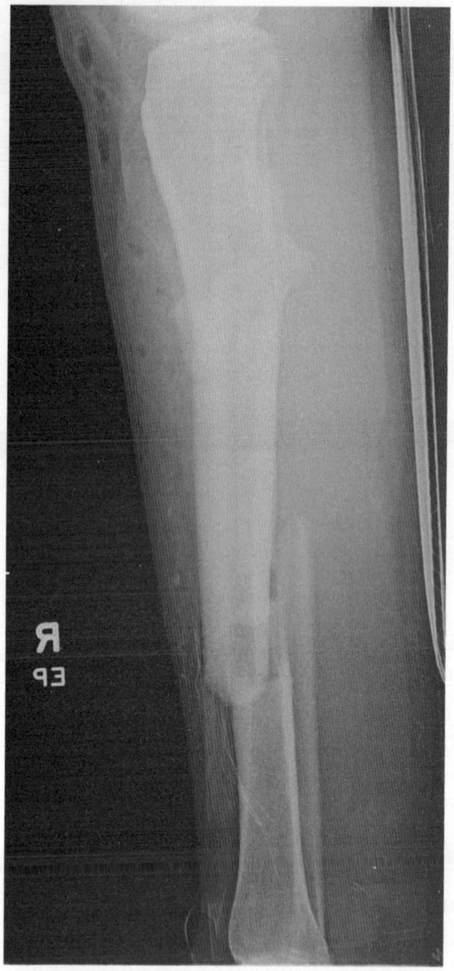

FIGURA 7.26B

ACHADOS

A. Radiografia AP da perna direita demonstra uma fratura segmentar cominutiva da tíbia e uma fratura da diáfise média da fíbula.

B. Radiografia lateral demonstra gás nos tecidos moles anteriores, além das fraturas.

DIAGNÓSTICO DIFERENCIAL Nenhum.

DIAGNÓSTICO Fratura segmentar aberta.

DISCUSSÃO Este paciente foi atingido no lado direito por um carro, levando ao arqueamento da tíbia ao redor do para-choque. O resultado é um par de fraturas transversas com fragmentos em borboleta, isolando um segmento da diáfise tibial. As fraturas causadas por sobrecarga indireta resultam em lesões à distância da região da sobrecarga. Elas apresentam linhas de fratura com morfologia previsível, dependendo do modo de sobrecarga. O arqueamento resulta em forças tensoras sobre o seu lado convexo e forças compressivas no seu lado côncavo. As forças tensoras causam uma fratura transversa, enquanto as forças compressivas causam fraturas oblíquas simétricas e o fragmento em borboleta. A fratura com essa morfologia sempre é resultado da sobrecarga sob arqueamento, e o fragmento em borboleta estará no seu lado côncavo. Algumas vezes, o arqueamento resultará em uma fratura oblíqua única no lado côncavo que se conecta com a fratura transversa, deixando uma linha de fratura que se assemelha a um taco de hóquei.

Caso 7.27

HISTÓRIA CLÍNICA Menino de 2 anos cuja mãe relatou que ele caiu enquanto ela não estava olhando.

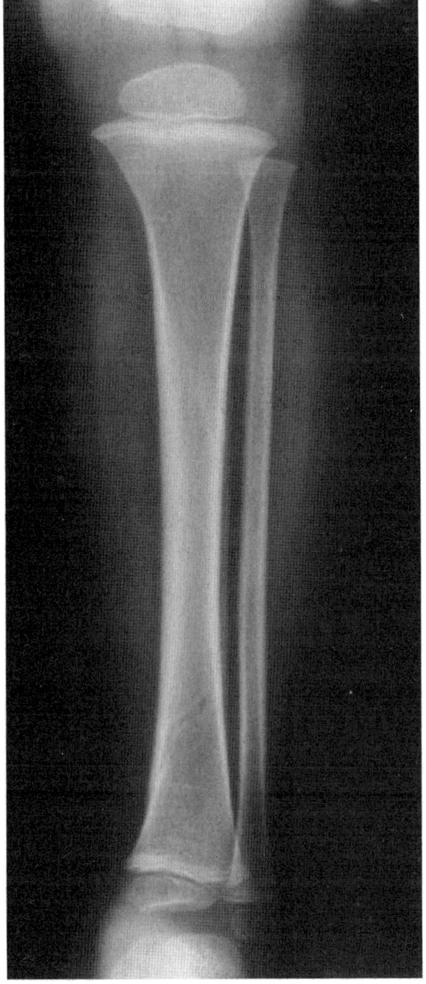

FIGURA 7.27A

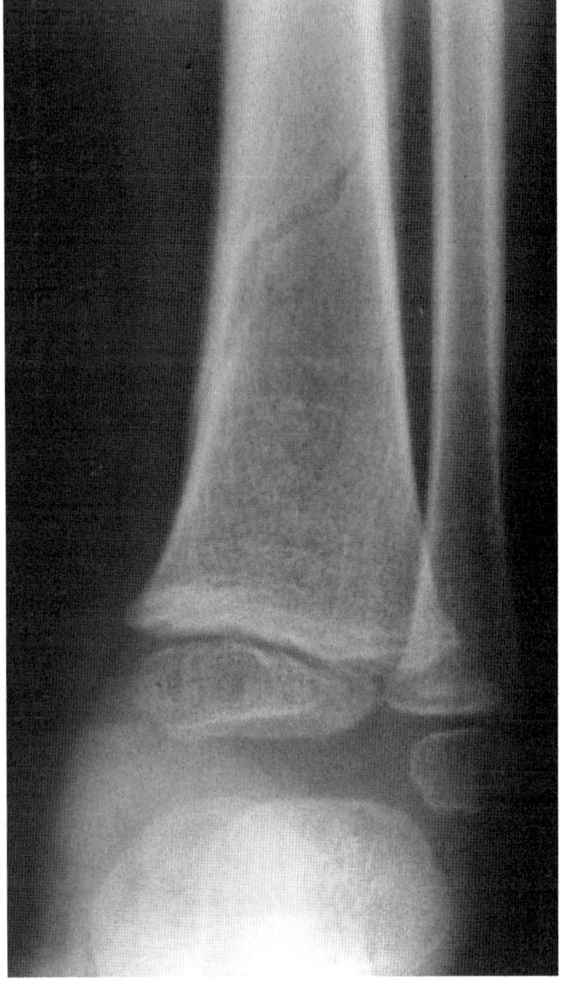

FIGURA 7.27B

ACHADOS A, B. Radiografias AP da tíbia (completa [A] e detalhe [B]) demonstram uma fratura curva não desviada da diáfise tibial distal.

DIAGNÓSTICO DIFERENCIAL Fratura acidental, trauma infligido.

DIAGNÓSTICO Fratura do pré-escolar.

DISCUSSÃO Esta é uma fratura espiral sem desvio da metáfise tibial distal em uma criança de 2 anos. A idade da criança e a localização da fratura são típicas dessa lesão por estresse. As repetidas quedas com torção durante o aprendizado da marcha nessas crianças resultam nessa fratura característica.

As fraturas espirais ou oblíquas isoladas da diáfise tibial são lesões comuns em crianças em idade pré-escolar (daí serem conhecidas como "fraturas do pré-escolar"). A fíbula geralmente está intacta. Essas lesões ocorrem após queda com torção do pé, e o episódio traumático costuma ser inofensivo ou não é testemunhado. Essas fraturas podem ser extremamente sutis nas radiografias, porque a baixa energia que a lesão produz é insuficiente para desviá-las. De modo geral, a apresentação clínica é uma incapacidade de sustentar o peso do corpo sobre o membro, claudicação ou simplesmente aparecimento de dor com a sustentação do peso. Exames de acompanhamento demonstrarão osso novo periosteal, indicativo de consolidação. As fraturas por mecanismos similares podem ocorrer com menor frequência no fêmur ou nos metatarsos. As fraturas do pré-escolar devem ser diferenciadas daquelas causadas por traumas infligidos, como nos casos de crianças espancadas.

Caso 7.28

HISTÓRIA CLÍNICA Corredor de 19 anos com dor na face medial anterior da perna. A, Radiografia na apresentação, e B, após 8 semanas; C-D, RM na apresentação.

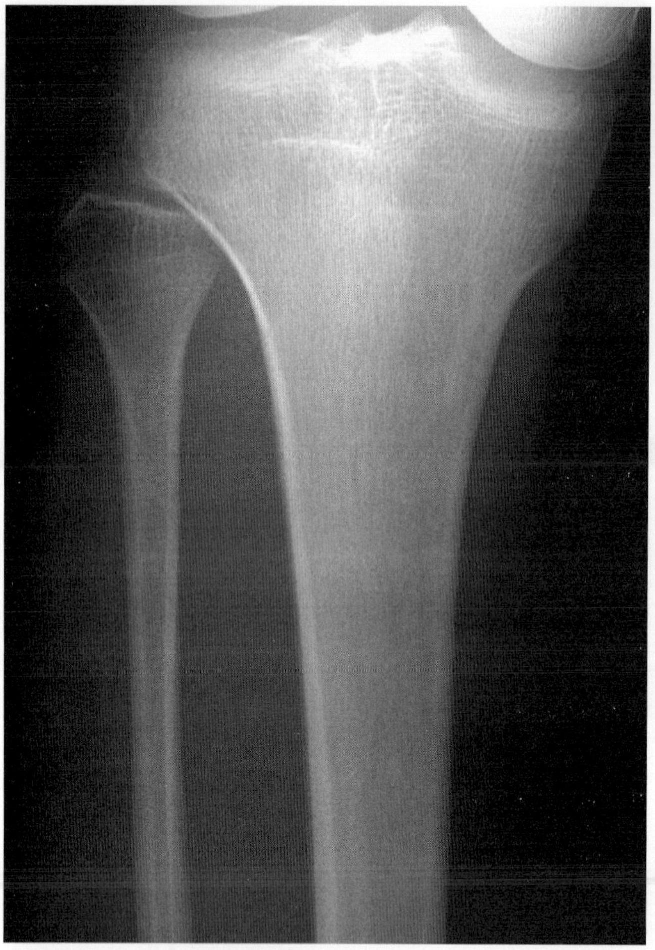

FIGURA 7.28A

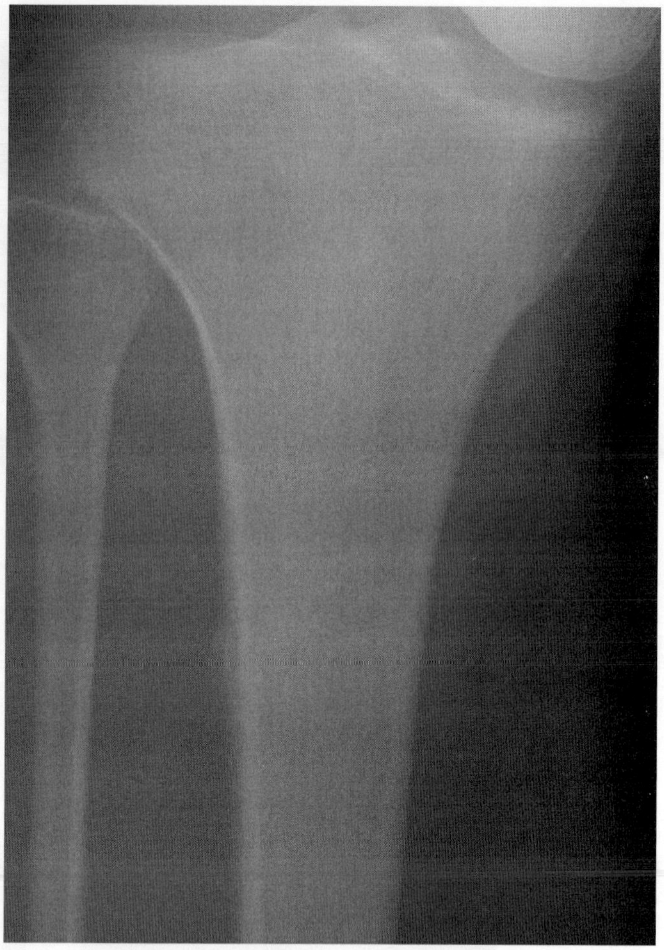

FIGURA 7.28B

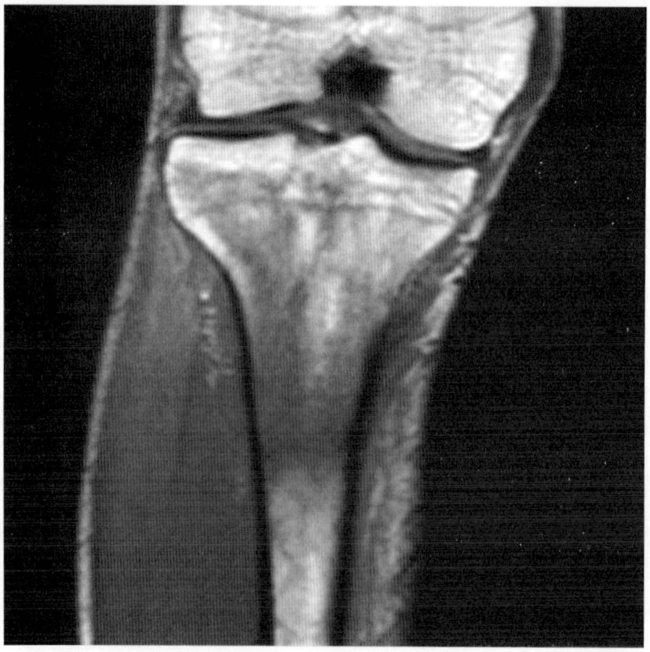

FIGURA 7.28C

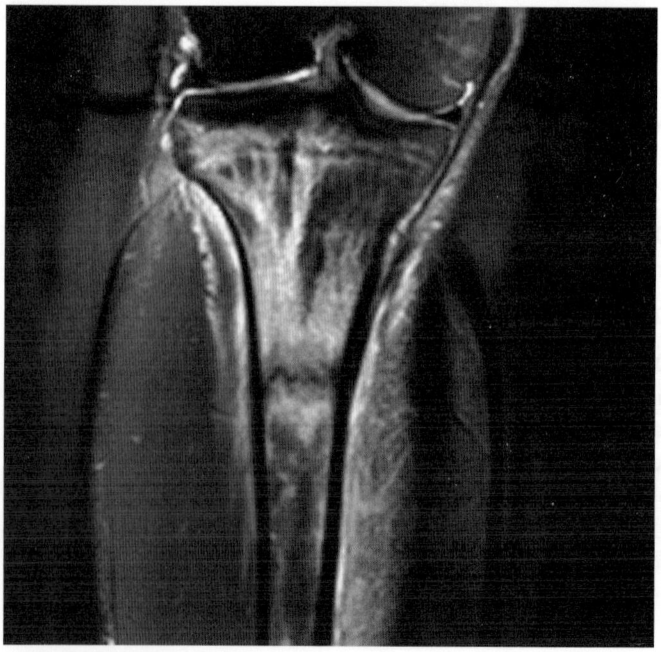

FIGURA 7.28D

ACHADOS

A. Radiografia AP inicial da tíbia proximal é normal.

B. Oito semanas depois, a radiografia AP demonstra uma reação periosteal focal ao longo da face lateral da diáfise tibial proximal.

C, D. Imagens de RM coronal ponderada em T1 (C) e STIR (D) demonstram uma banda linear orientada horizontalmente de baixa intensidade de sinal na metáfise tibial proximal com edema de medula óssea e periosteal adjacente.

DIAGNÓSTICO DIFERENCIAL Nenhum.

DIAGNÓSTICO Fratura por estresse.

DISCUSSÃO A banda linear com intensidade de sinal reduzida dentro da metáfise tibial é orientada perpendicularmente ao eixo longo, entra em contato com o córtex e é circundada por uma área mal definida de redução de intensidade de sinal que representa edema de medula óssea. Esses achados são característicos de uma fratura por estresse. A história clínica e a radiografia de acompanhamento que demonstram as alterações escleróticas de consolidação confirmam o diagnóstico.

As fraturas por estresse ocorrem após atividade muscular repetitiva e prolongada que exerce maior estresse sobre uma área de osso do que o usual. O osso responde a esse estresse com remodelagem e fortalecimento para acomodar o estresse adicional, mas existe um período vulnerável no qual o osso é enfraquecido pela reabsorção óssea intracortical na preparação para formação de osso novo. O termo fratura por estresse engloba as fraturas por fadiga e fraturas por insuficiência. As fraturas por fadiga, o tipo visto em atletas, são causadas por estresses anormais repetitivos exercidos sobre o osso normal (como neste caso). As fraturas por insuficiência são causadas por estresses normais exercidos sobre o osso anormal ou com resistência insuficiente. Por exemplo, fraturas por compressão da coluna em pacientes com osteoporose senil são fraturas por insuficiência. O osso osteoporótico não possui mais força suficiente para suportar o estresse compressivo normal do peso corporal.

As características de imagens das fraturas por estresse geralmente são diretas: uma banda linear de maior densidade na radiografia, diminuição linear de sinal na RM ponderada em T1 ou de densidade de prótons, ou um foco linear de captação do radiotraçador. De modo característico, essas anormalidades lineares são orientadas perpendicularmente ao eixo longo do osso envolvido. Quanto à fisiopatologia, os achados são decorrentes da formação de calo ao redor de microfraturas trabeculares. Alterações iniciais de reação de estresse podem ser muito mais difíceis de detectar. As radiografias simples podem ser normais quando os pacientes são avaliados pela primeira vez, ou podem demonstrar alterações reabsortivas muito sutis dentro do córtex.[45] A RM ou exames de cintilografia podem demonstrar somente áreas amorfas de anormalidade, apesar de geralmente sugerirem o diagnóstico muito antes de que seja detectado nas radiografias simples.

As localizações das fraturas por fadiga variam de acordo com o tipo específico de atividade física. Corredores são mais propensos a desenvolvê-las na tíbia, enquanto recrutas militares são mais propensos a desenvolvê-las nos metatarsos e no calcâneo.

Caso 7.29

HISTÓRIA CLÍNICA Três recrutas do exército em treinamento básico.

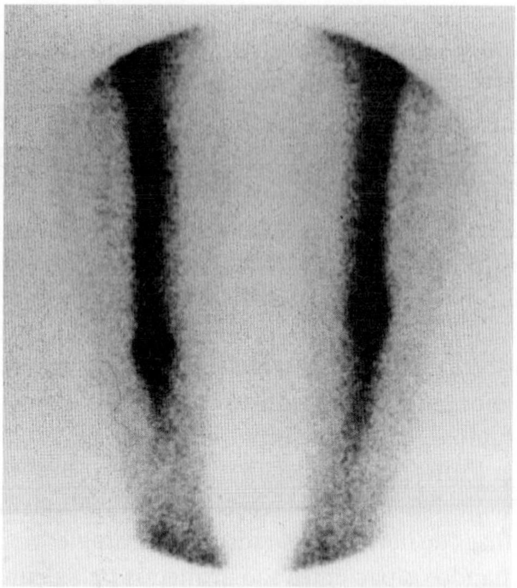

FIGURA 7.29A

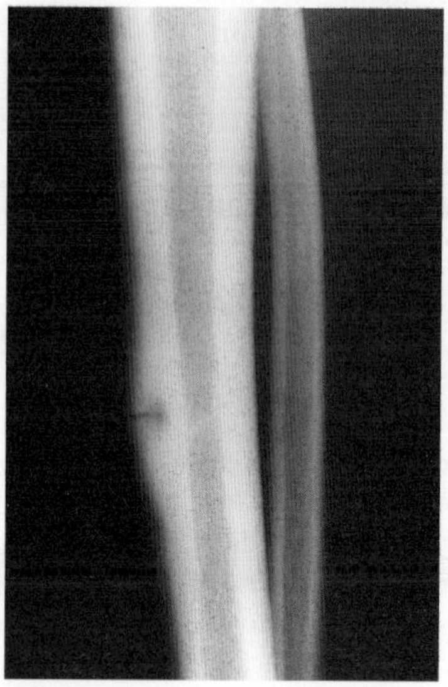

FIGURA 7.29B

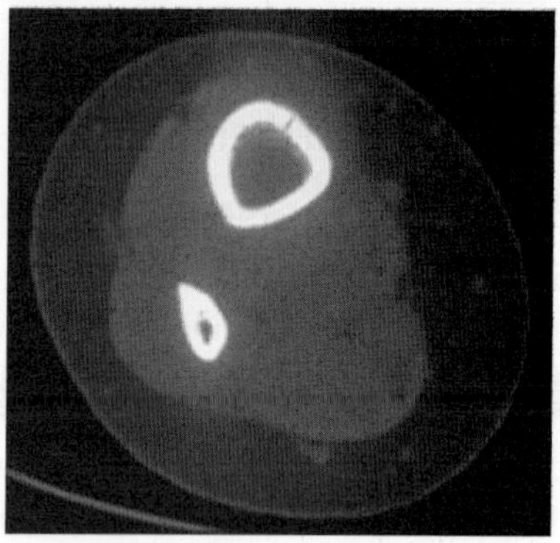

FIGURA 7.29C

ACHADOS

A. Caso 1. Cintilografia óssea. Vista anterior de ambas as pernas demonstram intensa atividade na diáfise média de ambas as tíbias, com uma ampla região de menor atividade focal e menos intensas ao longo das diáfises proximais.

B. Caso 2. Radiografia lateral da perna (detalhe). O córtex anterior da tíbia está acentuadamente espessado. Observa-se uma radiolucência transversa que se estende a partir da superfície periosteal parcialmente através do córtex, com uma região de radiolucência mal definida ao redor da margem profunda da radiolucência.

C. Caso 3. TC axial do terço médio da diáfise tibial demonstra uma linha radioluzente longitudinal através do córtex tibial anteromedial, com leve reação óssea periosteal e endosteal.

DIAGNÓSTICO DIFERENCIAL Fraturas por estresse em diferentes estágios.

DIAGNÓSTICO Caso 1: fraturas bilaterais por estresse da tíbia e remodelagem por estresse. Caso 2: fratura por estresse da tíbia anterior com não união. Caso 3: fratura longitudinal por estresse da tíbia anterior.

DISCUSSÃO A cintilografia óssea no Caso 1 demonstra aumento de atividade ao longo das diáfises tibiais, que é consistente com remodelagem após estresse. As áreas mais focais de atividade correspondem a fraturas por estresse. A radiografia lateral da perna no Caso 2 demonstra espessamento cortical anterior da tíbia por remodelagem após estresse, bem como fratura por estresse. A radiolucência ao redor da margem profunda da linha de fratura é indicativa de não união. A TC no Caso 3 demonstra uma fratura longitudinal do córtex tibial anteromedial, envolvendo o terço médio da diáfise.

As fraturas por estresse da tíbia geralmente são observadas em populações atléticas ou de militares. Estima-se que ocorrem em 20% dos recrutas, e uma localização favorecida é o córtex posteromedial da diáfise tibial proximal. É provável que o fator que mais contribua para essa lesão esteja relacionado às forças de arqueamento tibial em direção anterior-posterior.[46] As fraturas que envolvem o terço médio da tíbia são muito menos comuns e representam problemas diagnósticos, bem como de tratamento. Geralmente, essas fraturas são transversais, apesar de poderem ser verticais, como no Caso 3.[47] Com muita frequência, as radiografias iniciais demonstram somente espessamento do córtex anterior. A canelite representa uma condição mais leve no mesmo espectro. Um imobilizador pneumático pode produzir uma recuperação mais rápida e permitir que o paciente se engaje mais precocemente em atividades atléticas.[48]

A não união representa uma complicação incomum, apesar de as fraturas por estresse da diáfise média da tíbia na região cortical anterior serem bastante propensas a demonstrar essa complicação. Em uma série de atletas com essas fraturas, o tempo total entre os sintomas iniciais e o retorno às competições foi de 12,5 meses.[49] Se a terapia conservadora falhar após alguns meses, o tratamento cirúrgico com ressecção da fratura é aconselhado.[50] A fixação intramedular com haste pode beneficiar os pacientes com fraturas por estresse recorrentes, que geralmente são vistas em atletas e recrutas do exército.[51]

Caso 7.30

HISTÓRIA CLÍNICA Mulher de 43 anos com história de dor e edema na perna com 2 semanas de evolução.

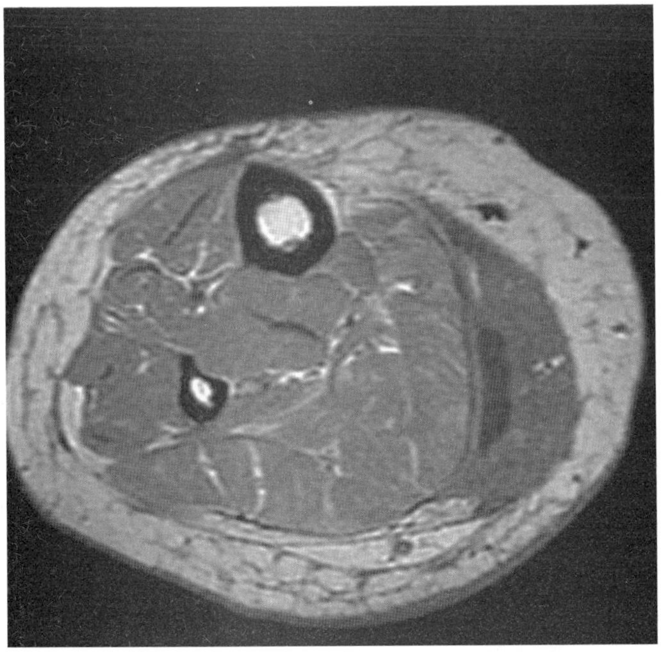

FIGURA 7.30A

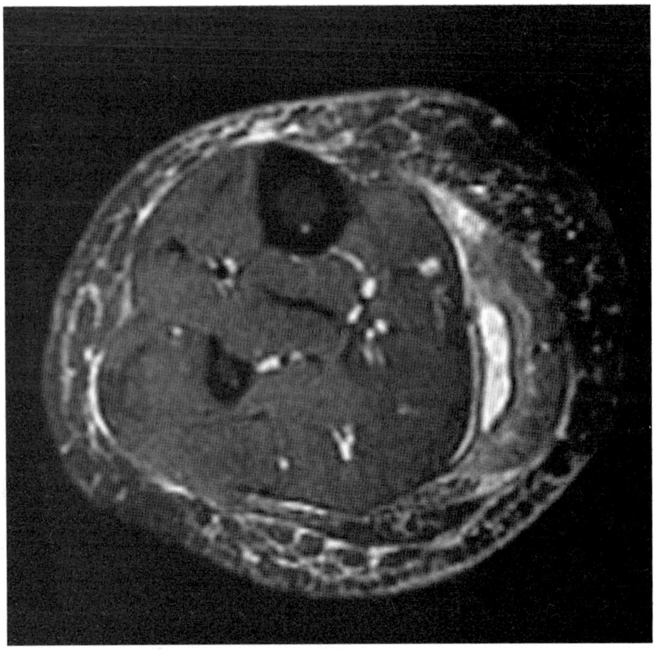

FIGURA 7.30B

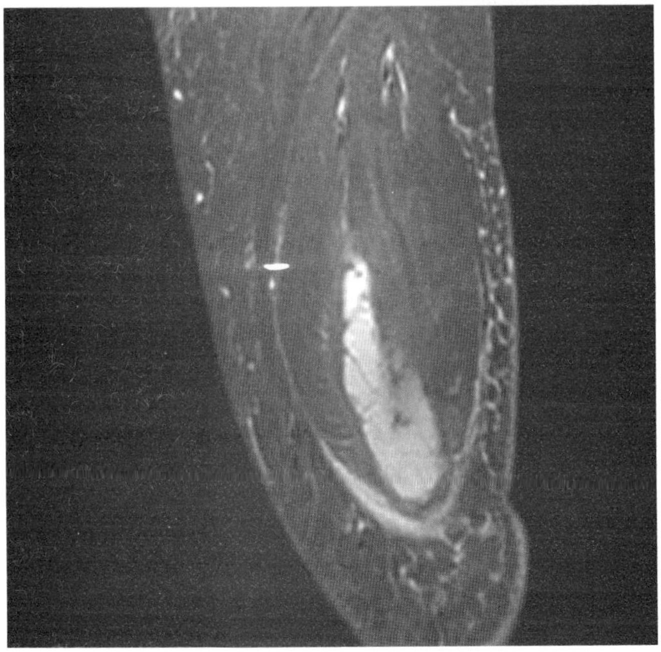

FIGURA 7.30C

ACHADOS Imagens axiais ponderadas em T1 (A), STIR (B) e sagital STIR (C) demonstram um hematoma entre os músculos sóleo e gastrocnêmio na região do tendão plantar rompido. O gastrocnêmio demonstra edema, representando distensão muscular.

DIAGNÓSTICO DIFERENCIAL Nenhum.

DIAGNÓSTICO Ruptura do tendão plantar com distensão do gastrocnêmio adjacente.

DISCUSSÃO O plantar geralmente é considerado um músculo acessório vestigial porque está ausente em 7 a 10% da população. Ele se origina na face distal da linha supracondilar lateral do fêmur, e a junção miotendínea ocorre no nível da origem do músculo sóleo na tíbia. O músculo se posiciona entre a cabeça medial do gastrocnêmio e o músculo sóleo na porção média da perna. Ele cursa ao longo da face medial do tendão do calcâneo e se insere no calcâneo.[52] O tendão do plantar pode se romper quando contraído violentamente, e no exame clínico pode simular uma ruptura total ou parcial da cabeça medial do músculo gastrocnêmio,[53] que é denominada "perna do tenista", por sua associação comum a esse esporte. Um grande hematoma doloroso geralmente acompanha a ruptura do plantar ou do gastrocnêmio, e a diferenciação pelo exame clínico pode ser difícil. Um gastrocnêmio rompido leva mais tempo para cicatrizar e geralmente é tratado com imobilização da lesão, enquanto a ruptura do plantar é considerada clinicamente menos grave e costuma ser tratada de modo conservador.[54] Quando está rompido, as imagens de RM no nível da junção miotendínea e do tendão plantar na porção proximal média da perna podem revelar um hematoma intermuscular entre o músculo sóleo e a cabeça medial do músculo gastrocnêmio. Uma ruptura parcial associada da cabeça medial do músculo gastrocnêmio também pode ser observada.[54]

Caso 7.31

HISTÓRIA CLÍNICA Menino de 10 anos com trauma no joelho.

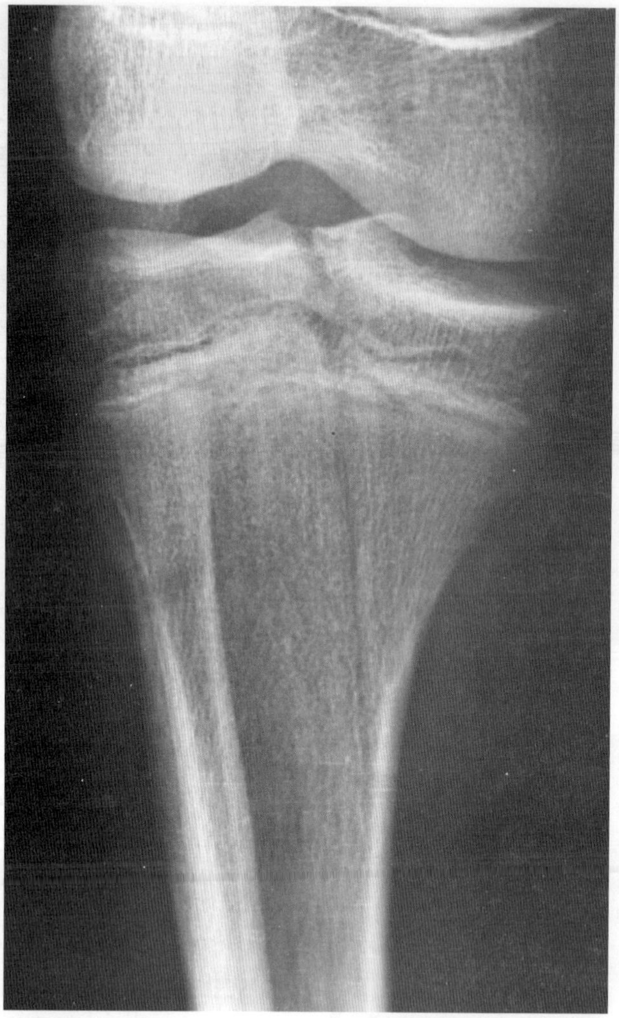

FIGURA 7.31

ACHADOS Radiografia AP demonstra uma radiolucência vertical que se origina na região do sulco e se estende para a superfície medial da metadiáfise.

DIAGNÓSTICO DIFERENCIAL Nenhum.

DIAGNÓSTICO Fratura de Salter tipo IV.

DISCUSSÃO As fraturas que envolvem a placa de crescimento (fise) de um osso tubular longo ou curto são classificadas pelo sistema de Salter-Harris como tipos I, II, III, IV ou V.

- A fratura tipo I se estende transversalmente através do plano da fise.
- As fraturas tipo II são as mais comuns; elas apresentam um fragmento de fratura metafisária, além de uma fratura fisária.
- As fraturas tipo III se estendem da fise para a epífise.
- As fraturas tipo IV apresentam envolvimento metafisário e epifisário (como neste caso).
- As fraturas tipo V são causadas por carga axial, com uma lesão por impactação e esmagamento da fise.

A classificação é importante porque tem significado prognóstico. Ao progredir do tipo I para o V, observa-se uma maior incidência de um resultado desfavorável para a fratura, com maior potencial de distúrbio de crescimento ou deformidade angular. Isso é particularmente verdadeiro nas fraturas das placas de crescimento do membro inferior.

Caso 7.32

HISTÓRIA CLÍNICA Homem de 40 anos com dor na panturrilha. Ele é portador de deficiência do fator V de Leiden e está em uso crônico de varfarina em razão de uma trombose venosa profunda nas pernas.

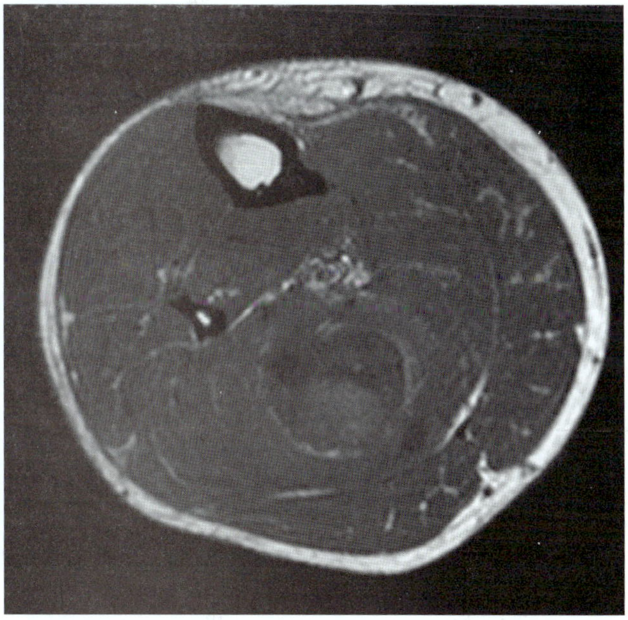

FIGURA 7.32A

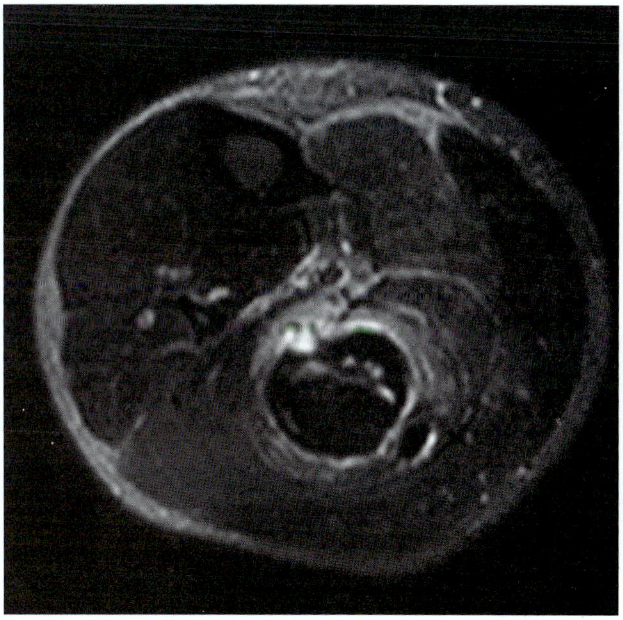

FIGURA 7.32B

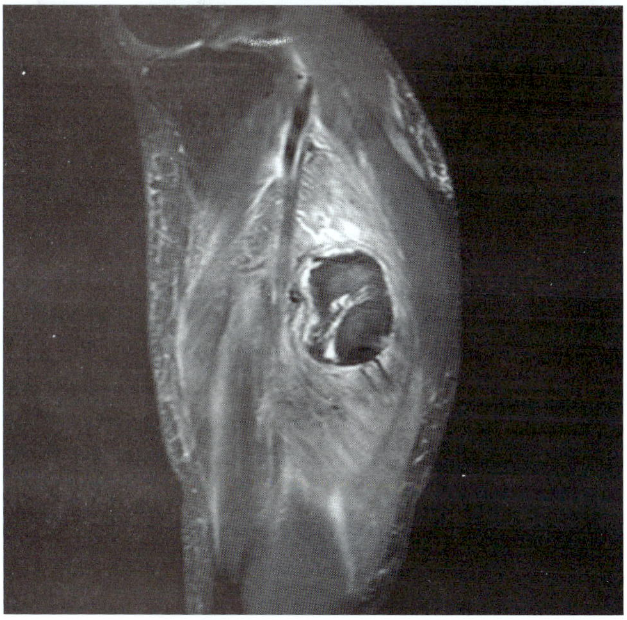

FIGURA 7.32C

ACHADOS A-C. Imagens de RM axial ponderada em T1 (A), ponderada em T2 com supressão de gordura (B) e sagital *inversion recovery* (IR) (C) demonstram uma lesão tipo massa arredondada no músculo sóleo da perna. A lesão apresenta uma porção de alta intensidade de sinal na imagem ponderada em T1, com uma queda de sinal na imagem ponderada em T2 com supressão de gordura. Áreas de lesão de baixa intensidade de sinal estão presentes em todas as sequências. Observa-se um edema muscular no entorno.

DIAGNÓSTICO DIFERENCIAL Hematoma, tumor hemorrágico, abscesso, mionecrose.

DIAGNÓSTICO Hematoma intramuscular subagudo no sóleo.

DISCUSSÃO A lesão do sóleo é considerada incomum e raramente é registrada. Entretanto, supõe-se que essa lesão ocorra com maior frequência do que registrado, já que as rupturas do sóleo podem ser erroneamente diagnosticadas como rupturas do gastrocnêmio. Hematomas são comuns após uma lesão miotendínea, e podem ser predominantemente intramusculares ou intermusculares. Um hematoma intramuscular pode simular um abscesso intramuscular ou mionecrose nas imagens de RM, já que todas essas lesões podem conter um nível líquido-líquido e demonstrar edema e realce no entorno. A presença de produtos da degradação do sangue, resultando em aumento da intensidade de sinal nas imagens ponderadas em T1 (meta-hemoglobina) ou borda de baixa intensidade de sinal em todas as sequências (hemossiderina), podem sugerir o diagnóstico de hematoma intramuscular.[58] A diferenciação entre um hematoma simples e uma neoplasia hemorrágica pode ser difícil. A administração de material de contraste auxilia na exclusão de neoplasia quando a lesão em questão não demonstra contraste. Inversamente, a presença de um nódulo contrastado em uma lesão muscular pode sugerir o diagnóstico de neoplasia em vez de hematoma. Quando o diagnóstico de um hematoma provavelmente benigno é duvidoso, a correlação clínica e um exame de acompanhamento por imagens de RM podem ser indicados para estabelecer a avaliação apropriada da anormalidade.[59]

Caso 7.33

HISTÓRIA CLÍNICA Homem adulto com massa na região proximal da perna e fraqueza na dorsiflexão do hálux. Com a evolução do quadro, a massa diminuiu, mas a dorsiflexão do hálux ficou dolorosa.

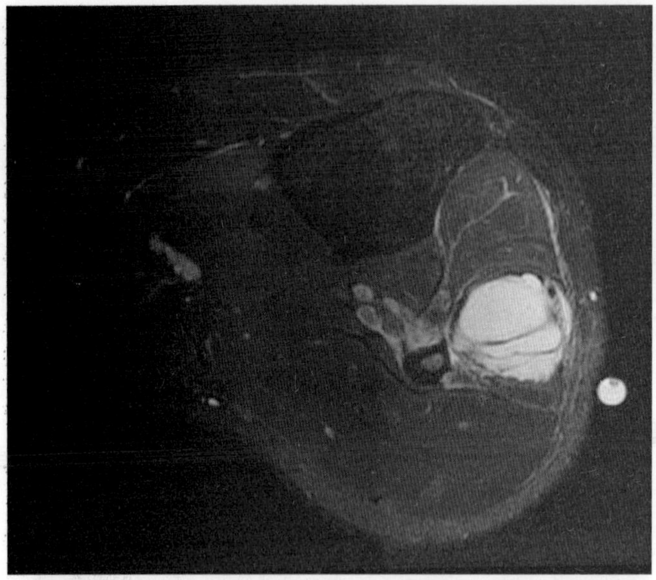

FIGURA 7.33A

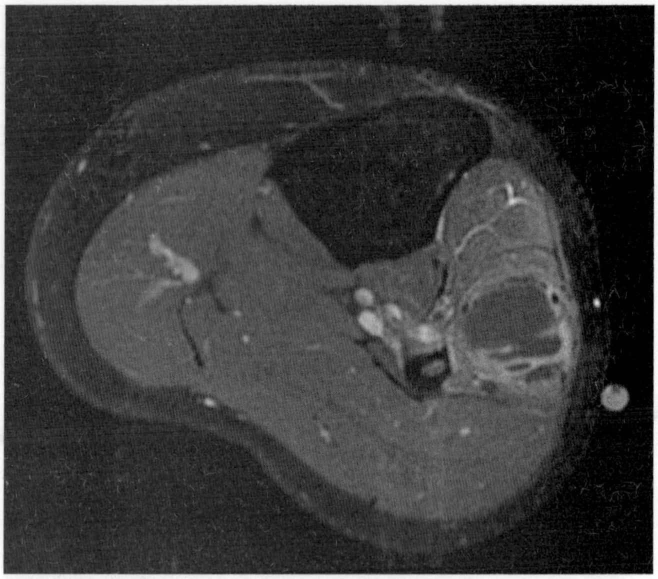

FIGURA 7.33B

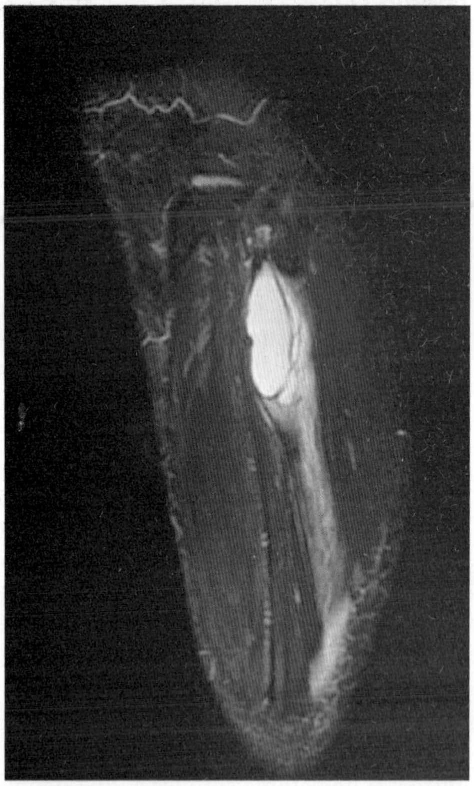

FIGURA 7.33C

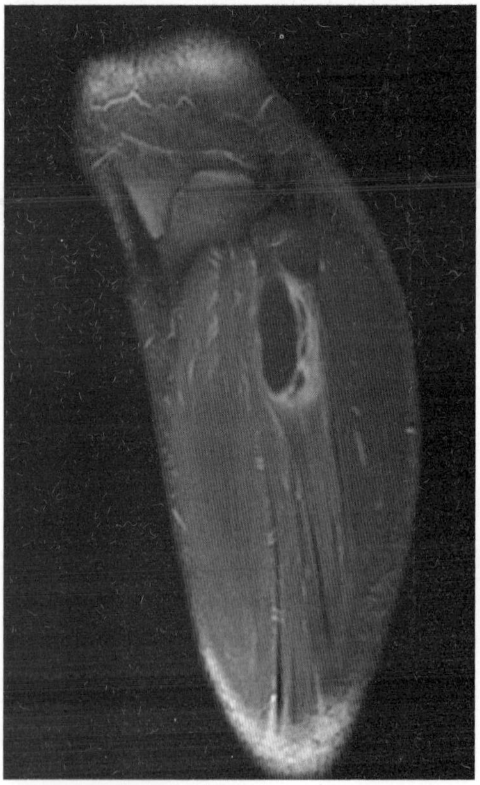

FIGURA 7.33D

ACHADOS

A. Imagem de RM axial ponderada em T2 com supressão de gordura demonstra um cisto multiloculado no músculo extensor longo dos dedos. A massa está separada do osso.

B. Imagem de RM axial ponderada em T1 com supressão de gordura após injeção intravenosa de gadolínio demonstra realce das paredes do cisto, mas não do conteúdo do cisto ou dos tecidos vizinhos.

C. Imagem de RM sagital ponderada em T2 com supressão de gordura demonstra um cisto multiloculado com líquido, cursando distalmente a partir da lesão ao longo dos planos fasciais.

D. Imagem de RM sagital ponderada em T1 com supressão de gordura após injeção intravenosa de gadolínio demonstra realce das paredes do cisto, mas não do conteúdo do cisto ou dos tecidos vizinhos. O líquido que cursa distalmente ao longo dos planos fasciais não se contrasta.

DIAGNÓSTICO DIFERENCIAL Cisto ganglionar do nervo fibular, schwannoma, neurofibroma.

DIAGNÓSTICO Cisto ganglionar do nervo fibular, com ruptura.

DISCUSSÃO A história clínica de massa e fraqueza na dorsiflexão do hálux sugere uma lesão em massa, causando paralisia do nervo fibular profundo. Os achados da RM são os de uma lesão cística. Os cistos ganglionares do nervo fibular provavelmente se originam na cápsula sinovial da articulação tibiofibular proximal e dissecam ao longo da bainha do ramo articular tibiofibular recorrente superior do nervo fibular comum, conforme se dilatam.[55] Por fim, as lesões atingem o nervo fibular comum propriamente dito e perdem sua comunicação com a articulação tibiofibular. A dilatação mantida e a degeneração cística da lesão resultam em sinais e sintomas referentes ao efeito em massa sobre o nervo fibular comum ou seus ramos. A RM é a técnica mais comum para a demonstração dessas lesões.[56] O diagnóstico diferencial deve incluir um tumor de bainha de tendão como o schwannoma ou neurofibroma, mas a ausência de realce sugerindo uma lesão cística é muito mais provável. Se a imagem após injeção de gadolínio for retardada, as lesões podem se contrastar por causa da passagem do gadolínio para o espaço extracelular. A ruptura do cisto pode causar dor ao longo do curso de drenagem, mesmo se os sintomas causados pelo efeito em massa regridam com a descompressão do cisto.[57]

Caso 7.34

HISTÓRIA CLÍNICA Mulher de 35 anos com pé caído.

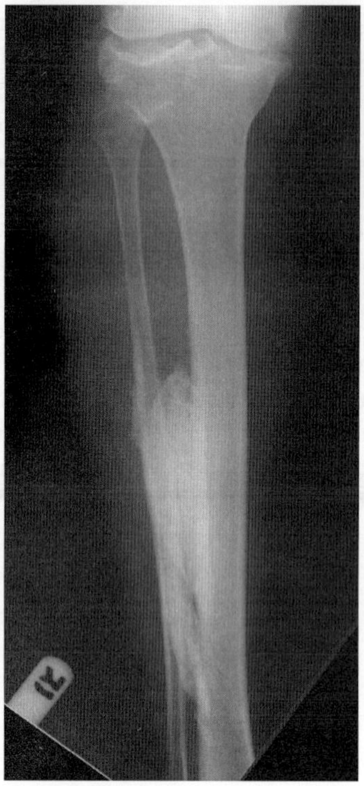

FIGURA 7.34A

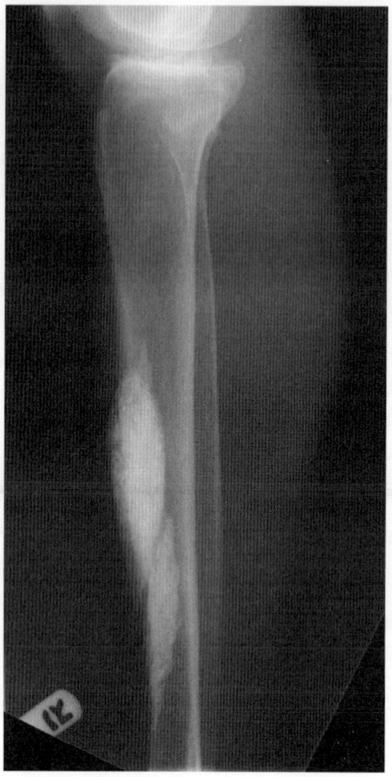

FIGURA 7.34B

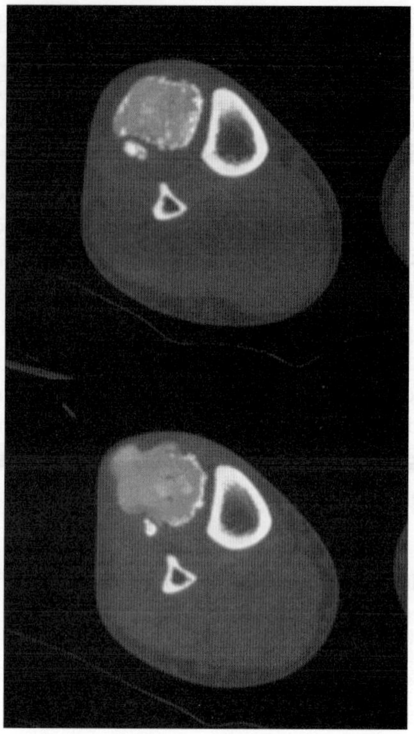

FIGURA 7.34C

ACHADOS

A, B. Radiografias AP e lateral demonstram bainhas densas bem definidas de calcificação ao longo da face posterolateral da panturrilha.

C. TC axial demonstra calcificação localizada no compartimento anterior da perna. Observa-se um depósito principal de calcificação e algumas lesões satélites, todas com bordas escleróticas bem definidas. A calcificação é mais densa ao redor da periferia da lesão. Não se observa efeito em massa porque a lesão calcificada substituiu a musculatura.

DIAGNÓSTICO DIFERENCIAL Mionecrose calcificante, miosite ossificante, calcinose tumoral.

DIAGNÓSTICO Mionecrose calcificante.

DISCUSSÃO Calcificações periféricas em uma lesão podem ser vistas na miosite ossificante; entretanto, essas lesões demonstram calcificação trabecular madura, já que evoluem com calcificação sequencial da periferia da lesão para seu centro, e elas tipicamente não demonstram um componente central preenchido por líquido. As alterações ilustradas neste caso são mais compatíveis com um diagnóstico de mionecrose calcificante. Apesar de a dermatomiosite e a polimiosite poderem demonstrar calcificações de natureza linear, as calcificações tipicamente não estão isoladas a um único grupo muscular.

A mionecrose calcificante é uma lesão pós-traumática que consiste em hematoma ou formação de cisto. Frequentemente se observa um intervalo de tempo significativo entre a lesão e a apresentação.[60] Essas lesões podem demonstrar crescimento e outras características que simulam a malignidade, e podem ser confundidas com processos neoplásicos, como sarcomas de tecidos moles. As manifestações radiológicas consistem em componentes de liquefação central e calcificação em uma distribuição periférica predominantemente linear. É essa última característica que facilita sua identificação como uma lesão pós-traumática benigna em um espectro similar ao da miosite ossificante, que também demonstra calcificação periférica. Uma erosão óssea adjacente pode ser observada. Na RM, uma lesão intramuscular heterogênea pode ser demonstrada somente com contraste periférico.[61] As características das imagens ajudam a distinguir essa entidade de uma síndrome compartimental, apesar de poder existir uma associação em alguns casos em que a mionecrose calcificante ocorre como resultado da última. A isquemia é outra etiologia para sua ocorrência.[62]

O dano do nervo periférico pode representar uma via final comum, já que a lesão do nervo fibular comum foi implicada em alguns casos. A localização superficial desse nervo o torna mais suscetível a lesões, e ele é o nervo mais lesionado no membro inferior, com a maioria dos casos documentados de mionecrose calcificante ocorrendo em um músculo inervado por ele.[63] Patologicamente, essas lesões consistem em tecido fibroso hipocelular com macrófagos carregados de hemossiderina e cistos compostos de tecido muscular necrótico e detritos hemorrágicos.[64] Hemorragias recorrentes dentro da lesão provavelmente são responsáveis pela sua natureza expansível. O tratamento cirúrgico tem um índice significativo de complicações, especificamente de formação de trato de seio recalcitrante e infecção.[65]

Caso 7.35

HISTÓRIA CLÍNICA Mulher de 18 anos com várias lesões ósseas.

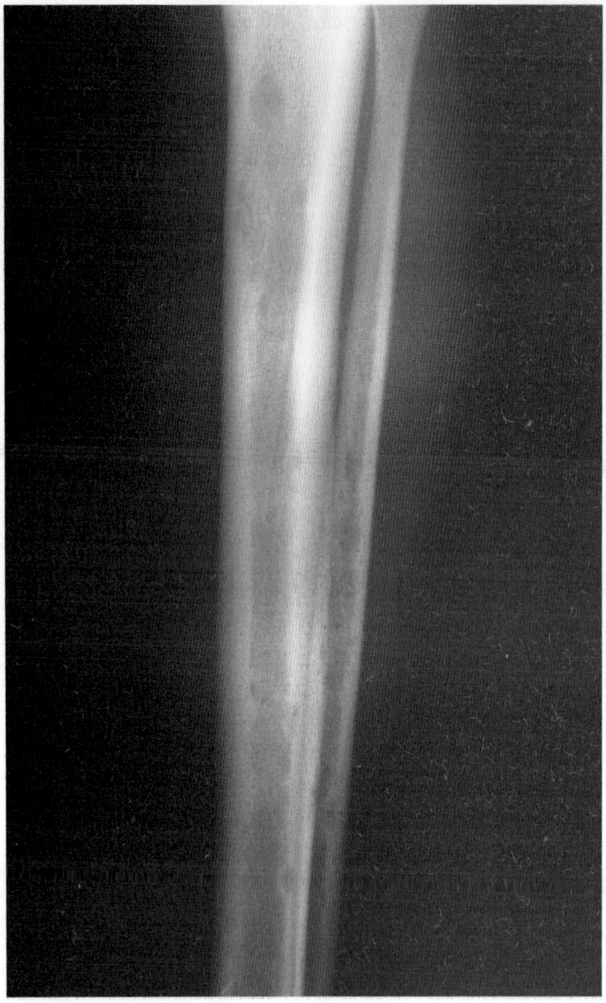

FIGURA 7.35A

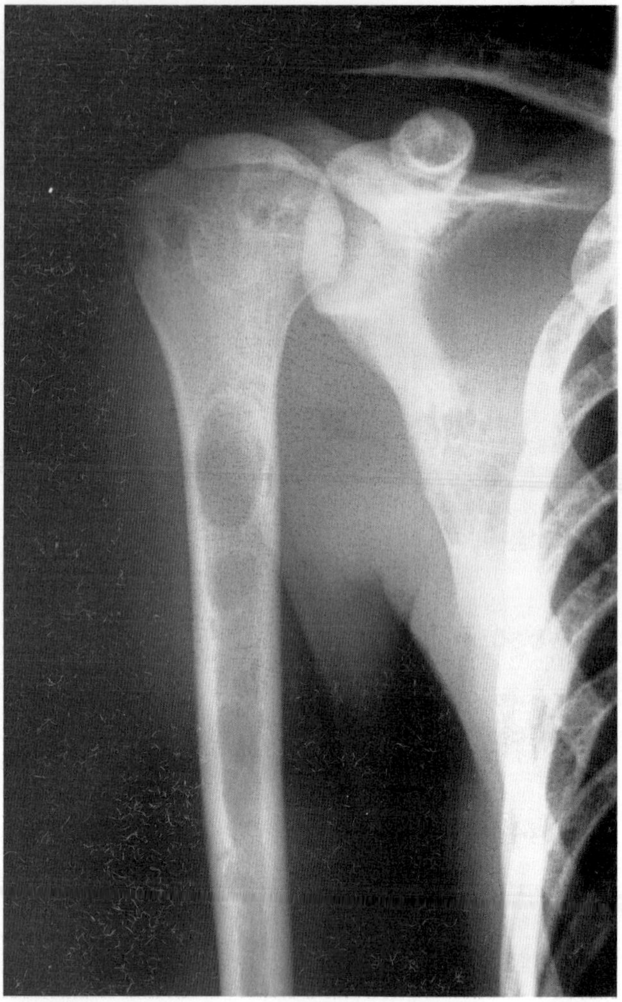

FIGURA 7.35B

ACHADOS

A. Detalhe de radiografia AP da perna demonstra radiolucências confluentes lobuladas se estendendo ao longo das diáfises tibial e fibular, com bordas onduladas endosteais. Não se observa penetração cortical aparente ou osso periosteal reativo.

B. Radiografia AP do úmero e do ombro demonstra lesões radioluzentes similares na diáfise e na cabeça, clavícula, escápula e costelas.

DIAGNÓSTICO DIFERENCIAL Angiomatose cística, metástases, linfoma.

DIAGNÓSTICO Linfangiomatose cística (angiomatose cística).

DISCUSSÃO A linfangiomatose cística representa uma proliferação de espaços císticos preenchidos por líquido linfático. As lesões da linfangiomatose cística não diferem histologicamente dos hemangiomas cavernosos ou capilares ou dos linfangiomas, de modo que essas lesões costumam ser denominadas simplesmente de angiomatose cística. Patologicamente, os angiomas císticos consistem em numerosos canais vasculares, dilatados, cavernosos e de parede fina, e, algumas vezes, causam a erosão dos espaços trabeculares. A aparência radiológica é solitária ou de zonas múltiplas de rarefação no esqueleto, com frequência envolvendo mais de um osso, não necessariamente de modo contíguo. O envolvimento de ossos individuais pode incluir a epífise, metáfise ou diáfise. As margens tendem a ser bem demarcadas, sem formação de osso reativo e sem efeito em massa. O diagnóstico diferencial inclui outras lesões ósseas solitárias ou multifocais.

Caso 7.36

HISTÓRIA CLÍNICA Homem de 18 anos com dor óssea recorrente.

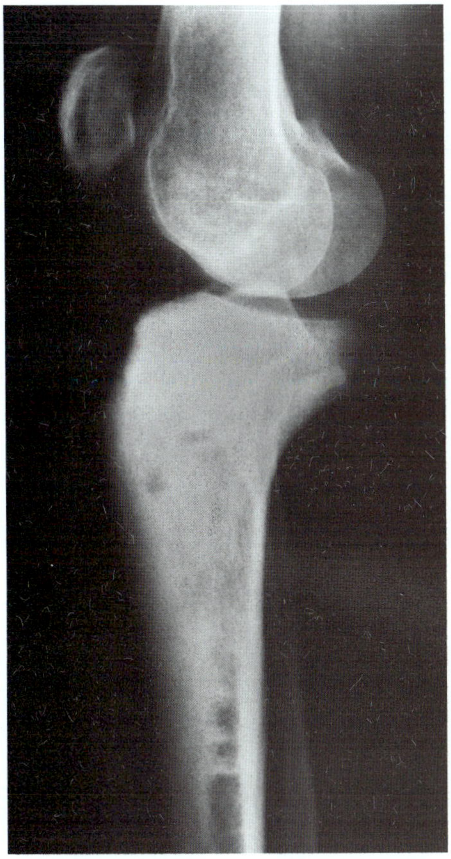

FIGURA 7.36A

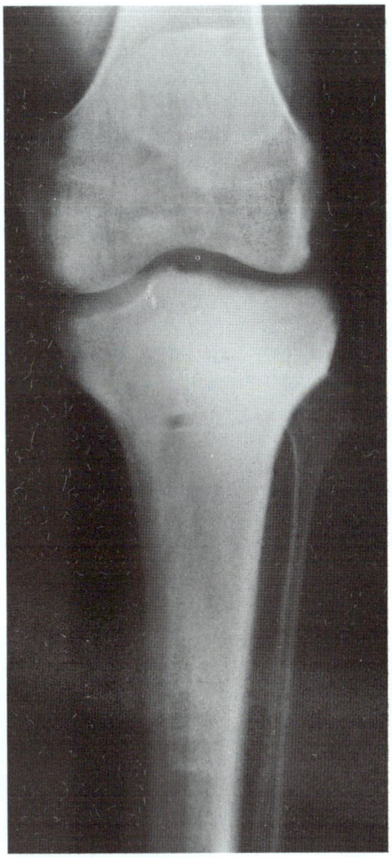

FIGURA 7.36B

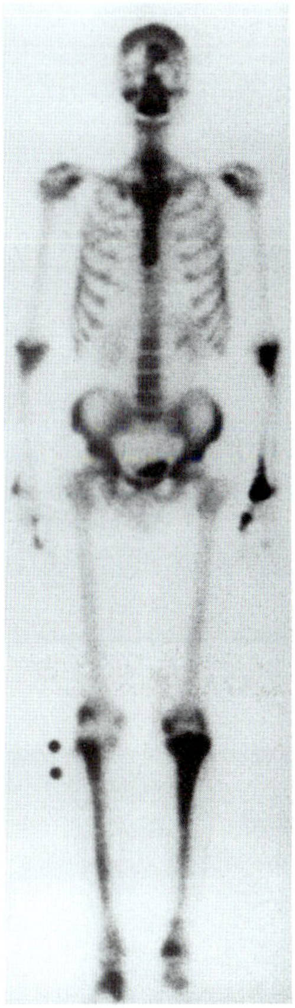

FIGURA 7.36C

ACHADOS

A, B. Radiografias da tíbia demonstram esclerose densa obliterando o padrão ósseo trabecular e espaços medulares. A área de envolvimento inclui a extremidade proximal da tíbia, estendendo-se quase para a diáfise média, bem como para o côndilo medial femoral. O córtex está intacto, sem destruição, expansão ou periostite. Um trato de biópsia óssea é visualizado na metáfise. Uma esclerose similarmente densa está presente no côndilo femoral medial.

C. Cintilografia óssea corporal total demonstra aumento da atividade no rádio distal esquerdo e no polegar, fêmur distal esquerdo, tíbia proximal esquerda, tíbia proximal direita e pé direito.

DIAGNÓSTICO DIFERENCIAL Infecção, alterações por radiação, linfoma, osteossarcoma.

DIAGNÓSTICO Osteomielite multifocal recorrente crônica.

DISCUSSÃO O diagnóstico diferencial de múltiplos ossos densos inclui condições congênitas, neoplásicas, inflamatórias e metabólicas. Neste caso, a distribuição do processo é a maior pista para o diagnóstico. A osteomielite multifocal recorrente crônica[66,67] é uma entidade clínica distinta, na qual episódios recorrentes de doença inflamatória óssea clínica envolvem diferentes ossos em momentos diferentes. As culturas são negativas por definição; se positivas, a condição pode ser uma osteomielite subaguda. Os espécimes de biópsia são estéreis, mas demonstram alterações inflamatórias crônicas, com uma predominância de linfócitos nos infiltrados inflamatórios. Apesar de a condição não responder especificamente aos antibióticos, por ter um curso benigno e autolimitado, os pacientes, no entanto, melhoram com o uso de antibióticos. O tratamento recomendado é o uso de medicamentos anti-inflamatórios não esteroidais.[68]

Caso 7.37

HISTÓRIA CLÍNICA Mulher de 35 anos com fraqueza muscular proximal.

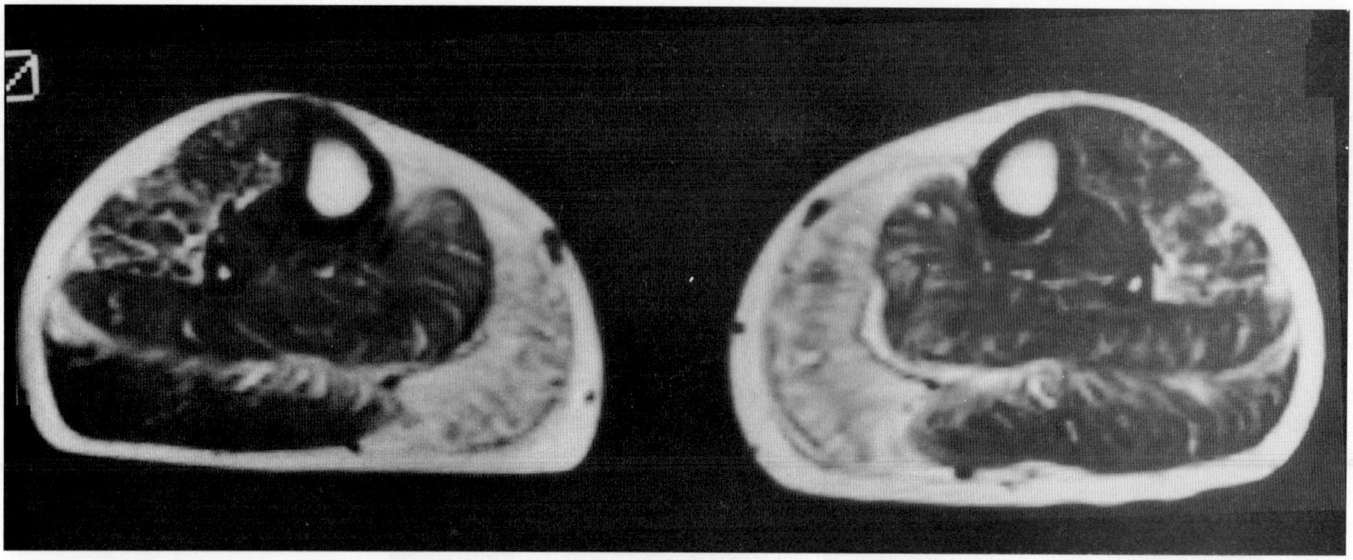

FIGURA 7.37A

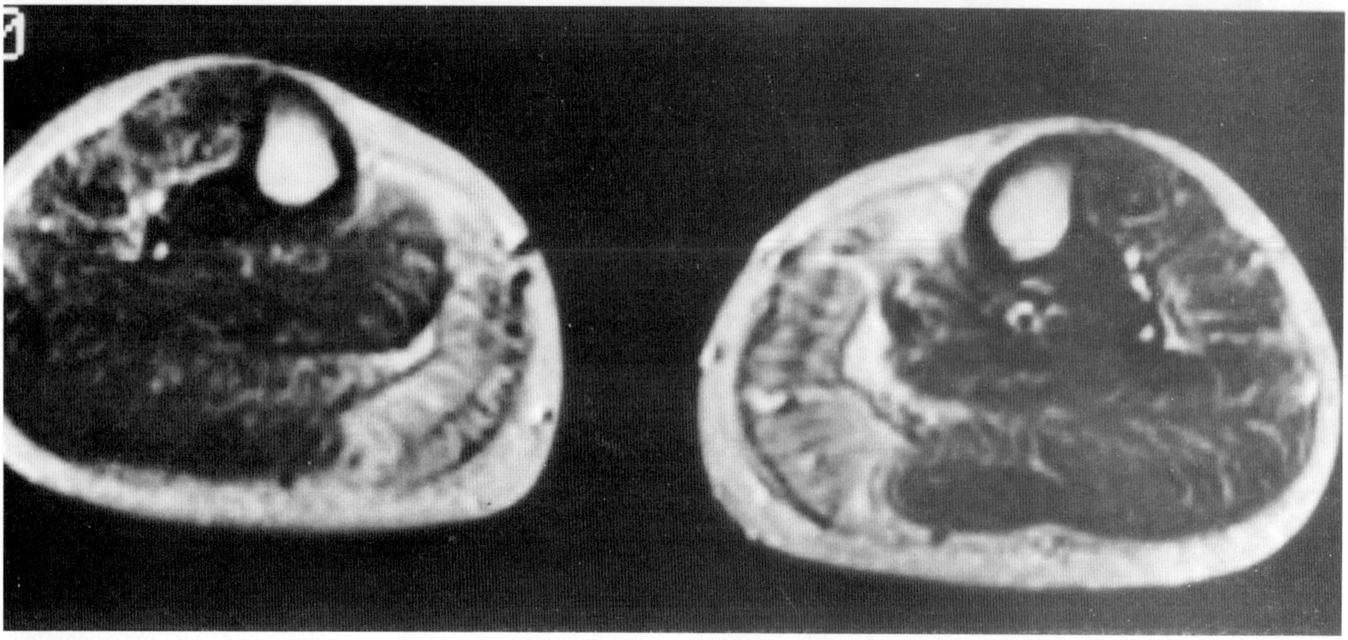

FIGURA 7.37B

ACHADOS

A. Imagem de RM axial ponderada em T1 demonstra intensidade de sinal anormalmente alta e bilateralmente simétrica nos músculos gastrocnêmios. Não se observa efeito em massa ou envolvimento ósseo.

B. Imagem de RM axial ponderada em T2 também demonstra intensidade de sinal anormalmente alta e bilateralmente simétrica nos músculos gastrocnêmios. Não se observa efeito em massa.

DIAGNÓSTICO DIFERENCIAL Polimiosite, dermatomiosite, denervação ou atrofia por desuso, síndrome compartimental, miosite viral, piomiosite, rabdomiólise, linfoma.

DIAGNÓSTICO Polimiosite.

DISCUSSÃO O envolvimento simétrico sugere uma doença sistêmica, e a ausência de efeito em massa tornaria os diagnósticos de linfoma e polimiosite muito menos prováveis do que as outras possibilidades, mas o diagnóstico não pode ser feito sem considerar o quadro clínico. A polimiosite e a dermatomiosite são doenças da musculatura estriada caracterizadas por inflamação difusa não supurativa e degeneração. A dermatomiosite possui alterações cutâneas específicas não encontradas na polimiosite.

A polimiosite geralmente afeta mulheres entre os 20 e 40 anos de idade. Pode iniciar como uma doença benigna do tipo gripe que depois progride para uma progressiva fraqueza muscular simétrica, a princípio proeminente nas coxas. Alterações cutâneas (40 a 60%) e artralgias ou artrites (20 a 50%) são variáveis. A doença pode apresentar muitas manifestações sistêmicas, incluindo sintomas cardíacos, pulmonares, renais, oculares, neurológicos e gastroentéricos. Observa-se uma associação entre a polimiosite e o desenvolvimento de malignidade, mas não tão forte quanto a associação entre dermatomiosite e malignidade.

A primeira manifestação radiológica é a de tecido adiposo subcutâneo e edema muscular.[69,70] Ela pode resolver ou progredir para fibrose ou substituição adiposa, com ou sem calcificação de tecidos moles. A calcificação classicamente delineia os planos fasciais dos músculos, mas também pode se localizar no tecido subcutâneo. A TC inicialmente pode apresentar edema muscular e, em seguida, substituição adiposa e calcificação. Na RM, dois tipos de alteração muscular foram descritos. A primeira manifestação é a inflamação do músculo, que demonstra aumento de intensidade de sinal nas imagens ponderadas em T2 e isointensidade nas imagens ponderadas em T1. Subsequentemente, pode ocorrer reposição adiposa, e essa manifestação demonstra aumento da intensidade de sinal nas imagens de RM ponderadas em T1 e ponderadas em T2, como neste caso. A hiperintensidade do músculo vista na imagem ponderada em T2 ou sequências *inversion recovery* parecem se correlacionar com os sintomas clínicos e podem ser mais específicas do que os parâmetros laboratoriais. Além disso, a RM demonstrou melhor relação custo/benefício na determinação do local para a biópsia diagnóstica.[71]

Caso 7.38

HISTÓRIA CLÍNICA Homem diabético de 59 anos com celulite no membro inferior direito e piora de sepse, e um caso semelhante.

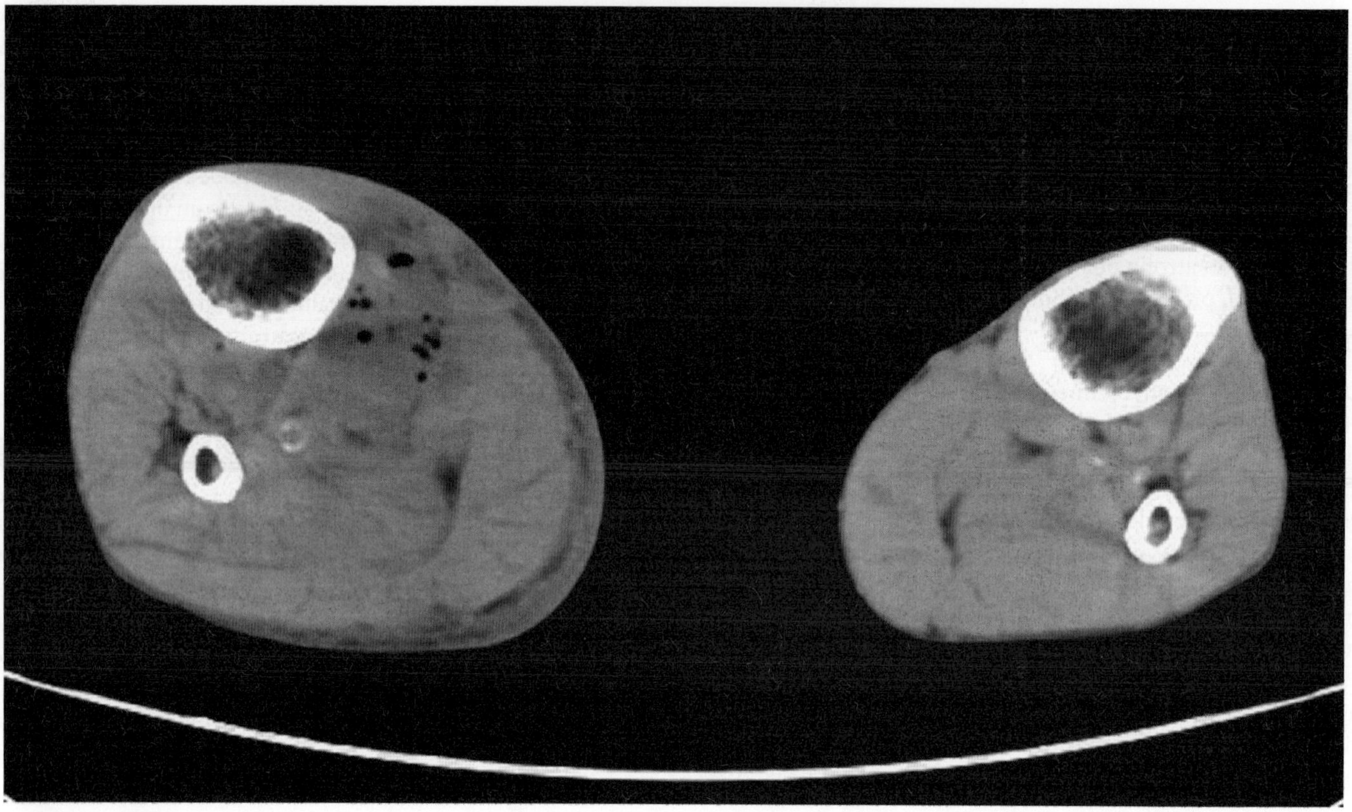

FIGURA 7.38A

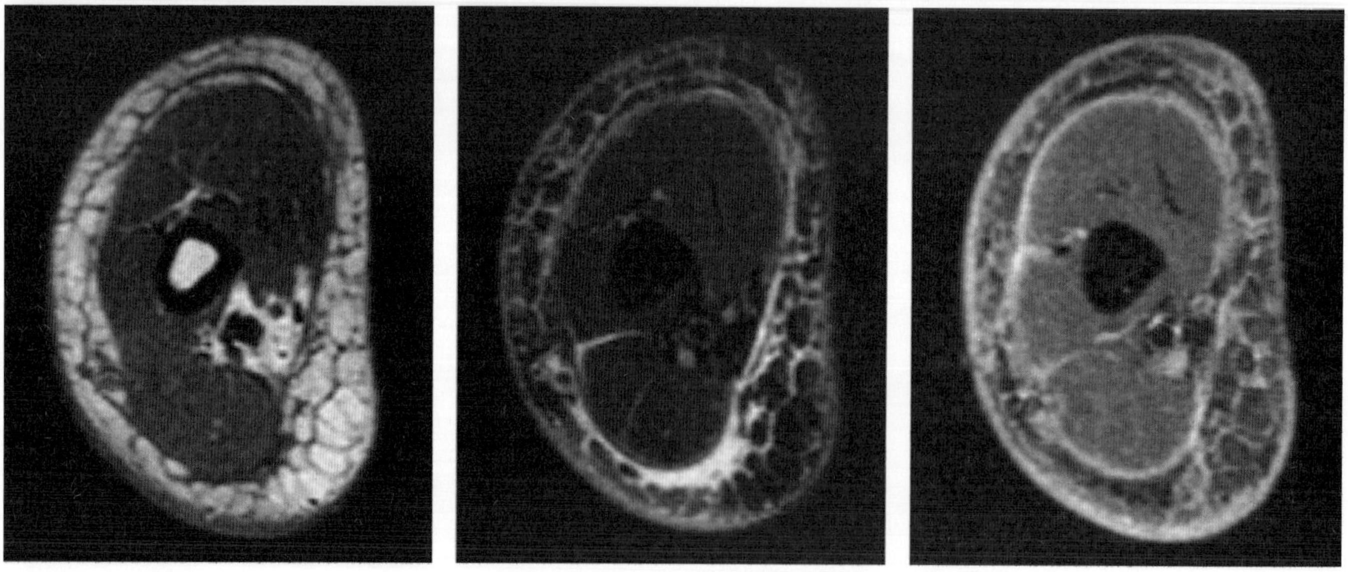

FIGURA 7.38B

ACHADOS

A. TC de ambas as pernas demonstra edema acentuado no lado direito. Uma coleção de bolhas de gás e uma região de baixa atenuação envolvem o flexor longo dos dedos, tibial posterior e sóleo. Os tecidos subcutâneos estão edemaciados. Os ossos parecem não estar envolvidos. Observa-se presença de aterosclerose.

B. Caso semelhante. Sequências axiais ponderada em T1 e ponderada em T2 com supressão de gordura e ponderada em T1 com supressão de gordura e contraste do braço de outro paciente com a mesma doença demonstram planos fasciais espessados e contrastados.

DIAGNÓSTICO DIFERENCIAL Celulite, piomiosite, fascite necrotizante, mionecrose por clostrídios.

DIAGNÓSTICO Fascite necrotizante com formação de abscesso e celulite. O caso semelhante também é de fascite necrotizante e celulite, mas sem formação de abscesso.

DISCUSSÃO A fascite necrotizante é uma infecção grave que envolve os planos fasciais profundos e que geralmente não possui um fator causal conhecido ou porta de entrada para bactéria. A maioria dos pacientes apresenta condições subjacentes como diabetes, alcoolismo ou região remota de infecção. Essas infecções podem progredir rapidamente, de modo que o diagnóstico e o tratamento rápidos são importantes para a sobrevivência do paciente. Os membros inferiores são os mais envolvidos, mas o processo também pode começar no períneo, na parede corporal, na coluna ou nos membros superiores. As características da TC da fascite necrotizante incluem espessamento fascial assimétrico e margeamento adiposo, trilhas de gás ao longo dos planos fasciais e abscessos.[72] Os achados da RM incluem espessamento, alto sinal nas sequências ponderada em T2 ou STIR e realce da fáscia profunda.[73] Coleções líquidas, abscessos e gás também podem estar presentes. Entretanto, os achados na TC ou RM podem não estar presentes em todos os casos. Como os resultados das imagens podem ser inespecíficos ou inconclusivos, a correlação com fatores clínicos é crucial. O tratamento da fascite necrotizante geralmente inclui o desbridamento cirúrgico, e a morbidade e mortalidade podem ser significantivas.

Caso 7.39

HISTÓRIA CLÍNICA Homem imunossuprimido de 62 anos com edema doloroso na panturrilha.

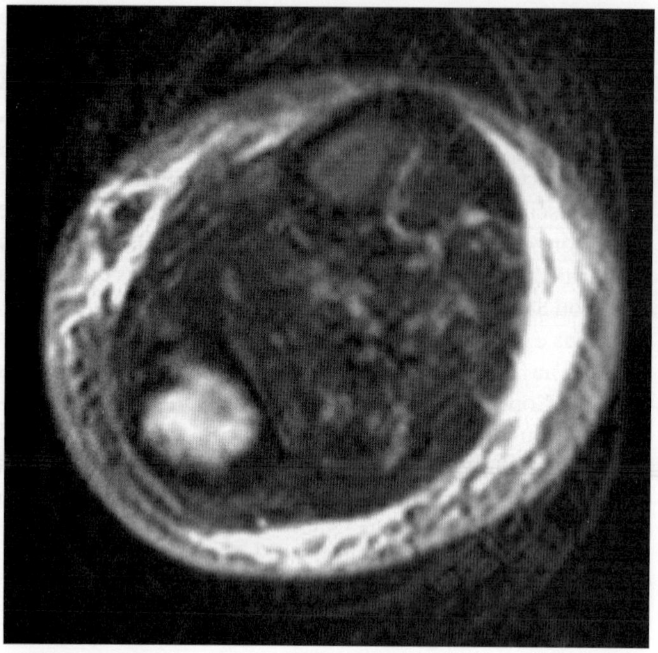

FIGURA 7.39A

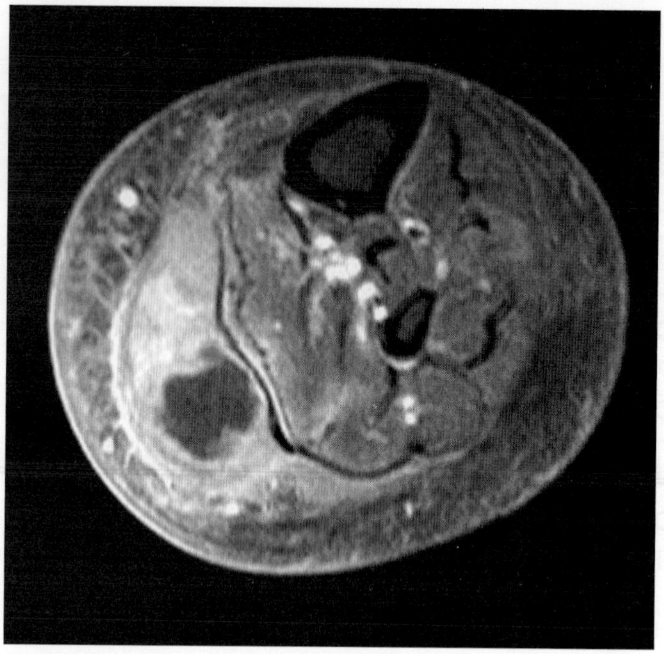

FIGURA 7.39B

ACHADOS

A. Imagem de RM axial ponderada em T2 com supressão de gordura demonstra alto sinal heterogêneo dentro de uma massa focal no músculo sóleo. Observa-se um extenso edema subcutâneo. Os ossos não estão envolvidos.

B. Imagem de RM axial ponderada em T1 com supressão de gordura pós-gadolínio demonstra realce no músculo sóleo e na fáscia circundante. A coleção de alto sinal demonstrada na RM ponderada em T2 não é realçada, nem o edema subcutâneo anterior.

DIAGNÓSTICO DIFERENCIAL Piomiosite com abscesso, sarcoma de tecidos moles com necrose ou hemorragia, ruptura muscular com hematoma.

DIAGNÓSTICO Piomiosite com abscesso.

DISCUSSÃO As alterações inflamatórias no tecido subcutâneo e na fáscia seriam características muito incomuns de neoplasia ou de ruptura muscular. Piomiosite ou infecção piogênica é incomum fora dos trópicos, exceto na presença de imunossupressão, seja medicamentosa ou pelo vírus da imunodeficiência adquirida. Neste caso, as culturas apresentaram *Streptococcus*.

Infecções musculoesqueléticas profundas são incomuns porque músculo e osso tipicamente não são expostos a patógenos do ambiente, ao contrário dos pulmões ou do trato gastrintestinal. A infecção espontânea costuma seguir um episódio de trauma leve; presumivelmente se observa um foco de hematoma ou necrose tecidual localizada que se contamina por via hematogênica a partir de outra região. O músculo inteiro ou grupos musculares podem ser envolvidos pela inexistência de barreiras físicas para a disseminação longitudinal da infecção. O tratamento é feito por desbridamento cirúrgico e antibióticos sistêmicos.

Caso 7.40

HISTÓRIA CLÍNICA Homem de 45 anos com dor na perna. A, radiografia da perna direita; B, radiografia da perna esquerda.

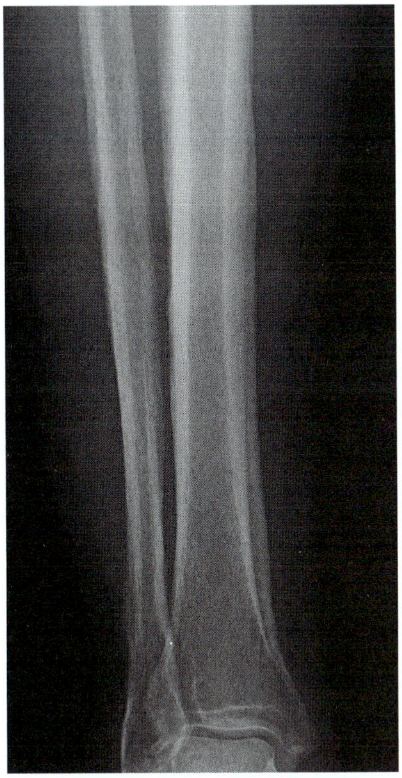

FIGURA 7.40A

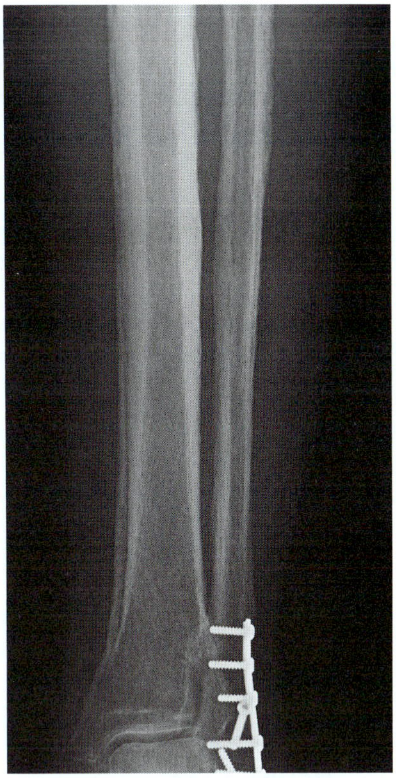

FIGURA 7.40B

ACHADOS A, B. Radiografias AP das pernas direita (A) e esquerda (B) demonstram reação periosteal espessa, sólida e ondulada ao longo das diáfises tibial e fibular.

DIAGNÓSTICO DIFERENCIAL Osteoartropatia hipertrófica (OAH), estase venosa, acropaquia tireoidiana.

DIAGNÓSTICO Osteoartropatia hipertrófica.

DISCUSSÃO A OAH classicamente consiste na tríade de periostite, baqueteamento e artrite. A forma primária (idiopática) de OAH (paquidermoperiostite) é uma doença genética autossômica dominante. A forma secundária de OAH está associada a uma ampla variedade de condições médicas.[74] A patogênese é incerta. Em geral, está associada com doença intratorácica maligna ou inflamatória. Radiologicamente, costuma produzir uma reação periosteal simétrica e amplamente distribuída, envolvendo as diáfises dos ossos tubulares e preservando as extremidades. Na cintilografia óssea, demonstra captação difusa e simetricamente aumentada ao longo das margens corticais das diáfises de ossos tubulares longos, algumas vezes denominada sinal do "trato paralelo" ou "faixa dupla".[75]

A acropaquia tireoidiana é uma rara complicação da doença tireoidiana autoimune. Pode se desenvolver após tireoidectomia ou tratamento com iodo radioativo do hipertireoidismo primário. Produz uma reação periosteal em espículas generalizada e simétrica que primariamente envolve as porções médias das diáfises de ossos tubulares das mãos e dos pés.[76] Estase venosa, especialmente nos membros inferiores, pode resultar em uma reação periosteal sólida ondulante e generalizada que inicialmente pode se separar do córtex. Apesar de nem sempre presentes, pistas para o diagnóstico incluem edema subcutâneo disseminado e flebólitos em veias varicosas.[76]

Caso 7.41

HISTÓRIA CLÍNICA Menino de 12 anos com edema e sensibilidade no tornozelo.

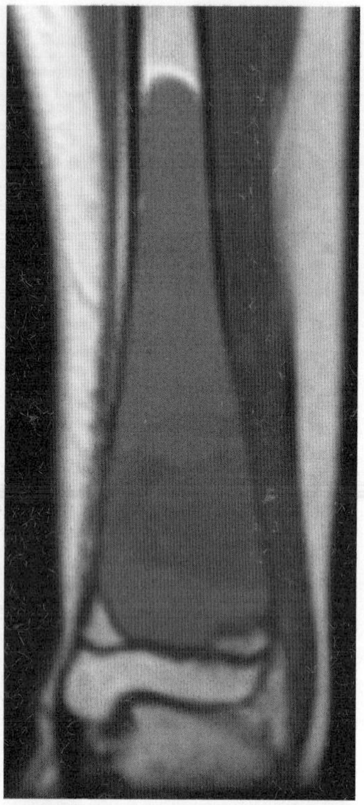

FIGURA 7.41A

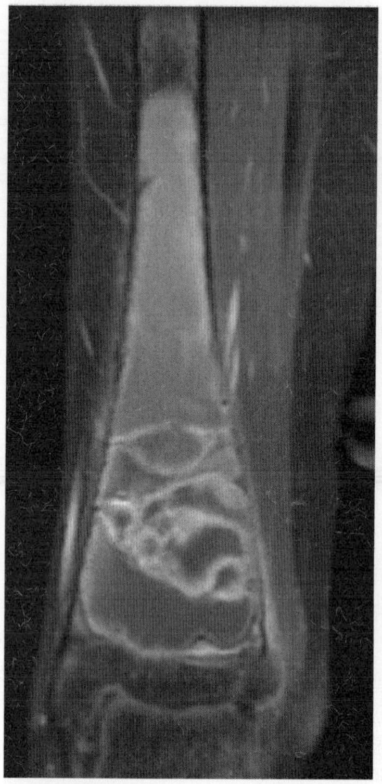

FIGURA 7.41B

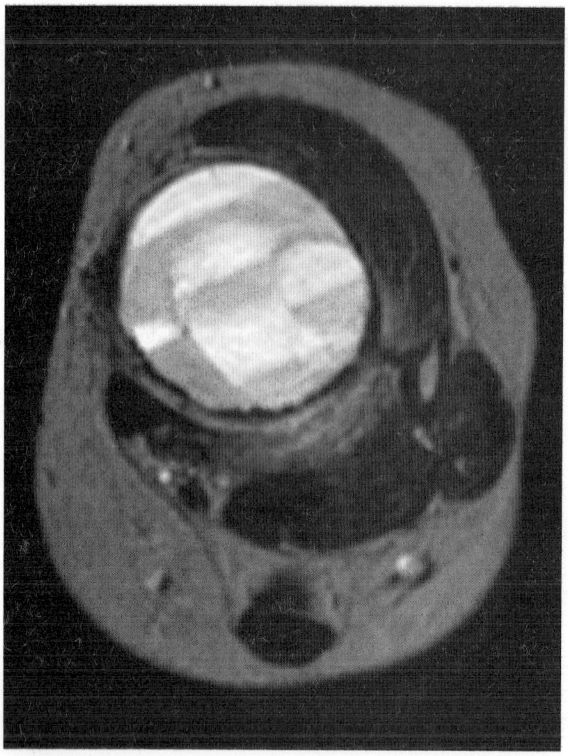

FIGURA 7.41C

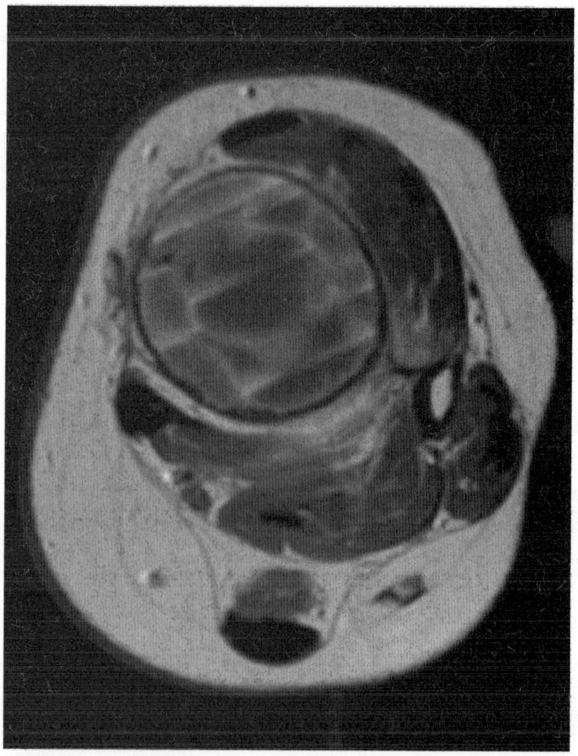

FIGURA 7.41D

ACHADOS

A. Imagem de RM coronal ponderada em T1 demonstra uma lesão longa na tíbia distal com leve expansão e sinal interno heterogêneo.

B. Imagem de RM coronal ponderada em T1 com supressão de gordura pós-gadolínio demonstra realce da periferia da lesão, bem como um realce curvilíneo complexo dentro de sua porção central.

C. Imagem de RM axial ponderada em T2 demonstra múltiplos níveis líquido-líquido dentro da lesão, correspondente a compartimentos separados.

D. Imagem de RM axial ponderada em T1 com supressão de gordura pós-gadolínio demonstra realce das septações entre os compartimentos.

DIAGNÓSTICO DIFERENCIAL Cisto ósseo aneurismático, cisto ósseo simples.

DIAGNÓSTICO Cisto ósseo aneurismático.

DISCUSSÃO Os cistos ósseos aneurismáticos são lesões císticas e expansíveis do osso. Eles provavelmente resultam de um distúrbio vascular causado por trauma[77] ou tumor subjacente. Em um terço ou mais dos casos, o patologista pode reconhecer uma lesão óssea primária benigna ou maligna adjacente. Neste caso, o trauma como evento antecedente é bem documentado. A maioria dos cistos ocorre em pacientes entre 10 e 20 anos de idade, que tipicamente apresentam dor e/ou edema com menos de 6 meses de duração. Mais de 50% dos cistos ósseos aneurismáticos são encontrados nos ossos longos, em geral na metáfise. Vinte a trinta por cento são encontrados na coluna, geralmente nos elementos posteriores, e o restante é encontrado na pelve ou em outros ossos planos.

Os cistos ósseos aneurismáticos são lesões radioluzentes excêntricas que expandem o osso hospedeiro e lhe dão uma aparência em forma de balão (por isso o termo aneurismático). Algumas vezes, a concha cortical expandida é interrompida quando o crescimento do osso periosteal é superado pela expansão da lesão, mas o periósteo permanece intacto, apesar de radiologicamente invisível. As paredes podem ter trabeculações, mas septações ósseas verdadeiras são raras. Os cistos ósseos aneurismáticos também podem estar localizados centralmente dentro de um osso longo, como neste caso. A lesão consiste em um tecido fibrovascular do tipo esponja, com espaços císticos ou cavidades preenchidas por sangue ou líquido serossanguinolento. A placa de crescimento pode ser invadida. A TC ou RM podem demonstrar níveis líquido-líquido, geralmente em múltiplos compartimentos, e a periferia da lesão e as septações contrastarão após a injeção de contraste. Os cistos ósseos aneurismáticos são tratados de modo similar aos tumores de células gigantes, a menos que uma lesão subjacente encontrada deva ser tratada mais agressivamente. O curso clínico pode variar de indolente e de resolução espontânea até um crescimento rápido e implacável. Os cistos ósseos aneurismáticos não possuem potencial metastático.

Caso 7.42

HISTÓRIA CLÍNICA Mulher de 52 anos com uma lesão em sua tíbia distal acidentalmente descoberta.

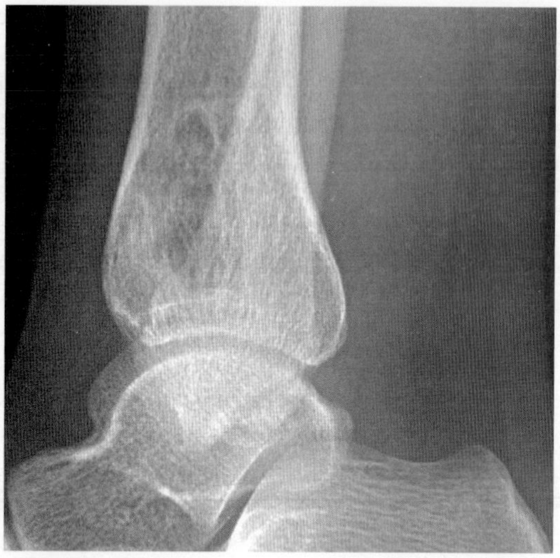

FIGURA 7.42A

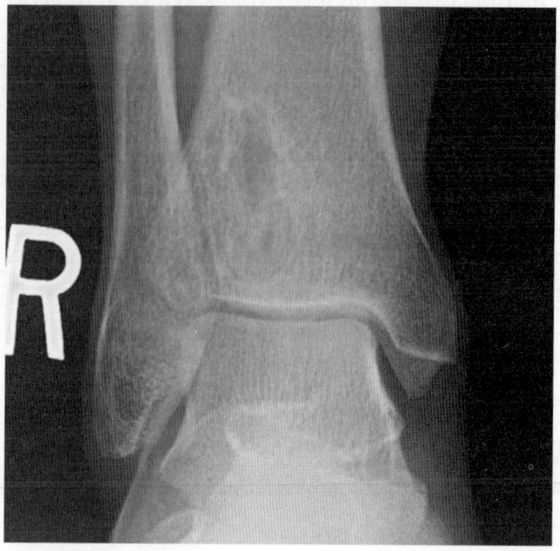

FIGURA 7.42B

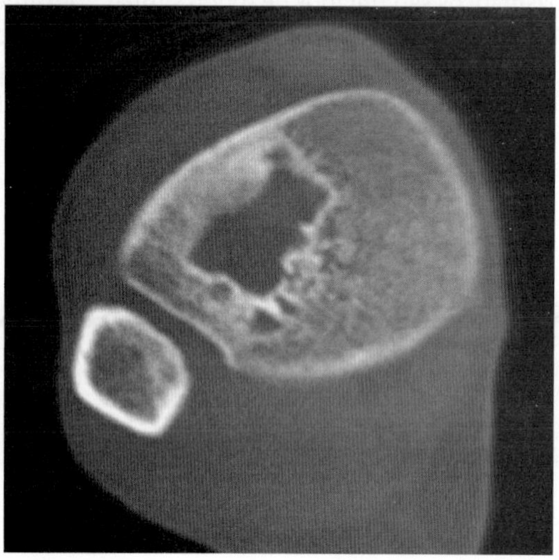

FIGURA 7.42C

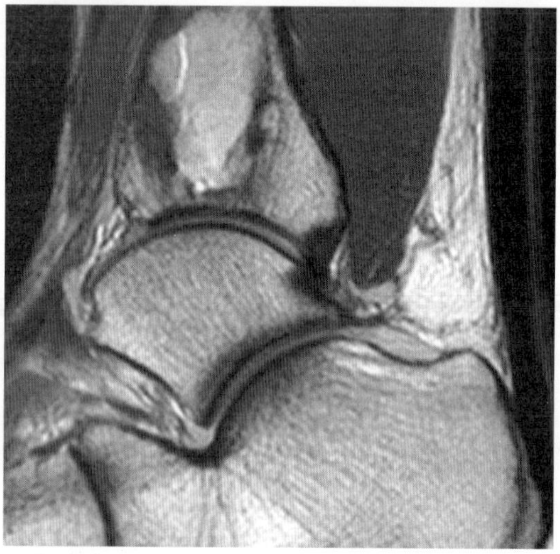

FIGURA 7.42D

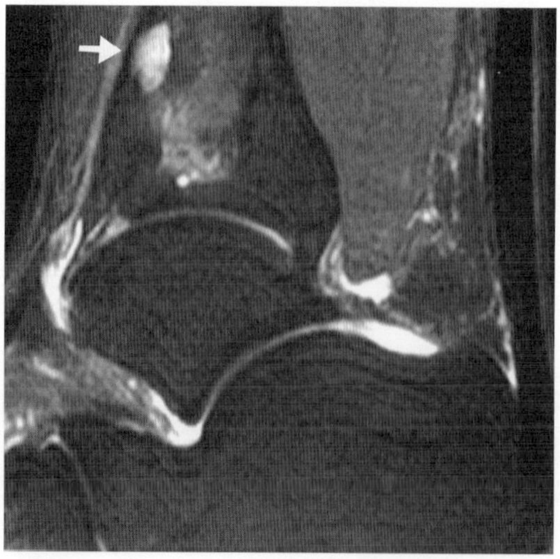

FIGURA 7.42E

ACHADOS Radiografias lateral (A) e AP (B) e TC axial (C) da tíbia distal demonstram uma lesão lítica bem definida na metáfise tibial distal com uma margem esclerótica fina. Imagens de RM sagital de densidade de prótons (D) e com supressão de gordura (E) demonstram uma lesão intramedular lobulada com uma supressão quase uniforme do sinal na imagem com supressão de gordura, apesar de um pequeno foco de sinal elevado (formação cística) estar presente anteriormente (*seta* em E). A lesão demonstra uma linha de baixa intensidade de sinal que corresponde à borda esclerótica na radiografia simples.

DIAGNÓSTICO DIFERENCIAL Infarto ósseo, cisto ósseo simples, displasia fibrosa, lipoma intraósseo.

DIAGNÓSTICO Lipoma intraósseo.

DISCUSSÃO O lipoma intraósseo é um dos tumores ósseos primários mais raros. Ele é composto de células adiposas maduras com pequenas quantidades variáveis de tecido fibroso e vascular. Os lipomas podem sofrer graus variáveis de involução, com áreas de necrose adiposa, formação de cistos e calcificação distrófica.[78] Os lipomas intraósseos são demonstrados como lesões geográficas e radioluzentes com margem esclerótica e áreas de calcificação ou trabeculação nas radiografias simples. A RM ou TC podem ser diagnósticas com a identificação de tecido adiposo intralesional, enquanto as radiografias podem ser ambíguas, especialmente na presença de necrose dentro da lesão. Nas radiografias, essas lesões podem simular displasia fibrosa, cisto ósseo aneurismático, cistos simples, infartos ósseos e tumores condroides.[79] A maioria dos lipomas pode ser tratada de modo conservador. As principais indicações para a intervenção cirúrgica são suspeita ou evidência de malignidade, apesar de serem muito raras. Outras indicações incluem deformidade estética ou dor. O tratamento cirúrgico geralmente consiste em curetagem e enxertia com fragmentos ósseos.[80]

Caso 7.43

HISTÓRIA CLÍNICA Jogador amador de rúgbi de 22 anos com lesão no tornozelo direito há 3 semanas. A-B, ultrassonografias longitudinal e transversa do tendão do calcâneo direito. C-D, ultrassonografias longitudinal e transversa do tendão do calcâneo esquerdo.

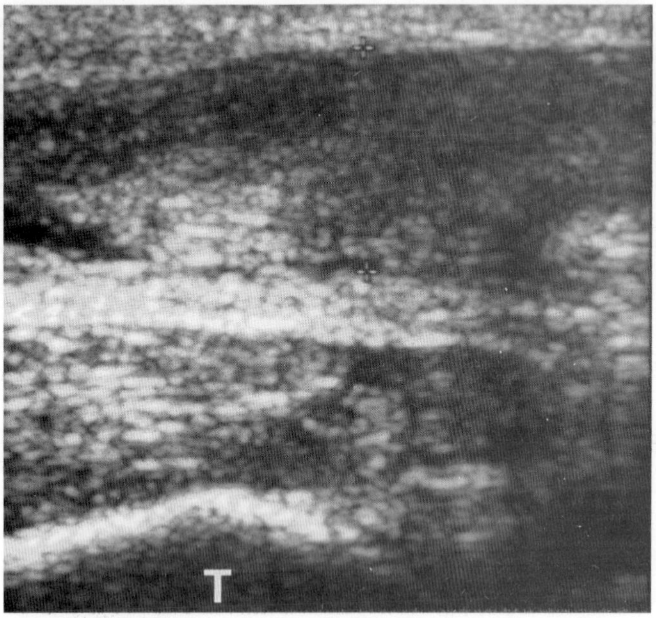

FIGURA 7.43A

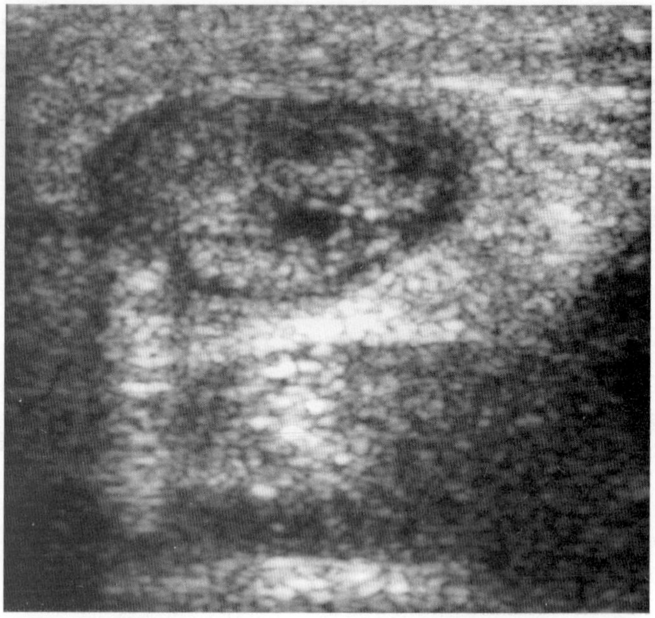

FIGURA 7.43B

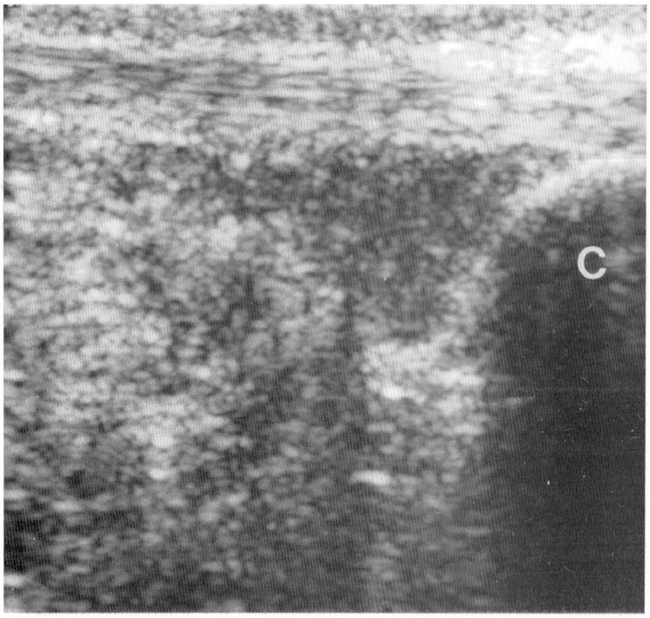

FIGURA 7.43C

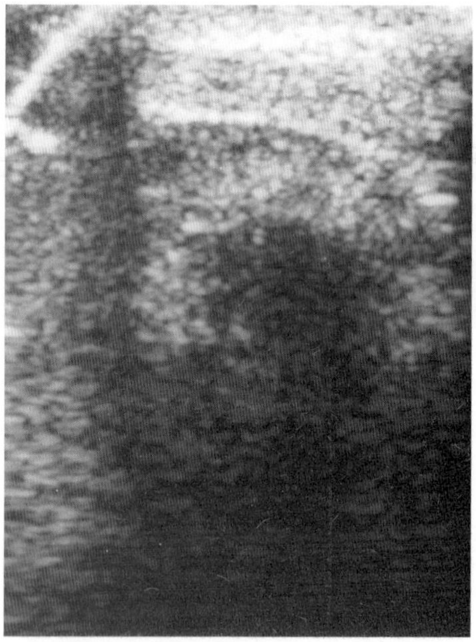

FIGURA 7.43D

ACHADOS

A. Tendão do calcâneo direito. A ultrassonografia do tendão do calcâneo no plano longitudinal, com o transdutor posicionado na face posterior do tendão, demonstra um espessamento ecogênico acentuado de todo o tendão. A espessura do tendão na direção AP é de 13 mm. Não é demonstrada descontinuidade focal do tendão (T = tíbia).

B. Ultrassonografia no plano transversal demonstra um corte transversal ovoide e dilatado do tendão do calcâneo. Uma discreta região hipoecoica está presente dentro da substância do tendão.

C, D. Tendão do calcâneo esquerdo. Ultrassonografia do tendão do calcâneo contralateral não lesionado demonstra um tendão de espessura normal no plano longitudinal com textura levemente hipoecoica, organizada e fibrilar. No plano transverso, o tendão possui uma área transversal em formato de C (C = calcâneo).

DIAGNÓSTICO DIFERENCIAL Ruptura do tendão do calcâneo (parcial ou completa), tendinose, hipercolesterolemia, cicatriz pós-cirúrgica.

DIAGNÓSTICO Tendinose do calcâneo com ruptura intrassubstancial parcial.

DISCUSSÃO O tendão do calcâneo é particularmente adequado à ultrassonografia diagnóstica em razão de sua localização superficial, tamanho grande e anatomia simples. O tendão do calcâneo normal é uma estrutura plana com uma estrutura fibrilar organizada e levemente hipointensa. A espessura do tendão do calcâneo normal aumenta com a idade e a altura.[84] A tendinose é indicada pelo espessamento do tendão, com maior diâmetro sagital e algumas vezes regiões hipoecoicas focais.[85,86]

A ruptura do tendão é diagnosticada quando as fibras de um tendão dilatado estão interrompidas por líquido, tecido adiposo ou hemorragia que preenche o espaço entre as extremidades da ruptura. As imagens em tempo real durante a flexão plantar e a dorsiflexão do pé podem ser ferramentas valiosas na distinção entre uma ruptura completa e uma incompleta. As rupturas completas tipicamente ocorrem a 3 cm proximais à inserção no calcâneo. As opções de tratamento incluem imobilização gessada ou reparo cirúrgico. A maioria dos cirurgiões é favorável ao reparo aberto em indivíduos interessados em continuar seus desafios atléticos, já que o índice de novas rupturas é menor nessa população. Um estudo identificou uma correlação entre o tempo de recuperação e a aparência do tendão do calcâneo na ultrassonografia, em uma população de pacientes com aquilodinia, e sugeriu seu uso como uma ferramenta prognóstica.[87] Achados pós-cirúrgicos comuns incluem áreas hipoecoicas dentro do tendão, ecogenicidade heterogênea e perda da estrutura fibrilar. Essas alterações morfológicas não se correlacionaram com o resultado clínico do reparo.[88]

Caso 7.44

HISTÓRIA CLÍNICA Homem de 35 anos que sentiu um estalido e dor aguda enquanto jogava basquete.

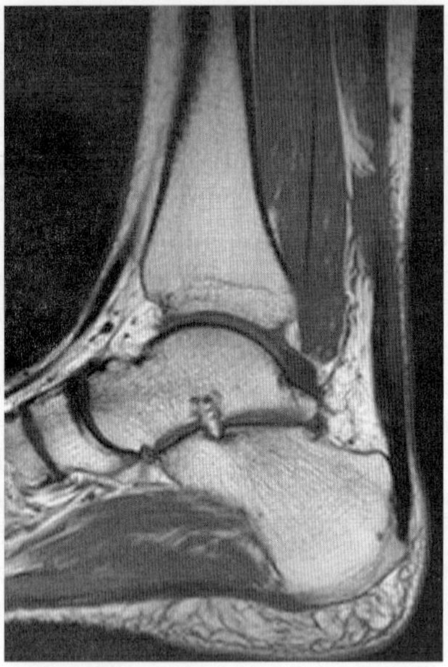

FIGURA 7.44A

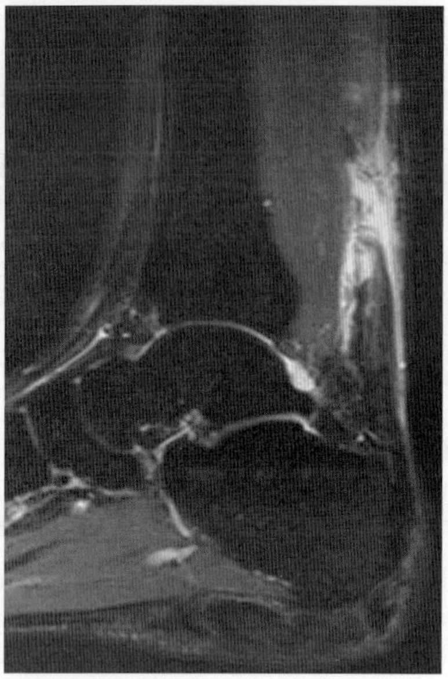

FIGURA 7.44B

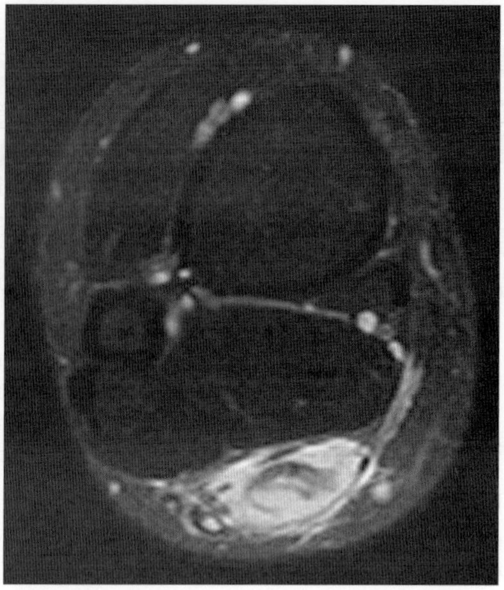

FIGURA 7.44C

ACHADOS

A. Imagem de RM sagital ponderada em T1 demonstra perda da intensidade de sinal normalmente negra do tendão do calcâneo entre o ventre do músculo sóleo e a inserção do calcâneo.

B, C. Imagem de RM sagital *inversion recovery* e axial ponderada em T2 com supressão de gordura demonstra descontinuidade do tendão do calcâneo a aproximadamente 5 cm proximais à inserção no calcâneo. As margens retraídas do tendão na ruptura estão espessadas. Líquido (hiperintensidade ponderada em T2) está presente através e ao redor da ruptura.

DIAGNÓSTICO DIFERENCIAL Tendinose do calcâneo, ruptura do tendão do calcâneo.

DIAGNÓSTICO Ruptura do tendão do calcâneo.

DISCUSSÃO O tendão do calcâneo é formado pela fusão das fáscias superficial e profunda dos músculos gastrocnêmio e sóleo; ele se insere na face posterior do calcâneo. O tendão propriamente dito consiste em feixes densos de fibras separadas por septações de tecido conjuntivo (endotendão) que são contínuas com a bainha conjuntiva externa (penitendão). Vasos cursam ao longo do endotendão, mas o suprimento sanguíneo é ruim. A porção do tendão com o suprimento sanguíneo mais tênue está a aproximadamente 3 a 4 cm proximais à inserção no calcâneo. As rupturas do tendão do calcâneo espontâneas ou relacionadas à atividade ocorrem na presença de patologia subjacente. A ruptura do tendão pode ser considerada o evento final da tendinose, um espectro de distúrbios que varia desde a inflamação do paratendão, passando por uma ruptura parcial e finalmente até uma ruptura completa. Pacientes com condições subjacentes, como hiperparatireoidismo, artrite reumatoide, insuficiência renal, pseudo-hipoparatireoidismo, pseudopseudo-hipoparatireoidismo e tratamento com corticosteroides, são predispostos a tendinose e ruptura do tendão do calcâneo, mas a maioria dos pacientes que apresenta rupturas do tendão desenvolveram tendinose ao participar de atividades relacionadas a esportes.[81] Os pacientes tendem a ser adultos que participam de atividades físicas extenuantes em uma base limitada e intermitente. Homens são mais afetados do que as mulheres em uma proporção aproximada de 3:1, e a média de idade no momento da lesão em uma grande série foi de 41 anos.[82] Na RM, o tendão do calcâneo normal é hipointenso em todas as sequências de imagens e possui morfologia achatada. As rupturas parciais aparecem como coleções intratendinosas de alto sinal dentro de um tendão espessado. As rupturas agudas completas aparecem como uma descontinuidade que tipicamente é preenchida com líquido ou tecido de granulação. A tendinose crônica aparece como um espessamento difuso sem o aumento na intensidade de sinal.[83]

REFERÊNCIAS BIBLIOGRÁFICAS

1. Synder M, Vera J, Harcke HT, Bowen JR. Magnetic resonance imaging of the growth plate in late-onset tibia vara. Int Orthop. 2003;27:217–222.
2. Iwasawa T, Inaba Y, Nishimura G, Aida N, Kameshita K, Matsubara S. MR fi ndings of bowlegs in toddlers. Pediatr Radiol. 1999;29:826–834.
3. Crawford AH. Neurofi bromatosis. eMedicine (Jan 15, 2009). http://emedicine.medscape.com/article/1260124-overview.
4. Rauch F, Glorieux FH. Osteogenesis imperfecta. Lancet.2004;363:1377–1385.
5. Therrell BL Jr, Berenbaum SA, Manter-Kapanke V, et al. Results of screening 1.9 million Texas newborns for 21-hydroxylase-deficient congenital adrenal hyperplasia. Pediatrics. 1998;10:583–590.
6. Cattaneo R, Villa A, Catagni M, Tentori L. Limb lengthening in achondroplasia by Ilizarov's method. Int Orthop. 1988;12:172–179.
7. De Bastiani G, Aldegheri R, Renzi-Brivio L, Trivella G. Limb lengthening by callus distraction (callotasis). J Pediatr Orthop. 1987;7:129–134.
8. Aldegheri R, Renzi-Brivio L, Agostini S. The callotasis method of limb lengthening. Clin Orthop. 1989;241:137–145.
9. Stoker DJ. Osteopetrosis. Semin Musculoskelet Radiol. 2002;6:299–305.
10. Cheema JI, Grissom LE, Harcke HT. Radiographic characteristics of lower-extremity bowing in children. Radiographics. 2003;23:871–880.
11. Lemyre E, Azouz EM, Teebi AS, Glanc P, Chen MF. Bone dysplasia series. Achondroplasia, hypochondroplasia and thanatophoric dysplasia: review and update. Can Assoc Radiol J. 1999;50:185–197.
12. Case DB, Chapman CN Jr, Freeman JK, Polga JP. Best cases from the AFIP: atypical presentation of polyostotic fi brous dysplasia with myxoma (Mazabraud syndrome). Radiographics. 2010;30(3):827–832.
13. Kransdorf MJ, Murphey MD. Diagnosis please. Case 12: Mazabraud syndrome. Radiology. 1999;212(1):129–132.
14. McLaughlin A, Stalley P, Magee M, Soper J, Van der Wall H. Correlative imaging in an atypical case of Mazabraud syndrome. AJR Am J Roentgenol. 2007;189(6):W353–W356.
15. Mulligan MM. Imaging in ankle fractures. eMedicine (Feb 20, 2009). http://emedicine.medscape.com/article/398578-overview.
16. Merrill KD. The Maisonneuve fracture of the fibula. Clin Orthop RelRes. 1993;(287):218–224.
17. Wilson AJ, Kyriakos M, Ackerman LV. Chondromyxoid fi broma: radiographic appearance in 38 cases and in a review of the literature. Radiology. 1991;179:513–518.
18. Robbin MR, Murphey MD. Benign chondroid neoplasms of bone. Semin Musculoskelet Radiol. 2000;4:45–58.
19. Unni KK, Inwards CY. Dahlin's Bone Tumors: General Aspects and Data on 10,165 Cases. 6th ed. Philadelphia, PA: Lippincott Williams & Wilkins; 2010:286–294.
20. Huvos AG, Marcove RC. Adamantinoma of long bones. A clinicopathological study of fourteen cases with vascular origin suggested. J Bone Joint Surg Am. 1975;57:148–154.
21. Unni KK, Dahlin DC, Beabout JW, Ivins JC. Adamantinomas of long bones. Cancer. 1974;34:1796–1805.
22. Murphey MD, Fairbairn KJ, Parman LM, Baxter KG, Parsa MB, Smith WS. Musculoskeletal angiomatous lesions: radiologic-pathologic correlation. Radiographics. 1995;15:893–917.
23. Hudson TM. Radiologic-Pathologic Correlation of Musculoskeletal Lesions. Baltimore, MD: Williams & Wilkins; 1987:79–85.
24. Unni KK, Inwards CY. Dahlin's Bone Tumors: General Aspects andData on 10,165 Cases. 6th ed. Philadelphia, PA: Lippincott Williams& Wilkins; 2010:145–151.
25. Schajowicz F, McGuire MH, Santini Araujo E, Muscolo DL, Gitelis S. Osteosarcomas arising on the surfaces of long bones. J Bone Joint Surg Am. 1988;70-A:555–564.
26. Vanel D, Picci P, De Paolis M, Mercuri M. Radiological study of 12 high-grade surface osteosarcomas. Skeletal Radiol. 2001;30:667–671.
27. Campanacci M. Osteofi brous dysplasia of long bones: a new clinical entity. Ital J Orthop Trauma. 1976;2:221–237.
28. Alguacil-Garcia A, Alonso A, Pettigrew NM. Osteofi brous dysplasia of the tibia and fi bula and adamantinoma. A case report. Am J Clin
29. Hazelbag HM, Van den Broeck LJ, Fleuren GJ, et al. Distribution of extracellular matrix components in adamantinoma of the long bones suggesting fi brous-to-epithelial transformation. Hum Pathol.1997;28:183–188.
30. Hazelbag HM, Werrels JW, Mollenomgers P, et al. Cytogenetic analysis of adamantinoma of long bones: further indications for a common histogenesis with osteofi brous dysplasia. Cancer Genet Cytogenet.1997;97:5–11.
31. Bridge JA, Dembrinski A, De Boer J, et al. Clonal chromosomal disorders in osteofi brous dysplasia. Implications for histopathogenesis and its relationship with adamantinoma. Cancer. 1994;73:1746–1752.
32. Blackwell JB, McCarthy SW, Xipell JM, et al. Osteofi brous dysplasia of the tibia and fi bula. Pathology. 1988;20:227–233.
33. Bloem JL, van der Heul RO, Schuttevaer HM, et al. Fibrous dysplasia versus adamantinoma of the tibia: differentiation based on discriminant analysis of clinical and plain fi lm fi ndings. AJR Am J Roentgenol.1991;156:1017–1023.
34. Dominguez R, Saucedo J, Fenstermacher M. MRI fi ndings in osteofibrous dysplasia. Magn Reson Imaging. 1989;7:567–570.
35. Nakashima Y, Yamamuro T, Fujiwara Y, et al. Osteofi brous dysplasia. A study of 12 cases. Cancer. 1983;52:909–914.
36. Ray D, Cohle SD, Lamb P. Spontaneous clostridial myonecrosis. J Forensic Sci. 1992;37:1428–1432.
37. Miguelez M, Aguado JM. Recurrent episodes of spontaneous clostridial myonecrosis related to colorectal carcinoma. Clin Infect Dis.1996;22:582–583.
38. De Bastiani G, Aldegheri R, Renzi-Brivio L, Trivella G. Limb lengthening by callus distraction (callotasis). J Pediatr Orthop. 1987;7:129–134.
39. Nordkild P, Crone P. Spontaneous clostridial myonecrosis. A collective review and report of a case. Ann Chirurg Gynaecol. 1986;75:274–279.
40. Stephen MB. Gas gangrene: potential for hyperbaric oxygen therapy. Postgrad Med. 1996;99:217–224.
41. Tiegs RD. Paget's disease of bone: indications for treatment and goals of therapy. Clin Ther. 1997;19:1309–1329.
42. Renier JC, Leroy E, Audran M. The initial site of bone lesions in Paget's disease. A review of two hundred cases. Rev Rhum Engl Ed. 1996;63:823–829.
43. Vohra R, Kang HS, Dogra S, Saggar RR, Sharma R. Tuberculous osteomyelitis. J Bone Joint Surg Br. 1997;79:562–566.
44. Hugosson C, Nyman RS, Brismar J, Larsson SG, Lindahl S, Lundstet C. Imaging of tuberculosis. V. Peripheral osteoarticular and soft-tissue tuberculosis. Acta Radiol. 1996;37:512–516.
45. Mulligan ME. The "gray cortex": an early sign of stress fracture. Skeletal Radiol. 1995;24:201–203.
46. Milgrom C, Giladi M, Simkin A, et al. An analysis of biomechanical mechanism of tibial stress fractures among Israeli infantry recruits. A prospective study. Clin Orthop. 1998;231:216–221.
47. Jeske JM, Lomasney LM, Demos TC, Vade A, Bielski RJ. Longitudinal tibial stress fracture. Orthopedics. 1996;19:263–270.
48. Swensen EJ Jr, DeHaven KE, Sebastianelli WJ, et al. The effect of pneumatic leg brace on return to play in athletes with tibial stress fractures. Am J Sports Med. 1997;25:322–328.
49. Rettig AC, Shelbourne KD, McCarroll JR, Bisesi M, Watts J. The natural history and treatment of delayed union stress fractures of the anterior cortex of the tibia. Am J Sports Med. 1988;16:250–255.

50. Mabit C, Pecout C. Non-union of a midshaft anterior tibial stress fracture: a frequent complication. Knee Surg Sports Traumatol Arthrosc.1994;2:60–61.
51. Chang PS, Harris RM. Intramedullary nailing for chronic tibial stress fractures. A review of 5 cases. Am J Sports Med. 1996;24:688–692.
52. Bencardino JT, Rosenberg ZS, Brown RR, Hassankhani A, Lustrin ES, Beltran J. Traumatic musculotendinous injuries of the knee: diagnosis with MR imaging. Radiographics. 2000;20 Spec No:S103–S120.
53. Menz MJ, Lucas GL. Magnetic resonance imaging of a rupture of the medial head of the gastrocnemius muscle. A case report. J Bone Joint Surg Am. 1991;73:1260–1262.
54. Helms CA, Fritz RC, Garvin GJ. Plantaris muscle injury: evaluation with MR imaging. Radiology. 1995;195:201–203.
55. Stack RE, Bianco AJ, MacCarty CS. Compression of the common peroneal nerve by ganglion cysts. J Bone Joint Surg Am. 1965;47-A:773–778.
56. Coakley FV, Finlay DB, Harper WM, Allen MJ. Direct and indirect MRI fi ndings in ganglion cysts of the common peroneal nerve. Clin Radiol. 1995;50:168–169.
57. Wang EC, Chew FS. Ruptured Peroneal Ganglion Cyst: MRI with Surgical Correlation. Radiology Case Reports. [Online] 2007;2:35.
58. May DA, Disler DG, Jones EA, Balkissoon AA, Manaster BJ. Abnormal signal intensity in skeletal muscle at MR imaging: patterns, pearls, and pitfalls. Radiographics. 2000;20 Spec No:S295–S315.
59. Boutin RD, Fritz RC, Steinbach LS. Imaging of sports-related muscle injuries. Radiol Clin North Am. 2002;40:333–362, vii.
60. Mentzel T, Goodlad JR, Smith MA, et al. Ancient hematoma: a unifying concept for a post-traumatic lesion mimicking an aggressive soft tissue neoplasm. Mod Pathol. 1997;10:334–340.
61. Ryre KN, Bae DK, Park YK, et al. Calcifi c tenosynovitis associated with calcifi c myonecrosis of the leg: imaging features. Skeletal Radiol.1996;25:273–275.
62. Broder MS, Worrell RV, Shafi NQ. Cystic degeneration and calcifi cation following ischemic paralysis of the leg. Clin Orthop. 1977;122:193–195.
63. Janzen DL, Connell DG, Vaisler BJ. Calcifi c myonecrosis of the calf manifesting as an enlarging soft tissue mass: imaging features. AJR Am J Roentgenol. 1993;160:1072–1074.
64. O'Keefe RJ, O'Connell JX, Temple HT, et al. Calcifi c myonecrosis. A late sequela to compartment syndrome of the leg. Clin Orthop.1995;318:205–213.
65. Malisano LP, Hunter GA. Liquefaction and calcifi cation of a chronic compartment syndrome of the lower limb. J Orthop Trauma. 1992;6:245–247.
66. Bjorksten B, Boquist L. Histopathological aspects of recurrent multifocal osteomyelitis. J Bone Joint Surg Br. 1980;62-B:376–380.
67. Gamble JG, Rinsky LA. Chronic recurrent multifocal osteomyelitis: a distinct clinical entity. J Pediatr Orthop. 1986;6:579–584.
68. Chun CS. Chronic recurrent multifocal osteomyelitis of the spine and mandible: case report and review of the literature. Pediatrics. 2004;113:380–384.
69. Fujitake J, Ishikawa Y, Fujii H, Nishimura K, Hayakawa K, Tatsuoka Y. Magnetic resonance imaging of skeletal muscles in the polymyositis. Muscle Nerve. 1997;20:1463–1466.
70. Schweitzer ME, Fort J. Cost-effectiveness of MR imaging in evaluating polymyositis. AJR Am J Roentgenol. 1995;165:1469–1471.
71. Schweitzer ME, Fort J. Cost-effectiveness of MR imaging in evaluating polymyositis. AJR Am J Roentgenol. 1995;165:1469–1471.
72. Wysoki MG, Santora TA, Shah RM, Friedman AC. Necrotizing fasciitis: CT characteristics. Radiology. 1997;203:859–863.
73. Schmid MR, Kossmann T, Duewell S. Differentiation of necrotizing fasciitis and cellulitis using MR imaging. AJR Am J Roentgenol.1988;170: 615–620.
74. Yao Q, Altman RD, Brahn E. Periostitis and hypertrophic pulmonary osteoarthropathy: report of 2 cases and review of the literature. Semin Arthritis Rheum. 2009;38:458–466.
75. Ali A, Tetalman MR, Fordham EW, et al. Distribution of hypertrophic pulmonary osteoarthropathy. AJR Am J Roentgenol. 1980;134: 771–780.
76. Rana RS, Wu JS, Eisenberg RL. Periosteal reaction. AJR Am J Roentgenol. 2009;193:W259–W272.
77. Moore TE, King AR, Travis RC, Allen BC. Post-traumatic cysts and cyst-like lesions of bone. Skeletal Radiol. 1989;18:93–97.
78. Milgram JW. Intraosseous lipomas. A clinicopathologic study of 66 cases. Clin Orthop Relat Res. 1988:277–302.
79. Propeck T, Bullard MA, Lin J, Doi K, Martel W. Radiologicpathologic correlation of intraosseous lipomas. AJR Am J Roentgenol. 2000;175:673–678.
80. Campbell RS, Grainger AJ, Mangham DC, Beggs I, Teh J, Davies AM. Intraosseous lipoma: report of 35 new cases and a review of the literature. Skeletal Radiol. 2003;32:209–222.
81. Newnham DM, Douglas JG, Legge JS, Friend JA. Achilles tendon rupture: an underrated complication of corticosteroid treatment. Thorax. 1991;46:853–854.
82. Levi N. The incidence of Achilles tendon rupture in Copenhagen. Injury. 1997;28:311–313.
83. Tuite MJ. MR imaging of the tendons of the foot and ankle. Semin Musculoskelet Radiol. 2002;6:119–131.
84. Koivunen-Niemela T, Parkkola K. Anatomy of the Achilles tendon(tendo calcaneus) with respect to tendon thickness measurements. Surg Radiol Anat. 1995;17:263–268.
85. Kainberger FM, Engel A, Barton P, Huebsch P, Neuhold A, Salomonowitz E. Injury of the Achilles tendon: diagnosis with sonography. AJR Am J Roentgenol. 1990;115:1031–1036.
86. Astrom M, Gentz CF, Nilsson P, Rausing A, Sjoberg S, Westlin N. Imaging in chronic Achilles tendinopathy: a comparison of ultrasonography, magnetic resonance imaging and surgical fi ndings in 27 histologically verifi ed cases. Skeletal Radiol. 1996;25:615–620.
87. Archambault JM, Wiley JP, Bray RC, Verhoef M, Wiseman DA, Elliott PD. Can sonography predict the outcome in patients with achillodynia? J Clin Ultrasound. 1998;26:335–339.
88. Rupp S, Templehof S, Fritsch E. Ultrasound of the Achilles tendon after surgical repair: morphology and function. Br J Radiol. 1995;68:454–458.

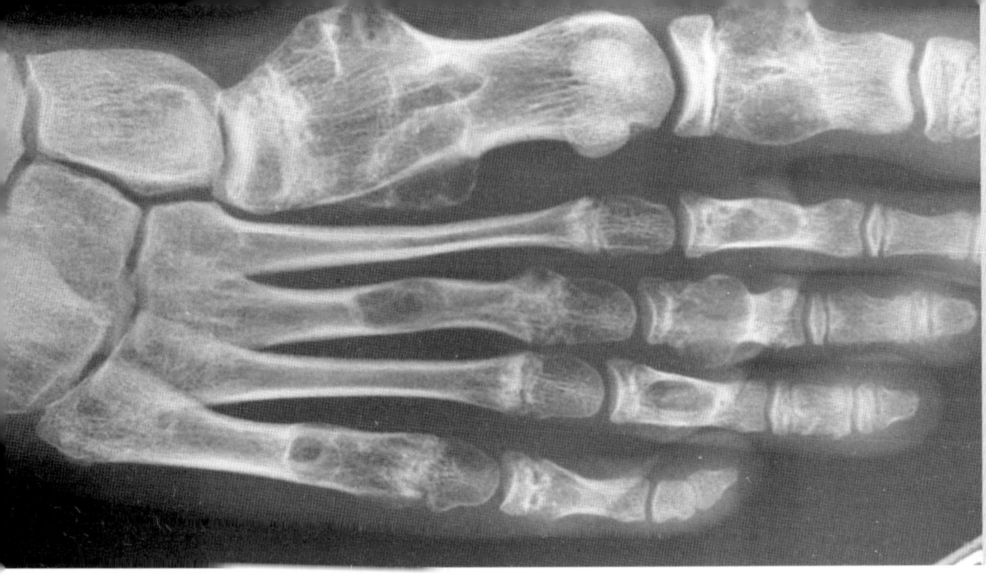

capítulo

8

Tornozelo e pé

Caso 8.1

HISTÓRIA CLÍNICA Mulher de 71 anos com dor no tornozelo.

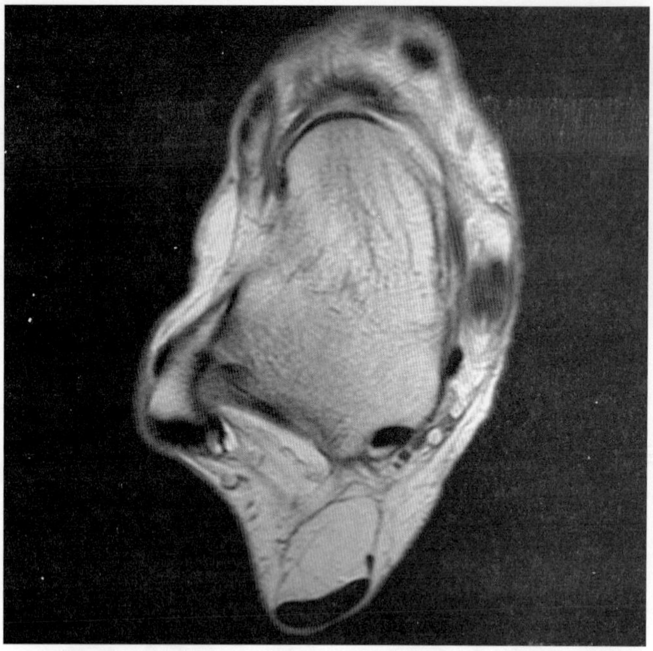

FIGURA 8.1A

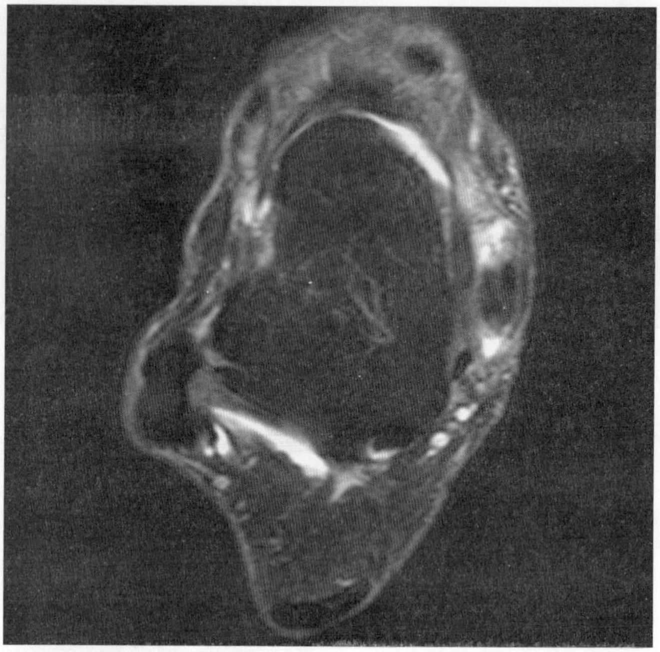

FIGURA 8.1B

ACHADOS RM axial de densidade de próton (A) e RM ponderada em T2 com supressão de gordura (B) do tornozelo demonstram espessamento e divisão do tendão tibial posterior (TTP). Observa-se um aumento do sinal ponderado em T2 dentro do tendão, com líquido circundando a bainha.

DIAGNÓSTICO DIFERENCIAL Nenhum.

DIAGNÓSTICO Ruptura em divisão longitudinal do TTP.

DISCUSSÃO O TTP é o maior e mais espesso dos três tendões flexores mediais. O tendão cursa sob o maléolo medial e se fixa ao osso navicular medial, aos três cuneiformes e às bases do primeiro ao quarto metatarsal. A maioria das rupturas do TTP ocorre no nível do maléolo medial. Esse tendão é um dos apoios do arco primário do pé. As rupturas desse tendão podem causar deformidade em pé plano, dor crônica significante e osteoartrite.[1] A síndrome do seio do tarso foi descrita em associação com a ruptura do TTP.[2]

Caso 8.2

HISTÓRIA CLÍNICA Menina de 9 anos com lesão no tornozelo.

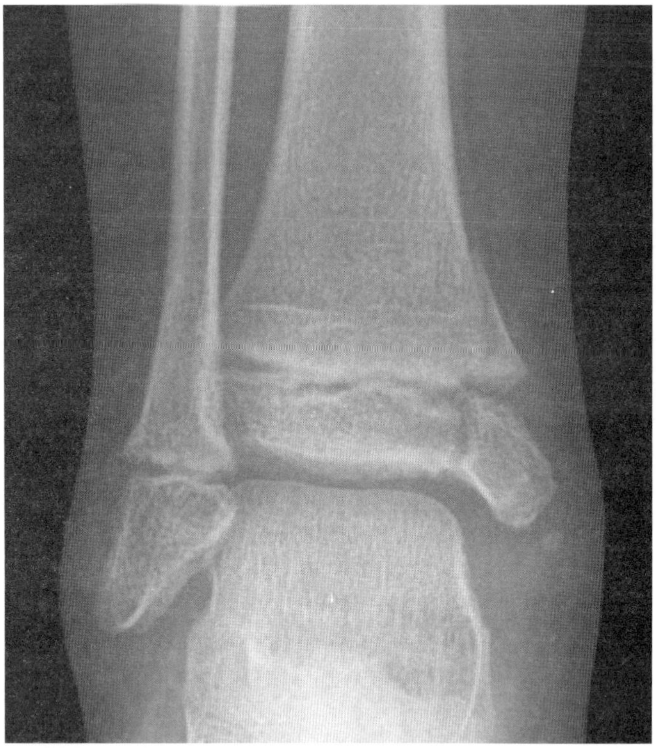

FIGURA 8.2A

ACHADOS Radiografia anteroposterior (AP) do tornozelo demonstra um plano de fratura intra-articular que se estende verticalmente pela face medial da tíbia, passando através da epífise, placa de crescimento e metáfise, separando o maléolo medial do restante da tíbia.

DIAGNÓSTICO DIFERENCIAL Nenhum.

DIAGNÓSTICO Fratura de Salter tipo IV, maléolo medial.

DISCUSSÃO As fraturas tipo IV de Salter passam através da metáfise, placa de crescimento e epífise. Neste caso, uma fratura vertical no plano sagital pode ser vista passando através dessas três estruturas. Essas fraturas necessitam de uma redução aberta e fixação interna (RAFI) precisas, porque o desalinhamento dos principais fragmentos permitiria a formação de uma ponte óssea através da placa de crescimento.[3] Essa ponte óssea pode pinçar a placa de crescimento em um dos lados e levar a uma deformidade progressiva em varo conforme a porção lateral aberta da placa de crescimento continue a alongar o osso. O potencial para deformidade é maior em crianças mais novas, que possuem um maior período de crescimento restante. O risco de complicações é alto se a fratura apresentar mais de 2 mm de desvio. Fraturas de Salter tipos I e II da fíbula podem estar associadas com esta lesão.

Caso 8.3

HISTÓRIA CLÍNICA Menino de 14 anos com lesão sofrida em um jogo de lacrosse.

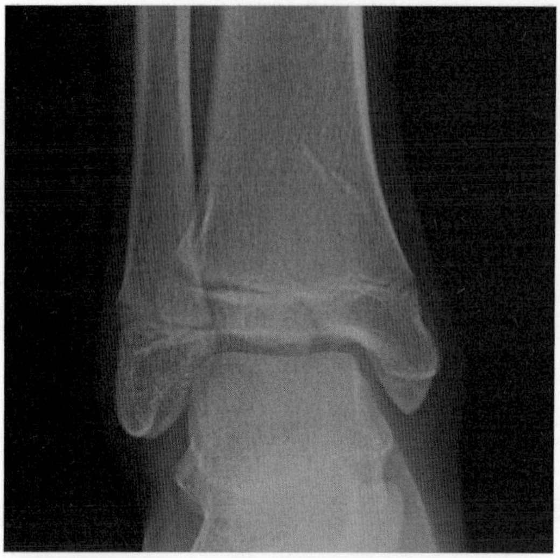

FIGURA 8.3A

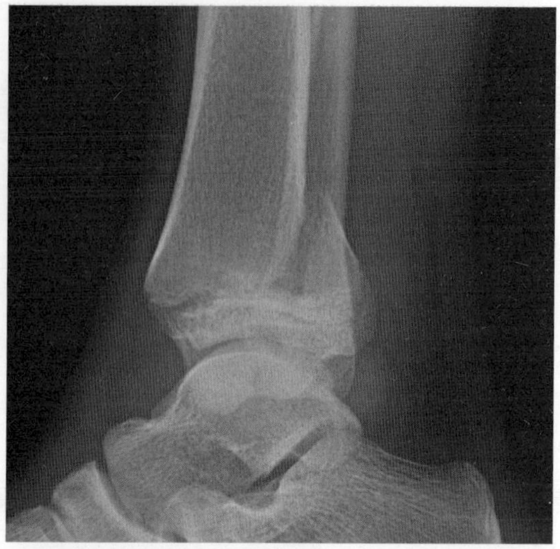

FIGURA 8.3B

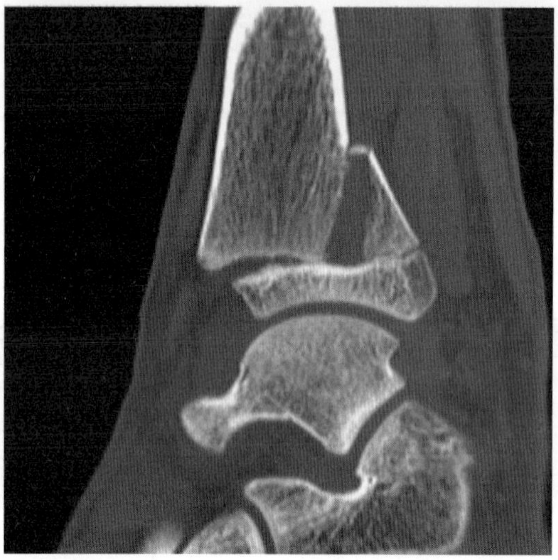

FIGURA 8.3C

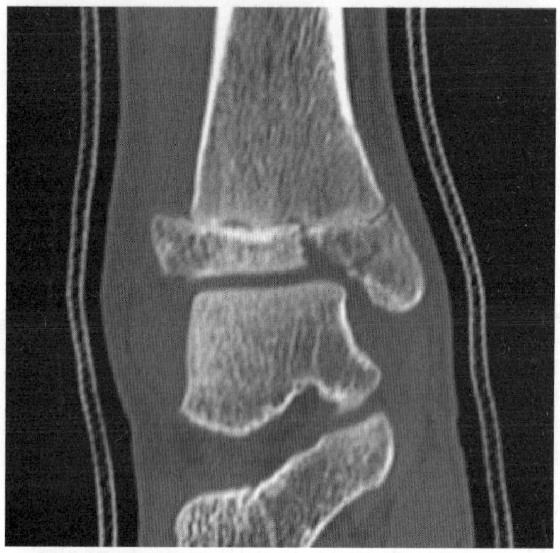

FIGURA 8.3D

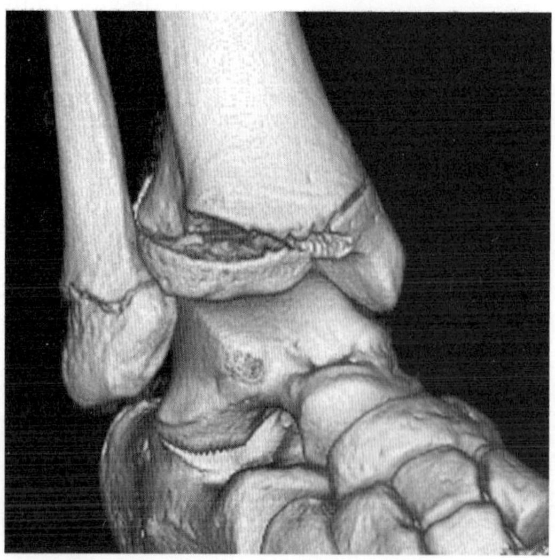

FIGURA 8.3E

ACHADOS Radiografias AP e lateral (A, B), imagens de TC sagital (C), coronal reformatada (D) e *volume rendering tridimensional* (VRT) (E) do tornozelo direito demonstram uma fratura vertical da epífise que cursa da região anterior para a posterior e uma fratura oblíqua da metáfise tibial posterior distal. O maléolo medial está intacto, assim como a metáfise lateral. A parte central da placa de crescimento da tíbia distal está fechada, e a porção mais medial da placa de crescimento está aberta, com um alargamento anormal da porção lateral.

DIAGNÓSTICO DIFERENCIAL Fratura de Salter tipo II, fratura de Salter tipo III, fratura de Salter tipo IV, fratura de Tillaux juvenil, fratura triplanar.

DIAGNÓSTICO Fratura triplanar

DISCUSSÃO As radiografias e TC demonstram fraturas da tíbia distal que parecem envolver a placa de crescimento. Um componente da fratura se estende pela metáfise no plano coronal oblíquo, e uma fratura se estende pela epífise no plano sagital. Como a fratura da placa de crescimento que conecta as fraturas metafisária e epifisária ocorre no plano axial, os componentes dessa fratura ocorrem em três planos diferentes, definindo o diagnóstico de fratura triplanar. As fraturas triplanares possuem elementos das fraturas de Salter tipos II e III, e como cruzam a epífise, a placa de crescimento e a metáfise, também podem ser consideradas uma fratura de Salter tipo IV. A fratura de Tillaux juvenil, em comparação, é uma fratura na qual a face anterolateral da epífise da tíbia é avulsionada pelo tendão dos ligamentos tibiofibulares anteriores durante a rotação lateral do pé; a fratura de Tillaux juvenil pode ser classificada como uma fratura de Salter tipo III.

As fraturas triplanares ocorrem somente quanto o fechamento fisário da tíbia distal está incompleto.[4,5] A placa de crescimento da tíbia distal começa a se fechar centralmente, depois medialmente e, por fim, lateralmente. Acredita-se que a flexão plantar e a rotação lateral sejam os mecanismos da lesão na fratura triplanar, na qual o fragmento lateral da tíbia que inclui uma porção da epífise e da metáfise é avulsionado pela tensão sobre os ligamentos tibiofibulares. A fratura da tíbia pode acompanhar essas lesões. Quando a epífise separada possui dois fragmentos, um dos quais possui uma porção da metáfise tibial posterior presa a ele e o outro compreende um fragmento da epífise medial, produz-se uma fratura triplanar em três partes. As fraturas em três partes geralmente são mais graves do que as fraturas em duas partes, já que se observa um maior desvio dos fragmentos epifisários. A RAFI é utilizada com mais frequência nas fraturas em três partes.

A idade média no momento da fratura é de aproximadamente 15 anos em meninos e 13 anos em meninas, com uma variação de 12 a 17 anos em meninos e de 10 a 15 anos em meninas. As fraturas triplanares compreendem 15 e 7% das fraturas do tornozelo em meninos e meninas com menos de 18 anos de idade, respectivamente, mas a proporção seria muito maior na variação de idade na qual essas fraturas ocorrem. Se um espaço epifisário maior ou igual a 3 mm permanecer após a RAFI, existe um risco elevado de fechamento prematuro da fise.[6]

Caso 8.4

HISTÓRIA CLÍNICA Menino de 4 anos que se recusa a deambular. A-B, 2 semanas após a apresentação; C-F, 6 semanas após a apresentação.

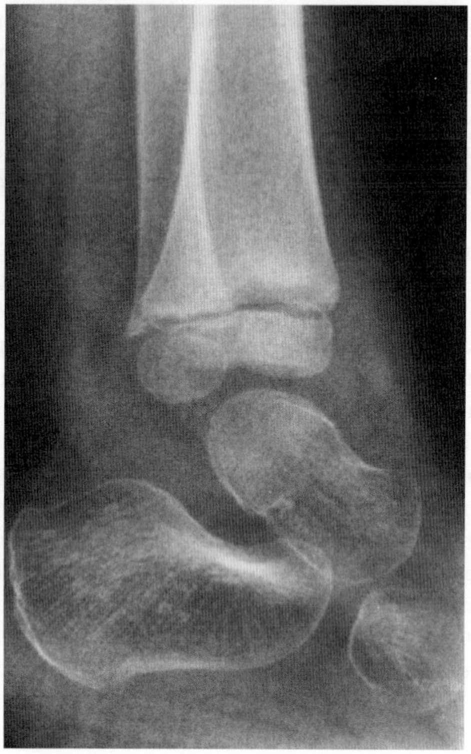

FIGURA 8.4A

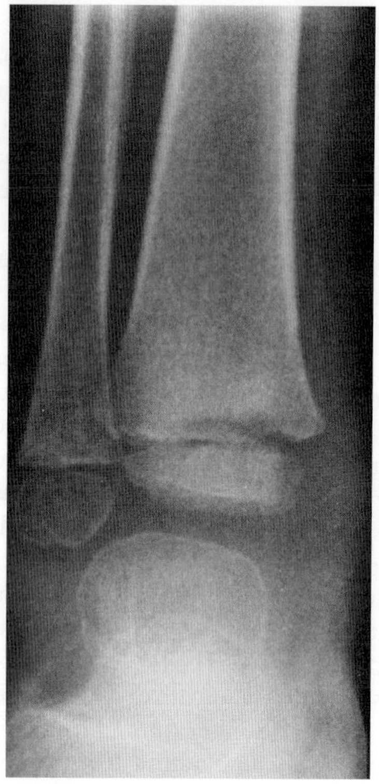

FIGURA 8.4B

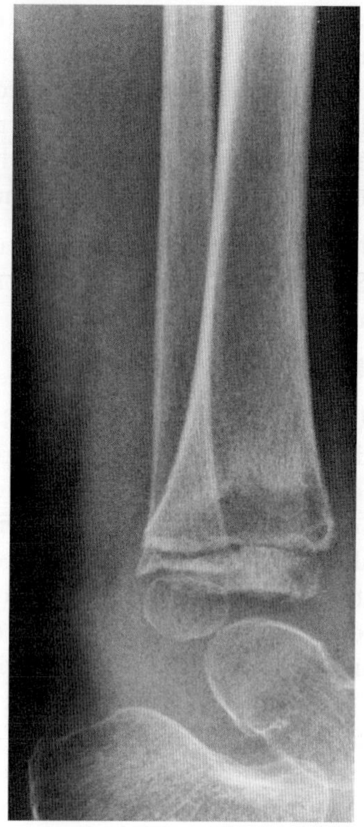

FIGURA 8.4C

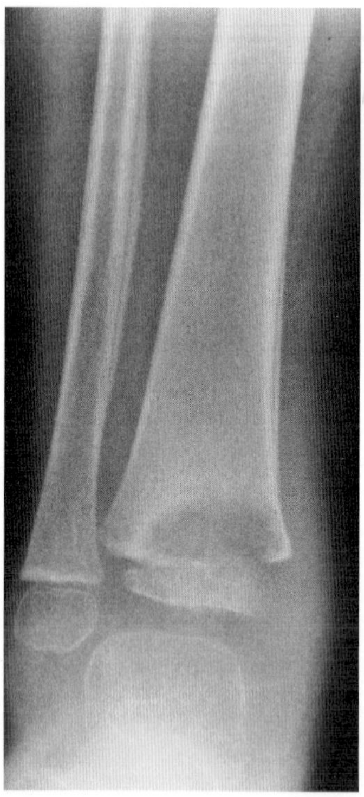

FIGURA 8.4D

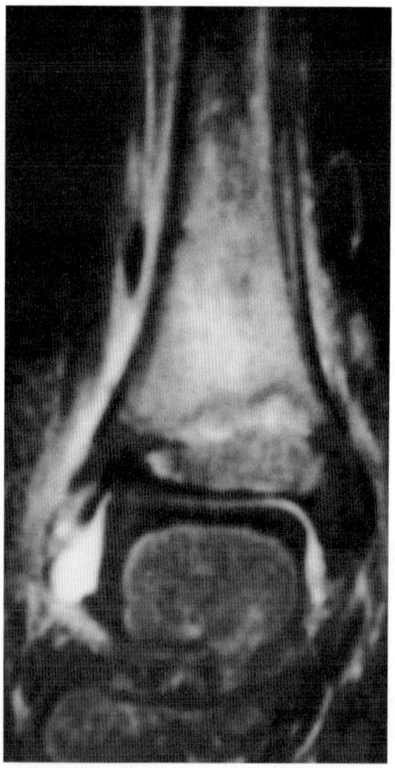

FIGURA 8.4E

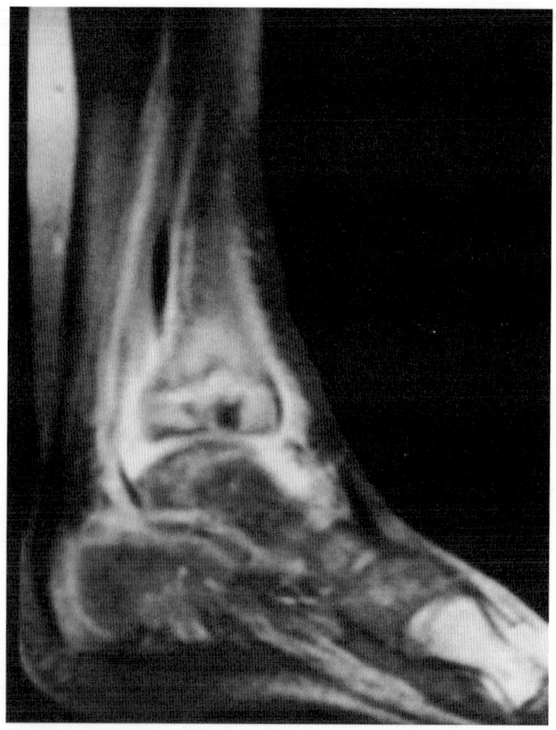

FIGURA 8.4F

ACHADOS

A, B. Radiografias lateral e AP feitas duas semanas após a apresentação inicial demonstram uma leve radiolucência oval das metáfises tibiais distais com esclerose circundante. Observa-se edema de tecidos moles. As radiografias iniciais feitas duas semanas antes estavam normais (não apresentadas).

C, D. Radiografias feitas seis semanas após a apresentação demonstram que a radiolucência cresceu e se tornou mais definida. A reação periosteal se estende até as diáfises da tíbia e da fíbula. O edema de tecidos moles é acentuado.

E, F. RM ponderada em T2 feita seis semanas após a apresentação demonstra uma área focal de sinal elevado na metáfise tibial distal, adjacente à placa de crescimento, mas sem cruzá-la, correspondente à radiolucência observada na radiografia simples. Um derrame articular e um edema de tecidos moles são evidentes no tornozelo.

DIAGNÓSTICO DIFERENCIAL Fratura da placa de crescimento; osteomielite causada por organismo piogênico, granulomatoso ou fúngico; tumor maligno como osteossarcoma, linfoma ou sarcoma de Ewing.

DIAGNÓSTICO Osteomielite por micobactéria atípica.

DISCUSSÃO Uma fratura da placa de crescimento da tíbia em uma criança saudável deve estar consolidada em seis semanas, apesar de que, na segunda semana de acompanhamento, a fratura de Salter tipo I pode demonstrar alargamento da placa de crescimento e esclerose da face metafisária. A assimetria do alargamento e da esclerose seria incomum para trauma. A radiolucência que aumenta de tamanho na metáfise sugere um processo destrutivo como osteomielite ou tumor. A localização na metáfise distal é apropriada para osteomielite hematogênica, mas a pequena reação óssea e a ausência de envolvimento da fise e epífise após seis semanas não seriam características de osteomielite piogênica. O pequeno tamanho da lesão seria distintamente incomum para um tumor ósseo maligno primário como um osteossarcoma, linfoma ou sarcoma de Ewing, apesar de a esclerose metafisária poder representar osso neoplásico. O diagnóstico neste caso foi confirmado por biópsia aberta. A radiolucência consistiu em um espaço cístico preenchido por líquido, e as culturas do líquido foram positivas.

As infecções musculoesqueléticas micobacterianas não tuberculosas podem se apresentar na forma de tenossinovite, sinovite ou osteomielite.[7] O espectro dos achados patológicos inclui desde a ausência de inflamação, infecção crônica inespecífica leve a grave, granulomas sem necrose e granulomas caseosos epitelioides indistinguíveis da tuberculose. Essas alterações patológicas explicam a pouca expressividade das características das imagens neste caso. Múltiplas lesões nas metáfises e diáfises, tratos de seios e osteoporose são outras características das infecções micobacterianas atípicas. O estreitamento do espaço articular, como na tuberculose, é um achado tardio. É comum o atraso no diagnóstico da osteomielite por micobactéria atípica, e a doença pode ser multifocal. Essas infecções ocorrem em pacientes imunocomprometidos e em indivíduos imunocompetentes.[8]

Caso 8.5

HISTÓRIA CLÍNICA Homem de 29 anos com edema na perna.

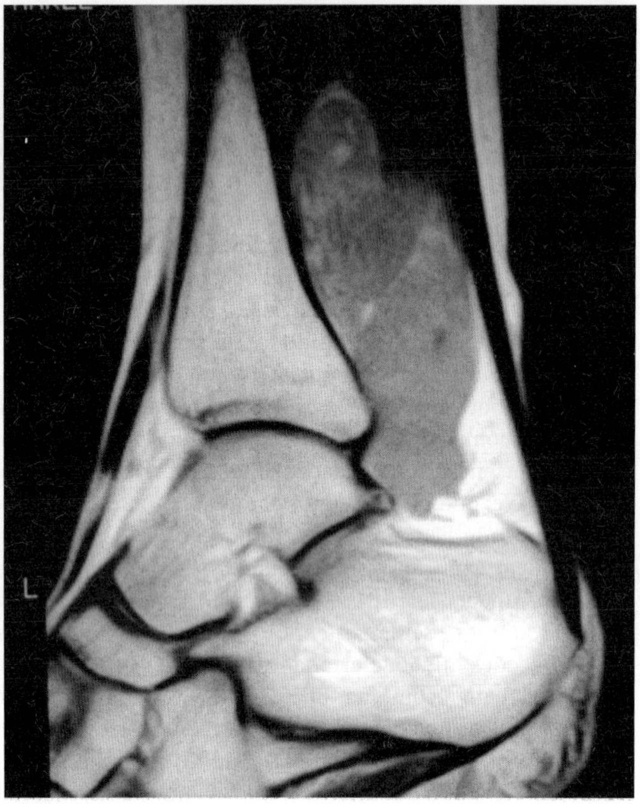

FIGURA 8.5A

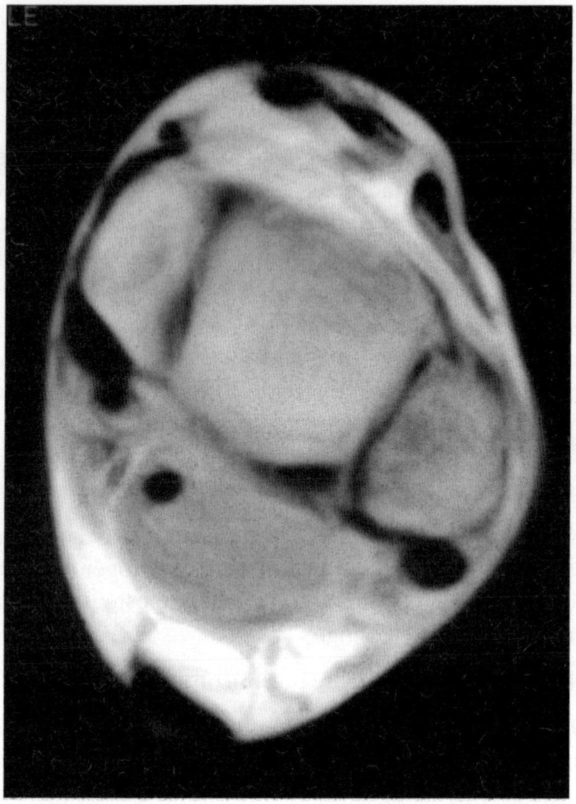

FIGURA 8.5B

ACHADOS

A. RM sagital ponderada em T1 demonstra uma massa na região distal do músculo sóleo, se estendendo inferiormente ao longo da face profunda do tendão do calcâneo e comprimindo a face posterior da tíbia e do tornozelo. A massa possui um contorno lobular e intensidade intermediária de sinal heterogêneo.

B. RM axial ponderada em T1 no nível da articulação do tornozelo demonstra a lesão nos tecidos moles posteriores, adjacente à articulação e ao redor do tendão do flexor longo do hálux. O osso subjacente é normal.

DIAGNÓSTICO DIFERENCIAL Sarcoma de tecidos moles, sarcoma de Ewing extraesquelético, linfoma, tumor benigno de tecidos moles, lesão miotendínea, miosite ossificante, hematoma.

DIAGNÓSTICO Tumor neuroectodérmico primitivo extraesquelético (PNET, na sigla em inglês).

DISCUSSÃO O achado de uma grande massa lobulada de tecidos moles nos tecidos profundos do membro de um adulto é sempre causa de preocupação. Não existem características específicas nas imagens que levem ao diagnóstico neste caso, mas lesão miotendínosa, hematoma e miosite ossificante são possibilidades que devem ter uma história sugestiva (que não existe neste caso). A idade do paciente é inferior à do pico de incidência para sarcoma de tecidos moles de origem mesenquimal. Uma biópsia é necessária para o diagnóstico.

O PNET é um sarcoma de origem neuroectodérmica. Ele parece estar intimamente relacionado ao sarcoma de Ewing em relação à histiogênese,[9] com uma aparência na microscopia óptica que pode ser indistinguível (células azuis, pequenas e arredondadas). Apesar de o sarcoma de Ewing e o PNET poderem ser primários para o osso e tecidos moles, o sarcoma de Ewing apresenta maior probabilidade de ocorrer no osso, enquanto o PNET apresenta incidência igual no osso e tecidos moles. A maioria dos pacientes com PNET tem entre 10 e 30 anos de idade, com as regiões mais comuns em tecidos moles sendo a região paravertebral, a parede torácica (chamado neste caso de tumor de Askin), o retroperitônio e os membros inferiores. Os PNETs de tecidos moles se apresentam na forma de massas de tecidos moles de crescimento rápido. Os achados nas imagens não são específicos, e o PNET é indistinguível do sarcoma de Ewing nas imagens.[10] As margens do tumor podem ser bem definidas, como neste caso, e algumas vezes encapsuladas, ou podem ter aparência infiltrativa. Áreas de hemorragia podem estar presentes, e o realce após contraste na RM é tipicamente intenso. O tratamento do PNET é feito com quimioterapia e ressecção cirúrgica, algumas vezes também com radioterapia. O prognóstico para pacientes com PNET é menos favorável do que para pacientes com sarcoma de Ewing.[11]

Caso 8.6

HISTÓRIA CLÍNICA Homem de 33 anos com dor no tornozelo.

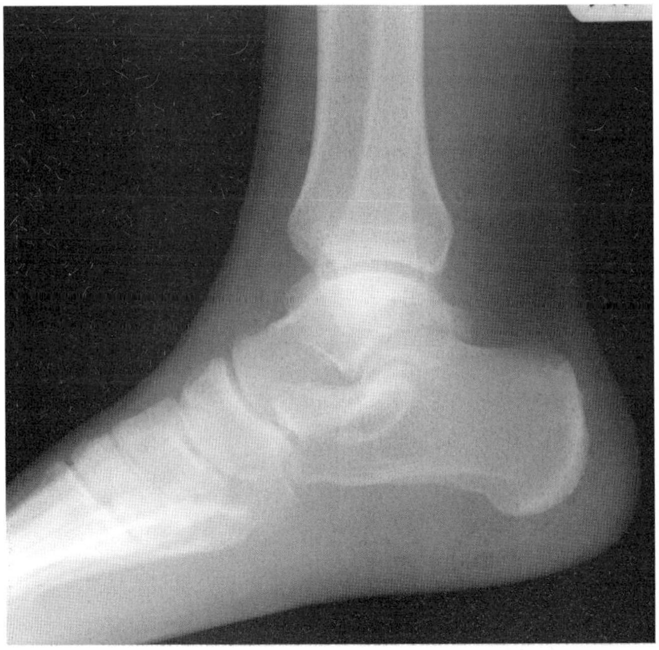

FIGURA 8.6A

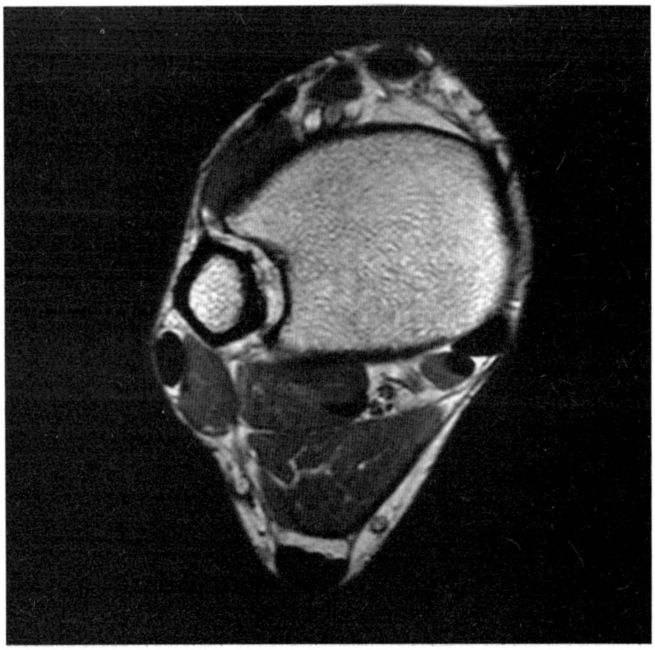

FIGURA 8.6B

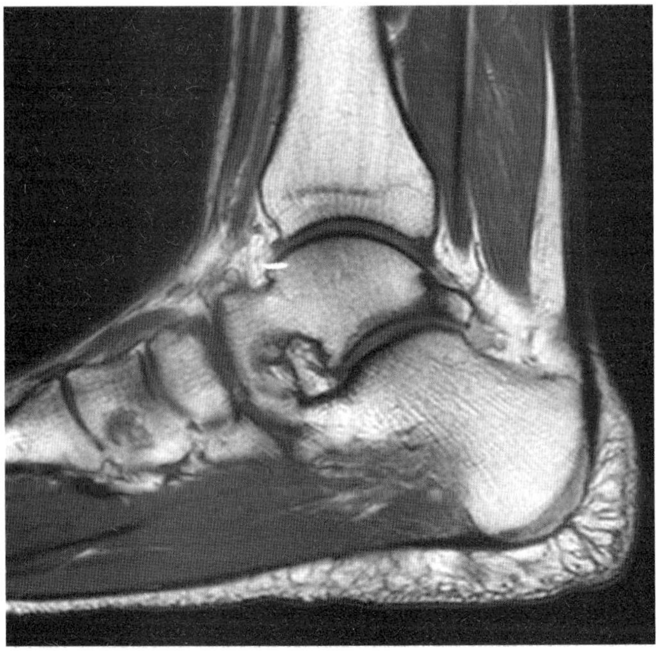

FIGURA 8.6C

ACHADOS

A. Radiografia lateral do tornozelo demonstra uma massa de tecidos moles ocupando parcialmente o coxim adiposo de Kager, posterior ao flexor longo do hálux.

B, C. RM axial e sagital ponderadas em T1 demonstram o músculo sóleo acessório anterior ao tendão do calcâneo.

DIAGNÓSTICO DIFERENCIAL Nenhum.

DIAGNÓSTICO Músculo sóleo acessório.

DISCUSSÃO De acordo com estudos cadavéricos, um sóleo acessório tem prevalência de 0,7 a 5,5%, com o músculo comumente visto como um achado unilateral.[12] Ele se origina na superfície profunda do sóleo ou da fíbula e tíbia. A partir de sua origem, o músculo desce pela face anterior ou anteromedial do tendão do calcâneo. Em geral, o sóleo acessório é envolto pela sua própria fáscia, e o seu suprimento sanguíneo deriva da artéria tibial posterior. O nervo tibial posterior supre o sóleo propriamente dito e o músculo sóleo acessório.[13]

Um sóleo acessório pode se manifestar clinicamente como uma massa de tecidos moles no tornozelo. Músculos sóleos acessórios clinicamente evidentes apresentam uma predileção masculina e, em geral, se manifestam na segunda ou terceira década de vida. Nas imagens transversais, o músculo acessório é demonstrado anterior ao tendão do calcâneo e superficial ao retináculo flexor, tipicamente se estendendo em direção medial para a área entre a borda medial do tendão do calcâneo e o maléolo medial. O tratamento costuma depender da presença ou gravidade de sintomas. Para os pacientes sintomáticos, o tratamento conservador ou abordagens cirúrgicas como fasciotomia ou excisão do músculo podem ser realizados.[14]

Caso 8.7

HISTÓRIA CLÍNICA Mulher de 28 anos com entorse de tornozelo.

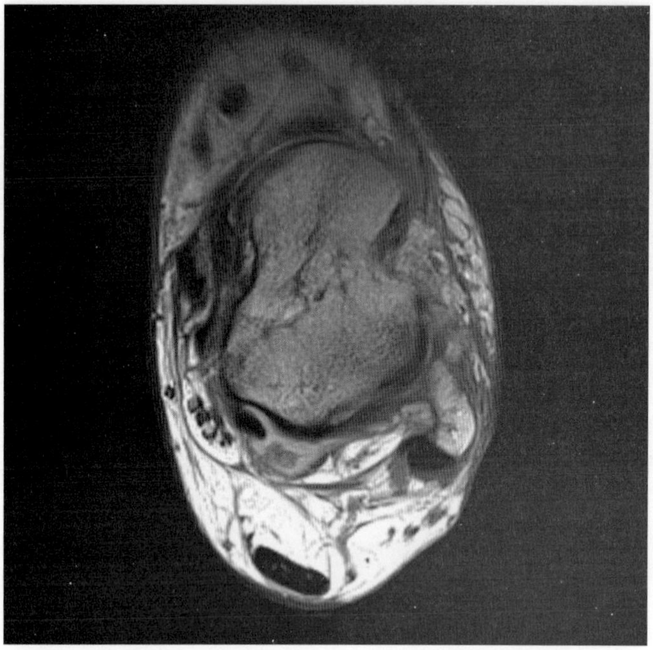

FIGURA 8.7A

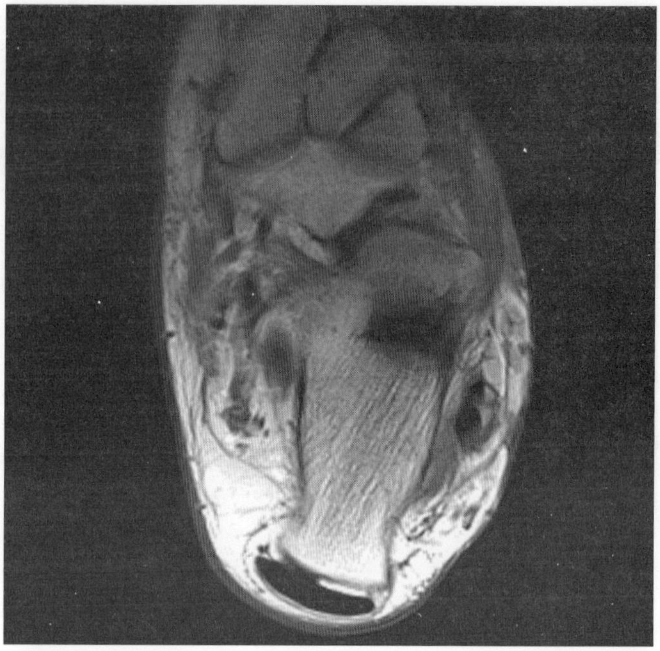

FIGURA 8.7B

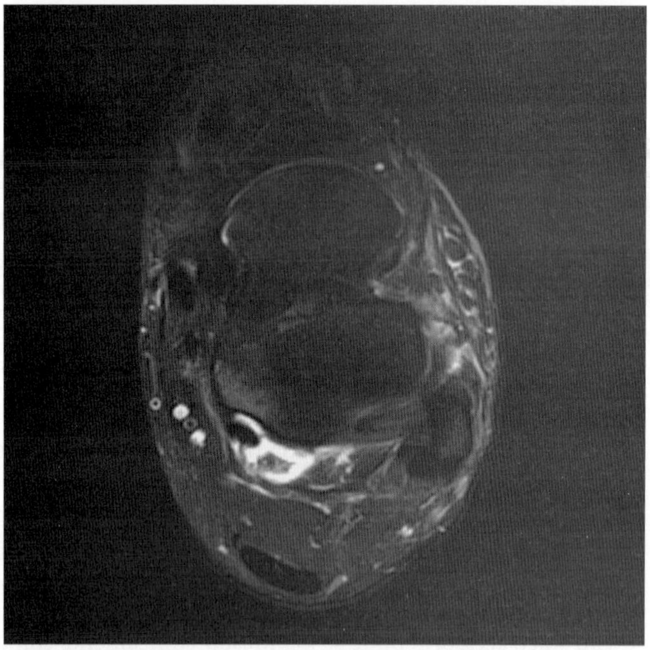

FIGURA 8.7C

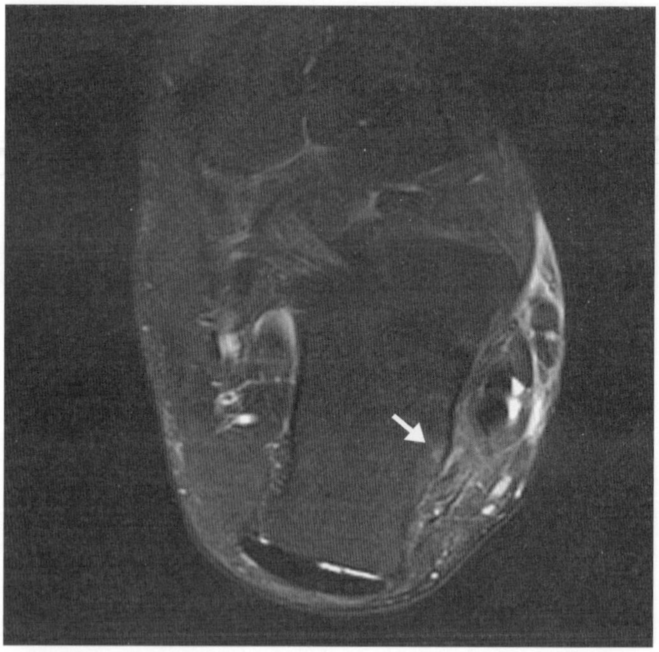

FIGURA 8.7D

ACHADOS RM axial de densidade de prótons (A, B) e RM ponderada em T2 com supressão de gordura (C, D) demonstram ruptura completa do ligamento talofibular anterior (TFA) circundado por sinal líquido. O ligamento calcaneofibular (CF) também está rompido por baixo da bainha do tendão fibular. O ligamento talofibular posterior (TFP) demonstra aumento da intensidade de sinal com preservação de fibras, compatível com uma entorse. Além disso, nota-se edema de medula óssea no tálus posterior e tubérculo peroneal do calcâneo.

DIAGNÓSTICO DIFERENCIAL Nenhum.

DIAGNÓSTICO Ruptura do ligamento lateral do tornozelo.

DISCUSSÃO O complexo do ligamento colateral lateral é formado por três ligamentos: os ligamentos TFA, FC e TFP. As lesões desse complexo são bastante comuns, especialmente na população jovem e ativa. Desses ligamentos, o TFA é o mais fraco e o que se rompe com maior facilidade. À medida que o estresse em inversão aumenta, o ligamento FC se rompe. A lesão do ligamento TFP é rara e quase sempre associada com uma lesão nos ligamentos TFA e FC. As rupturas agudas de graus I e II, entorses e rupturas parciais costumam ser tratadas de modo conservador. O tratamento das rupturas de grau III, ruptura completa de um ligamento, é mais controverso. A despeito do tratamento, o prognóstico para a maioria das entorses de tornozelos é muito bom. Infelizmente, 10 a 20% dos pacientes desenvolvem instabilidade crônica.[15] A artrorressonância do tornozelo se mostrou uma modalidade bastante sensível para detecção e estadiamento preciso das rupturas dos ligamentos laterais do tornozelo. A artrorressonância permite a avaliação das extremidades livres rompidas dos ligamentos para identificar a possibilidade de reparo primário e analisar as estruturas adjacentes, que potencialmente possam ser utilizadas na reconstrução cirúrgica.[16]

Caso 8.8

HISTÓRIA CLÍNICA Mulher de 34 anos com dor no pé.

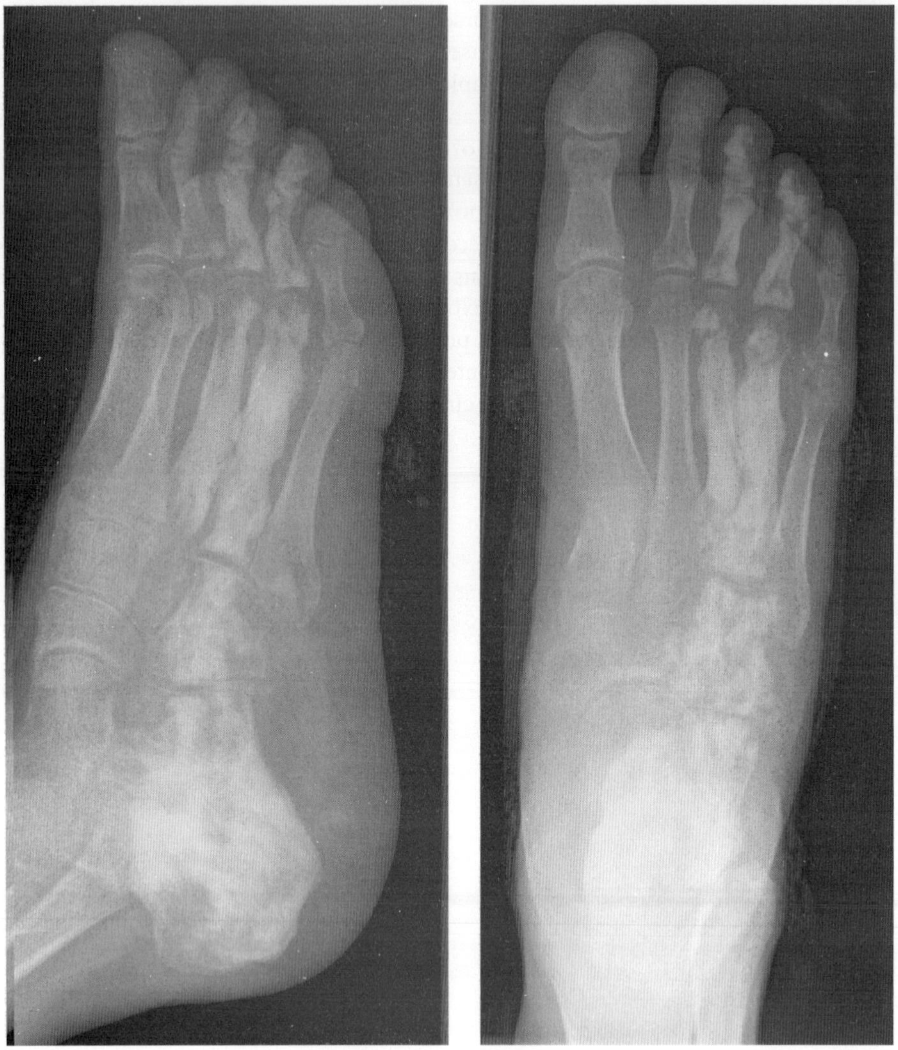

FIGURA 8.8A

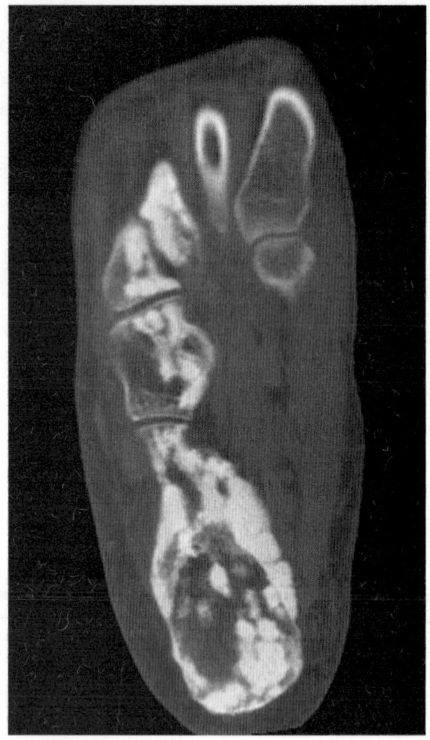

FIGURA 8.8B

ACHADOS

A. Radiografias AP e oblíqua do pé demonstram uma esclerose densa e ondulada começando no calcâneo, envolvendo o cuboide e se estendendo através dos terceiro e quarto metatarsais e pododáctilos.

B. TC no eixo longo demonstra esclerose envolvendo o córtex e o canal medular. Não se observa massa de tecidos moles ou destruição óssea.

DIAGNÓSTICO DIFERENCIAL Melorreostose, trauma, osteomielite crônica, osteossarcomatose.

DIAGNÓSTICO Melorreostose.

DISCUSSÃO A melorreostose é um distúrbio de causa desconhecida que pode se apresentar em qualquer idade. A aparência mais comum é a de hiperostose cortical que pode ser comparada ao gotejamento de uma vela de cera. O envolvimento costuma ser limitado a uma única extremidade e geralmente ao longo de uma distribuição esclerotomal,[17] neste caso L5. Quando os tecidos moles estão envolvidos, contraturas dos músculos e dos tendões podem levar a deformidades esqueléticas como escolioses e distúrbios do crescimento. A maioria dos pacientes é assintomática, mas essa condição pode ser dolorosa.[18] Doenças associadas à melorreostose incluem osteopoiquilose, osteopatia estriada, neurofibromatose e esclerose tuberal. O tratamento na maioria dos casos é cirúrgico, para corrigir deformidades e remover as massas de tecidos moles.[19]

Caso 8.9

HISTÓRIA CLÍNICA Menino de 8 anos com dor no tornozelo.

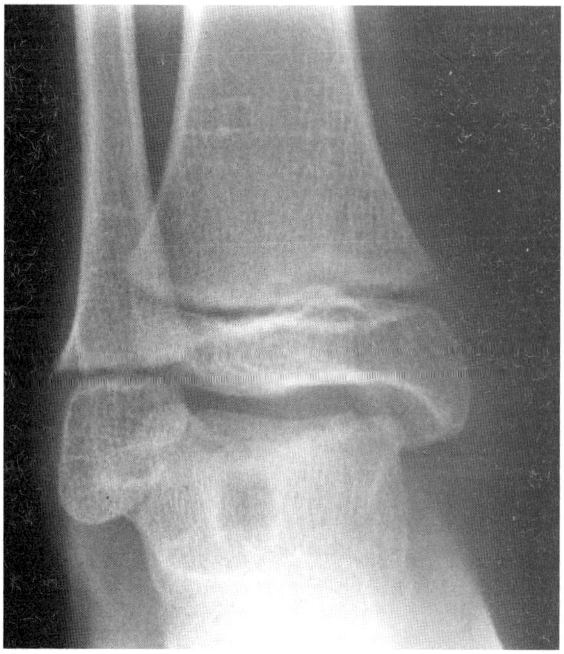

FIGURA 8.9A

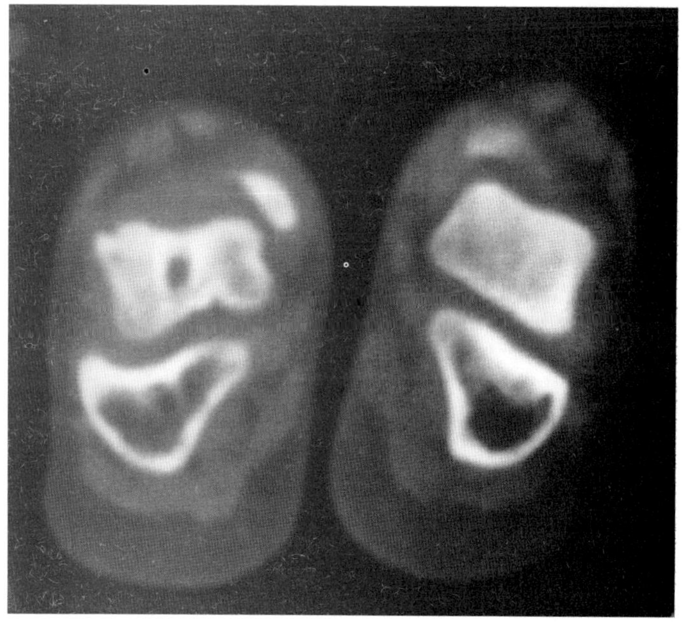

FIGURA 8.9B

ACHADOS

A. Radiografia AP do tornozelo demonstra uma proliferação epifisária, achatamento da cúpula talar, esclerose e alterações císticas. Uma radiolucência de 1 cm com bordas escleróticas é observada no espaço medular do tálus.

B. TC de ambos os tornozelos demonstra uma lesão radioluzente ovoide bem definida no tálus direito com esclerose ao seu redor. A lesão possui atenuação de tecidos moles em seu interior. Observa-se uma irregularidade articular na cúpula talar, e o tálus parece ter um tamanho levemente contraído em relação ao lado contralateral assintomático. Uma densidade de tecidos moles dentro da articulação do tornozelo pode representar líquido ou hipertrofia sinovial.

DIAGNÓSTICO DIFERENCIAL Hemofilia, artrite reumatoide juvenil idiopática, artrite séptica, anemia falciforme.

DIAGNÓSTICO Pseudotumor hemofílico.

DISCUSSÃO A anormalidade da superfície articular do osso associada com hipertrofia sinovial em um paciente pediátrico pode ser observada na artrite reumatoide juvenil idiopática, hemofilia e espondiloartropatias reumatoide-negativas. A lesão cística está longe do osso subarticular, o que seria incomum para um cisto subcondral nas condições artríticas mencionadas, mas pode representar um pseudotumor por hemorragia intraóssea na hemofilia.

O sangramento intraósseo e a subsequente reação inflamatória que remove a hemorragia podem criar defeitos radioluzentes no osso, chamados pseudotumores. O sangramento repetido em um pseudotumor pode causar sua recorrência e dilatação, simulando uma malignidade. Osteonecrose ou osteomielite na presença de anemia falciforme com envolvimento do tálus podem apresentar uma aparência similar à deste caso. A artrite séptica também pode resultar em osteomielite e osteonecrose. As manifestações radiográficas na hemofilia podem ser muito semelhantes a certas condições artríticas, particularmente a artrite reumatoide juvenil idiopática. Como a base patomecânica para esses achados difere (hemorragia intra-articular com inflamação secundária *versus* inflamação crônica sem hemorragia), características específicas de hemorragia devem ser procuradas quando se tenta distinguir entre esses diagnósticos. O ponto diferencial óbvio é a presença de um derrame hemorrágico, que pode ser verificado pela RM, mas outras características diferenciadoras incluem reação periosteal localizada causada por hemorragia subperiosteal e pseudotumor por hemorragia intraóssea.

A hemorragia dos tecidos moles pode resultar em um pseudotumor de tecidos moles, que pode causar erosões por pressão e recortes no osso adjacente, com ou sem reação periosteal exuberante, novamente simulando neoplasia. A maioria dos pseudotumores se origina próximo aos ossos longos do esqueleto proximal em adultos, mas em pacientes mais jovens, antes da maturidade esquelética, eles tendem a ocorrer distalmente ao punho ou tornozelo. Pseudotumores distais costumam responder bem ao tratamento conservador, enquanto a ressecção geralmente é o tratamento de escolha para os pseudotumores proximais.[20] Grandes pseudotumores proximais podem levar a uma hemorragia potencialmente letal. O tratamento cirúrgico de emergência apresenta uma significante mortalidade intraoperatória.

Caso 8.10

HISTÓRIA CLÍNICA Menino de 10 anos com dor no tornozelo.

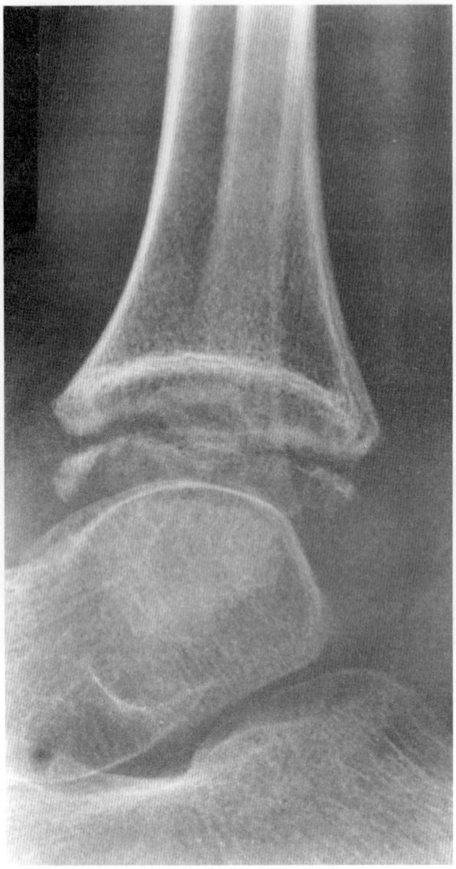

FIGURA 8.10A

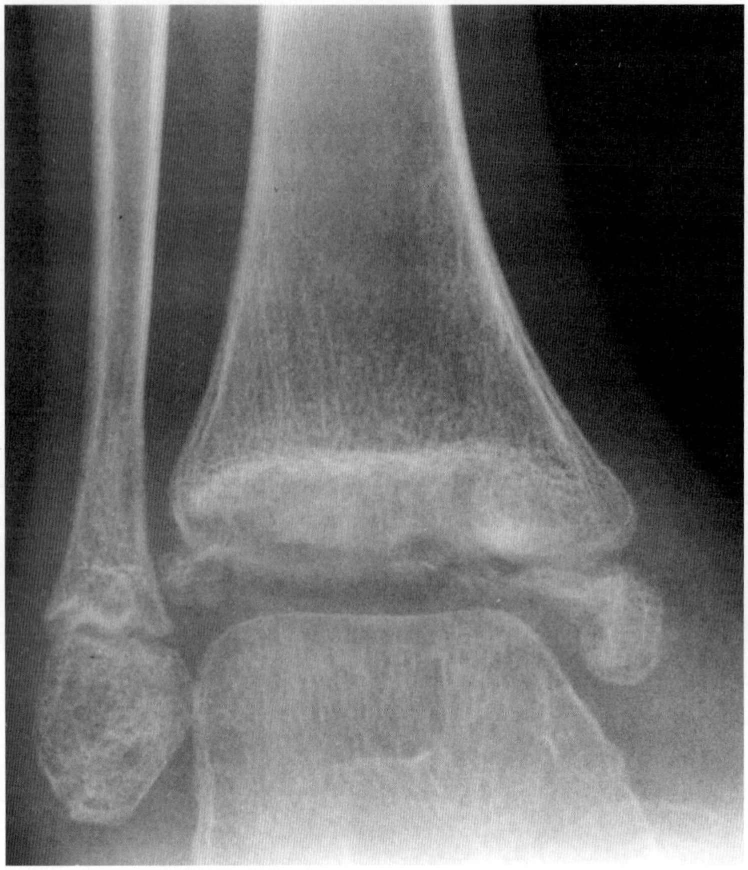

FIGURA 8.10B

ACHADOS (A, B) Radiografias lateral e da articulação tibiofibular do tornozelo demonstram mineralização desordenada na epífise tibial distal. A epífise está se ossificando a partir de múltiplos centros. Observa-se uma linha horizontal densa de esclerose através da metáfise tibial distal. Os padrões de ossificação nos maléolos medial e lateral também estão desordenados.

DIAGNÓSTICO DIFERENCIAL Osteonecrose, displasia epifisária, trauma, osteomielite.

DIAGNÓSTICO Osteonecrose na anemia falciforme.

DISCUSSÃO A aparência da epífise com múltiplos centros de ossificação é a de osteonecrose revascularizada. Neste caso, o paciente apresenta anemia falciforme, e a questão clínica era a causa de sua dor no tornozelo. A anemia falciforme é causada por um defeito estrutural hereditário na hemoglobina, que leva à disfunção das hemácias. As características radiológicas da anemia falciforme no osso são consequências da hiperplasia da medula óssea, oclusão vascular e osteomielite.[21] A hiperplasia da medula óssea expande o espaço medular. A oclusão vascular resulta em osteonecrose. Qualquer porção de qualquer osso pode sofrer infarto; regiões frequentes incluem: o espaço medular de ossos longos, epífises em crescimento e as mãos. O envolvimento das epífises em crescimento leva a distúrbios do crescimento. Se a cabeça femoral for envolvida, os eventos fisiopatológicos e as sequelas são indistinguíveis daqueles da doença de Legg-Calvé-Perthes. Um distúrbio de crescimento no corpo vertebral leva ao desenvolvimento de vértebras em formato de H. Infartos localizados do osso com reparo ou calcificação distrófica resultam em áreas focais de esclerose óssea dispersas por todo o esqueleto.

Pacientes com anemia falciforme apresentam alta incidência de osteomielite. Ao contrário da osteomielite hematogênica em outras situações, a infecção na anemia falciforme é mais frequente na diáfise dos ossos longos, onde a tensão do oxigênio é menor. Em aproximadamente 50% dos casos, espécies *Salmonella* ou flora mista são os organismos causadores (sua presença é extremamente incomum sob qualquer outra circunstância); os casos restantes com frequência são causados por espécies *Staphylococcus*. Cronicidade e recorrência são comuns. A osteomielite pode ser difícil de diferenciar do infarto tanto no campo clínico como no radiológico;[22,23] um pode ser complicação do outro. Os sinais radiológicos de osteomielite devem superpor quaisquer alterações ósseas preexistentes da anemia falciforme.

Caso 8.11

HISTÓRIA CLÍNICA Homem de 63 anos com câncer de próstata recém-diagnosticado.

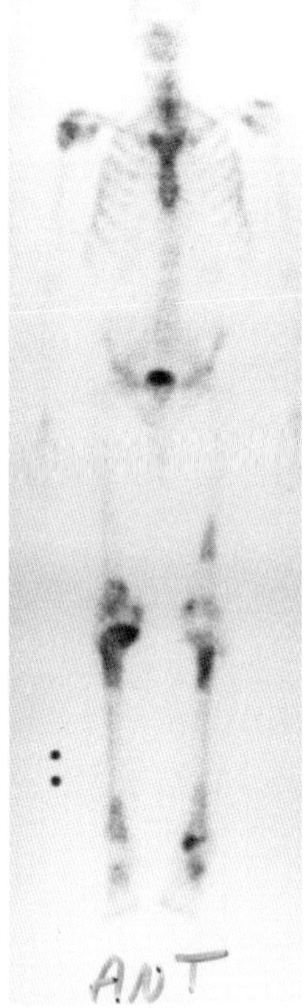

FIGURA 8.11A

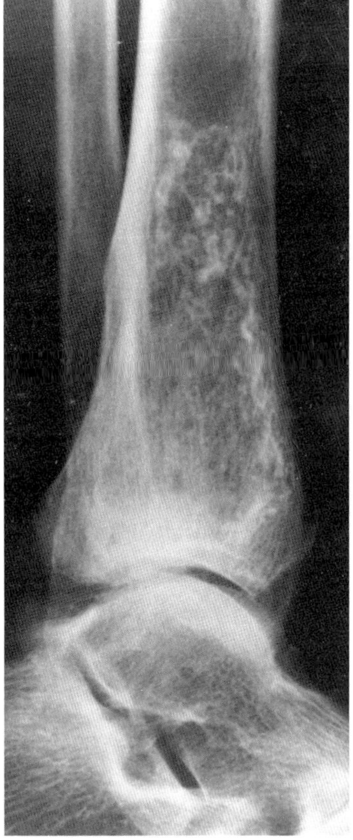

FIGURA 8.11B

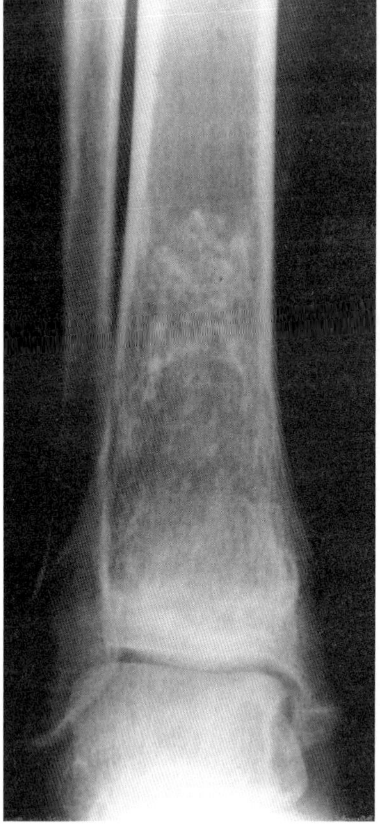

FIGURA 8.11C

ACHADOS

A. Cintilografia óssea de corpo todo demonstra aumento de captação em vários locais, com envolvimento em particular das extremidades dos ossos (bilateralmente nas tíbias, fêmures distais, úmero proximal direito, tálus e diáfise femoral distal esquerda). As regiões envolvidas são relativamente grandes. O esqueleto axial parece estar preservado.

B, C. Duas vistas radiográficas da tíbia distal direita demonstram uma lesão com matriz calcificada com aspecto de renda e uma borda esclerótica serpiginosa. Não se observa expansão ou penetração cortical.

DIAGNÓSTICO DIFERENCIAL Metástases, encondroma, infarto de medula óssea (osteonecrose).

DIAGNÓSTICO Infarto de medula óssea.

DISCUSSÃO As metástases tipicamente envolvem mais o esqueleto axial que o esqueleto apendicular. As lesões no tornozelo e pé são incomuns. As metástases também tendem a ser focais e discretas. O encondroma e os infartos da medula óssea podem demonstrar acúmulo de radionuclídeo nas cintilografias ósseas. O acúmulo no encondroma é um reflexo da formação de osso reativo e ossificação encondral. O acúmulo em infartos é um reflexo do reparo e da remodelagem após a revascularização. Durante a fase isquêmica do infarto da medula óssea, a cintilografia óssea pode ser fria ou normal. O encondroma e o infarto de medula óssea podem apresentar aparência radiológica similar. A borda de calcificação serpiginosa e a localização na extremidade do osso são mais sugestivas de infarto de medula óssea do que de encondroma, e o envolvimento multifocal é mais comum no infarto de medula óssea que no encondroma.

Existem várias causas em potencial para infarto de medula óssea, incluindo esteroides exógenos, alcoolismo, anemia falciforme, trauma, doença de Gaucher e pancreatite. O metabolismo anormal das gorduras no alcoolismo e na pancreatite pode causar osteonecrose por embolia gordurosa. Na RM, os infartos medulares geralmente são múltiplos e apresentam uma aparência diagnóstica. Eles apresentam uma borda irregular, serpiginosa e agudamente definida nas imagens ponderadas em T1 e nas imagens de densidade de prótons, geralmente apresentando alto sinal nas imagens ponderadas em T2. Essa aparência corresponde à margem de revascularização e remodelagem. Radiografias contemporâneas costumam ser normais, mas o infarto de medula óssea pode calcificar em alguns casos. Essa calcificação distrófica nos infartos pode se assemelhar à matriz mineralizada de um tumor cartilaginoso endosteal.

Caso 8.12

HISTÓRIA CLÍNICA Mulher de 32 anos com edema e dor crônicos no tornozelo.

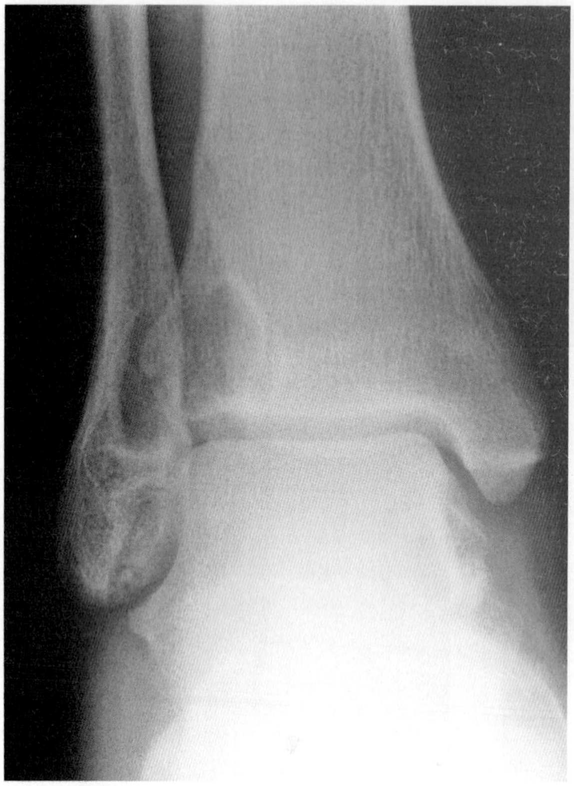

FIGURA 8.12A

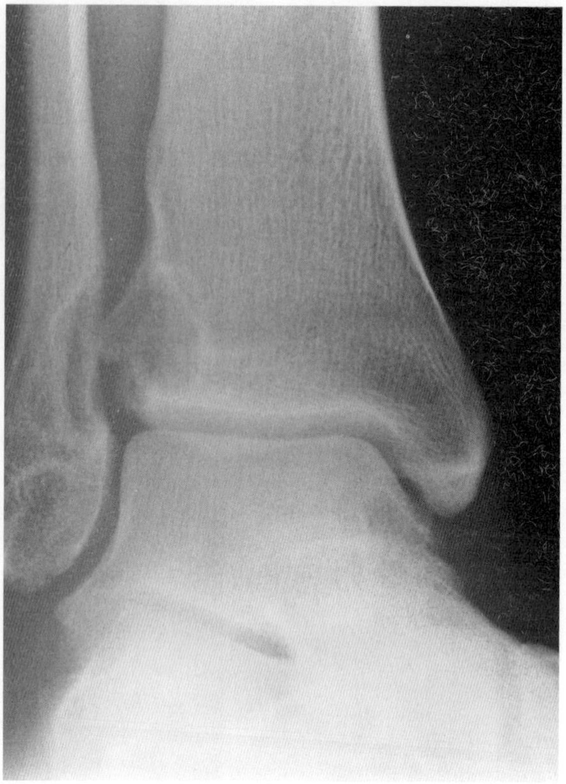

FIGURA 8.12B

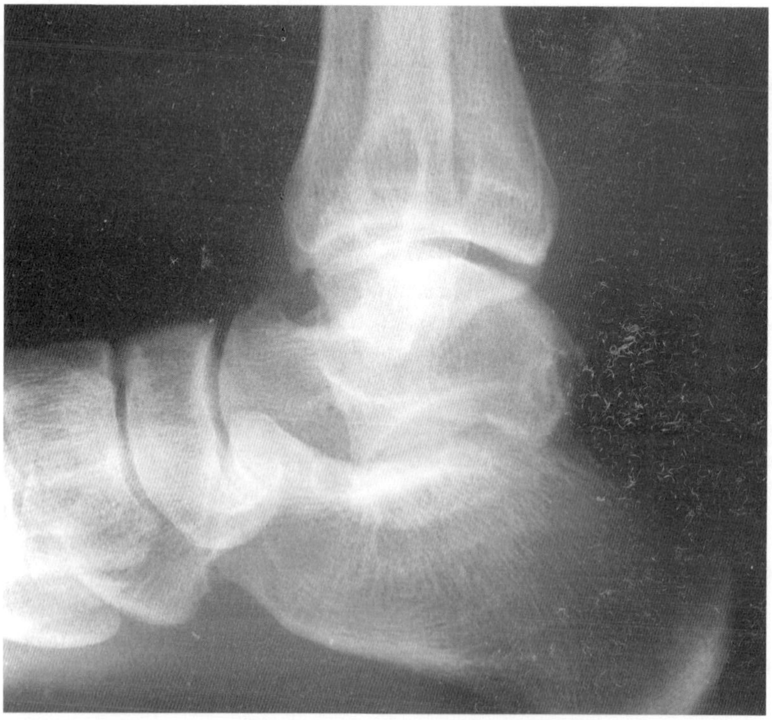

FIGURA 8.12C

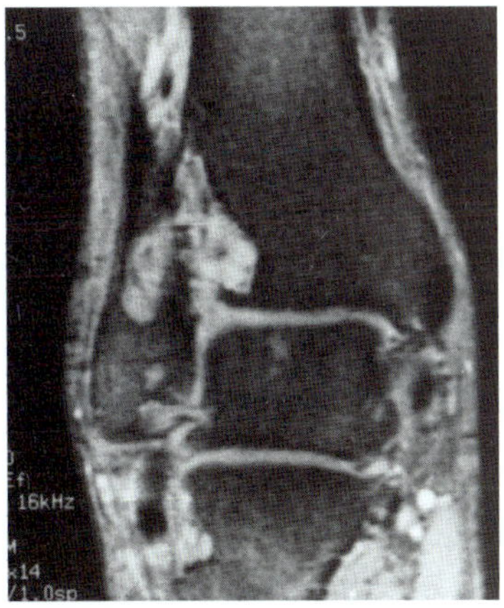

FIGURA 8.12D

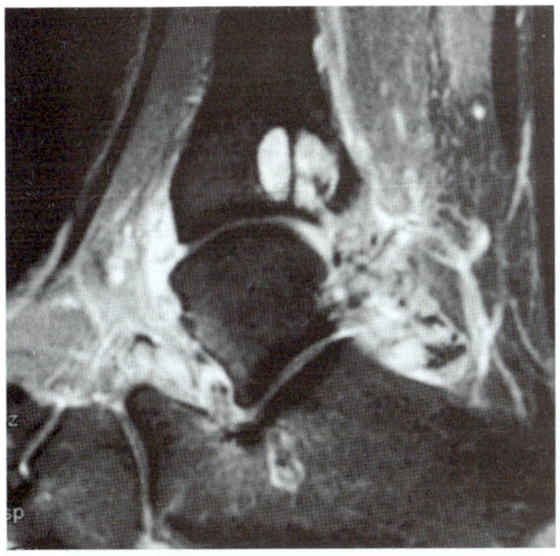

FIGURA 8.12E

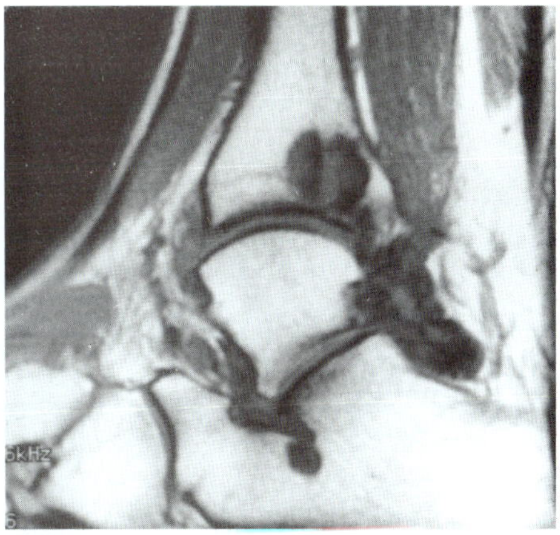

FIGURA 8.12F

ACHADOS

A, B. Radiografias AP e da articulação talofibular do tornozelo demonstram alterações erosivas em tíbia e fíbula. As erosões são rasas e apresentam margens escleróticas. O espaço cartilaginoso está preservado. A distribuição da anormalidade sugere um processo sinovial primário em vez de um processo ósseo multifocal.

C. Radiografia lateral demonstra alterações erosivas do tálus ao longo da face anterior superior, bem como da face posterior, indicando um processo difuso.

D-F. Imagens coronal de RM ponderada em T2 com saturação de gordura, sagital de RM ponderada em T2 com saturação de gordura e sagital de RM ponderada em T1 demonstram hipertrofia sinovial profusa e lesões associadas no osso subcortical, algumas das quais parecem ter conexão com a articulação. Existem focos de baixa intensidade de sinal dentro da sinóvia hipertrofiada e dentro das lesões intraósseas.

DIAGNÓSTICO DIFERENCIAL Sinovite vilonodular pigmentada (SVNP), osteocondromatose sinovial, artropatia amiloide, tuberculose, hemangiomatose sinovial.

DIAGNÓSTICO Sinovite vilonodular pigmentada (SVNP).

DISCUSSÃO Todas as entidades no diagnóstico diferencial podem demonstrar hipertrofia sinovial e erosões ósseas. A ausência de calcificação nas radiografias torna a osteocondromatose sinovial menos provável. Os focos de baixa intensidade de sinal na RM dentro da sinóvia e osso nas imagens ponderadas em T2 podem ser vistos na SVNP ou na amiloidose, mas a natureza monoarticular do processo favorece a SVNP em relação à amiloidose. Esses focos de baixo sinal não devem ser esperados na tuberculose ou hemangiomatose.

Acredita-se que a SVNP seja uma neoplasia benigna da sinóvia. Ela tipicamente é um processo monoarticular com predileção pelas grandes articulações dos membros inferiores, em especial o joelho;[24] entretanto, qualquer articulação sinovial pode estar envolvida. Achados radiográficos incluem derrame articular, erosões justarticulares e preservação relativa do espaço cartilaginoso. Nos estágios mais avançados, pode ser observada osteoartrite secundária. A anquilose não é uma característica. As massas sinoviais geralmente não se calcificam ou ossificam na SVNP, um ponto importante na diferenciação com a osteocondromatose sinovial.[25] Na RM, a SVNP demonstra focos de baixa intensidade de sinal em todas as sequências de pulso, em razão dos depósitos disseminados de hemossiderina de episódios repetidos de hemorragia intra-articular. Esses depósitos de hemossiderina também dão à sinóvia a aparência pigmentada na inspeção macroscópica. A amiloidose pode demonstrar um padrão similar de focos de baixo sinal na RM, mas a amiloidose geralmente é um processo sistêmico e multiarticular que está relacionado com sessões de hemodiálise de longa data.[26]

A SVNP é tratada pela sinovectomia, mas como a remoção cirúrgica completa é difícil, os índices de recorrência podem chegar aos 50%. O desenvolvimento de malignidade na presença de SVNP é um evento extremamente raro. Casos de SVNP maligna foram registrados em pacientes com SVNP previamente documentada e tratada como SVNP benigna, bem como em pacientes com SVNP e malignidade na apresentação inicial.[27,28]

Caso 8.13

HISTÓRIA CLÍNICA Mulher de 26 anos com problemas cutâneos.

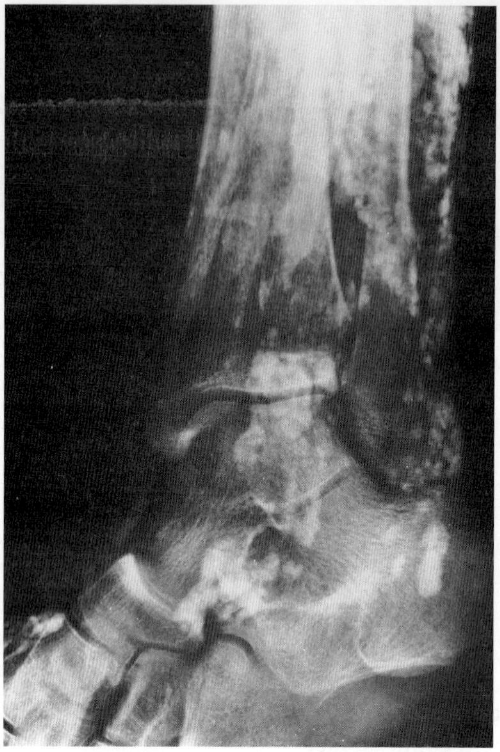

FIGURA 8.13

ACHADOS Radiografia oblíqua do tornozelo. Observa-se uma densa calcificação amorfa dos tecidos moles, distribuída em folhetos verticais. Não se identificam anormalidades ósseas nem doença articular.

DIAGNÓSTICO DIFERENCIAL Dermatomiosite, lúpus eritematoso sistêmico (LES), esclerodermia, hipervitaminose D, hiperparatireoidismo, pseudo-hiperparatireoidismo, pseudo-pseudo-hiperparatireoidismo, infecção por parasitas.

DIAGNÓSTICO Dermatomiosite.

DISCUSSÃO Observam-se extensas calcificações dos tecidos moles, algumas das quais subcutâneas, mas algumas parecem ser intramusculares e possivelmente intratendíneas. As calcificações são amorfas, sem estrutura interna definida. Vários distúrbios podem estar associados a calcificações dos tecidos moles, incluindo dermatomiosite, LES, esclerodermia, hipervitaminose D, hiperparatireoidismo, pseudo-hipoparatireoidismo, pseudopseudo-hipoparatireoidismo e infecção por parasitas.

A dermatomiosite é um distúrbio idiopático com inflamação não infecciosa da pele e do músculo esquelético. A polimiosite envolve somente o músculo. Vários tipos de doenças foram descritas baseadas na apresentação clínica, e uma forma clínica associada com malignidade foi descrita. A despeito do subtipo, quase todos os pacientes sentem fraqueza muscular, geralmente proximal. Eritemas cutâneos e artralgias são achados clínicos comuns e podem ser os sintomas iniciais. O envolvimento dos tecidos cardíacos, pulmonares, renais, neurológicos e gastrintestinais altera a apresentação. Os testes laboratoriais revelam elevação da creatino-quinase durante a inflamação ativa, e alterações eletromiográficas podem ser detectadas. Achados dos tecidos moles tendem a ser mais comuns e graves em crianças do que em adultos. O edema de tecidos moles pode ser observado em radiografias específicas para tecidos moles, em áreas de queixas, mas as calcificações de tecidos moles representam o achado radiológico mais complicado. Padrões distintos de calcificações dos tecidos moles foram descritos, com o mais comum sendo a calcificação linear tipo folheto nos planos interfasciais. Calcificações reticulares e arredondadas podem ser vistas nos tecidos subcutâneos, e calcificações arredondadas profundas são comuns. Na doença da infância, a remissão espontânea das calcificações dos tecidos moles foi relatada no início da puberdade. Alterações articulares são raras nas radiografias e geralmente limitadas ao edema dos tecidos moles. A reabsorção do tufo distal pode ser vista em associação com a calcificação dos tecidos moles, que pode ser confundida com esclerodermia.

A RM é um método útil para a avaliação da extensão e atividade da doença. Músculos ativamente envolvidos tendem a demonstrar aumento de sinal nas imagens ponderadas em T2; *inversion recovery* ou com supressão de gordura são as mais sensíveis para demonstrar essas alterações.[29] A cintilografia com antimiosina pode ser ainda mais sensível que a RM para a detecção da atividade da doença.[30] A identificação de doença ativa é útil para direcionar a biópsia.

Caso 8.14

HISTÓRIA CLÍNICA Mulher de 73 anos com dor persistente na face lateral do pé após torção do tornozelo.

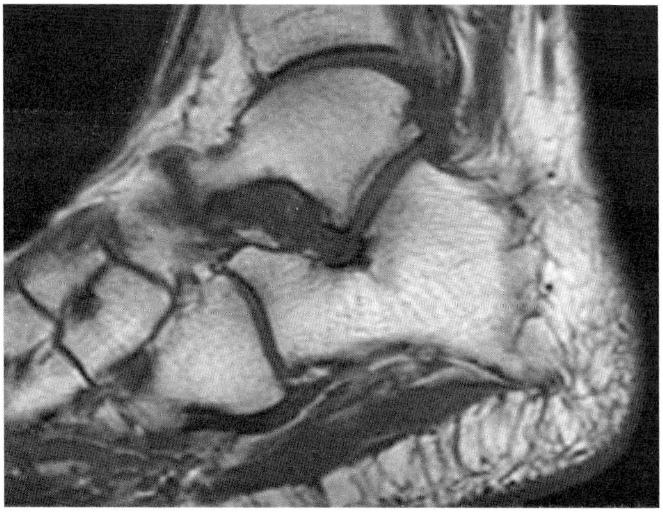

FIGURA 8.14A

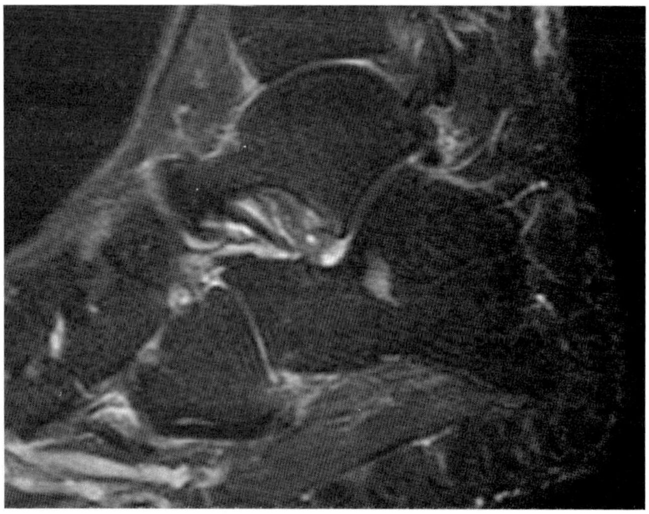

FIGURA 8.14B

ACHADOS (A, B) Imagens sagitais ponderadas em T1 e *inversion recovery* de RM do retropé demonstram edema e perda do sinal adiposo normal dentro da região do seio do tarso.

DIAGNÓSTICO DIFERENCIAL Nenhum.

DIAGNÓSTICO Síndrome do seio do tarso.

DISCUSSÃO O seio do tarso é o espaço entre o colo do tálus e o calcâneo distal. Esse espaço contém ligamentos, estruturas neurovasculares e tecido adiposo. Em uma lesão grave por inversão do tornozelo, inflamação ou hemorragia nessa região pode produzir dor crônica. Os ligamentos dentro do seio do tarso também podem estar rompidos, produzindo uma sensação de instabilidade. A RM pode demonstrar as rupturas ligamentares dentro do seio do tarso – geralmente o ligamento cervical ou talocalcâneo interósseo[32,33] – bem como edema ou fibrose dentro do tecido adiposo vizinho. A síndrome do seio do tarso também pode ocorrer nas deformidades em pé plano e artropatias inflamatórias.[34] O tratamento geralmente é conservador. Uma sinovectomia artroscópica da articulação subtalar é um tratamento efetivo quando as medidas conservadoras falham.[35]

Caso 8.15

HISTÓRIA CLÍNICA Homem de 20 anos com dor no pé.

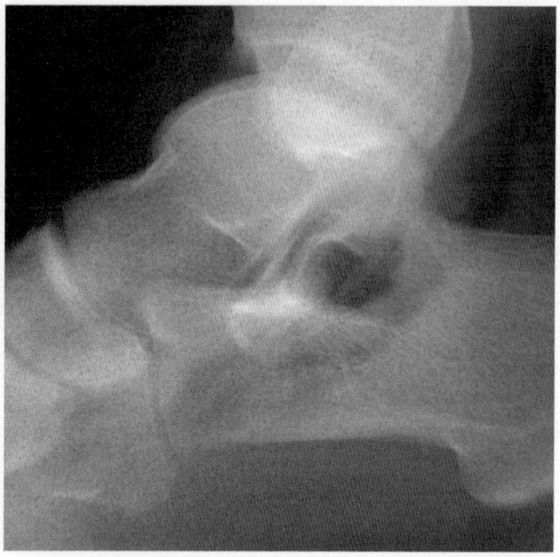

FIGURA 8.15A

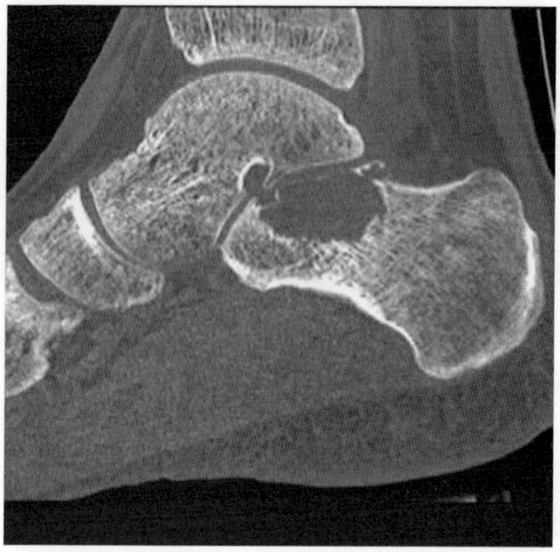

FIGURA 8.15B

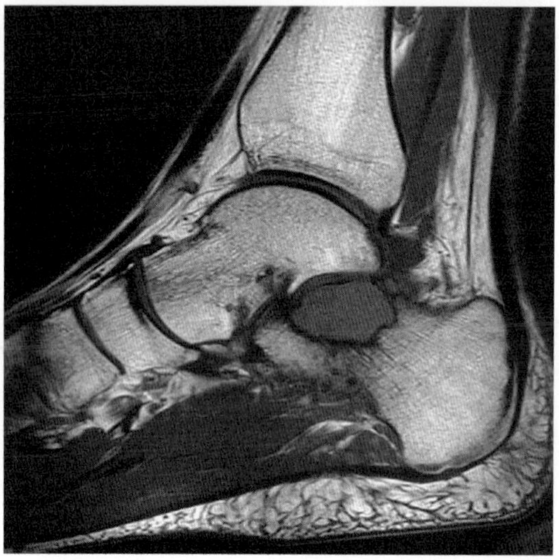

FIGURA 8.15C

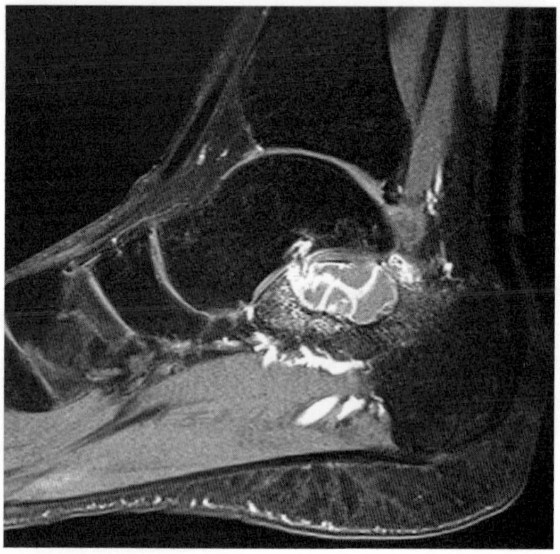

FIGURA 8.15D

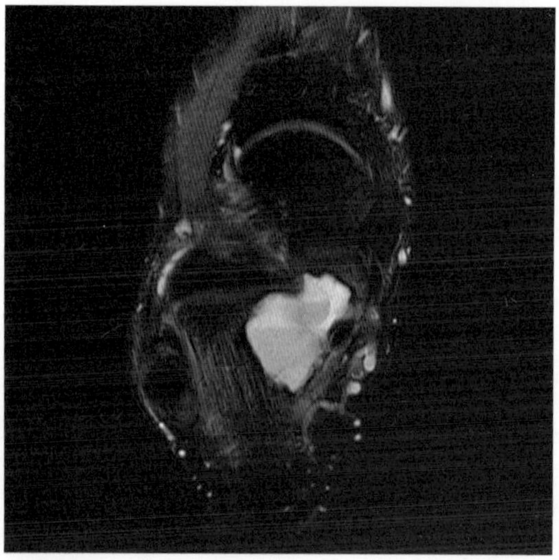

FIGURA 8.15E

ACHADOS

A. Radiografia lateral do tornozelo (vista detalhada) demonstra uma lesão radioluzente no calcâneo.

B. Reformatação de TC sagital demonstra lesão lítica no calcâneo posterior com espessamento cortical adjacente à articulação subtalar posterior. Não se observa margem esclerótica nem mineralização da matriz.

C, D. Imagem sagital de RM ponderada em T1 e imagem de RM ponderada em T1 após contraste com supressão de gordura demonstram uma massa no calcâneo com borda periférica e um realce nodular interno. Observa-se também um espesso septo interno com realce de contraste.

E. Imagem axial de RM ponderada em T2 com supressão de gordura demonstra lesão cística com nível líquido-líquido e edema proeminente de medula óssea.

DIAGNÓSTICO DIFERENCIAL Condroblastoma, tumor de células gigantes, cisto ósseo aneurismático.

DIAGNÓSTICO Condroblastoma com cisto ósseo aneurismático secundário.

DISCUSSÃO Os condroblastomas são tumores raros que ocorrem predominantemente em pacientes com menos de 20 anos de idade. Eles ocorrem quase exclusivamente nas epífises, mas podem se estender para as diáfises dos ossos longos. Dois terços se originam nos membros inferiores, e o restante ao redor do joelho. Quando os condroblastomas ocorrem fora do grupo usual, eles se originam em localizações incomuns.

A aparência radiográfica é uma lesão epifisária radioluzente ovoide ou arredondada de localização excêntrica ou central. As margens são geográficas, geralmente com uma fina borda óssea reativa. Calcificações mosqueadas dispersas, como aquelas de outros tumores cartilaginosos, podem estar presentes. Elas podem estar secundariamente envolvidas por um cisto ósseo aneurismático em 10 a 15% dos casos. Tumores preexistentes comuns do cisto ósseo aneurismático secundário são tumores de células gigantes, osteoblastomas e angiomas. Processos subjacentes menos comuns incluem displasia fibrosa, condroblastoma, fibroma condromixoide, cisto ósseo unicameral, histiocitoma fibroso, granuloma eosinofílico, osteossarcoma e fibrossarcoma. O envolvimento secundário de um condroblastoma por um cisto ósseo aneurismático é mais provável em pacientes com mais de 20 anos de idade.[31] Níveis líquido-líquido intralesionais são comuns tanto aos condroblastomas como aos cistos ósseos aneurismáticos e, portanto, geralmente não são úteis para distinção entre as duas entidades.

Caso 8.16

HISTÓRIA CLÍNICA Alcoólatra de 47 anos com dor crônica no tornozelo, mas sem história de trauma.

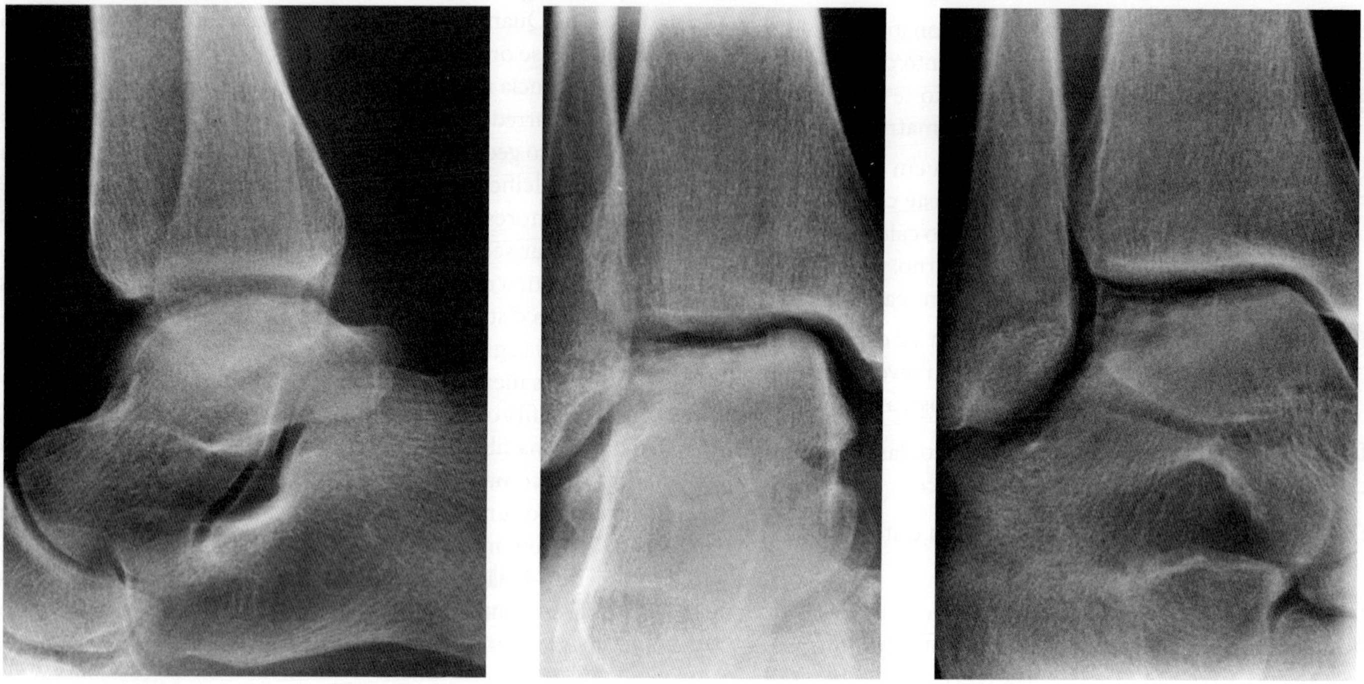

FIGURA 8.16A **FIGURA 8.16B** **FIGURA 8.16C**

ACHADOS (A-C) Radiografias lateral, AP e da pinça tibiofibular do tornozelo direito demonstram radiolucência subcondral, esclerose subcondral e achatamento da cúpula talar.

DIAGNÓSTICO DIFERENCIAL Fratura osteocondral, osteonecrose, osteoartrite, osteoartropatia neuropática.

DIAGNÓSTICO Osteonecrose.

DISCUSSÃO Os achados radiográficos de radiolucência subcondral linear, esclerose subcondral e colapso da superfície articular são diagnósticos de osteonecrose (necrose avascular) com envolvimento de uma superfície articular. Observe a preservação do espaço articular e a aparência normal do *plafond* tibial, indicando que o processo patológico é primário ao tálus e não à articulação propriamente dita. A superfície articular oposta tipicamente é normal na osteonecrose até os estágios tardios da doença, quando as manifestações de doença articular degenerativa secundária podem ser observadas. Assim que a revascularização do osso necrótico se restabelece, tentativas de reparo por substituição *creeping* resultam em esclerose conforme um novo osso viável é sobreposto ao osso necrótico. A esclerose representa a primeira manifestação radiográfica da osteonecrose. A reabsorção do osso pode resultar na perda da resistência mecânica, algumas vezes levando à fratura subcondral. A fratura subcondral pode ser evidente na forma de uma radiolucência subcondral – o sinal da crescente –, e é um sinal altamente específico de osteonecrose. A fratura subcondral pode até mesmo conter gás nitrogênio formado na articulação durante a tração. A aplicação continuada de forças através da articulação e as tentativas associadas de reparo levam ao colapso da superfície articular, como neste caso. A superfície articular pode se fragmentar, e a incongruência articular resultante eventualmente leva ao desenvolvimento de osteoartrite.

A osteonecrose atraumática da cúpula talar possui inúmeras causas, incluindo alcoolismo, LES, anemia falciforme, excesso de corticosteroides (endógenos ou exógenos), pancreatite, disbarismo e distúrbios do armazenamento da medula óssea como a doença de Gaucher. Alguns casos não possuem causa aparente, mas a maioria dos pacientes com osteonecrose atraumática do tálus apresenta osteonecrose em outros locais, sobretudo na cabeça femoral, e aproximadamente a metade apresenta envolvimento bilateral dos tálus.[36] A osteonecrose atraumática é relativamente incomum, com a maioria dos casos de osteonecrose relacionada a fraturas do colo do tálus.[37]

Caso 8.17

HISTÓRIA CLÍNICA Homem de 26 anos que sofreu um acidente de motocicleta.

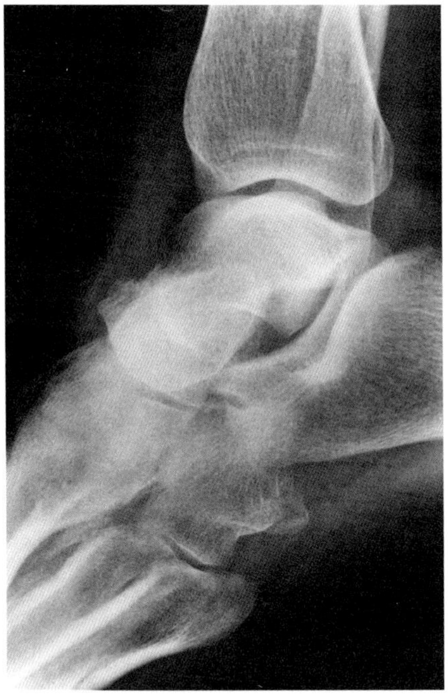

FIGURA 8.17A

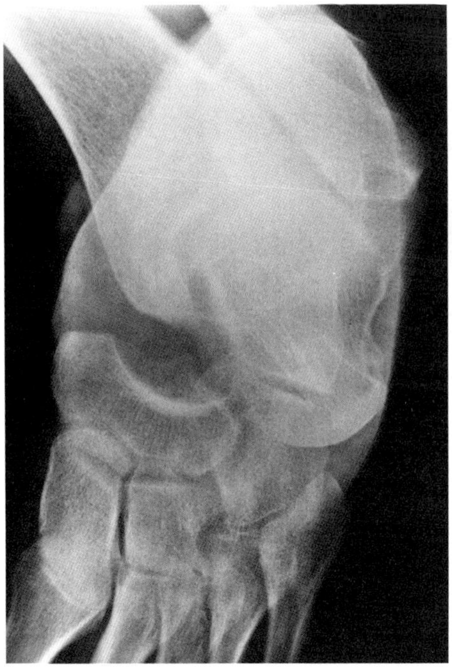

FIGURA 8.17B

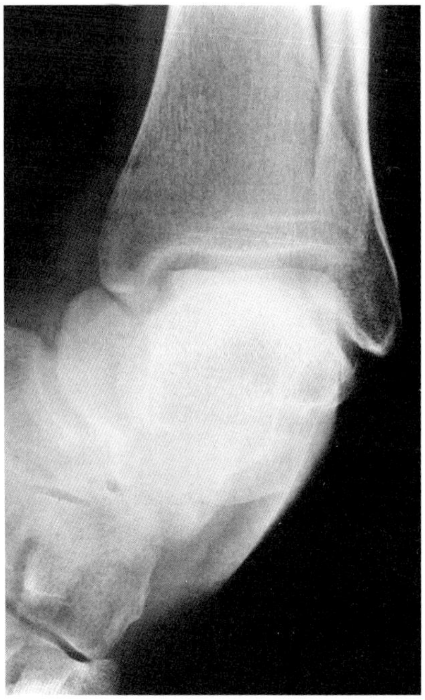

FIGURA 8.17C

ACHADOS (A) Radiografia lateral do pé. O tálus permanece dentro da pinça tibiofibular, mas a relação entre as facetas posteriores do tálus e o calcâneo está anormalmente alargada e orientada. Facilmente ignorada, a cabeça do tálus se superpõe ao navicular, em vez de articular com ele. Radiografias oblíqua (B) e AP (C) do tornozelo e pé. Todo o mediopé luxou medial e inferiormente. Mais evidentes são as superfícies articulares nuas da face distal do tálus e da face proximal do navicular.

DIAGNÓSTICO DIFERENCIAL Nenhum.

DIAGNÓSTICO Luxação subtalar.

DISCUSSÃO A luxação simultânea das articulações talocalcânea e talonavicular é denominada luxação subtalar. Dos suportes ligamentares ao redor do tálus, os ligamentos e as cápsulas talonaviculares e talocalcâneas são mais fracos que os ligamentos e cápsulas calcaneonaviculares e ligamentos do tornozelo, de modo que todo o mediopé e o calcâneo podem luxar como uma só unidade.[38] A maioria dessas lesões representa traumas de alta energia, como a sofrida em acidentes motociclísticos ou quedas de alturas, mas um trauma relativamente menor como um tropeço também pode causar esta lesão. Aproximadamente 90% das luxações subtalares são fechadas. Em aproximadamente 80% dos casos, o pé luxa medialmente ao tálus. A luxação subtalar aberta grave ocorre nos grandes traumas,[39] normalmente acidentes motociclísticos. Lesões associadas incluem as do nervo tibial, ruptura do TTP, lacerações da artéria tibial posterior e fraturas articulares da articulação subtalar, articulação talonavicular e cúpula talar. O resultado geralmente é ruim, e o risco de osteonecrose do tálus é significante.

Caso 8.18

HISTÓRIA CLÍNICA Adolescente de 18 anos, sexo masculino, com deformidade dolorosa em pé plano.

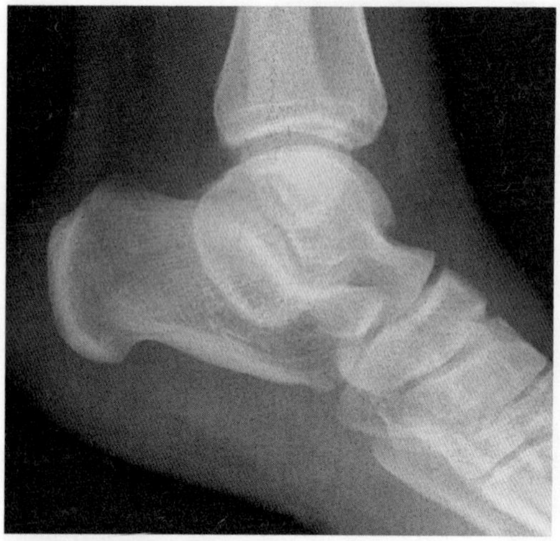

FIGURA 8.18A

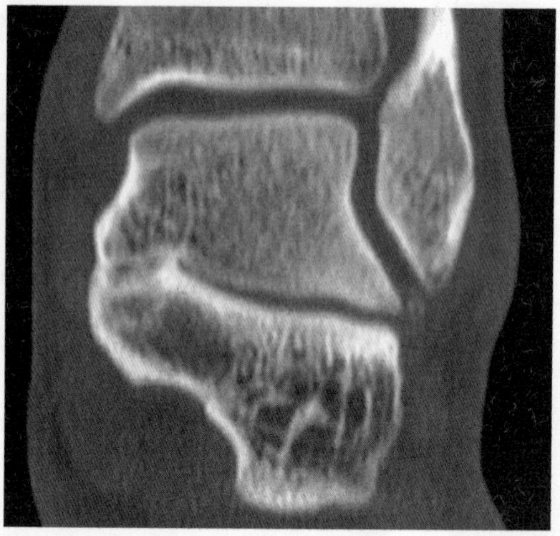

FIGURA 8.18B

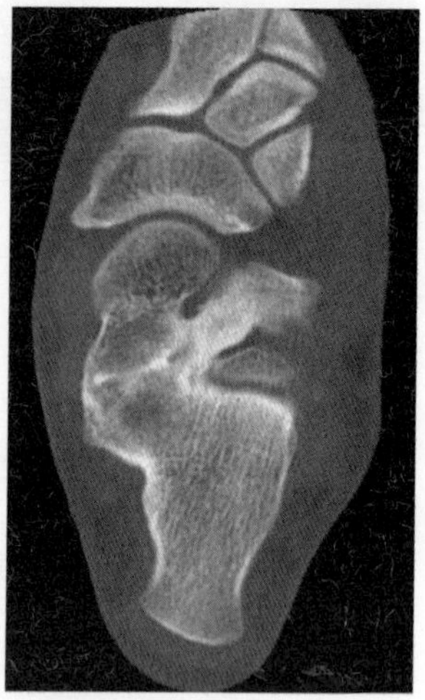

FIGURA 8.18C

ACHADOS

A. Radiografia lateral do pé demonstra a coalizão talocalcânea, o sinal da "ausência da faceta média" e o "sinal do C". A faceta posterior da articulação subtalar pode ser vista.

B. TC coronal demonstra uma coalizão óssea entre o tálus e o calcâneo no sustentáculo do tálus; a faceta posterior é visível e não está unida.

C. TC axial demonstra a coalizão óssea entre o calcâneo e o tálus.

DIAGNÓSTICO DIFERENCIAL Coalizão tarsal, fusão cirúrgica.

DIAGNÓSTICO Coalizão tarsal.

DISCUSSÃO A coalizão tarsal é uma articulação óssea ou fibrosa anormal entre dois ossos tarsais. A condição é congênita e parece resultar da ausência de segmentação, em vez da fusão de uma articulação totalmente desenvolvida.[40] As coalizões tarsais são encontradas mais comumente como deformidades isoladas, mas podem ocorrer em associação com outras deformidades ipsilaterais do membro, bem como em síndromes generalizadas. Casos hereditários de dominância aparentemente autossômica foram descritos. A maioria dos casos sintomáticos é formada por coalizões entre o calcâneo e o navicular (calcaneonavicular) ou entre o calcâneo e o tálus (talocalcânea). Essas coalizões podem ser bilaterais em aproximadamente 50% dos casos.

Uma coalizão talocalcânea impede os movimentos rotacionais e de deslizamento na articulação subtalar que normalmente ocorrem durante a deambulação, resultando em uma deformidade dolorosa em pé plano. A coalizão pode ser fibrosa, cartilaginosa ou óssea. Tipicamente, a coalizão é cartilaginosa, mas se torna ossificada conforme o esqueleto amadurece; com a ossificação surge a rigidez e o início dos sintomas. Nas coalizões calcaneonaviculares, a perda do movimento subtalar é parcial e, em geral, a dor fica restrita à região da coalizão propriamente dita.

Vistas especiais e convencionais ou TC podem ser necessárias para identificar a presença e o local preciso da coalizão. Um sinal indireto de uma coalizão entre o calcâneo e o tálus é o bico talar. Um bico talar é um esporão ósseo na face anterior superior do tálus resultante do movimento subtalar limitado, hipoplasia da cabeça do tálus e subluxação dorsal do osso navicular. Um bico talar pode ocorrer em qualquer condição que cause movimento talonavicular anormal. O sinal do C pode ser evidente nas incidências laterais na presença de uma coalizão da faceta média. A cúpula do tálus forma o topo do C, a coalizão forma o meio e o sustentáculo forma a parte de baixo. A faceta média da articulação subtalar deve ser visível nos pacientes normais. Assim, quando a faceta média está ausente, deve-se suspeitar de coalizão.[41] As coalizões entre outros ossos tarsais adjacentes são raras e geralmente assintomáticas.

 HISTÓRIA CLÍNICA Bebê de 1 mês com deformidade no pé.

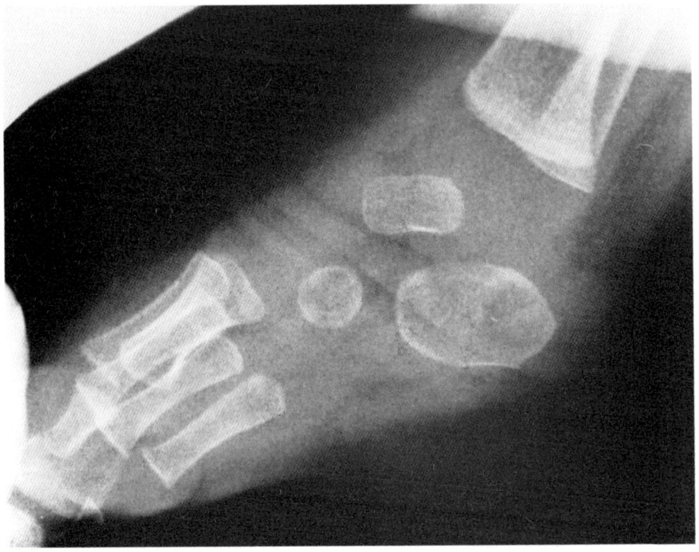

FIGURA 8.19A

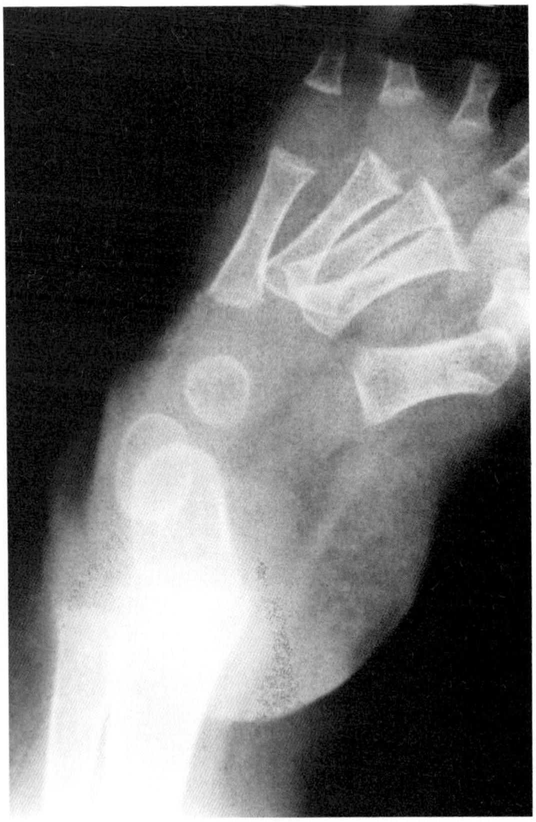

FIGURA 8.19B

ACHADOS

A. Radiografia lateral do pé demonstra que os eixos longos do tálus e calcâneo são quase paralelos. O arco longitudinal é anormalmente alto.

B. Radiografia AP do pé demonstra um ângulo talocalcâneo anormalmente estreito, com grave adução e supinação do antepé.

DIAGNÓSTICO DIFERENCIAL Pé torto congênito, tálus vertical, metatarso aducto, pé deformado.

DIAGNÓSTICO Pé equinovaro congênito (*talipes equinovarus*).

DISCUSSÃO Os critérios radiográficos para o diagnóstico de certas deformidades congênitas do pé na infância se baseiam nas imagens lateral e AP obtidas com carga ou com estresse em dorsiflexão simulando a carga. No pé normal, até os 2 anos de idade, os eixos longos do tálus e do calcâneo formam um ângulo (ângulo talocalcâneo) que possui aproximadamente 40 graus nas radiografias lateral e AP. Se for considerado que o tálus está fixo na pinça tibiofibular, um alinhamento anormal em varo (medial) do calcâneo em relação ao tálus reduzirá o ângulo talocalcâneo na projeção AP, e um alinhamento anormal em valgo (lateral) vai aumentá-lo. Em decorrência das ligações geométricas e ligamentares entre o tálus e o calcâneo, as alterações nos ângulos talocalcâneos serão aproximadamente iguais nas radiografias AP e lateral. Assim, nas radiografias AP e lateral, um ângulo talocalcâneo pequeno (próximo ao paralelo, talvez 10 graus ou menos) é chamado de varo do retropé e um ângulo talocalcâneo grande (talvez 70 graus ou mais) é chamado de retropé em valgo.

O pé equinovaro, ou pé torto congênito, é uma anormalidade congênita comum com incidência de 1 em cada 1.000 nascidos vivos. A condição é bilateral em aproximadamente metade dos casos e é três vezes mais comum em meninos que em meninas. Quando unilateral, geralmente o pé esquerdo é o anormal. Acredita-se que a deformidade seja causada por uma combinação de fatores intrauterinos e genéticos. O pé torto também pode ocorrer em associação com artrogripose, meningomielocele e outras síndromes neuromusculares e genéticas. O achado radiológico principal é o retropé em varo (diminuição do ângulo talocalcâneo), combinado com flexão plantar do antepé e supinação. Dependendo da gravidade e rigidez da deformidade, o pé torto pode ser tratado com manipulação seriada e imobilização gessada, ou liberação cirúrgica dos tecidos moles e realinhamento do pé.

Caso 8.20

HISTÓRIA CLÍNICA Lactente com história familiar de deformidades do pé.

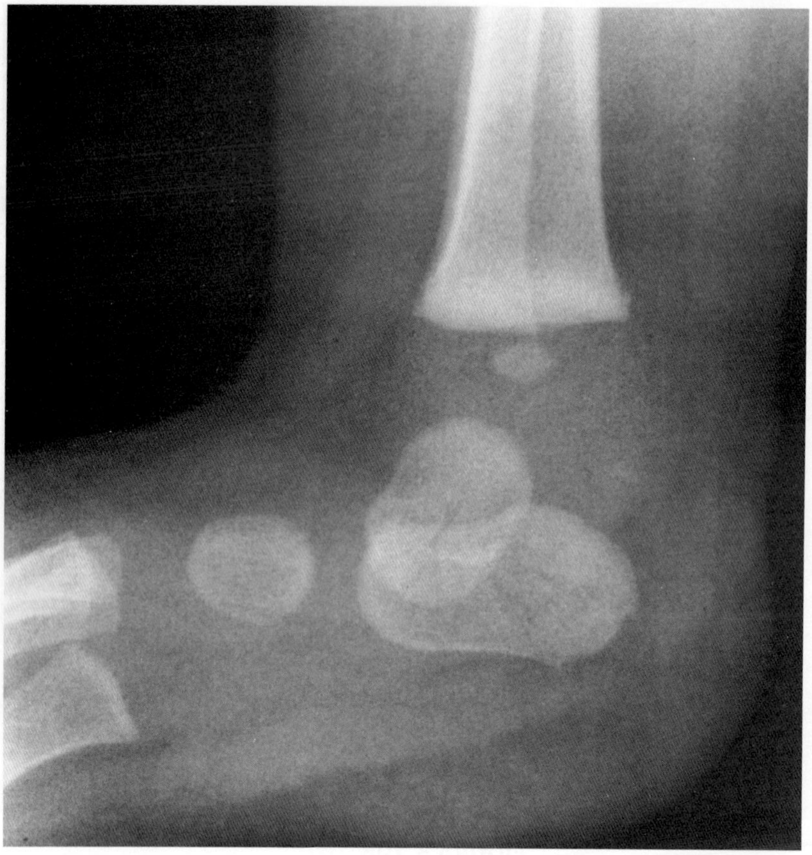

FIGURA 8.20A

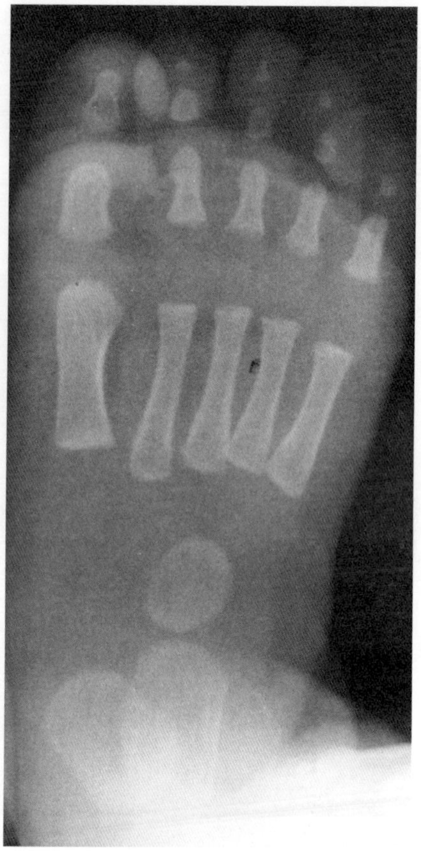

FIGURA 8.20B

ACHADOS

A. Radiografia lateral do pé demonstra aumento do ângulo entre os eixos longos do tálus e o calcâneo (ângulo talocalcâneo).

B. Radiografia AP do pé demonstra aumento do ângulo talocalcâneo. O antepé está pronado.

DIAGNÓSTICO DIFERENCIAL Pé torto congênito, tálus vertical, metatarso varo, pé deformado.

DIAGNÓSTICO Tálus vertical congênito.

DISCUSSÃO O tálus vertical congênito é uma deformidade incomum caracterizada por valgo do retropé (aumento do ângulo talocalcâneo) e luxação dorsal do navicular em relação ao tálus.[42] O navicular se adapta à sua posição anormal assumindo um formato de cunha, o que leva à pronação do antepé. O arco plantar se mostrará achatado e, nos casos graves, uma deformidade em mata-borrão (superfície plantar convexa do pé) pode ocorrer. As facetas anterior e média da articulação subtalar podem estar ausentes ou substituídas por tecido fibroso. Cerca de metade dos casos de tálus vertical congênito ocorrem isoladamente; o restante em associação com neurofibromatose, artrogripose, meningomielocele ou outras síndromes do sistema nervoso central ou genéticas. O tálus vertical adquirido pode ocorrer em associação com condições como paralisia cerebral, poliomielite ou atrofia da musculatura espinal. A correção exagerada de um pé torto congênito pode criar um tálus vertical.

Caso 8.21

HISTÓRIA CLÍNICA Lactente com deformidade do pé.

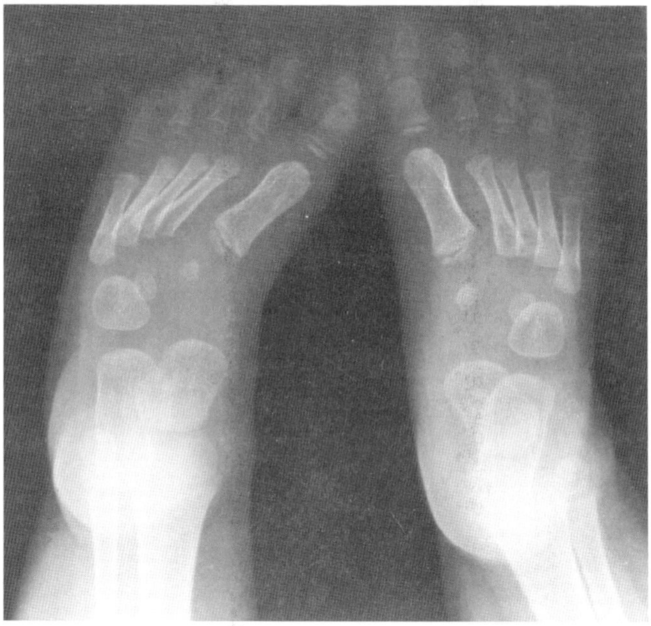

FIGURA 8.21A

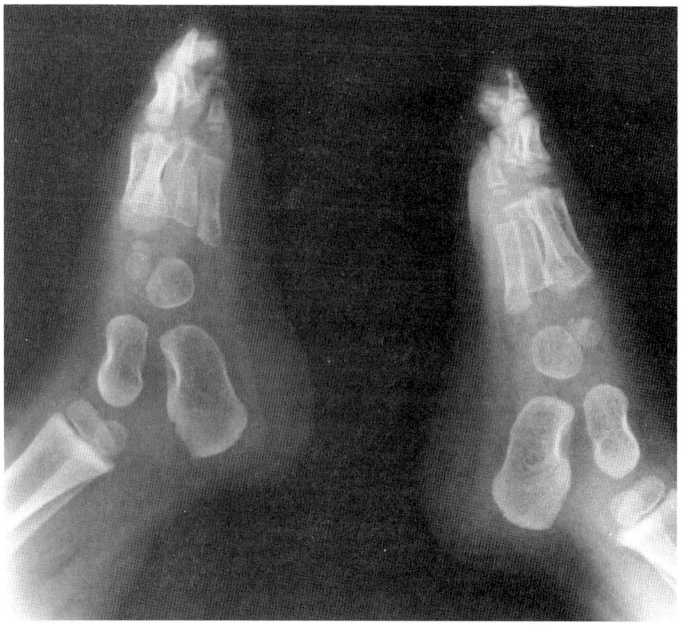

FIGURA 8.21B

ACHADOS (A, B) Radiografias AP e lateral demonstram que o antepé está aduzido em varo, mais pronunciado à esquerda. Observa-se uma borda lateral convexa dos tecidos moles do pé e uma borda medial côncava. O retropé e o mediopé estão normais.

DIAGNÓSTICO DIFERENCIAL Pé torto equinovaro, deformidade do pé, metatarso varo.

DIAGNÓSTICO Metatarso varo.

DISCUSSÃO O metatarso aducto é uma deformidade congênita caracterizada pelo desvio medial do antepé, sem anormalidade do retropé.[43] É a deformidade congênita mais comum do pé, com uma incidência dez vezes maior que a do pé torto congênito. A condição é bilateral na maioria dos casos, e é considerada resultado do posicionamento intrauterino. Dois terços dessas deformidades são detectados ao nascimento, e o restante se torna notável durante o primeiro ano de vida. A causa da deformidade não foi esclarecida, mas se observa um componente hereditário, já que 25% dos lactentes afetados possuem um parente de primeiro grau com achados similares. Na maioria dos casos, a deformidade é flexível e resolve sem tratamento.

O metatarso aducto pode ser reconhecido nas radiografias pelo acentuado desvio medial dos metatarsos com um retropé normalmente alinhado. Nas radiografias com carga ou nas radiografias com simulação de carga em lactentes, uma linha traçada ao longo do eixo longitudinal do calcâneo (linha axial calcânea) deve se estender através da base do quarto metatarsal em uma projeção AP. Se o antepé estiver angulado medialmente a essa linha, está aduzido. Um antepé aduzido em combinação com valgo do retropé é chamado de pé deformado, uma deformidade diferente e incomum que frequentemente requer correção cirúrgica.

Caso 8.22 **HISTÓRIA CLÍNICA** Mulher de 54 anos com problemas nos pés.

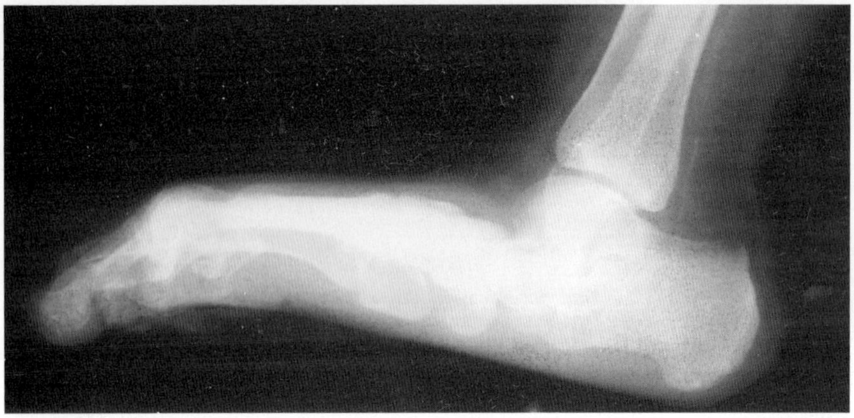

FIGURA 8.22A

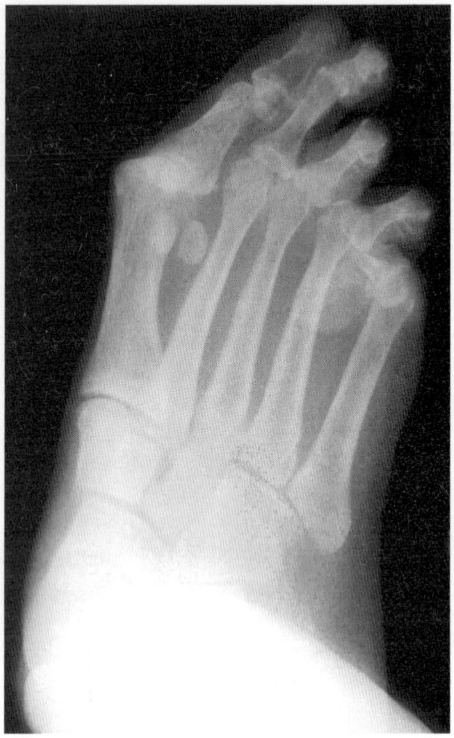

FIGURA 8.22B

ACHADOS

A. Radiografia lateral do pé demonstra extrema deformidade em pé plano. Não são observados alterações ósseas hipertróficas, fragmentos ósseos ou luxação. Observa-se calcificação vascular extensa.

B. Radiografia AP do pé demonstra deformidade em pé plano com pronação do antepé e desvio em valgo dos pododáctilos. Os ossos estão osteopênicos, mas não se observam alterações erosivas.

DIAGNÓSTICO DIFERENCIAL Displasia hereditária do tecido conjuntivo (como síndrome de Ehlers-Danlos, síndrome de Marfan), LES, artrogripose, tálus vertical congênito, neuropatia diabética, artrite reumatoide, acidente vascular encefálico.

DIAGNÓSTICO Lúpus eritematoso sistêmico (LES).

DISCUSSÃO Uma deformidade grave em pé plano em associação com extensa calcificação vascular é um achado comum na neuropatia diabética, mas as alterações ósseas da artropatia neuropática estão ausentes neste caso. O tálus vertical congênito também resulta em uma grave deformidade em pé plano, mas, em pacientes mais velhos, a artrite degenerativa domina o quadro clínico. A síndrome de Ehlers-Danlos e artrogripose são condições nas quais os lactentes apresentam frouxidão articular, enquanto os adultos apresentam contraturas. A ausência de alterações erosivas elimina artrite reumatoide como uma consideração, embora osteoporose e deformidades no alinhamento possam ser sugestivas. A presença de doença vascular grave combinada com atrofia sugere um acidente vascular encefálico como possibilidade.

Anormalidades da mão podem ser encontradas na metade dos pacientes com LES, mas anormalidades do pé são encontradas em aproximadamente dois terços.[44] A gravidade das alterações está relacionada com a duração da doença. Quase todos os pacientes com artropatia deformante não erosiva das mãos (artropatia do tipo Jaccoud) também apresentarão deformidades articulares passivamente corrigíveis do pé.[45] Essas deformidades incluem hálux valgo, subluxação das articulações metatarsofalângicas dos demais pododáctilos e alargamento do antepé. Alterações erosivas ou císticas do osso e da cartilagem normalmente não são observadas no LES, tampouco alterações hipertróficas como esclerose subcondral, formação de osteófitos ou estreitamento assimétrico do espaço articular. De modo geral, a doença vascular no LES envolve a circulação microvascular, mas a doença oclusiva macrovascular ocorre em alguns casos e presumivelmente esteja relacionada ao dano endotelial mediado por complexos imunes.[46] Uma doença vascular extensiva abaixo do ligamento inguinal no LES apresenta prognóstico ruim, em geral resultando no tratamento por amputação.

Caso 8.23

HISTÓRIA CLÍNICA Mulher de 25 anos com artrite poliarticular.

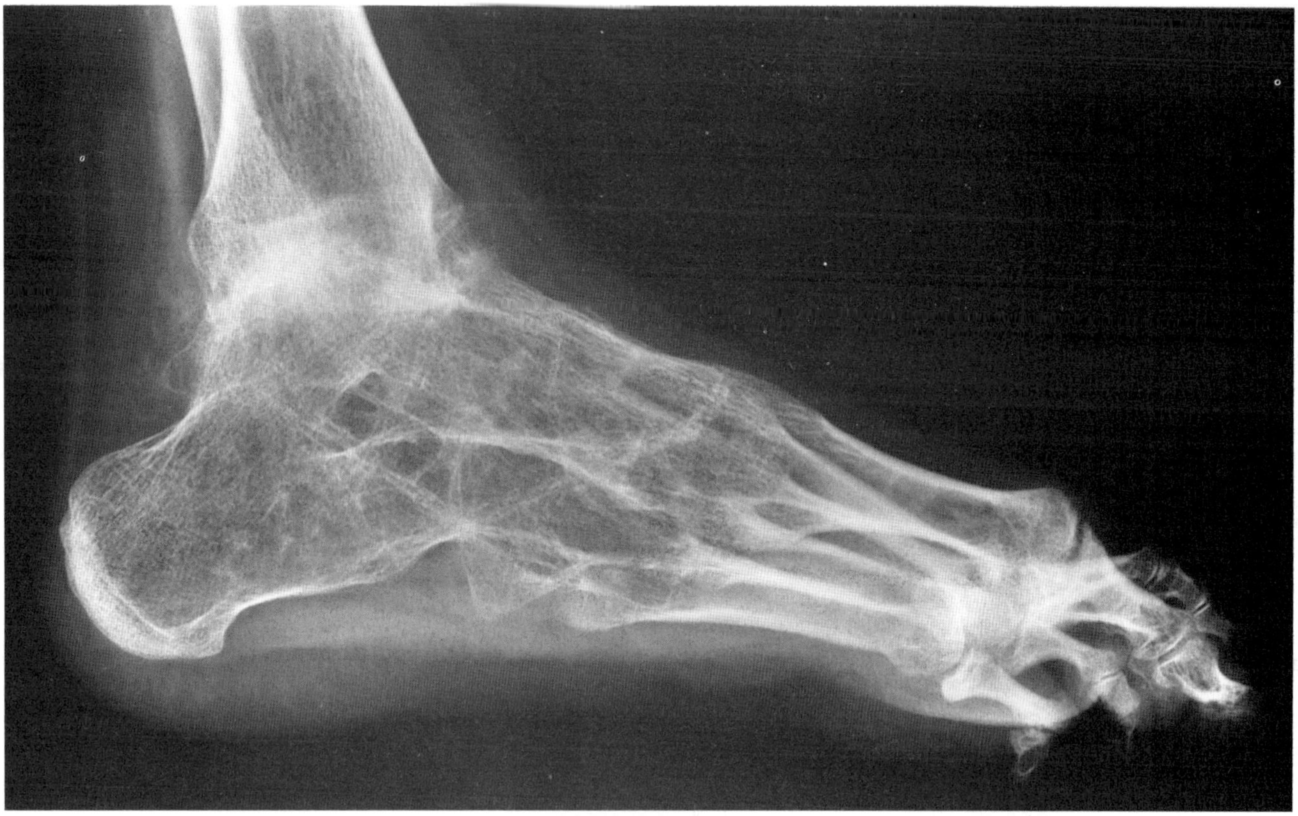

FIGURA 8.23

ACHADOS Radiografia lateral do pé demonstra a fusão de tornozelo, retropé, mediopé e articulações MTF. Observa-se osteopenia difusa.

DIAGNÓSTICO DIFERENCIAL Artrite idiopática juvenil, sequela de trauma ou infecção, pé torto corrigido.

DIAGNÓSTICO Artrite idiopática juvenil.

DISCUSSÃO A anquilose de quase todo o tornozelo e pé com osteopenia e remodelagem óssea sugere artrite idiopática juvenil como a causa subjacente. Trauma, infecção e cirurgia são outras situações em que pode ocorrer a fusão do pé. A artrite idiopática juvenil,[49] no passado conhecida como artrite juvenil crônica ou artrite reumatoide juvenil, é uma designação que inclui artrite reumatoide soronegativa com início juvenil (doença de Still), artrite reumatoide soropositiva do adulto com início juvenil e espondiloartropatias soronegativas. Os achados radiológicos na artrite idiopática juvenil refletem o efeito de uma artrite inflamatória crônica sobre o esqueleto em crescimento e geralmente não são específicos para uma entidade clínica em particular. Os achados radiográficos incluem edema de tecidos moles, osteoporose, periostite, erosões, anquilose e distúrbios do crescimento. Quanto mais precoce o início da doença, mais graves os achados. Nem todos os achados se apresentam juntos, mas combinações desses achados devem apontar para o diagnóstico. A doença pode apresentar remissão na vida adulta, mas uma atrofia muscular permanente, deformidades relacionadas ao crescimento, perda de função pela anquilose e osteoartrite secundária são sequelas comuns. RM e ultrassonografia estão se tornando mais importantes para avaliação e monitoramento dos pacientes com esta doença.[50]

Caso 8.24

HISTÓRIA CLÍNICA Mulher de 37 anos com dor no pé.

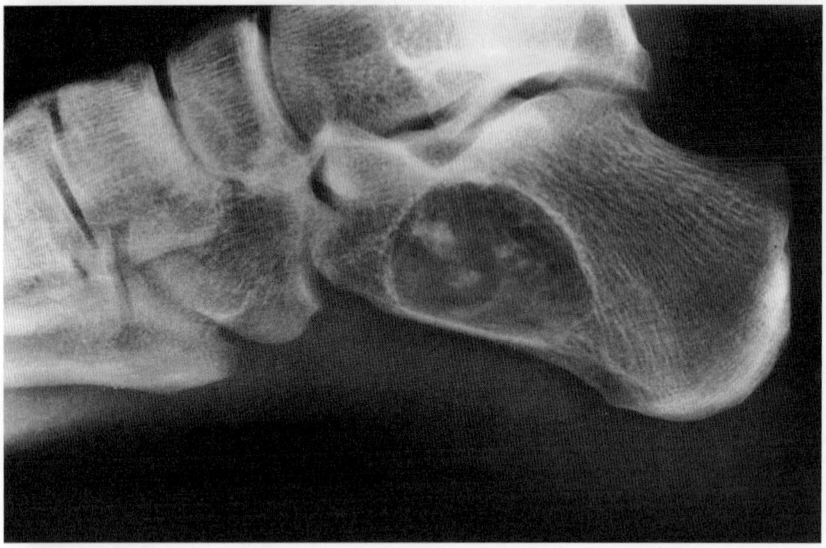

FIGURA 8.24A

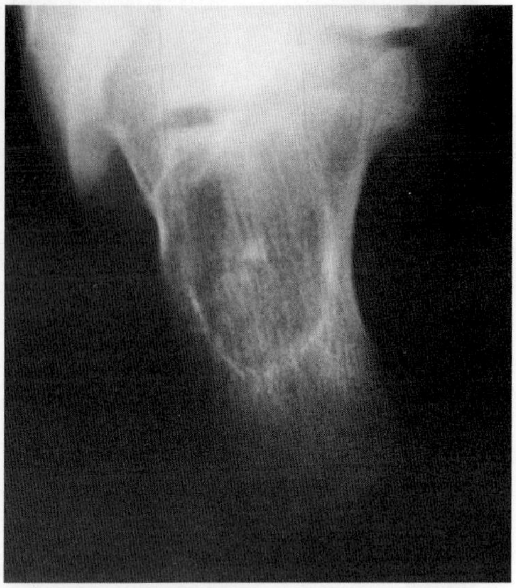

FIGURA 8.24B

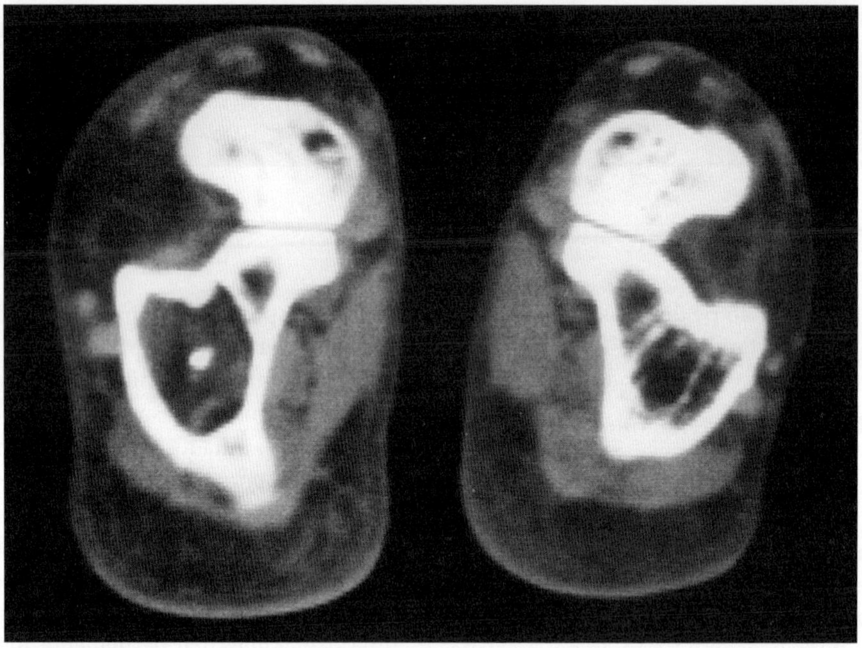

FIGURA 8.24C

ACHADOS

A, B. Radiografias lateral e incidência de Harris do calcâneo demonstram uma lesão medular geográfica com bordas escleróticas e um centro radioluzente. Observa-se calcificação distrófica centralmente.

C. TC coronal demonstra que parte da lesão apresenta baixo coeficiente de atenuação compatível com tecido adiposo.

DIAGNÓSTICO DIFERENCIAL Cisto, lipoma, tumor de células gigantes, granuloma eosinofílico.

DIAGNÓSTICO Lipoma intraósseo.

DISCUSSÃO Cisto ósseo unicameral, cisto ósseo aneurismático, tumor de células gigantes, lipoma e granuloma eosinofílico produzem uma lesão radioluzente bem definida no calcâneo. O calcâneo anterior é uma região particularmente propícia para a ocorrência de cisto ósseo unicameral e lipoma intraósseo. Alguns focos de calcificações são típicos do lipoma intraósseo e correspondem a áreas de calcificação distrófica. A atenuação de gordura na TC sustenta ainda mais este diagnóstico. As outras possibilidades diagnósticas não conteriam tecido adiposo. Os lipomas de tecidos moles são mais comuns que suas contrapartes ósseas. A maioria dos casos de lipoma intraósseo ocorre nos ossos longos, e 15% dos casos são observados no calcâneo.[47] Eles classicamente apresentam uma aparência radioluzente, com uma fina borda esclerótica e características não agressivas. A calcificação distrófica central é uma característica básica do lipoma no calcâneo, e um conteúdo adiposo pode ser identificado na RM ou TC. O quadro histológico é de tecido adiposo maduro misturado com algumas trabéculas ósseas degeneradas.

Caso 8.25

HISTÓRIA CLÍNICA Mulher de 55 anos incapaz de continuar um novo programa intenso de exercícios em função de dor no calcanhar.

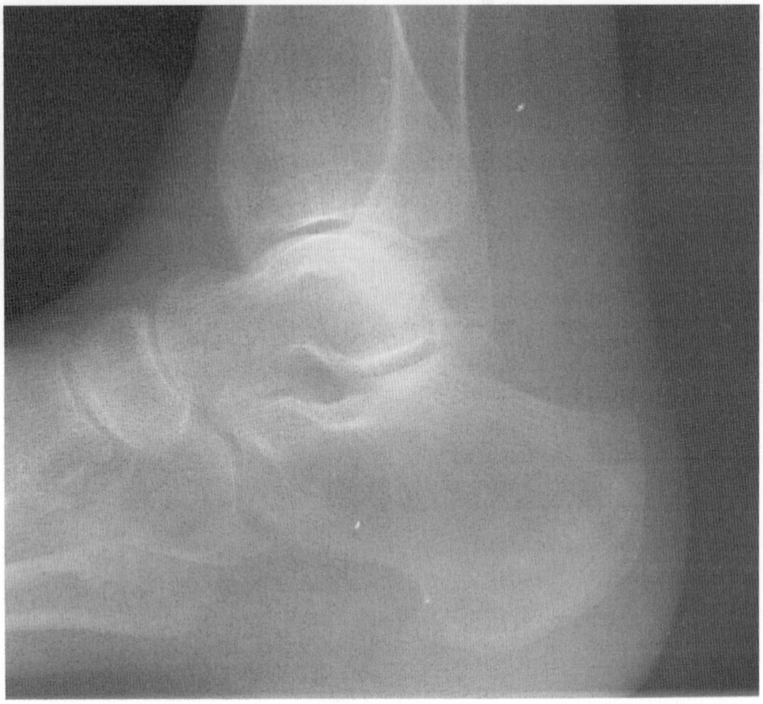

FIGURA 8.25A

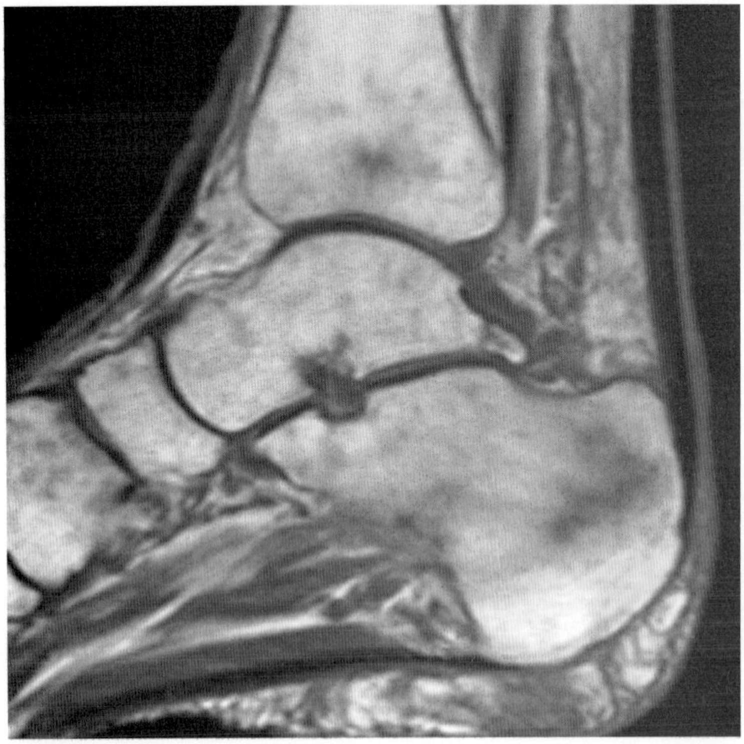

FIGURA 8.25B

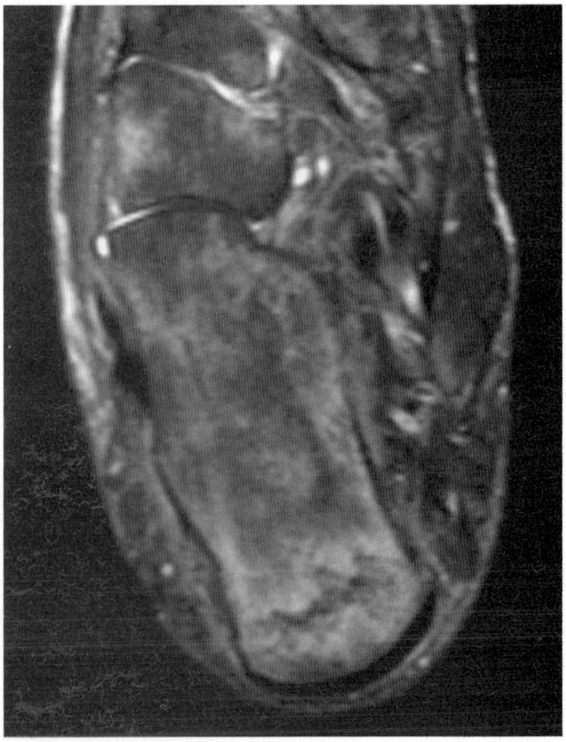

FIGURA 8.25C

ACHADOS

A. Radiografia lateral do calcâneo demonstra uma banda irregular de esclerose na tuberosidade, orientada perpendicularmente às principais trabéculas de sustentação de carga. As margens da esclerose têm aparência amolecida.

B. Imagem sagital de RM ponderada em T1 demonstra uma região de sinal curvilínea escura no calcâneo posterior.

C. Imagem axial de RM ponderada em T2 com supressão de gordura demonstra sinal linear escuro circundado por edema.

DIAGNÓSTICO DIFERENCIAL Fraturas traumáticas, fraturas por fadiga, fraturas patológicas.

DIAGNÓSTICO Fratura por fadiga do calcâneo.

DISCUSSÃO A morfologia linear e a característica amolecida da esclerose são comuns nas fraturas por fadiga em consolidação. A história sugere que a lesão está relacionada à atividade de locomoção. A ausência de massa ou destruição óssea elimina possibilidades como metástases blásticas ou linfoma.

As fraturas por estresse podem ser divididas em fraturas por fadiga, em que o osso normal fratura em resposta a cargas anormais, e fraturas por insuficiência, em que o osso anormal fratura em resposta a cargas normais. As fraturas por lesões focais como tumores são chamadas de fraturas patológicas. As fraturas por estresse através do osso trabecular são similares às fraturas por estresse do osso tubular, exceto pelo fato de que as trabéculas de sustentação de carga produzem calo endosteal calcificado. No agregado, formam-se densidades de aparência amolecida visíveis nas radiografias. Ao contrário das fraturas traumáticas, o córtex geralmente está intacto. Conforme as fraturas se consolidam, a esclerose se remodela e desaparece. A aparência e a evolução das fraturas por estresse não estão relacionadas à região ou ao caráter do estresse inicial. Apesar de a tíbia ser o osso mais comumente afetado pelas fraturas por estresse em um estudo feito em recrutas militares, a tuberosidade posterior do calcâneo foi a região mais afetada.[48]

Caso 8.26

HISTÓRIA CLÍNICA Homem de 45 anos com dor no calcanhar, e um caso semelhante.

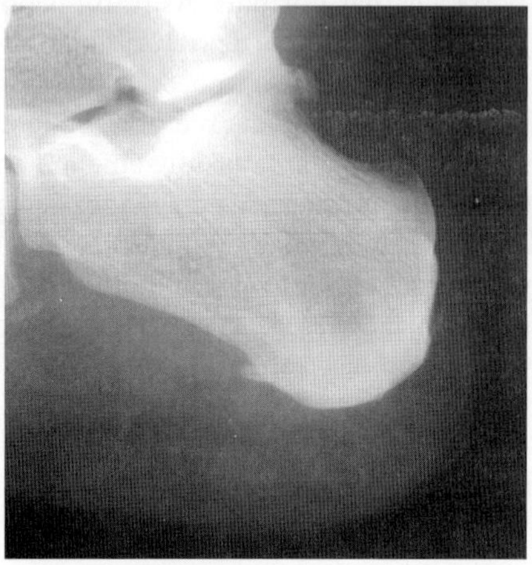

FIGURA 8.26A

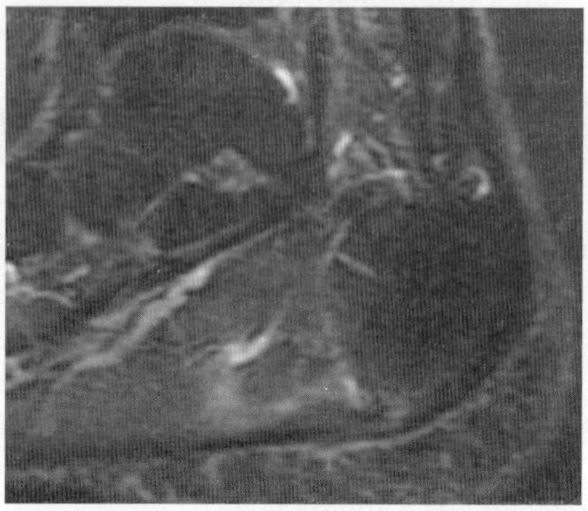

FIGURA 8.26B

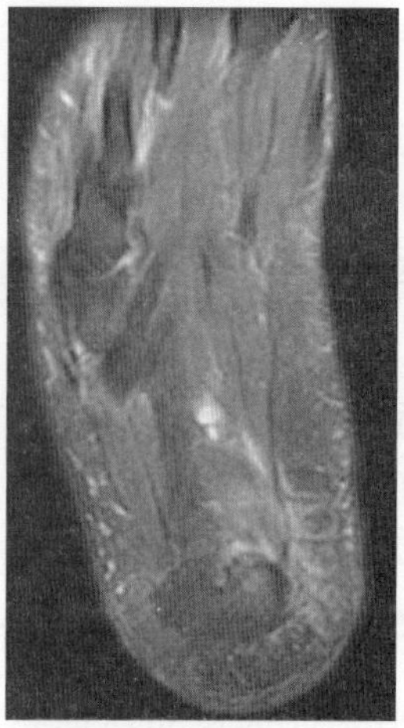

FIGURA 8.26C

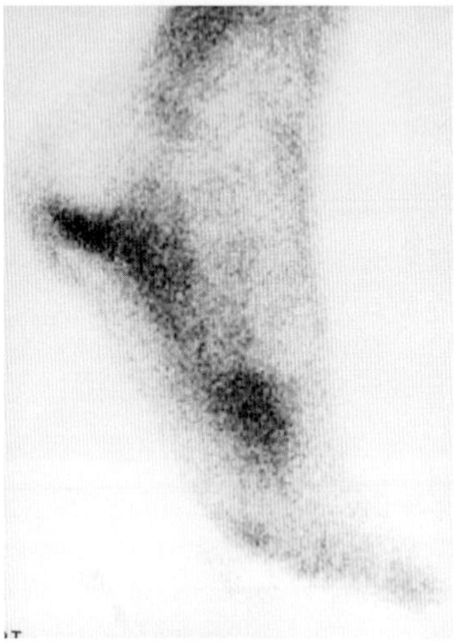

FIGURA 8.26D

ACHADOS

A. Radiografia lateral demonstra perda da definição dos planos de tecidos moles na face plantar da fixação da aponeurose plantar ao calcâneo.

B, C. Caso semelhante. Imagens sagital *inversion recovery* e axial de RM ponderada em T2 com supressão de gordura demonstram espessamento e aumento de sinal na fixação da aponeurose plantar. Observa-se um leve edema no tecido adiposo subcutâneo adjacente e na medula óssea do calcâneo.

D. Imagem lateral demonstra acúmulo de sangue em uma cintilografia óssea de três fases com aumento de atividade na fixação calcânea da aponeurose plantar.

DIAGNÓSTICO DIFERENCIAL Fascite plantar, fibromatose plantar, ruptura da fáscia plantar, bursite subcalcânea, fratura por estresse do calcâneo, espondiloartropatia, artrite reumatoide.

DIAGNÓSTICO Fascite plantar.

DISCUSSÃO A aponeurose plantar é uma forte banda de tecido conjuntivo que se origina no calcâneo e se estende distalmente para se aderir aos ligamentos presos aos pododáctilos. A fascite plantar é um processo inflamatório que envolve a aponeurose plantar, tipicamente em sua origem. A fascite plantar pode ocorrer com microtraumas repetitivos e é uma causa relativamente comum de dor no calcanhar de corredores.[51] Cerca de 7% das lesões nos corredores de longas distâncias estão relacionadas a uma fascite plantar. A fáscia plantar se distende durante a primeira metade da fase de apoio da caminhada ou da corrida, armazenando energia potencial. Cerca de 90% dessa energia retornam quando a fáscia recua como uma mola durante a fase de impulso. Picos de estresse que atingem até três vezes o peso corporal ocorrem no momento do apoio médio, quando a maioria das forças de sustentação de carga foram transferidas do retropé para a parte frontal do pé.

O sintoma inicial mais comum da fascite plantar é a dor, especialmente ao levantar pela manhã. A sensibilidade pode ser encontrada ao longo do curso da fáscia plantar ou em sua origem na face medial da tuberosidade calcânea. As radiografias podem ser normais ou demonstrar edema e perda dos planos de tecidos adiposos ao longo da aponeurose plantar. Estudos de cintilografia geralmente demonstram aumento da atividade ao longo da fáscia plantar nas imagens iniciais, com acúmulo focal do radiotraçador na face inferior do calcâneo nas imagens estáticas tardias.[52] A RM demonstra alterações da intensidade de sinal na face proximal do calcâneo.[53] A fascite plantar também pode ser uma característica da artrite reumatoide e das espondiloartropatias soronegativas.[54]

Caso 8.27

HISTÓRIA CLÍNICA Mulher de 47 anos com dor e edema de calcanhar.

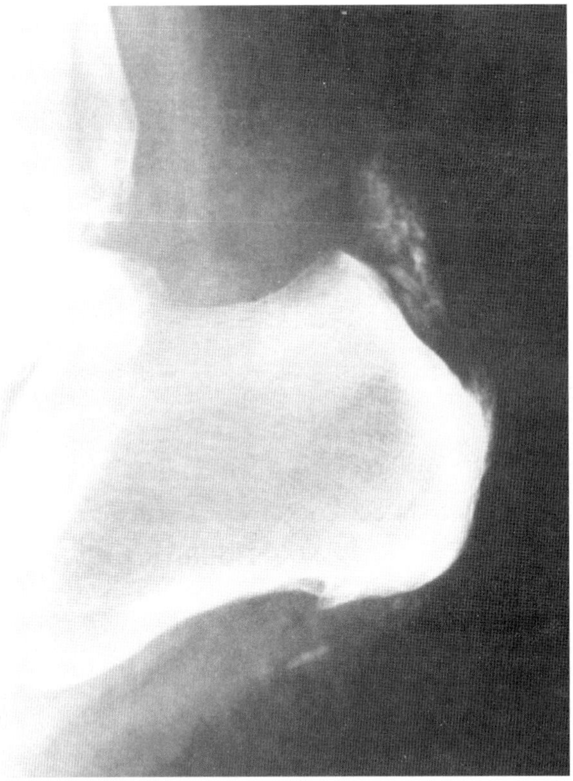

FIGURA 8.27

ACHADOS Radiografia lateral do calcâneo demonstra calcificação dos tecidos moles posterior ao calcâneo, mas anterior ao tendão do calcâneo, na localização da bursa retrocalcânea. Não se observam erosões no osso subjacente.

DIAGNÓSTICO DIFERENCIAL Doença por deposição de hidroxiapatita, artrite gotosa, artropatia por pirofosfato, espondiloartropatia, osteocondromatose sinovial.

DIAGNÓSTICO Doença por deposição de hidroxiapatita (bursite retrocalcânea calcária).

DISCUSSÃO A doença de deposição de hidroxiapatita é um grupo heterogêneo de condições que possui em comum a presença anormal de cristais amorfos de hidroxiapatita (fosfato de cálcio básico) nos tecidos moles. Contaminantes iônicos como carbono, magnésio, flúor e cloro se apresentarão dentro dos cristais. Provavelmente resultado de múltiplas causas, pode haver vários mecanismos de deposição. As manifestações radiológicas da doença de deposição de hidroxiapatita são similares às de outras condições associadas aos cristais:[60] depósitos assintomáticos, sinovite aguda induzida por cristais e artropatia destrutiva crônica.

A doença por deposição de hidroxiapatita tipicamente envolve os tecidos moles periarticulares, tendões, ligamentos, bursas e cápsulas articulares em vez da cartilagem articular e do osso subcondral. Depósitos de hidroxiapatita nos tecidos moles aparecem nas radiografias como calcificações densas, homogêneas, agudamente marginadas e amorfas. Elas podem apresentar formatos lineares, angulares ou arredondados e, ao contrário da condrocalcinose, as calcificações não são compatíveis com estruturas hialinas ou de fibrocartilagem.

Episódios recorrentes de tendinopatia ou bursite calcária comumente estão associados com depósitos de hidroxiapatita. A maioria dos pacientes são adultos entre 50 e 60 anos de idade e apresentam dor aguda, edema e sensibilidade. Os sintomas respondem rapidamente aos agentes anti-inflamatórios não esteroidais. Quando a bursa retrocalcânea está envolvida, o tendão do calcâneo costuma ser a região dos depósitos de hidroxiapatita. Os tendões podem evoluir para atrofia e ruptura, mas não está claro se os depósitos inicialmente causaram dano aos tecidos locais ou se o dano tecidual preexistente permitiu o acúmulo dos depósitos. Em geral, o processo é monoarticular, mas várias articulações podem estar envolvidas ao mesmo tempo ou sucessivamente. Outras regiões comuns de envolvimento incluem o tendão do supraespinal, a cabeça longa do tendão do bíceps, os tendões extensores do punho, a fixação miotendínea ao longo da linha áspera (adutores da coxa) e a borda medial da tíbia proximal (pata de ganso), a bursa olecraniana, a bursa trocantérica e a bursa isquiática.

Caso 8.28

HISTÓRIA CLÍNICA Mulher de 41 anos com uma massa dolorosa na face plantar do pé.

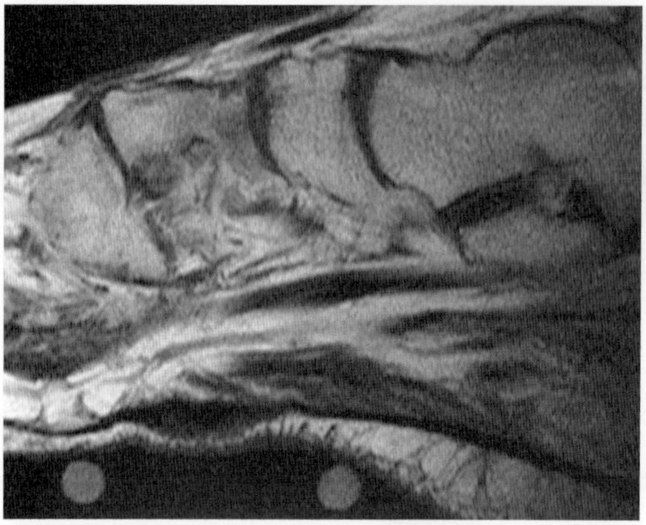

FIGURA 8.28A

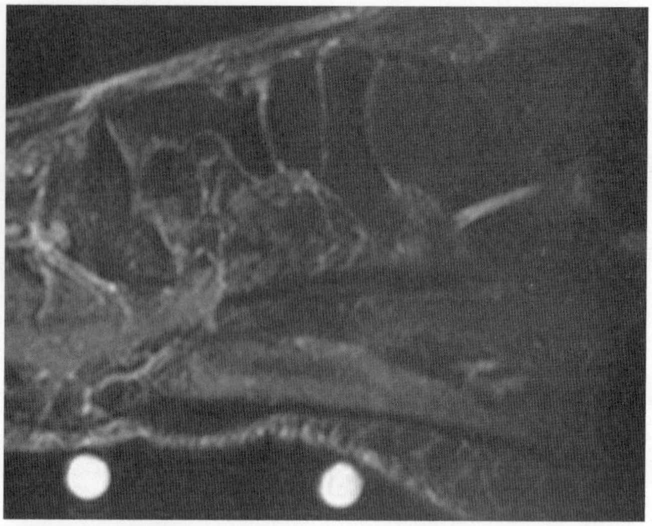

FIGURA 8.28B

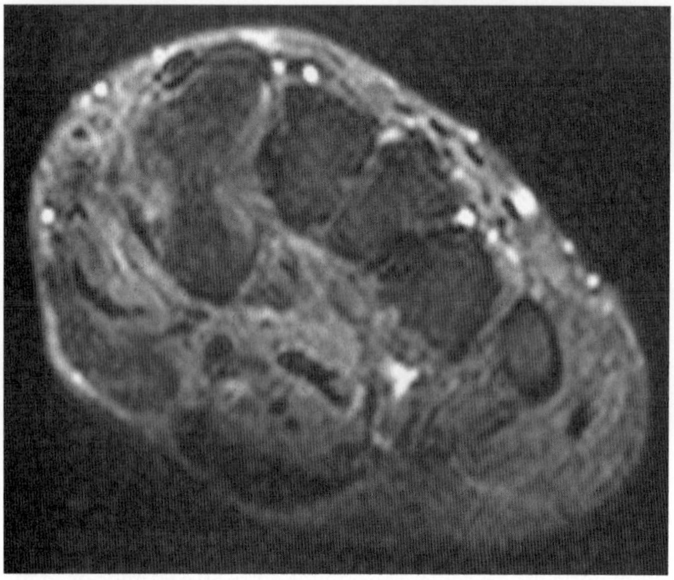

FIGURA 8.28C

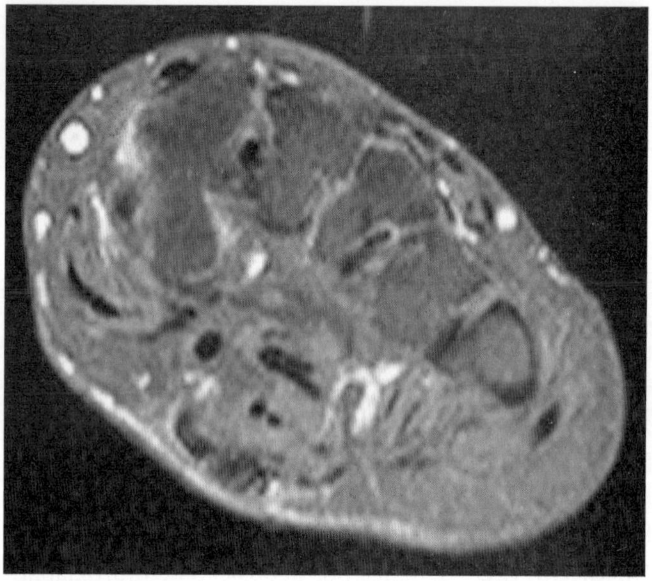

FIGURA 8.28D

ACHADOS

A-C. Imagem de RM sagital ponderada em T1, imagem sagital *inversion recovery* e imagem coronal ponderada em T2 com supressão de gordura demonstram uma massa lobulada de baixo sinal nos tecidos subcutâneos do pé sob o arco longitudinal. A massa envolve a aponeurose plantar e comprime a musculatura subjacente.

D. Imagem de RM ponderada em T1 com contraste de gadolínio e supressão de gordura demonstra realce heterogêneo.

DIAGNÓSTICO DIFERENCIAL Sarcoma de tecidos moles, granuloma de corpo estranho, fibromatose, metástase, tumor de células gigantes da bainha de tendão, abscesso.

DIAGNÓSTICO Fibromatose plantar.

DISCUSSÃO As fibromatoses englobam um grupo de lesões que demonstram proliferação fibrosa e podem ser localmente agressivas, mas sem potencial metastático. Amplas subdivisões incluem as fibromateses superficiais e profundas. A variedade superficial tem uma predileção pela extremidade inferior. Variedades comuns dessa classe de lesões incluem fibromatose palmar, fibromatose plantar e fascite nodular. Elas diferem dos queloides e da fibromatose cicatricial por possuírem um maior constituinte celular em suas matrizes, especificamente miofibroblastos.[55] Na RM, essas lesões classicamente demonstram diminuição da intensidade de sinal em todas as sequências de pulso, apesar de uma lesão relativamente mais celular (com maior proporção célula-colágeno do que o normalmente presente) poder conferir uma intensidade de sinal mais alta nas sequências de pulso ponderadas em T2.[56,57] A variabilidade na aparência RM dessas lesões nas sequências ponderadas em T1, ponderadas em T2 e de pulso ponderadas em densidade de prótons pode estar relacionada à relativa preponderância dos vários constituintes vistos na lesão, que incluem colágeno, células fusiformes e mucopolissacarídeos.

A fibromatose plantar é uma lesão nodular não capsulada e de crescimento lento que ocorre com frequência na aponeurose plantar. Os pacientes tipicamente são adultos e apresentam um ou mais nódulos subcutâneos firmes, fixos e indolores na face plantar do pé. Na RM, as características mais encontradas nas fibromatoses plantares incluem uma margem infiltrativa, isointensidade para músculo na RM ponderada em T1 e hiperintensidade para músculo nas imagens ponderadas em T2.[58] As lesões são bem definidas superficialmente contra o tecido adiposo normal adjacente, mas podem ser inseparáveis do músculo subjacente. Os padrões de realce são variáveis, mas um realce profuso após o contraste foi observado em 60% dos casos de fibromatose plantar em um estudo feito com RM.[59]

Caso 8.29

HISTÓRIA CLÍNICA Homem de 26 anos com dor e edema no calcanhar.

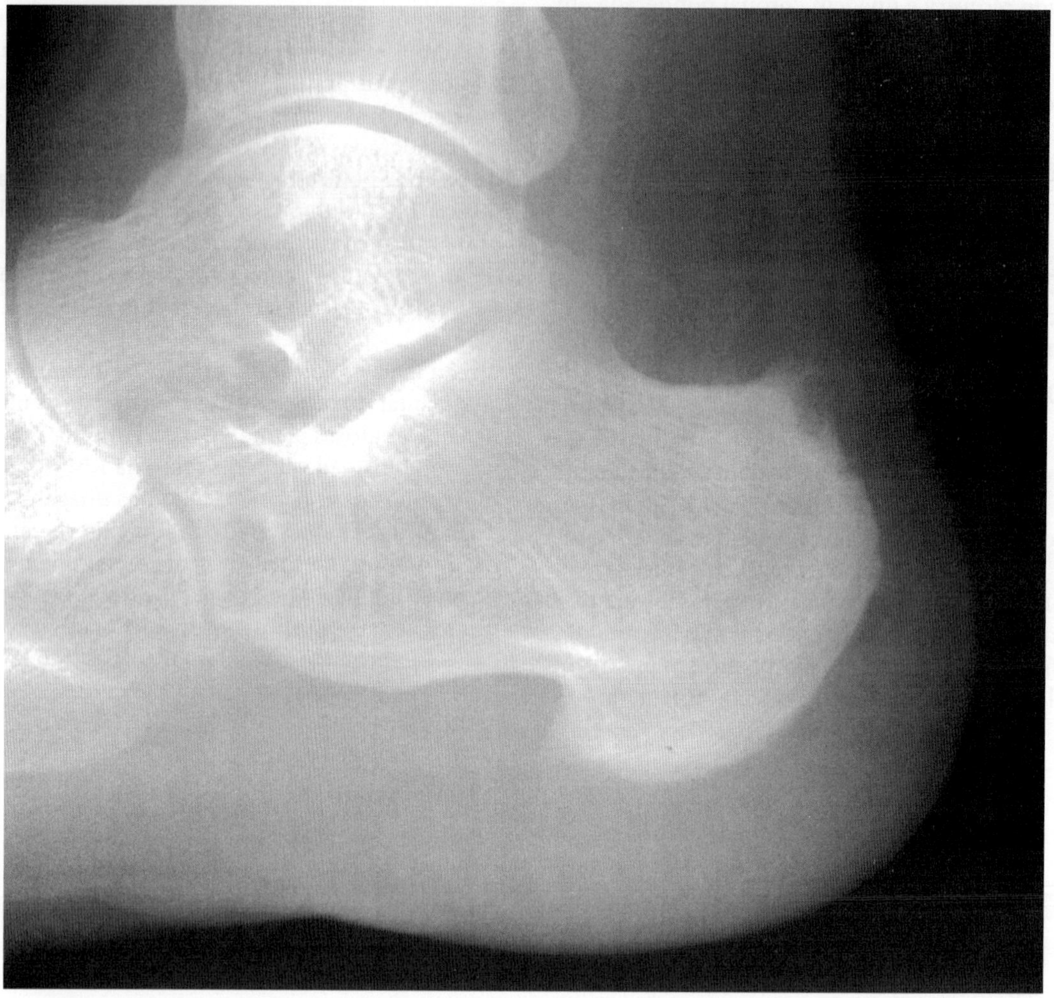

FIGURA 8.29

ACHADOS Radiografia lateral do calcâneo demonstra derrame na bursa retrocalcânea. Uma periostite amolecida está presente na origem da aponeurose plantar na face plantar do calcâneo.

DIAGNÓSTICO DIFERENCIAL Artrite reativa, artrite psoriática, espondilite anquilosante, artrite reumatoide, fascite plantar.

DIAGNÓSTICO Artrite reativa.

DISCUSSÃO O calcâneo é um local característico de anormalidades radiológicas na artrite reativa. A prevalência de anormalidades radiográficas envolvendo o calcâneo entre pacientes com artrite reativa é de 25 a 50%. O calcâneo pode ser a única região ou a região predominante dos achados, e sintomas correlativos frequentemente estão presentes. Achados bilaterais são comuns. Na face posterior do calcâneo, bursite retrocalcânea e tendinite do calcâneo resultam no espessamento dos tecidos moles e erosões mal definidas do calcâneo adjacente. Ao contrário da artrite psoriática ou espondilite anquilosante, entesopatias na inserção do tendão do calcâneo são raras na artrite reativa. Na superfície plantar do calcâneo, erosões, hiperostose e entesopatias podem estar presentes. Inicialmente, as entesopatias são mal definidas e apresentam delineamento indefinido, mas costumam ficar mais bem definidas conforme amadurecem, e podem se tornar indistinguíveis dos esporões plantares do calcâneo vistos em pacientes normais. A presença ou ausência de evidência radiológica de entesopatia não se correlaciona bem com a presença ou ausência de sintomas clínicos.[61] Apesar de osteoporose e erosões poderem ser observadas na artrite reativa, as alterações ósseas proliferativas associadas ajudam a distingui-la da artrite reumatoide.

Caso 8.30

HISTÓRIA CLÍNICA Homem de 88 anos com dor aguda episódica e edema nos pés.

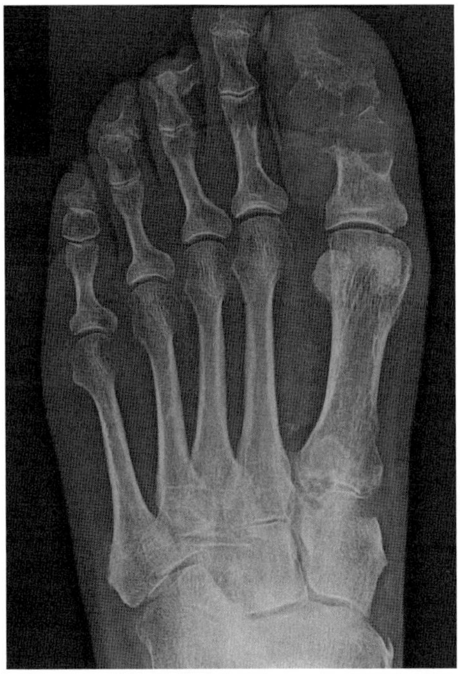

FIGURA 8.30A

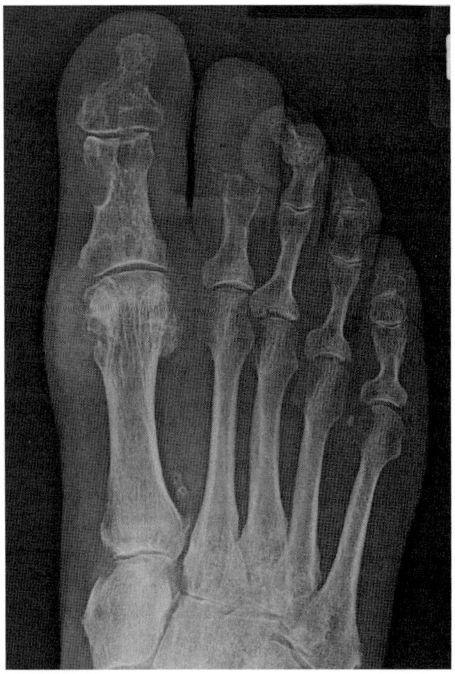

FIGURA 8.30B

ACHADOS

A. Radiografia AP do pé esquerdo demonstra grandes erosões ao redor da primeira articulação interfalângica (IF) e articulações TMT. As erosões apresentam margens escleróticas e bordas projetadas. O hálux está edemaciado.

B. Radiografia AP do pé direito demonstra grandes erosões ao redor das primeiras articulações IF, MTF e TMT e das segundas articulações IF distal (IFD) e IF proximal (IFP). As erosões possuem margens escleróticas e bordas projetadas. O primeiro e o segundo dedos dos pés estão edemaciados, e observa-se uma massa medial de tecidos moles adjacente à primeira articulação MTF com aumento da intensidade. Os espaços articulares parecem estar preservados.

DIAGNÓSTICO DIFERENCIAL Gota tofácea, artrite psoriática, artrite reumatoide.

DIAGNÓSTICO Gota tofácea.

DISCUSSÃO A natureza bem definida das erosões indica que o processo é lento. A ausência de edema fusiforme de tecidos moles, perda uniforme do espaço articular ou osteoporose justarticular permitem a exclusão de uma artropatia inflamatória. Esses achados, em particular nessa distribuição, representam artropatia gotosa. A gota representa a deposição de cristais de urato nos tecidos moles, e os pacientes tipicamente são hiperuricêmicos. A hiperuricemia pode ser causada por uma produção excessiva de ácido úrico, diminuição da eliminação renal de ácido úrico ou uma combinação dos dois. A maioria dos casos de gota é idiopática, sem doença secundária conhecida para justificar os níveis elevados de ácido úrico no soro. Os homens são mais frequentemente afetados do que as mulheres (20:1), e os pacientes tendem a ter entre 40 e 50 anos de idade no início da doença.

A doença geralmente se manifesta nas extremidades inferiores, com 75 a 90% dos pacientes apresentando envolvimento da primeira articulação MTF. As primeiras articulações IF, TMT, os tornozelos e os joelhos são frequentemente envolvidos. O envolvimento do membro superior é comum, em particular nas mãos e cotovelos. No passado, 50 a 60% dos pacientes acabavam desenvolvendo artropatia, mas essa porcentagem diminuiu em decorrência da intervenção farmacêutica. Os pacientes não costumam apresentar artropatia radiologicamente aparente no início da doença e, em geral, os sintomas intermitentes estão presentes há anos, antes de os achados se tornarem aparentes. Edema de tecidos moles com formação de uma protuberância pode ser observado como consequência dos depósitos tofáceos, que tipicamente se localizam sobre as superfícies extensoras. De modo geral, a mineralização está preservada. As erosões tendem a ocorrer nas margens das articulações ou em uma distribuição para-articular. As erosões da gota tipicamente são bem marginadas e podem demonstrar bordas escleróticas. A despeito das alterações erosivas que podem ser extensas, o espaço articular está preservado até os estágios avançados da doença, e a ausência de estreitamento do espaço articular é uma das pistas mais úteis para distinção dessa artropatia erosiva de outros distúrbios erosivos. Os depósitos tofáceos podem se estender sob o periósteo e produzir bordas projetadas nas margens das erosões, o que é uma característica distintiva útil.

Caso 8.31

HISTÓRIA CLÍNICA Homem diabético de 50 anos com dor no pé.

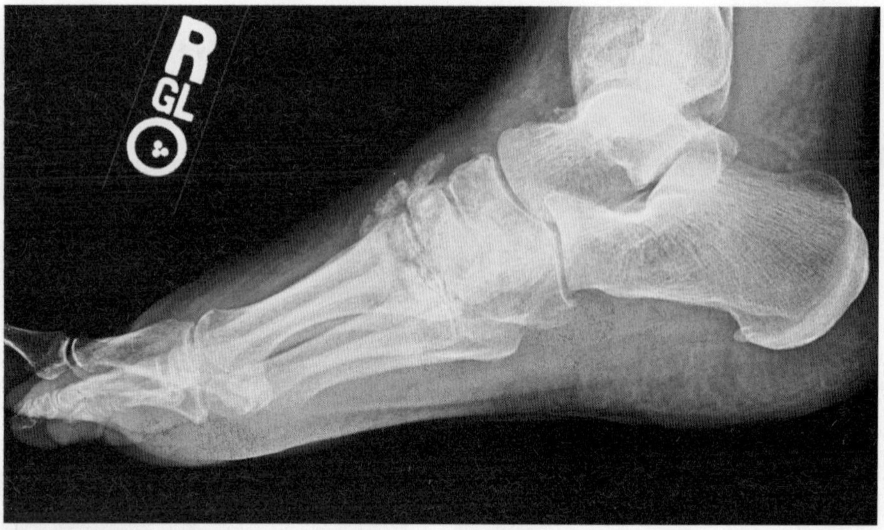

FIGURA 8.31A

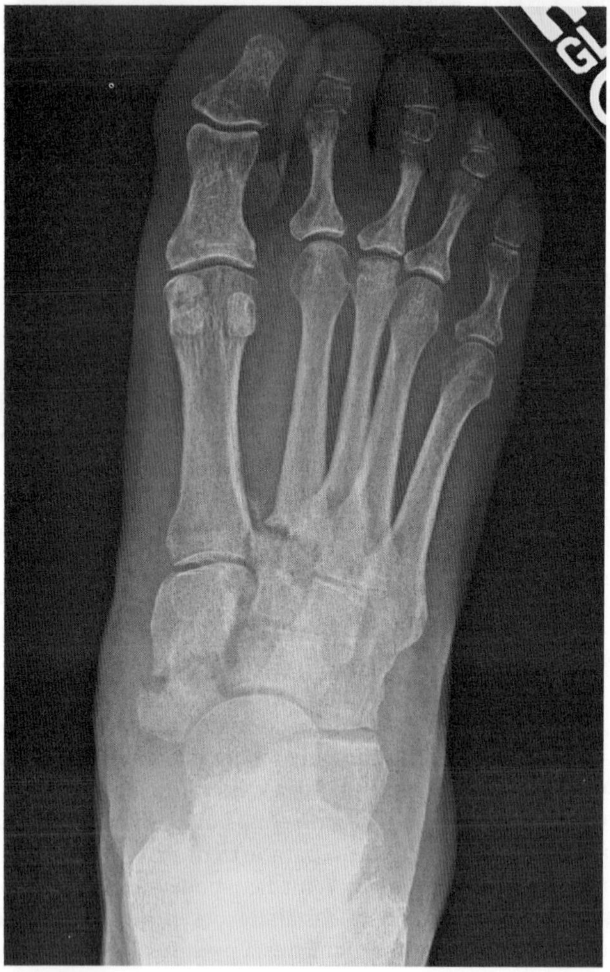

FIGURA 8.31B

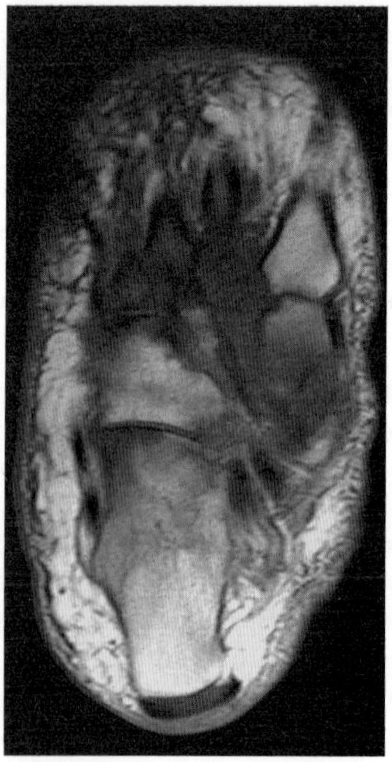

FIGURA 8.31C

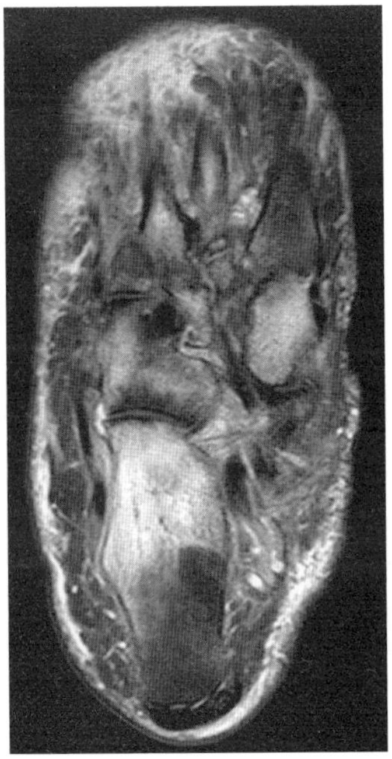

FIGURA 8.31D

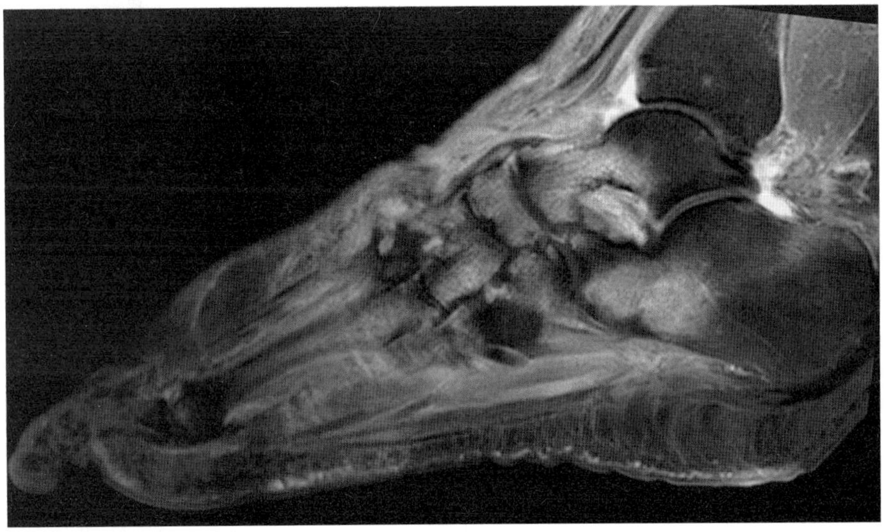

FIGURA 8.31E

ACHADOS

A, B. Radiografias lateral e AP do pé demonstram erosão óssea, corpos livres e formação de osso heterotópico ao longo das articulações de Lisfranc (tarsometatarsais). Além disso, observa-se uma fratura da base do segundo metatarsal. São alterações destrutivas na articulação navicular-cuneiforme.

C, D. Imagem axial de RM ponderada em T1 e imagem axial de RM ponderada em T2 com supressão de gordura demonstram destruição e fragmentação das articulações tarsometatarsais e edema de medula óssea envolvendo retropé, mediopé e falanges proximais das articulações tarsometatarsais.

E. Imagem sagital de RM pós-contraste ponderada em T1 com supressão de gordura demonstra realce da medula óssea, erosões ósseas e contraste dos tecidos moles. Não se observa coleção líquida na sinóvia ou em tecidos moles.

DIAGNÓSTICO DIFERENCIAL Osteoartropatia neuropática, infecção, trauma.

DIAGNÓSTICO Osteoartropatia neuropática.

DISCUSSÃO As articulações neuropáticas (também chamadas de articulações de Charcot) perdem a propriocepção e sensação de dor profunda. Com o uso continuado da articulação, relaxamento e hipotonia das estruturas de suporte levam a desalinhamento e lesão recorrente. A erosão rapidamente progressiva da cartilagem articular, esclerose subcondral reativa, fraturas e fragmentação do osso subcondral resultam em uma articulação desorganizada. A presença de detritos articulares induz sinovite e derrame crônico. O dano e desarranjo podem ocorrer durante um período de dias ou semanas, com relativamente pouca sintomatologia. Tanto lesões do neurônio motor inferior (periférica) como do neurônio motor superior (centrais) podem resultar em osteoartropatia neuropática.

A neuropatia diabética é a lesão mais comum do neurônio motor inferior que causa osteoartropatia neuropática. Outras causas incluem alcoolismo, tuberculose, amiloidose, lepra, trauma de nervo periférico, esteroides e indiferença congênita à dor. A siringomielia é a lesão mais comum do neurônio motor superior. Outras causas incluem meningomielocele, trauma, esclerose múltipla, tabes dorsal (sífilis) e compressão da medula espinal. A osteoartropatia neuropática ocorre em 0,1% de todos os diabéticos e em 5% daqueles com neuropatia diabética. A neuropatia diabética periférica causa perda da sensação da dor e da propriocepção, levando a um desgaste excepcional e ferimentos sem a consciência do paciente. O local mais frequente de lesão é o pé (80%), especialmente as articulações tarsometatarsal, intertarsal e MTF; o envolvimento pode ser uni ou bilateral. A fratura-luxação tarsometatarsal (fratura-luxação de Lisfranc) pode ocorrer espontaneamente ou após trauma mínimo. Esclerose extensa, osteofitose, fraturas, fragmentação óssea, subluxação, luxação, detritos ósseos, derrames e cistos subcondrais são achados comuns. A osteomielite crônica também é relativamente comum com pé diabético, e a possível combinação de osteoartropatia neuropática com infecção pode representar um dilema diagnóstico. A RM com gadolínio pode ser útil nesses casos. Existem características da RM que ajudam a diferenciar a osteomielite da osteoartropatia neuropática. Na osteomielite, o padrão de edema de medula óssea tende a afetar um único osso com envolvimento difuso; a distribuição do edema é focal em vez de ser encontrado em várias articulações ou ossos; as localizações típicas são regiões de carga como pododáctilos, cabeças metatarsais e calcâneo; e as alterações de tecidos moles são proeminentes com úlceras, abscessos ou tratos de seios.[62]

Caso 8.32

HISTÓRIA CLÍNICA Adolescente de 15 anos, sexo masculino, que joga basquete.

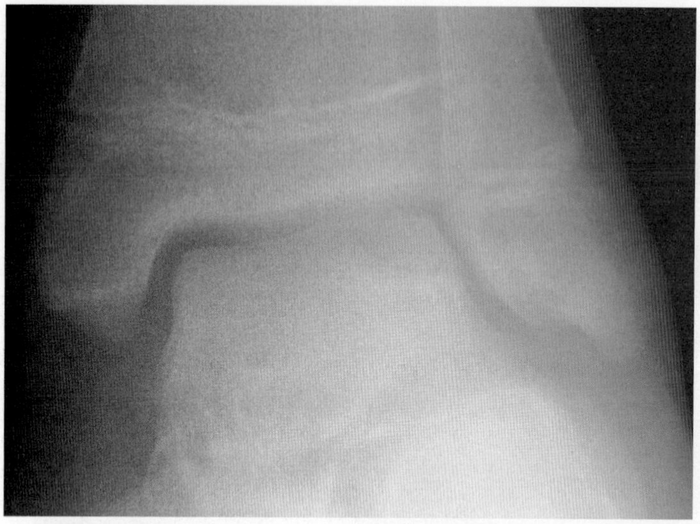

FIGURA 8.32A

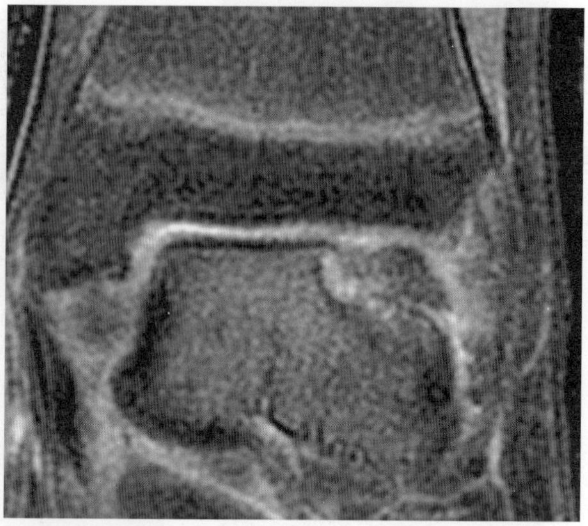

FIGURA 8.32B

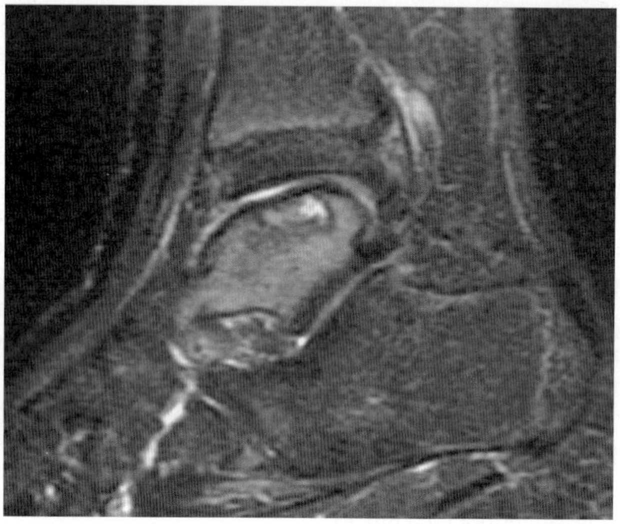

FIGURA 8.32C

ACHADOS

A. Radiografia oblíqua demonstra uma radiolucência crescente na face lateral da cúpula talar.

B, C. Imagem coronal de RM ponderada em T2 com supressão de gordura e imagem sagital *inversion recovery* de RM demonstram uma lesão osteocondral na cúpula talar lateral com líquido abaixo do fragmento.

DIAGNÓSTICO DIFERENCIAL Lesão osteocondral, artrite, fratura.

DIAGNÓSTICO Lesão osteocondral do tálus.

DISCUSSÃO Lesões osteocondrais da cúpula talar, no passado conhecidas como osteocondrite dissecante, são lesões focais da cartilagem e do osso subcondral que costumam ocorrer secundariamente a um trauma. É controverso se a lesão osteocondral ocorre no momento do evento traumático ou se é consequência da instabilidade resultante.[63] Em alguns casos, não há histórico de trauma. Nas radiografias, observa-se uma radiolucência focal na cúpula talar anterolateral ou posteromedial. A RM demonstra melhor a lesão sobre a cartilagem vizinha e pode identificar líquido abaixo do fragmento ósseo, sugerindo uma instabilidade do fragmento. O tratamento inicialmente é conservador, com imobilização e fisioterapia. A intervenção cirúrgica consiste na remoção artroscópica dos corpos livres, desbridamento e perfuração da lesão osteocondral.[64]

Caso 8.33

HISTÓRIA CLÍNICA Adolescente de 18 anos, sexo masculino, com dor e deformidade no pé.

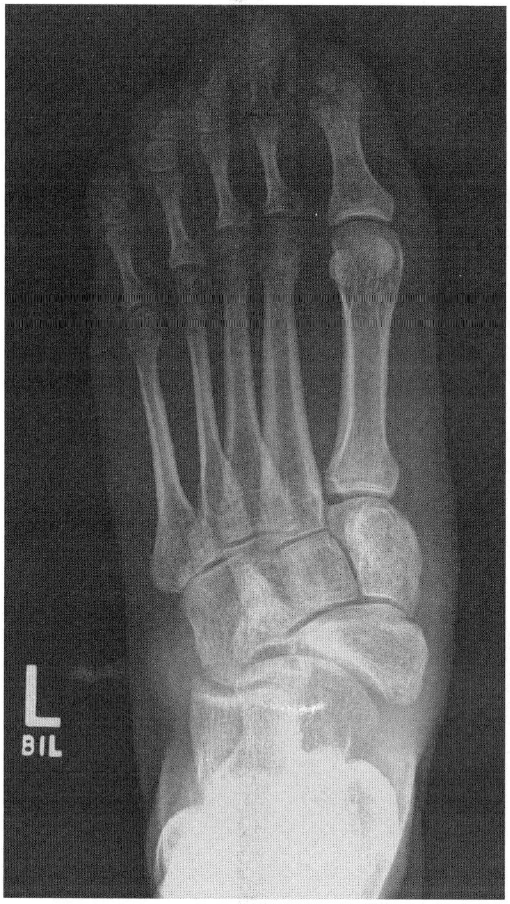

FIGURA 8.33A

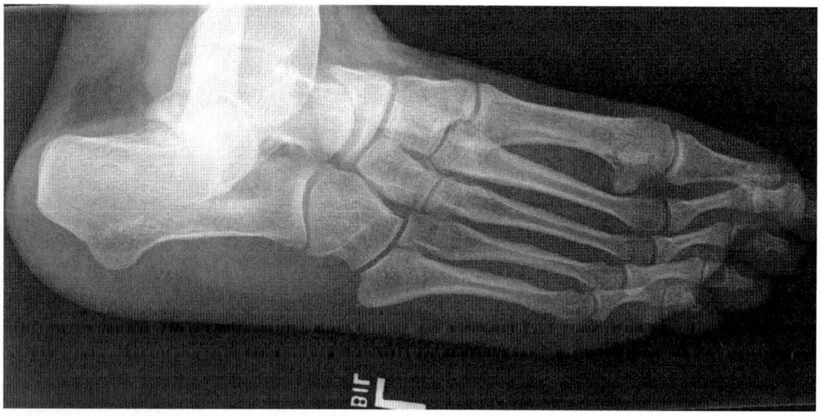

FIGURA 8.33B

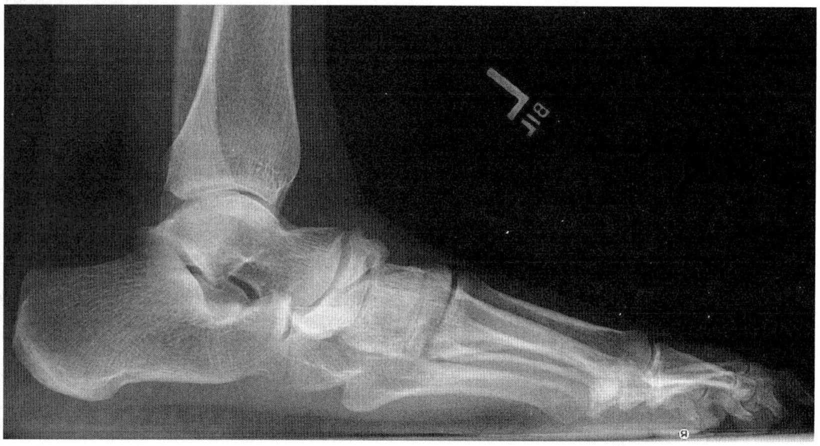

FIGURA 8.33C

ACHADOS (A-C) Radiografias AP, oblíqua e lateral do pé esquerdo demonstram protrusão medial e dorsal de porções do osso navicular com aumento de densidade e uma deformidade em formato de vírgula em decorrência do colapso da porção lateral do osso.

DIAGNÓSTICO DIFERENCIAL Síndrome de Mueller-Weiss (osteonecrose espontânea do osso navicular tarsal), doença de Koehler.

DIAGNÓSTICO Síndrome de Mueller-Weiss.

DISCUSSÃO A doença de Koehler, osteocondrose do navicular em crianças, é um distúrbio bem conhecido. A osteonecrose espontânea do navicular com início na vida adulta (síndrome de Mueller-Weiss) é uma entidade distinta e não deve ser confundida com a doença de Koehler. A doença de Koehler afeta crianças entre as idades de 3 e 7 anos e, em geral, está associada com pequenos sinais e sintomas ou não apresenta doença clínica. A síndrome de Mueller-Weiss possui um curso clínico caracteristicamente doloroso com deformidade progressiva.

A doença de Koehler é unilateral em 75 a 80% dos casos e possui uma preponderância masculina. A síndrome de Mueller-Weiss costuma ser bilateral e é observada predominantemente em mulheres.[65] A etiologia da síndrome de Mueller-Weiss ainda é desconhecida. As anormalidades radiográficas na síndrome de Mueller-Weiss são características. Ela geralmente é bilateral, apesar de alterações unilaterais poderem ser evidentes em indivíduos mais jovens. As alterações iniciais incluem perda do volume na face lateral do navicular tarsal acompanhada por um aumento na radiodensidade dessa porção do osso. O navicular tarsal assume um formato de vírgula em decorrência da compressão lateral. Subsequentemente, protrusão dorsal e fragmentação do osso podem se tornar evidentes.[66] A terapia conservadora com órteses feitas sob medida e medicamentos anti-inflamatórios geralmente falha. O tratamento cirúrgico pode ser indicado.

Caso 8.34 HISTÓRIA CLÍNICA Artrite monoarticular.

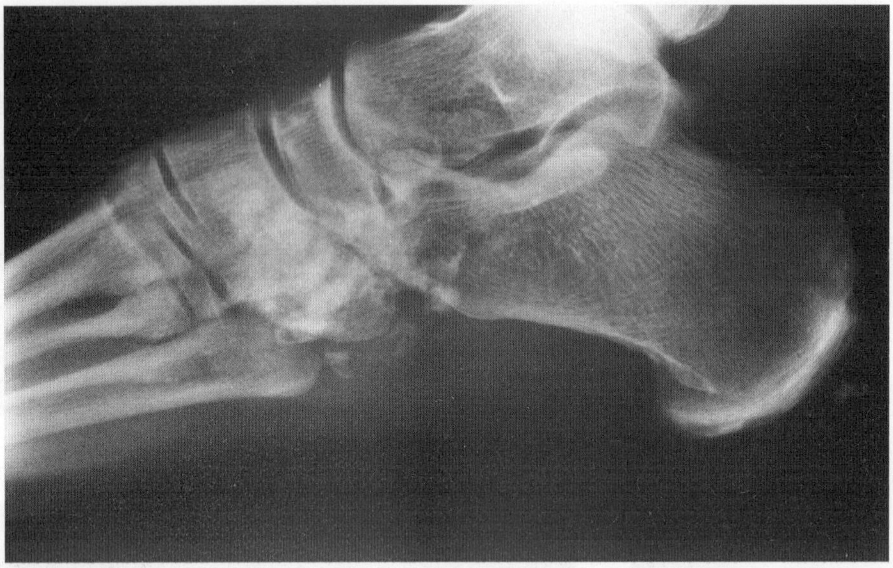

FIGURA 8.34A

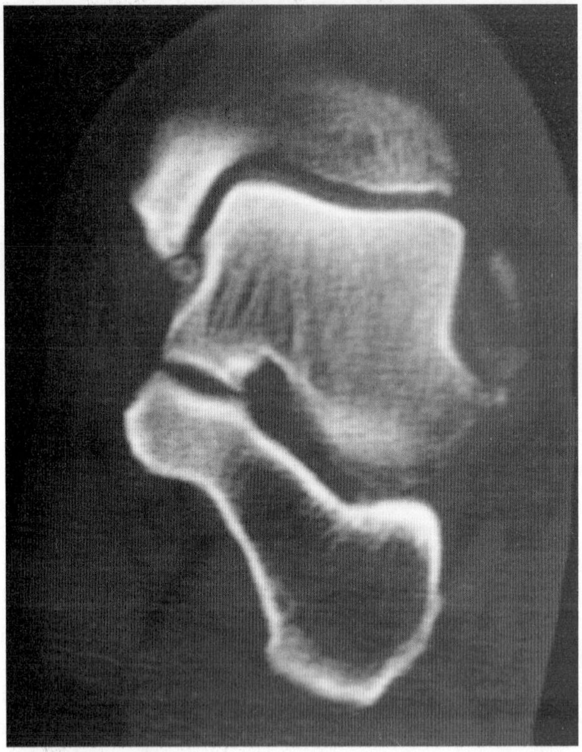

FIGURA 8.34B

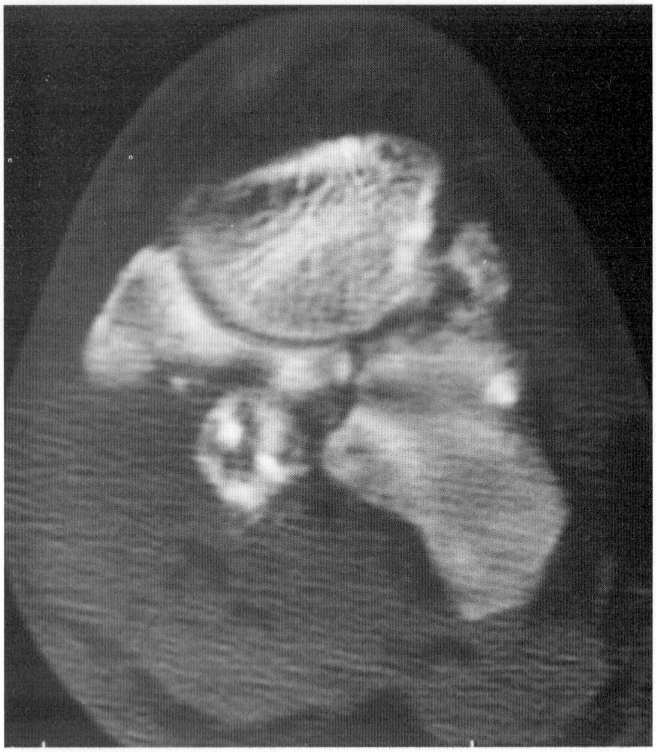

FIGURA 8.34C

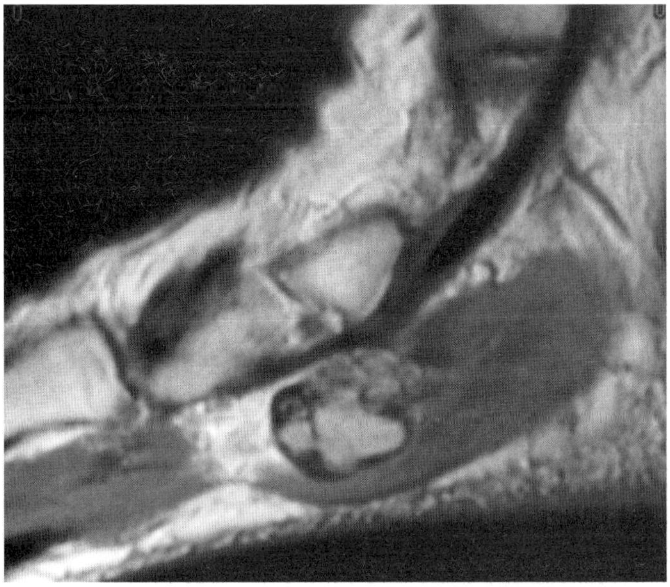

FIGURA 8.34D

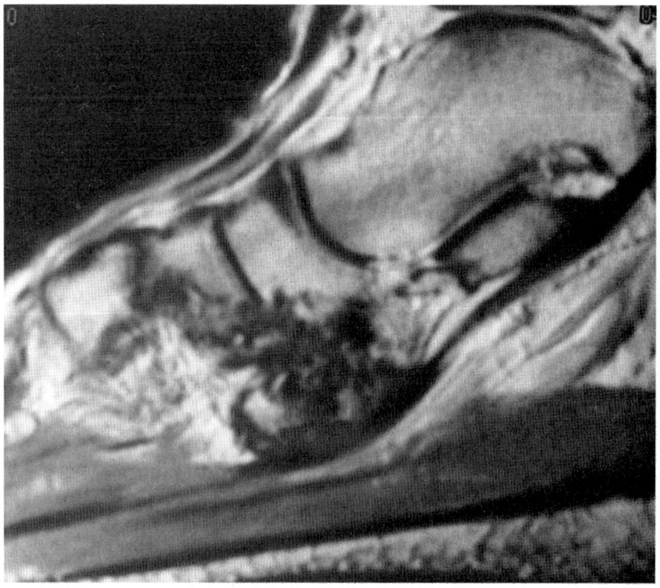

FIGURA 8.34E

ACHADOS

A. Radiografia lateral demonstra vários fragmentos ossificados se projetando sobre o cuboide.

B, C. TC coronal demonstra erosão óssea secundária e fragmentos ossificados corticados e bem definidos. Um está interposto entre o maléolo medial e o tálus.

D, E. Imagem sagital de RM ponderada em T1 demonstra erosão óssea da articulação talonavicular e cuneiformes por massas que são heterogêneas em todas as sequências de pulso, mas se observa certa hiperintensidade focal de sinal na imagem T1, sugerindo ossificação madura com elementos adiposos.

DIAGNÓSTICO DIFERENCIAL Sinovite vilonodular pigmentada (SVNP), condromatose sinovial, hemangiomatose.

DIAGNÓSTICO Condromatose sinovial.

DISCUSSÃO A complexa anatomia do pé dificulta o diagnóstico a partir de uma radiografia comum, já que é impossível caracterizar a calcificação e sua relação com o osso subjacente. A TC foi bastante útil neste caso, revelando vários fragmentos osteocondrais arredondados dentro das articulações naviculares talocalcâneas. Alterações erosivas não estão associadas com estreitamento do espaço articular, osteoporose ou dissolução da articulação. O exame RM com baixo sinal nas imagens ponderadas T1 e T2 coloca a SVNP no diagnóstico diferencial, mas os corpos livres osteocartilaginosos demonstrados na TC são bastante incomuns na SVNP. A hemangiomatose nos tecidos moles com flebólitos podem ser responsáveis pelas calcificações e erosões, mas as imagens transversais são inconsistentes. Condromatose sinovial é o melhor diagnóstico a partir dos achados radiológicos.

A condromatose sinovial é uma metaplasia autolimitada da sinóvia que se apresenta na forma de artropatia monoarticular ou, em casos raros, dentro de uma bainha de tendão da mão ou pé. Esta doença é duas a quatro vezes mais comum em homens e tende a se apresentar em pacientes de meia-idade com queixas de edema, rigidez e dor. O joelho é a articulação mais envolvida, seguido pelo cotovelo, quadril e ombro; entretanto, qualquer articulação pode ser envolvida.

Nem todos os casos de condromatose sinovial (33%) apresentam corpos livres osteocartilaginosos radiologicamente identificáveis. Os corpos livres desta doença tendem a ser pequenos, numerosos e uniformes em tamanho, ao contrário das grandes densidades osteocartilaginosas dispersas que podem acompanhar a osteoartrite ou a osteocondrite dissecante. Apesar de alterações degenerativas poderem ser uma manifestação tardia da condromatose sinovial, corpos livres em extensão e número são mais proeminentes do que as alterações osteoartríticas, com uma preservação relativa do espaço articular, já que os pacientes tendem a procurar avaliação médica no início do curso da doença. As erosões são apreciadas com maior frequência em articulações estreitas do que em articulações mais espaçosas, como a do joelho.

A TC é bastante útil nas complexas áreas de anatomia, como as articulações temporomandibular e intervertebrais, na caracterização da extensão das erosões e na confirmação da natureza extraóssea das densidades vistas na radiografia convencional. A RM também é muito útil para determinação da extensão da doença, e as capacidades multiplanares dessa técnica são particularmente úteis neste caso. A aparência mais comum na RM é a de um processo intra-articular que é intermediário nas imagens ponderadas em T1 e brilhante nas imagens ponderadas em T2, com áreas focais de baixo sinal em ambas as sequências pela ossificação. Podem ser identificadas áreas de aumento de sinal nas imagens ponderadas em T1 dentro de corpos livres ossificados correspondentes a tecido adiposo.[67]

Caso 8.35

HISTÓRIA CLÍNICA Massa na face medial do pé com evolução de 10 anos.

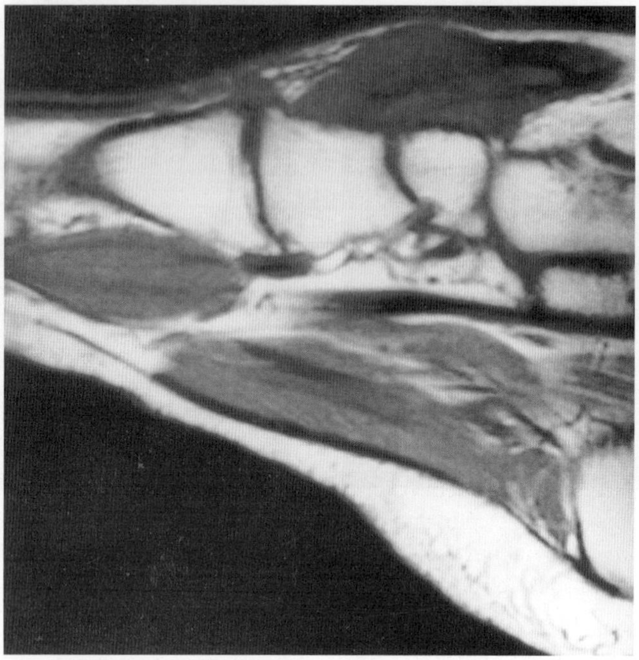

FIGURA 8.35A

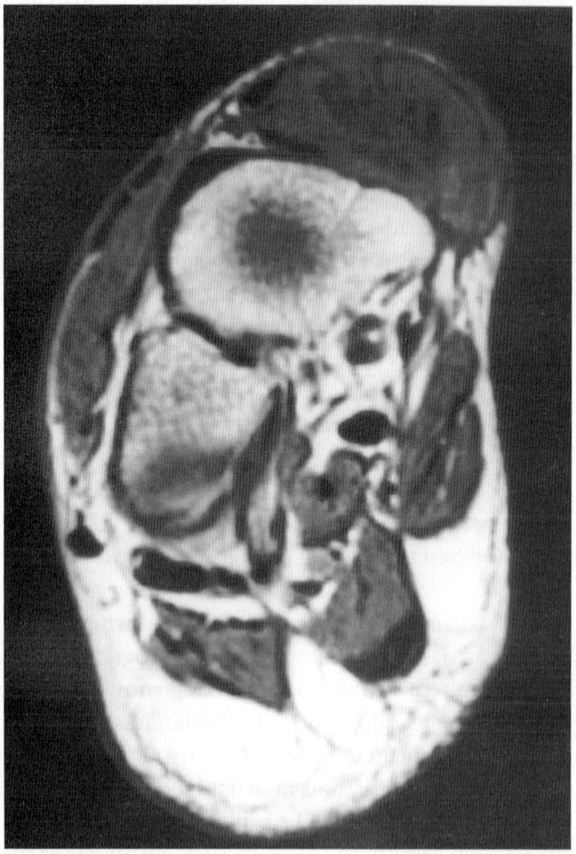

FIGURA 8.35B

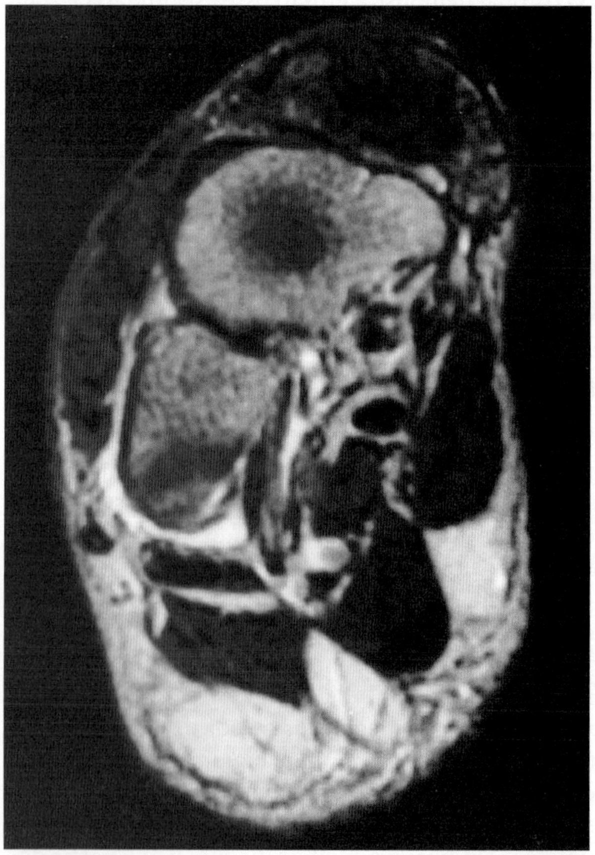

FIGURA 8.35C

ACHADOS

A. Imagem sagital de RM ponderada em T1 demonstra uma massa bem definida de baixa intensidade de sinal medial e dorsal ao pé. O tendão do extensor longo do hálux é incorporado à massa.

B, C. Imagens axiais de RM ponderadas em T1 com e sem contraste demonstram mínimo realce da massa bem definida.

DIAGNÓSTICO DIFERENCIAL Tumor de células gigantes da bainha do tendão, sarcoma sinovial, condromatose sinovial, infecções incomuns como *Mycobacterium marianum.*

DIAGNÓSTICO Tumor de células gigantes da bainha do tendão.

DISCUSSÃO As massas de tecidos moles ao redor da articulação do tornozelo são incomuns. O feixe neurovascular não é envolvido, tornando o diagnóstico de tumor de bainha de nervo periférico improvável. A ausência de envolvimento direto do tendão torna o diagnóstico de sarcoma de células claras improvável. O diagnóstico de sarcoma sinovial deve ser considerado com uma massa de tecidos moles ao redor do tornozelo. Entretanto, a massa parece se originar na bainha do flexor do hálux, e os diagnósticos mais prováveis incluem processos que possam se originar da bainha tenosinovial, como tumor de células gigantes da bainha do tendão, condromatose sinovial e uma infecção incomum, como *M. marianum.* A ausência de alterações inflamatórias nos tecidos moles circundantes torna o diagnóstico de tuberculose improvável, e a ausência de calcificações dentro da massa diminui a probabilidade, mas não exclui o diagnóstico de condromatose tenossinovial.

O diagnóstico mais provável, fornecido por achados radiológicos, é tumor de células gigantes da bainha do tendão, que é um distúrbio proliferativo sinovial benigno, histologicamente indistinguível da SVNP. O tumor de células gigantes da bainha do tendão ocorre com mais frequência em pacientes entre 30 e 50 anos de idade e é mais comum em mulheres do que em homens, em uma proporção de 2:1. Esta lesão costuma se apresentar na mão, com somente 5 a 15% dos casos ocorrendo no pé, mais tipicamente no primeiro e segundo raios. Em cerca de 15 a 21% dos casos, erosões por pressão sobre o osso adjacente podem ser visualizadas, e em casos raros, o osso pode ser invadido. Calcificações intralesionais podem ser vistas em 6% dos casos, o que pode tornar difícil a distinção entre tumor de células gigantes da bainha do tendão e condromatose tenosinovial. De modo geral, a aparência da massa é inespecífica nas imagens ponderadas em T1, geralmente demonstrando sinal intermediário. O diagnóstico costuma ser considerado com base nas imagens ponderadas em T2, que em geral revelam regiões de sinal intermediário a baixo. É provável que o sinal relativamente baixo nas imagens ponderadas em T2 seja causado por hemossiderina vista patologicamente dentro dessas lesões. A aparência à RM varia, provavelmente em razão de graus variáveis de deposição de hemossiderina. Um realce moderado a intenso é observado após a administração de contraste.[68] No ultrassom, essas lesões são homogeneamente hipoecoicas e apresentam fluxo sanguíneo interno detectável.[69]

Caso 8.36

HISTÓRIA CLÍNICA Homem de 47 anos com trauma sofrido em acidente automobilístico.

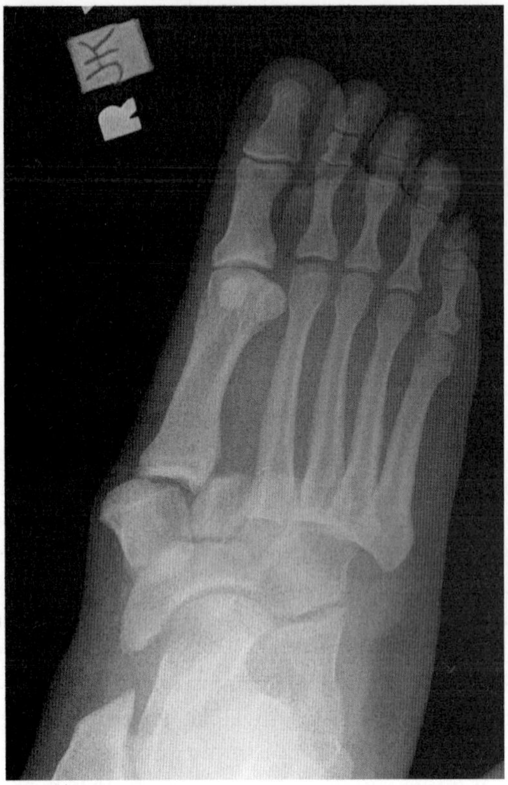

FIGURA 8.36A

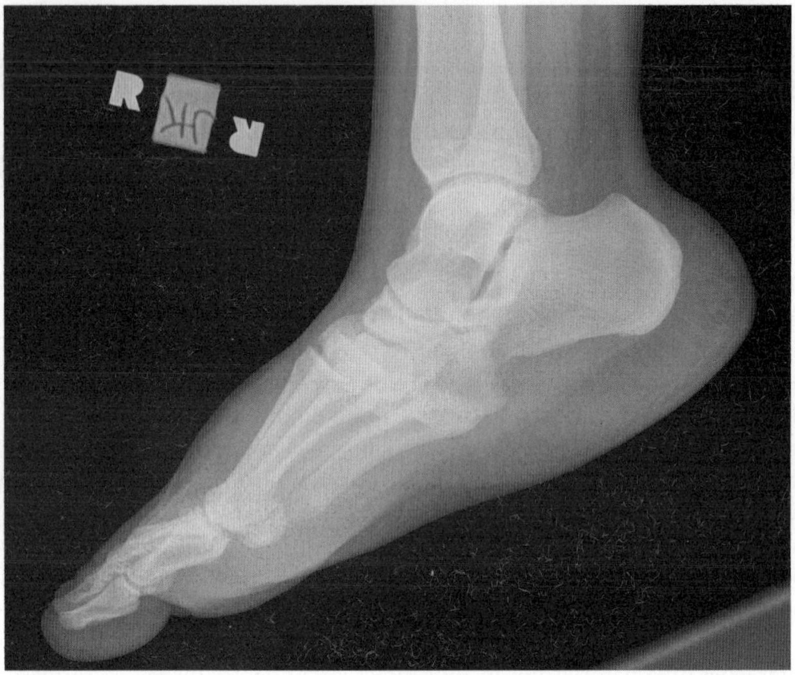

FIGURA 8.36B

ACHADOS A, B. Radiografias AP e lateral do pé demonstram fraturas-luxações das articulações tarsometatarsais. O primeiro metatarsal foi separado dos metatarsais dos demais dedos e desviado dorsal e medialmente em relação ao primeiro cuneiforme. O primeiro cuneiforme foi desviado medialmente. Os metatarsais do segundo ao quinto dedos luxaram dorsal e lateralmente de forma agrupada.

DIAGNÓSTICO DIFERENCIAL Nenhum.

DIAGNÓSTICO Fratura-luxação de Lisfranc, tipo divergente.

DISCUSSÃO Fratura-luxação de Lisfranc diz respeito a qualquer fratura-luxação que envolva várias articulações tarsometatarsais. Forças de abdução causam um desvio lateral do antepé em relação ao mediopé, frequentemente acompanhado pela fratura da base do segundo metatarsal e do cuboide. O desalinhamento do segundo metatarsal em relação ao segundo cuneiforme é um pré-requisito para o diagnóstico. As bases do segundo ao quinto metatarsal são conectadas por ligamentos. Apesar de haver um ligamento que conecta o segundo metatarsal ao cuneiforme medial, e um ligamento que conecta o cuneiforme medial ao primeiro metatarsal, não existe um ligamento que una o primeiro e o segundo metatarsais em suas bases. Quando todos os metatarsais são luxados lateralmente em grupo, a lesão é chamada de homolateral. Quando o primeiro metatarsal é separado dos metatarsais dos demais dedos, a lesão chama-se divergente. Apesar dos achados neste caso serem evidentes, se os metatarsais mudarem de posição espontaneamente após a lesão, os achados passam a ser bastante sutis e demonstráveis somente pela TC[70] ou RM. Incidências de estresse podem ser úteis em casos controversos.

Caso 8.37

HISTÓRIA CLÍNICA Mulher de 56 anos com dor no tornozelo.

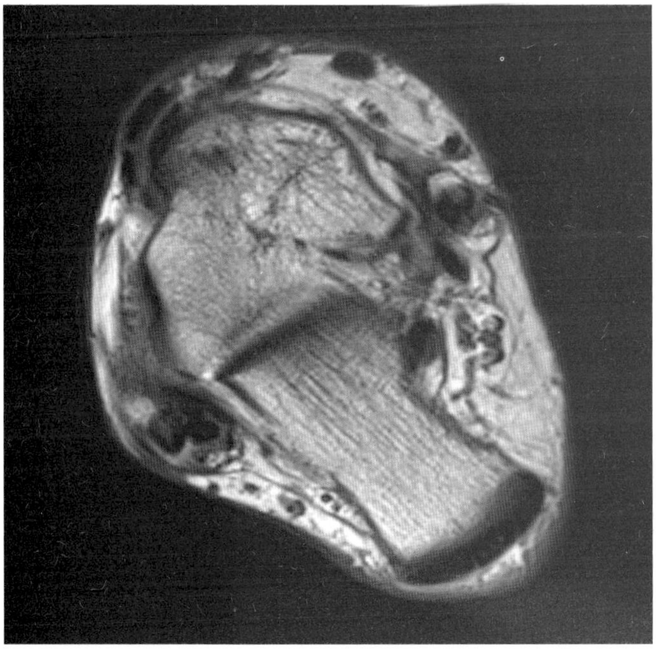

FIGURA 8.37A

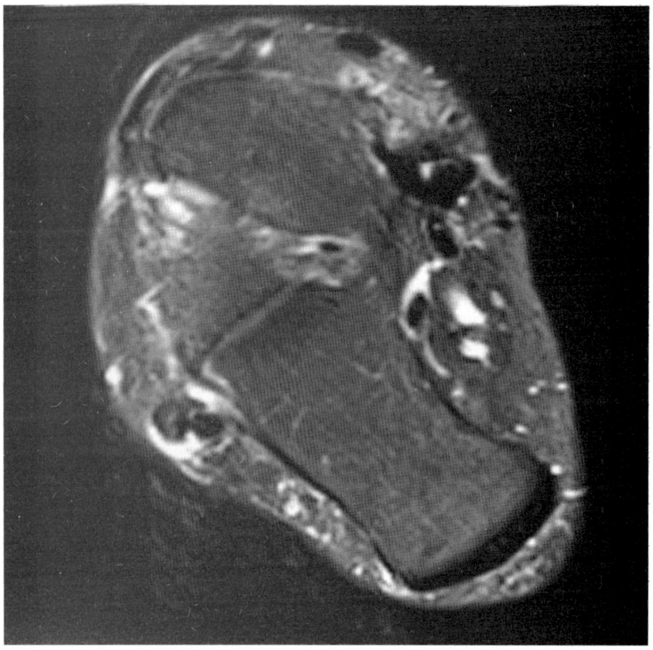

FIGURA 8.37B

ACHADOS Imagens axial de RM de densidade de prótons (A) e ponderada em T2 com supressão de gordura (B) através do tornozelo e pé demonstram três tendões localizados lateralmente ao calcâneo. Uma pequena quantidade de líquido está presente na bainha do tendão.

DIAGNÓSTICO DIFERENCIAL Nenhum.

DIAGNÓSTICO Ruptura em divisão longitudinal do tendão do fibular curto.

DISCUSSÃO Os tendões do fibular longo e do curto se localizam na face posterior lateral do tornozelo e são os principais eversores do pé, com o fibular curto sendo o mais efetivo.[71] O fibular curto se insere na base do quinto metatarsal. O longo possui uma inserção de base ampla na superfície plantar da base do primeiro metatarsal e cuneiforme medial. As rupturas completas e parciais podem ser vistas em ambos os tendões. As rupturas em divisão longitudinais ocorrem dentro do fibular curto durante a dorsiflexão, quando o tendão do fibular curto fica encunhado entre o maléolo lateral e o tendão do fibular longo. Quando o tendão do fibular curto se divide, o tendão do fibular longo fica parcialmente circundado por dois feixes principais do fibular curto.[72] As rupturas em divisão longitudinal do fibular curto são uma causa clinicamente não detectada de dor na face lateral do tornozelo.[73]

Caso 8.38

HISTÓRIA CLÍNICA Menina de 12 anos com anemia.

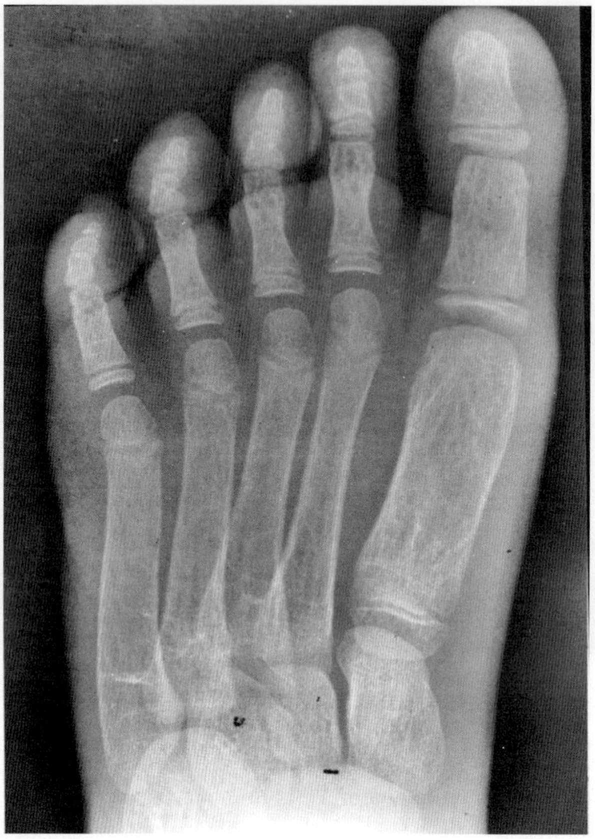

FIGURA 8.38

ACHADOS Radiografia AP do pé. Os espaços da medula óssea estão dilatados, fazendo com que os ossos apresentem córtices finos e recortados sem muita estrutura medular. O formato dos ossos longos não apresenta a constrição normal das diáfises e o suave afilamento das metáfises. Observa-se osteopenia.

DIAGNÓSTICO DIFERENCIAL Hemoglobinopatia, doença de Gaucher, leucemia, doença de Pyle, displasia fibrosa.

DIAGNÓSTICO Talassemia.

DISCUSSÃO A talassemia compreende um grupo de distúrbios causado por anormalidades hereditárias da produção de globina que leva a uma hematopoiese inefetiva e anemia. O defeito ocorre na síntese de uma das cadeias de globina. Existem vários tipos de talassemia distintos com base na cadeia de globina específica afetada e no defeito particular presente. Deformidades do membro e anormalidades metafisárias são manifestações esqueléticas comuns da talassemia. A expansão da medula óssea das metáfises e deformidades do membro ocorrem com mais frequência em mulheres e geralmente com a instituição prévia da terapia com desferioxamina.[74] Outras manifestações esqueléticas incluem o alargamento do espaço diploico, um padrão *hair-on-end* no crânio e pneumatização reduzida dos seios paranasais. A osteoporose pode prevalecer no adulto, e isso pode ocorrer predominantemente com base na hiperplasia da medula óssea.[75] Necrose isquêmica e infecção do osso e tecidos moles, juntamente com distúrbios do crescimento, são complicações potenciais das hemoglobinopatias em geral.[76] A subtubulação é inespecífica e pode ser vista em várias condições. O alargamento dos espaços medulares com osteopenia é uma característica-chave dos processos de substituição da medula óssea. No paciente mais jovem, esse achado levanta a possibilidade de hemoglobinopatias.

Na talassemia, a síntese da cadeia beta é defeituosa, e a síntese da cadeia alfa predomina. A produção da cadeia de globina alfa fora do organismo causa precipitação intracelular desse composto, que por sua vez causa hemólise, desarranjo da eritropoiese e dilatação dos espaços medulares. O tratamento, como uma hipertransfusão, pode diminuir a eritropoiese hiperativa e, consequentemente, diminuir o grau de expansão da medula óssea. As complicações são mais bem identificadas pela RM e incluem sobrecarga de ferro. Pode-se observar deposição de ferro em vários órgãos, e esta pode levar a uma baixa intensidade de sinal na medula óssea.[77] A terapia de quelação pode limitar o grau de deposição do ferro, que pode parecer menos proeminente no esqueleto periférico.[78]

Caso 8.39

HISTÓRIA CLÍNICA Homem de 23 anos com edema crônico no pé.

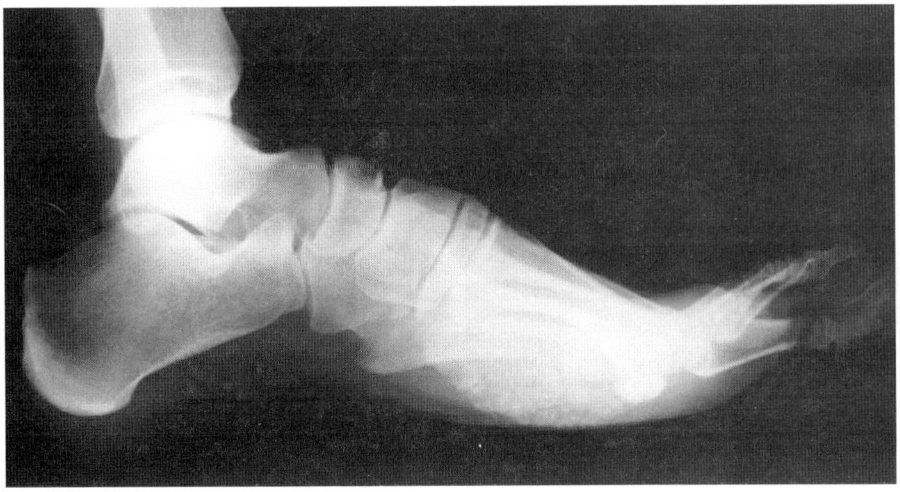

FIGURA 8.39A

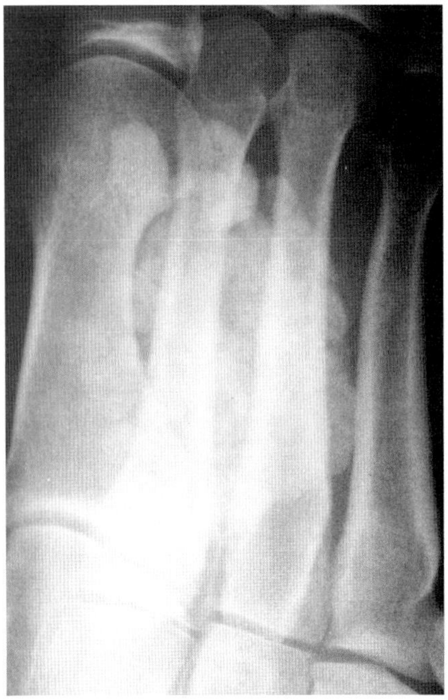

FIGURA 8.39B

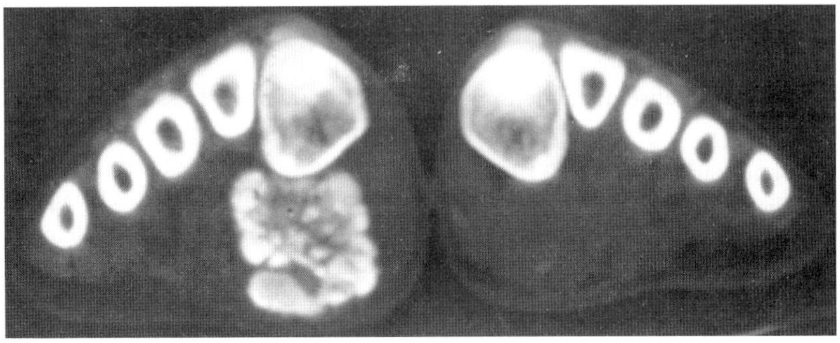

FIGURA 8.39C

ACHADOS

A, B. Radiografias lateral e oblíqua do pé demonstram calcificação amorfa nos tecidos moles plantares. Não se observam alterações ósseas.

C. Imagem axial de TC (janela óssea) demonstra calcificações com níveis líquidos ocasionais nos tecidos moles plantares.

DIAGNÓSTICO DIFERENCIAL Calcinose tumoral, osteocondromatose sinovial, doença por deposição de hidroxiapatita, granulomas de corpo estranho, osteossarcoma.

DIAGNÓSTICO Calcinose tumoral idiopática.

DISCUSSÃO A calcinose tumoral idiopática é um distúrbio incomum caracterizado pelo acúmulo de cristais de cálcio de hidroxiapatita nos tecidos moles periarticulares com reação granulomatosa.[79] Um erro inato no metabolismo do fósforo é considerado a causa dessas lesões não neoplásicas. Aproximadamente um terço dos casos registrados é familiar. As massas tendem a crescer lentamente durante vários anos até atingir grandes volumes; os sintomas podem ser causados pelo seu volume físico. A maioria é descoberta na primeira ou segunda década de vida. Esses acúmulos são compostos de múltiplos glóbulos de calcificação separados por bandas radioluzentes. Níveis líquidos geralmente estão presentes, mas não evidentes, exceto na TC. Com frequência, as lesões são encontradas nas localizações normais das bursas. Septos fibrosos podem criar um padrão de tela de galinheiro de radiolucências entre as densidades calcificadas. Podem ser encontradas erosões suaves das superfícies ósseas adjacentes às lesões. O tratamento é cirúrgico, mas recorrências locais não são raras.

Caso 8.40

HISTÓRIA CLÍNICA Homem de 45 anos, que é corredor amador, com dor no pé.

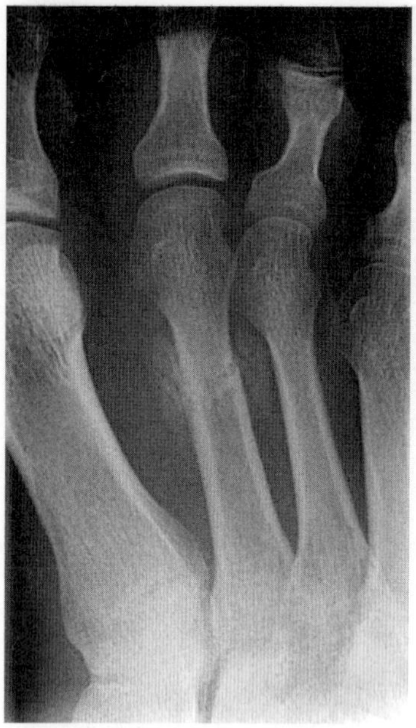

FIGURA 8.40A

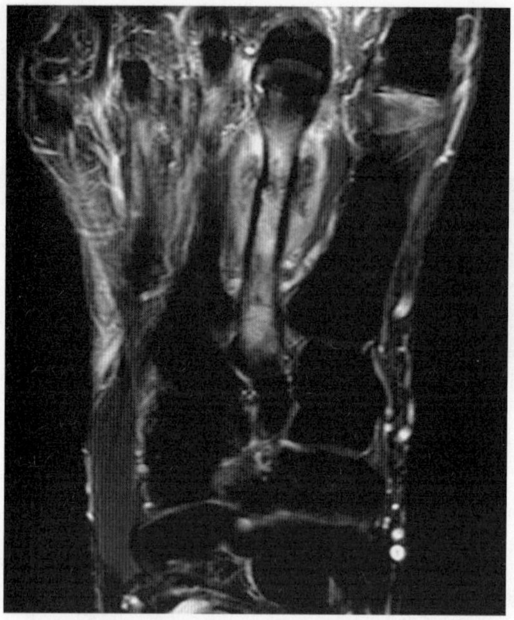

FIGURA 8.40B

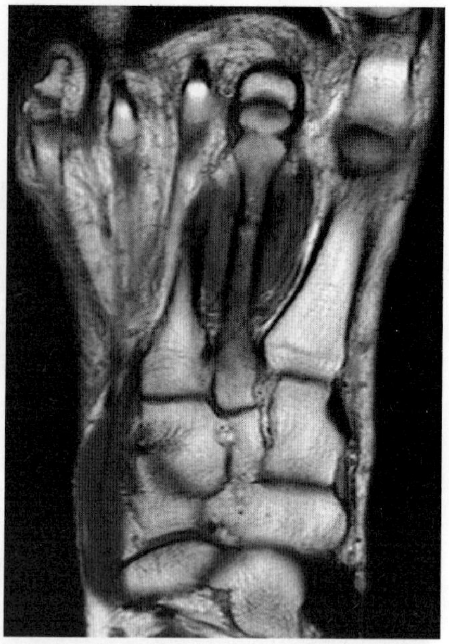

FIGURA 8.40C

ACHADOS

A. Radiografia do pé (vista detalhada) demonstra um calo periosteal fusiforme ao redor da diáfise distal de uma fratura do segundo metatarsal.

B, C. Imagem coronal de RM ponderada em T1 e STIR demonstram uma fratura da diáfise do segundo metatarsal. Observa-se um calo de fratura proeminente com regiões hipointensas correspondentes à calcificação visível na radiografia.

DIAGNÓSTICO DIFERENCIAL Nenhum.

DIAGNÓSTICO Fratura por estresse do metatarso.

DISCUSSÃO Nas radiografias, as fraturas por estresse dos ossos longos são evidentes como finas linhas radioluzentes que envolvem somente uma porção do córtex e, portanto, são fraturas incompletas. Pelo tempo, a maioria das fraturas por estresse corticais são visíveis nas radiografias simples; calo geralmente está presente. Algumas vezes, o calo é visível, mas a linha de fratura não pode ser demonstrada. Uma linha radioluzente que é completamente circundada por osso esclerótico representa uma fratura por estresse com não união. Na cintilografia óssea, a remodelagem acelerada pode ser aparente na forma de um aumento difuso no acúmulo do radiotraçador. Fraturas por estresse são pontos quentes focais. Na RM, fraturas por estresse podem demonstrar extenso edema endosteal e periosteal e evidência de consolidação óssea. Frequentemente, não se observa uma linha de fratura real. A cintilografia óssea e a RM são muito mais sensíveis do que as radiografias simples para detectar a reação ao estresse e fraturas por estresse. A formação de osso novo periosteal e espessamento endosteal na ausência de uma linha de fratura demonstrável geralmente representa reação ao estresse, que é um processo de consolidação que ocorre na presença de microfraturas. Esse processo pode ser demonstrável pela cintilografia óssea, caso as radiografias simples não forem diagnósticas. A condição também é chamada de periostite traumática. As fraturas por fadiga mais comuns no antepé ocorrem na diáfise ou no colo do segundo ou terceiro metatarsal.[80]

Caso 8.41

HISTÓRIA CLÍNICA Mulher de 24 anos com dor no pé.

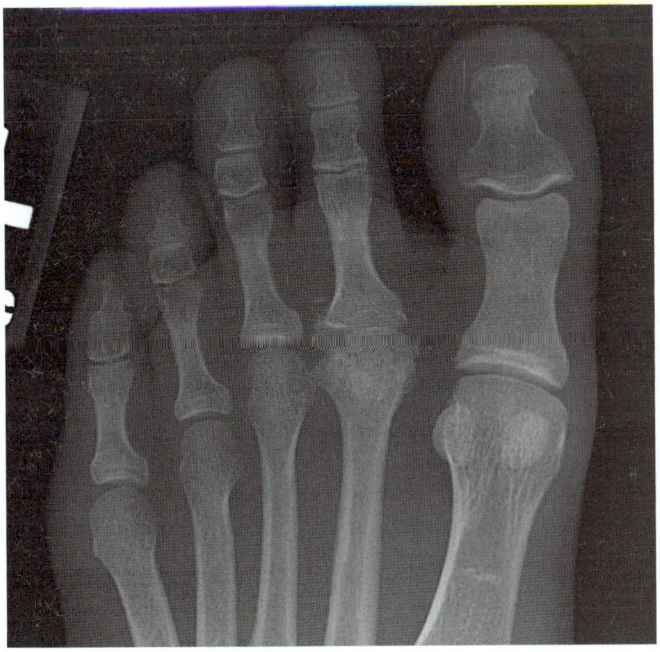

FIGURA 8.41A

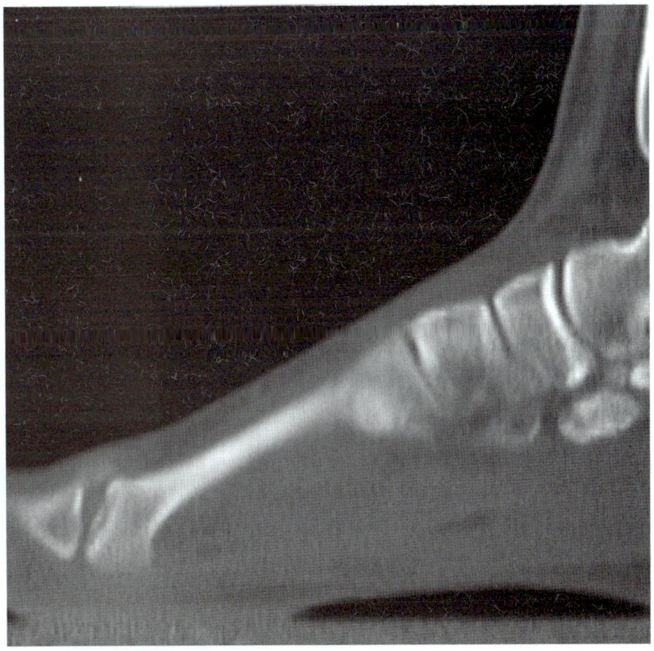

FIGURA 8.41B

ACHADOS (A) Radiografia AP do pé (detalhe dos pododáctilos) e (B) TC sagital reformatada do pé esquerdo. A cabeça do segundo metatarsal é larga, plana e densa. Na imagem de TC, observa-se uma baixa densidade subcondral na cabeça do segundo metatarsal. Uma alteração adaptativa correspondente ocorreu na extremidade proximal da falange proximal.

DIAGNÓSTICO DIFERENCIAL Osteoartite pós-traumática, osteoartrite pós-inflamatória, doença de Freiberg.

DIAGNÓSTICO Doença de Freiberg.

DISCUSSÃO Os ossos da segunda articulação MTF são displásicos, sugerindo um processo patológico na articulação que ocorreu durante o crescimento esquelético. Tanto trauma quanto infecção podem envolver uma articulação metatarsiana e causar dano suficiente para resultar em osteoartrite secundária. As alterações displásicas sugerem uma anormalidade do crescimento em vez de uma lesão direta, e a preservação relativa do espaço cartilaginoso seria incompatível com artrite como doença primária. A doença de Freiberg é uma osteocondrose da segunda cabeça do metatarso que ocorre na segunda década, enquanto a epífise ainda está presente. De etiologia desconhecida, acredita-se representar osteonecrose, revascularização, colapso subcondral e remodelagem da segunda cabeça do metatarso. O trauma crônico repetitivo que leva à lesão osteocondral e osteonecrose foi sugerido como a causa subjacente.[81] A artrite degenerativa secundária ocorre no início da vida adulta. A apresentação inicial é de dor e sensibilidade sobre a cabeça do metatarso, que tipicamente resolve em um ano ou dois. A dor crônica sugere o início da alteração degenerativa secundária. A condição é muito mais comum em mulheres.

Caso 8.42

HISTÓRIA CLÍNICA Mulher de 22 anos com edema crônico no pé.

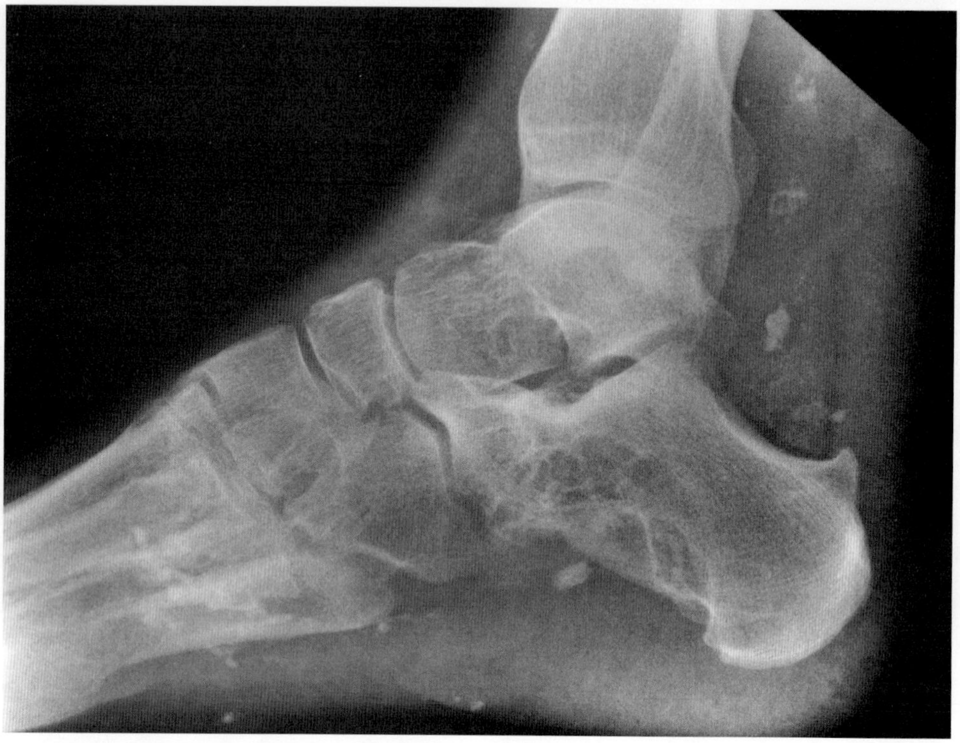

FIGURA 8.42A

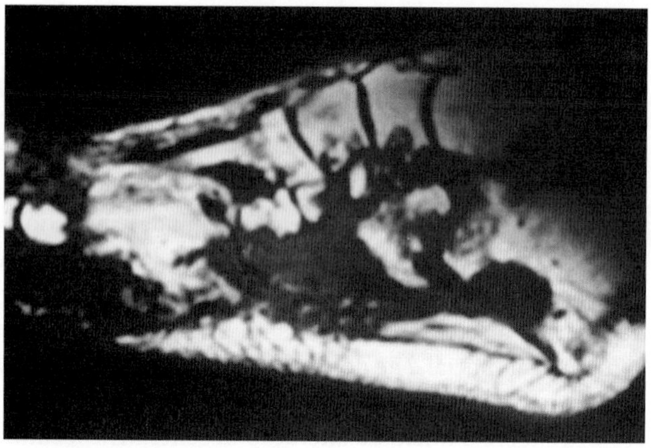

FIGURA 8.42B

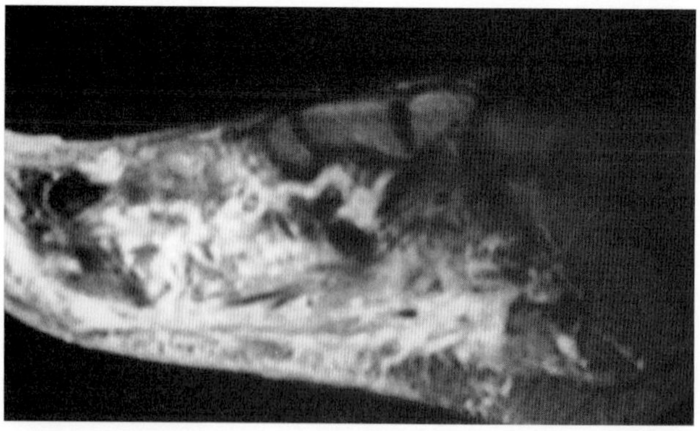

FIGURA 8.42C

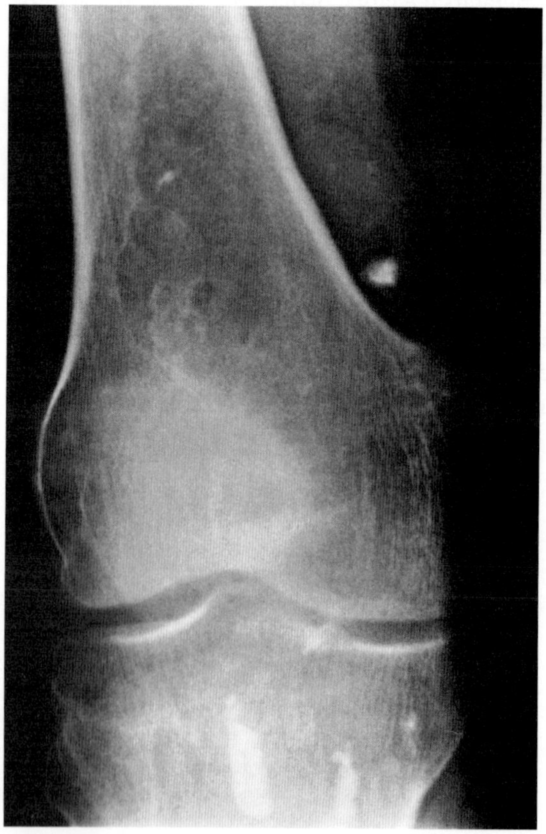

FIGURA 8.42D

ACHADOS

A. Radiografia lateral. Várias calcificações de tecidos moles são observadas, a maioria delas arredondadas ou lineares. Observa-se uma erosão da superfície inferior do calcâneo e articulação subtalar, bem como dos cuneiformes em suas articulações com os metatarsais, com reforço do padrão trabecular existente.

B, C. RM sagital ponderada em T1 sem e com contraste demonstra predominantemente hipointensidade T1, com uma área de hiperintensidade T1 nas bases metatarsais e realce acentuado da massa de tecidos moles.

D. Radiografia AP do joelho demonstra calcificações adicionais de tecidos moles. Uma lesão radioluzente central femoral distal com bordas onduladas e calcificação condroide é observada.

DIAGNÓSTICO DIFERENCIAL Doença de Ollier, síndrome de Maffucci, calcinose tumoral idiopática, osteocondromatose sinovial.

DIAGNÓSTICO Síndrome de Maffucci.

DISCUSSÃO O diagnóstico diferencial do pé inclui entidades que apresentam calcificações de tecidos moles. Quando são reconhecidas calcificações na forma de flebólitos e a lesão femoral é reconhecida como um encondroma, o diagnóstico de síndrome de Maffucci deve ser considerado. A RM confirma a presença de hemangiomas no pé e, se necessário, pode confirmar a presença de encondroma no fêmur.

A síndrome de Maffucci é uma displasia mesodermal que consiste em múltiplos encondromas e hemangiomas de tecidos moles. A síndrome de Maffucci é muito menos comum do que a encondromatose múltipla (doença de Ollier), que já é bastante incomum. A hemangiomatose pode ser localizada ou extensa, e pode ocorrer em qualquer local da pele ou tecidos subcutâneos. A transformação maligna das lesões ósseas para condrossarcomas ocorre em 20% dos casos, com base em revisões retrospectivas da literatura,[82] mas o risco de condrossarcoma nesses pacientes provavelmente seja muito maior. Os hemangiomas de tecidos moles são frequentemente encontrados próximo a lesões ósseas e podem sofrer transformação maligna, embora com frequência muito menor.[83]

Caso 8.43

HISTÓRIA CLÍNICA Mulher de 46 anos com artrite poliarticular.

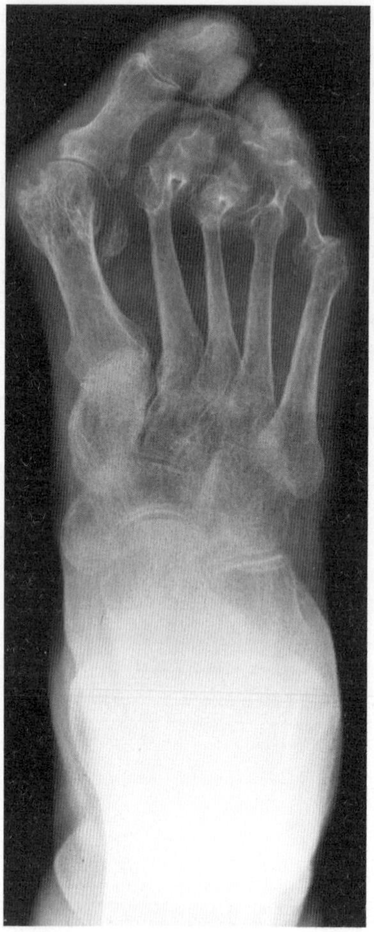

FIGURA 8.43

ACHADOS Radiografia AP do antepé. Observa-se uma osteopenia difusa. Nota-se grave hálux valgo e metatarso primo varo, além de grandes erosões na primeira cabeça do metatarso. Erosões marginais são observadas ao longo da face medial da articulação IF do primeiro pododáctilo, nas articulações MTF dos outros pododáctilos e no sesamoide lateral. As erosões parecem apresentar uma fina borda esclerótica. Uma deformidade em hiperextensão da metatarsofalângica do terceiro pododáctilo com superposição é observada. Os espaços cartilaginosos das articulações MTF do segundo ao quinto pododáctilo são difíceis de visualizar em razão das anormalidades de alinhamento, mas um estreitamento difuso é evidente no segundo pododáctilo. Observa-se ausência relativa de osso hipertrófico.

DIAGNÓSTICO DIFERENCIAL Artrite reumatoide, gota tofácea, artrite psoriática, osteoartrite.

DIAGNÓSTICO Artrite reumatoide.

DISCUSSÃO Os sintomas da artrite reumatoide na mão também podem ser encontrados no antepé, incluindo osteoporose justarticular crônica, erosões marginais, cistos subcondrais e estreitamento difuso do espaço articular. As articulações MTF tendem a ser os locais de maior envolvimento. A ausência relativa de formação de osso hipertrófico, como osteófitos e esclerose subcondral, elimina osteoartrite e osteoartropatia neuropática como possibilidades. As erosões são marginais, envolvendo a área nua do osso que não é coberta por cartilagem e, portanto, está diretamente exposta ao *pannus* inflamatório. As erosões inflamatórias tendem a apresentar margens mal definidas, e a borda esclerótica observada nesse caso é indicativa de cicatrização e ausência de atividade aguda da doença. A presença dessa borda esclerótica levanta a possibilidade de gota tofácea, mas a distribuição da doença seria incomum para gota. Além disso, as erosões da gota representam uma combinação de perda óssea e reação óssea, e as bordas projetadas características desse processo estão ausentes. As erosões na artrite reumatoide representam perda óssea pura. A artrite psoriática pode apresentar uma aparência que se sobrepõe à aparência da artrite reumatoide, mas as erosões graves na artrite psoriática geralmente são mais centrais e intra-articulares do que marginais. A periostite também seria uma característica distintiva que frequentemente está presente na artrite psoriática, mas em geral ausente na artrite reumatoide.

Caso 8.44

HISTÓRIA CLÍNICA Menina de 11 anos de idade.

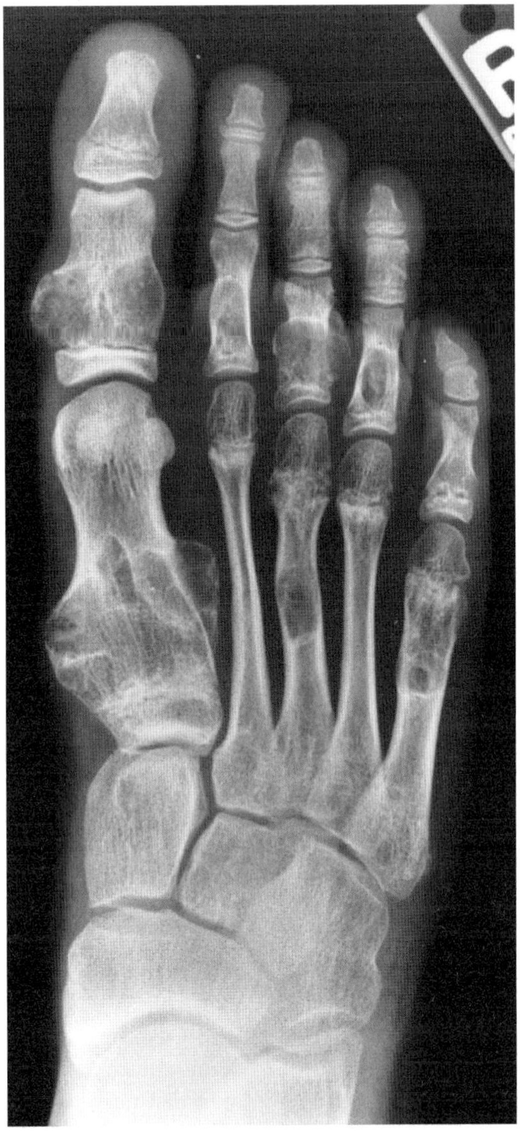

FIGURA 8.44

ACHADOS Radiografia AP do pé demonstra várias lesões que deformam o pé. Muitas das lesões maiores são expansíveis, com córtex afilado, mas intacto. Algumas lesões apresentam matriz mineralizada com calcificações puntiformes. O segundo metatarsal foi remodelado ao redor da grande lesão adjacente no primeiro metatarsal.

DIAGNÓSTICO DIFERENCIAL Nenhum.

DIAGNÓSTICO Encondromatose múltipla (doença de Ollier).

DISCUSSÃO A encondromatose múltipla (doença de Ollier) é uma anormalidade do crescimento difusa, não familiar e não hereditária na qual os ossos tubulares podem estar arqueados e encurtados em extensão variável e preenchidos por múltiplos encondromas. A gravidade do envolvimento pode variar de algumas lesões com deformidades leves a incontáveis lesões com deformidades graves. As lesões geralmente se tornam estáveis na puberdade, mas seu crescimento pode continuar durante toda a vida do paciente. Lesões individuais são radiológica e histologicamente idênticas às dos encondromas solitários, mas os pacientes com encondromas múltiplos podem apresentar risco 30 a 50% maior de desenvolver condrossarcoma durante a vida. Uma lesão que se torna dolorosa na ausência de fratura patológica deve levar à consideração de possível malignidade.

Caso 8.45

HISTÓRIA CLÍNICA Homem de 37 anos com uma massa dilatada no pé. Não há história de fratura.

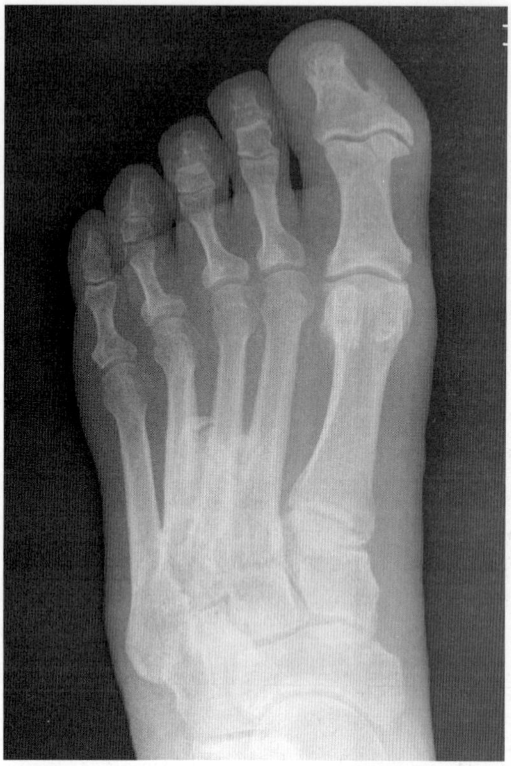

FIGURA 8.45A

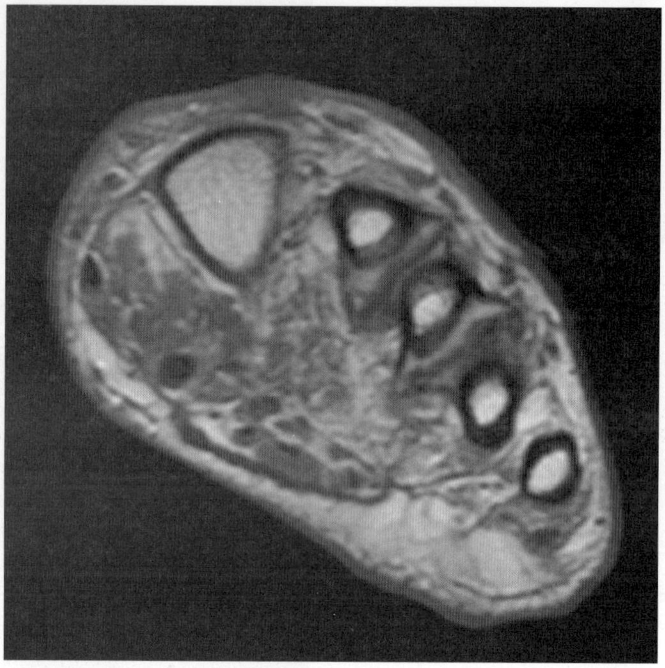

FIGURA 8.45B

ACHADOS

A. Vista AP do pé demonstra uma lesão ossificada que envolve as diáfises de segundo, terceiro e quarto metatarsais. Alterações degenerativas incidentais são vistas no hálux.

B. RM através do eixo curto do pé demonstra que a lesão ossificada se origina do córtex das diáfises dos segundo, terceiro e quarto metatarsais e têm a forma de osso periosteal reativo maduro. Observam-se amplas pseudoarticulações. Os córtices originais e os espaços medulares dos metatarsos envolvidos ainda estão delineados.

DIAGNÓSTICO DIFERENCIAL Fratura, periostite reativa florida, proliferação osteocondromatosa parosteal bizarra (BPOP), osteocondroma adquirido (exostose de Turret).

DIAGNÓSTICO BPOP (lesão de Nora).

DISCUSSÃO A radiografia convencional demonstra uma lesão composta de osso maduro sobre as diáfises metatarsais, que parecem intactas. A maturidade do osso indica que a lesão é indolente, mas é difícil dizer como o processo está relacionado aos metatarsos subjacentes. A RM demonstra que as lesões não possuem continuidade medular com os metatarsos subjacentes, eliminando o diagnóstico de osteocondroma. O osteossarcoma parosteal se apresenta na forma de uma massa ossificada que se origina na superfície do osso, mas o envolvimento de vários ossos seria extremamente raro, e a massa consiste totalmente em osso maduro sem componente de tecidos moles ou destruição. Isso conduz a uma categoria de lesões conhecidas como lesões reativas da superfície óssea, que comumente ocorrem em mãos e pés. Nessa categoria está incluída a periostite reativa florida, a BPOP e o osteocondroma adquirido (exostose de Turret). Radiograficamente, essas lesões podem ser indistinguíveis entre si. A distinção patológica se baseia na quantidade e caráter das células fusiformes reativas, cartilagem e formação óssea.

Essas lesões estão relacionadas com miosite ossificante e ocorrem como resultado de trauma. Os pacientes tipicamente têm entre 20 e 40 anos de idade. As falanges média e proximal da mão são as mais afetadas. O principal diferencial radiológico é o osteossarcoma, que não é surpreendente, já que essas lesões geralmente possuem uma cobertura cartilaginosa metaplásica. A ausência de continuidade cortical e medular nas imagens transversais exclui o diagnóstico, conforme mencionado anteriormente. Quanto à patologia, a BPOP consiste em uma formação proeminente de osso e cartilagem com células atípicas em ambas linhagens de células, deixando o patologista vulnerável a diagnósticos microscópicos errôneos de malignidade se a aparência radiológica não for considerada.[84-86] A BPOP é uma doença benigna com baixa probabilidade de recorrência após sua ressecção. A TC também é um método excelente para examinar doenças que envolvem o córtex e extensa mineralização e, nessas situações, a TC pode ser preferível à RM.

Caso 8.46

HISTÓRIA CLÍNICA Mulher de 59 anos com dor.

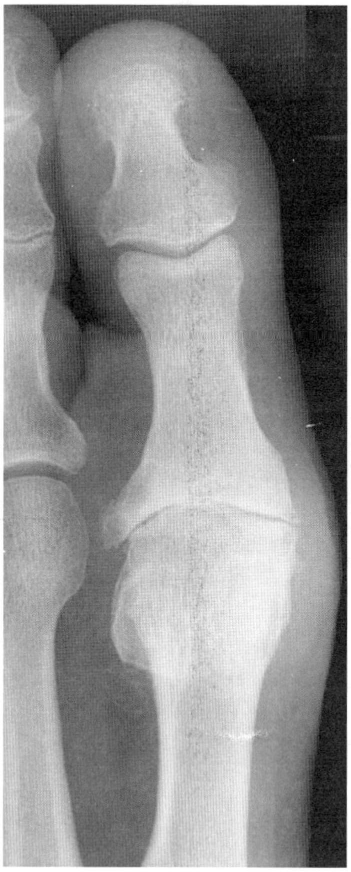

FIGURA 8.46A

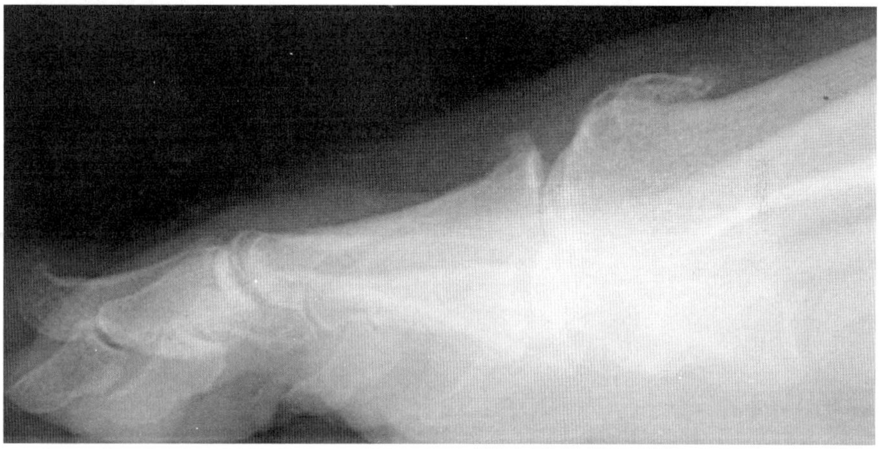

FIGURA 8.46B

ACHADOS Radiografias do hálux demonstram estreitamento assimétrico do espaço articular, esclerose subcondral e osteófitos proeminentes na primeira articulação MTF. O alinhamento do hálux e do primeiro raio é normal.

DIAGNÓSTICO DIFERENCIAL Nenhum.

DIAGNÓSTICO Hálux rígido (hálux limitado).

DISCUSSÃO O hálux rígido se caracteriza pela restrição de movimentos na primeira articulação MTF. A condição também é chamada de hálux limitado, porque a amplitude de movimento é bastante limitada. Essa limitação de movimento geralmente é na direção dorsal e costuma estar com um bloqueio mecânico causado por osteófitos periarticulares.[92] Esses osteófitos tendem a formar um colar de osso hipertrófico em formato de ferradura ao redor das faces medial, dorsal e lateral do primeiro metatarsal, seguindo a margem articular, geralmente com uma hipertrofia óssea combinada da falange proximal. A condição segue a história natural da osteoartrite e tem uma prevalência de aproximadamente 2% nos indivíduos com mais de 50 anos de idade. Várias condições podem resultar no hálux rígido, incluindo osteoartrite idiopática generalizada, osteoartrite pós-traumática, distúrbios metabólicos, como artropatia por cristais, e distúrbios congênitos, como um primeiro raio longo ou marcha anormal. A maioria dos pacientes apresenta dor crônica, mas a fratura de um osteófito ou a presença de um corpo livre pode resultar em exacerbação aguda. Podem surgir sintomas mecânicos do impacto da hipertrofia óssea dorsal nos calçados, e o impacto do nervo digital dorsal em seu curso sobre a hipertrofia óssea pode causar sensação de queimação ou parestesias. As mulheres são afetadas duas vezes mais do que os homens, e a maioria dos pacientes sintomáticos se encontra nos grupos de adolescentes ou idosos.

Caso 8.47

HISTÓRIA CLÍNICA Mulher de 45 anos com pés dolorosos.

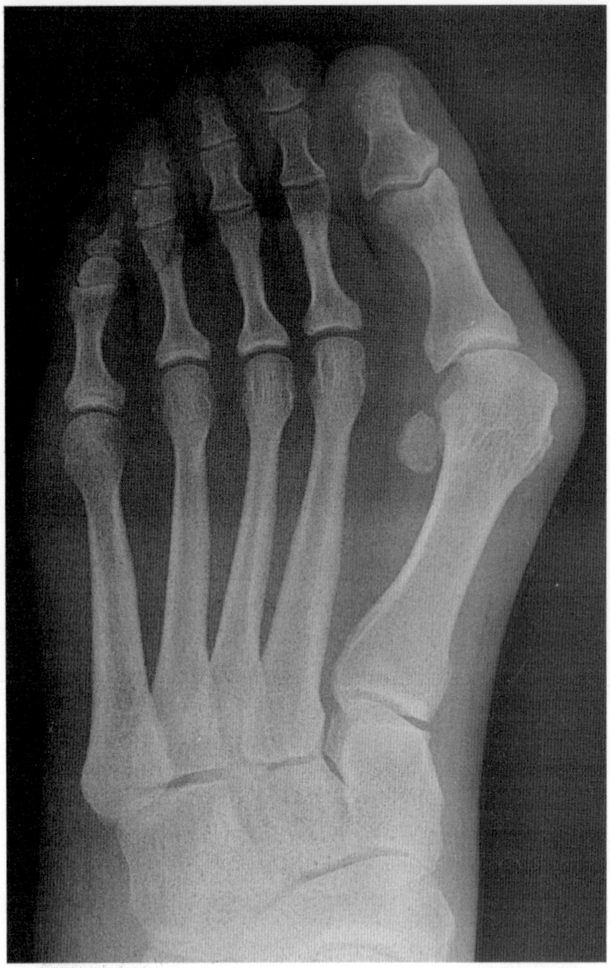

FIGURA 8.47A

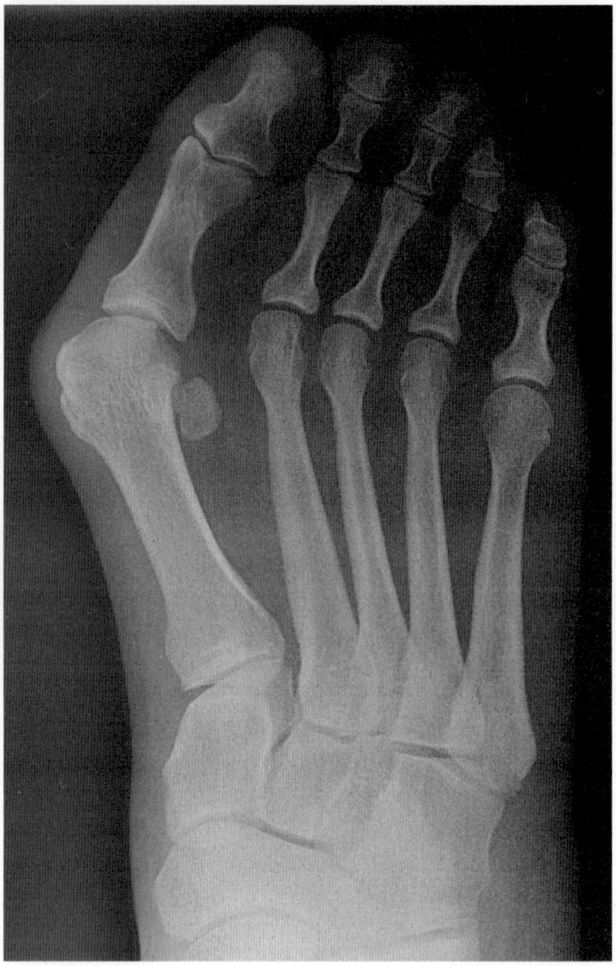

FIGURA 8.47B

ACHADOS (A, B) Radiografias AP e oblíqua do pé esquerdo demonstram desvio lateral do hálux e desvio medial do primeiro metatarsal. A superfície articular da cabeça do primeiro metatarsal está 50% descoberta. O sesamoide lateral está subluxado lateralmente da região sob a primeira cabeça do metatarso. O hálux está levemente rotacionado lateralmente em seu eixo longo. Observa-se proeminência de tecidos moles sobre a face medial da primeira cabeça do metatarso.

DIAGNÓSTICO DIFERENCIAL Joanete, gota, artrite reumatoide, LES.

DIAGNÓSTICO Joanete.

DISCUSSÃO A presença de uma protuberância de tecidos moles na primeira articulação MTF sugere gota tofácea, mas a ausência de erosões seria incompatível. O desvio lateral do hálux e o desvio medial do primeiro metatarsal (hálux valgo, metatarso primo varo) definem o joanete, também chamado de hálux valgo. A protuberância de tecidos moles representa a distensão da bursa que cobre a proeminência medial da cabeça do metatarso. A osteoartrite comumente está associada com joanetes, mas é uma característica secundária. Os joanetes são características comuns da artrite reumatoide, mas neste caso não existem outros achados para sugerir este diagnóstico.

Os problemas do pé são comuns nos Estados Unidos e outras sociedades que utilizam calçados de salto alto; talvez 12% dos norte-americanos, a maioria mulheres, tenham sido submetidos a uma cirurgia no pé. Aproximadamente 80% das mulheres norte-americanas sentem dor ao utilizar calçados, e a prevalência dos joanetes é de aproximadamente 50%.[87] Os calçados que são muito justos para o antepé foram considerados a causa principal de joanetes.[88] Fatores familiares também são importantes, particularmente em crianças e adolescentes.[89]

A primeira articulação MTF possui uma forte cápsula plantar e mecanismo sesamoide, além de uma fina cápsula dorsal. Os músculos extensores longo e curto do hálux passam através de um mecanismo de capuz sobre a face dorsal da primeira articulação MTF para se inserir nos pododáctilos. As duas cabeças do flexor curto do hálux incorporam os ossos sesamoides e possuem sulcos rasos separados por onde cursam. O abdutor do hálux se insere na face plantar medial da falange proximal, e o adutor do hálux ancora o mecanismo sesamoide e se insere na face plantar lateral da falange proximal. Conforme o hálux se desvia lateralmente e o primeiro metatarsal se desvia medialmente (a relação causal entre esses dois processos ainda não foi completamente compreendida), a primeira articulação MTF subluxa lateralmente. A cabeça do primeiro metatarsal desliza medialmente afastando-se dos sesamoides, que ficam pinçados pelo adutor do hálux, e alterações degenerativas secundárias ocorrem nas articulações sesamoides que são puxadas para fora de seus sulcos. O tendão do abdutor do hálux se desvia para a face plantar, pronando a falange proximal, e os tendões flexores e extensores atuam como uma corda de arco para piorar a deformidade. Nos casos avançados, o hálux pode se desviar de tal modo que cruza por baixo do segundo pododáctilo.

A gravidade da deformidade do joanete pode ser avaliada pelo grau de desvio do hálux, pelo ângulo entre o primeiro e o segundo metatarsal e pelo grau de subluxação lateral dos sesamoides. Essas medidas devem ser feitas por radiografias com sustentação do peso corporal. Quando o tratamento cirúrgico é indicado, uma ampla variedade de cirurgias é possível, consistindo geralmente em combinações de osteotomias para realinhar os ossos e reparos dos tecidos moles para manter a redução.[90] Outras deformidades comuns dos pés que ocorrem nos dedos menores incluem os dedos em garra (extensão da articulação MTF, flexão nas articulações IFP e IFD), dedo em martelo (extensão na articulação MTF, flexão da articulação IFP e hiperextensão na articulação IFD) e dedo em malhete (flexão isolada na articulação IFD). Como se esses problemas não fossem suficientes, os calçados com saltos altos das mulheres também foram considerados no desenvolvimento de osteoartrite dos compartimentos medial e patelofemoral do joelho.[91]

Caso 8.48

HISTÓRIA CLÍNICA Mulher de 47 anos com graves problemas nos pés e um eritema cutâneo.

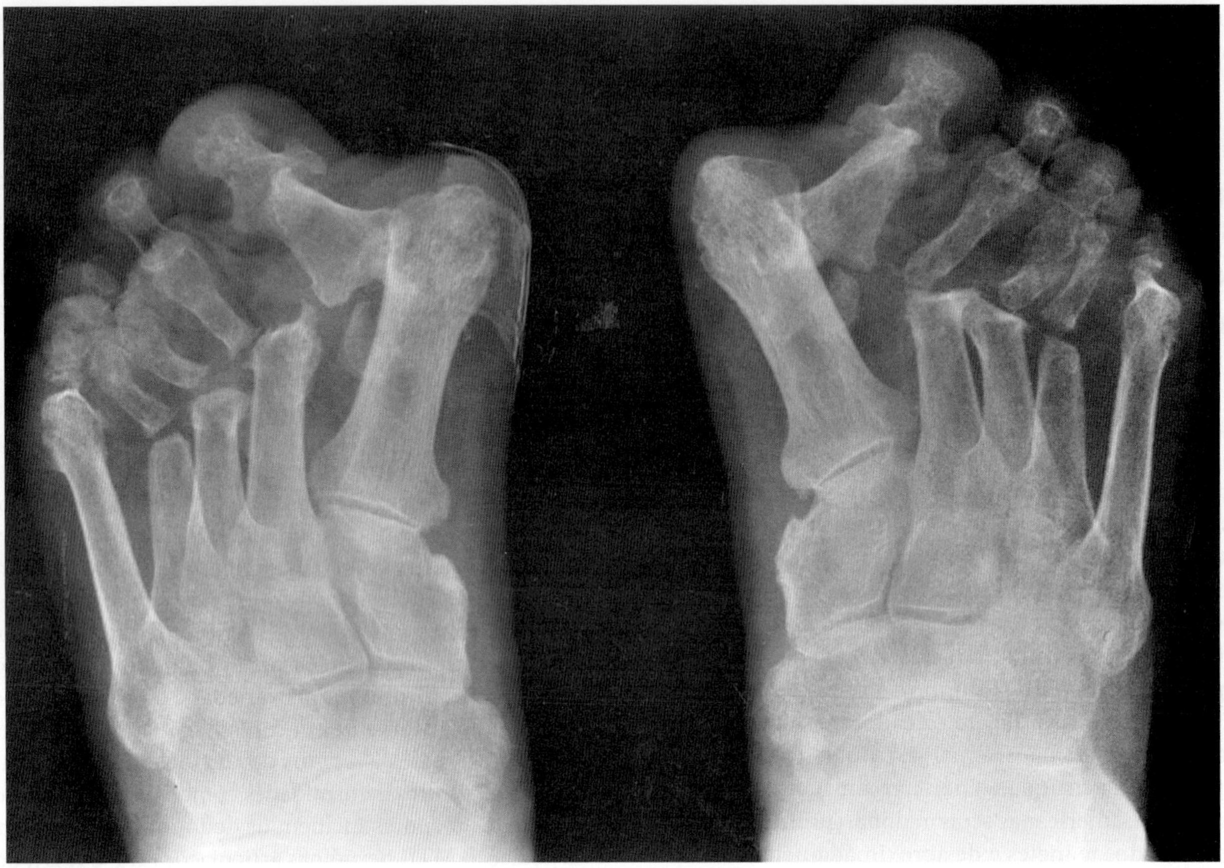

FIGURA 8.48

ACHADOS Radiografia AP de ambos os pés demonstra anormalidades bilaterais graves. Ambos os pés demonstram um acentuado desvio em valgo do hálux e demais dedos, com subluxações laterais que são mais proeminentes nas articulações MTF do hálux. As extremidades dos ossos das articulações MTF estão erodidas, particularmente entre segundo e quarto pododáctilos, com sugestão de deformidade em lápis no copo em vários locais. Erosões e subluxações estão presentes nas articulações IF do hálux. A mineralização óssea encontra-se normal ou talvez ligeiramente reduzida, e o edema de tecidos moles é relativamente modesto em comparação à gravidade das alterações nas articulações do antepé. As articulações intertarsais estão quase intactas, mas osso proliferativo está presente ao longo das faces mediais dos ossos navicular e cuneiforme medial.

DIAGNÓSTICO DIFERENCIAL Artrite reumatoide, artrite psoriática, artrite reativa, espondilite anquilosante, osteoartropatia neuropática, trauma.

DIAGNÓSTICO Artrite psoriática (artrite mutilante).

DISCUSSÃO A gravidade das alterações articulares se encaixa no termo descritivo artrite mutilante. Apesar de em muitos casos ser difícil, e talvez não importante, determinar a fisiopatologia subjacente, o exercício é válido porque o motivo diagnóstico é similar na doença inicial e sutil. Observa-se uma óbvia doença poliarticular simétrica e bilateral. As erosões intra-articulares centrais sugerem uma espondiloartropatia como a causa subjacente, em vez de artrite reumatoide, porque as erosões na artrite reumatoide tendem a ocorrer nas margens da articulação. As erosões na artrite reumatoide raramente assumem uma morfologia de lápis no copo. As alterações radiográficas na artrite reativa tipicamente são mais leves, e alterações proliferativas em vez de erosivas predominam. A gravidade dessas alterações seria incomum para a espondilite anquilosante. Osteoartropatia neuropática e osteoartrite pós-traumática podem envolver bilateralmente os pés, mas nessas entidades pode se esperar formação de osso reativo e detritos ósseos, não encontrados neste caso.

Caso 8.49 **HISTÓRIA CLÍNICA** Homem de 48 anos com problemas no pé.

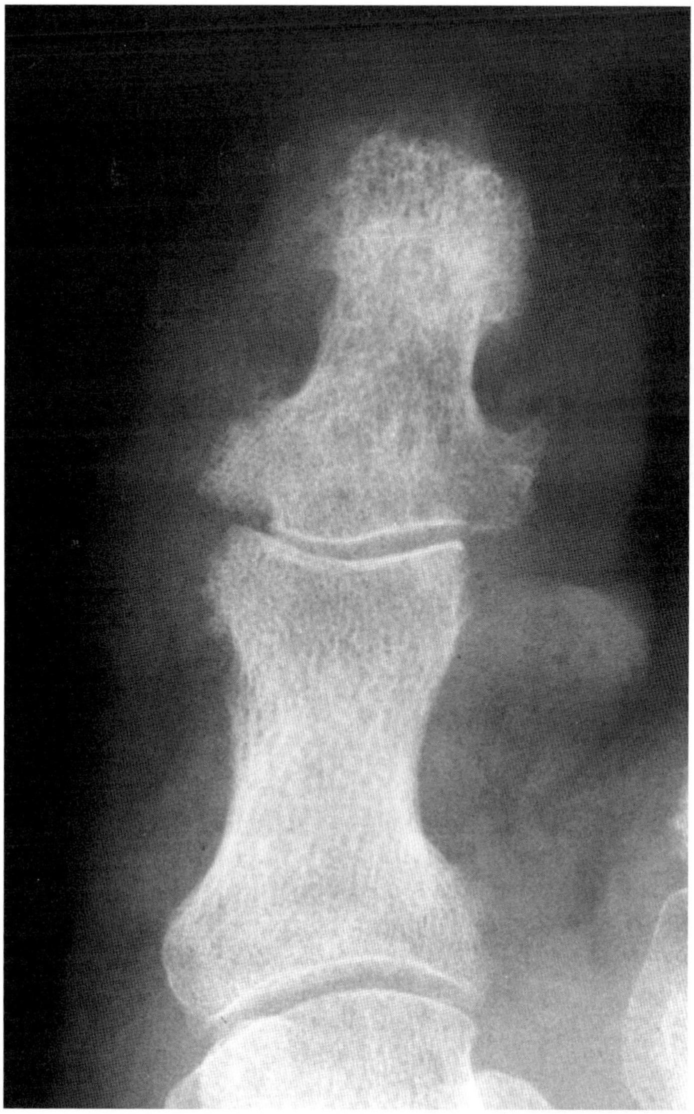

FIGURA 8.49

ACHADOS Radiografia AP do hálux. As extremidades articulares da articulação IF estão erodidas. A densidade mineral óssea está mantida, e observa-se acentuada reação periosteal ao redor das articulações.

DIAGNÓSTICO DIFERENCIAL Artrite psoriática, artrite reativa, espondilite anquilosante, artrite reumatoide, artrite séptica, artroplastia de ressecção.

DIAGNÓSTICO Artrite psoriática.

DISCUSSÃO As graves erosões da articulação IF sugerem um processo inflamatório, que não progrediu para anquilose. A formação de osso novo periosteal é amolecida (a morfologia associada com periostite), e não linear (a morfologia associada com infecção). A ausência de osteoporose é um ponto contra artrite reumatoide, mas osteoporose no pé de pacientes reumáticos geralmente é menos acentuada do que a osteoporose nas mãos e membros superiores. A cirurgia nos pés apresenta uma maior prevalência do que a artrite inflamatória entre adultos nos Estados Unidos, de modo que uma alteração pós-cirúrgica sempre é uma consideração quando uma articulação está faltando. A idade do paciente é mais sugestiva de artrite psoriática do que de artrite reativa.

Caso 8.50 **HISTÓRIA CLÍNICA** Mulher de 67 anos com dor no pé.

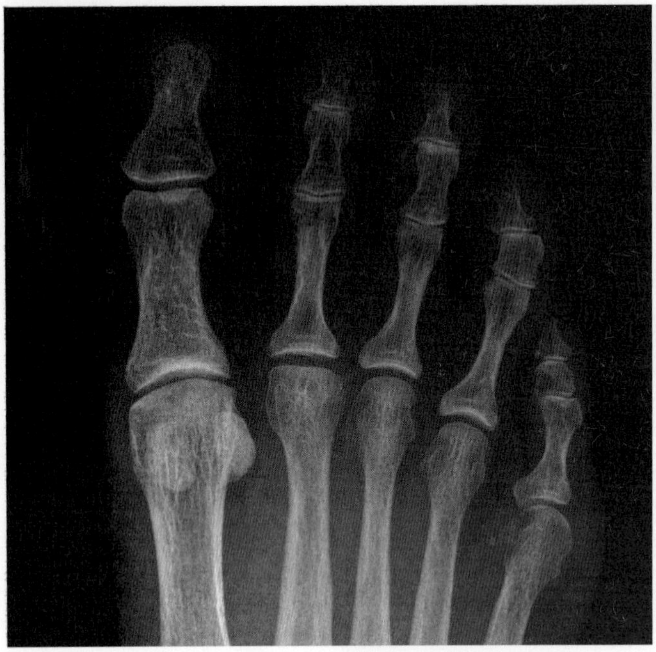

FIGURA 8.50A

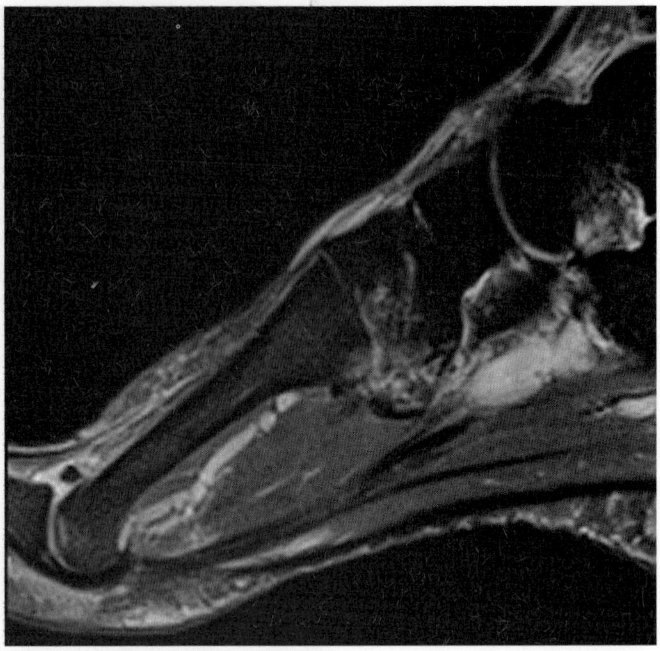

FIGURA 8.50B

ACHADOS (A) Radiografia AP do pé (detalhe dos pododáctilos) e (B) RM sagital de densidade de prótons com supressão de gordura do pé esquerdo. A cabeça do segundo metatarsal é ampla, plana e densa. A RM demonstra uma baixa densidade subcondral na cabeça do segundo metatarsal, representando uma fratura subcondral com mínimo edema.

DIAGNÓSTICO DIFERENCIAL Fratura subcondral, osteoartrite pós-traumática, osteoartrite pós-inflamatória, doença de Freiberg.

DIAGNÓSTICO Fratura subcondral.

DISCUSSÃO Acredita-se que as fraturas subcondrais das cabeças metatarsais ocorram secundariamente ao uso excessivo ou em pacientes com condições predisponentes a fraturas por insuficiência. A localização e a aparência radiológica das fraturas subcondrais da cabeça do metatarso são similares às vistas na doença de Freiberg. Apesar de a doença de Freiberg afetar adolescentes (12 a 18 anos) e as fraturas subcondrais da cabeça do metatarso serem vistas em adultos, ambas as entidades provavelmente compartilhem uma causa que combina estresse mecânico, fratura subcondral, lesão vascular e subsequente osteonecrose. Na RM, dois tipos de achados podem ser observados. No estágio inicial, observam-se fraturas subcondrais com grave padrão tipo edema de medula óssea que se estende para os tecidos moles periarticulares. No estágio tardio, observa-se o achatamento da cabeça do metatarso com esclerose subcondral e padrão tipo edema leve ou ausente na medula óssea. O tratamento das fraturas subcondrais da cabeça do metatarso e da doença de Freiberg inclui modificação das atividades, uso de órtese ou intervenção cirúrgica.[93]

Caso 8.51 **HISTÓRIA CLÍNICA** Jogador de futebol americano de 22 anos.

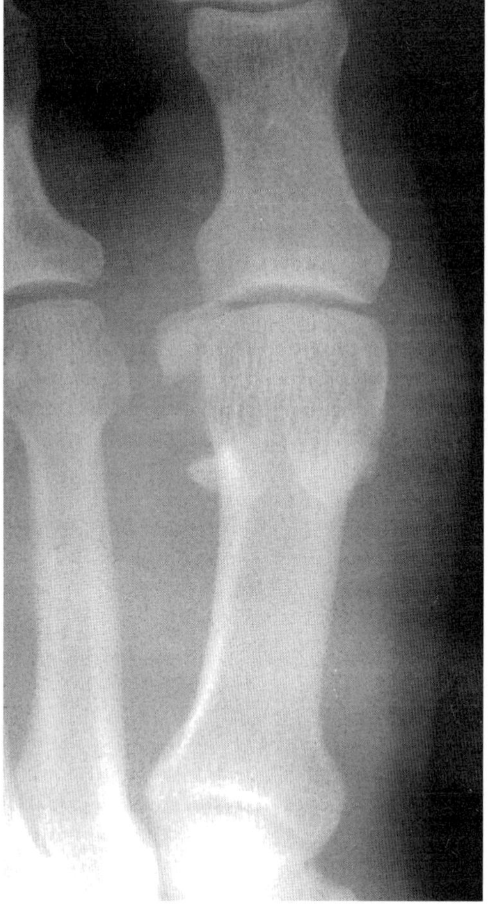

FIGURA 8.51

ACHADOS Radiografia AP do antepé com destaque para a primeira articulação MTF demonstra fraturas transversas dos sesamoides medial (tibial) e lateral (fibular). Os fragmentos da fratura estão afastados em vários milímetros.

DIAGNÓSTICO DIFERENCIAL Nenhum.

DIAGNÓSTICO Fratura do sesamoide.

DISCUSSÃO As fraturas traumáticas dos ossos sesamoides do hálux podem ocorrer com luxação dorsal da primeira articulação MTF. As cabeças medial e lateral do flexor curto do hálux se fixam aos ossos sesamoides medial e lateral, respectivamente, que se fixam à face plantar proximal da falange proximal do hálux através da cápsula plantar. A luxação dorsal do hálux na articulação MTF produz uma grave sobrecarga tensora sobre o mecanismo sesamoide e é a base para essas fraturas transversas distracionadas. Alternativamente, a cápsula plantar pode se romper distalmente aos sesamoides. Essas lesões costumam ocorrer quando se aplica força sobre o hálux dorsifletido em atividades como jogos de futebol americano e hipismo, e em acidentes automobilísticos e quedas de alturas. A expressão *turf toe* diz respeito à maior frequência dessas lesões em jogadores de futebol americano que jogam em grama artificial.[94]

As fraturas por estresse dos sesamoides são lesões mais comuns do que as fraturas traumáticas, e elas ocorrem em várias atividades atléticas, incluindo dança e corridas de longa distância. Como o flexor curto do hálux tende a distracionar os fragmentos, a não união é uma complicação comum. Apesar de a ressecção dos sesamoides ser o tratamento cirúrgico mais comum para essas não uniões, a enxertia óssea pode ser bem-sucedida.[95] As fraturas por estresse ocorrem mais comumente no sesamoide medial,[96] enquanto as fraturas traumáticas ocorrem mais comumente no sesamoide lateral. As fraturas dos sesamoides podem ser distinguidas radiologicamente dos sesamoides bipartidos pela ausência de contornos arredondados e margens corticais circunferenciais. A RM pode diferenciar entre fraturas sem desvio do sesamoide e outras causas de dor no sesamoide, incluindo sesamoidite, osteonecrose, osteomielite, artrite e bursite.[97]

Caso 8.52 **HISTÓRIA CLÍNICA** Jogadora de futebol de 33 anos com dor no hálux.

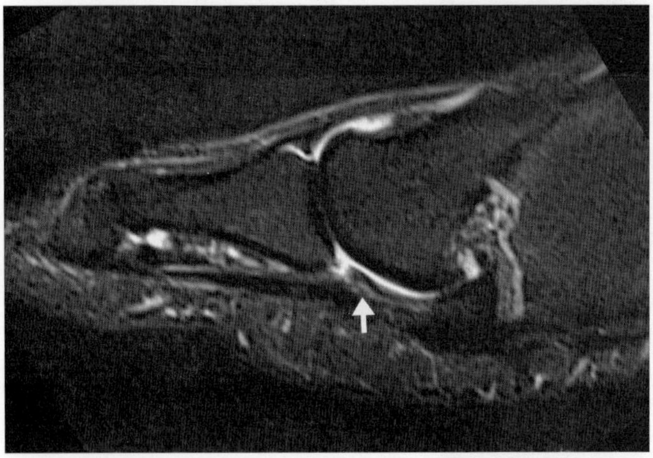

FIGURA 8.52A

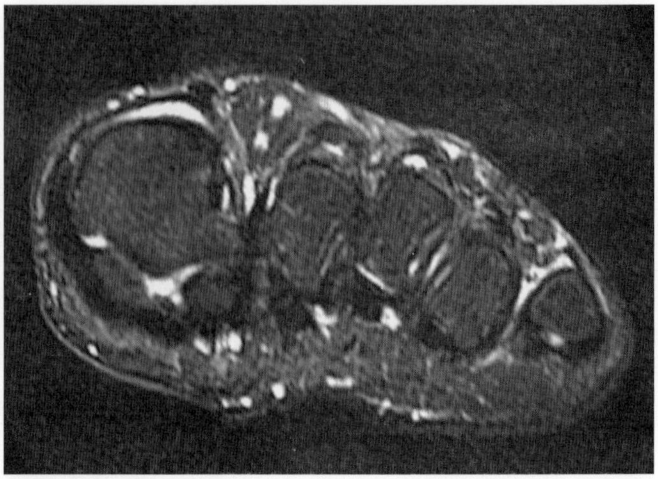

FIGURA 8.52B

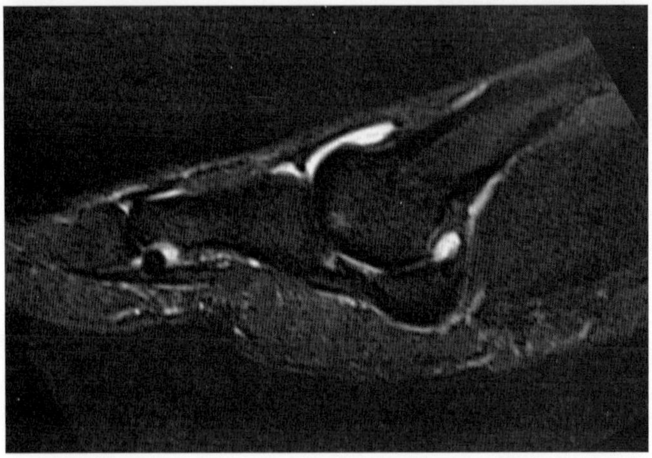

FIGURA 8.52C

ACHADOS Imagem sagital *inversion recovery* (A, C) e axial ponderada em T2 com supressão de gordura (B) através da primeira articulação metatarsofalângica (MTF) demonstram a placa plantar com intensidade intermediária de sinal (*setas* em A). Não se observa ruptura parcial ou completa da placa plantar. Ambos os sesamoides estão bem contidos sob a primeira cabeça do metatarso, e o flexor longo do hálux está bem situado no sulco. Imagem parassagital (C) demonstra pequeno edema subcondral na primeira cabeça do metatarso.

DIAGNÓSTICO DIFERENCIAL Nenhum.

DIAGNÓSTICO *Turf toe* (lesão da placa plantar grau I).

DISCUSSÃO A placa plantar é um espessamento fibrocartilaginoso da face plantar da cápsula da primeira articulação MTF. Ela possui uma fixação distal muito forte ao longo da face plantar da base da falange proximal e uma fixação mais fraca proximalmente através da cápsula à face plantar do colo do primeiro metatarso. A placa plantar se estende medial e lateralmente para conter os sesamoides tibial e fibular, e impede a hiperextensão da primeira articulação MTF. A expressão *turf toe* é utilizada para descrever várias lesões dos tecidos moles ao redor da primeira articulação MTF. Entretanto, é definido estritamente como uma lesão cápsulo-ligamentar plantar da primeira articulação MTF. *Turf toe* foi descrito pela primeira vez em jogadores de futebol americano que jogavam em campos de grama artificial. A incidência da lesão aumentou com o uso mais disseminado de novas superfícies artificiais combinadas com o uso de calçados mais leves e flexíveis projetadas para essas superfícies, que tipicamente fornecem menos suporte para as articulações MTF.[98]

As imagens de RM são ideais para a gradação da extensão da lesão da placa plantar, que geralmente é mais bem demonstrada nas imagens sagitais e axiais no eixo curto ponderadas em T2 através da primeira articulação MTF. Normalmente, a placa plantar demonstra intensidade de sinal homogênea em todas as sequências. Com a artrorressonância, um pequeno recesso distal central é identificado entre ambas as inserções laterais da placa plantar na falange proximal. Esse recesso não deve ser mal interpretado como evidência de ruptura.[99] As lesões grau I demonstram um edema de tecidos moles e ao longo da face plantar da primeira articulação MTF. Pode haver um leve espessamento e edema dentro das estruturas capsulares plantares. A lesão grau II revela uma ruptura parcial da cápsula plantar, e uma lesão grau III se manifesta como uma ruptura completa das estruturas da cápsula plantar e podem demonstrar doença associada dos sesamoides. Lesões osteocondrais associadas da cabeça do metatarso dorsal também podem ser demonstradas.[99] O *turf toe* geralmente é tratado de modo conservador, com a cirurgia reservada para os casos refratários ou complicados.

Caso 8.53

HISTÓRIA CLÍNICA Mulher de 50 anos com deformidades nos pés.

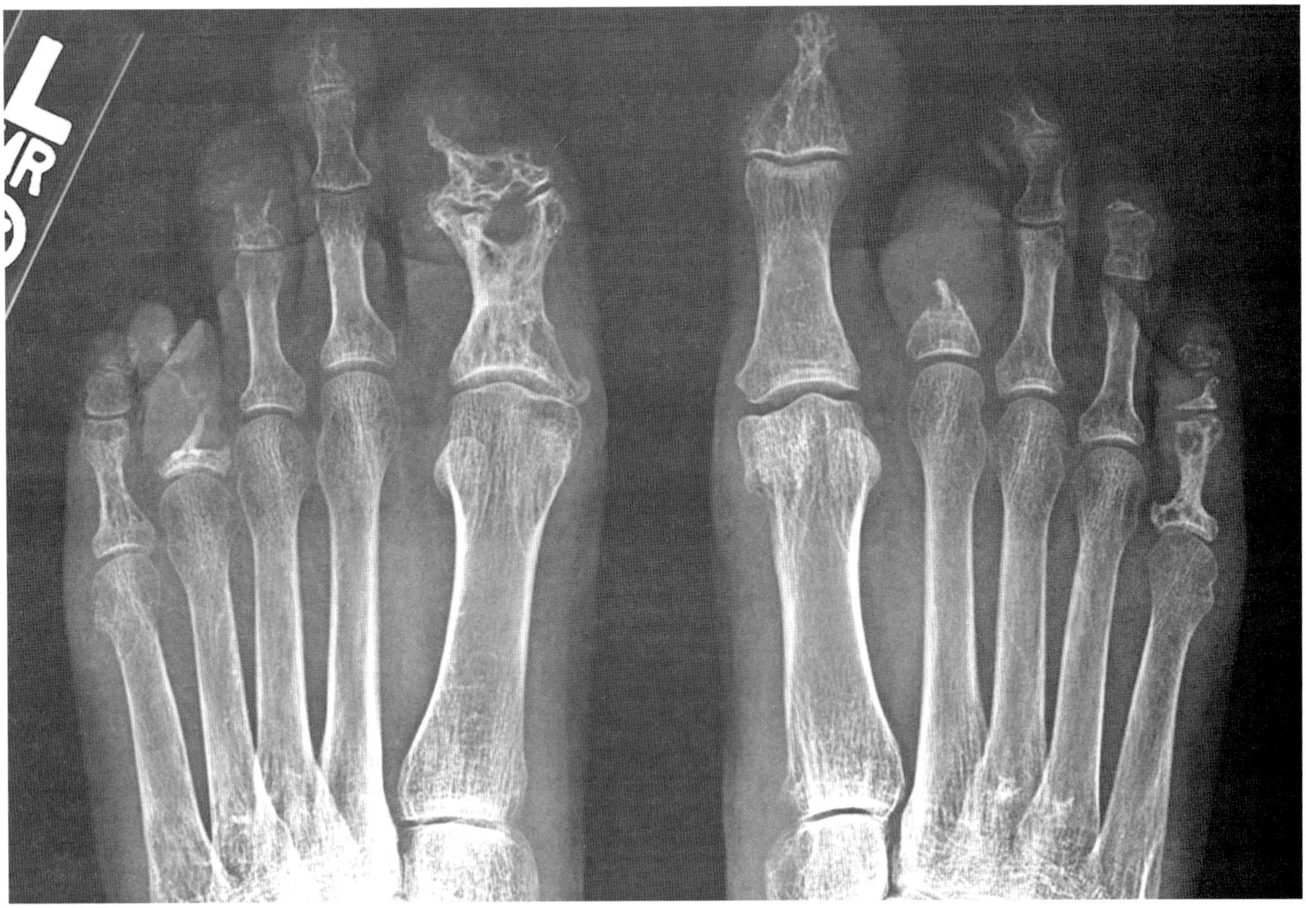

FIGURA 8.53

ACHADOS Radiografia AP de ambos os pés demonstra extensa reabsorção óssea das falanges, com destruição com aspecto de renda. As margens da reabsorção óssea estão corticadas. Não se observam alterações articulares. Lesões tipo cistos são mais bem observadas no hálux esquerdo.

DIAGNÓSTICO DIFERENCIAL Lesão térmica, lepra, sarcoidose, gota.

DIAGNÓSTICO Sarcoidose.

DISCUSSÃO A sarcoidose é uma doença granulomatosa multissistêmica de etiologia desconhecida comumente observada em adultos jovens, afetando pulmões, pele e olhos. O envolvimento esquelético é visto em 5 a 10% dos pacientes com sarcoidose, e a doença afeta com maior frequência as falanges das mãos e dos pés, embora possa ocorrer envolvimento dos ossos vertebrais. As características radiológicas podem incluir áreas radioluzentes com aspecto de cistos, uma aparência em favo de mel, com aspecto de renda, ou erosão óssea extensa com fraturas patológicas.[100] Os espaços articulares geralmente estão intactos, a menos que se desenvolvam extensas lesões neuropáticas. Uma massa subcutânea de tecidos moles ou tenossinovite podem estar presentes. A história natural das lesões ósseas sarcoides é variável, desde casos raros de recuperação até a progressão gradual e eventual autoamputação. O tratamento com corticoides sistêmicos pode resultar em melhora ou estabilização das lesões ósseas, mas os ossos geralmente não retornam ao normal.

REFERÊNCIAS BIBLIOGRÁFICAS

1. Churchill RS, Sferra JJ. Posterior tibial tendon insuffi ciency. Its diagnosis, management, and treatment. Am J Orthop. 1998;27:339–347.
2. Anderson MW, Kaplan PA, Dussault RG, Hurwitz S. Association of posterior tibial tendon abnormalities with abnormal signal intensity in the sinus tarsi on MR imaging. Skeletal Radiol. 2000;29:514–519.
3. Crawford AH. Ankle fractures in children. Instr Course Lect. 1995;44:317–324.
4. Karrholm J. The triplane fracture: four years of follow-up of 21 cases and review of the literature. J Pediatr Orthop B. 1997;6:91–102.
5. El-Karef E, Sadek HI, Nairn DS, Aldam CH, Allen PW. Triplanefracture of the distal tibia. Injury. 2000;31:729–736.
6. Barmada A, Gaynor T, Mubarak SJ. Premature physeal closure following distal tibia physeal fractures: a new radiographic predictor. J Pediatr Orthop. 2003;23:733–739.
7. Marchevsky AM, Damsker B, Green S, Tepper S. The clinicopathological spectrum of non-tuberculous mycobacterial osteoarticular infections. J Bone Joint Surg Am. 1985;67:925–929.
8. Hirsch R, Miller SM, Kazi S, Cate TR, Reveille JD. Human immunodeficiency virus-associated atypical mycobacterial skeletal infections. Semin Arthritis Rheum. 1996;25:347–356.
9. Granowetter L, West DC. The Ewing's sarcoma family of tumours: Ewing's sarcoma and peripheral primitive neuralectodermal tumor of bone and soft tissue. Cancer Treat Res. 1997;92:253–308.
10. Kransdorf MJ, Murphey MD. Imaging of Soft Tissue Tumors.Philadelphia, PA: Saunders; 1997:264–269.
11. Kimber C, Michalski A, Spitz L, Pierro A. Primitive neuralectodermal tumours: anatomic location, extent of surgery, and outcome. J Pediatr Surg. 1998;33:39–41.
12. Brodie JT, Dormans JP, Gregg JR, Davidson RS. Accessory soleusmuscle. A report of 4 cases and review of literature. Clin Orthop Relat Res. 1997:180–186.
13. Doda N, Peh WC, Chawla A. Symptomatic accessory soleus muscle: diagnosis and follow-up on magnetic resonance imaging. Br J Radiol. 2006;79:e129–e132.
14. Sookur PA, Naraghi AM, Bleakney RR, Jalan R, Chan O, White LM. Accessory muscles: anatomy, symptoms, and radiologic evaluation. Radiographics. 2008;28:481–499.
15. Helgason JW, Chandnani VP. MR arthrogradiol Clin North Am. 1998;36:729–738.
16. Chandnani VP, Harper MT, Ficke JR, et al. Chronic ankle instability: evaluation with MR arthrography, MR imaging, and stress radiography. Radiology. 1994;192:189–194.
17. Levine SM, Lambiase RE, Petchprapa CN. Cortical lesions of the tibia: characteristic appearances at conventional radiography. Radiographics. 2003;23:157–177.
18. Rhys R, Davies AM, Mangham DC, Grimer RJ. Sclerotome distribution of melorheostosis and multicentric fi bromatosis. Skeletal Radiol. 1998;27:633–636.
19. Donath J, Poor G, Kiss C, Fornet B, Genant H. Atypical form of active melorheostosis and its treatment with bisphosphonate. Skeletal Radiol. 2002;31(12):709–713.
20. Rodriguez-Merchan EC. Management of the orthopaedic complications of haemophilia. J Bone Joint Surg Br. 1998;80:191–196.
21. Smith JA. Bone disorders in sickle cell disease. Hematol Oncol Clin North Am. 1996;10:1345–1356.
22. Rifai A, Nyman R. Scintigraphy and ultrasonography in differentiating osteomyelitis from bone infarction in sickle cell disease. Acta Radiol. 1997;38:139–143.
23. Sadat-Ali M, al-Umran K, al-Habdan I, al-Mulhim F. Ultrasonography can it differentiate between vasoocclusive crisis and acute osteomyelitis in sickle cell disease? J Pediatr Orthop. 1998;18:552–554.
24. Al-Nakshabandi NA, Ryan AG, Choudur H, et al. Pigmented villonodular synovitis. Clin Radiol. 2004;59:414–420.
25. Baker ND, Klein JD, Weidner N, Weissman BN, Brick GW. Pigmented villonodular synovitis containing coarse calcifi cations. AJR Am J Roentgenol. 1989;153:1228–1230.
26. Cobby MJ, Adler RS, Swartz R, Martel W. Dialysis-related amyloid arthropathy: MRI fi ndings in 4 patients. AJR Am J Roentgenol. 1991;157:1023–1027.
27. Kalil RK, Unni KK. Malignancy in pigmented villonodular synovitis. Skeletal Radiol. 1998;27:392–395.
28. Bertoni F, Unni KK, Beabout JW, Simm FH. Malignant giant celltumor of the tendon sheaths and joints (malignant pigmented villonodular synovitis). Am J Surg Pathol. 1997;21:153–163.
29. Maillard SM, Jones R, Owens C, et al. Quantitative assessment of MRI T2 relaxation time of thigh muscles in juvenile dermatomyositis. Rheumatology (Oxford). 2004;43:603–608.
30. Lofberg M, Liewendahl K, Lamminen A, Korhola O, Somer H. Antimyosin scintigraphy compared with magnetic resonance imaging in inflammatory myopathies. Arch Neurol. 1998;55:987–993.
31. Ly JQ, LaGatta LM, Beall DP. Calcaneal chondroblastoma with secondary aneurysmal bone cyst. AJR Am J Roentgenol. 2004;182:130.
32. Lektrakul N, Chung CB, Lai Ym, et al. Tarsal sinus: arthrographic, MR imaging, MR arthrographic, and pathologic fi ndings in cadavers and retrospective study data in patients with sinus tarsi syndrome. Radiology. 2001;219:802–810.
33. Lektrakul N, Chung CB, Lai Ym, et al. Tarsal sinus: arthrographic, MR imaging, MR arthrographic, and pathologic fi ndings in cadavers and retrospective study data in patients with sinus tarsi syndrome. Radiology. 2001;219:802–810.
34. Rosenberg ZS, Beltran J, Bencardino JT. MR imaging of the ankle and foot. Radiographics. 2000;20(Spec No):S153–S179.
35. Oloff LM, Schulhofer SD, Bocko AP. Subtalar joint arthroscopy for sinus tarsi syndrome: a review of 29 cases. J Foot Ankle Surg. 2001;40:152–157.
36. Delanois RE, Mont MA, Yoon TR, Mizell M, Hungerford DS. Atraumatic osteonecrosis of the talus. J Bone Joint Surg Am. 1998;80:529–536.
37. Inokuchi S, Ogawa K, Usami N, Hashimoto T. Long-term follow up of talus fractures. Orthopedics. 1996;19:477–481.
38. Bohay DR, Manoli A II. Subtalar joint dislocations. Foot Ankle Int. 1995;16:803–808.
39. Goldner JL, Poletti SC, Gates HS III, Richardson WJ. Severe open subtalar dislocations: long-term results. J Bone Joint Surg Am. 1995;77:1075–1079.
40. Drennan JC. Tarsal coalitions. Instr Course Lect. 1996;45:323–329.
41. Liu PT, Roberts CC, Chivers FS, et al. "Absent middle facet": a sign on unenhanced radiography of subtalar joint coalition. AJR Am J Roentgenol. 2003;181:1565–1572.
42. Drennan JC. Congenital vertical talus. Instr Course Lect. 1996;45:315–322.
43. Greene WB. Metatarsus adductus and skewfoot. Instr Course Lect. 1994;43:161–177.
44. Reilly PA, Evison G, McHugh NJ, Maddison PJ. Arthropathy of hands and feet in systemic lupus erythematosus. J Rheumatol. 1990;17:777–784.
45. Mizuntani W, Quismorio FP Jr. Lupus foot: deforming arthropathy of the feet in systemic lupus erythematosus. J Rheumatol. 1984;11:80–82.
46. Calamia KT, Balabanova M. Vasculitis in systemic lupus erythematosis. Clin Dermatol. 2004;22:148–156.
47. Gonzalez JV, Stuck RM, Streit N. Intraosseous lipoma of the calcaneus: a clinicopathologic study of three cases. J Foot Ankle Surg. 1997;36:306–310.
48. Greaney RB, Gerber FH, Laughlin RL, et al. Distribution and natural history of stress fractures in U.S. Marine recruits. Radiology. 1983;146:339–346.
49. Cohen PA, Job-Deslandre CH, Lalande G, Adamsbaum C. Overview of the radiology of juvenile idiopathic arthritis (JIA). Eur J Radiol. 2000;33:94–101.
50. Johnson K, Gardner-Medwin J. Childhood arthritis: classifi cation and radiology. Clin Radiol. 2002;57(1):47–58.
51. DeMaio M, Paine R, Mangine RE, Drez D Jr. Plantar fasciitis. Orthopedics. 1993;16:1153–1163.

52. Ozdemir H, Ozdemir A, Soyucu Y, Urguden M. The role of bone scintigraphy in determining the etiology of heel pain. Ann Nucl Med. 2002;16:395–401.
53. Morrison WB. Magnetic resonance imaging of sports injuries of the ankle. Top Magn Reson Imaging. 2003;14:179–197.
54. Gerster JC, Vischer TL, Bennani A, Fallet GH. The painful heel. Comparative study in rheumatoid arthritis, ankylosing spondylitis, Reiter's syndrome, and generalized osteoarthrosis. Ann Rheum Dis. 1977;36:343–348.
55. Kiryu H, Tsuneyoshi M, Enjoji M. Myofi broblasts in fi bromatoses. An electron microscopic study. Acta Pathol Jpn. 1985;35:533–547.
56. Sundaram M, McGuire MH, Schajowicz F. Soft tissue masses: histologic basis for decreased signal intensity (short T2) on T2-weighted MR images. AJR Am J Roentgenol. 1987;148:1247–1250.
57. Yacoe ME, Bergman AG, Ladd AL, Helman BH. Dupuytren's contracture: MR imaging fi ndings and correlation between MR signal intensity and cellularity of lesions. AJR Am J Roentgenol. 1993;160:813–817.
58. Pasternack WA, Davison GA. Plantar fi bromatosis: staging by magnetic resonance imaging. J Foot Ankle Surg. 1993;32:390–396.
59. Morrison WB, Schweitzer ME, Wapner KL, Lackman RD. Plantar fi bromatosis: a benign aggressive neoplasm with a characteristic appearance on MR images. Radiology. 1994;193:841–845.
60. Hayes CW, Conway WF. Calcium hydroxyapatite deposition disease. Radiographics. 1990;10:1031–1048.
61. Secundini R, Scheines EJ, Gusis SE, Riopedre AM, Citera G, Maldonado Cocco JA. Clinico-radiological correlation of enthesitis in seronegative spondyloarthropathies (SNSA). Clin Rheumatol. 1997;16:129–132.
62. Tan PL, Teh J. MRI of the diabetic foot: differentiation of infection from neuropathic change. Br J Radiol. 2007;80:939–948.
63. Takao M, Ochi M, Uchio Y, Naito K, Kono T, Oae K. Osteochondral lesions of the talar dome associated with trauma. Arthroscopy. 2003;19:1061–1067.
64. Barnes CJ, Ferkel RD. Arthroscopic debridement and drilling of osteochondral lesions of the talus. Foot Ankle Clin. 2003;8:243–257.
65. Reade B, Atlas G, Distazio J, Kruljac S. Mueller-Weiss syndrome: an uncommon cause of midfoot pain. J Foot Ankle Surg. 1998;37:535–539.
66. Haller J, Sartoris DJ, Resnick D, et al. Spontaneous osteonecrosis of the tarsal navicular in adults: imaging fi ndings. AJR Am J Roentgenol. 1988;151:355–358.
67. Kramer J, Recht M, Deely DM, et al. MR appearance of idiopathic synovial osteochondromatosis. JCAT. 1993;17:772–776.
68. Kitagawa Y, Ito H, Amano Y, Sawaizumi T, Takeuchi T. MR imaging for preoperative diagnosis and assessment of local tumor extent on localized giant cell tumor of tendon sheath. Skeletal Radiol. 2003;32:633–638.
69. Middleton WD, Patel V, Teefey SA, Boyer MI. Giant cell tumors of the tendon sheath: analysis of sonographic fi ndings. AJR Am J Roentgenol. 2004;183:337–339.
70. Goiney RC, Connell DG, Nichols DM. CT evaluation of tarsometatarsal fracture-dislocation injuries. AJR Am J Roentgenol. 1985;144:985–990.
71. Otis JC, Deland JT, Lee S, Gordon J. Peroneus brevis is a more effective evertor than peroneus longus. Foot Ankle Int. 2004;25:242–246.
72. Rosenberg ZS, Beltran J, Cheung YY, Colon E, Herraiz E. MR features of longitudinal tears of the peroneus brevis tendon. AJR Am J Roentgenol. 1997;168:141–147.
73. Dombek MF, Lamm BM, Saltrick K, Mendicino RW, Catanzariti AR. Peroneal tendon tears: a retrospective review. J Foot Ankle Surg. 2003;42:250–258.
74. Williams BA, Morris LL, Toogood IR, Penfold JL, Foster BK. Limb deformity and metaphyseal abnormalities in thalassemia major. Am J Pediatr Hematol Oncol. 1992;14:197–201.
75. Giuzio E, Bria M, Bisconte MG, et al. Skeletal changes in thalassemia major. Ital J Orthop Traumatol. 1991;17:269–275.
76. Johanson NA. Musculoskeletal problems in hemoglobinopathies.Orthop Clin North Am. 1990;21:191–198.
77. Brasch RC, Wesbey GE, Gooding CA, Koerper MA. MRI of transfusional hemosiderosis complicating thalassemia major. Radiology. 1984;150:767–771.
78. Levin TL, Sheth SS, Ruzal-Shapiro C, Abramson S, Piomelli S, Berdon WE. MRI marrow observations in thalassemia: the effects of primary disease, transfusional treatment, and chelation. Pediatr Radiol. 1995;25:607–613.
79. Steinbach LS, Johnston JO, Tepper EF, Honda GD, Martel W. Tumoral calcinosis: radiologic-pathologic correlation. Skeletal Radiol. 1995;24:573–578.
80. Eisele SA, Sammarco GJ. Fatigue fractures of the foot and ankle in the athlete. Instr Course Lect. 1993;42:175–183.
81. Brower AC. The osteochondroses. Orthop Clin North Am.1983;14:99–117.
82. Sun TC, Swee RG, Shives TC, Uni KK. Chondrosarcoma in Maffucci's syndrome. J Bone Joint Surg Am. 1985;67:1214–1219.
83. Lewis RJ, Ketcham AS. Maffucci syndrome: functional and neoplastic significance. Case report and review of the literature. J Bone Joint Surg Am. 1973;55:1465–1479.
84. Nora EF, Dahlin DC, Beabout JW. Bizarre parosteal osteochondromatous proliferations of the hands and feet. Am J Surg Pathol. 1983;7:245–250.
85. Bandiera S, Bacchini P, Bertoni F. Bizarre parosteal osteochondromatous proliferation of bone. Skeletal Radiol. 1998;27:154–156.
86. Meneses MF, Unni KK, Swee RG. Bizarre parosteal osteochondromatous proliferation of bone (Nora's lesion). Am J Surg Pathol. 1993;17:691–697.
87. Thompson GH. Bunions and deformities of the toes in children and adolescents. Instr Course Lect. 1994;45:355–367.
88. Coughlin MJ, Thompson FM. The high price of high-fashion footwear. Instr Course Lect. 1995;44:371–377.
89. Frey CC. Trends in women's shoewear. Instr Course Lect. 1995;44:385–387.
90. Coughlin MJ. Hallux valgus. J Bone Joint Surg Am. 1996;78:932–966.
91. Kerrigan DC, Todd MK, Riley PO. Knee osteoarthritis and highheeled shoes. Lancet. 1998;351:1399–1401.
92. Shereff MJ, Baumhauer JF. Hallux rigidus and osteoarthrosis of the first metatarsophalangeal joint. J Bone Joint Surg Am. 1998;80:898–908.
93. Torriani M, Thomas BJ, Bredella MA, Ouellette H. MRI of metatarsal head subchondral fractures in patients with forefoot pain. AJR Am J Roentgenol. 2008;190:570–575.
94. Rodeo SA, O'Brien S, Warren RF, Barnes R, Wickiewicz TL, Dillingham MF. Turf-toe: an analysis of metatarsophalangeal joint sprains in professional football players. Am J Sports Med. 1990;18:280–285.
95. Richardson EG. Hallucal sesamoid pain: causes and surgical treatment. J Am Acad Orthop Surg. 1999;7:270–278.
96. Biedert R, Hintermann B. Stress fractures of the medial great toe sesamoids in athletes. Foot Ankle Int. 2003;24:137–141.
97. Karasick D, Schweitzer ME. Disorders of the hallux sesamoid complex: MR features. Skeletal Radiol. 1998;27:411–418.
98. Sanders TG, Rathur SK. Imaging of painful conditions of the hallucal sesamoid complex and plantar capsular structures of the fi rst metatarsophalangeal joint. Radiol Clin North Am. 2008;46(6):1079–1092.
99. Theumann NH, Pfi rrmann CW, Mohana Borges AV, Trudell DJ,
100. Resnick D. Metatarsophalangeal joint of the great toe: normal MR, MR arthrographic, and MR bursographic fi ndings in cadavers. J Comput Assist Tomogr. 2002;26(5):829–838.
101. Koyama T, Ueda H, Togashi K, Umeoka S, Kataoka M, Nagai S. Radiologic manifestations of sarcoidosis in various organs. Radiographics. 2004;24:87–104.

Índice remissivo

A

B

C

D

E

G

H

I

J

M

N

P

U

V